国家卫生健康委员会"十四五"规划教材

麻醉学专科培训规划教材

儿科麻醉学

主　编　左云霞　张马忠　王天龙

副主编　李　军　宋兴荣　张建敏

人民卫生出版社
·北　京·

图书在版编目（CIP）数据

儿科麻醉学 / 左云霞,张马忠,王天龙主编 . — 北京：人民卫生出版社,2024.5

麻醉学专科培训规划教材

ISBN 978-7-117-34279-7

Ⅰ.①儿… Ⅱ.①左…②张…③王… Ⅲ.①儿科学 – 麻醉学 – 技术培训 – 教材 Ⅳ.①R726.14

中国版本图书馆 CIP 数据核字（2022）第 252732 号

| 人卫智网 | www.ipmph.com | 医学教育、学术、考试、健康，购书智慧智能综合服务平台 |
| 人卫官网 | www.pmph.com | 人卫官方资讯发布平台 |

儿科麻醉学

Erke Mazuixue

主　　编：左云霞　张马忠　王天龙

出版发行：人民卫生出版社（中继线 010-59780011）

地　　址：北京市朝阳区潘家园南里 19 号

邮　　编：100021

E - mail：pmph @ pmph.com

购书热线：010-59787592　010-59787584　010-65264830

印　　刷：天津市光明印务有限公司

经　　销：新华书店

开　　本：850×1168　1/16　印张：50

字　　数：1440 千字

版　　次：2024 年 5 月第 1 版

印　　次：2024 年 6 月第 1 次印刷

标准书号：ISBN 978-7-117-34279-7

定　　价：199.00 元

打击盗版举报电话：010-59787491　E-mail：WQ @ pmph.com

质量问题联系电话：010-59787234　E-mail：zhiliang @ pmph.com

数字融合服务电话：4001118166　E-mail：zengzhi @ pmph.com

编者名单（以姓氏汉语拼音为序）

艾艳秋	郑州大学第一附属医院	王　庚	北京积水潭医院
陈怡绮	上海交通大学医学院	王天龙	首都医科大学宣武医院
邓丽静	四川大学华西医院	魏　嵘	上海市儿童医院
邓晓明	中国医学科学院整形外科医院	魏新川	四川大学华西第二医院
杜　溢	上海交通大学医学院	晏馥霞	中国医学科学院阜外医院
胡智勇	浙江大学医学院附属第一医院	杨立群	上海交通大学医学院附属仁济医院
李　超	玉溪市儿童医院	叶　茂	重庆医科大学附属儿童医院
李　军	温州医科大学附属第二医院	张　惠	空军军医大学第三附属医院
李思远	西安国际医学中心医院	张建敏	首都医科大学附属北京儿童医院
李文献	复旦大学附属眼耳鼻喉科医院	张马忠	上海交通大学医学院附属上海儿童医学中心
刘金柱	天津市儿童医院	赵　平	中国医科大学附属盛京医院
罗　贞	四川大学华西医院	钟　良	武汉儿童医院
罗爱林	华中科技大学同济医学院附属同济医院	朱　波	北京协和医院
潘守东	首都儿科研究所附属儿童医院	朱智瑞	浙江大学医学院附属儿童医院
屈双权	湖南省儿童医院	左云霞	四川大学华西医院
宋兴荣	广州市妇女儿童医疗中心		

编委名单（以姓氏汉语拼音为序）

蔡晶晶	首都医科大学附属北京儿童医院	雷东旭	广州市妇女儿童医疗中心
蔡一榕	复旦大学附属眼耳鼻喉科医院	李多依	首都医科大学附属北京儿童医院
陈　皎	四川大学华西医院	李佳佳	温州医科大学附属第二医院
陈思源	四川大学华西医院	李晓强	四川大学华西医院
陈怡绮	上海交通大学医学院	李义辉	重庆医科大学附属儿童医院
杜　彬	四川大学华西医院	潘志英	上海交通大学医学院附属仁济医院
杜　真	湖南省儿童医院	任璐璐	上海市儿童医院
冯　春	武汉儿童医院	上官王宁	温州医科大学附属第二医院
冯　华	首都医科大学宣武医院	宋蕴安	上海交通大学医学院附属上海儿童医学中心
何　龙	郑州大学第一附属医院	孙　丹	中国医科大学附属盛京医院
胡　璟	首都医科大学附属北京儿童医院	孙志鹏	武汉儿童医院
基　鹏	四川大学华西医院	谭　放	复旦大学附属眼耳鼻喉科医院
贾　爰	中国医学科学院阜外医院	王　芳	首都医科大学附属北京儿童医院

王金平　四川大学华西医院

肖　玮　首都医科大学宣武医院

徐　瑾　中国医学科学院整形外科医院

许爱军　华中科技大学同济医学院附属同济医院

杨　磊　四川大学华西医院

姚　兰　北京大学国际医院

叶　菱　四川大学华西医院

尹　红　中国医科大学附属盛京医院

于　玲　北京大学肿瘤医院

袁志浩　天津市儿童医院

曾　思　四川省人民医院

赵达强　四川泰康医院

赵雨意　四川大学华西医院

出版说明

为了深入贯彻党的二十大精神,实施科教兴国战略、人才强国战略、创新驱动发展战略,贯彻《关于开展专科医师规范化培训制度试点的指导意见》《加快医学教育创新发展的指导意见》精神,全面推进健康中国建设,充分发挥教育、科技、人才在全面建设社会主义现代化国家中的基础性、战略性支撑作用,加强系列化、多样化和立体化教材建设,推动麻醉学发展,更好地为我国麻醉学人才培养服务,全国高等学校麻醉学专业第四届教材编审委员会、中国医师协会毕业后医学教育麻醉科专业委员会、人民卫生出版社共同研究决定,出版一套适合我国麻醉科专科医师和麻醉科护士培训现状与发展的高质量教材。

经过对麻醉科学科建设、考试与认证体系、专科医师培养情况、继续教育情况等进行充分调研论证,人民卫生出版社在全国范围内遴选主编、副主编和编者,组建了编写团队。为了进一步明确编写思路和方向,在中国医师协会公布《第二批专科医师规范化培训制度试点专培基地培训名录》、确定小儿麻醉学为试点专业后,"麻醉科专科培训规划教材"的编写工作正式启动。

本套教材的编写特点如下:

1. 坚持国家级规划教材顶层设计、全程规划、全程质控。本套教材共6种,分别为《危重病医学》《胸心血管麻醉学》《产科麻醉学》《儿科麻醉学》《疼痛诊疗学》《麻醉护理学》,各专业教材充分考虑各学科培训特点,符合培训需求。

2. 由国内麻醉学领域一线专家编写,以中国医师协会发布的《专科医师规范化培训试点项目管理工作要求(试行)》为蓝本,编写过程紧紧围绕麻醉科专科医师规范化培训培养目标;注重"三基、五性、三特定"的编写原则;注重整套教材的整体优化与互补。

3. 强调"专业化"和"规范化"。作为专科医师规范化培训规划教材,紧扣"专科医师培训标准",结合在麻醉科工作的重点难点,按麻醉专科培训细则的要求编写,将比住院医师规范化培训规划教材更有深度,专业性更强,精益求精。

4. 编写模式紧密结合临床实际,由问题引出案例,案例与分析相结合,案例之后进行汇总和提升,重点培养麻醉科专科医师的临床诊疗思维及解决难题的能力。通过阅读本套教材,结合临床各专科的实践,麻醉科专科医师能独立、正确处理临床常见问题,并通过相关考试。

5. 顺应新形态教材的发展趋势,结合专科医师工作特点和学习习惯,本套教材同步出版电子书,提高读者移动阅读体验;部分教材配套数字资源,丰富学习内容。

6. 紧扣新时代新征程教育使命,推进课程思政建设。本套教材凝聚了麻醉科医师道德素质的思想价值和精神内涵,注重对麻醉科专科医师进行价值塑造、知识传授和能力培养,以麻醉学学科建设,推动课程思政和铸魂育人。

本套教材的编写目标是培养和建设一支满足人民群众健康需求和适应新时代医疗要求的高精尖专业医护队伍,力求把握新发展阶段,贯彻新发展理念,服务构建新发展格局,为党育人,为国育才,落实立德树人根本任务,遵循医学专科人才培养规律,推动专科医师规范化培训规范、有序、健康发展,为促进经济社会发展和人的全面发展提供有力支撑,成为助推医学新质生产力发展的重要力量。

人体的健康状况与年龄密切相关。小婴儿可能因为自身器官发育尚未成熟,老年人可能因为器官逐年老化,都存在生理储备功能低下、代偿能力有限的问题,因此对手术创伤的承受力明显降低,围手术期的麻醉风险更高。所谓"孩子不是缩小版的成人"也就是这个道理。因此,孩子越小,手术时麻醉的风险就越高。另外,孩子的外科疾病谱与成人完全不同,多数是各种先天性疾病,如果疾病能得到及时治疗,孩子一生的生活质量将会明显提升。新生儿的手术一般是因为外科疾病已经威胁到孩子的生命安全,才会实施手术治疗;而大一些的孩子,因疾病种类繁多、涉及全身各系统器官,手术也从几乎对机体不会造成多少伤害的短小手术,发展到涉及范围广、创伤大、出血量多并需要很长时间的大手术,如小儿脊柱侧弯矫形手术、小儿肿瘤切除术、小儿复杂先天性心脏病手术和小儿肝移植等。

对于小手术,手术风险主要来自麻醉本身,因为再小的手术,都需要消除对伤害性刺激的反应,控制孩子的体动反应,所以孩子的麻醉几乎都是全身麻醉,而全身麻醉自身是有风险的。"只有小手术,没有小麻醉",麻醉医师需要牢固树立这个观念,认真对待任何小手术,应该做到将任何手术的麻醉准备工作都按照需要气管插管的全身麻醉准备。但是,并非一切小手术都需要进行气管插管,因为插管本身也会增加伤害性刺激。总之,麻醉医师在制订麻醉方案时也要建立微创麻醉的理念,充分掌握各种麻醉方法,包括吸入麻醉、静脉麻醉和区域阻滞等,以便根据小儿手术需求选择风险最低的且能快速恢复的麻醉方法。对于创伤很大甚至可能威胁小儿生命的手术,麻醉医师一定要充分利用一切资源做好最全面的准备,特别是术中的监测,各种抢救措施必须准备到位,一旦出现紧急情况,应立即组织全科应急团队进行抢救,将可能的伤害降到最低。

小儿手术的安全与麻醉医师有着非常大的关系。据相关资料报道,小儿围手术期的心搏骤停有近 1/2 与麻醉相关,这可能与前面提到的小儿生理储备(特别是氧储备)功能低下,一旦发生呼吸、血液循环等相关问题,留给麻醉医师查找原因和纠正的时间极短有关;另一方面,与责任麻醉医师的专科技术水平也有很大的关系。因此,小儿麻醉专科医师的培训非常重要。在此阶段,受训专科医师不仅要掌握小儿麻醉的基本技能,还要养成良好的工作习惯,不犯低级错误;同时需要学习小儿麻醉学和相关学科的理论知识,更需要理论联系实际,建立正确的临床思维,在关键的时候能快速、果断地采取行动。

学习是一个循序渐进的过程,该麻醉学专科医师培训教材邀请到了全国小儿麻醉界具有丰富临床经验的知名专家,采用基本理论、基本技能与临床手术类型相结合的方式撰写,有助于学员结合自己每天接触到的麻醉病例,融会贯通地学习,从而逐步提升自己的临床工作能力。

本书得以顺利完成,须感谢全体编者的全身心投入,感谢所有编委的反复修改、校正,感谢共同主编、副主编及助理对撰写的组织工作。特别要感谢本书编写总秘书华西医院麻醉科的罗贞医师,她花了大量的时间和精力协助主编的工作。另外,感谢美国得州大学西南医学中心麻醉科仲巍(John W.Zhong)医师协助审修，感谢成都第一骨科医院吴文知医师协助本书部分插图的绘制工作。最后还要感谢为本书撰写默默奉献的部分医师们，如华西医院麻醉科部分亚专业组长等。

本书虽然经过了认真严谨的编写，但难免有疏漏之处，请广大读者提出宝贵建议，以便下一版修订完善。

左云霞

2024 年 4 月 30 日

目录

第一章

小儿麻醉专科发展的历史

本章要求

熟悉：现阶段国内小儿麻醉[1]医师培训的标准和职责。

了解：小儿麻醉学发展史中的里程碑事件。

自第一例确凿的医学文献记载以来，小儿麻醉学已经发展了近 200 年，其发展较成人麻醉学虽然存在一定的滞后性、局限性，但经过一代又一代先驱者的努力，小儿麻醉学体系也在不断拓宽，发展到从手术室内到手术室外、从手术中到围手术期、从身体无痛到人文关怀。小儿麻醉学科的完善与发展为小儿高精尖外科手术的实现提供了必不可少的保障。了解小儿麻醉学的发展历程，可以帮助我们继承先驱们的成就，明确自己当前的职责，规划未来的发展。

第一节　小儿麻醉学萌芽期（1840 年以前）

科学的发展往往需要经济的推动，有古文记载的麻醉药物多出现在四大文明古国。

在 1840 年以前，化学性的麻醉药物还没有被合成，所谓的麻醉药物不过是人们在日常生活中发现的一些植物，如罂粟、酒、曼陀罗等，因其具有使人意识丧失的功能，故而渐渐将其用于止痛。得益于源远流长的中医，中国早在 2 000 多年前就研制出了"麻沸散"。《三国志》卷二九《华佗传》中写道，"当须刳割者，便饮其麻沸散，须臾便如醉死，无所知。"然而非常可惜的是，由于"华佗为曹操所杀，其书付之一炬"，使得起源甚早的中国古代麻醉术断代，其具体配伍及用法已无从考证。

虽然古书中关于麻沸散的记载具有一定的演绎性，缺乏科学性和严谨性，但可以肯定的是，麻沸散确实有一定的麻醉效果。在战国时期，麻沸散被传播到了日本，并被进一步研究。Seishu Hanaoka 借鉴了元代危亦林的接骨术麻醉方，详细地记录了麻沸散的药物配伍，"曼陀罗花八分、草乌头二分、白芷二分、当归二分、川芎二分"，并在 1804 年使用麻沸散成功完成了世界上首例乳腺癌切除术。

基于 Seishu Hanaoka 的前期工作，Gencho Homma 继续研究麻沸散在儿童中的应用，在 1837 年将麻沸散成功用于儿童唇裂修补术，并将这一临床实践公开发表。这可能是世界上有文献报道的第 1 例儿童全身麻醉，比西方儿童麻醉学著作中认可的第 1 例儿童乙醚麻醉要早 5 年。在报道中，Gencho Homma 认为麻沸散同样可以用于其他儿童手术，但考虑到药物的毒性，5 岁以下为禁忌证。

除了麻沸散，历史上唐代文学家薛用弱在其所撰的《集异记》中，提到了儿童区域麻醉的雏形，即针刺麻醉："狄梁公性闲医药，尤妙针术……有富室儿，年可十四五，卧牌下，鼻端生赘……公因令扶起，即于脑后下针，针寸许……赘应手而落，双目登亦如初，曾无病痛。"由于《集异记》的真实性无法考究，多以奇闻异事

---

[1] 根据行业习惯，本教材使用"小儿麻醉"，仅涉及规范文件时使用"儿科麻醉"。

为人们所知,故并未得到医学界的认可。19世纪70年代在中国儿童麻醉史上盛行的针刺麻醉,证实了"针术"在医学麻醉上的可行性。

第二节　小儿麻醉学雏形期(1840—1940年)

化学性麻醉药品的问世,标志着麻醉学作为一门学科正式进入大众的视野。在这约100年的时间里,人们对手术的理念有了许多革命性的改变,麻醉相关技术和设备也有了里程碑式的发展。除了全身麻醉,区域阻滞被首次提及。雏形期的小儿麻醉学起源于美国,但英国后来居上。在第一次世界大战前,中国麻醉学的发展并不落后,一些麻醉学先驱陆续从美国归来,在国内开启了麻醉学科的启蒙工作。

一、国外

不同于东方国家使用植物类药物镇静、镇痛,19世纪中叶以前的西方国家因缺乏相关的麻醉药物,人们甚至使用放血、棒击等方法使患者丧失意识。直到美国外科医生Crawford Long的出现才结束了这种残酷的方式。1842年7月3日,他为一个8岁的小男孩成功实施了乙醚吸入麻醉下的脚趾截趾术。这是世界上首例对儿童使用化学性麻醉药物的手术,比闻名于世的麻省总医院的乙醚麻醉公演还要早4年,但遗憾的是,这次全身麻醉手术并没有被正式报道。真正使小儿麻醉进入大众视野的是在3年后,即1845年1月8日,Crawford Long再次使用乙醚,为一名儿童实施了两根手指的截指术。不同的是,在这次手术中,第一根手指截指时使用了乙醚麻醉,而第二根手指截指时则没有使用乙醚,巨大的镇痛差异被详细描述在手术过程中,并被发表,人们才开始认识到了乙醚的镇痛作用。

英国外科医生John Snow不仅是历史上第一位麻醉医生,更是英国小儿麻醉学的先驱。他首先提出了儿童在使用麻醉药物时的围手术期安全问题。早期的麻醉方法多采取在患儿口鼻部放块纱布,把乙醚等药物滴在纱布上,患儿自主吸入后即进入麻醉状态,不需要其他操作,看似简单的过程使人们认为麻醉并没有什么技术难度,所以很少有人重视麻醉,更不用说将其视为一门学科,麻醉操作也往往由学生、护士或者手术医生兼职完成,人们很难将麻醉与围手术期生命体征相关联。但随着越来越多的小儿接受乙醚、氯仿等麻醉药物,陆续出现了一些术中意外,甚至死亡,人们不得不考虑麻醉药物带来的副作用。氯仿的首次死亡病例被记载于1848年,一名15岁女孩在接受嵌甲拔除术时死于饱胃后的食物反流和误吸,不幸的是,由于围手术期管理意识和心肺复苏技术的缺乏,医生几乎没作出任何有效措施,仅试图通过放血来抢救这个患儿。

John Snow敏感地意识到了氯仿在小儿使用中的风险并将其报道,他在1855年对一系列接受氯仿吸入麻醉的患儿(最小的仅10天)进行了临床观察,指出氯仿较乙醚更易出现致死性低血压和心搏骤停,高浓度的氯仿吸入可导致患儿死亡率增加。John Snow的报道使人们逐渐开始关注麻醉药物带来的术中安全问题,并意识到小儿麻醉和成人麻醉的区别,故有了William Ladd"孩子不是缩小版的成人"这一流传至今的名言。Morton在比较了乙醚用于成人麻醉和小儿麻醉后,提出了儿童比成人更容易发生术中并发症的观点。随后,在1881年Henry M.Lyman也发表了67例儿童氯仿相关性死亡病例的报道,最小的患儿仅2岁。这些促使英国颁布了立法:只有临床医师才可以进行麻醉操作。这是麻醉史上一次重大的观念更新。

由于麻醉药的使用受到一些人的反对,在乙醚被发明后的50年中麻醉并没有得到广泛的重视和欢迎,虽然相继有John Snow、Margo Deming等一批先驱的出现,但直到1905年,才有第一位麻醉医生诞生。这一时期,在全球范围内,除了外科医生兼任麻醉,护士仍是实施麻醉的主要人员。Catheerine Lawrence在1863年美国内战布尔朗战役中,为战场上受伤的士兵注射氯仿,被认为是第一位实施麻醉的护士。真正被官方记录的是修女Mary Bernard Sheridan,她于1877年在宾夕法尼亚州St Vincent医院担任麻醉工作。

1899 年,被称为"麻醉之母"的 Alice Magaw 护士在明尼苏达州的圣玛丽医院(如今的梅奥诊所)提供麻醉,并出版了《麻醉观察》一书。

虽然麻醉的安全性被越来越多的人认知,甚至在 1911 年弗朗西斯梅坎医生组织了反对护士承担麻醉工作的活动,但由于社会地位、酬劳等多方面原因,即使 1935 年麻醉医生建立了美国麻醉医师协会(American Society of Anesthesiologists,ASA),麻醉专业仍然不是医学毕业生的首选。尤其在小儿患者稀少的国家,专业的小儿麻醉医生更为少见,如直到 1967 年,澳大利亚才出现 10 名全职和 5 名兼职小儿麻醉医生。Virginia Sarah Thatcher 甚至在 1953 所著的 History of Anesthesia,with Emphasis on the Nurse Specialist 中写道:"护士是这个角色(麻醉)的理想人选,因为他们会处于从属地位,所需的工作感到满意,接受较低的工资"。只有在一些经济发达、小儿手术开展较多的地区或者医院,才先后出现了一些专职的小儿麻醉医生,如 1919 年就任于加拿大多伦多儿童医院的 Charles Harold(Robby)Robson 医生,被后人称颂为加拿大"小儿麻醉学之父";1946 年任职于波士顿儿童医院的 Robert Smith,成为美国的"小儿麻醉学之父";1938 年任职于纽约儿童医院的 Virginia Apgar,即有名的 APGAR 评分系统的制定者;1937 年任职于伦敦大奥蒙德街儿童医院的 Robert Cope、David Hatch 等,后者是英国第一位小儿麻醉学教授;Andrew Distin Morgan 是澳大利亚的第一位小儿麻醉医师,他就职于 Adelaide 儿童医院,并完成了第一例肺叶切除术(1942 年)和动脉导管未闭结扎术(1947 年)的麻醉。

这一时期,无论是成人还是儿童,局部或区域麻醉的发展都要迟滞于全身麻醉的发展。第一例局部麻醉源于 1884 年,Karl Koller 发现可卡因可以使眼球产生表面麻醉。1885 年,James Leonard Corning 开始实施硬膜外阻滞。1898 年 8 月 16 日,德国的外科医生 August Bier 对 2 名儿童实施了蛛网膜下腔阻滞,但由于术后都出现了呕吐和头痛,Bier 认为这项技术与全身麻醉相比没有什么优势。随着成人区域阻滞的开展,越来越多的医生开始尝试在儿童使用区域阻滞。1909—1910 年,伦敦大奥蒙德街儿童医院的院长 Tyrrell-Gray Harry 在《柳叶刀》上发表了长达 14 页的 3 篇论文,每一篇都是基于 100 多例儿童椎管内麻醉的案例分析。20 世纪 30 年代末,Ladd 也报道了使用局部麻醉完成早产儿的腹部手术。1933 年,Meredith Campbell 报道了对接受膀胱镜检查的患儿实施骶管麻醉。

麻醉药物在这一时期的研发进展缓慢,氧化亚氮和氯乙烷是流行的全身麻醉用药,虽然这些药物与之后出现的氟烷类药物相比,有着更多的副作用。受限于药物本身的性能,人们只能尝试通过药物复合吸入、稀释吸入等方法以试图减少麻醉相关并发症。直到 1930 年,环丙烷的发明与应用才使婴幼儿麻醉的安全性有了很大的提高,其对血液循环抑制相对较轻的特性使其能够用于小儿心脏手术,从而揭开了小儿心脏手术的新篇章。1938 年,Bessie Lank 和 Robert Edward Gross 通过应用紧扣的面罩吸入环丙烷,完成了世界上首例小儿动脉导管未闭结扎。1934 年和 1941 年先后问世的硫喷妥钠和筒箭毒碱,为临床提供了更多的麻醉药物以及麻醉方法的选择。优良的肌肉松弛条件、满意的麻醉深度,使全身麻醉越来越受到人们的青睐。与此同时,人们对局部麻醉的兴趣逐渐减弱,个案、临床观察报道逐渐减少,小儿局部麻醉也仅有零星报道。这种现象一直持续到了小儿麻醉学的形成后期,到成熟早期才有所改善。

值得一提的是,在小儿麻醉学的雏形期萌发了很多里程碑式的理念。除了围手术期安全、人文关怀,日间手术也被提及,虽然这些概念在当时并没有被普遍认同及推广,但显示了麻醉先驱们在一个世纪前已经具有发展的眼光、超前的意识,在逐步完善着麻醉学科的建设。1909 年,英国儿科医生 James Nicholl 就提出了日间手术的概念,但这里指的只是狭隘地不在医院过夜,在 1 个工作日内完成住院、手术、观察、恢复的理念,这种先进的理念比儿童日间麻醉的成熟发展提前了一百年。James Gwathmey 在 1907 年首先提出了儿童心理关怀的概念,他尝试在面罩里加入患儿母亲的香水,从而来缓解儿童诱导期的焦虑。

从初期的乙醚吸入麻醉只需要几块纱布开始,麻醉设备也在这一时期越来越复杂、精密。随着伦敦、巴黎首先设立小儿外科病房,小儿外科逐渐从外科中分离出来成为亚专业后,外科医生开始尝试更加精细复杂的手术,如先天性心脏病、胸腔手术等。人们发现已有的麻醉方式已经不能够适应手术要求,一些简单的麻醉器械应运而生,开放式吸入的麻醉方式逐渐被摒弃。

William Thomas Green Morton 等设计出第一个麻醉用具——单向非重复呼吸活瓣系统的简易乙醚吸入器。1847 年 John Snow 设计出非重复呼吸乙醚面罩,随后又制造出可以调节乙醚气体浓度的 Cauobehko 面罩,并在儿童中使用。1856 年英国将氧化亚氮装入铜筒中使用。

John Ston 兄弟首先发明了麻醉呼吸机,1906 年 Dragerwerk 对其加以改良,加装 CO_2 吸收装置,解决了 CO_2 蓄积问题,自此现代麻醉机的雏形出现。1923 年 Ralph Waters 又在此基础上加装简单吸收器及麻醉气体流量计,为麻醉药物的精准摄入提供了设备支持。但此时的麻醉设备往往都是针对成人生产,很少适用于儿童,尤其是小婴儿。直到 1937 年,英国医生 Philip Ayre 设计出了著名的 Ayre-T 形管用于儿童唇腭裂修补术。这一里程碑式的设计,使儿童有了专属的麻醉设备,并且自此可以使用半开放回路。Ayre-T 形管的发明影响了儿童麻醉近百年,后人在其基础上不断完善、更新,甚至在我国 20 世纪末,部分医院对小婴儿还在使用改良 T 形管进行气道支持。

小儿麻醉学文献在 19 世纪中后期并不多见,往往是在外科手术的相关报道中被提及。随着伦敦麻醉医学会和美国麻醉医师协会(American Society of Anesthesiologists,ASA)相继成立,儿童麻醉相关的文章也相继问世于 *Current Researches in Anesthesia & Analgesia*、*British Journal of Anaesthesia* 等杂志。1923 年 C.Langton Hewer 编写了第一本英文小儿麻醉书籍 *Anaesthesia in Children*。

二、中国

西方现代医学一直在中国的麻醉学领域产生着重要的影响。第一次世界大战前,中国麻醉药物的引入基本和欧美国家同步,一旦有新的麻醉药物在美国被研发,如环丙烷和硫喷妥钠,它们就被送往中国进行药理学审查。在麻省总医院的乙醚麻醉公演 1 年后,拥有耶鲁大学医学学位的 Peter Parker 将乙醚引入中国,这是中国现代麻醉学发展起步的一个重要里程碑。1848 年 Peter Parker 又将氯仿引入中国,并成功完成了其麻醉下的外科手术,这是中国近代施行全身麻醉技术的最早记载。20 世纪 30 年代起,才有了儿童蛛网膜下腔阻滞的报道出现;40 年代后期,出现了中国麻醉史上以尚德延、吴珏与谢荣教授等为首的先驱,引领着中国麻醉学科及小儿麻醉学科的发展走向繁荣。

第三节　小儿麻醉学形成期(1940—1960 年)

20 世纪中期短短的 20 年,是小儿麻醉空前繁荣的时代,美国和英国的麻醉医师依然扮演着小儿麻醉先驱的角色。麻醉的概念不再是狭隘的无痛,监护和管理的理念被提及并逐渐普及,从此麻醉学正式以一门学科的形式出现。中国的小儿麻醉学也在谢荣教授等麻醉奠基人的引领下蓬勃发展起来。

一、国外

随着战后婴儿潮的到来,美国 1946—1964 年出生的人口高达 7 800 万。伴随着人口的迅速增长,需要外科救治的儿童数量也在激增。大量退伍的军医选择进入小儿外科和麻醉专业,以缓解儿科医生的不足。充足的病源和医护人员为小儿复杂手术开展的可行性提供了前提条件。虽然护士仍然在麻醉领域中承担着重要的角色,但随着第二次世界大战后美国麻醉人员薪酬的增加,专职的麻醉医生在这一时期逐渐增多。1940 年美国共计仅有 285 名麻醉医生,远低于护士,而到了 1949 年麻醉医生的数量迅速达到了麻醉护士的 1/2,至 20 世纪 80 年代后期,麻醉医生的人数首次超过了麻醉护士。

在小儿麻醉的雏形期,临床上常见的小儿手术多为短小手术,患儿往往也一般条件良好,手术对麻醉要求不高，当时已有的麻醉药物（氯仿等）基本能够满足手术要求。但随着大量婴儿的出生，各种先天畸形，如气管食管瘘、腹壁裂或脐膨出、先天性膈疝和先天性心脏病等患儿不断增加，手术难度大、患儿一般条件差成了制约手术开展的第一个瓶颈。常规的麻醉药物和麻醉技术很难提供有效的肌肉松弛、满足长时间的手术，术中呕吐、术后管理不当引起的高死亡率更使得新手术的开展举步维艰。直到20世纪中期，Ronald Miller 喉镜的发明和右旋筒箭毒的问世，使人们采用控制气道、控制呼吸的新麻醉技术，才改变了这一现状。

早在100年前，人们就发现了反流、误吸可以导致致死性肺水肿，但受限于麻醉设备、麻醉药物及医学知识的匮乏，学术交流也远没有像今天如此通畅、密切，所以气道相关的并发症一直没有得到大家的重视。直到20世纪，麻醉医生才开始关注呼吸道梗阻对儿童带来的致死性伤害。英国医生 Thomas Cecil Gray 是小儿气道控制技术的推崇者，他和 Gordon Jackson Rees 一起致力于推进小儿麻醉的安全性。Robert Moors Smith 等麻醉医生也提出了对饱胃、胸科手术、开颅手术、俯卧位手术等患者进行常规气管插管，以减少呼吸系统并发症发生的观点。

对儿童实施气道控制和使用肌松药，使新生儿气管食管瘘、腹壁裂等手术可以从容完成，并且腹部压力的减小有利于腹腔内容物的回纳，大大改善了这类患儿的预后。麻醉和外科的相辅相成，也使得难度更高的复杂性先天性心脏病的治疗得以实施。由于气管内插管存在一定的并发症，使一些保守派对气道控制等新技术的应用顾虑重重。英国作为麻醉技术的先驱国家，再次率先接受了这一观念，而美国用了将近20年才接受这一麻醉技术。

这一时期，用于心脏手术的麻醉药物主要是乙醚和环丙烷。虽然没有证据证实乙醚比环丙烷具有更高的死亡率，但从已有的文献来看，当时的麻醉医生似乎更倾向于使用环丙烷。1940年，第一台可以使用环丙烷的麻醉呼吸机由 Frenkner 和 Crafood 制成，为儿童麻醉提供了极大的便利。1945年，使用环丙烷对发绀性先天性心脏病患儿成功完成的布莱洛克-陶西格分流术（Blalock-Taussig术），是儿童麻醉管理的一次飞跃性标志。与此同时，麻醉医生开始尝试突破儿童更多正常的生理功能来完成难度更高的手术，如20世纪40年代末50年代初提及的低温技术、1955年 Sheila Anderson 的首次儿童麻醉中控制性降压，以及 Robert Patrick 首次使用 MayoGibbon 氧合器对患儿进行室间隔缺损修补术。这些技术的更新，使得复杂性先天性心脏病的治疗成为可能。随后，Arthur Keats、Mendelsohn D. 等总结了儿童心脏麻醉中的难点及处理方法，虽然当时儿童心脏麻醉技术并不成熟，死亡率高达25%，但 Arthur Keats 等的文献给尚在探索中的心脏麻醉提供了极为珍贵的经验总结。

1946年 Robert Moors Smith 对于监护技术理念的提出使小儿麻醉在围手术期的安全性有了质的飞跃。他将在心前区固定放置听诊器、温度监测、心电图用于手术中。由于设备型号不齐全，没有足够小的袖带用于婴儿，人们通常习惯将听诊器固定于婴儿心前区，以心音的强弱、节律来判断血压；与此同时，通过观察睑结膜的颜色、计算浸入血液纱布的数量来估算术中失血量（时至今日，这些粗略计算失血量的方法还被用于临床）。由于对反流、误吸认识的深入，负压吸引器的雏形——可携式的电动泵也开始出现在手术室中。1952年，呼气末二氧化碳监测被 Digby Leigh 初次提及，但遗憾的是，多年以后人们才对呼气末二氧化碳监测的意义达成共识，并将其用于临床。

随着复杂手术的成功，术后死亡使医生不得不考虑另外一个问题——围手术期管理。人们逐渐认识到，麻醉有一定的适应证及术后管理的重要性，医生开始对贫血、脱水、电解质紊乱等患儿，术前进行对症支持治疗，甚至在一般状况改善前推迟择期手术；对于术前饱胃的患儿，进行胃肠减压防止反流、误吸。精准补液的概念首次被提及，1957年 Malcolm A Holiday 和 William E.（Bill）Segar 提出著名的补液421原则，用以指导患儿生理需要量的补充。受益于20世纪50年代欧洲和北美流行的脊髓灰质炎救治经验，术后危重患儿的管理技术得到了飞速发展，对这些患儿的救治工作由儿科医生和儿科麻醉医生共同承担，这是儿科麻醉医生首次在手术室外工作，儿科重症医学由此开始启蒙。1956 年，"现代心肺复苏术之父"Peter Safar 提出了口对口人工呼吸，在此之前对心搏骤停患儿的抢救往往采用刺激肛门、给予呼吸兴奋药及俯卧式压背等方法。虽然不成熟的心肺复苏导致当时的有效抢救率依旧很低，但为日后完善的心肺复苏技巧奠定了基础。1955 年 Goran Haglund 发现，集中一个地点可以更好地管理、治疗患有心血管和呼吸系统问题的重症患儿，于是在瑞典哥德堡建立了第一个儿科重症监护病房。12 年后，Kevin Downes 在费城儿童医院建立了美国第一家儿科重症监护治疗病房（PICU）。陆续成立的 PICU 为危重患儿术后提供了更为专业的管理和治疗，逐渐下降的术后死亡率为高风险手术的开展提供了有力的安全技术保障。

新设备的陆续发明，为围手术期安全提供了有力保障。钠石灰罐、呼吸单向阀的发明改善了长时间手术带来的高碳酸血症；1951 年定容呼吸机被发明，救治了大量因小儿呼吸肌麻痹引起的呼吸衰竭患儿。20 世纪 40 年代初，气管插管的型号开始多样化，并且由最初的橡胶制材变成了塑料材质。波士顿儿童医院的麻醉护士 Betty Lank 制造出了婴儿面罩。1943 年，继 Ronald Miller 直型镜片喉镜被发明后，Rorbert Macintosh 又制造出了更适合年长儿插管用的弯型镜片喉镜。

相较于全身麻醉技术的革新，区域麻醉在这一时期并没有革命性的发展，反而呈现萎缩的趋势。但是在经济欠发达、缺乏麻醉医生的国家和地区，相比于全身麻醉，区域阻滞价格低廉、操作方便，是比较受欢迎的麻醉方法。这一时期可查阅到的文献数量较全身麻醉少，其中以 Charles Irwin Junkin 对于接受脊椎麻醉（俗称"腰麻"）患儿的临床观察较为著名，他明确了儿童脊椎麻醉的穿刺点应该在 L_4~L_5，以避免脊髓损伤，并观察到小儿恶心、低血压等的发生率较成人更低。1945 年，Etherington-Wilson 发表了著名的通过脊椎麻醉药物比重来调整脊椎麻醉平面的临床研究，其中包括 30 例 16 天到 3 岁的患儿。在 1950 年的南非会议上，Harry Curwen 汇报了 90 例新生儿骶管麻醉的经验总结。1951 年，Ivor Berkowitz 等首次做了样本量达 300 例的小儿脊椎麻醉的临床观察，并指出了术前用药和患儿性格评估的重要性。由于人们的关注度大多聚集在全身麻醉上，小儿区域阻滞的成功经验并没有被重视。到了 20 世纪 60 年代后期，除了臂丛神经阻滞麻醉外，区域麻醉在欧美等国家的应用越来越少。直到多年以后，Abajian 再次报道了脊椎麻醉对新生儿、早产儿的安全性，区域麻醉才逐渐被重视并有所改善。但是到 1981 年为止，除了 Digby Leigh 和 Kathleen Belton 等的报道外，大多数有关小儿麻醉的教科书都没有关于区域麻醉的章节。

这一时期的学术交流开始频繁起来，以欧洲和北美为中心向世界各地辐射。1946 年，Robert Smith 和 Gordon Jackson-Rees 分别在波士顿和利物浦建立了小儿麻醉学科，并培养了大量的年轻医师，包括来自中国的三位麻醉学奠基人尚德延、吴珏与谢荣教授。Cecil Gray 创立了英国首个职工脱产进修制度，培养了欧洲、澳大利亚、非洲和亚洲等地的学员，为第三世界麻醉学的启蒙作出了巨大贡献。1954 年第一届儿童麻醉会议在洛杉矶召开。1955 年 9 月 5 日，第一届世界麻醉医师大会（World Congress of Anesthesiologists，WCA）正式召开，标志着麻醉医师正式以全球会议的形式开始了广泛的交流，但当时亚洲仅有 1 个国家的 4 名代表参会。

1948 年，时任蒙特利尔儿童医院麻醉科主任的 Digby Leigh 出版了北美第一本儿童麻醉学专著 *Pediatric Anesthesia*。之后，Stephen 的 *Elements of Pediatric Anesthesia* 和 Smith 的 *Anesthesia for Infants and Children* 也相继出版。1958 年日本学者 Onchi 和 Fujita 编纂了 *Pediatric Anesthesia*。

二、中国

20 世纪中叶，中国发生了社会、政治、经济的巨大变革，而刚刚结束第二次世界大战后的中国百废待兴，3 名中国麻醉学先驱先后从美国归来，为我国麻醉学科及小儿麻醉学科人才的培养作出了卓越贡献。中国走在了亚洲国家中小儿麻醉学科发展的前列，邻国日本直到 1965 年才成立了第一家儿童医院。

中国第一个麻醉学科是 1949 年成立的兰州中央医院麻醉科，首任主任是 1948 年底自美国学习麻醉回国的尚德延教授。1956年,尚德延教授调任中国人民解放军胸科医院(即现在的中国医学科学院阜外医院前身)担任麻醉科主任,成为小儿心血管麻醉的奠基人。1950年,毕业于美国威斯康星康考迪亚大学医学院的吴珏教授在上海医学院附属中山医院创建了麻醉科并担任科主任,为长江以南中国麻醉学科的发展起到了重要的推动作用。1951年,谢荣教授赴美学习麻醉归来,加入北京大学第一医院,在这里,他和小儿外科医师张金哲院士共同将小儿麻醉事业蓬勃发展起来。3位麻醉学奠基人的归来,带动了全国麻醉学科的形成和发展,一些大医院,如北京协和医院(1951年)、山东大学齐鲁医院(1954年)、中南大学湘雅医院(1956年)、上海交通大学医学院瑞金医院(1957年)等也相继成立了麻醉科。此外,还形成了在外科医师领导下,由1~2名非麻醉专业医师和多名护士组成的麻醉组的新格局。

和美国战后的"婴儿潮"一样,中华人民共和国成立后也出现了"第一次人口生育高峰",需要手术救治的患儿显著增加,1950年张金哲院士在北京大学第一医院成立了中国第一家儿童外科病房。在战后医疗资源匮乏的中国如何寻求安全、可行的小儿麻醉方法,成为完成数量激增、日渐复杂的小儿手术迫在眉睫的问题。谢荣教授经过不断摸索,于1953年首创了小儿肌内注射硫苯妥钠基础麻醉辅以局麻的方法,不需要特殊麻醉器械设备,便可开展简单的小儿外科手术。随着学科的进一步细分,1955年改址扩建后的北京儿童医院也成立了小儿外科,张金哲院士从北京大学第一医院调任至此担任小儿外科主任,并开始培养北京第一批专职儿童麻醉医师,詹振刚教授成为张金哲院士的首位麻醉专业学生。

针对小儿麻醉物资的短缺,前辈们克服重重困难,自己动手进行设备的改良与制作。张金哲院士自己尝试制作了不同型号的气管插管,配伍"T"形管用于不同年龄患儿的气道控制。詹振刚教授在谢荣教授、张金哲院士的启蒙下,也开始摸索小儿硬膜外麻醉单次用药的剂量及方法。华西医院的闵龙秋教授在1959年将扎头发用的空心塑料管改良为硬膜外导管,进行小儿持续硬膜外麻醉。

随着麻醉学先驱们对麻醉学科的传播,这一时期的麻醉学文章和著作逐渐增多,但大多数还是以成人麻醉学为主,如由吴珏教授编纂、出版于1951年6月的《临床麻醉学》,以及尚德延教授发表的大量与心胸外科等手术相关的麻醉著作。由于在20世纪30、40年代的中国,麻醉主要由资深护士操作,外科医师也会参与其中,故这一时期还有不少外科医师撰写的麻醉类文献,如作为小儿外科泰斗的张金哲院士,于1951年相继出版了《实用麻醉学》《小儿麻醉手册》等,撰写时间甚至早于其于1955年撰写出版的《外科学》。

第四节　小儿麻醉学初创期(1960—1980年)

在这一时期,PICU、新生儿重症监护治疗病房(NICU)日渐成熟,新生儿、危重儿及心脏患儿围手术期的安全性得到了有效的保证,人们开始关注罕见病例、疑难病例。

一、国外

20世纪60年代前,受限于监护技术、治疗技术,新生儿围手术期的死亡率很高,许多患有先天性疾病的患儿根本无法存活到有手术机会。直到George Gregory尝试将日渐成熟的年长儿治疗经验用于危重新生儿,并在20世纪60年代末建立了美国首家NICU,才使得危重新生儿的生存率大幅上升。1971年,美国医生George Fregory尝试对呼吸窘迫的新生儿采取持续气道正压通气治疗(CPAP),意外获得了高达80%的生存率,而最初的设想生存率仅为25%。1979年,儿童体外膜肺氧合的诞生使危重症患儿的生存率得到了进一步的改善。

新生儿存活率的上升,使得先天性心脏病手术、新生儿手术的开展逐渐增多,对这类患儿再沿用年长儿、短小手术的麻醉管理、监护方法显然是不恰当的。Joseph Marcy等对小婴儿使用示波法和多普勒技术测量血压法无疑是监护技术中里程碑式的进步,对生命体征不平稳的患儿可以随时、客观地掌握其血压变化,而在此之前人们只能用听诊心前区的心音来判断血压。早先提及但未被重视的监护指标在这一时期被重新关注,并逐渐成为必需的监护指标。1984 年 Thomas Fösel 首先提出了根据术前分级选择不同程度的术中监测:对于健康患儿(Ⅰ级)的短小手术,常规监测吸入氧浓度、气道压、呼气量,并在心前区放置听诊器;对于手术时间超过 1 小时的患儿(Ⅱ级),额外进行呼气末 CO_2 监测和血氧饱和度监测;对于新生儿和一般情况差的婴幼儿(Ⅲ级),需要额外行血气分析。1972 年,Jamie Bain 和 Wolfgang Spoerel 对 Maple D 装置进行了改良,使其具有适用于任何年龄及任何手术等优点,极大地提高了儿童机械通气的使用率,为新生儿气道控制提供了有力的设备保障。

1962 年 Leigh 发起了首届国际小儿麻醉年会,麻醉管理经验得以在世界范围内交流并传播。1965 年,一批就任于美国儿科协会(American Academy of Pediatrics,AAP)的小儿麻醉医师,成立了美国儿科协会麻醉分会(AAP Section on Anesthesiology,AAP SOA),这是第一个专科的麻醉协会。AAP SOA 具有世界范围的影响力,对推动现代小儿麻醉学发展起到了非常重要的作用,它提出的理念、技术革新等内容为小儿麻醉和重症管理水平的提高起到了重要作用。这期间以 Gunther Lenz、Thomas Linwood Bennett 等提出的小儿麻醉管理技术比较著名。Gunther Lenz 首次较为全面地描述了早产儿和新生儿麻醉,他建议对早产儿和新生儿使用小潮气量、高频率预防气压伤,并进行连续血氧饱和度监测维持合适的氧分压,既防止低氧血症引起的组织缺氧又要避免高氧血症可能带来的视网膜病变;他还提出,对于长时间的手术、开胸手术及术前有基础心肺功能异常的新生儿,要进行有创监测,根据血气分析结果判断肺通气(通气)和肺换气(换气)功能。

科学的血液循环管理可以显著改善患儿预后,不断更新的液体治疗方案是这一时期的研究热点。Edward John Bennett 首先指出了在新生儿麻醉中如何使用电解质液体。1975 年,Eric Furman 将儿童输血适应证精准化:儿童血细胞比容(HCT)低于 28%~30%,新生儿低于 40%。同年 Furman 提出了第 1 小时补充 50% 禁食脱水量,25% 在第二三小时补充。1986 年 Berry 还针对儿童年龄和手术种类提出了 4 岁以下儿童简化的补液标准,第 1 小时补充液体 25ml/kg,其后 4ml/(kg·h)。麻醉医师在这一时期开始关注儿童血糖,但是最初的关注点只是年幼儿术前禁食可能造成的低血糖,而不是高血糖的风险。动脉和中心静脉穿刺置管术逐渐普及,麻醉医师通过观察术中尿量判断有效循环血量是否安全。

除了新生儿手术的麻醉,心脏手术的麻醉管理技术也得到了极大的提高。随着 20 世纪 50 年代末氟烷在英国麻醉史上的首次出现,小儿麻醉史进入了新的吸入麻醉时代。虽然氟烷的使用初期同样受到了外科医师的质疑,但通过 Alam Conn 等医师的推广,氟烷等稳定性吸入麻醉药逐渐替代了可燃性的麻醉药物,被广泛用于心脏手术中。20 世纪 70 年代氟烷又被异氟醚所替代,人们先后尝试使用高压氧、深低温技术、心脏停循环、含钾心脏停搏液等技术来获取更长的手术时间,与此同时,麻醉医师开始考虑解决酸中毒、肺内分流、肺动脉高压等更细致的问题。随着小儿心肺移植手术的开展,小儿心脏手术及麻醉进入了新的里程碑。当危重症患儿、复杂手术的麻醉不再变得风险重重后,人们对罕见病例麻醉管理的挑战也逐渐产生兴趣,复杂头面部畸形、联体儿、恶性高热等麻醉个案被相继报道。

1960 年,澳大利亚一名有家族手术后高死亡率的学生因为骨折接受了氟烷麻醉,继而出现持续高热,在全身浸泡冰水后侥幸存活,但 1 年后在局部阻滞麻醉下接受尿路结石取出术时却安然无恙。Michael Antony Denborough 等虽然在 Lancet 杂志上报道了该病例,但仍无头绪。1966 年,在多伦多会议上经过反复讨论,终于将其正式定名为"恶性高热",从此被更多的医师所知晓,使得 20 世纪 70 年代对于恶性高热的救治率大幅上升。

随着全身麻醉技术在欧美国家的盛行,人们对小儿是否应该使用区域阻滞产生了争议,区域阻滞甚至被认为是过度医疗,仅适用于少数患儿。这一时期,骶管麻醉在 1962 年被首次用于儿童。1978 年 John Christian Abajian 在佛蒙特州创建了超过 1 500 名患儿的世界上最大的儿科脊椎麻醉数据库。

小儿麻醉医师的专业化培训首次被提上日程,1970 年在波士顿建立了小儿麻醉住院医师培训鉴定中心,随后加拿大、英国等小儿麻醉的先驱国家陆续开展起住院医师的临床培训工作。

二、中国

各种原因导致中国的小儿麻醉学发展曾一度停滞不前,直到 20 世纪 70 年代中后期,中国的医学才逐渐复苏。但鉴于经济的抑制,已经在欧美普及使用的氟烷等麻醉药物、小儿相关的麻醉设备在中国小儿麻醉中很难见到。麻醉学发展比欧美等国家落后了几乎半个世纪,开放点滴法通过面罩吸入乙醚、使用 Ayre-T 形管仍旧是当时全身麻醉的常用方法。术中监测也非常简陋,往往还使用水银柱血压计人工测血压及心前区放置听诊器监测心率。

和彼时欧美普遍流行的全身麻醉不同,经济的限制使人们把兴趣投入到了成本更低的麻醉技术——针刺麻醉。针刺麻醉是根据手术部位、类型,按照循经取穴、辨证取穴和局部取穴的原则进行针刺,它兴起于 20 世纪 60 年代,在 70 年代盛行,几乎成为当时国内成人较常选用的麻醉方法。对于儿童短小手术,尤其是眼科手术、扁桃体切除术、拔牙术等,也有的使用针刺麻醉辅以肌内注射硫喷妥钠或开放吸入甲氧氟烷来完成。张金哲院士还对北京儿童医院 1 474 例针刺麻醉患儿的临床效果进行评估,并将论文发表在 1973 年的《中华医学杂志》(英文版)上,并在阿根廷世界儿科大会上向世界展示。经过较长时间的临床实践摸索,麻醉界形成共识,认为祖国医学的针刺麻醉虽然具有镇痛效果,但不能代替或等同麻醉,存在着切皮疼痛、肌肉松弛不全、内脏牵拉三大难题,难以用辅助药物解决。在不久之后,随着医疗设施的完善,针刺麻醉逐渐被全身麻醉所取代。

受益于 20 世纪 50 年代即建立了独立的小儿外科专业,发展至 70 年代时北京儿童医院已经能够完成漏斗胸矫正术、脊柱侧弯矫治术等较高级别的手术。在谢荣教授、张金哲院士建立的小儿麻醉学专科的帮助下,詹振刚教授于 20 世纪 70 年代初期在北京儿童医院开展了大样本单次硬膜外麻醉的临床观察,并对 1~14 岁行胸科、骨科手术的患儿实施硬膜外腔注射吗啡,率先提出了儿童术后镇痛的人文关怀理念。

随后,詹振刚教授将 1 万例单次硬膜外麻醉的病例汇报于在海牙召开的第 10 届世界麻醉医师大会上,这是自中国加入世界麻醉医师协会后的第一次参会,首次以世界会议交流的形式将中国小儿麻醉学现状展示给各国同行。鉴于詹振刚教授在小儿局部阻滞领域作出的贡献,在世界小儿局部阻滞发展史中,他被记录为 18 名先驱之一,也是唯一被记载的中国人。

华西医院的闵龙秋教授也为小儿局部阻滞的发展起到了巨大的推动作用,他首次将小儿连续硬膜外麻醉技术成功应用于临床,并根据患儿体重及 C_7~S_5 长度更加精准地计算出硬膜外麻醉药物使用的剂量,并将 300 余例病例进行总结分析,发表在 1964 年的《武汉医学杂志》小儿外科副刊。

和欧美国家一样,这一时期我国早期的小儿麻醉专职医师很少,护士实施麻醉的现象很常见,学术发展也很缓慢,麻醉相关文献、专著多由小儿外科医师、眼科医师所写。随着麻醉学科的发展,这一现象逐渐发生改变,专职麻醉医师撰写文献的比例开始上升,并出现了国外医师赴中国学习麻醉技术的现象。1972 年上海新华医院接收阿尔巴尼亚医师进行为期半年的进修学习。1979 年召开了第一次全国麻醉学术会议,我国第一代麻醉学家有尚德延、吴珏、谭蕙英、王源昶等教授参加,在这次会议上提及了在小儿手术中脊椎麻醉的成功应用。

第五节　小儿麻醉学成熟期(1980 年至今)

自 20 世纪 80 年代开始,小儿麻醉学迎来了另一个繁荣时期,并发展成熟。麻醉由专职麻醉医师管理,器官移植、胎儿麻醉等新领域被涉及,麻醉学的范畴也逐渐扩大到围手术期医学。随着中国经济的快速发展,小儿麻醉学科的建设也进入了黄金期。

一、国外

随着麻醉学科的发展壮大,麻醉从业人员的社会地位、经济水平也有所改善,医学生毕业后愿意从事麻醉工作的也越来越多,逐渐改变了主要由护士从事麻醉的局面。专职的小儿麻醉医师对儿童围手术期安全的重要性使美国儿科协会、美国儿科协会麻醉分会纷纷出台了相关指南,明确指出儿童手术的麻醉需要由专科麻醉医师来实施。一些经济欠发达,或者地广人稀的国家或地区也逐渐有了专业的小儿麻醉医师,如新西兰也于1991年在奥克兰建立了第一家儿童医院,并有了专职的小儿麻醉医师。1986年,ASA明确指出,监测下的麻醉期间即使仅使用局部麻醉药也需要医师提供除手术本身外的包括生命体征监测的各种医疗服务。1993年英国皇家麻醉学院及眼科学院提出了《麻醉医生在局部麻醉下的眼科手术中的地位及责任指南》,指出即使在外科医师实施局部麻醉下,也应该由麻醉医师监控生命体征,再一次扩大了麻醉医师的职责。1998年时任ASA会长的William博士将监测下的麻醉(MAC)的概念做了进一步说明,并通过州下议院。2002年美国麻醉医师协会发布《儿科镇静深度指南》。监测下的麻醉很快在世界范围内得到重视和推广,并不断修正和扩展,如在日间手术麻醉中的应用等。

1984年美国门诊麻醉协会(Society for Ambulatory Anesthesia)和1995年国际日间手术协会成立,门诊麻醉开始规范化、成熟化,儿童门诊麻醉量迅速增加,甚至超过了手术室内麻醉量。

快速运转的日间手术麻醉给麻醉医师带来了一个新的问题,麻醉医师很难有充足的时间对患儿进行术前评估,相当一部分会依赖外科医师对患儿麻醉适应证的把关。手术例数的增多使得病床周转率被迫提高,甚至出现住院患儿手术当日才能住院的情况,术前访视的仓促使得麻醉风险大大增加,针对这些问题,麻醉评估门诊诞生了,1992年由美国斯坦福大学医院率先开始实施,并且陆续在其他地区开展。

医学技术的飞速发展,使可以手术治疗的患儿年龄越来越小,人们努力使其从母体娩出前得以治愈。早在20世纪60年代,就有了胎儿手术的报道,但高死亡率并没有得到大众的关注。Michael Harrison在1982年的国际会议中报道了胎儿手术适应证、Jeffrey Norris在1989年实施了胎儿颈前肿块切除术,胎儿手术逐渐引起了人们的兴趣。美国国立儿童健康与发展研究中心(National Institutes of Child Health and Development)预测未来宫内手术将是趋势,这将是对麻醉医师的又一次重大挑战。

小儿器官移植技术在这一时期进入了快速发展时期。虽然Thomas Starzl早在1963年便为出生后3个月大的胆管闭锁患儿实施了首例肝移植术,但由于术中出血,患儿死在了手术台上。除了技术问题,术后严重的排斥反应也使人们对器官移植有所顾忌。直到20世纪80年代环孢素上市后,器官移植才在真正意义上开展起来。相比于成人,儿童的剩余寿命更长,所以在选择作为同等条件下的器官移植的受体时,人们更倾向于提供给儿童供体。2016年美国共有33 600例实体器官移植,其中5.6%为儿童器官移植术。移植患儿的医疗、营养支持、血流动力学、免疫生物学、社会心理学等问题是对小儿麻醉医师的新挑战。在有信心保障围手术期的安全后,小儿麻醉医师开始考虑患儿对舒适的需求,力求使麻醉"更接近完美"。从20世纪80年代开始关注患儿的疼痛管理。Kanwaljeet Anand推翻了既往对新生儿和小婴儿不需要镇痛的观点。1991年,第一届世界儿科疼痛大会举办,使得小儿疼痛管理规范化,并开始设立小儿疼痛门诊。目前,欧美大多数医院都会提供给患儿疼痛治疗服务,并被规定为医院的一项基本医疗。疼痛被提出和体温、脉搏、呼吸、血压共同列入五大生命体征。

除了药物、手术治疗,麻醉医师还尽力从心理上舒缓患儿,通过术前充分的沟通、口服镇静药、父母的陪伴,甚至将医疗场所布置成游乐园等,努力使患儿安静地接受治疗。"患儿的微笑"成为麻醉医师追求的新目标。

当小儿麻醉的安全性得以提高后,其远期的预后越来越得到小儿麻醉医师的重视。反复多次地麻醉对发育期大脑的影响,是麻醉医师持续探索的问题。麻醉学科经历了上百年的发展,虽然患者术中的安全性得到了有力的保障,但术后30天的死亡率仍高达0.56%~4.00%。如何进一步降低围手术期死亡率成为当下亟待解决的问题。2014年美国麻醉学院联合会(SAAA)年会上提出了"围手术期医师"这一概念,增加了既往麻醉医师的职责,从患者手术前的评估到手术中的监测和血液循环管理,甚至一直持续到术后的再评估。麻醉学新概念涵盖了临床麻醉、急性疼痛治疗、慢性疼痛治疗、术后监护治疗、重症监护治疗、睡眠治疗和姑息治疗。部分医院麻醉学科已经更名为麻醉与围手术期医学科。麻醉医师的培养跟既往传统的培养模式有很大的区别,也是麻醉学科里程碑式的一页。

由于全身麻醉的安全性和易控性,临床上在相当一段时间内更倾向于使用全身麻醉。在Elliot Krane等对区域阻滞做了更为科学严谨的观察报道,指出区域麻醉安全可靠,并且符合伦理学要求后,局部麻醉在20世纪80年代以单次阻滞(硬膜外阻滞、骶管阻滞、神经阻滞)的方式再次回归小儿麻醉的舞台。1994年,Margot Semsroth强烈建议在儿童神经阻滞中使用神经刺激仪。2005年小型便携性B超在区域阻滞中的应用,使穿刺成功率、并发症、舒适性上更加适用于儿童,并逐渐成为区域阻滞的主流技术。2012年欧洲和美国区域麻醉与疼痛协会(ESRA-ASRA)联合颁布了首版《小儿区域麻醉实践指南》,对规范小儿区域麻醉起到了积极作用。

小儿麻醉的学术活动也在这一时期蓬勃发展起来,许多小儿麻醉专著相继出版,如1990年Frederic Aroyce Berry F.A. 所著的 *Anesthetic Management of Difficult and Routine Pediatric Patients*、1992年Brown T.C.K.所著的 *Anaesthesia for Children* 等。《麻醉与镇痛》杂志开辟了儿科专刊。小儿麻醉学科进一步细分,继续成立亚学科,如新生儿麻醉、小儿疼痛、小儿区域麻醉等。1986年,美国建立小儿麻醉协会。1997年,由美国儿科协会提议对小儿麻醉医师进行专科医师规范化培训,毕业后由医学教育委员会通过该决议。

二、中国

改革开放后,中国的经济、文化、科技逐渐复苏。随着第一次全国麻醉学术会议的召开,麻醉专业学组进一步细化。1984年全国小儿麻醉学组正式成立,其后不断更新的指南、专家共识,为临床工作者提供了规范、统一的理论支持,有力推动了小儿麻醉学科的规范化发展。随后,首届小儿麻醉学术讨论会于1985年正式召开,给中国小儿麻醉医师提供了学术交流的平台,同行间的学术交流日益紧密。1989年原卫生部颁布了麻醉学科史上具有划时代意义的重要文件:宣布麻醉科为二级学科、临床一级学科(12号文件),从国家层面规范了麻醉学科的定位,使得中国麻醉学科及小儿麻醉学科进入了发展的黄金期。

20世纪80年代开始,麻醉设备与麻醉药物逐渐更新换代,从"T"形管、手控通气等简陋全身麻醉装置到精密麻醉机,从苯巴比妥、硫喷妥钠、氧化亚氮到丙泊酚、恩氟烷、七氟烷和地氟烷。时至今日,三级以上医院的麻醉科均已能够配齐适合婴幼儿麻醉的硬件设施,为小儿麻醉的开展提供了不可或缺的条件。

科班出身的麻醉医师也在这一时期首次登上历史舞台,并逐渐终结了由外科医师、护士任职麻醉工作的格局。曾因明教授在老师谢荣教授的指导与支持下,早在20世纪80年代就高瞻远瞩地提出中国麻醉科医师的培养必须分两步走的基本思路,第一步是在医学院校设置麻醉学专业(本科),第二步再过渡到麻醉科住院医师规范化培训。1986年,徐州医科大学正式成立了中国第一个麻醉学专业。两年后,湘雅医学院也成立了麻醉专业。迄今,全国有五十余所医学院开设了本科麻醉学专业。本科麻醉学专业的开展对提升麻醉医师队伍的学历水平起到了积极的作用。2007年中华医学会麻醉学分会对全国部分医院麻醉科的初步调查显示:儿童(妇幼)专科医院中91.1%的小儿麻醉医师学历在大学本科及以上,综合性医院中96.9%的小儿麻醉医师学历在大学本科及以上。

部分临床医学专业和大部分麻醉专业的医学生本科毕业后,分配到了儿童医院或者大型综合性医院,经过长期的临床磨炼,已逐步成为小儿麻醉骨干。小儿麻醉技术的不断提高,为新手术、新技术的开展奠定了基础,先天性心脏病手术、器官移植手术等陆续开展。

受限于医疗条件及技术,虽然 1944 年吴英恺院士就已经在重庆实施了国内首例先天性心脏病手术,但并未大规模开展。1974 年上海交通大学医学院附属新华医院成立了首个心胸医疗中心,并完成了婴幼儿体外循环下室间隔缺损修补术,金熊元主任主持完成了此次手术的麻醉。此后,武汉儿童医院、中国医学科学院阜外医院、首都医科大学附属北京安贞医院、中南大学湘雅二医院等也陆续建立了小儿心脏外科或小儿心脏学组。

小儿器官移植手术麻醉的顺利开展标志着麻醉管理水平里程碑式的提高。1996 年上海长征医院完成了国内第一例小儿肝移植术麻醉,2000 年复旦大学附属中山医院完成第一例小儿心脏移植手术麻醉,2018 年中日友好医院完成了第一例小儿双肺移植术麻醉。

小儿麻醉的学术交流、规范化发展在这一时期也达到了前所未有的繁荣景象。2006—2008 年,小儿麻醉学组在吴新民(主委兼组长)等的带领下,开始大力拓荒,跨步前进。在全国同道的共同努力下,开创了小儿麻醉事业发展的一个新阶段。学组制订了详细的工作计划和安排,每年召开全国小儿麻醉年会、参与组织中华医学会麻醉专委会年会小儿麻醉板块、中国医师协会麻醉分会年会小儿麻醉板块;开展县级医院小儿麻醉骨干医师培训,在全国建立了 47 家小儿麻醉骨干培训基地,负责学组分配的全国相应分布区域的共 500 多家县级医院麻醉科小儿麻醉专科医师培训;学组统一制订了培训方案,培训时间为 3 个月,达到具体的培训要求后(理论和临床实践)由中华医学会麻醉学分会统一发给培训证书;重新修订和制定了小儿麻醉相关的指南和专家共识,加大指南与专家共识的宣讲和推广力度;制定及制作了一些操作的规范和视频并积极推广,如小儿麻醉诱导及全身麻醉实施操作规范、小儿椎管内(骶管)麻醉操作规范、小儿外周神经阻滞操作规范、小儿深静脉和动脉穿刺置管操作规范、小儿围手术期监测操作规范等。

组织专业书籍的出版、再版和翻译,包括《小儿麻醉专科医师培训手册》《小儿麻醉手册》再版、《当代小儿麻醉学》《Smiths 小儿麻醉学》《小儿麻醉临床案例手册》《Coté 与 Lerman 之婴幼儿和儿童实用麻醉学》等。《中华麻醉学杂志》《中华医学杂志》和《临床麻醉学杂志》相继推出小儿麻醉重点号,极大地丰富了小儿麻醉的理论及临床经验。此外,也积极开展对外合作和交流,与美国辛辛那提儿童医院、费城儿童医院等开展短期和长期培训(科研和临床)项目,还包括欧美其他大学和儿童医院等。积极落实委员所在省市成立中华医学会麻醉学分会小儿麻醉学组,以更好地促进小儿学组和小儿麻醉事业建设。积极参加国际学术会议和参与国际学术组织,如美国小儿麻醉年会、亚洲小儿麻醉年会、ASA、ESA、WCA 等,华西医院左云霞教授在 2013—2015 年担任了亚洲小儿麻醉医师协会会长。

积极开展临床研究,针对小儿麻醉相关的热点问题进行探讨(多中心研究),包括如何有效整合全国小儿麻醉临床、教学和科研资源,开展麻醉对小儿智力的影响的研究,建立国内的小儿术前风险评估量表,推进小儿麻醉质量与安全;撰写小儿术后镇痛等多部专家共识。大力推广小儿手术室外麻醉及舒适化医疗管理服务,包括无痛胃肠镜、支气管镜,以及镇静下的影像学、超声检查等,并制定《小儿手术室外麻醉专家共识》。同时,全国各地积极开展各种类型的小儿麻醉继续教育学习班和会议。在学会和协会的领导下,通过大家的共同努力,我国小儿麻醉事业,紧跟时代潮流,取得了明显的进步和发展:小儿舒适化医疗、手术室外麻醉与镇静得到了极大的发展;新的药物在小儿麻醉领域得到研究,如氙气;新的给药途径在临床上得到推广应用,如右美托咪定经鼻给药;新的静脉麻醉设备,如小儿静脉闭环靶控输注系统开始在临床上出现并应用;麻醉操作可视化技术,如超声引导神经阻滞、血管穿刺等技术在小儿麻醉临床实践中的应用越来越广泛;新的监测方法,如脑、脊柱手术中运动神经通路的监测,以及小儿脑氧饱和度变化相关研究;小儿急性和慢性疼痛治疗服务,包括无线镇痛系统在临床的应用、新的疼痛评估方法(外科 Pleth 指数,SPI)、有创介入疼痛治疗等。通过几代人的努力,中国小儿麻醉的水平逐渐与国际接轨,但正如现任小儿麻醉学组组长俞卫峰教授所讲,小儿麻醉领域的科学研究还有待加强,中国基层医院的小儿麻醉水平也还有待于提高。

2018 年,《中华麻醉学杂志》和《中华实用外科杂志》发表了中华医学会外科学分会和麻醉学分会联合撰写的《加速康复外科中国专家共识暨路径管理指南》,指出加速康复外科(enhanced recovery after surgery, ERAS)是实现从麻醉学向围手术期医学转变的路线图和变革的动力,标志着麻醉学科和外科学科在新时代的深度合作,实现了改善患者预后,提高患者就医体验的共同目标。相信小儿医疗领域的多学科合作势必将成为一种趋势。

第六节　小儿麻醉专科化培训发展现状

美国最早开展了小儿麻醉专科化培训,中国近些年才开始试点。发展小儿麻醉专科化培训是提高中国小儿麻醉水平、降低小儿围手术期不良事件发生率的必经之路。

一、国外

从 1970 年在波士顿开展首个小儿麻醉医师的专科化培训开始,距今已有半个世纪。随后,1989—1999 年英国的国家患者预后与死亡调查(national confidential enquiry into patient outcome and death, NCEPOD)促进了小儿麻醉专科培训的发展,该调查明确指出临床医师的操作经验将直接影响儿童手术和麻醉的预后,并建议由专职的外科医师和麻醉医师进行儿科的手术和麻醉。虽然这一调查结果使人们进一步认识到了小儿麻醉的高风险性和高度专业性,但由于世界各国的经济、医疗水平差异甚至是文化差异,使得全球小儿麻醉发展非常不均衡。

在经济发达、麻醉学发展较快的国家,由于有很多机构[如美国毕业后医学教育认证委员会(ACGME)]可以提供基金或者奖学金的支持,有力地鼓励了麻醉医师进行小儿麻醉专科培训。英国是最早实施小儿麻醉专科培训的国家之一,20 世纪 90 年代,在皇家麻醉医师学院的倡导下,开始了长达 2 年,包括理论和临床操作共计 6 个模块的小儿麻醉专科培训。虽然美国麻醉学委员会(ABA)关于小儿麻醉专科的培训是非强制性的,由各用人机构自主展开,但是大多数医疗机构会进行为期 12 个月的小儿麻醉培训。2013 年,美国麻醉学委员会首次举行了小儿麻醉学认证考试。

除了小儿麻醉专科培训外,美国等国家甚至出现了专业更为细化的小儿心脏麻醉培训。早在二十世纪七八十年代,波士顿儿童医院和费城儿童医院便提供了标准化的小儿心脏麻醉培训项目,并有了更为完善的培养细则。2010 年,Dinardo 等制定了小儿心脏麻醉训练指南,提供两种不同的培训途径:一种是在完成为期 12 个月的小儿麻醉或者成人心胸麻醉学习后,再进行为期 9 个月的小儿心脏麻醉核心培训;第二种是包括 18 个月的小儿麻醉和小儿心脏麻醉联合培训。除此之外,加拿大、德国、意大利等国家的培训时间为 6~12 个月。

除了传统意义上的麻醉学科发展强国,瑞典、挪威等欧洲国家也逐渐开始组织小儿麻醉专科培训。2002 年,由斯堪的纳维亚麻醉和重症监护医学协会(SSAI)发起了斯堪的纳维亚小儿麻醉和重症监护培训计划。由于这些国家大多数医院儿科的病例数较少,在一定程度上阻碍了医师小儿麻醉的学习,因此该专科培训计划的目的并不是培养能完全胜任的小儿麻醉医师和小儿重症监护医师,而是提高北欧国家小儿麻醉和重症监护的整体能力。培训项目为期 1 年,并对儿童病例做了一定限制,新生儿、小婴儿、大手术及 ASA Ⅲ~Ⅴ级患儿是培训中的重点。

值得关注的是,日本作为经济、医学发展都很迅速的国家,甚至是完成世界首例有文献记载的小儿麻醉的国家,在小儿麻醉专科化培训的开展方面并不尽如人意。虽然日本早在 1971 年便建立了儿科麻醉学会(JSPA),但到目前为止,小儿麻醉并没有被公认为是麻醉的一个亚专业,大多数人认为在日本将小儿麻醉分专业为时过早。

二、中国

相对于西方国家,中国小儿麻醉发展较晚、基础薄弱,小儿麻醉专业医师缺口相对大。在我国,从事小儿麻醉工作的人主要包括儿童医院的麻醉医师及综合医院为儿科手术提供麻醉的麻醉医师,综合性医院固定做小儿麻醉的麻醉医师较少,多采用大家轮流的方式。小儿麻醉医师可以来自麻醉专业或临床医学专业5年制本科、7年制及8年制学生,部分通过毕业后教育攻读硕士和博士获得专业学位的医师。医院实力参差不齐,使得实力较强的儿科医院人满为患,而其他医院儿科手术的开展受阻。随着"三孩"政策的实施及手术技术的提高,中国小儿麻醉医师的需求也与日俱增,如何保证患儿围手术期的安全,小儿麻醉学专科医师规范化培训势在必行。

专科医师规范化培训是指在二级学科完成3年住院医师规范化培训后,进入三级学科,再完成两年及以上的培训。2000年四川大学华西医院在全国最早试点住院医师规范化培训,2009年启动了为期两年的儿科麻醉学专科医师规范化培训,2014年该培训制度在四川省得到推广。2016年1月11日,国家卫生和计划生育委员会官方网站发布了《关于开展专科医师规范化培训制度试点的指导意见》(国卫科教发〔2015〕97号),专科医师规范化培训试点工作在全国正式启动。中华医学会麻醉学分会和中国医师协会麻醉学医师分会立即组织成立了儿科麻醉专科医师培训委员会,该委员会立即组织制定中国儿科麻醉学专科医师规范化培训方案、儿科麻醉学专科医师规范化培训基地准入标准和管理办法。2018年,全国开展了儿科麻醉学专科医师规范化培训基地的筹备工作,在麻醉科住院医师规范化培训的基础上,继续培养儿科麻醉学专科医师,使更多的麻醉医师扎实地掌握儿科相关麻醉理论知识、技能和经验。目前,儿科麻醉学专科医师规范化培训仍是选拔性的,自愿参加,而非全部强制性的。

儿科麻醉学专科医师规范化培训基地应为国家认定的儿科、麻醉科住院医师规范化培训基地。每个儿科麻醉学专科基地的小儿年麻醉量≥4 000例,儿科手术范围必须涵盖骨科、普通外科、泌尿外科、神经外科、心脏外科、胸外科、眼科、耳鼻喉科、口腔科和手术室外麻醉和镇静等,且每个亚专业每年手术病例数达到基本标准。另外,对培训基地的医疗设备、相关科室和实验室,以及师资条件作出了明确要求。

培训对象为已经完成麻醉科住院医师规范化培训并取得合格证书并自愿参加专科培训的临床麻醉医师;此外,以往未参加过麻醉学住院医师培训但已具备中级及以上专业技术资格的临床麻醉医师,根据工作需要,取得单位同意后,可自愿申请参加专科培训。培训为期两年,培训期间深入学习小儿麻醉学专科的理论知识,培养小儿麻醉学专科临床实践所需的临床思维能力和综合素质,使培训对象具备一定的临床教学和科研能力,具有良好的职业道德、人际沟通能力、应急能力和团队精神,具有独立从事小儿麻醉临床工作的能力。采取在小儿麻醉相关亚专科及相关儿科科室轮转的方式进行,通过完成基本技能操作和手术麻醉数量要求、管理住院患者、参加择期手术和急诊手术等工作,提升在本专科领域中的各项基本操作能力。

2020年7月,为了稳妥推进专科医师规范化培训试点工作,加强过程管理,提高培训质量,适时总结试点专科工作经验,保证试点工作有序实施,中国医师协会发布《专科医师规范化培训试点项目管理工作要求(试行)》,其中儿科麻醉学专科培训细则中明确指出,轮转应包括儿童重症医学科1个月、新生儿科1个月、麻醉科17个月、住院总医师工作5个月。在培训期间必须完成普外科麻醉150例以上、骨科麻醉50例以上、眼科麻醉10例以上、耳鼻喉科麻醉30例以上、口腔科麻醉5例以上、神经外科10例以上、心胸外科20例以上、手术室外麻醉50例以上,包括新生儿麻醉10例以上、婴儿麻醉30例以上、急诊麻醉20例以上、ASA IV级及以上患儿20例以上、气道异物3例以上。另外,对要求完成的小儿麻醉技能也作出了明确要求。

通过全面、系统、规范的小儿麻醉学专科医师规范化培训,使培训对象具备从事小儿麻醉学专业临床医疗、教学、科研工作所需的综合素质,掌握小儿麻醉方法的实施和管理,以及常见小儿麻醉并发症的处理原则,能够独立和正确地为常见和较复杂病情的患儿提供良好的围手术期管理,并为其他科室提供相关的专科咨询。同时,有了受过培训的小儿麻醉医师来从事小儿麻醉才能大大提升小儿麻醉的质量并推动小儿麻醉学科的发展。

麻醉科临床医师的培养已经由师傅带徒弟的方式向大规模的住院医师规范化培训的方式转化。随着小儿麻醉专科医师培训的深入化、规范化,一批批既有理论基础又有实战经验的青年麻醉医师已经被培养成可以独当一面的小儿麻醉专科人才,正在陆续输入各地的卫生医疗机构,为我国的小儿麻醉学发展贡献自己的力量。

(胡 璟 张建敏)

推荐阅读

[1] ABAJIAN J C,MELLISH R W,BROWNE A F,et al.Spinal anesthesia for the high-risk infant.Anesth Analg,1984,63(3):359-662.

[2] AYRE P.Endotracheal anesthesia for babies with special reference to harelip and cleft lip operations.Anesth Analg,1937,16:330.

[3] BENNETT E J,DOUGHERTY M J,JENKINS M T.Fluid requirements for neonatal anesthesia and operation.Anesthesiology,1970,32:343.

[4] BERNHARD W F,NAVARRO R U,YAGI H,et al.Cardiovascular surgery in infants performed under hyperbaric conditions.Vascular Diseases,1966,3(1):33.

[5] BERRY F A.The winds of change.Paediatr Anaesth,1995,5:279.

[6] BOSENBERG A T,IVANI G.Regional anaesthesia—children are different.Paediatr Anaesth,1998,8(6):447-450.

[7] BROWN T C K.History of pediatric regional anesthesia.Paediatric Anaesthesia,2012,22(1):3-9.

[8] CONN A W.Origins of paediatric anaesthesia in Canada.Paediatr Anaesth,1992,2:179.

[9] COSTARINO A T,DOWNES J J.Pediatric anesthesia historical perspective.Anesthesiol Clin North Am,2005,23(4):573-595.

[10] CROSS R E,HUBBARD J P.Surgical ligation of a patent ducts arteriosus:report of first successful case.JAMA,1939,112:729-731.

[11] DALLENS B.Regional anesthesia in children.Anesth Analg,1989,68:654.

[12] DENBOROUGH M,LOVELLR.Anaesthetic deaths a family.Lancet,1960,2:45.

[13] DILLARD D H,MOHRI H,HESSEL E A.Correction of total anomalous pulmonary venous drainage in infants utilizing hypothermia and total circulatory arrest.Circulation,1967,35(4 Suppl):105.

[14] DIMAGGIO C,SUN L S,LI G.Early childhood exposure to anesthesia and risk of developmental and behavioral disorders in a sibling birth cohort.Anesth Analg,2011,113(5):1143-1151.

[15] DOWNES J J.What is a paediatric anaesthesiologist.The American perspective.Paediatr Anaesth,1995,5:277.

[16] FURMAN E B,ROMAN D G,HAIRABET J,et al.Management for surgical separation of newborn conjoined twins.Anesthesiology,1971,34:95.

[17] GOLDIN A B,DASGUPTA R,CHEN L E,et al.Optimizing resources for the surgical care of children:an American Pediatric Surgical Association outcomes and clinical trials committee consensus statement.Journal of pediatric surgery,2014,49(5):818-822.

[18] GOZAL D,GOZAL Y.Pediatric sedation/anesthesia outside the operating room.Curr Anesthesiol,2008,21(4):494-498.

[19] GREELEY W.Pediatric anesthesia:where do we go from here? Anesth Analg,2000,90(5):1232-1233.

[20] GWATHMEY J T.Anesthesiology in infants and children.Pediatrics,1907,19:734.

[21] HARMEL M H,LAMONT A.Anesthesia in the surgical treatment of congenital pulmonic stenosis.Anesthesiology,1946,7:477-498.

[22] IWAI S,SATOYOSHI M.History of paediatric anaesthesia in Japan.Pediatric Anesthesia,2010,2(4):275-278.

[23] KEATS A S,KUROSU Y,TELFORD J,et al.Anesthetic problems in cardiopulmonary bypass for open heart surgery.Expeience with 200 patients.Anesthesiology,1958,19(4):501-504.

[24] KEENAN R L,SHAPIRO J H,KANE F R,et al.Bradycardia during anesthesia in infants:an epidemiologic study.Anesthesiology,1994,80:976.

[25] KEOWN K K,FISHER S M,DOWNING D F,et al.Anesthesia for cardiac catheterization in infants and children.Anesthesiology,1957,18(2):270-274.

[26] KRANE E J,DALENS B J,MURAT I,et al.The safety of epidurals placed during general anesthesia.Reg Anesth Pain Med,1998,23(5):433-438.

[27] LENZ G,HEIPERTAZ W,LEIDIG E,et al.Intraoperative monitoring in artificial respiration of premature and newborn infants.I.Monitoring of respiratory parameters and alveolar ventilation.Anasth Intensivther Notfallmed,1986,21(3):122-126.

[28] LONNQVIST P A,ECOFFEY C,BOSENBERG A,et al.The European society of regional anesthesia and pain therapy and the American society of regional anesthesia and pain medicine joint committee practice advisory on controversial topics in pediatric regional anesthesia Ⅰ and Ⅱ:what do they tell us? Curr Opin Anaesthesiol,2017,30(5):613-620.

[29] MCQUISTON W O.Anesthesia in cardia surgery,Observations on 362 cases.AMA Arch Surg,1950,61(5):892-902.

[30] MENDELSIHN D Jr,MACKRELL T N,MACLACHLAN M A,et al.Experiences using the pump-oxygenator for open cardiac surgery in man.Anesthesiology,1957,18(2):223-235.

[31] MORRAY J P.Implications for subspecialty care of anesthetized children.Anesthesiology,1994,80:969.

[32] NAKAYAMA D K.The first pédiatrie operation performed under anesthesia.Am Surg,2013,79(4):344-346.

[33] RAMSAY M A E.John Snow MD:anaesthetist to the Queen of England and pioneer epidemiologist.Proc(Bayl Univ Med Cent),2006,19(1):24-28.

[34] RAPHAELY R C,DOWNES J J.Congenital diaphragmatic hernia:prediction of survival.J Pediatric Surg,1973,8(5):815.

[35] REES G J.An early history of paediatric anaesthesia.Paediatr Anaesth,1991,1:3.

[36] REES G J.Anaesthesia in the newborn.Br Med J,1950,2(4694):1419-1422.

[37] RUSTON F G.Epidural anaesthesia in infants and children.Canadian Anaesthetists' Society Journal,1964,1(11):12-34.

[38] SAREGO M M,WHITE P F.What is new in monitored anesthesia care? Current Opinion in Anestheiology,1998,11(6):601-606.

[39] SEMSOTH M,GABRIEL A,SAUBERER A.Regional anesthetic procedures in pediatric anesthesia.Anaesthesist,1994,43(1):55-72.

[40] SPIEGEL P.Caudal anesthesia in pediatric surgery:a preliminary report.Anesth Analg,1962,41:218-221.

[41] STEWARD D J.Anesthesia care in developing countries.Paediatr Anaesth,1998,8(4):279-282.

[42] TESSIER P,GUIOT G,ROUGERIE J,et al.Cranio-naso-orbito-facial osteotomies.Hypertelorism.Ann Chir Plast,1967,12(2):103-118.

[43] WHITE P F.Anesthesia for day-case surgery:a decade of remarkable progress.Curr Opin Anesthiol,1997,10(6):3-5.

第二章

围手术期小儿心理

本章要求

掌握：小儿术前焦虑的表现和影响因素；小儿术后不良行为的表现和影响因素；围手术期小儿心理保护的措施。

熟悉：小儿各年龄阶段生长发育的规律。

了解：麻醉对婴幼儿早期神经系统发育影响的研究进展。

本章介绍了小儿生长发育的特点，以及麻醉、手术对围手术期小儿心理、行为的影响，并介绍了围手术期小儿心理保护的措施，旨在使小儿麻醉医师重视围手术期麻醉、手术对小儿心理行为等方面的负面影响，在临床工作中重视术前评估、术后随访，以及早期采取预防措施，以减轻手术、麻醉对小儿心理、行为的负面影响。

第一节　小儿各年龄阶段发育规律

麻醉医师应该了解小儿在各个年龄阶段发育的规律，以便在术前准确评估小儿的发育状况，制订恰当的小儿麻醉计划以保证麻醉和手术顺利实施，并减少术后认知和心理方面的并发症。小儿的发育过程体现在以下 3 个方面，即身体、认知和心理。身体发育包括身高、体重的增加；脑、骨骼、肌肉及其他器官功能发育成熟；感觉和运动能力逐渐发育成熟。认知的发育包括语言能力、思考能力、解决问题的能力、学习能力等逐步发育成熟。心理的发育包括情感、个性特征及社会关系等方面的逐渐成熟。这 3 个方面的发育看似独立，但又是高度内在统一的。小儿的正常发育依赖于每一阶段各方面的发育，某种疾病导致的身体发育落后可能会影响其他方面的正常发育。

一、小儿身体、运动发育过程

小儿的发育在前 3 年是非常迅速的，尤其是出生后几个月内，这种快速发育的过程在出生后 2~3 岁开始减慢。在出生后至青春期的发育过程中，小儿的体型和身体各部分比例同步发生变化，头部占身体长度的比例逐渐下降，下部占身体长度的比例逐渐增高。例如，相较于 1 岁左右胖乎乎、肚子圆圆的小儿，3 岁的小儿看起来就更细长。

人类大脑发育是较长期的过程，是生理、认知和心理发育的基础。小儿出生时大脑的体积是成年时期大脑体积的 1/4~1/3，6 岁时逐渐和成年时期体积相当，但各个部分脑功能继续发育至成年期。大脑的发育是间歇性的，即不同的脑功能区在不同的阶段快速发育。大脑发育突增于妊娠期后 1/3 开始并一直持续至4 岁左右。

人类婴幼儿期大脑的发育非常迅速且易受环境因素的影响，同时身体的成长和运动能力也快速发展。

婴幼儿出生以后神经运动方面发育的标志是出现原始反射，这些反射在出生后即出现并一直持续至出生后3~6个月才逐渐消失。随着中枢神经系统的发育，大脑皮质功能逐渐增强并替代了原始反射的功能，婴儿在出生后3~6个月出现姿势反射并维持他们在快速运动时身体的稳定和平衡。例如，握持反射在出生后就存在，并持续至出生后4~6个月，握持反射逐渐消退使得婴儿可以双手拿东西并且可以随意扔掉。拥抱反射也是一出生就出现的反射之一。双侧拥抱反射消失提示可能存在中枢神经系统病变，单侧消失提示可能有产时锁骨骨折或臂丛神经损伤。非对称性颈部强直反射在妊娠后期7个月左右就可出现，随着婴儿的发育，其屈肌张力逐渐下降，婴儿可表现为头偏向一侧且同侧手臂张开，对侧手臂弯曲。这种反射有助于后期婴儿手眼协调的发育，出生后4~6个月该反射逐渐消失，此时婴儿可以前后翻滚身体，以及双手拿起物体。姿势反射使得婴儿在重力环境下能够保持平衡、维持一定的姿势和活动，例如降落伞反射、保护性平衡反射等。中枢神经系统损伤的婴儿出现姿势反射的时间比正常婴儿晚，在未出现姿势平衡的婴儿身上仍旧可以找到原始反射的踪迹。这些孩子运动协调性较正常孩子弱，大运动和精细运动能力发育较差，在学习、阅读和书写方面的表现也常难以令人满意。

人类婴儿出生以后神经系统的发育遵循头尾定律和近远定律，因此手臂的运动发育先于下肢。上肢的运动发育表现为抓持、触摸、传递等动作的精确性逐渐增强。拉起新生儿双臂使其坐立时，其头部运动落后于身体，而当出生后6个月再做同样的动作时，由于颈部肌肉力量增强，其头部运动可以发生在身体之前。在出生后4个月时随着下肢肌力增强，婴儿出现由前向后的翻身动作，在大约出生后5个月时出现由后向前翻身。婴儿在出生后6个月时可以独坐，10个月时可以坐着转身，这些动作使得他们可以摆弄多个不同的物体。随着婴儿胸腰部力量加强，他们开始用手和膝盖来爬行，在出生后9个月时开始扶站，可以在家具和玩具中间移动。一般在1岁左右时可以独站和行走。随着神经髓鞘和小脑发育逐渐完善，更多高级的运动能力开始出现，一般婴儿在出生后9~17个月可以走路。大运动技能的完善扩大了婴儿探索外部世界的范围，有助于进一步提高婴儿的运动能力和认知能力。大约3岁半时，大多数小孩都能有稳定的步态，能跑步，能单足站立并保持平衡1秒左右。在接下来的发育过程中，孩子逐渐能够掌握奔跑、跳跃、滑行、扔出和接住物体、踢球、骑自行车等技能。复杂运动能力的提升有助于幼儿认知、与人合作能力的提高。

婴儿精细运动能力的发育开始于双手的握持反射。出生时由于存在握持反射，新生儿不能随意放开被握持的物体，伴随手部肌张力下降，双手不再紧握并且可以抓住、放开物体，在出生后2~3个月时，可以将物体送至嘴里吮吸以满足自己。在出生后6个月时，婴儿可以将物体在两手之间来回传递。在早期的发育过程中，上肢的主要作用是维持平衡和运动，当坐立更加自如以后，双手被解放出来摆弄和探索周围事物。在1岁左右，精细运动发育更进一步，表现为用指尖来拿住物体，使用示指和拇指对指功能来实现精确拿捏物体。在出生后18个月时幼儿还没有使用左右手的偏好，左右手的偏好直到出生后36个月时才建立。婴幼儿精细动作的发育一直持续到学龄前。

学龄前期儿童身体持续稳定地发育，随着身高增长，身体各部分比例也趋于成人化，开始出现惯用手，精细运动和大运动能力进一步提升。至学龄期，儿童生长发育趋缓，力量和体育技能增强，身体状况逐渐提升。学龄期儿童大脑的发育进入对神经连接"微调"的阶段，对特定的任务处理表现出更高效性，出现这样的变化是由于基因、表观遗传学和环境等因素共同作用的结果。青少年期是另一个快速成长的阶段，这一时期的突出改变是由身体内激素水平的变化带来的，表现为身高、体重快速增加及出现第二性征，生殖系统逐渐发育成熟。

二、语言和认知的发育规律

小儿语言的发育包括语言接受能力和输出能力，语言接受能力指的是理解语言含义的能力，而输出能力则是通过思考及意图的表达来让别人知晓的能力。语言接受能力比语言输出能力发育得更早，因此一般婴儿理解简单词语的能力早于开口说话。语言能力的发展分为3个阶段,包括前语言阶段、单字阶段和组词阶段。语言发育程度是婴幼儿认知、情感发育的一个重要风向标。2岁幼儿心智发育迟缓,可以表现为语言能力发育落后,然而一般在3~4岁才能够明确诊断。语言发育滞后的患儿需要排除听觉系统的障碍。若婴幼儿的表达能力超前于理解能力,则需要警惕是否患有全身性的发育落后。

三、小儿心理发育的几种学说

小儿的认知发育有很多种学说,其中主要包括Freud、Erikson和Piaget对小儿认知情感和心理发育的理论。Freud认为,人类认知情感的发育受人类生物学属性决定,主要的驱动力是性,包括感觉的兴奋或紧张、满足或释放,分为口唇期、肛门期、恋母情结期、潜伏期和生殖器期。随着发育逐渐成熟,认知发育由性驱动转换为来自父母和扩大的社交圈中与人接触的影响。在幼年阶段,孩子对各种矛盾冲突的解决方式决定了他们心理健康状态。Erikson对Freud理论用人格发展八阶段理论进行了重铸,认为小儿的发育分为3个阶段,第一阶段是信任阶段,即对护理人建立信任和安全感;第二阶段是形成自主性,以及羞怯、怀疑的阶段;第三阶段是自我认知和角色认知阶段。Piaget则认为幼儿在不同的年龄阶段有截然不同的认知发展。在感觉运动发育阶段,婴幼儿的主要认知学习来自与外部环境的接触和交互作用;在语言发展的阶段,幼儿对事物的思考发生了本质的变化。在认知发育的各个阶段,幼儿并不是被动接受知识,而是主动吸收和构建事物的本质。认知的发育和神经发育成熟是密不可分的,尤其是在婴幼儿阶段,在出生后早期,婴儿的认知发育是通过外部世界的视觉和声音的刺激来形成的,婴幼儿也通过探索自己的身体来形成认知。

婴儿的认知和心理发育取决于其本身的生物遗传性、外部环境、生长发育成熟的影响。在小儿发育成长的过程中,存在关键期及敏感期,在这些时期内某件事情发生或者缺失对小儿的心理发育可能会造成不可逆的影响,但这个阶段并没有绝对固定的时间节点。然而,小儿心理发育还具有一定的可塑性和适应性,这也许能够减轻敏感期不良刺激的影响。在婴儿期的后半阶段,婴儿出现分离焦虑和陌生人焦虑,这是由该阶段婴儿对母亲的依恋造成的,也和婴儿的脾气性格、成长环境有关。上述现象在婴儿出生后8~9个月时出现,说明这个阶段的婴儿能够记住熟悉的脸庞,分辨不同的面孔,反映了婴儿的认知发育到了一定阶段。陌生人焦虑说明稳定的陪伴和照顾对婴儿情绪稳定很重要。随着运动能力的发育成熟,儿童探索外部世界的能力提高,其对自身社会性的认知也开始出现,逐渐开始懂得理解成人的行为准则。在出生后30个月时幼儿可以和其他孩子一起交流玩耍、玩假设的游戏,在出生后24~36个月时可以结伴玩耍。婴幼儿早期阶段,家庭和父母的照顾对婴儿认知、智力等发育具有很大的影响,例如在婴儿早期阶段给予感觉器官刺激,稍大些后给予书籍和一些有趣的玩具,积极回应孩子的需求,给他们宽松的探索环境,和他们交谈、玩耍,及时表扬孩子的进步等。

幼儿阶段的孩子虽然运动能力和活动范围都逐渐提升了,但还是处于父母长辈的照顾下,对大人的依恋依然存在。这一阶段的孩子开始有了一定的自我意识。学龄前儿童进入了比较自我的阶段,思考问题以自我为中心,开始能够理解比较复杂的情感,独立能力和自控能力开始提高,出现了对性别的认知。学龄期儿童进入了比较独立的阶段,以自我为中心的倾向减弱,做事情开始有了目的性,语言表达能力也更强,思维的逻辑性增强,能够总结以前的经验并作出推理行为,同龄人之间的影响逐渐加深。青少年期的儿童发育已经基本完成,比较有自我意识,科学推理和思考能力进一步提高,但在某些行为态度方面仍有欠成熟的地方。

四、婴幼儿常见认知发育障碍

在婴幼儿阶段,小儿一些异常的行为可能是认知障碍的表现。出生后1个月的小儿对环境的刺激没有反应,提示可能有感觉障碍;出生后5个月时不能伸手够物体,可能有运动、视力或者认知障碍;出生后6个月时不能发出单字声音,可能有听觉障碍;出生后 7 个月时没有出现陌生人焦虑,可能是由于看护者比较多或更换比较频繁;出生后 11 个月时不能定位声音来源,提示单侧听力缺陷。

因此,小儿在认知发育逐渐成熟过程中经历生病、住院、麻醉和手术,对他们心理、情绪的影响是重大的。小儿麻醉医师应该充分了解小儿的发育特点,尽力采取措施帮助他们积极应对压力,减轻麻醉、手术给患儿心理带来的影响。

第二节　术前焦虑

手术和麻醉对大多数患儿和家长都会造成一定程度的精神压力,导致他们产生焦虑的情绪。术前焦虑可能导致患儿在术后发生心理、行为方面的负面效应及手术相关并发症。为了减轻手术和麻醉对患儿造成的精神压力,麻醉医师有必要了解导致患儿出现焦虑的因素,预见并采取相应措施来缓解患儿在围手术期中可能会遭遇的心理压力。

一、术前焦虑的流行病学特点和定义

在美国每年 400 万儿科手术患者中,有 50%~75% 的患儿经历了明显的手术前恐惧和焦虑,我国还没有这方面明确的数据统计。由于缺乏相对准确的评估手段,以及小儿发育存在个体差异,由此对小儿术前焦虑的判断和评估有一定困难,但目前认为部分小儿的确经历了术前焦虑,并表现出了生理和心理方面的变化,包括术后行为改变,如进食行为改变、睡眠障碍等。通过使用心理学、行为学的评估手段发现,麻醉诱导是整个围手术期中最让患儿感到压力的阶段。因此,麻醉医师正确认识和处理手术前的恐惧和焦虑很重要,否则可能会导致患儿生理和心理的许多负面效应,导致术后适应性行为障碍,并且加重术后疼痛并增加镇痛药的需求。

术前焦虑是一种心理状态,包括紧张、忧虑、神经质、担心、警惕,并伴随自主神经系统活动增加。进入手术室时与父母分离、担心手术会导致疼痛不适、对麻醉状态下"进入睡眠"感到担忧和不确定、独自面对戴着口罩的陌生医护人员、陌生手术室环境等因素都会使患儿感到压力重重。年龄小一点的患儿多表现为对与父母分离的焦虑,而年长小儿则更多地表现为对麻醉药物和手术过程的担心。患儿在麻醉诱导阶段感受到的压力和焦虑是患儿本身、即将开始的麻醉和手术过程及手术室环境共同作用的结果。患儿本身的因素包括年龄、发育成熟程度、既往史和治疗情况、个人及父母焦虑程度等;环境因素包括转运方式、手术室灯光强度、手术室工作人员交谈声、医师准备手术器械时发出的声响、患儿和手术室工作人员的交流等。术前焦虑的患儿可能表现为受到惊吓、激惹、库斯莫尔呼吸、颤抖、突然停止交谈和玩耍、哭泣,或者表现为恶心、试图逃离手术室等,这些临床表现不但会增加患儿的心理创伤,而且增加了麻醉医师实施诱导的困难,也延长了麻醉诱导的时间。

二、术前焦虑的影响因素

年龄是影响小儿术前焦虑的因素之一。McGraw 总结了各个年龄阶段小儿术前心理的变化。小婴儿因为还没有出现分离焦虑,因而很容易被医务人员安抚;1~3 岁的幼儿因为对家长的依恋而表现出分离焦虑,而且由于年龄太小接受不了医务人员的解释;4~6 岁幼儿在医务人员比较详尽的解释下可能缓解一些焦虑;7~12 岁的儿童往往喜欢参与对事情的决定过程,因而对手术麻醉前的处理过程要求较高,父母及医护人员最好在进入手术室之前与其一起讨论麻醉、手术决策过程,避免在进入手术室的时候再来进行;13 岁以上的青少年对个人隐私和独立性开始有了需求,消除术前焦虑时要注意照顾他们这方面的情绪。总体来说,1~5 岁患儿发生麻醉手术前焦虑的风险最高,这个年龄阶段的孩子对父母的依恋程度高,又能够很清

楚地辨别父母是否在身边。此外,他们具有一定社会接触度和交流能力,不易通过玩耍、分散注意力等方式来减轻焦虑。超过 6 岁的孩子基本能意识到即将发生的"疼痛"和"进入睡眠"大致意味着什么,而稍大年龄阶段的孩子可以通过语言理解、学习(如学习什么是心电监护、学习外科医师都在做些什么等)来减轻焦虑。

不同性格特质的小儿术前焦虑的情况也不同。性格害羞、压抑的小孩在与父母分离时及在麻醉诱导前就表现得较为焦虑,而冲动型性格的孩子更多表现为术后行为不良。具有高焦虑特质的患儿人群和既往曾有不良就医史的患儿具有较高的术前焦虑风险,如果患儿以前曾经历过令其感觉不愉快的麻醉和手术过程,那么这种经历将会影响患儿以后的麻醉和手术,可能使其更加焦虑。因此,对于需要反复多次手术的患儿更要注意减轻术前焦虑以保护他们的心理健康。当患儿不得已进行二次手术时,可能表现出高于预期的焦虑水平,也可能表现出低于预期的焦虑水平。因此,患儿既往治疗史既能增强也能减弱其恐惧,而既往治疗的过程就成为比治疗史本身更为关键的影响后续术前焦虑水平的因素。

患儿转运至手术室的方式也会影响其术前焦虑程度。2018 年张马忠等的一项研究发现,将患儿放在专用的红色玩具小车里推进手术室的方式比用传统医用平车转运更能减轻患儿术前焦虑的程度,效果和术前口服咪达唑仑相当。近年来,各地医院实施了以医院为基础的一系列减轻患儿术前焦虑的方式,包括由医师扮演小丑、观看碟片、ADVANCE 策略等,这些都说明医院环境和医护人员与患儿的互动关系等都是影响患儿术前焦虑的因素。

不同的麻醉诱导方式可能会影响患儿诱导时的焦虑及术后行为,吸入诱导、经静脉诱导及家长是否陪伴在场都会对患儿的心理产生不同影响。咪达唑仑作为术前常用的镇静催眠药可能会减轻患儿焦虑的情绪,可通过经直肠、经鼻等方式用药,但也具有一定的局限性,如口服具有苦味,经直肠给药吸收效果不确定,导致呃逆等。面罩吸入诱导的方式也可能影响小儿的心理接受程度。家长陪伴下给予面罩吸入诱导可能会让患儿更容易接受,而直接给予面罩则可能导致小儿因为恐惧而抗拒。

家长术前的心理状态和家庭成员的关系也是影响患儿术前焦虑的因素之一。家长的焦虑可通过两条途径来影响患儿术前的心理状态。一方面,比较焦虑的家长本身对于处理类似于麻醉、手术这样的应激事件的能力较弱,不能很好地发挥帮助患儿减轻焦虑的作用;另一方面,家长的焦虑也反映了其具有一定程度内在遗传特质的性情特点。此外,家庭环境和谐、家庭经济状况良好、父母亲自参与看护等都能在一定程度上减轻家长的焦虑,并可能在一定程度上减轻患儿的术前焦虑。

父母离婚、受教育程度低、少有参与孩子的看护等这些情况使得这类父母成为术前比较焦虑的人群。学龄前幼儿、父母自身有多次就医经历,或者孩子有多次就医经历,这些因素也导致他们具有较高的术前焦虑水平。

第三节　小儿术后不良行为

过去的几十年里,越来越多的麻醉医师开始关注与患儿健康相关的心理因素、患儿和父母焦虑,以及由于围手术期应激造成的患儿术后行为学方面的改变。小儿术后不良行为改变(negative postoperative behavioral changes,NPOBC)往往表现为术后广泛的焦虑、夜间噩梦、遗尿、无故发脾气等,给患儿及其家庭带来深远影响。因此,麻醉医师应加强对患儿 NPOBC 的认识,降低患儿 NPOBC 的发生率,改善患儿预后。

一、流行病学

1954 年,Levy 第一次在 124 例术后患儿中发现并描述了小儿术后不良行为。出院后行为问卷也称术后行为量表(post hospitalization behavior questionnaire,PHBQ),是 Vernon 及其同事在 1966 年设计的,用于评价及处理小儿术后行为改变的问题。使用 PHBQ 的早期研究报告显示，在进行麻醉和手术的所有小儿中，有 88% 的小儿在术后出现了新的行为改变，这些行为改变包括分离焦虑、广泛性焦虑、进食障碍、情感障碍及睡眠焦虑等。另外，大约 20% 的患儿在术后 6 个月持续表现出适应不良行为，有 6% 的患儿其不良行为持续了 1 年以上。

二、危险因素

患儿发生术后不良行为的原因包括：日常家庭生活发生巨大变化、陌生的医院环境与手术室环境、涉及小儿身体不同部位的有创与无创检查、对手术麻醉的未知及对疼痛的恐惧、与父母分离等。一些研究表明，术后不良行为的危险因素包括患儿的年龄、手术的类型和大小、麻醉因素、疼痛，以及小儿本身的性格及其他因素。

1. **年龄**　年龄会影响到小儿理解和应对围手术期的改变。术后行为变化在 1~4 岁最为常见。在这一年龄阶段，小儿特别容易受到分离焦虑、社会经验缺乏、沟通能力有限、从心理准备中获益的能力有限等问题的影响。随着年龄的增长，小儿通过玩耍来缓解焦虑的能力增强，如果术前准备充分并尽量缓解术前焦虑，则术后不良行为的发生率会随之下降。

2. **手术因素**　手术本身对于机体是一种创伤并造成术后疼痛。手术的类型、大小及时间的长短会影响小儿术后不良行为的发生率。相比眼耳鼻喉及其他全身麻醉小手术，生殖系统整形、开胸等造成重大创伤及剧烈疼痛的手术，患儿更易出现术后不良行为。另外，既往的住院经历，如是否长期住院、是否择期手术、是否反复住院及手术也是术后行为改变的预测因素。

3. **麻醉因素**　许多动物实验及基础研究表明，吸入麻醉药对发育期大脑具有神经毒性作用，并可能造成远期行为学异常。可能的机制有：①诱发神经细胞凋亡；②抑制大脑与学习记忆相关的海马齿状回神经元再生及分化；③影响神经元突触形成；④对胶质细胞的影响。目前针对小儿全身麻醉的临床研究表明，1 小时之内的全身麻醉不会增加不良神经发育的预后风险，但麻醉药的使用与术后不良行为发生的相关性仍然未知。

4. **疼痛**　疼痛是机体对外界不良刺激（如损伤）的一种主观感受。机体受到外界不良刺激后，通过神经传入系统传送到中枢神经系统，中枢神经系统接受刺激信息作出处理并通过神经系统反馈到外周器官。如果恶性刺激持续存在，神经系统会从分子水平甚至基因水平发生调整和改变，后者可能导致大脑组织的敏化，造成脑损伤并导致术后行为学的改变。术后疼痛的程度、持续时间的长短，是出现术后不良行为的预测因素。

5. **小儿性格**　术后不良行为的发生与患儿的性格相关。性格不同的小儿寻求帮助和表达情感的方式不同，部分小儿能通过玩耍或其他行为缓解焦虑，部分小儿则不具备这种能力。内向腼腆的小儿在新的环境里更加倾向于紧张不安和焦虑，更易出现术后不良行为，而外向型的患儿发生术后不良行为的概率更小。

6. **术前父母的焦虑水平**　在手术前表现得更加紧张的父母会使患儿更加焦虑。一方面，父母过于紧张则不能回应患儿的需求，无法协助小儿缓解焦虑情绪；另一方面，父母焦虑作为一种基因表型，会遗传给小儿。

三、临床表现

术后不良行为的主要表现为术后出现广泛性焦虑、夜间哭闹、遗尿、分离焦虑及脾气暴躁等。Vernon 的 PHBQ 是术后不良行为的标准测量方法，该量表将患儿的术后行为改变分为六部分，包括整体焦虑、分离焦虑、睡眠焦虑、饮食障碍、攻击性、冷漠退缩，总共 27 项。通过小儿父母或者监护人对小儿术后行为学改变进行评分:0= 与手术前相当;–1= 与手术前相比有所减轻;–2= 与手术前相比显著减轻;1= 与手术前相比有所增加;2= 与手术前相比显著增加。27 项中有 7 项及以上改变则认为发生了实质性的行为学改变。该量表已广泛应用于临床,其可信度和效能较高。

小儿术后第 1 天不良行为的发生率在 24%~80%,术后 2 周不良行为的发生率为 30%。有一部分小儿可能持续 1 年甚至更久,将影响小儿情感和认知的发育。

四、干预措施

针对小儿术后不良行为的干预措施及其效果尚不明确。目前普遍认为,围手术期进行干预会减少术后不良行为的发生。心理干预措施根据目的和类型,可分为术前准备、分散注意力及诱导时父母在场(表 2-3-1)。关于镇静药与术后行为改变之间的关系尚不清楚。

表 2-3-1　小儿术后不良行为的干预措施

干预类型	目的	分类	方法描述
术前准备	通过提供信息和教患儿处理压力或焦虑的应对技巧来减轻术前焦虑	1. 在医院进行术前准备 2. 以家庭为中心的准备计划	1. 通过口头、书面或媒体的沟通,告知小儿及家长将要发生的手术和麻醉过程 2. 使用视频或漫画来演示麻醉过程 3. 使用医疗设备和模拟的游戏活动,如呼吸面罩、血氧仪 4. 可参观相关的医院环境[如麻醉等待区、麻醉复苏室(PACU)] 5. 教患儿们如何处理压力,如放松技巧和应对技巧
分散注意力	把患儿的注意力从压力事件转移到放松或娱乐项目上	1. 玩具 2. 看电视、电子游戏 3. 小丑类节目 4. 音乐类节目 5. 催眠	分散注意力的刺激,如电子游戏、玩具、卡通、小丑、音乐,甚至 VR 眼镜,会使小儿的注意力从紧张的环境中转移
父母在场	允许家长在麻醉诱导及复苏期间陪伴小儿以减少焦虑		在麻醉诱导过程中,父母陪伴小儿,并在小儿入睡时安慰他们;苏醒时也有父母的陪伴

第四节　麻醉医师在围手术期小儿心理保护中的作用

根据世界卫生组织的定义,健康不仅是没有疾病,而且是一种身体、心理和社会功能的完整状态。对于儿童来说,提高其适应力至关重要。围手术期的各种因素都可能造成小儿巨大的精神压力,这种压力造成的后果可能发生在术前、术后即刻,也可能在出院后长期存在。麻醉医师的主要任务不仅是照顾小儿的生理健康,还必须确保小儿的心理健康。

为了尽量减少围手术期的心理创伤,麻醉医师必须了解小儿各生长发育阶段的心理发展规律,预测不同年龄的小儿面对围手术期压力时可能发生的心理和行为学改变,制定预防和应对策略。通过缜密细致的术前评估和访视,制定恰当的围手术期心理干预措施并优化小儿围手术期的麻醉管理。

一、术前访视及危险因素的评估

术前访视时,麻醉医师对每个患儿及家庭的焦虑程度、心理功能的评估至关重要。每个小儿寻求信息和表达情感的方式不同,自我缓解焦虑的能力也不同,这些情况都需要充分评估,并根据小儿的特点制订个体化的围手术期心理干预计划。

婴儿主要是害怕与照顾者分离,并呈现出异常的焦虑。因此,针对这类患儿,在围手术期父母的参与非常重要。麻醉医师在评估幼儿的心理状况时,需要了解患儿的需求和担心,尝试解读其非语言表达和行为。学龄前小儿具有自我性格,具备一些处理事情的能力,他们可能会以一个具体的方式思考并作出自己的表述。在评估时,需要考虑到父母的焦虑、患儿的就医史,以及父母和患儿的应对方式。

二、制订小儿心理干预计划并选择恰当的计划实施干预

1. 术前准备 通过口头、书面或多媒体的沟通,告知患儿及家长将要发生的手术和麻醉过程,这些术前准备可以在医院中进行,由麻醉医师在术前访视时完成。麻醉医师需要与患儿沟通,与其建立联系,这样当患儿再次在手术室见到麻醉医师时就会放下戒备和疏离感,易于接受麻醉监护和诱导。麻醉医师在与患儿交流时,需采用浅显易懂的语言和患儿交谈,真实可靠地讲解将要执行的程序,避免不必要的、可能引起恐慌的内容。

多媒体的发展在各个领域都非常有优势。对于小儿来说,多媒体是易于接受和更吸引注意力的形式。通过播放视频或者动画卡通,向患儿展示整个麻醉过程,学龄前及学龄期儿童更易于接受并随后表现出对整个麻醉过程的理解和认可。视频可以在特定的地方循环播放,例如病房或术前等待区,或者通过麻醉医师携带的平板电脑播放。此外,基于网络平台的术前准备技术也在逐渐发展中。

使用医疗设备模拟的游戏活动,如呼吸面罩、血氧仪。麻醉医师在访视患儿时,可戴上模拟的呼吸面罩、气囊或者血氧仪,利用小儿对于玩具的探索和爱好精神,让患儿在诱导时解除对这些设备的天然防御。

提供参观医院环境的机会。有一些儿童医院设置有术前的医院参观活动,对于学龄期的小儿,这种参观活动类似于学校组织的参观游览活动,可以让小儿在玩耍和探索的同时学到有关医院和围手术期的知识。参观医院的环境,向患儿解释医疗设备及器材的作用和使用方法,以及围手术期患儿需要接受的医疗检查、监测和麻醉的过程,可以让患儿建立信任感,并作出必要的心理准备。

2. 麻醉等待区 应设置专门为儿童设计的麻醉等待区。麻醉等待区需要给患儿及其父母提供一个轻松、舒适的环境。除了必要的医疗设备,应设置一些游戏区域,并为不同年龄阶段的儿童准备不同的玩具或游戏装置。等待区装饰也尽可能营造适合幼儿的童趣氛围,尽力把患儿的注意力从即将手术的压力转移到玩娱乐放松项目上,如看电视或者玩电子游戏,以缓解术前紧张和焦虑。在一些地方,有医务工作人员扮演小丑或其他角色与患儿互动,或者使用舒缓、欢快的音乐来缓解焦虑气氛。

3. 个体化方案 心理准备程序需要根据患儿个体需求来量身定制。对于不同年龄阶段的患儿,其心理干预方式是不同的。出生后 6 个月以下的患儿往往可以与父母或照料者分离,但是仍然需要拥抱和皮肤接触。1 岁左右的患儿常需要镇静,或者使用玩具及游戏等分散注意力的方法。向学龄前患儿解释麻醉过程以及让他们在麻醉诱导时配合是一件比较困难的事,分散注意力、表扬、鼓励会是更好的方法。学龄期的患儿在术前进行相关心理干预效果最好,可以尝试用浅显易懂的语言向患儿解释麻醉过程。对于青少年,应在术前提供尽量多的科学信息,并注意保护自尊与隐私,如在做麻醉监测时的身体触碰需要提前告知,并解释术后疼痛及镇痛方式等。"尽管你可能不是很明白,但是麻醉后在整个手术过程中你将是睡着的,而且中途不会醒来。手术结束后你很快就会醒来。"这样的谈话会让这个年龄阶段的患儿感到更加放松。总之,对于学龄期的儿童和青少年,麻醉医师应该采取一些有效的方法来缓解患儿面对手术和麻醉带来

的压力。

"心理逃避型"患儿对手术室环境可能表现出沉默或者剧烈反抗,此类患儿往往不能对常规的准备方式或者安抚作出良好的反应,常需要术前用药、镇静,甚至抗焦虑治疗。

三、制订家长的心理干预计划

比起手术的风险,一些父母更担心对患儿实施麻醉的风险,父母恐惧麻醉的原因在很大程度上源于对现代麻醉的不了解。因此,麻醉医师有必要通过口头、书面的沟通,告知父母或监护人将要发生的手术和麻醉过程。麻醉医师需要解释将要做哪些术前准备,以及有关监测、麻醉方法的相关细节和信息;告知患儿父母全世界的麻醉死亡率接近1:10万,麻醉总体是安全的;同时提供麻醉可能存在的风险及预防和处理措施、术后镇痛的方式和选择。麻醉医师需审慎地答询父母或监护人提出的疑问和顾虑,缓解其焦虑,必要时对患儿心理干预的措施提出建议。有的父母可能会担心麻醉对患儿"智力及记忆"造成影响,麻醉医师应谨慎而恰当地向患儿父母或监护人解释,消除其顾虑。

研究表明,"焦虑的父母"对患儿术前焦虑及术后不良行为会产生不良影响。因此,在术前访视时要评估父母的焦虑程度,对"过度焦虑的父母"应采取降低焦虑的措施。有研究显示,术前让父母观看麻醉前准备和麻醉过程的录像,可以缓解其焦虑情绪。此外,一般建议由日常照料患儿起居的家长将其带入手术室。

四、小儿与家长分离方法

1. 家长参与麻醉诱导 父母或照料者进入诱导室或者手术室陪伴,可以使患儿得到安抚与照料,减少术前镇静药的需求并减轻患儿的分离焦虑和痛苦。尤其对于学龄前患儿,其对父母或照料者有极强的依恋性,骤然将患儿与父母分开进入一个完全陌生的环境,患儿可能会承受极大的心理压力。大部分患儿会采取哭泣的方式来应对压力,并拒绝任何合作,甚至肢体反抗,这不仅会降低麻醉诱导期间的依从性,还会因诱导期间的不良回忆而增加术后不良行为的发生率。此外,家长参与麻醉诱导可以缓解父母的焦虑。

2. 镇静类药物

(1)咪达唑仑:咪达唑仑是苯二氮䓬类镇静药,具有镇静、抗焦虑和顺行性遗忘的作用,安全可靠且起效快,是小儿麻醉最常用的术前镇静药之一。儿童常见的给药方式是术前口服,也可经静脉或滴鼻使用。它能减轻患儿围手术期焦虑的同时,还能降低术后不良行为的发生率。此外,接受咪达唑仑的患儿表现平静,使父母易于接受,满意度增高。需要注意的是,咪达唑仑与阿片类药物共同使用时,可能导致呼吸抑制。少部分患儿在使用咪达唑仑后会表现出惊恐状态。

(2)右美托咪定:右美托咪定是选择性α_2肾上腺素受体激动剂,具有良好的镇静、抗焦虑及镇痛作用,其镇静作用类似于正常睡眠,对呼吸无明显抑制,广泛应用于临床。有研究表明,右美托咪定具有一定的脑保护作用,麻醉前使用同咪达唑仑一样,也可以降低术后不良行为的发生率。

需要指出的是,并不是所有的患儿均需要术前镇静,个体化的用药方案更适合小儿患者。术前需要充分评估患儿的年龄和焦虑状态,并结合患儿的行为依从性考虑用药。针对一些对心理、行为干预效果较差的患儿才建议使用镇静药物。

五、麻醉管理与围手术期心理干预

小儿麻醉诱导有多种不同的方法,在术前访视时对患儿的状态进行评估后,应根据患儿的病情及心理状态选择恰当的方式。需要指出的是,选择麻醉诱导方式的第一要素是患儿的安全。

1. 静脉诱导 术前已经建立静脉通路的患儿可采用静脉诱导,适用于对面罩吸入不能配合或抗拒的患儿。目前常用的静脉诱导药物丙泊酚由于存在注射痛,往往会引起患儿入睡前的不适和哭闹,可采取以下方法减轻丙泊酚注射痛：①给予丙泊酚前先静脉给予利多卡因；②给予丙泊酚前先静脉给予阿片类镇痛药；③选用丙泊酚中长链注射液；④注射时应缓慢静脉注射。有研究指出，全凭静脉麻醉可减少患儿术后不良行为的发生。

2. 吸入诱导　术前未建立静脉通路的患儿常采用吸入诱导。大多数患儿会对"打针"恐惧，吸入诱导可以减少由于静脉穿刺给患儿造成的焦虑和哭闹。诱导时可在面罩上涂食用香精或者无色芳香唇膏使患儿易于接受，在面罩给氧时也尽量轻柔，在患儿入睡后再托起下颌和密闭面罩，否则患儿会因为疼痛和不适抗拒，造成心理恐惧。

3. 围手术期神经阻滞　神经丛阻滞（神经阻滞）是目前推荐的围手术期镇痛方法。神经阻滞可减少围手术期阿片类药物的使用，并大大缓解患儿的术后疼痛。患儿清醒时往往难以配合进行神经阻滞，并可能造成其心理压力及创伤，因此神经阻滞常在镇静或全身麻醉下进行。

六、麻醉恢复期和手术康复期的心理保护

创造条件让患儿麻醉恢复安全和舒适，包括积极预防术后恶心呕吐，充分进行术后镇痛；待患儿充分清醒拔管，以减少躁动发生率；恢复期父母陪伴，并对术后康复作出相应的医学指导。

1. 恢复室的父母陪伴　条件允许的话，当患儿苏醒后可让其父母或照料者陪伴。患儿在陌生环境中醒来而父母不在身边会表现出惊恐和痛苦，父母在场会减轻患儿的术后焦虑并减少术后不良行为的发生。在恢复室的麻醉医师及护理人员除了提供医疗照护，还应向父母或监护人提供相关信息，如指导他们应该何时接触患儿、何时向患儿提供水和食物、患儿疼痛时应该如何应对等。

2. 术后康复的医学指导　小儿门诊手术的增加也意味着父母需要在家中管理患儿疼痛和处理康复期发生的其他问题。术后疼痛及生活方式的改变，患儿更有可能会表现出适应性行为改变，甚至睡眠障碍，而父母不是医疗专业人员，缺乏相关经验。因此，麻醉医师应该在与家庭的沟通中发挥积极作用，尤其是术后疼痛的管理。一份纸质的术后说明和提示往往是有帮助的，术后的随访（即使是电话随访）也受到患儿父母的欢迎。在随访中，如果患儿出现严重术后不良行为，需建议父母携带患儿就医，必要时进行医学干预。

总之，对麻醉手术有良好心理准备的患儿和家长，手术康复过程更加顺利。关注小儿的情感需求和家长的焦虑，并提供良好的术前咨询和术后随访，将有利于围手术期康复的成功。

（左云霞　杜　溢　罗　贞）

推荐阅读

[1] 戴安娜·帕帕拉，露丝·费尔德曼.发展心理学（英文）.12版.北京：人民邮电出版社，2014.

[2] WATSON A T, VISRAM A.Children's preoperative anxiety and postoperative behaviour.Pediatric Anaesthesia,2003,13（3）：188-204.

[3] KUMAR A, DAS S, CHAUHAN S,et al.Perioperative anxiety and stress in children undergoing congenital cardiac surgery and their parents：effect of brief intervention-a randomized control trial.J Cardiothorac Vasc Anesth,2019,33（5）：1244-1250.

[4] CAPURSO M, RAGNI B.Psycho-educational preparation of children for anaesthesia：a review of intervention methods.Patient Educ Couns,2016,99（2）：173-185.

[5] FORTIER M A, DEL ROSARIO A M, ROSENBAUM A,et al.Beyond pain：predictors of postoperative maladaptive behavior change in children.Pediatric Anesth,2006,16（8）：846-859.

[6] KAIN Z N, CALDWELL A A, MARANETS I,et al.Preoperative anxiety and emergence delirium and postoperative maladaptive behaviors.Anesth Analg,2004,99（6）：1648-1654.

[7] DAVIS P J, FRANKLYN P.Smith's anesthesia for infants & children.9th ed.Philadelphia：Elsevier,2017.

[8] VERNON D T,SCHULMAN J L,FOLEY J M.Changes in children's behavior after hospitalization.Some dimensions of response and their correlates.Am J Dis Child,1966,111（6）:581-593.

[9] LIU P P,SUN Y,WU C,et al.The effectiveness of transport in a toy car for reducing preoperative anxiety in preschool children:a randomised controlled prospective trial.Br J Anesth,2018,121（2）:438-444.

[10] CHORNEY JM,KAIN ZN.Family-centered pediatric perioperative care.Anesthesiology,2010,112（3）:751-755.

第三章

儿童麻醉解剖学基本知识

本章要求

掌握：儿童呼吸系统、循环系统、神经系统的解剖特点。

熟悉：儿童体格生长的评估指标、儿童年龄分期及特点。

了解：儿童生长发育规律、儿童年龄分期及特点、胎儿血液循环及出生后的变化。

儿童生长发育各阶段的解剖特点与临床疾病关系密切,也是小儿麻醉实践重要的关注点,从事小儿麻醉必须熟悉与麻醉相关的不同发育时期重要器官系统的解剖特点。随着胎儿手术的出现及早产儿存活率的提高,小儿麻醉医师的工作也将更具挑战性。

第一节 儿童生长发育

一、儿童生长发育规律

儿童与成人之间最大的区别在于儿童处在不断的生长发育过程之中,个体的生长发育从受精卵开始,经过生长、分裂、分化,形成组织、器官、系统,进而形成胎儿,在子宫内完成妊娠以后,开始子宫外环境的生长发育。生长是各器官系统及身体形态、大小的变化;发育是细胞、组织、器官分化与功能成熟。儿童既不是胎儿的放大,也不是成人的缩小。

儿童个体的生长发育模式不完全相同,但是遵循共同的规律,包括:①生长发育的连续性、非匀速性和阶段性,连续的生长发育过程中生长速度不完全相同;②各器官系统生长发育不平衡,各器官系统发育有先后差别且快慢不一;③生长发育具有一定的程序,由粗到细、由低级到高级、由简单到复杂;④个体差异,遗传与环境的影响造成个体生长发育状况存在差异,儿童的评估需考虑个体差异,避免机械地将"正常值"作为评估依据。

二、儿童年龄分期及特点

儿童生长发育是一个连续渐进的动态过程,随着年龄的增长,儿童的解剖结构在不同的阶段表现出与年龄相关的规律性。此外,由于不同阶段的儿童罹患疾病的种类和临床表现也不尽相同。因此,麻醉医师需要熟悉儿童的年龄分期及特点。临床实际工作中根据儿童的解剖和生理特点,一般把儿童年龄分为7个期。

1. 胎儿期(fetal period) 从受精卵形成到胎儿娩出,正常胎儿期约40周。胚胎早期(3~8周)胚胎细胞高度分化,是胎儿器官形成的阶段,如受外界不良因素的影响,如感染、创伤、药物滥用、接触放射性物质、营养缺乏、严重的疾病等,则可能出现生长发育缺陷与畸形。

2. **新生儿期**（neonatal period） 自胎儿娩出脐带结扎开始至出生后 28 天,不同胎龄和出生体重的新生儿发育特点差异显著,一般根据胎龄或出生体重进行分类。

（1）根据出生时胎龄分类:分为足月儿（term infant）、早产儿（preterm infant）及过期产儿（post-term infant）,胎龄定义见表 3-1-1。

表 3-1-1 新生儿胎龄分类及定义

分类名称	胎龄定义
足月儿	37~41 周（260~293 天）
早产儿	<37 周（<260 天）
过期产儿	≥42 周（≥294 天）

（2）根据出生体重分类:分为正常出生体重儿、低出生体重（LBW）儿[极低出生体重（VLBW）儿、超低出生体重（ELBW）儿]及巨大儿,见表 3-1-2。

表 3-1-2 新生儿出生体重分类及定义 单位:g

分类名称	出生体重
正常出生体重儿	2 500~3 999
低出生体重儿	<2 500
极低出生体重儿	<2 000
超低出生体重儿	<1 000
巨大儿	>4 000

3. **婴儿期**（infant period） 自出生到 1 岁前为婴儿期,是生长发育极其旺盛的阶段,对营养的需求量相对高,此期各器官系统功能不够成熟,尤其是消化系统相对弱,容易发生营养不良和消化功能紊乱。

4. **幼儿期**（toddlers period） 自满 1 岁至满 3 岁之前为幼儿期,其间智能发育迅速,消化系统功能仍不完善。

5. **学龄前期**（preschool period） 自 3 岁至 6~7 岁入小学前为学龄前期,此期智能发育迅速。

6. **学龄期**（school period） 自入小学开始（6~7 岁）至青春期前为学龄期。

7. **青春期**（adolescence） 青春期年龄范围一般为 10~20 岁,女孩的青春期开始年龄和结束年龄较男孩早两年左右。

三、儿童体格检查

由于受遗传与环境因素的影响,儿童的体格生长存在个体差异,正确评估儿童体格生长状态,有助于及时发现问题,予以纠正。儿童体格生长的指标常选择具有人群代表性和易于测量的体格指标,包括:体重（weight）、身长 / 身高（length/height）、顶臀长 / 坐高（crown-rump length/sitting height）、头围（head circumference）、胸围（chest circumference）、上臂围（biceps circumference）、体重指数（body mass index,BMI）、体表面积（body surface area,BSA）,见表 3-1-3。

表 3-1-3 不同年龄儿童体格发育的测量值

年龄	体重 /kg	身高 /cm	坐高 /cm	头围 /cm	胸围 /cm
出生时	3	50	33	34	32
出生后 6 个月	6	65	42	43	42
1 岁	9	75	48	45	46
2 岁	12	90	54	48	48
3 岁	15	95	56	49	50
4 岁	16	100	60	50	52
6 岁	22	120	66	52	56

1. **体重** 体重是身体各组织、器官系统及体液的重量总和,是反映儿童营养和发育状态的重要指标。儿童体脂和体液重量受疾病的影响显著,因此容易发生波动。

出生体重与胎龄、性别及母亲妊娠期营养状况有关,一般早产儿体重较足月儿轻,男婴出生体重大于女婴,正常男婴平均出生体重约为 3.3kg,而女婴约为 3.2kg。胎儿娩出后,由于胎粪和体内液体的排出,加之早期营养物质摄入不足,常出现生理性体重降低,出生后 1 周内体重降低占出生时体重的 5%~10%,早产儿出生后的 7~10 天,体重可降低约 15%。健康新生儿多在出生后第 10~14 天恢复至出生时的体重,然而极低体重新生儿则需要 3~4 周才能恢复至出生时的体重。

新生儿第 1 个月内体重以 25~30g/d 的速度增长;出生后 3~4 个月体重约为 6kg,为出生体重的 2 倍;1 岁时约为 9kg,为出生体重的 3 倍;2 岁时约为 12kg,为出生体重的 4 倍。出生后第 1 年体重增长显著,2 岁后至青春前期儿童体重稳步增长,每年约 2kg,该阶段体重值公式:体重(kg)=8+2× 年龄。儿童体重的增长是非匀速的,且有个体差异,由公式计算得出的体重值仅为粗略估计。

2. **身长 / 身高** 为足底到颅顶的垂直高度,包括头、脊柱、下肢长度的总和。身长 / 身高受遗传、内分泌影响显著,短期内营养波动和疾病对其基本无影响。身长 / 身高是评价体格发育的较可靠指标,婴幼儿采用在测量床上仰卧位测量,称之为身长;3 岁后的儿童采用身高测量仪立位测量,称之为身高。

正常儿童身长,出生时约为 50cm,出生后 3 个月时约为 60cm,出生后 6 个月时约为 65cm,出生后 9 个月时约为 70cm,1 岁时约为 75cm,2 岁时约为 90cm。身长增长规律与体重增长规律基本类似,出生后第 1 年是增长最快的时期。2 岁以后至青春前期身高增长速度较稳定,每年约为 6cm,该阶段身高值公式:身长(cm)=75+7× 年龄。需要注意的是儿童身长 / 身高的增长同样是非匀速的,且有个体差异,公式计算所得值仅为粗略估计。

3. **顶臀长 / 坐高** 是头顶到坐骨结节的垂直距离,反映头部和脊柱的增长。婴幼儿取仰卧位,采用测量床测量值为顶臀长;3 岁后的儿童取坐位,采用坐高测量仪测量值为坐高。

4. **头围** 儿童头的测量指标较多,有头高、头围和头的各种径线。体格检查时,3 岁以内的儿童,头围测量最为重要,可以反映脑和颅骨的发育状态。测量时以额部眉嵴间为起点,经过枕骨最突出点(枕外隆凸点)绕头 1 周所得到的周径值。出生时脑颅骨受产道挤压变形明显,3~4 天后可恢复原状。

新生儿出生时头围较大,平均约为 34cm,出生前 3 个月每月增加约 2cm,出生后 3~6 个月时每月可增加约 1cm,出生后 6 个月至 1 岁每月增加约 0.5cm。1 岁时约为 46cm,2 岁时约为 48cm,5 岁时约为 50cm,10 岁时约为 53cm,到 15 岁时达到成人头围,约为 54cm。儿童头围增长的规律与体重、身长增长规律类似,出生后的第 1 年是增长的高峰时期。此外儿童头围的大小与遗传、疾病等有关,发育迟缓性疾病或可疑脑积水时头围测量尤为重要,当头围出现明显变化时,应怀疑潜在的神经系统疾病。

5. **胸围** 胸部可通过胸围、胸厚、胸宽等反映其大小和形态,其中胸围最为重要。胸围是平乳头下缘经肩胛骨下角绕胸部 1 周的长度,反映骨性胸廓、胸背部肌肉、皮下脂肪及胸腔容积的发育。

出生时胸围较头围小 2~3cm,平均约为 32cm,胸围在出生后的第 1 年增长最快。1 岁时胸围约等于头围,出现头、胸围生长曲线交叉;1 岁后胸围发育开始超过头围;1 岁至青春前期胸围应≥头围,2 岁后胸围与头围的差值约为年龄减 2cm。

6. **上臂围** 一般选择左上臂,确定肩峰和鹰嘴突的中点,并在该点测量上臂周长,是反映儿童营养状况的常用指标。

7. **体重指数**(body mass index,BMI) BMI= 体重(kg)/ 身高(m)^2,表示单位面积中所含的体重数,是判断及有效筛查儿童营养状况的工具。2 岁以上的儿童,BMI>25kg/m^2 为超重,BMI>30kg/m^2 即为肥胖。

8. **体表面积**(body surface area,BSA) 直接测量 BSA 很麻烦,临床上一般根据体重和身高来计算 BSA。足月新生儿平均 BSA 约为 0.2m^2,而成人 BSA 平均约为 1.75m^2。体重 3kg 的新生儿其身长约为成人的 1/3,而 BSA 约为成人的 1/9,体重约为成人的 1/20。儿童 BSA 的计算公式:体重≤30kg 的儿童,BSA(m^2)= 体重(kg)×0.035+0.1;体重 >30kg 的儿童,BSA(m^2)=[体重(kg)−30]×0.02+1.05;儿童使用药物剂量较成人需更精确,按 BSA 计算所需药物剂量比按年龄、体重计算的剂量更为准确。

足月新生儿单位 BSA 的热量需求约为 30kcal/(m^2·h),2 岁时增加至约 50kcal/(m^2·h),而后逐渐降低至成人水平,为 35~40kcal/(m^2·h)。婴幼儿较成人代谢率高,BSA 与体重比值较成人大,因此婴幼儿术前禁食水更容易出现脱水,术前合理的禁食水时间有助于降低手术期间血容量不足的发生风险。

第二节 呼吸系统

呼吸系统以喉环状软骨下缘为界分为上、下呼吸道。上呼吸道包括鼻、鼻窦、咽、咽鼓管、会厌、喉;下呼吸道包括气管、支气管、细支气管、呼吸性细支气管、肺泡管、肺泡。从气管到细支气管各级分支构成传导区,主司气体传导;呼吸性细支气管构成移行区,兼具气体传导和部分呼吸功能;肺泡管和肺泡囊构成呼吸区,为肺的呼吸部分。

一、上呼吸道

1. **头** 婴幼儿枕骨较大,而颈部肌肉菲薄,仰卧位时头部常难以稳定,如果在头部下方放置枕头会加重颈部屈曲,不能使头部处于"以鼻嗅味"的位置。在婴幼儿肩部放置薄枕,在枕骨放置合适头圈,在麻醉诱导过程中能够辅助固定患儿头部,同时也有助于保持气道开放(图 3-2-1)。

2. **鼻** 鼻是呼吸道的起始部,婴幼儿鼻腔短小、无鼻毛、后鼻道狭窄、黏膜柔软、血管丰富,感染发炎或受

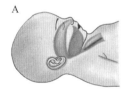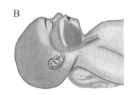

图 3-2-1 婴幼儿仰卧位时头颈位置

A. 婴幼儿仰卧位,头向胸部屈曲,导致呼吸道梗阻;B. 婴幼儿仰卧位,在其肩部垫薄枕,使颈部处于轻度伸展位,缓解呼吸道梗阻。

外力作用时容易出现水肿而堵塞。早期婴幼儿主要经鼻呼吸,多数在出生后 5 个月时转为经鼻和经口联合呼吸。婴儿如果经鼻呼吸阻塞持续时间超过 15 秒,多数可转为经口呼吸。经鼻呼吸的阻力约占总气道阻力的 50%。鼻腔分泌物或胃管阻塞鼻腔可导致呼吸、吸吮困难。此外婴儿鼻咽部淋巴组织丰富,腺样体肥大,但这并不影响经鼻气管插管。婴儿鼻孔开口大小约与环状软骨处喉腔相等,这有助于麻醉医师选择婴幼儿气管导管的型号,若导管能进入鼻孔,在绝大多数情况下也能进入气管。

3. **舌** 婴儿口腔狭小,舌体相对大,充满整个口腔,气管插管时喉镜片置入和固定较困难,直型喉镜片上抬舌体效果好,更有利于喉部视野的暴露。由于婴儿喉的位置偏高,舌根、舌体、会厌距腭较年长儿近,随着年龄增长,口腔、咽部、下颌骨增大,喉的位置会慢慢下降,此时舌根也开始移向口腔稍前的位置。婴儿舌根靠后,加之喉部较高,取仰卧位容易出现呼吸道阻塞;婴儿舌平面与喉平面间的角度小,气管插管喉镜暴露时容易显露食管入口。

4. **咽** 咽是消化道上端扩大的肌性结构,略呈漏斗形。前方自上而下与鼻腔、口腔、喉腔相通,被相应地分为鼻咽部、口咽部、喉咽部。鼻咽部正对鼻后孔,两侧壁有一漏斗状开口,为咽鼓管咽口,空气可经咽鼓管进入中耳鼓室。咽部淋巴组织较发达,在咽后壁上方有咽扁桃体,在咽鼓管口黏膜下有咽鼓管扁桃体。口咽部正对咽峡,借软腭游离缘、腭垂、腭咽弓等与口腔分界。喉咽部是咽下部的最狭处,下续食管,喉口的两侧各有一深窝,为梨状隐窝。咽部几乎完全由软组织构成,容易因下颌骨后移或舌骨压迫而堵塞。新生儿的扁桃体较小,但4~7岁时生长至最大,可能导致面罩通气困难。

5. **会厌** 婴儿的会厌狭窄,呈管状或ω形,会厌软骨较大,与声门约成45°,常下垂,妨碍声门暴露,造成气管插管困难。会厌基底部与软腭连接,经鼻吸入的气体经鼻咽到达喉部,新生儿在出生后的头几个月必须经鼻呼吸,高位喉与软腭、会厌的交互结构,保证了婴儿吮吸、吞咽与呼吸之间的协调。婴儿麻醉诱导期的呼吸道梗阻除了考虑舌后坠之外,会厌松弛覆盖声门或头前屈贴近胸部也是重要因素。

6. **喉** 喉是短的管状装置,结构复杂,以软骨为支架,位于颈前正中,早产儿喉多位于第3颈椎平面,足月儿多位于第3、4颈椎间,而成人多位于第4、5颈椎间。喉上通咽腔,下接气管,是呼吸必经之道,也是发音器官。婴儿喉部呈漏斗状,最狭窄处位于环状软骨平面,气管插管时,导管可以顺利通过声门,但易在声门下受阻,因此6岁以下的儿童宜考虑选用不带套囊的气管导管。婴儿喉口较窄、喉软骨柔软、喉黏膜柔嫩薄弱、有丰富的血管和淋巴组织,轻微炎症即可导致喉狭窄(图3-2-2)。

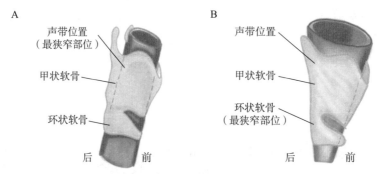

图 3-2-2 儿童与成人喉部的解剖差异
A. 成人喉部解剖(呈圆柱形);B. 儿童喉部解剖(呈漏斗形)。

二、下呼吸道

1. **气管** 气管位于颈部正中,婴幼儿气管狭窄,气管软骨柔软,支撑作用薄弱,向上接环状软骨,向下入胸腔,炎症或分泌物增多时易形成梗阻。气管由软骨环和连于其间的韧带构成,软骨环以14~16个最多见,最少12个,最多20个。软骨环呈"C"形,约占气管环圆周的2/3,缺口朝向背侧,由含有平滑肌的结缔组织封闭。因此气管具有弯曲、伸展和扩张的能力。气管以软骨环作支架,维持管腔开放状态,保证气体进出畅通。足月新生儿气管长度约为4cm,而成人约为12cm。婴幼儿气管较短,头颈部的活动可能意外导致气管导管插入过深或脱出。婴儿支气管的平滑肌较儿童少,小婴儿哮喘时,用支气管扩张药治疗常无效。

2. **支气管** 气管入胸腔后在胸骨角水平分为左、右支气管,左、右支气管再次分支经肺门入肺,入肺后不断分支形成支气管树。左支气管细长,有7~8个软骨环,由气管侧方伸出;而右支气管短粗,有3~4个软骨环,为气管直接延伸,儿童异物较易坠入右主支气管。新生儿、婴儿和儿童的实际气管直径较青少年和成人小得多,加之弹力组织和肌肉发育不完善、软骨柔软、细支气管无软骨、管壁易受压变形、纤毛运动差、气道阻力绝对值非常高,相对轻的气道炎症、水肿或分泌物就可以导致严重的气道阻塞。

3. **肺泡** 肺是人体进行气体交换的器官,新生儿肺内气道和肺泡均较成人少,肺泡发育不完善,肺泡壁薄,肺泡数量约为成人的 10%。随着年龄增长,肺泡数量逐渐增加,至 10 岁时,肺泡数量接近成人。肺泡直径在早产儿仅为 75μm,新生儿约为 100μm,而成人为 250~300μm。因此儿童较成人气体交换单位小。儿童基础代谢率高,组织氧耗高,呼吸功能储备有限,导致围麻醉期容易发生低氧血症。

三、胸廓

婴幼儿胸廓小,呈桶状,胸骨、肋骨柔软,肋骨呈水平位,肋间肌欠发达,吸气时胸廓的扩展有限。由于婴幼儿胸壁柔软,难以对抗胸腔内负压增加所造成的胸廓塌陷,这也是婴幼儿肺扩张受限的原因。因为胸部呼吸肌不发达,主要靠膈呼吸,婴幼儿膈位置较高,呈横位,加之胸腔较小而肺相对较大,呼吸时肺不能充分扩张,因此影响了通气和换气效果。此外,婴幼儿胸壁柔韧富有弹性,受外力作用时肋骨骨折较成人少见,需要注意的是即使没有肋骨骨折,由于外力传导仍可能导致内部脏器的损伤。婴幼儿纵隔移动度较成人大,发生气胸或是开胸手术时,纵隔的移位可能会影响健侧肺的通气。新生儿及婴幼儿膈肌及肋间肌中耐疲劳的Ⅰ型肌纤维少,Ⅰ型肌纤维可提供重复做功的能力,任何导致婴幼儿呼吸做功增加的因素均易引起呼吸肌疲劳,从而导致呼吸暂停、二氧化碳蓄积,甚至呼吸衰竭。

第三节 心血管系统

心血管系统由心脏、动脉、毛细血管和静脉组成。心脏是动力器官,能够有节律地进行舒缩运动,将血液经动脉主干及其分支反复流向身体各部,最后移行至毛细血管。毛细血管的血流入静脉,经各级静脉再回流到心,这一过程称为血液循环。胎儿的血液循环与其出生后差异显著,称为胎儿循环。

血液循环有两种:循环于周身的为体循环,循环于肺内的为肺循环。在体循环中还带有心冠状血管的循环,为并行循环。体循环与肺循环的血液通过心脏完成交换循环,即体循环血经心入肺循环,而肺循环的肺静脉血则又经心入体循环,而心脏则为体、肺循环的连续装置。

一、心脏的胚胎发育

胚胎早期 3 周左右由胚胎咽部腹外侧的心脏原基所形成的一对血管源性管状结构,在胚胎中轴两侧向中线融合形成原始心管。胎龄 22~24 天时,心管先后发生 4 个收缩环和相应的 4 个膨大部分,由头至尾,形成了动脉干、心球、心室、心房与静脉窦等结构。

原始心脏于胚胎第 2 周形成后,约于第 4 周开始有循环作用,至第 8 周房间隔、室间隔已完全长成,即构成四腔心脏。先天性心脏畸形的发生主要就是在这一时期。胎儿时期胎儿的气体交换在胎盘进行,由于胎儿的肺仅需要营养血流,不需要进行气体交换。因此,胎儿的心内分流和心外分流使肺血流降为最少,同时最大限度地输送氧到其他器官。

胎儿的血液循环是脱氧血从降主动脉到脐动脉,然后到胎盘,脐动脉逐一分支,最后进入复杂的动脉、毛细血管、静脉系统,它分布在胎盘绒毛间隙中进行氧和营养物质的交换,氧合血经脐静脉输送到胎儿所有器官,心内、心外分流不仅使血流绕过肺,而且将高氧合血流输送到代谢较高的器官,如脑和心脏。因为分流的存在,胎儿器官接受来自右心室和左心室的混合血供,也就是常说的并联循环。心血管系统必须有效地输送氧和其他代谢物质到全身的组织和器官,脐静脉血氧分压大约是 35mmHg(1mmHg=0.133kPa),胎儿有较高浓度的胎儿型血红蛋白,比成人型血红蛋白具有更有效的携氧能力。

出生后,由胎儿循环进入过渡循环,表现为肺血管阻力显著下降,肺血管阻力、肺动脉压力进一步下降,导致肺血管肌层组织重塑。动脉导管功能性关闭是随着胎盘的剥离、体内前列腺素水平下降而发生的。在完成功能性关闭后,由于血栓形成和纤维化,最终动脉导管会在出生后几个月内完成解剖关闭。此外,出生后,双肺吸入空气后膨胀,肺循环阻力下降,流经肺的血液增加,经肺静脉进入左心房的血液增加,导致左房压高于右房压,卵圆孔关闭。

二、儿童心脏和血管的解剖特点

1. **心脏**　儿童心脏的位置随年龄的增长而变化,新生儿的心脏位置较高,呈横位,心尖搏动在第4肋间隙左锁骨中线外;2岁以后心脏位置下移并逐渐变为斜位,心尖搏动于第5肋间隙。新生儿心脏相对较成人大,其重量为20~25g,占体重的0.8%,而成人心脏只占体重的0.5%。出生后6周内心脏增长很少,此后呈持续增长,1岁时心脏重量为出生时的2倍,5岁时为4倍,9岁时为6倍,青春期后增长到出生时的12~14倍,达成人水平。

新生儿的心房、心耳相对大,出生后第1年增长速度较心室快;1岁以后则心室的增长速度迅速并快于心房增长速度。出生时左、右心室壁厚度约为0.5cm,右心室壁稍厚于左心室壁,并构成心尖的一部分。随后由于肺循环阻力下降而左心室负荷增加,故左心室的重量及室壁厚度的增长均快于右心室,并逐渐构成心尖的主要部分。5~6岁时左心室壁厚度约10mm,而右心室壁约6mm。15岁时左心室壁厚度增长到出生时的2.5倍,而右心室壁厚度仅增长出生时厚度的1/3,左室壁的厚度可超过右室壁的1倍。左心室的迅速增长过程中,心脏长径较横径增大更多,故心脏从球形发育成椭圆形。

心脏4个腔的容积出生时为20~22ml,出生后第1年增长最快,1岁时达到出生时的2倍,2岁半时达到3倍,近7岁时增至5倍达100~120ml;而后增长缓慢,至青春期开始,其容积仅约140ml;青春期后增长又逐渐迅速,到18~20岁时达240~250ml,为出生时的12倍。

2. **血管**　成人的静脉内径较动脉大约1倍,而婴幼儿的动、静脉内径相差较小。在大血管方面,10岁以前儿童的肺动脉内径较主动脉宽,至青春期主动脉的直径开始超过肺动脉。血管壁的弹性纤维较少,至12岁时才达到成人水平。

三、儿童常见的心脏解剖异常

1. **动脉导管未闭**　动脉导管未闭(patent ductus arteriosus,PDA)是儿童常见的先天性心脏病之一,占所有先天性心脏病的5%~10%(不包括早产儿动脉导管未闭),高原地区发病率高于平原地区。

动脉导管连接于主动脉弓降部和肺动脉分叉之间,胎儿期动脉导管开放是血液循环的重要通道,出生后随着首次呼吸的建立,动脉氧分压的增高、肺循环阻力的降低,动脉导管渐渐关闭。动脉导管大多在出生后10~15小时内发生功能性关闭,约80%的婴儿于出生后3个月关闭,95%于出生后1年内完成解剖性闭合。若动脉导管持续开放,并产生病理生理改变,即称为动脉导管未闭。未闭动脉导管的大小、长短和形态不一,一般分为3型。①管型:导管长度多在1cm左右,直径粗细不等;②漏斗型:长度与管型相似,但其近主动脉端粗大,向肺动脉端逐渐变窄;③窗型:肺动脉与主动脉紧贴,两者之间为一孔道,直径往往较大。动脉导管未闭大都单独存在,但有10%的患儿可合并其他心脏畸形,如主动脉缩窄、室间隔缺损、肺动脉狭窄等。

2. **室间隔缺损**　室间隔缺损(ventricular septal defect,VSD)是儿童先天性心脏病中最常见的类型,发病率在活产新生儿为1/128,占先天性心脏病发病总数的25%左右,可单独存在,也可是复杂性先天性心脏病的重要组成部分,如法洛四联症、主动脉弓离断等。室间隔由纤维性、膜性和肌性间隔构成,肌性间隔包括3部分:流入道、小梁部和流出道。

VSD 可发生在室间隔的任何部位,依据右心室面室间隔上的解剖标志,可分为以下类型:①室上嵴上型,又称干下型、流出道型或漏斗部型。位于室上嵴前上方,肺动脉瓣环正下方,远离心脏传导系统。②室上嵴下型,又称膜周型,是最常见的类型。位于漏斗部间隔下方,希氏束邻近于缺损的后下方,右束支近端邻缺损下缘。③隔瓣后型,位于三尖瓣后方,三尖瓣隔瓣常覆盖缺损。④肌部型,可为单发或多发。

3. **房间隔缺损** 房间隔缺损(atrial septal defect,ASD)是儿童常见的先天性心脏病,发病率约为活产儿的 1/1 000,占先天性心脏病发病总数的 10% 左右,常为复杂性先天性心脏病的合并畸形。单纯性 ASD 儿童时期症状多较轻,不少患儿至成人时才被发现,女性较多见。

ASD 根据缺损部位可分为:继发孔型、静脉窦型(上、下腔型)、冠状静脉窦型和原发孔型。①继发孔型:又称中央型,是最常见的类型,缺损位于房间隔中部的卵圆窝,缺损可为单个或多孔。②静脉窦型:上腔型位置较高,靠近上腔静脉入口处,常伴右肺静脉异位回流到右心房;下腔型位置较低,下缘缺如,与下腔静脉入口无明显分界。③冠状静脉窦型:位于冠状静脉窦与左心房之间,无壁,左心房血可由冠状静脉窦与右心房相通,常合并左上肺静脉异位引流,此型较少见。④原发孔型:系由于第一房间隔过早停止生长,不与心内膜垫融合而遗留的裂孔,可分为单纯性、部分性房室隔缺损及单心房。单纯性缺损的下缘为完整的房室瓣和瓣环,二尖瓣和三尖瓣叶发育正常;部分性房室隔缺损在原发孔未闭中最常见,除房间隔下部缺损外,伴二尖瓣裂缺,导致二尖瓣关闭不全;单心房由于第一、第二房间隔均不发育,形成单个心房腔,但由于血液呈层流,左心房和右心房的血液主要分别流入左心室和右心室,故发绀可不明显。

4. **主动脉缩窄** 主动脉缩窄(coarctation of aorta)是指主动脉管腔狭窄,发病率约为活产儿的 1/2 500,占儿童先天性心脏病的 7%~8%。缩窄可发生在主动脉弓到髂动脉分叉处的任何部位,但绝大多数发生在主动脉峡部,仅 0.5%~2% 发生于胸主动脉远端和腹主动脉,发生在这些部位的又称为"中主动脉综合征(middle aortic syndrome)"。本病常合并其他心脏畸形,如二叶式主动脉瓣(80%)和室间隔缺损(40%)。约30% 特纳综合征的患者伴有主动脉缩窄。

有症状的主动脉缩窄患儿,内科治疗病情稳定后即可进行外科手术治疗。对无严重症状,有上肢高血压或收缩期上、下肢压差≥20mmHg 的主动脉缩窄患者可择期在 2~4 岁进行介入或手术治疗。手术年龄过大的患儿可因压力感受器调节血压的能力降低和术前血压增高对主动脉壁引起永久性损害,导致术后血压持续增高。术后 10%~15% 的患儿会发生再缩窄,尤其易见于新生儿早期行手术者,球囊扩张术是治疗再缩窄的有效方法。

5. **肺动脉瓣狭窄** 肺动脉瓣狭窄(pulmonary stenosis,PS)是一种常见的先天性心脏病,单纯性肺动脉瓣狭窄约占先天性心脏病的 10%,约有 20% 的先天性心脏病合并肺动脉瓣狭窄。可分为两种类型:①典型肺动脉瓣狭窄。肺动脉瓣瓣叶交界处互相融合,使瓣膜开放受限,瓣口狭窄,瓣叶结构完整,瓣环正常,肺动脉干呈狭窄后扩张。②发育不良型肺动脉瓣狭窄。肺动脉瓣叶形态不规则且明显增厚或呈结节状,瓣叶间无粘连,瓣叶启闭不灵活,瓣环发育不良,肺动脉干不扩张或发育不良。

6. **完全型大动脉转位** 完全型大动脉转位(complete transposition of the great arteries,TGA)是新生儿期最常见的发绀型先天性心脏病,占所有先天性心脏病的 5%~7%,男性多于女性,约为 2:1。本病若不及时治疗,30% 死于出生后 1 周,90% 死于 1 岁以内。随着超声心动图诊断、外科手术及围手术期管理水平的发展,本病的预后已显著提高。

大动脉转位最明显的特征是主、肺动脉位置相对异常,常见于主动脉在肺动脉的右前方,也可见于主动脉在肺动脉正前方、左前方,与解剖右心室相连;肺动脉与解剖左心室相连,从而形成两个截然分开的并行血液循环系统。

根据是否合并畸形及合并畸形的部位,本病又可分为 4 型。Ⅰ型:室间隔完整,最多见;Ⅱ型:室间隔完整伴左心室流出道狭窄;Ⅲ型:伴大型室间隔缺损或单心室,或动脉导管未闭;Ⅳ型:伴大型室间隔缺损和左心室流出道狭窄。约 50% 的患儿除了卵圆孔未闭或者小型动脉导管未闭外,不合并其他畸形,又称单纯 TGA。

7. 法洛四联症 法洛四联症(tetralogy of Fallot,TOF)占儿童先天性心脏病的 11%~13%,是 1 岁以后最常见的发绀型先天性心脏病(约占 70%),新生儿期就出现症状者提示为极重型法洛四联症,本病男女比例相仿。法洛四联症由 4 个解剖畸形组成:①右心室流出道梗阻;②室间隔缺损;③主动脉骑跨;④右心室肥大。约 1/5 的患儿合并右位主动脉弓。

第四节　神经系统

在儿童的生长发育过程中,神经系统发育早、速度快,是一个漫长的过程,从胚胎期开始延续至出生后的若干年。神经系统起源于外胚层,胚胎期主要完成神经系统结构的建立和初步的神经功能,为后续发展高级神经功能奠定基础。神经系统分为中枢神经系统和周围神经系统,中枢神经系统包括脑和脊髓两部分。中枢神经系统由胚胎期的神经管分化形成,周围神经系统的发育有不同的来源,但主要来自神经嵴的分化。麻醉医师充分了解儿童神经系统的发育过程和解剖特点对临床麻醉实践十分重要。

一、脑

1. 脑的发育 早期脑的发育分为 3 个阶段,即神经管形成期、细胞增殖与迁移期、突触大量形成期。婴幼儿脑实质生长较快,新生儿脑的平均重量约为 370g,相当于体重的 1/9~1/8,出生后 6 个月时达 700g,1 岁时约达 900g,出生后 18 个月时到成人脑重量的 70%,3 岁时达到 80%,5~8 岁时达到 90%,10 岁时达到 95%。

新生儿大脑已有主要的沟和回,但较成人浅,脑皮质较薄,细胞分化不成熟,树突少,3 岁时细胞分化基本成熟,8 岁时已接近成人。胎儿 10~18 周是神经元增殖的旺盛时期,增殖的神经细胞分别移行到大脑皮质、基底神经核和小脑。出生后大脑皮质的神经细胞数目不再增加,变化主要是神经细胞体积的增大、树突的增多、髓鞘的形成和功能的日趋完善。

婴儿颅骨硬度较成人低、囟门和颅骨骨缝扩展性大,可在一定程度上适应脑内容物体积的变化。然而当颅内压急剧升高时,即使囟门开放,仍可能导致脑疝的形成。儿童脑容量占颅内容积的比例高,故儿童患脑疝的风险高于成人;成人脑血流量约为 55ml/(100g·min),约占心排血量的 15%;儿童脑血流量约为 100ml/(100g·min),约占心排血量的 25%;新生儿和早产儿脑血流量低于儿童和成人,约为 40ml/(100g·min)。儿童脑组织对氧气和葡萄糖的代谢较成人高[氧气:5.8ml/(100g·min)对 3.5ml/(100g·min);葡萄糖:6.8ml/(100g·min)对 5.5ml/(100g·min)]。

新生儿因脑的自身调节范围较窄,发生脑缺血或脑室内出血后所导致的损伤更严重。由于脑血流量与体循环血压呈线性相关,新生儿在低血压时易发生脑缺血,而血压增高时又易发生脑出血,故需要格外重视新生儿围术期的血压管理。

2. 神经传导系统 神经传导系统的发育始于胚胎第 7 个月,神经纤维逐渐从白质深入皮质,至出生时数目仍很少,出生后则迅速增加,至婴儿时期,神经纤维外层髓鞘的形成尚不完善。髓鞘的形成时间在神经系统各部位不尽相同,脊神经在胚胎第 4 个月时开始形成,3 岁时完成髓鞘化;锥体束在胚胎第 5~6 个月时开始,至出生后 2 岁完成,而皮质的髓鞘化最晚。因此在婴幼儿时期,外界刺激引起的神经冲动传入大脑速度慢且易于泛化,难以在大脑皮质内形成明显的兴奋灶。

新生儿的皮质下中枢(如丘脑、苍白球)在功能上已较成熟,但大脑皮质及新纹状体发育尚未成熟,故出生时的活动主要由皮质下中枢调节,而后脑实质逐渐成熟,转变为主要由大脑皮质调节。脑干在出生时已发育较好,呼吸、循环、吞咽等维持生命中枢的功能已发育成熟。小脑在胎儿期发育较差,出生后 6 个月达生长高峰,出生后 1 年小脑外颗粒层的细胞仍在继续增殖,出生后 15 个月时小脑大小已接近成人。

二、脊柱和脊髓的解剖特点

1. **脊柱** 新生儿脊柱弯曲呈字母"C"形。婴儿在出生后 3~4 个月时抬头动作的发育使颈椎前凸,形成颈曲;出生后 6~7 个月时婴儿会坐后,胸椎后凸形成胸曲;1 岁时儿童开始行走,随后出现腰椎前凸,逐渐形成腰曲,至此整个脊柱形成类似成人脊柱的"S"形弯曲。

成人胸椎后凸限制了椎管内药液向头端的扩散,新生儿和婴儿胸椎后凸发育不佳,椎管内注射局部麻醉药更容易向头端扩散,因此在胸段椎管内给药时需谨慎。由于婴幼儿脊柱各段的棘突相互平行,椎管内麻醉无论选择哪段脊椎,穿刺针进针可垂直进针。新生儿的椎体软骨成分多,钙化不全,故椎管内麻醉穿刺时易受损,且穿刺针触及椎骨骨化中心时可能导致椎骨生长阻碍。因此婴幼儿椎管内麻醉时应首选正中入路,避免旁正中入路。

儿童骨盆较小,骶骨相对于髂嵴更偏向头侧,成人髂嵴连线或 Tuffier 线对应其 L_3~L_4 椎间隙,而新生儿为 L_5~S_1 椎间隙,婴儿为 L_4~L_5 椎间隙。

2. **脊髓** 胚胎期脊髓充满于整个椎管,二者长度相等,出生时脊髓已具备功能,重 2~6g。2 岁时,结构已与成人接近。新生儿的脊髓圆锥平 L_3~L_4 间隙,4 岁时上移至 L_2~L_3 间隙,因此婴幼儿椎管内麻醉穿刺部位的选择需要考虑年龄因素。

婴幼儿软脊膜有丰富的血管网,加之相对高的心排血量,导致椎管内的局部麻醉药吸收加快,神经阻滞持续时间缩短,但是松散的神经内膜更利于药物扩散,所以椎管内麻醉起效时间更短。

儿童脑脊液(CSF)的体积受年龄影响较大,新生儿约为 10ml/kg;15kg 以下婴儿约为 4ml/kg;儿童约为 3ml/kg;青少年和成人为 1.5~2.0ml/kg。儿童约 50% 的脑脊液位于蛛网膜下腔,而成人蛛网膜下腔中的脑脊液容积仅占总量的 1/4,因此婴幼儿蛛网膜下腔给药后会迅速被脑脊液稀释。婴幼儿蛛网膜下腔阻滞达到与成人相同的麻醉平面时,依据体重计算的局部麻醉药剂量约高出成人剂量的 10 倍,然而由于婴幼儿按体重计算的脑脊每千克液容积较大,加之脑脊液循环迅速,故阻滞持续时间为成人的 1/3~1/2。

3. **硬膜外腔** 硬膜外腔可分为颈、胸、腰及骶 4 部分。儿童硬膜外腔表浅,黄韧带较薄,致密度低,导致穿刺层次感不清。放置硬膜外导管的过程中,需注意防范穿破硬脊膜。成人硬膜外腔以致密脂肪组织和纤维丝填充,新生儿和幼儿的硬膜外腔的脂肪组织呈海绵状,脂肪小叶间有松散的间隙,这种结构特点也导致了局部麻醉药在硬膜外腔扩散速度较成人快。出生后 6 个月至 10 岁儿童的皮肤至硬膜外腔的距离约为每千克体重 1mm。

婴幼儿坐位时脊髓向椎管后方移动,侧屈卧位时脊髓向椎管前方移动,与黄韧带间的间隙增大,此时硬膜外腔导管更容易置入。妊娠 30 周时髓鞘开始形成,婴幼儿时期的神经纤维髓鞘发育尚不完善,加之郎飞结间的距离较大,导致局部麻醉药更容易渗透入神经纤维。因此神经阻滞时所需的局部麻醉药浓度较成人低,起效时间较成人更短。

此外,由于神经血管鞘的松散附着,导致局部麻醉药易扩散到扩展区域。然而,6~7 岁以下儿童需要相对大量的硬膜外局部麻醉药,这可归因于硬膜外脂肪的液体性质和脊神经根周围鞘管的松散附着,有利于在硬膜外腔内注射局部麻醉药的持续泄漏。由于硬膜外腔狭窄,当快速注射时,有时会有药物回流,但是,即使缓慢注射,硬膜外导管周围的这种泄漏也可能存在。由于存在脊髓损伤的风险,通常不选用胸段硬膜外麻醉。与尾侧相比,腰段和胸段硬膜外腔较致密,这使得在导管头端靠近切口部位时允许使用较小体积的药物。硬膜外腔注射也可通过 S_2~S_3 间隙进入,该间隙位于连接两个髂后上棘连线下方 0.5~1cm 处。

4. **骶管** 儿童骶骨较成人窄而扁,由于儿童骶骨没有脂肪垫覆盖,故解剖结构轮廓清晰。儿童站立行走后,5 个骶椎在 1 岁前融合。骶管裂孔是第 4 或 5 骶骨椎弓未融合形成的孔道,呈 "U" 或 "V" 形开口,骶管裂孔与左、右髂后上棘形成等边三角形,骶管裂孔被骶尾膜覆盖,骶尾膜为黄韧带的骶部延续。

骶管是腰椎管的延续,呈三角形,下端开口于骶管裂孔,其内包含马尾神经、脂肪组织及骶部硬膜外静脉丛,通常终止于 S_4。骶管内的血管大部分集中在髓腔的前外侧部分。由于尾侧间隙与神经周围间隙相通,因此较低浓度的局部麻醉药是有效的。硬膜外腔内松散填充的脂肪可允许导管轻松通过。

尽管与成人相比,儿童椎管内麻醉需要更高容积的局部麻醉药来填充松散的空间,但是局麻药在椎管内的扩散更容易预测。新生儿皮肤到骶尾间隙的距离极小,进入硬膜囊(可能延伸至 S_3)的可能性较高。25mm 长度的针足以到达骶管硬膜外腔,长度足以防止大多数患者发生硬脊膜穿刺。在出生后 10 个月至18 岁的儿童中,分离骶管裂孔顶点距硬膜囊末端的距离为(30 ± 10.4)mm(13.6~54.7mm)。出生后 2 个月至 7 岁期间,皮肤至骶前壁的平均距离为 21mm(10~39mm)。在 7 岁左右,患儿的尾侧间隙开始变得更成角,难以进入。

(何　龙　艾艳秋)

推荐阅读

[1] 邓小明,姚尚龙,于布为,等 . 现代麻醉学 .5 版 . 北京:人民卫生出版社,2021.

[2] 桂永浩,薛辛东 . 儿科学 .3 版 . 北京:人民卫生出版社,2015.

[3] 廖亚平 . 儿童解剖学 . 上海:上海科学技术出版社,1987.

[4] ANDROPOULOS D B,GREGORY G A.Gregory's pediatric anesthesia.6th ed.Hoboken:Wiley-Blackwell,2020.

[5] DAVIS P J,CLADIS F P.Smith's anesthesia for infants and children.9th ed.Philadelphia:Elsevier Health Sciences,2016.

[6] DHAYAGUDE S H,DAVE N M.Principles and practice of pediatric anesthesia.New Delhi:Jaypee Brothers Medical Publishers(P)Ltd,2016.

第四章

儿童麻醉生理学基本知识

本章要求

掌握：儿童呼吸系统生理特点、儿童心血管系统生理特点、儿童体液平衡。

熟悉：儿童中枢神经系统生理特点、儿童肾生理特点、儿童肝生理特点、儿童胃肠道生理特点、儿童血液系统生理特点、儿童体温调节。

了解：儿童发育的生理特点、婴幼儿肺的发育与成熟。

生长发育是儿童与成人最为显著的差别。研究报道，麻醉过程中并发症的发生率儿童显著高于成人，新生儿、婴幼儿更是如此。为了降低儿童麻醉并发症的发生率及死亡率，麻醉医师除了掌握不同时期儿童的解剖特点外，也需要掌握不同时期的生理和器官功能的变化特点。本章简要介绍儿童发育生理学方面知识及对临床麻醉实践的指导。

第一节　儿童呼吸系统生理特点

一、呼吸系统的胚胎发育

胎儿自子宫内娩出的瞬间呼吸系统功能即发生巨大的适应性变化，新生儿出生时的呼吸系统不是成人的"微型版"，在出生后呼吸系统将继续发育、成熟。婴儿及儿童的呼吸生理学与成人存在显著差异，这些呼吸系统生理学的差异影响着儿科临床麻醉实践。呼吸系统的主要功能是将血液中的氧气和二氧化碳水平维持在生理范围内，其他功能包括调节酸碱平衡、体温及机体的代谢。

呼吸系统的形态学发育从妊娠第 5 周开始，一般分为 5 期。①胚胎期（4~6 周）：于妊娠 26~28 天开始，形成喉、气管、肺的始基（即"肺芽"），"肺芽"延伸形成主干气道，至胚胎 5 周时，末端分两支，至胚胎 6 周时，肺段支气管形成；②腺期（7~16 周）：由于此期的肺组织切片与腺泡相似，故有此名，到此期末，原始气道开始形成管腔，气管与前原肠分离，如果分离不全则形成气管食管瘘，是儿童重要的先天畸形；③成管期（17~27 周）：此期支气管分支继续延长，形成呼吸道，毛细血管和肺的呼吸部分的生长为此期特点；④成囊期（28~35 周）：末端呼吸道在此期加宽并形成柱状结构，为肺泡小囊；⑤肺泡期（36 周至出生后 3 岁）：此期出现完整的具有毛细血管结构的肺泡，肺泡扩大，这是肺泡进行气体交换的形态学基础，肺呼吸部的主要发育是在出生后。在 5 期中不同肺结构的发育及畸形见表 4-1-1。

二、出生后呼吸的建立与维持

正常情况下，分娩时胎儿的呼吸系统已具备建立和维持呼吸活动的条件。肺内液体使肺囊泡和肺泡腔处于扩张状态，并随胎儿的发育逐渐增大，此过程有利于出生后功能残气量的形成和呼吸的维持。肺表面活性物质在妊娠 34~35 周后开始急剧增多,以减小肺泡表面张力,减少呼吸做功,降低气道和肺泡开放时的压力,维持肺泡的大小和形态,使肺泡处于稳定状态。

表 4-1-1 肺结构的 5 期发育与畸形发生

阶段	孕周	发育	意义
胚胎期	4~6	内胚层向腹侧形成囊袋,即"肺芽"	发育异常,可能出现气管食管瘘、动静脉畸形、先天性肺囊肿
腺期	7~16	支气管"出芽"和肺生长,形成疏松的结缔组织团块	发育异常,可能出现先天性膈疝、先天性囊性腺瘤样畸形、肺隔离症
成管期	17~27	呼吸性细支气管发育及其周围毛细血管生长	早产儿导致重度呼吸窘迫综合征(外周气道发育较差和肺细胞不成熟)
成囊期	28~35	周围的囊泡和毛细血管网发育,用于肺气体交换。形成 Ⅱ 型肺泡细胞	此期出生的早产儿、新生儿可发生新生儿肺透明膜病
肺泡期	36 周至出生后 3 岁	气室壁厚度减小	妊娠 26 周后可能存在子宫外存活

早产儿由于缺乏肺表面活性物质,维持呼吸所需的跨肺压增大,肺泡逐渐萎陷,出现进行性的肺不张,继而发生缺氧和酸中毒,导致肺毛细血管通透性增高,血浆纤维蛋白进入肺泡,形成呼吸窘迫综合征的特征性病理改变,即肺透明膜的形成。

剖宫产儿由于娩出过程中未经产道挤压,肺内液体排出较少,尤其是择期剖宫产儿。糖尿病母亲所生的新生儿,其儿茶酚胺分泌反应出现障碍,这些新生儿易发生湿肺症(肺液残留过多)和呼吸窘迫综合征。对择期剖宫产孕妇,产前使用倍他米松或地塞米松可有效减少足月儿出生后呼吸窘迫综合征的发生。

三、呼吸系统常见生理指标

1. **顺应性** 包含静态顺应性和动态顺应性。静态顺应性(C_{st})为气流阻断时单位吸气末压力变化(ΔP)引起的吸气末容量(V)改变,公式为 $C_{st}=V/\Delta P$;动态顺应性(C_{dyn})则是在连续呼吸过程中,吸气末或呼气末单位压力变化(ΔP)所引起相应点潮气量的变化(ΔV),公式为 $C_{dyn}=\Delta V/\Delta P$。单位气道压力变化($\Delta Paw$)所引起的潮气量变化($\Delta V$)为呼吸系统总的顺应性($C_{tot}$),公式为 $C_{tot}=\Delta V/\Delta Paw$。

呼吸系统总顺应性包括肺顺应性和胸壁顺应性,婴幼儿因胸壁薄、弹性好,胸壁顺应性比肺顺应性高 5~10 倍,呼吸系统总顺应性的 80%~90% 为肺顺应性,因此呼吸系统总顺应性主要表现为肺顺应性。婴幼儿出现呼吸窘迫综合征、肺水肿及肺炎等疾病时肺顺应性明显降低。

2. **气道阻力** 气体经过呼吸道时的摩擦力,气体在吸入或呼出时经过呼吸道,从而产生气道阻力,是吸气或呼气时单位气体流速变化(ΔF)所需的跨肺压变化(ΔPtp),公式为 $R=\Delta Ptp/\Delta F$。气道阻力与管道半径的 4 次方成反比,婴幼儿气道管径细小,气道阻力高于成人。儿童上呼吸道阻力(口、鼻、咽、喉)约占总气道阻力的 65%,大气道(气管、主支气管)约占 30%,而末梢气道约占 5%。婴幼儿上、下呼吸道均易发生阻塞,由于上呼吸道顺应性更高,故用力吸气时易发生塌陷;下呼吸道直径较小,导致气体流动阻力较高。

3. **呼吸频率** 儿童呼吸频率较快,不同年龄儿童的呼吸频率见表 4-1-2。新生儿胸腔容积较小,而肺体积相对较大,呼吸时胸廓活动范围较小,肺不能充分扩张,故易发生肺萎陷和肺容量降低。新生儿维持其肺容量和肺泡扩张依赖于较高的呼吸频率、动态增加功能残气量(FRC)及整个呼吸周期内吸气肌持续的紧张性活动。FRC 的动态增加是由于呼气末喉部狭窄所致，从而产生自身呼气末正压（PEEP）效应。全身麻醉或呼吸暂停期间，FRC 会进一步降低。因此儿童机械通气期间维持 4~6cmH₂O 的 PEEP 对于维持 FRC 和防止肺萎陷至关重要。

表 4-1-2　不同年龄儿童的呼吸频率　　　　　　　　　　　单位：次/min

年龄	平均呼吸次数
新生儿	40~44
出生后 1 个月至 12 个月	30
1~3 岁	24
4~7 岁	22
8~14 岁	20

4. 潮气量　平静呼吸时吸入或呼出的气量。儿童呼吸频率决定每分钟通气量，潮气量越小，要求呼吸频率越高，才能保证足够的通气量。婴幼儿潮气量较成人小，无效腔 / 潮气量比值大于成人。为适应机体代谢需要，只能增加呼吸频率。早产儿俯卧位可改善其潮气量和动态肺顺应性，降低气道阻力。

5. 功能残气量　是平静呼气后肺内存留的气量，包括残气量和补呼气量两个部分。新生儿功能残气量接近残气量。具有稳定肺泡气体分压的缓冲作用，可减少通气间歇对肺泡内气体交换的影响。新生儿特别是早产儿呼吸窘迫综合征时，肺泡萎陷，功能残气量减小，易发生呼吸衰竭。因此，持续气道正压通气（CPAP）能保持患儿在呼吸末肺泡正压，增加功能残气量，防止肺萎陷，改善通气和换气功能，纠正低氧血症。阻塞性肺疾病时功能残气量增加，在机械通气时应用较低的呼气末正压可防气胸发生。

6. 肺泡通气量　婴幼儿与成人一样，口鼻至终末支气管内的气体不参与气体交换，此部分气体量称为解剖无效腔，进出肺泡但未进行气体交换的气体量称为肺泡无效腔。解剖无效腔和肺泡无效腔总称为生理无效腔。由于每分通气量包括无效腔通气量在内，故有效通气量是肺泡通气量，即每分通气量减去无效腔通气量后的通气量。呼吸愈浅快，有效肺泡通气量愈少。因此通过机械通气缓解二氧化碳潴留时，不能无限提高呼吸频率，需要考虑每分钟有效肺泡通气量。

7. 呼吸功　总呼吸功包括克服弹性阻力和呼吸阻力所做的功。弹性阻力代表平静吸气（潮气量）时克服肺和胸廓扩张所需的阻力，而呼吸阻力指克服肺组织运动和气流通过呼吸道所引起的摩擦力。气道阻力越大，潮气量越大，呼吸做功也越大。呼吸功可通过计算 1 个呼吸周期的坐标上的压力减去容量曲线环下覆盖的面积得出。儿童呼吸较成人需消耗更多的能量，新生儿肺透明膜病时能量消耗更多，呼吸功可增加至平常呼吸时的 6 倍。

8. 氧气运输　大部分氧气通过与血红蛋白可逆性结合在血液中携带，极少量溶于血液中。对于新生儿，胎儿的血红蛋白对氧气的亲和力较高，而 P_{50}（血红蛋白氧饱和度为 50% 时的氧分压）较低（18~19mmHg），因为 2,3- 二磷酸甘油酸（2,3-DPG）水平和血红蛋白 F（HbF，又称"胎儿血红蛋白"）较低，与 2,3-DPG 反应较差。出生后 2~3 个月，大部分 HbF 被成人血红蛋白（HbA）取代，P_{50} 迅速升高，至 10 岁时高于成人值（30mmHg）。应避免吸入高浓度的氧气，以降低氧毒性、吸收性肺不张。临床上可维持早产儿脉搏血氧饱和度（SpO_2）在 90%~95% 水平，而足月新生儿和婴儿可维持 SpO_2 在 95%~97% 水平。

9. 通气 / 血流比值　有效的气体交换，不仅需要有足够的肺通气，还要有充分的肺血流量。流经肺的血流量中，一部分没有参与气体交换，称为分流量；参与气体交换的肺毛细血管血流量称有效血流量。在正常情况下，成人肺的通气量与血流量之间维持着恒定的比例，一般为 0.8。当肺泡的通气量在比例上大于血流量,则部分气体不能参与气体交换,使无效腔增大,反之当血流量在比例上超过通气量时,就会产生动静脉分流。

10. **肺的气体交换** 婴幼儿单位肺容量肺泡通气量较成人高,以满足较高的氧气需求。由于肺自身结构的原因导致肺内气体分布不均匀,气体交换表面积相对于体型较小。婴幼儿气体弥散量受气流限制,而氧需求量大、FRC 占肺总量(TLC)比例较高,故婴幼儿窒息后的氧饱和度下降速度快,单侧肺病变时可侧卧位,维持健侧肺向上,可改善氧合。

四、呼吸中枢和呼吸节律的形成

基本的呼吸节律产生于延髓,主要包括背侧呼吸组和腹侧呼吸组。背侧呼吸组主要含吸气神经元,支配膈肌和肋间外肌,兴奋时引起吸气;腹侧呼吸组既有吸气神经元又有呼气神经元,其中前包钦格复合体(pre-Bötzinger complex,PBC)是呼吸节律起源的关键部位。呼吸节律调节主要包括反射性调节、中枢调节和化学调节。不同部位的感受器通过感知肺容量、动脉血氧分压、二氧化碳或 H^+ 浓度变化影响呼吸深度和频率。常见化学感受器见表 4-1-3。

表 4-1-3　化学感受器及其作用

化学感受器名称	分布位置	功能
颈动脉体化学感受器	颈总动脉分叉部	Ⅰ型细胞(球细胞)对氧分压的变化有反应。低氧血症($PaO_2<60mmHg$)可导致除新生儿(尤其是早产儿)外的各年龄组儿童呼吸频率增加
		高碳酸血症使通气量增加 9%~10%,高于此值则呼吸减慢。低氧血症可增强 CO_2 反应曲线
中枢延髓化学感受器	延髓腹外侧部	对脑脊液中 H^+ 浓度变化有反应

1. **反射调节** 新生儿的呼吸节律是通过迷走神经反射来控制的,存在典型的肺牵张反射,也称黑-伯反射,即深吸气时触发气道平滑肌上的肺牵张感受器,通过兴奋迷走神经,抑制脑桥深吸气中枢的吸气神经元,切换为呼气相,预防肺过度扩张。其作用是:①当其他呼吸调节系统尚未发育成熟时,可简单地维持呼吸节律;②限制潮气量,增加呼吸频率,使呼气时间缩短,从而增大呼气末的肺容量,对维持出生后肺的膨胀有重要意义;③通过肺内牵张感受器,反射性地使肋间肌的作用增强,稳定潮气量,并增强新生儿胸廓的稳定性,这在首次呼吸过程中及其他呼吸负荷增加时,起重要作用。

2. **中枢调节** 中枢调节是通过脑干网状结构中的呼吸神经元发出冲动,经中枢神经整合、协调而实现的。儿童的调节机制与成人相似,但新生儿的中枢神经系统仍处于发育之中,尚不成熟,因而呼吸常不规则,甚至出现呼吸暂停,且易受睡眠的影响,早产儿尤为突出。

3. **化学调节** 成人轻度缺氧和高碳酸血症有兴奋呼吸的作用。足月儿对高碳酸血症的反应与成人相似,但对缺氧的反应较复杂。突然缺氧时新生儿的肺通气可迅速增加,约 1 分钟后开始下降,且稳定在原有或略低的水平,说明新生儿对缺氧的呼吸反应呈双向性;另一方面,足月儿纯氧吸入时,又缺乏像成人那样的暂时性的通气抑制现象,说明足月儿的外周化学感受器仍处于抑制状态,尚未从胎儿期较低的阈值水平上调、重建对氧分压的敏感性,但生后第 2 天即恢复到成人水平。因此,出生后第 1 天的健康足月儿出现轻度呼吸暂停较常见。

早产儿呼吸中枢化学感受器对 CO_2 的敏感性较低,但随日龄增大而增高,至足月时可达成人水平。此外,早产儿对 CO_2 的呼吸反应还受氧分压(PO_2)调节,即 PO_2 高时对 CO_2 的敏感性也增高,而 PO_2 低时对

CO_2 的敏感性降低。

五、肺表面活性物质

肺表面活性物质是由多种成分组成的复合物,包括磷脂、蛋白质、中性脂肪和糖类。妊娠 22 周时开始由肺泡壁 II 型细胞分泌,30~35 周及出生时达到峰值。肺表面活性物质的主要功能:①降低肺泡表面张力,防止肺萎陷;②调节肺泡表面张力,稳定不同大小的肺泡内压力;③维持肺顺应性;④维持肺泡 - 毛细血管间液体平衡,防止肺水肿;⑤参与呼吸道免疫调节及防御机制。

早产儿、糖尿病母亲所生足月儿的肺表面活性物质生成明显下降,可导致呼吸窘迫综合征。早产儿母亲产前给予糖皮质激素可增加肺表面活性物质的产生。肺表面活性物质的替代治疗可用于新生儿肺透明膜病、新生儿持续性肺动脉高压(PPHN)、先天性膈疝(CDH)、胎粪吸入综合征(MAS)、急性呼吸窘迫综合征(ARDS)。

六、呼吸肌

婴幼儿肋骨呈水平位,肋间肌欠发达,致使胸廓呈桶状,机械通气效率较成人低,随着年龄增长,胸廓横截面趋于卵圆形,机械通气效率增高。因儿童胸部呼吸肌不发达,主要靠膈肌呼吸。婴幼儿容易发生呼吸肌疲劳,主要包括以下原因:①婴幼儿膈肌呈水平位,且位置较高,相比成人膈肌,收缩力较弱;②肋间肌收缩能够增强肋间隙的张力,防止胸内压力变化时发生肋间隙的凹陷或膨出,婴幼儿肋间肌较弱,呼吸时容易发生胸壁的凹陷或膨出,影响气体交换;③婴幼儿膈肌中高氧耗、抗疲劳的 I 型肌纤维较少。

七、麻醉对儿童呼吸的影响

婴幼儿上呼吸道内的感受器对刺激更敏感,因此婴幼儿吸入麻醉诱导时易发生反射性咳嗽、屏气或喉痉挛。婴幼儿上呼吸道内的肌肉结构,特别是保持气道开放的咽部扩张肌,易被麻醉药物所抑制。因此婴幼儿在吸入麻醉诱导期间可能发生呼吸道梗阻,可以通过放置口咽通气道或设置呼气末正压(PEEP 5~6cmH₂O)进行预防。多数麻醉药物能够以剂量依赖的方式抑制通气功能。吸入麻醉药可消除低氧对呼吸的驱动作用,使 CO_2 反应曲线右移。新生儿和成人的呼吸参数及对麻醉的影响见表 4-1-4。

表 4-1-4　新生儿和成人的呼吸参数及对麻醉的影响

呼吸参数	新生儿	成人	意义
频率 /(次·min⁻¹)	30~50	12~14	新生儿吸呼比为 1 : 1
潮气量 /(ml·kg⁻¹)	6~8	6~8	首选压力控制通气,以预防容积创伤和气压伤
每分通气量 /(ml·kg⁻¹·min⁻¹)	200~260	90	控制通气(保留自主呼吸,仅适用于短小手术)
肺活量 /ml	120	4 000	
功能残气量 /(ml·kg⁻¹)	30	30	增加 PEEP
氧耗量 /(ml·kg⁻¹·min⁻¹)	6~8	3~4	易发生低氧血症,插管前应充分预充氧
生理性 V_D/V_T	0.3~0.5	0.3	
生理 Q_S/Q_T	0.1(10%)	0.01~0.03(1%~3%)	

呼吸参数	新生儿	成人	意义
肺顺应性 /(ml·cmH$_2$O^{-1})	5(约为成人的 1/20)	100	增加 PEEP
胸壁顺应性 /(ml·cmH$_2$O^{-1})	260(约为成人的 5 倍)	60	诱导期和苏醒期辅助通气
PO$_2$/mmHg	60~90	80~100	使用尽可能低的 FiO$_2$ 以维持 SpO$_2$
PCO$_2$/mmHg	30~35	37~42	

第二节 儿童心血管系统生理特点

儿童心血管系统与成人在许多方面存在较大差异,未成熟的心血管系统在儿童期继续发育成熟,是一个连续的过程。因此,在实施儿童麻醉时,了解该系统的局限性至关重要,了解胎儿血液循环的生理学、出生后不久血液循环发生的变化、交感神经和副交感神经支配及麻醉药对心血管系统的影响也很重要。

一、胎儿血液循环及其出生后的改变

1. **胎儿血液循环** 胎儿在母体子宫内发育,所需要的氧气和营养物质都是由母体通过胎盘供应的,所产生的代谢产物也是通过胎盘由母体排出体外。由胎盘来的动脉血经脐静脉进入胎儿体内,至肝下缘,约 50% 的血流入肝与肝门静脉血流汇合,另一部分经静脉导管流入下腔静脉,与来自下半身的静脉血混合,共同流入右心房。由于下腔静脉瓣的阻隔,使来自下腔静脉的混合血(以动脉血为主)流入右心房后,约 1/3 经卵圆孔流入左心房,再经左心室流入升主动脉,主要供应心脏、脑及上肢;其余的流入右心室。从上腔静脉回流的、来自上半身的静脉血,入右心房后绝大部分流入右心室,与来自下腔静脉的血液一起进入肺动脉。

由于胎儿肺处于压缩状态,故肺动脉的血液只有少量流入肺,经肺静脉回到左心房,而约 80% 的血液经动脉导管与来自升主动脉的血液汇合后,进入降主动脉(以静脉血为主),供应腹腔器官及下肢,同时经过脐动脉回流至胎盘,换取营养及氧气。故胎儿期供应脑、心、肝及上肢的血氧量远远较下半身多。右心室在胎儿期不仅要克服体循环的阻力,同时承担着远多于左心室的容量负荷。

2. **胎儿娩出后的血液循环改变** 胎儿期,自身循环存在两处右向左的分流,即卵圆孔和动脉导管。①胎儿娩出后脐血管被阻断,肺呼吸功能建立,肺泡扩张,肺小动脉管壁肌层逐渐退化,管壁变薄并扩张,肺循环压力下降;从右心经肺动脉流入肺的血液增多,肺静脉回流至左心房的血量也增多,左心房压力增高。当左心房压力超过右心房时,卵圆孔帘膜向房间隔紧贴,理想的情况下,帘膜游离缘恰好覆盖在卵圆孔左侧面,实现卵圆孔的功能性关闭,使左心房的血液不能流入右心房。出生后 5~7 个月,帘膜与卵圆孔融合,实现解剖性闭合。②自主呼吸使血氧增高,动脉导管壁平滑肌受到刺激后收缩,同时,低阻力的胎盘血液循环由于脐带结扎而终止,体循环阻力增高,动脉导管处逆转为左向右分流,高的动脉氧分压加上出生后体内前列腺素的减少使导管逐渐收缩、闭塞,最后血流停止,成为动脉韧带。约 80% 的足月儿在出生后 24 小时形成功能性关闭,约 80% 的婴儿在出生后 3 个月、95% 的婴儿在出生后 1 年形成解剖性关闭。脐血管在血流停止后 6~8 周完全闭锁,形成韧带。

二、胎儿血液循环系统的特点

胎儿时期的营养物质代谢和气体交换是通过脐血管、胎盘与母体之间以弥散方式进行的。胎儿心内和心外的分流保证了氧合良好的血液被转移到代谢需求较高的器官,如脑、心脏和肝。虽然子宫内相对缺氧,

但由于胎儿体内存在较多高氧亲和力的血红蛋白F（HbF）、低水平2,3-二磷酸甘油酸及伴随妊娠期母体血容量增加而增加的心排血量等因素，这些代偿机制保证了胎儿在相对缺氧的子宫内正常发育。

三、新生儿血液循环的特点

新生儿自主神经系统发育不成熟，心脏的交感神经支配占优势，而迷走神经中枢紧张度较低，对心脏的抑制作用较弱；随着年龄的增长，心脏的自主神经系统不断发育完善，5岁时初具成人特征，10岁时完全成熟。故年龄越小，心率及血流速度越快。婴儿血液循环时间平均为12秒，学龄期儿童为15秒，年长儿则需要18~20秒。小儿心脏的发育成熟到出生后6个月时才完成，在此之前，需要注意吸入麻醉药对心脏的抑制作用，尤其是在吸入麻醉诱导期间。

四、持续性胎儿血液循环

这是一种循环状态，新生儿因缺氧、高碳酸血症、酸中毒、低体温、肺血管阻力增加而恢复胎儿血液循环。肺血管阻力（PVR）增加将导致动脉导管（DA）和卵圆孔开放，使血液从右向左分流增加、氧合降低，这可能发生在动脉导管解剖闭合之前。

引起新生儿持续胎儿血液循环的疾病是呼吸窘迫综合征（RDS），常见于早产儿、先天性膈疝和胎粪吸入综合征。可通过导管前和导管后部位的$PaO_2>20mmHg$的差异进行诊断，导管前为右桡动脉，导管后为左桡动脉、脐动脉、胫后动脉或足背动脉。

五、肺血管阻力

了解肺循环的生理是很重要的，因为肺血管和肺血管阻力在胎儿血液循环向新生儿的平稳过渡中起着重要作用，体内、外许多因素可影响肺血管阻力。

在妊娠中期，肺血管阻力比出生后24小时高10倍，在妊娠晚期降至出生后24小时的7~8倍，这种减少是由于肺血管横截面积增加所致。其理论是，一旦有正常结构的发育，血流量即相应增加，进而刺激正常生长。在胎儿期，肺血流量较少，肺血管必须在正常生长的同时保留血管收缩的能力。造成血管收缩的主要因素是缺氧环境。肺动脉的PaO_2约为20mmHg。出生后肺血管快速舒张，随后是一个重构期，在出生后6个月时完成。缺氧、高碳酸血症、酸中毒、疼痛等因素会增加肺血管阻力导致新生儿持续性肺动脉高压，这也见于胎粪吸入综合征、败血症、红细胞增多症和先天性膈疝等手术情况的新生儿。

六、心排血量和心肌

儿童每分钟的心脏输出量相对较成人多，新生儿心排血量为400~500ml/（kg·min），婴儿为180~240ml/（kg·min），以后逐渐降低至成人水平，约为100ml/（kg·min）。儿童的心排血量随着出生后体重的增加而增加，静息状态下单位体表面积的心排血量为成人的2~3倍，以满足婴儿期和儿童期的高代谢及高氧耗需求。出生时，左、右心室壁厚度相等，约为0.5cm，随后由于肺循环阻力下降而左心室负荷增加，故左心室的重量及室壁厚度增加均快于右心室。并逐渐构成心尖的主要部分。5~6岁时，左心室壁厚度约为10mm，而右心室壁厚度约为6mm。约在15岁时，左心室壁厚度达到右心室壁厚度的2倍以上，左心室迅速增长的过程中，心脏长径较横径增大更多，故心脏从球形发育成椭圆形。

七、心肌功能

新生儿的心肌尚不成熟，出生1年后才完全成熟，在此年龄之后，儿童心脏对前负荷、后负荷和收缩力的反应与成人相似。心率和血压值直到青春期才达成人水平，见表4-2-1、表4-2-2。新生儿心肌有更多的Ⅰ型肌原纤维,其弹性更小且更坚硬,而富有弹性的Ⅱ型肌原纤维仅为30%,而成人为60%。随着心肌变得更加成熟,Ⅱ型肌原纤维的数量增加,并逐渐超过Ⅰ型肌原纤维,这些Ⅰ型肌原纤维缺乏足够的肌质网,含有发育不完全的"T"小管,负责钙内流和心肌收缩。因此,在新生儿和婴儿中,心排血量主要取决于心率,而不是每搏输出量,维持心率对新生儿至关重要,心动过缓将使心排血量急剧下降。

表 4-2-1　儿童年龄与心率　　　　　　　　　　　　　　　　　单位:次/min

年龄	心率
早产儿	120~170
出生后 0~3 个月	100~150
出生后 4~6 个月	90~120
出生后 7 个月至 12 个月	80~120
1~3 岁	70~110
4~6 岁	65~110
7~12 岁	60~90

表 4-2-2　儿童年龄与血压　　　　　　　　　　　　　　　　　单位:mmHg

年龄	收缩压	舒张压
早产儿	55~85	35~45
出生后 0~3 个月	65~85	45~55
出生后 4~6 个月	70~90	50~55
出生后 7 个月至 12 个月	80~100	55~65
1~3 岁	90~105	55~70
4~6 岁	95~110	60~75
7~12 岁	100~120	60~75

第三节　儿童中枢神经系统生理特点

一、神经系统发育

神经系统发育是儿童神经、心理发展的基础,是结构和功能逐渐成熟的过程。在胚胎发育过程中,脑是最先发育的器官,脑发育是形态发育和结构功能逐渐成熟的过程。妊娠 3~4 周时,发生初级管,随后发生前脑,到妊娠 2~3 个月时从脑室到脑室下区域发生神经元增殖。从妊娠第 5 个月开始,神经胶质发育持续至出生后第 2 年,髓鞘形成持续到出生后第 3 年。伤害性通路与感觉感受器的发育发生在妊娠 7 周时,到第 20 周时,随着丘脑皮质连接的形成,胎儿可能感知到疼痛。新生儿对疼痛的反应与躯体、神经内分泌和自主神经通路整合在一起。

由于细胞分化下降,血-脑屏障发育不成熟和髓鞘形成不完全,新生儿和婴儿的中枢神经系统发育也不成熟。与体重相比,新生儿的大脑较大,重量为体重的 1/10,而在成人中为体重的 1/50。神经元分化、轴突和树突的再调节持续到出生后。髓鞘形成不完全是新生儿存在原始反射的原因,到 2 岁时髓鞘形成才完成。

二、血 - 脑屏障

血 - 脑屏障(BBB)将脑实质与血液分开,是由脑内毛细血管内皮细胞间的紧密连接形成。这些脑毛细血管无"开窗",成熟后表现出选择性通透性,允许葡萄糖、必需氨基酸、水和二氧化碳的扩散。血 - 脑屏障在新生儿中不成熟,可允许脂溶性分子和各种药物通过,如血液中的间接胆红素可穿过血 - 脑屏障引起胆红素脑病,任何渗透变化(如输注高渗溶液)均可引起脑损伤。

三、脑脊液生理学

脑脊液(CSF)由脉络丛产生,可通过蛛网膜绒毛和脑室室管膜内衬吸收。脑脊液生成和重吸收紊乱可导致儿童死亡率显著升高。

脑脊液生成率具有年龄依赖性,在儿童中为 0.3~0.5ml/min,出生后第 1 年增加,到 2 岁时达到成人值(400~500ml/d)的 60%。新生儿的总脑脊液体积约为 4ml/kg,而成人为 2ml/kg。

四、脑血流量

新生儿大脑接受 25% 的心排血量,而成人大脑接受 15% 的心排血量。新生儿的脑血流量(CBF)为 40ml/(100g·min),但在婴儿和年长儿童中为 80~100ml/(100g·min),高于成人值 50~75ml/(100g·min)。

调节脑血流量可以满足脑氧代谢率($CMRO_2$)。脑血流量随着 $CMRO_2$ 的增加而增加,如发热、癫痫发作;同样,在低温或给予巴比妥类药物的情况下,脑血流量随着 $CMRO_2$ 的减少而降低。

1. 脑血流量的自动调节 自动调节是一种保护机制,可在一系列体循环血压下维持恒定的脑血流量。压力自动调节允许大脑窃取和分流血液进出体循环血管。成人自动调节的压力上限和下限是有据可查的,但缺乏相应的儿童数据。与婴儿和年长儿童相比,新生儿的自动调节范围较窄,因此容易发生脑血管损伤。脑血流量取决于脑灌注压、动脉血氧分压(PaO_2)和二氧化碳分压($PaCO_2$)。

2. 血压的影响 在成人中,脑血流量在平均动脉压 50~150mmHg 的范围内保持相对恒定。超过该范围,脑血流量的变化则依赖于脑灌注压的变化。在新生儿中,自动调节的限度在较低的范围内。当脑灌注压降低时,脑血管扩张从而增加脑血流量;当脑灌注压升高时,将发生脑血管收缩,导致脑血流量减少。任何急性和突然的血压变化均可引起脆弱血管的破裂,导致颅内和脑室内出血,最常见于早产新生儿。

3. 氧气的影响 当动脉血氧分压下降时,脑血管扩张,脑血流量增加。有证据表明,吸入高浓度氧可降低脑血流量。吸入 100% 的氧气会导致成人脑血流量减少 10%,而新生儿约减少 33%。

4. 二氧化碳的影响 CO_2 是脑血流强有力的调节因子,动脉血 PCO_2 的变化可引起脑血流量的线性改变。CO_2 可扩张脑微小动脉,促进氧气的运输和组织灌注。成人 $PaCO_2$ 每增加 7.5mmHg 脑血流量增加 30%。相反,动脉血 PCO_2 的降低导致脑微小动脉的收缩,脑血流量减少。脑微小动脉占脑血管阻力的 40%,因此,调节其动脉管径对于脑组织的灌注非常重要。儿童动脉血 PCO_2 控制在 40~45mmHg 时,可较好地维持脑灌注和脑氧合。

五、脊髓和硬脊膜

出生时脊髓末端一般终止于第 3 腰椎水平,少数会延伸至第 4 腰椎水平,硬脊膜止于第 3 骶椎水平。随着年龄增长,脊髓逐渐向头端移动,到 2 岁时,脊髓末端上升到成人第 1 腰椎水平,硬脊膜在第 1 骶椎水平。婴儿可在 $L_4 \sim L_5$、$L_5 \sim S_1$ 进行椎管内麻醉,5 岁以上的小儿脊髓和成人完全一致,腰麻穿刺点的选择只能在第 3-4 腰椎或第 5-6 腰椎间隙。小儿韧带富有弹性,穿刺时层次感和刺破黄韧带的落空感较明显。小儿硬膜外腔含脂肪组织、淋巴管和丰富的血管丛,腔内间隙小,有利于局麻药的扩散。此外,小儿硬膜外腔脊神经髓鞘及鞘膜薄、神经纤维较细以及郎飞结(Ranvier 结)之间的距离较短,故局麻药中毒或全脊麻的风险高于成人。因此,小儿椎管内麻醉需要较低浓度的局部麻醉药。

六、疼痛的发展

伤害性感受和疼痛通路的发生始于妊娠中期,到 2 岁时完成。研究表明,胎儿会出现疼痛,所有的胎儿手术都需要镇静或麻醉。有证据表明,新生儿可出现疼痛,但表现从面部表情变化到四肢反射性退缩不等。新生儿期经历严重疼痛可导致感觉处理机制的长期障碍,导致随后数月至数年对疼痛刺激的过度反应。因此,缓解疼痛和围手术期疼痛管理在新生儿期至关重要。

第四节　儿童肾生理特点

胚胎发育的第 5 周,肾开始形成,至 36 周时发育完全,肾单位数量达到成人水平(每个肾为 85 万 ~100 万)。儿童肾虽具备大部分成人肾的功能,但其发育是由未成熟逐渐趋向成熟的,调节能力较弱,储备能力差,一般 2 岁时达到成人水平。肾功能与年龄的关系见表 4-4-1。

表 4-4-1　肾功能与年龄的关系

指标	早产儿	新生儿期	出生后 1~6 月	出生后 6 个月至 1 岁	1~3 岁	成人
肾小球滤过率 /(ml·min^{-1})	14 ± 3	40.6 ± 14.8	65 ± 24.8	77 ± 14	96 ± 22	125 ± 15(男) 110 ± 15(女)
肾血流量 /(ml·min^{-1}·1.73m^{-2})	40 ± 6	88 ± 4	220 ± 40	352 ± 73	540 ± 118	620 ± 92
对氨基马尿酸的肾小管最大值	10 ± 2	16 ± 5	38 ± 8	51 ± 20	66 ± 19	79 ± 12
最大浓缩能力 /(mmol·L^{-1})	480	700	900	1 200	1 400	1 400
血清肌酐 /(μmol·L^{-1})	115	97	35	18	35	71~133
肾小管对葡萄糖重吸收的最大值			71			339
钠排泄分数 /%	2~6	<1	<1	<1	<1	<1
磷的管状最大值 / 肾小球滤过率		7.39 ± 0.37		5.58 ± 0.28	5.71 ± 0.28	3.35 ± 19

肾在液体和电解质的稳态维持中起着至关重要的作用。肾和泌尿道的发育异常是儿童早期肾衰竭的主要原因。儿童尤其是新生儿的肾功能主要表现为肾血流量、肾小球滤过率(GFR)、固体排泄和浓缩能力较低。

一、肾血流量

胎儿肾接受 2%~3% 的心排血量,在出生后 12 小时增加至 4%~6%,1 周增加至 8%~10%。有效肾血浆流量到出生后 12~24 个月达到成人水平。新生儿肾可在较低的体循环灌注压下自动调节肾血流量。

新生儿肾内部的血流分布略有不同。近髓肾单位的比例较高,使皮质肾单位发生缺血的风险较高。随着成熟,由于心排血量、灌注压的改善和肾血管阻力的降低,肾血流量将逐渐增加。妊娠30周时肾血流量约为 $20ml/(min\cdot1.73m^2)$,出生后肾血流量随着年龄增长而逐渐增加。

二、肾小球滤过率

肾的主要功能是肾小球滤过功能。与成人相比,儿童尤其是新生儿的肾小球滤过率较低。妊娠第9周胎儿开始进行肾小球滤过,30周时达到12ml/min,足月出生时达到20ml/min,出生后18~24个月时达到 (96 ± 22)ml/min,3岁以后肾小球滤过率达到成人水平。

三、血肌酐

血肌酐是反映肾小球滤过功能的常用指标,出生时血肌酐反映母体值,高于2周的足月新生儿的值 $[(44\pm7)\mu mol/L]$。在出生后前4周,早产新生儿的血肌酐值高于足月新生儿。肾小球滤过率和肌酐清除率的变异性表明,在出生后数周至数月内,主要依赖于肾消除的药物半衰期不同,不同年龄儿童血肌酐正常参考值见表4-4-2。

表 4-4-2　正常儿童的血肌酐浓度　　　　　　　　　　　　　　　　单位:μmol/L

年龄	肌酐浓度(均值 ± 标准差)
新生儿	44 ± 7
0.5~3 岁	28 ± 6
4~5 岁	33 ± 6
6~7 岁	37 ± 7
8~9 岁	44 ± 8
10~11 岁	46 ± 8
12~18 岁	65 ± 12

四、肾小管功能

新生儿葡萄糖肾阈值较成人低,静脉输注或口服大量葡萄糖时易出现糖尿,氨基酸及磷的肾阈值也较成人低。新生儿血浆中醛固酮浓度较高,但新生儿近端肾小管回吸收钠较少,远端肾小管回吸收钠相应增加,出生后数周近端肾小管功能发育成熟,大部分钠在近端肾小管回吸收。新生儿排钠能力较差,若输注过量钠,容易发生钠潴留和水肿。低体重儿排钠较多,如输注不足,可出现钠负平衡而致低钠血症。出生后头10天的新生儿,钠排泄能力较差,故有血钾偏高。

五、钠

钠的吸收依赖于 Na^+,K^+-ATP 酶泵。随着胎龄的增长,钠排泄分数(FENa)逐渐下降,从妊娠30周时的12.8%降至38周时的3.4%,而成人值为1%。因此,早产新生儿是失盐者,发生低钠血症的风险较高。足月新生儿保存和排泄钠负荷的能力有限,过量给钠可能引起细胞外扩容、水肿和低钠血症。

六、葡萄糖

葡萄糖在近曲小管重吸收,并依赖于 Na^+,K^+-ATP 酶泵的活性。在早产新生儿中,Na^+,K^+-ATP 酶泵活性降低可导致葡萄糖消耗。围手术期液体的细致管理很重要,应避免高血糖症,因其会引起渗透性利尿,导致经肾排泄的药物作用延长,如泮库溴铵、吗啡、地高辛和抗生素。

第五节　儿童肝生理特点

胎儿和新生儿的肝已经能够储存糖原、合成蛋白质,参与调控糖类、蛋白质和脂质的代谢。肝也是妊娠中期重要的造血中心,妊娠 7 个月时达到峰值。由于肝的血流量较低、酶系统不成熟和血清蛋白(如白蛋白、凝血酶原和载体蛋白)浓度较低,肝功能仍不成熟,至 1 岁时肝功能才达到成人水平。早产儿、新生儿肝发育不成熟,易发生低血糖、高胆红素血症及药物代谢障碍,了解儿童肝的生理特点对麻醉医师至关重要。

一、肝功能发育

肝的发育始于妊娠第 4 周,年龄愈小,肝脏相对愈大,妊娠 9 周时肝重量约为体重的 10%,新生儿降至 4%,成人降至 2%。新生儿肝有不成熟的肝细胞,缺乏许多酶系统,合成糖原能力较差。婴儿肝的结缔组织发育较差,肝细胞再生能力强,不易发生肝硬化,但易受缺氧、感染、药物等不利因素的影响而发生肿胀、变性、坏死。

二、物质合成与代谢

1. **糖类代谢**　在子宫内,胎儿从胎盘获得葡萄糖。胎儿的肝细胞能够在妊娠第 9 周开始合成糖原。虽然足月新生儿的肝糖原储备相较成人为多,但是糖原的消耗速度约为成人的 2 倍,出生后的头 12 小时,肝糖原是新生儿重要的葡萄糖来源。理想情况下,应在此期间建立母乳喂养。早产新生儿由于糖原储存和糖异生尚未形成,更易发生低血糖。

2. **蛋白质合成**　肝是蛋白质合成的主要场所,到妊娠 12 周时,已经有蛋白质的合成。胎儿期的主要血清蛋白是甲胎蛋白,至妊娠 12~13 周时达到高峰。白蛋白合成从妊娠 3~4 个月开始,至出生后 15~18 个月时接近成人水平。早产新生儿的血浆白蛋白水平较低。

3. **凝血因子合成**　肝负责合成维生素 K 依赖性凝血因子,即因子 Ⅱ、Ⅶ、Ⅸ、Ⅹ。这些凝血因子的合成取决于肠内喂养和肠道的细菌定植,细菌是维生素 K 的重要来源。健康新生儿出生后肌内注射维生素 K 0.5~1mg,能够显著降低新生儿出血的风险。

三、肝的药物代谢

药物及有毒物质的代谢和解毒是肝的主要功能。亲脂性药物难以排泄,需要经过肝代谢将脂溶性药物转化为水溶性化合物,才易于肾排泄。新生儿肝功能尚未成熟,与药物代谢有关的酶系统虽已存在,但药物的酶诱导作用不足,随着年龄的增长,肝的血流量增加,酶系统发育完全,肝代谢药物的能力迅速增加。

药物代谢可分为Ⅰ相反应(phase Ⅰ reactions)和Ⅱ相反应(phase Ⅱ reactions)。Ⅰ相反应有氧化、还原、水解反应,经过Ⅰ相反应后多数药物可失去药理活性,但同时也是产生活性或毒性产物的过程;Ⅱ相反应是结合反应,药物经结合反应后多极性增强,水溶性增加,易于肾排泄。

新生儿的血浆白蛋白水平低,结合的药物较少,导致游离药物增多,消除半衰期延长;婴幼儿,尤其是新生儿的肝糖原储备少,易发生低血糖;可能发生凝血异常,因此在最初几天需要补充维生素 K;早产儿由于肝无法代谢蛋白质,容易发生低血糖及酸中毒。

第六节　儿童胃肠道生理特点

胃肠道由近端向远端成熟,发育异常可导致气管食管瘘、肠闭锁、重复畸形、脐膨出、腹裂和先天性巨结肠等疾病。婴儿的食管下端括约肌(lower esophageal sphincter,LES)发育不成熟或神经肌肉协调功能差,可出现频繁的胃食管反流。

儿童胃内盐酸和各种酶的分泌均较成人少,且酶活性低,消化功能差;胃平滑肌发育尚未完善,充满食物后胃易发生扩张。胃排空时间随食物种类不同而异,水排空时间为 1.5~2 小时;母乳为 2~3 小时;牛乳为 3~4 小时;早产儿胃排空相对更慢,易发生胃潴留。

新生儿胃肠道发育异常较常见,一般可在出生后 1~2 天发现,胃肠道近端畸形常表现为呕吐及反流,而远端畸形则表现为腹部膨隆及排便障碍。

第七节　儿童血液系统生理特点

胎儿、新生儿及婴幼儿的血液系统发育是一个动态、连续的过程,要掌握儿童血液系统的生理特点,首先必须了解胎儿、新生儿及婴幼儿发育时期血液系统的成熟过程。

一、儿童造血及特点

造血器官是生成多种血细胞的场所,胚胎期血细胞生成分为:中胚层造血期、肝脾造血期、骨髓造血期,三期彼此相互交叉,不能截然分割。

1. **中胚层造血期**　自胚胎第 2~3 周起卵黄囊壁上的间充质细胞聚集成团,形成血岛。血岛细胞向两个方向分化,周边的细胞分化为扁平的内皮细胞,称之成血管细胞;而中间的细胞变圆,与周边的细胞脱离,分化为原始成血细胞,即最早的造血干细胞,从而开始原始造血或胚胎造血。胚胎造血的主要特点是造血干细胞向红细胞系方向分化。

2. **肝脾造血期**　胚胎第 6 周血液循环出现后不久,卵黄囊内的造血干细胞进入肝,在肝脾定植并造血。胚胎第 9~24 周肝为主要的造血器官,而后肝造血逐渐减少,但继续存在直至出生后 1 周。

3. **骨髓造血期**　胎儿第 3~4 个月时骨髓内有血细胞生成,至第 6 个月时骨髓成为主要的造血器官,第 7 个月时骨髓内各系血细胞最多,造血组织则继续增加直至出生,并维持终身。骨髓成为主要造血器官后,骨髓外造血仅在病理情况下偶尔发生,如各种原因导致骨髓衰竭时可发生骨髓外造血,常见的原因是某些病毒感染所致。

二、儿童外周血细胞

1. **红细胞及血红蛋白**　红细胞生成需要持续地供给氨基酸、铁、维生素及微量营养素等,并受红细胞生成素(erythropoietin,EPO)调节。组织缺氧可刺激红细胞生成素的生成。胎儿处于相对缺氧状态,红细胞生成素合成增加,故红细胞和血红蛋白量较高,出生时红细胞计数为 $(5.0~7.0) \times 10^{12}/L$,血红蛋白为 150~220g/L;未成熟儿与足月儿基本相等。

出生后 6~12 小时因进食较少和不显性失水,红细胞数和血红蛋白含量通常比出生时略高,此后开始下降。出生后随着自主呼吸的建立,血氧含量增加,导致红细胞生成素合成减少,骨髓造血功能暂时性降低,网织红细胞减少;胎儿红细胞较大,寿命较短,致使破坏较多,即生理性溶血;婴儿生长发育迅速,循环血量迅速增加。上述因素导致红细胞计数和血红蛋白含量逐渐降低，至出生后2~3个月时达到最低点，红细胞计数降至约 $3.0 \times 10^{12}/L$，血红蛋白降至约100g/L，表现为轻度贫血（早产儿于出生后3~7周可降至70~90g/L），称之"生理性贫血"，此过程具有自限性。出生3个月后，红细胞计数和血红蛋白含量又缓慢增加，约12岁时达成人水平。

网织红细胞在外周血液中的比例：新生儿出生后3天内为0.04~0.06，于出生后4~7天迅速下降至0.003~0.010，3个月后回升，婴儿期后接近成人值。

红细胞增多症：是指血细胞比容超过65%，在足月新生儿中发生率为3%~5%。持续存在的红细胞增多症可导致血液高黏滞综合征，全身及肺血管阻力增加，心排血量减少。替换部分血液可降低血细胞比容，降低血液黏度，改善器官血流量。

胎儿血红蛋白：出生时，新生儿的血红蛋白有80%为血红蛋白F（HbF），至出生后6个月时逐渐降至5%。HbF的特征寿命为90天，而成人血红蛋白为120天。HbF对氧气的亲和力更高，氧气运输良好，但组织输送较差。胎儿红细胞的2,3-DPG水平较低，因此氧合血红蛋白解离曲线（ODC）左移。

2. **白细胞** 初生时白细胞计数为 $(15~20) \times 10^9/L$，出生后6~24小时升高达 $(21~28) \times 10^9/L$，随后逐渐下降，1周后平均约为 $12 \times 10^9/L$，出生后6~12个月维持在约 $10 \times 10^9/L$，8岁后接近成人水平。新生儿由于白细胞功能尚不成熟，感染的易感性增加，在败血症的情况下，有时可能存在轻微的白细胞反应伴白细胞减少。

3. **血小板** 胎龄30周时血小板计数即与年长儿、成人相似，因此不论胎龄大小，血小板计数 $<150 \times 10^9/L$ 即为血小板减少。足月儿和早产儿在出生后第1个月末血小板计数可升高至 $(300~400) \times 10^9/L$。新生儿血小板减少症临床较多见，早期血小板减少多为胎盘功能不全导致胎儿巨核细胞生成障碍所致，以免疫性血小板减少症、先天性感染及窒息最为常见；出生数天后的血小板减少，90%的严重病例是由迟发的细菌性败血症或新生儿坏死性小肠结肠炎所致。

尽管病情稳定的婴幼儿能够耐受较低的血小板计数而无明显的出血表现，但对于病重的患儿，严重的血小板减少预示预后较差。目前婴幼儿血小板最低值的安全界线尚无统一认识，一般认为，无出血表现时不需要预防性输入血小板，除非血小板计数 $<30 \times 10^9/L$。但对于有出血高危因素的婴幼儿，尤其是极低出生体重儿出生后第1周，以及病情波动（需要辅助通气或血压不稳）的新生儿，血小板应维持在 $50 \times 10^9/L$ 以上。

三、血容量

不同年龄组儿童的血容量见表4-7-1。

表4-7-1 不同年龄组儿童的血容量与血红蛋白量

年龄	血容量/(ml·kg⁻¹)	血红蛋白/(g·L⁻¹)
早产儿	90~100	130~200
足月新生儿	80~90	150~230
<1岁	75~80	110~180
1~6岁	70~75	120~140
>6岁和成人	65~70	120~160

儿童血容量有如下特点:①血容量相对较成人多,新生儿血容量约占体重的10%,儿童占体重的8%~10%,成人血容量占体重的6%~8%;②绝对血容量较少,致使婴幼儿术中失血效应显著,因此准确评估和记录失血量对维持其正常血容量非常重要;③儿童的体型还将决定液体复苏所需的液体量;④一般建议术中循环血容量减少15%时即可开始输血;⑤儿童对血液丢失的代偿机制较强,尽管血容量损失高达25%时,血压仍能维持正常;⑥儿童低血压一般多为低血容量的晚期征象。

第八节　儿童内分泌系统生理特点

内分泌系统的主要功能是促进与协调人体的生长、发育、性成熟和生殖等生命过程。内分泌系统与神经系统、免疫系统共同构成调控人体整体功能的系统,能够在儿童生长发育的各个阶段满足不同身体状况的需求。儿童内分泌系统的结构和功能异常会影响机体多个组织和器官的功能,了解常见的儿童内分泌系统功能异常对小儿麻醉医师至关重要。

儿童内分泌疾病的种类与成人不同,内分泌疾病的临床特征、发病机制、治疗方法也与成人有较大区别,而且儿童内分泌疾病在不同的年龄阶段各有特点。下丘脑-垂体是机体最重要的内分泌器官,是内分泌系统的中枢,可以分泌多种激素,控制甲状腺、肾上腺、性腺等内分泌器官的活动。在正常生理状态时,各种激素凭借下丘脑-垂体-靶腺轴的各种反馈机制及其细胞间相互调节作用而处于动态平衡,促进细胞的增殖、分化和凋亡,促进器官的成熟和胚胎发育。若丘脑、垂体功能障碍,则会造成生长激素、促甲状腺激素、促肾上腺皮质激素、促性腺激素的分泌异常,从而引起相应症状。任何引起内分泌激素、受体的结构和功能异常均可造成临床内分泌疾病,主要病因有遗传与环境两大因素。

儿童常见的内分泌疾病如下:

1. **儿童糖尿病**　糖尿病(DM)是由于胰岛素绝对或者相对缺乏而造成的糖、脂肪、蛋白质代谢紊乱。儿童糖尿病可以发生于任何年龄,诊断的主要依据是近期发生糖尿病酮症酸中毒(DKA)。儿童糖尿病最常见的是1型糖尿病(胰岛素依赖型),其主要的原因是免疫调节性胰岛B细胞损害,此类患者机体不能产生胰岛素,必须依赖外源性胰岛素维持;2型糖尿病的病理特点为胰岛素抵抗与胰岛素缺陷,而非胰腺B细胞的衰竭。

手术与麻醉的应激反应可能导致糖尿病患者内分泌功能失代偿,包括皮质醇、儿茶酚胺和胰高血糖素在内的应激激素分泌而抑制胰岛素的作用,促进分解代谢;胰岛素抵抗和脂肪分解;组织损伤引起的神经内分泌反应,如促肾上腺皮质激素(ACTH)、生长激素(GH)分泌和去甲肾上腺素、肾上腺素剧增,从而加重糖尿病儿童血糖的失衡;术前禁食可能会降低血糖,但因禁食随之而来的分解代谢,也可能导致血糖的升高。虽然阿片类药物与区域阻滞麻醉可以减少应激反应,但不能完全消除,因此禁食的糖尿病患儿仍然需要胰岛素治疗。

优化糖尿病患儿在择期手术前的状况是术前准备的目标。糖化血红蛋白水平能够反映血糖长期控制的结果;近期尿酮体阳性患者如果在择期手术前存在血糖控制欠佳,理想的做法是延迟手术至控制到最佳状态;伴有血糖控制不佳的急诊手术,术后需要加强治疗;酮症酸中毒患者,液体补充极为重要,麻醉诱导前应进行初步的代谢紊乱矫正。

术中管理要求实时监测血糖水平,必须避免低血糖,血糖目标值范围为5.6~8.4mmol/L。主要措施包括:胰岛素输注速率为0.02~0.05U/(kg·h),维持血糖水平在目标范围;围手术期输注胰岛素的效果优于皮下注射,且适用于中、长时间手术;胰岛素泵可以持续使用至术中;对短小手术,如鼓膜切开与置管,麻醉苏醒后尽快恢复常规胰岛素使用且能进食者,术中不需要胰岛素输注。

2. **胰岛功能亢进**　也称高胰岛素血症,虽然罕见,却是婴幼儿期严重顽固低血糖最常见的原因。是一组遗传性疾病,其低血糖症是由于胰腺β细胞无节制过多地分泌胰岛素所致。

新生儿低血糖临床表现不具特异性,可表现为喂养困难、嗜睡或烦躁不安,严重时可有惊厥和昏迷等症状。儿童低血糖症状表现为面色苍白、晕厥、心动过速、出汗及癫痫发作。周期性出现严重的持续性低血糖症可导致神经系统的不可逆损害,导致诸如脑瘫、智力低下、视觉障碍等神经学后遗症。治疗小儿低血糖症,应尽快通过肠道内与肠道外的途径给予葡萄糖,维持血糖正常。

3. 甲状腺疾病 甲状腺激素对人体正常的生长发育、新陈代谢、神经系统发育、器官功能具有重要作用。甲状腺功能紊乱可导致永久性神经损伤,尤其是在婴儿甲状腺系统不成熟时期。

甲状腺是最早发育的腺体,胚胎第 15~16 天就能辨认出,但至少到胚胎第 20~26 周才产生激素。因此,过早出生的早产儿因下丘脑 - 垂体 - 甲状腺轴发育不成熟,可导致甲状腺素(T_4)和促甲状腺激素水平较低,但一般在出生后 6~10 周内可自然恢复正常;甲状腺素结合球蛋白(TBG)和三碘甲状腺原氨酸(T_3)水平降低,导致产热的棕色脂肪组织不成熟;除非是急诊手术,都必须在术前矫正甲状腺疾病到甲状腺功能达正常水平。先天性甲状腺功能减退症的主要特点是大囟门和颅缝分离,常伴随脐疝,较大的舌体可能导致上呼吸道阻塞,这些婴儿嗜睡,常发育迟缓、心率较正常慢、低血压和低体温,在严重的情况下,患儿可伴有血管容积减小、外周阻力增加、压力感受器迟钝。

甲状腺功能亢进在婴儿期罕见,在青少年格雷夫斯病(Graves 病)中最常见。临床表现为:①与成年患者相同的症状和体征,如震颤、烦躁、心动过速、高血压、心脏扩大、眼球突出。②可触及肿大的甲状腺,如果足够大,可能会直接压迫气管,损害气道。若甲状腺肿大长期存在可导致气管软化。③甲状腺危象,为急性失代偿症状,术中可能发生,其表现与恶性高热的许多体征和症状相同,包括发热、心动过速和高代谢症状。甲状腺危象发生时,必须立即处理血流动力学的问题(如应用β受体阻滞药艾司洛尔)和应用甲状腺激素抑制药,同时需要内分泌专家的协助。

甲状腺危象与恶性高热都能迅速进展,两者均有严重的临床表现,恶性高热以代谢性酸中毒、严重的高碳酸血症、肌强直和升高的肌酐磷酸激酶为主,而甲状腺危象则没有。麻醉医师应适当区分两者的不同,采取不同的治疗方法处理不同的紊乱。

4. 甲状旁腺疾病 4 个甲状旁腺腺体通常嵌入甲状腺组织内。甲状旁腺主细胞分泌甲状旁腺激素,其主要靶器官为骨、肾、肠,可调节机体维生素 D 和钙离子代谢,维持细胞外钙离子浓度稳定。甲状旁腺激素可动员骨骼内钙离子,促进排泄磷酸盐;甲状旁腺激素通过负反馈机制调节血浆内钙离子,使细胞外镁离子浓度增加从而降低甲状旁腺激素分泌。甲状旁腺功能异常可分为:甲状旁腺功能亢进症和甲状旁腺功能减低症。

新生儿和儿童期罕见甲状旁腺功能亢进症,新生儿型甲状旁腺功能亢进症较大龄儿童甲状旁腺功能亢进症严重。儿童高钙血症的最常见原因包括:原发性甲状旁腺功能亢进、维生素 D 中毒、结节病、乳碱综合征(milk-alkali 综合征)。主要临床表现包括高血钙、骨骼病变及泌尿系统病变等。高钙血症患儿的麻醉风险主要是术中可能出现严重的心律失常、急性肾功能不全和高凝状态血栓形成。

围手术期处理包括:①术前充分的多学科协同治疗,以降低血钙水平,术中适当水合和维持较高的尿量;②避免使用具有肾毒性的药物;③高钙水平使心电图 QT 间期缩短,可能导致心律失常;④继发性甲状旁腺功能亢进症发生于透析中不充分的磷酸盐置换的患者;⑤评估深静脉血栓风险,重视下肢深静脉血栓风险管理。

甲状旁腺功能减低症主要是由于甲状旁腺激素缺少所引起的钙磷代谢紊乱。以低血钙、高血磷、尿钙低、尿磷低,以及由低钙血症诱发的神经肌肉兴奋性增高为特征。主要由甲状旁腺被破坏、甲状旁腺发育不成熟、甲状旁腺不发育、自身免疫性疾病等引起。低血钙时,神经肌肉兴奋性增强,麻醉手术中可能诱发喉痉挛或支气管痉挛,严重的低血钙甚至可导致患儿出现惊厥和意识丧失,围手术期须予以警惕。低血钙时对心脏的影响是兴奋性和传导性增高,但是只有血清钙显著降低时 ECG 才会表现出异常;低钙血症可能导致患儿术后出现苏醒延迟。

第九节　儿童体液平衡

体液是人体的重要组成部分,保持体液平衡是维持生命所必需的条件。体液平衡包括维持水、电解质、酸碱度和渗透压的正常。儿童由于体液占体重比例较大、器官功能发育尚未成熟、体液平衡调节功能差等生理特点,容易发生体液平衡失调,如处理不及时或不当可危及生命。

一、儿童体液平衡的特点

1. **体液的总量和分布**　体液分布于血管内、组织间隙和细胞内,前两者合称为细胞外液。年龄越小,体液总量相对越多,主要是间质液的比例较高,而血浆和细胞内液的比例与成人相近(表 4-9-1)。

表 4-9-1　不同年龄人群的体液总量和分布　　　　　　　　　　单位:%

年龄	体液总量	细胞外液		细胞内液
		血浆	组织液	
足月新生儿	78	6	37	35
1 岁	70	5	25	40
2~14 岁	65	5	20	40
成人	55~60	5	10~15	40~45

2. **体液的电解质组成**　细胞外液的电解质以 Na^+、Cl^-、HCO_3^- 等为主,其中 Na^+ 量占细胞外液阳离子总量的 90% 以上,对维持细胞外液的渗透压起主要作用。细胞内以 K^+、Mg^{2+}、HPO_4^{2-} 和蛋白质等为主,K^+ 大部分处于解离状态,维持着细胞内液的渗透压。除新生儿在出生后数日内血钾、血氯偏高,血钠、血钙和碳酸氢盐偏低外,儿童体液内的电解质组成与成人相似。

3. **水代谢的特点**　儿童水的需要量相对大、交换率高,由于新陈代谢旺盛,排泄水的速度也较成人快。年龄愈小,出入水量相对愈多。婴儿每日水的交换量为细胞外液量的 1/2,而成人仅 1/7,故婴儿体内水的交换率比成人快 3~4 倍。此外,儿童的体表面积相对大、呼吸频率快,因此儿童年龄愈小,水的需要量相对愈大,不显性失水相对愈多,对缺水的耐受力也愈差,在病理情况下较成人更易发生脱水。儿童体液平衡调节功能不成熟,肾的浓缩和稀释功能对于体液平衡调节起着重要作用,儿童肾功能不成熟,年龄愈小,肾对体液平衡的调节作用也愈差。婴儿肾只能将尿渗透压浓缩至 700mmol/L(成人为 1 400mmol/L),每排出 1mmol 溶质时需带出 1~2ml 水(成人为 0.7ml)。儿童肾的稀释能力相对好,在出生后 1 周时可达成人水平,但由于肾小球滤过率低,因此水的排泄速度较慢,当摄入水过多时易导致水肿和低钠血症。另外,由于儿童肾排钠、排酸、产氨能力差,也容易发生高钠血症和酸中毒。

二、水、电解质和酸碱平衡紊乱

1. **脱水**　是指由于水的摄入量不足和丢失过多引起的体液总量,尤其是细胞外液量的减少。脱水时除水分丢失外同时伴有钠、钾和其他电解质的丢失。脱水的严重程度取决于水和电解质丢失的速度及幅度,而脱水的性质则反映了水和电解质(主要是钠)的相对丢失率。

(1)脱水程度:是指累积的体液丢失量占体重的百分比。临床实践中常根据前囟、眼窝、皮肤弹性、尿量和血液循环情况等临床表现评估脱水程度。不同程度的脱水其临床表现不尽相同。

(2)脱水性质:指现存体液渗透压的改变,反映水和电解质的相对丢失量。钠是决定细胞外液渗透压的主要成分,所以临床根据血清钠的水平将脱水分为等渗性脱水、低渗性脱水和高渗性脱水 3 种。其中以等渗性脱水最常见,其次为低渗性脱水,高渗性脱水少见。

1)等渗性脱水(isotonic dehydration):血清钠为 130~150mmol/L,水和电解质成比例地丢失,血浆渗透压正常,丢失的体液主要是细胞外液。多见于急性腹泻、呕吐、胃肠液引流、肠瘘及短期饥饿所致的脱水。

2)低渗性脱水(hypotonic dehydration):血清钠 <130mmol/L,电解质的丢失量比水多。多见于营养不良伴慢性腹泻、腹泻时补充过多的非电解质液体、慢性肾疾病或充血性心力衰竭患者长期限盐并反复使用利尿药及大面积烧伤等患儿。由于细胞外液低渗,使水从细胞外向细胞内转移,导致细胞外液减少和细胞内水肿,有效循环血量减少明显。临床特点为脱水症状较其他两种类型严重,较早发生休克。神经细胞水肿者,可出现头痛、烦躁不安、嗜睡、昏迷或惊厥等神经系统症状。

3)高渗性脱水(hypertonic dehydration):血清钠 >150mmol/L,电解质的丢失比水少,血浆渗透压增高,丢失的体液主要是细胞内液。多见于腹泻伴高热、不显性失水增多而给水不足(如昏迷、发热、呼吸增快、光疗或红外线辐射保温、早产儿等)、口服或静脉注入过多的等渗或高渗液体、垂体性或肾性尿崩症和使用大量脱水药的患儿。由于细胞外液高渗,使水从细胞内向细胞外转移,导致细胞内液量减少,而血容量得到部分补偿,有效循环血量变化相对不大。故在失水量相等的情况下,其脱水症状比其他两种类型轻。临床特点为口渴、神经系统症状明显、血液循环障碍不明显,但脱水严重时仍可发生休克。主要表现为烦渴、高热、烦躁不安、皮肤黏膜干燥等。高渗性脱水可使神经细胞脱水、皱缩,脑血管扩张甚至破裂出血,亦可发生脑血栓,表现为肌张力增高、惊厥、昏迷、脑脊液压力降低等,可留有中枢神经系统后遗症。

2. 钾平衡紊乱 正常血清钾浓度为 3.5~5.5mmol/L,当血清钾浓度 <3.5mmol/L 时为低钾血症,当血清钾浓度 >5.5mmol/L 时为高钾血症。低 / 高钾血症临床症状的出现不仅取决于血钾的浓度,更重要的是与血钾变化的速度有关。

(1)低钾血症(hypokalemia)

1)病因:①钾摄入量不足。长期不能进食,液体疗法时补钾不足。②钾丢失增加。如呕吐、腹泻、各种引流、胃肠减压及使用排钾利尿剂,以及低镁血症、原发性失钾性肾病(远端肾小管酸中毒、醛固酮增多症等)、巴特综合征(Bartter 综合征),库欣综合征(Cushing 综合征)等。③钾分布异常。输液纠正酸中毒过程中,由于血液被稀释、钾随尿量的增加而排除、酸中毒纠正后大量 K^+ 进入细胞内,以及糖原合成时消耗钾,均导致血清钾骤降;低钾型周期性瘫痪、碱中毒和胰岛素治疗等;使用肾上腺素受体激动剂、茶碱、钡剂和甲苯等药物。

2)临床表现:①神经肌肉兴奋性改变。可表现为精神不振、骨骼肌兴奋性降低,肌无力(弛缓性瘫痪、呼吸肌无力)、腱反射消失。②胃肠道平滑肌兴奋性降低。可表现为恶心呕吐、腹胀、肠麻痹,腹壁反射消失等。③心血管系统改变。发生心肌收缩无力、心脏扩大,表现为心音低钝、心动过速、心力衰竭、猝死;心电图示 T 波低平、ST 段下降、QT 间期延长、出现 U 波、室上性或室性心动过速、心室颤动,亦可发生心动过缓和房室传导阻滞、阿 - 斯综合征。④泌尿系统改变。长期缺钾可导致肾小管上皮细胞空泡变性,对抗利尿激素反应低下、浓缩功能减低,出现多饮、多尿、夜尿;肾小管泌 H^+ 和回吸收 HCO_3^- 增加,氯离子的回吸收减少,发生低钾、低氯性碱中毒,此时伴反常性酸性尿;可增加肾产氨而导致肝性脑病;还由于膀胱功能受损,可导致尿潴留;慢性缺钾可造成间质性肾炎。⑤缺钾还可使胰岛素分泌受抑制、糖原合成障碍,易发生高血糖症。

3）治疗：①治疗原发病。②轻度患者可口服氯化钾,每日 200~300mg/kg。③重度低钾血症需静脉补钾,全日总量一般为 100~300mg/kg（10% KCl 1~3ml/kg）,忌将钾盐静脉注射。应均匀分配于全日的静脉输液中,浓度一般不超过 0.3%（新生儿为 0.15%~0.2%）,每日补钾总量静脉滴注的时间不应少于 6~8 小时。肾功能损害无尿时影响钾排出,此时补钾有引起高血钾的危险,故必须有尿补钾,膀胱中有潴留尿或治疗开始前 6 小时内曾排过尿即可视为有尿。由于细胞内钾恢复较慢,治疗低钾血症须持续给钾 4~6 天甚至更长时间。在治疗过程中如病情好转,可由静脉补钾改为口服补钾。

（2）高钾血症（hyperkalemia）

1）病因：①肾排钾减少。肾衰竭、尿路梗阻、狼疮性肾炎、肾上腺皮质功能减退、21-羟化酶缺乏症、肾上腺脑白质营养不良、高钾型肾小管酸中毒、长期使用潴钾利尿药。②钾摄入量过多。静脉或口服摄入过多,如输液注入钾过多过快、输入库存过久的全血。③钾分布异常。钾由细胞内转移至细胞外,如严重溶血、缺氧、休克、代谢性酸中毒、严重组织创伤、洋地黄中毒、氟中毒、过度运动、高渗状态、胰岛素缺乏、使用氯琥珀胆碱等去极化型肌松药或 β-肾上腺素受体拮抗药。

2）临床表现：①由于钾离子对细胞膜的极化作用,最早受影响的是心脏传导系统,心电图的改变先于其他临床症状,首先出现 T 波高尖、PR 间期延长、P 波变平、QRS 波群增宽、ST 段压低、房室传导阻滞,最终发生心室颤动（室颤）和心搏骤停；②由于神经肌肉兴奋性降低,患儿可出现精神萎靡、嗜睡、肢体肌肉无力、腱反射减弱或消失,严重者呈弛缓性瘫痪,但脑神经支配的肌肉和呼吸肌一般不受累。

3）治疗：主要有两个目的,一是防止发生致死性的心律失常；二是从体内排出钾。首先要积极治疗原发病,停用含钾药物和食物,供应足量的热量以防止内源性蛋白质分解释放钾。当血清钾浓度达 6~6.5mmol/L、心电图正常时可以给予阳离子交换树脂、保留灌肠或排钾利尿剂等。血清钾浓度 >6.5mmol/L 或有心电图异常时需迅速采取以下措施：①拮抗高血钾对心脏的毒性作用。钙剂能够稳定心肌细胞膜、防止心律失常,可使用 10% 葡萄糖酸钙 0.5ml/kg,加等量葡萄糖液缓慢静脉注射,起效后改用 10% 葡萄糖酸钙 10~20ml 加入 1% 葡萄糖溶液 100~200ml 静脉滴注。②促使钾向细胞内转移。碱化细胞外液,用 5% 碳酸氢钠 3~5ml/kg 快速静脉滴注；应用葡萄糖加胰岛素静脉滴注,葡萄糖 0.5~1.0g/kg,每 3g 葡萄糖加 1U 胰岛素；使用支气管扩张药如沙丁胺醇吸入,可通过刺激 β1-受体使钾转移到细胞内。后者最明显的优点为不需要静脉输液通路。③加速排钾。呋塞米、聚磺苯乙烯钠口服、鼻饲或直肠给药,还可透析或连续血液净化。

3. 酸碱平衡紊乱　正常血液的 pH 维持在 7.35~7.45,pH<7.35 为酸中毒,pH>7.45 为碱中毒。发生酸碱平衡紊乱（acid-base disturbance）时,如果机体通过缓冲系统的代偿,使血液的 pH 仍保持在正常范围时则称为代偿性酸中毒或碱中毒。人体调节 pH 在较稳定的水平取决于两个机制：①理化或缓冲机制。②生理机制。主要为肾和肺直接作用于缓冲机制；血液及其他体液的缓冲系统主要包括两个方面：碳酸、碳酸氢盐系统和非碳酸氢盐系统。

（1）代谢性酸中毒（metabolic acidosis）：临床最常见的酸碱平衡紊乱,根据阴离子间隙（anion gap,AG）值将其分为正常 AG 型（AG 值 8~16mmol/L）和高 AG 型（AG 值 >16mmol/L）两型。正常 AG 型代谢性酸中毒主要是碱丢失引起的。

1）病因：①碱性物质从消化道或肾丢失,如腹泻、肾小管酸中毒及小肠、胰胆管引流,以及应用碳酸酐酶抑制剂（乙酰唑胺）或醛固酮拮抗剂等。②摄入酸性物质过多,如氯化钙、氯化镁等。③静脉输入过多的不含 HCO_3^- 的含钠液。④酸性代谢产物堆积,如进食不足、组织缺氧、休克等；高 AG 型主要是产酸过多所致,如糖尿病酮症酸中毒、饥饿性酮症和水杨酸中毒等。

2）临床表现：根据血液 HCO_3^- 的测定结果,临床上将酸中毒分为轻度（13~18mmol/L）、中度（9~12mmol/L）、重度（<9mmol/L）。轻度酸中毒症状不明显,主要靠病史和血气分析作出诊断。典型酸中毒表

现为精神萎靡或烦躁不安、呼吸深快，有时可有面红或唇红、腹痛、呕吐、昏睡、昏迷。酸中毒时细胞通过 H^+-K^+ 交换使细胞外液 K^+ 增高，可导致心律失常和心力衰竭。酸中毒时血浆游离钙增高，在酸中毒纠正后下降，可使原有低钙血症的患儿发生手足抽搐。新生儿和小婴儿的呼吸代偿功能较差，酸中毒时其呼吸改变可不典型，往往仅有精神萎靡、拒食和面色苍白等。

3）治疗：积极治疗缺氧、组织低灌注、腹泻等原发病。正常 AG 型代谢性酸中毒处理原则为减少 HCO_3^- 的损失和补充碱剂增加碱储备、中和 H^+；高 AG 型的治疗原则为改善微循环和机体缺氧状况。轻度酸中毒经病因治疗后通过机体代偿可自行恢复，不需碱剂治疗；一般主张 pH<7.3 时可静脉补给碱性液体，常首选碳酸氢钠。在紧急情况下，可暂时按照提高血浆 HCO_3^- 5mmol/L 计算（1.4%NaHCO₃ 或 1.87% 乳酸钠 3ml/kg 可提高 HCO_3^- 约 1mmol/L），必要时 2~4 小时后可重复。有血气分析结果时可按照公式计算，碱的需要量 = 碱剩余（BE）×0.3× 体重（kg）。因为 5% 碳酸氢钠 1ml=0.6mmol，故所需 5% 碳酸氢钠（ml）= 碱剩余（BE）× 0.5× 体重（kg），一般首次给予计算量的 1/2，根据治疗后情况及复查血气分析结果决定是否继续用药。重度酸中毒伴重度脱水时，可用 1.4%NaHCO₃ 每次 20ml/kg，总量不超过 30ml/kg，起到既纠正酸中毒又扩充血容量的作用。在通气功能障碍时不宜用碳酸氢钠，用后可发生 CO_2 潴留反而使酸中毒加重。新生儿、缺氧、休克和肝功能不全时不宜使用乳酸钠。在纠正酸中毒过程中由于钾离子进入细胞内液使血清钾降低，游离钙也减少，应注意补钾和补钙。

（2）代谢性碱中毒（metabolic alkalosis）：由于体内 H^+ 丢失或 HCO_3^- 蓄积所致。

1）病因：①严重呕吐或胃液引流导致 H^+ 和 Cl^- 的丢失，如常见的先天性肥厚性幽门狭窄、先天性失氯性腹泻；②摄入或输入过多的碳酸氢盐；③严重低钾血症、肾碳酸氢盐的重吸收增加、使用大剂量皮质激素、巴特综合征（Bartter 综合征）、去氧皮质酮分泌增多，以及使用大剂量的青霉素、氨苄西林等含有肾不能回吸收的阴离子（使远端肾小管 H^+、K^+ 排出及 Na^+ 回吸收增多），肾衰竭，使用呼吸机使高碳酸血症迅速解除等。

2）临床表现：典型表现为呼吸慢而浅、头痛、烦躁、手足麻木、低钾血症，血清中游离钙降低可导致手足抽搐。

3）治疗：祛除病因，停用碱性药物，纠正水电解质酸碱平衡失调。轻症给予 0.9% 氯化钠注射液静脉滴注补充部分阴离子（氯离子）即可。严重者（pH>7.6；HCO_3^->40mmol/L；Cl^-<85mmol/L）可给予氯化铵治疗。对高碳酸血症迅速解除所引起的代谢性碱中毒，首先应调节呼吸机参数，使 $PaCO_2$ 回升到患者原来的耐受水平，以后再逐渐降低。

（3）呼吸性酸中毒（respiratory acidosis）：由于通气障碍导致体内 CO_2 潴留和 H_2CO_3 增高所致。

1）病因：①呼吸道阻塞，如喉痉挛或水肿、支气管哮喘、呼吸道异物、分泌物堵塞、羊水或胎粪吸入等；②肺和胸腔疾病，如严重肺炎、呼吸窘迫综合征、肺不张、肺水肿、气胸、大量胸腔积液等；③呼吸中枢抑制，如脑炎、脑膜炎、脑外伤及催眠药和麻醉药过量等；④呼吸肌麻痹或痉挛，如吉兰-巴雷综合征、脊髓灰质炎、严重低血钾、破伤风等；⑤呼吸机使用不当所致的 CO_2 潴留等。

2）临床表现：除原发病表现外，常伴有低氧血症及呼吸困难，高碳酸血症可引起血管扩张，颅内血流增加，导致头痛及颅内压增高，严重时可出现中枢抑制。

3）治疗：积极治疗原发病，改善通气和换气功能，排除呼吸道阻塞。重症患儿应行气管插管或气管切开、人工辅助呼吸，低流量氧气吸入等。

（4）呼吸性碱中毒（respiratory alkalosis）：由于通气过度使血液中 CO_2 过度减少、血 H_2CO_3 降低所致。

1）病因：①神经系统疾病，如脑膜炎、脑肿瘤或外伤；②低氧，如严重贫血、肺炎、肺水肿、高山病等；③过度通气，如紧张、长时间剧烈啼哭、高热伴呼吸增快、心理疾病、机械通气使用不当导致 CO_2 排出过多；④水杨酸中毒（早期）；⑤一氧化碳中毒等。

2）临床表现:突出症状为呼吸深快,其他症状与代谢性碱中毒相似。

3）治疗:主要是病因治疗,呼吸改善后,碱中毒可逐渐恢复。纠正电解质紊乱,有手足抽搐者给予钙剂。

（5）呼吸性酸中毒合并代谢性酸中毒:在混合型酸碱平衡紊乱中较常见。由于换气功能障碍时 CO_2 潴留,同时伴有缺氧、进食不足、脱水和休克等导致,此时既有 HCO_3^- 降低,又有 CO_2 潴留,血 pH 明显下降。应积极治疗原发病,在处理代谢性酸中毒的同时要保持呼吸道通畅,必要时须使用呼吸机加速潴留 CO_2 的排出。

第十节　儿童体温调节

体温的恒定是维持机体各项生理功能的基本保证,恒温动物（哺乳动物）具有通过中枢神经调控的产热和散热机制维持自身体温在正常范围的能力,稳定机制的破坏就会出现低体温或高体温（发热）的临床表现,会影响机体新陈代谢的正常进行,严重时甚至导致个体死亡。由于儿童尤其是新生儿、早产儿体温调节中枢发育不完善,产热、散热机制与成年人有许多不同,因此儿童麻醉临床实践需对儿童体温调节的特点及其相关问题有较深入的了解。

一、体温调节功能不完善

早产儿难以维持正常的体温,除体温调节中枢发育不成熟外,还具有如下特点:①体表面积相对大,皮下脂肪菲薄,且通透性高,更易散热。②棕色脂肪含量低,糖原储备少,代偿产热的能力差,易发生低体温。③汗腺发育差,若环境温度过高、脱水、中枢神经系统功能障碍或药物等影响,易发生体温升高。此外,严重感染、低血糖、代谢性酸中毒及氧消耗增加等均是导致低体温的高危因素。

二、低体温临床表现

可表现为:①低血压;②心动过缓;③浅慢不规则的呼吸,甚至呼吸暂停;④肢体活动减少;⑤皮肤硬肿;⑥对刺激反应差;⑦原始反射减弱;⑧腹胀或呕吐。还可同时伴有代谢性酸中毒、低血糖、高血钾、氮质血症和少尿,严重时出现广泛的出血,如肺出血等。

三、维持适宜的中性温度

中性温度是指机体代谢、氧及能量消耗最低并能维持体温正常的环境温度。出生体重越低、胎龄越小,所需中性温度越高。低出生体重儿的中性温度设定应使核心温度维持在 36.7~37.3℃,且核心温度与皮肤温度的变化小于 0.2~0.3℃/h。早产儿在暖箱中,箱温应保持适宜的中性温度,一般体重 1 501~2 500g,箱温为 32~33℃;体重在 1 200~1 500g,箱温为 33~34℃;体重 <1 200g,箱温为 34~35℃。出生早期不同体重新生儿的中性温度有所不同。

四、减少体热的丢失

1. **出生时的保暖**　将刚娩出的新生儿皮肤擦干并置于辐射式保温台上,可维持体温稳定。要重视头面部及将头发擦干。超低出生体重儿需在出生后立即置入聚乙烯温箱中,胎龄 29 周以下的早产儿还需用帽子来防止头部散热。

2. **窒息复苏时的保暖**　复苏应在辐射式保温台上进行,转运途中使用预热的温箱。

3. 新生儿监护病房内,应维持适宜的中性温度,以减少能量的消耗。最好是使用伺服控制模式,即通过预调婴儿皮肤温度来调节箱温,置传感器于婴儿某部位（如上腹部）,并预调婴儿该部位皮肤需达到的温度值,暖箱加热装置根据传感器所测得的皮肤温度与预定值的相差情况来供热。若小早产儿因皮肤娇嫩无法使用皮肤探头时,保温箱内的空气需要设定在适宜的温度,这样即使有环境温度的波动,温箱也能随新生儿体温的变化自控温度。

4. 病情相对稳定的早产儿可以穿上衣服,戴上帽子,盖上小毯子。此外,保持适宜的湿度也非常重要,若在没有保证湿度而仅加温的情况下,皮肤的水分将大量丢失,虽然婴儿的皮肤温度上升,但是核心温度仍然不能维持正常,一般超低出生体重儿和极低出生体重儿所需的暖箱湿度应在 60% 以上。

(何 龙 艾艳秋)

推荐阅读

[1] 邓小明,姚尚龙,于布为,等 . 现代麻醉学 .4 版 . 北京:人民卫生出版社,2014.

[2] 桂永浩,薛辛东 . 儿科学 .3 版 . 北京:人民卫生出版社,2015.

[3] 邵肖梅,叶鸿瑁,丘小汕 . 实用新生儿学 .5 版 . 北京:人民卫生出版社,2019.

[4] ANDROPOULOS D B,GREGORY G A.Gregory's pediatric anesthesia.6th ed.Hoboken:Wiley-Blackwell,2020.

[5] DAVIS P J,CLADIS F P.Smith's anesthesia for infants and children.9th.Philadelphia:Elsevier Health Sciences,2016.

[6] DHAYAGUDE S H,DAVE N M.Principles and practice of pediatric anesthesia.New Delhi:Jaypee Brothers Medical Publishers(P)Ltd,2016.

[7] HEMMINGS H C,EGAN T D.Pharmacology and physiology for anesthesia:foundations and clinical application.2nd ed.Philadelphia:Elsevier Health Sciences,2012.

第五章

发育药理学

本章要求

掌握：常用的吸入麻醉药、静脉麻醉药、肌松药和拮抗药、局部麻醉药的基本药理学特点、对主要系统的作用和药物用法。

熟悉：常用药物的药动学、药效学，药物的吸收、分布、代谢、消除特点。

了解：机体药动学相关系统的发育。

儿童并非缩小的成人，一百多年前美国儿科学之父 Jacob 即提出此概念。儿童，尤其是婴幼儿体内的含水量、中心和外周血液分配、代谢率、肺容量、心脏和血流动力学等都与成人明显不同，因而药物的反应与成人存在差异。20 世纪在儿童发生的药物不良反应中，氯霉素引起的致死性心血管衰竭及磺胺类药物引起的新生儿胆红素脑病不断增加，促使人们对这一问题更为重视；对前述不良反应的追踪研究发现，小儿对药物的反应与生长发育过程密切相关。

但"儿童也是缩小的成人"，个体的未来潜力取决于其内在的基因。虽然出生时一些表型可能尚未表达，但已具备大多数遗传性状。其中，代谢酶的遗传多态性是影响药物用量的最常见因素。酶的多态性可增加药物向无活性代谢产物的生物转化，或增加其活性产物的形成。曾有报道，母亲术后体内大量可待因代谢为吗啡，可导致母乳喂养的新生儿发生严重呼吸暂停甚至死亡。可待因治疗超过 1 天的婴幼儿，以及服用曲马多的肾衰竭儿童和扁桃体切除术后的儿童，均有中毒报道。另外，5%~8% 白人和 20%~25% 日本人存在可待因代谢不良，无法获得良好的镇痛效果。

影响小儿药物反应性的因素分为两类，即药动学（药物吸收、分布和清除）因素和药效学（药物 - 受体相互作用）因素。本章将叙述这些影响因素，并描述其如何影响婴幼儿、儿童麻醉药物的药理学。

第一节 机体药动学相关系统的发育

一、机体构成

新生儿、婴儿、儿童和成人的机体构成差异较大。全身总含水量（TBW）尤其明显，妊娠 26 周和 31 周时其体内含水量占体重的 80%~85%，足月时下降到 75%，青少年期减少到 60%。出生后细胞外液（ECF）容量主要通过钠摄取调节，妊娠 26 周时占体重的 65%，足月时降至 40%，10 岁时下降到约 20%。因此，亲水性药物如氯琥珀胆碱，在新生儿和婴儿的分布容积大于较大儿童。胎儿出生时部分器官 / 组织的细胞膜尚未发育成熟，如药物主动外排系统在出生时未完全成熟，导致许多亲脂性药物的脑生物利用度新生儿高于儿童或成人。此外，心排血量也不同，且与体表面积密切相关，基于体重计算的新生儿麻醉药中央室表观容积（V_c）高于成人。

二、药物摄取和吸收

出生后胃液 pH 迅速从 1~3 增加到 5~7,并在出生后的第 1 个月维持碱性状态。新生儿胃排空和肠蠕动也比婴儿和成人慢。由于膜运输、胰腺酶活性和胆汁盐分泌尚未成熟,药物的胃肠吸收速率和吸收程度多变;口服药生物利用度和吸收率不稳定。此外,新生儿肝代谢尚未成熟,首过效应通常降低,在某些情况下可能导致药效提高。经其他途径给药时,婴儿和儿童吸收通常很快,如咽喉部局部麻醉后,利多卡因浓度可在 2~4 分钟后达峰值;毒性反应常于伤口浸润后很快发生。因此药物吸收的速率和程度取决于药物种类、给药部位和途径。

跨越生物膜是药物效应发挥和消退不可或缺的途径。细胞膜中含有摄取和消除的转运蛋白,小分子药物经其跨膜被动或主动转运。控制跨膜分子运输的转运蛋白主要包括溶质载体(SLC)和三磷腺苷结合盒(ABC)两个超家族。SLC 转运蛋白常参与摄取,有些也参与双向转运;ABC 转运蛋白则负责清除、外排细胞内化学物质。SLC 转运蛋白主要包括有机阴离子转运多肽(OATP)、有机阳离子转运蛋白(OCTs)和有机阴离子转运蛋白(OATs)。这些膜蛋白位于心脏、肝、大脑、肾和胎盘的窦状隙边缘,其中的多药及毒素外排转运蛋白(MATEs),可从细胞中排出二甲双胍和普鲁卡因胺等。ABC 由多重耐药(MDR)基因和 MDR 相关蛋白编码的 P- 糖蛋白(P-gp)组成,作为外排泵负责内源性和外源性物质,如间接胆红素和抗惊厥药等的运输。与 SLC 转运蛋白一样,这些转运蛋白普遍存在于血 - 脑屏障、肠壁、肝细胞和肾小管细胞。P-gp 位于内皮细胞和上皮细胞的管腔膜,妊娠 22 周时在人脑组织中出现 P-gp,至出生时几乎完全成熟。转运蛋白都具有高度多态性。

目前对转运蛋白的发育所知甚少。人类胎肝仅含少量转运蛋白。自出生到 4 岁,SLC 和 ABC 转运蛋白的 mRNA 表达不断增加,7 岁时完全表达。在肾和肠道也有类似发现。胎儿 22~26 周前即可在脑干某些部位检测到 P-gp,足月时 P-gp 功能完全发育成熟。22~26 周时可检测到多药耐药相关蛋白 1[1],其水平接近成人且出生前完全成熟,因此血 - 脑屏障可发挥其功能。婴儿 6 个月之前,血 - 脑屏障对脂类和亲脂性小分子物质的选择性较低。

三、药物血液运输与分布

小儿心排血量(CO)和 V_c 大于成人,药物进入体内后在靶器官分布更快。复杂的数学模型可用于解释年龄、容积、清除率和麻醉药用量之间的关系,目前多采用以年龄为协变量的群体 PK-PD 模型,结合效应室消除速率常数(ke0)和半数有效浓度(EC_{50}),描述药物从中央室到效应室的分布及由此产生的效应。ke0 是药物从中央室转运到效应室的速率常数,该参数或 $T_{1/2ke0}$($T_{1/2ke0}$=0.693/ke0,相当于半衰期的概念)是药物到达靶器官的最佳指标,与药物峰效应时间直接相关。EC_{50} 是产生 50% 最大效应时的药物效应室浓度,近似于半数有效浓度,即稳态时的血浆药物浓度。药物是否向更深的房室分布,取决于血浆和组织蛋白的结合、亲脂性、pKa、分布空间体积,这个分布过程很重要,因为它决定了短期或长期用药(吸入麻醉药、丙泊酚)后的苏醒快慢,此即稳态输注时间相关性半衰期的概念。此外,术后心排血量和体温升高时,可能导致分布到较深房室(胃肠)的药物等再次释放进入循环,如芬太尼。

许多药物与血清蛋白结合,主要为血清白蛋白(HSA)和 α₁ 酸性糖蛋白(AGP)。丙泊酚等酸性药物优先与 HSA 结合,碱性药物主要与 AGP 结合。蛋白结合分子是否跨过血 - 脑屏障,取决于结合的性质(与受体结合 - 解离的速率)和器官转运时间等因素,肝窦周隙可减慢转运。经肝代谢药物的清除通常与蛋白结合无关。脑和心脏等转运迅速的器官,器官吸收的药物量通常受制于蛋白结合。HSA 是血浆中含量最丰

---

[1] MRP1,参与血脑屏障。

富（0.6mmol/L）的蛋白质，主要有两个高亲和力的结合位点，结合常数为 10^4~10^6 M^{-1}。位点 1 结合硫喷妥钠、丙泊酚和许多其他药物；位点 2 通常以立体定向和变构方式结合内源性羧酸、丙泊酚、吸入麻醉药和大多数非甾体抗炎药（NSAID）。胆红素也可与 HSA 多个位点结合，丙泊酚等可取代胆红素从而增加间接胆红素的量，并可能导致新生儿胆红素脑病。

AGP 为急性时相蛋白，出生时为 1/4~1/3 成人浓度，随后的 9~12 个月小幅增加。AGP 降低可致游离药物增加，随之游离药物穿过屏障（血 - 脑屏障等），导致药物效应增加。肝清除率较低的药物，游离药物增加可致实际肝清除率明显高于预期，如布比卡因。AGP 有 2~3 个高亲和力位点，主要与碱性药物结合，但也可与一些酸性药物和中性药物结合。炎症过程时 AGP 浓度和药物亲和力显著增加。手术后，AGP 浓度几乎翻倍。肝摄取率低到中等的药物（如布比卡因），术后总清除率呈时间依赖性变化（但不影响游离药物的内在清除率）。局部麻醉药和阿片类药物（如芬太尼、舒芬太尼、阿芬太尼）主要与 AGP 结合。

四、药物代谢和清除

1. **肾功能** 肾功能在出生时不成熟，2~3 岁之前，大多数经肾排泄的药物及其活性代谢产物的清除受此影响，如出生时茶碱和咖啡因清除率很低。同样，吗啡活性代谢物吗啡 -6- 葡糖醛酸会在早产儿和足月新生儿体内积聚，增加呼吸抑制的风险。氨基糖苷类抗生素等药物也可能具有毒性。新生儿前列腺素浓度升高可以维持有效的肾小球滤过率，NSAIDs 类药物可通过阻断前列腺素的作用，导致肾的低灌注和肾衰竭。

2. **肝代谢** 大多数围麻醉期用药都是经肝 I 相和 II 相反应代谢。I 相反应的特点是微粒体氧化代谢，使药物失活或有时激活。II 相反应则是充分利用药物或 I 相代谢产物的亲电特性，主要为结合反应。II 相反应主要发生在肝，也可发生在肠壁、肾实质和肺。参与 I 相反应的酶主要位于内质网，而 II 相结合酶系统主要位于细胞质。

细胞色素 P450 是一类主要位于肝小叶中央的酶，其中 CYP3A4 是含量最为丰富的亚型。酶丰度及其亲和力和代谢速率（Michaelis-Menten 方程中的 K_m 和 V_m）决定亚型的代谢能力。外源性物质可作为该反应的底物、抑制剂或诱导剂，从而产生药物相互作用并引起相应的临床反应。胎儿在子宫内到出生后几年内，这些酶的成熟度不断发生着变化，如出生后 9 个月前小儿的尿苷 5'- 二磷酸葡糖醛酸转移酶（UGT）清除吗啡的能力不足。妊娠后 50~60 天胎儿的 CYP3A7 即具有活性，出生后 CYP3A7 逐渐转换为 CYP3A4，芬太尼主要经 CYP3A4/3A7 亚型代谢，因此，早产儿即可充分代谢芬太尼。CYP1A2 代谢罗哌卡因的能力在 4~6 岁之前尚未完全成熟。因细胞色素 P450 亚型多态性可致个体间变异性高达 50~60 倍。

第二节 吸入麻醉药的药动学和药效学

乙醚是最早用于全身麻醉的药物，但其作用机制仍未完全阐明。此前一直认为其作用机制与生物膜热力学效应有关，目前多倾向于是药物对离子通道和受体的特异性作用，但多种机制的复杂组合可能是更为合理的猜测。Meyer-Overton 理论的基础主要是麻醉药非特异性溶解于细胞膜，从而改变其流动性和功能，但可信度仍有争议。目前有一种理论将脂质双分子层非特异性热力学效应和兴奋性神经元通道直接抑制相结合，试图解释麻醉药对脊髓的特异性效应。静脉和吸入复合用药提示麻醉药彼此间仅表现为药效学相加，这为它们具有共同的作用机制提供了有力证据。常用吸入麻醉的理化性质和药动学见表 5-2-1。

一、氧化亚氮

氧化亚氮（N_2O）分子量为 44Da，血 / 气分配系数为 0.47。N_2O 在 70% 吸入浓度时吸入和呼出的分压可快速达到平衡，具有快速动力学特征，深外周室容积小于 8~10L。停药后作用迅速消除，即使持续给药几小时,消除也仅是轻度延迟。此外,由于 N_2O 弥散迅速,吸入 N_2O 和 O_2 的患者,在吸入空气时可能会出现弥散性缺氧。N_2O 有空腔扩散能力,中耳或肠道压力较高时应谨慎使用。N_2O 的最低肺泡有效浓度(minimum alveolar concentration,MAC)值至少为 104%,N_2O 与吸入麻醉药和静脉麻醉药同时应用时具有相加作用。可能由于其对 N- 甲基 -D- 天冬氨酸(NMDA)受体的作用,N_2O 具有兴奋、神经保护、镇痛和抗痛觉过敏的特性。因此,浓度为 50% 的 N_2O 和 O_2 常用于手术室外镇静和镇痛。N_2O 可增加术后恶心呕吐的发生率,轻度增加脑血流量并降低脑血管阻力,通常可升高颅内压。

表 5-2-1 气体和挥发性麻醉药的理化性质和药动学

理化性质和药动学	氟烷	异氟烷	地氟烷	七氟烷	氧化亚氮	氙气
分子重量 /Da	197	184	168	200	44	133
分配系数(据 LogP 计算)	200	126	398	631	3	–
密度(空气 1.29,氢气 0.18)/(g/L,0℃,1atm)	1.87	1.50	1.5	1.52	1.94	5.89
黏度(空气 1.83,氢气 1.97)/(Pa·s,25℃,1atm)	–	–	–	–	1.46	2.3
沸点 /(℃,1atm)	50	48	23	57	−88	−108
蒸汽压 /(mmHg,20℃)	244	238	669	170	57.9	–
临界点压力	–	–	–	–	71.7(36.4℃)	58(16.5℃)
血 / 气分配系数	2.40	1.40	0.45	0.65	0.47	0.12
脑 / 血分配系数	1.9	1.6	1.3	1.7	1.1	–
代谢百分比 /%	15~20	0.2	0.02	3.0	0.004	<0.001
V_{ss}/L[1]	148	69	19	38	–	–
成人 MAC/%	0.76	1.15	6.0	2.0	104	70
C_{e50}/%	–	0.60~1.3	4.0~6.0	1.12~1.5	170	–
$T_{1/2ke0}$/min	–	3.2~4.3	0.9~1.3	2.0~3.5	–	–

注: [1]平均体重 70kg、心排血量 5L 时成人的总分布容积。MAC. 最低肺泡有效浓度;C_{e50}/%.50% 最大效应肺泡浓度。

二、氙气

氙气(Xe)是最重的非放射性天然惰性气体,分子量为 131.3Da。正常条件下是一种密度为 5.89g/L、黏度为 2.3Pa·s 的高密度单原子气体。理论上,高黏度可能限制其在气道阻力增高患者和早产儿中的应用。氙气的 MAC 值为 70%,氙气吸入 5 分钟时吸入气和肺泡气浓度可达到 90% 平衡。由于氙原子极化能力强,在空腔内可与所有蛋白质结合,因而认为疝气的作用机制与其物理性质(如 Meyer-Overton 理论或弱范德华力)有关。与 N_2O 一样,氙气是一种低亲和力的 NMDA 受体拮抗剂。氙气具有抗伤害性感受作用,这种作用可能与阿片类或肾上腺素能通路无关,与氯胺酮或吸入麻醉药引起的神经细胞凋亡机制也不同。

初步研究表明氙气对新生儿期窒息后的大脑具有保护作用。氙气的另一个特性是其对心血管稳定性和心肌具有保护作用。氙气不改变心肌收缩力,对血管张力也无显著影响,缺血损伤前氙气预处理对神经元和心肌有保护作用。与局部麻醉药一样,氙气可通过减少脂多糖(LPS)刺激单核细胞产生肿瘤坏死因子

（TNF-α）和白细胞介素（IL-6），从而调节免疫系统炎症反应。

三、卤代类吸入麻醉药

卤代类吸入麻醉药是分子量为 168~200Da 的小分子（表 5-2-1），有轻度亲脂性，血液和组织溶解迅速。氟烷是由溴、氯化物和氟化物取代的烷烃。异氟烷、七氟烷和地氟烷是由氯化物和氟化物（异氟烷）或单氟化物（地氟烷和七氟烷）取代的醚类。氟烷、恩氟烷和异氟烷是手性药物，具有不对称碳，市售药物为外消旋混合物。七氟烷为非手性，二氧化碳吸收剂降解七氟烷会产生化合物 A，对大鼠有肾毒性，但这种风险在人类似乎不存在。

卤代类吸入麻醉药主要通过产生脊髓水平效应维持制动，其作用机制与 Meyer-Overton 理论及脊髓和大脑离子通道和受体相互作用有关；同时可增强 γ- 氨基丁酸（GABA）受体、GABA_A 受体和甘氨酸受体活性，并抑制谷氨酸受体 [AMPA 受体（α- 氨基 -3- 羟基 -5- 甲基 -4- 异噁唑丙酸受体）、红藻氨酸受体和 NMDA 受体]；它们还抑制神经元烟碱受体，这与 N_2O 和氙气相同。NMDA 抑制剂具有抗缺血再灌注损伤和抑制手术引起的痛觉过敏的作用，卤代类吸入麻醉药也通过线粒体途径促进细胞凋亡，尤其是发育期的大脑。

1. **药动学** 卤代类吸入麻醉药与 HSA 的结合顺序为地氟烷 > 异氟烷 > 氟烷 > 七氟烷，1mol 的 HSA 约结合 3mol 的药物。卤代类麻醉药经血 - 肺泡界面吸收和清除，其亲脂性促其分布于深外周室，麻醉后数周呼出的气体仍可检测到微量药物，亲脂性还可使其快速转移到效应室并被脂肪吸收。低溶解度药物（表 5-2-1）可迅速达到饱和，即假稳态，其结果是使麻醉诱导更快，时量相关消除时间更短。由于有大量这些药物的分子在器官中的溶解度，以及区域血流和容积数据，因此生理动力学模型常用于描述其在体内的过程，但经典房室模型最佳，因为其容积、清除率和半衰期等参数解释简单且易于在临床应用。卤代类吸入麻醉药的药动学用线性乳突模型、一级动力学描述最好。吸入卤代麻醉药气体后，药物从肺泡气向血液迅速转移，并分布到包括大脑（效应室）在内的外周室，除了经肝代谢的药物，消除也通过同样途径。肺泡气浓度（F_A）反映动脉血药浓度，吸入气浓度（F_i）反映房室浓度。麻醉诱导期 F_A/F_i 比值（肺泡气与吸入气浓度比）与时间的关系反映吸入速度（洗入）。停药后肺泡与停药时肺泡麻醉气浓度比值（F_A/F_{A0}）反映消除过程（洗出）。呼气末浓度（F_{et}）或呼气末分压（P_{et}）通常接近 F_A。

吸入麻醉药的摄取和消除取决于心排血量（CO）和通气。动力学房室与生理房室无一一对应关系。V_c 取决于心排血量和清除率，清除率取决于每分通气量和心排血量。通气相当于内在（代谢）清除率，心排血量相当于肝血流量，心排血量是主要的影响因素，因此获得儿科患者的心排血量、吸收和消除等数据很有意义。重要的是应谨记，体内 40% 的氟烷通过肝代谢消除。

因为药动学的多房室特性（室间清除率缓慢，给药数天也不能达到稳态），所以观察到的消除具有高度时量相关性。短时间（<30 分钟）给药，七氟烷或地氟烷的 F_A/F_{A0} 下降速度比 N_2O 快。这是因为 N_2O 可在 20~30 分钟接近稳态，而七氟烷或地氟烷在此时仅达到了 60%~80% 稳态，90 分钟后，不同药物间的差异即具有临床意义。与每分通气量和心排血量对药动学的影响类似，儿童缺乏消除时间随年龄变化的数据。此外，现在大多数文章都是基于借助软件生成的数据资料，并没有验证来自患者的数据是否足够。

2. **药效学** 麻醉效果测量一直是研究的主题。最初的标准 MAC，即 50% 患者达到特定效应时的呼气末浓度，等效于静脉麻醉药 EC_{50}。MAC 成立的基本假设是肺泡浓度几乎即刻与大脑浓度平衡，并充分反映神经元效应室的浓度。MAC 为挥发性麻醉药（在 O_2 或 O_2-N_2O 混合气中）的肺泡浓度，该浓度使 50% 的受试对象对切皮的反应消失；也可考虑是药物引起的心血管抑制等其他效应，这对新生儿和婴儿尤其重要。MAC 有多种形式：MAC_{INT} 是气管插管的 MAC 值；MAC_{BAR} 是消除切皮交感神经反应（心动过速和血压升高）的 MAC 值；MAC_{EXT} 是深麻醉下气管拔管的 MAC 值等。早产儿异氟烷 MAC 低于足月新生儿，虽然缺乏这一年龄组的数据,但早产儿MAC相对低是所有吸入麻醉药的普遍现象。出生时和出生后前几个月,所有吸入麻醉药的MAC都处于峰值(氟烷出生数月后才能达到峰值)。1岁以后,年龄与MAC值的关系出现逆转,MAC随着年龄增长而降低。总之,出生后6个月婴儿的MAC值是40岁成人平均值的1.5~1.8倍。此外,早产儿相比足月新生儿对心血管抑制更为敏感,而新生儿又较大龄儿童和青年人更敏感。MAC为评价麻醉深度是否合适提供了可能。目前也可基于脑电图(EEG)获得脑电双频指数(BIS)、熵等多种指数,监测患者状态并据此调节麻醉深度。但迄今,除非同时应用区域阻滞和全身麻醉,这些监测均无法准确评估婴儿的镇静深度。

3. 器官系统的功能影响 异氟烷和地氟烷有刺激性,麻醉诱导期间会引起气道刺激。仅氟烷和七氟烷适用于麻醉诱导,其中氟烷因安全性较低逐渐被摒弃。气道刺激不会增加诱导后喉痉挛的风险。

(1)中枢神经系统的特殊作用:吸入麻醉药浓度的依赖性可抑制神经元活性。高浓度麻醉气体可抑制脑电活动,大于2MAC时出现暴发抑制。七氟烷大于1.5MAC可诱发癫痫样活动并伴有癫痫样放电,但低浓度时也偶有患者发生,通常无后遗症,但仍建议避免应用6%以上浓度的七氟烷进行诱导,维持麻醉吸入浓度不高于1.5MAC。吸入麻醉药与麻醉恢复期躁动有关,七氟烷等引起的躁动更为频繁,阿片类、丙泊酚、局部麻醉药或氯胺酮可预防;躁动可能产生自我伤害时首选右美托咪定治疗。儿童的术中知晓比成人常见,但其内隐记忆很少受到关注。咪达唑仑和丙泊酚都能抑制外显记忆,但如出现内隐记忆,咪达唑仑无预防作用。除了可能诱导婴幼儿神经细胞凋亡,吸入麻醉药对神经系统和心肌有相似的保护作用,这种作用与NMDA受体抑制无关。此外,异氟烷、七氟烷和地氟烷预处理对缺血、缺氧产生的局灶性缺血再灌注损伤和细胞凋亡还具有保护作用,可能与激活双孔钾离子通道和诱导一氧化氮(NO)合成的激活有关。

所有吸入麻醉药均可增加脑血流量,血流量增加常伴脑内血容量显著增加,因此吸入麻醉儿童的颅内压高于静脉麻醉儿童的颅内压。地氟烷升高颅内压的程度大于异氟烷或七氟烷。麻醉气体剂量的依赖性可抑制脑血管自动调节,但浓度小于1~1.5MAC可维持脑血管自动调节。动脉血压是影响脑灌注的主要因素,因此应注意维持动脉血压。

(2)对呼吸系统的影响:所有吸入麻醉药都可降低潮气量而影响每分通气量,且不能增加呼吸频率补偿。氟烷对二氧化碳通气反应的抑制低于其他药物,但氟烷对急性低氧通气反应的抑制作用大于异氟烷。七氟烷和地氟烷是抑制呼吸最轻的药物,如果PaO_2突然下降,使用地氟烷和七氟烷会更加安全。单肺麻醉期间异氟烷、地氟烷和七氟烷之间并无差异。另外,丙泊酚和吸入麻醉药之间亦无明显差异。0.5MAC时所有药物都是支气管扩张药,地氟烷吸入浓度大于0.5MAC、七氟烷浓度大于1~1.5MAC时可导致支气管收缩,仅异氟烷在2MAC时仍能保持支气管扩张。然而,气道高敏(如近期上呼吸道感染)的儿童,地氟烷可显著增加支气管阻力,而七氟烷具有支气管扩张作用。

(3)对心血管系统的影响:所有麻醉药均抑制心肌收缩力和交感神经张力,氟烷1MAC时作用明显,而异氟烷、地氟烷和七氟烷在1.5MAC以上才出现。此外,氟烷可致明显心动过缓,而七氟烷1.5MAC以下对心率几乎无影响。研究证实,异氟烷和地氟烷能增加成人心率,但儿科患者心率增加不明显。氟烷对心脏抑制时阿托品治疗效果不佳,但可增加吸入其他麻醉药的婴儿和儿童的心肌收缩力。氟烷与其他药物(主要是七氟烷)的这种差异也可见于心功能正常患者、先天性心脏病患者和自主呼吸患者。此外,仅氟烷可明显增强肾上腺素诱发的心律失常。氟烷、异氟烷和七氟烷抑制动脉血压的自主调节机制相似,但应关注氟烷引起的心动过缓。早产儿的压力感受器反射尚未成熟,对麻醉药的心血管抑制作用特别敏感。总之,婴儿和儿童应尽可能避免使用氟烷,因为这一年龄组的患儿如果过量摄入氟烷可导致死亡。所幸氟烷在大多数国家已不再使用。

异氟烷、地氟烷和七氟烷具有心脏保护作用,地氟烷和七氟烷可降低成人冠心病患者的术后死亡率。事实上,心肌抑制降低了氧需求,并可能产生缺血期保护。但有证据表明保护效应与预处理和后处理有关,这可能对婴幼儿的心脏手术有益。

（4）对肌肉松弛的影响：吸入麻醉药对肌肉松弛有内在的影响。吸入麻醉药在神经肌肉接头前的作用可降低运动纤维的放电速率，此外，还可能影响运动终板的敏感性。吸入麻醉药与肌松药存在相互作用，使非去极化类肌松药 EC_{50} 降低但不影响其药动学。七氟烷麻醉患者达到相同效果相比丙泊酚麻醉所需的罗库溴铵或阿曲库铵剂量减少了 25%~30%。MAC 相似时，所有吸入麻醉药可同等程度增强泮库溴铵、维库溴铵、罗库溴铵、阿曲库铵和顺阿曲库铵的肌肉松弛作用。

所有吸入麻醉药均可能诱发恶性高热（MH）。氯琥珀胆碱可增加恶性高热的严重程度。恶性高热是骨骼肌 RyR 受体表达缺陷的遗传病，发病率为 1：（3 000~8 500），不同人群之间发病率差异很大。全身麻醉相关的恶性高热发生率为 1：（30 000~100 000）。多种肌肉疾病患者更易发生恶性高热，中央轴空病和低钾型周期性瘫痪尤其危险。临床表现通常为麻醉诱导平稳，随后出现渐进性心动过速和体温升高，呼气末二氧化碳分压逐渐升高。细胞内钙调节受损的直接标志是肌肉强直。自主呼吸患者可见每分通气量逐渐增加，主要生物学表现是酸中毒、高钾血症和血清肌酐激酶 >10 000U/L，不加干预可能迅速致死。恶性高热并非总是出现典型表现，有可能会漏诊，可能在患者离开手术室后逐渐出现，或在以后的麻醉中致命性发作。丹曲林为其特效治疗药，可根据临床症状决定其用量（2~3mg/kg 直至 10mg/kg 单次注射），治疗后恶性高热可能复发，必要时需再次使用。治疗重点是更换麻醉机和回路，降温并纠正酸中毒。肌肉组织活检有助于确诊。易感者预防包括：去除蒸发罐并更换回路；采用全凭静脉麻醉，避免使用氯琥珀胆碱。

第三节　静脉麻醉药的药动学和药效学

一、苯二氮䓬类

苯二氮䓬类与 $GABA_A$ 受体的特异位点相互作用，可增加受体与 GABA 的亲和力。$GABA_A$ 受体是主要的抑制性神经递质，可增加氯离子通道的开放频率。正常情况下细胞内氯离子浓度低于细胞外，氯离子通道开放可增加细胞内氯离子的浓度，使细胞膜发生超极化。苯二氮䓬类具有催眠和镇静作用，是有效的抗惊厥药和抗焦虑药，可引起顺行性遗忘。有弱中枢性肌肉松弛作用，但与骨骼肌松弛药无明显相互作用。

1. **药动学**　苯二氮䓬类药物（咪达唑仑 96%、地西泮 98%，表 5-3-1）是主要与 AGP 等血清蛋白结合的弱碱类药物，仅咪达唑仑为水溶性。苯二氮䓬类药物能迅速穿过血 - 脑屏障并与受体结合，除劳拉西泮外，$T_{1/2ke0}$ 小于 3 分钟，作用持续时间主要取决于受体亲和力。咪达唑仑、氯硝西泮和劳拉西泮受体亲和力常数比地西泮高 20 倍，作用时间分别为：地西泮 2 小时、咪达唑仑 2~4 小时、氯硝西泮 24 小时、劳拉西泮 24~72 小时。

苯二氮䓬类药物由细胞色素 P450 CYP3A4 亚型在肝代谢，劳拉西泮经 UGT 代谢，无Ⅰ相代谢。地西泮的主要代谢产物 N- 去甲地西泮具有活性，可在肾衰竭患者体内蓄积。咪达唑仑的活性代谢物 α_1-OH- 咪达唑仑与母体内药物比例恒定（ICU 患者也是）。由于肝摄取率较低，其清除主要依赖于肝功能，因此肝衰竭时患者对苯二氮䓬类药物的清除率明显降低。口服咪达唑仑后吸收迅速，生物利用度为 50%，T_{max}（浓度达峰时间）出现在给药后 40~50 分钟。直肠给药后吸收非常迅速，儿童地西泮和咪达唑仑的 T_{max} 分别为 10 分钟和 15 分钟，两者直肠给药的生物利用度分别为 50%~80% 和 20%~50%。肌内注射吸收不确切，已很少应用。苯二氮䓬类药物分布容积较大（1~2L/kg），终末半衰期长（表 5-3-1）。苯二氮䓬类药物与经 CYP3A4 代谢的其他药物很少有相互作用。早产儿和出生后 2~3 个月的婴儿 CYP3A4 不成熟，咪达唑仑的清除率极低。

表 5-3-1　苯二氮䓬类和静脉麻醉药的药动学

药物	年龄段	$T_{1/2}$/h	CL/$(\mathrm{ml \cdot kg^{-1} \cdot min^{-1}})$	V_c/$(\mathrm{L \cdot kg^{-1}})$	V_{ss}/$(\mathrm{L \cdot kg^{-1}})$	$T_{1/2ke0}$/min	EC_{50}/$(\mathrm{\mu g \cdot ml^{-1}})$
咪达唑仑	成人	3~8	1.3~4.0	–	1.1	3.2	–
地西泮	成人	40	0.4~0.6	–	–	1.6	–
丙泊酚	成人	6~8	20	0.15	5	2.6(LOC)~4.2(BIS$_{50}$)	1.8(LOC)~5.2(BIS$_{50}$)
	1 岁	–	50	1.0	10	0.8(BIS$_{50}$)	5.2(BIS$_{50}$)
	5 岁	12~15	30	0.4	8		
	早产儿	–	15	1.3	6	–	–
依托咪酯	成人	3.5~4.6	10	0.3	2.5~4.0	1.55(BIS$_{50}$)	0.53(BIS$_{50}$)
	7~13 岁	4	17	0.66	5.6		
氯胺酮	成人 S(+)	2.5~5.3	21~36	0.2~0.4	3.4		
	成人 R(−)	2.6	19	0.4	3.0~8.0		
	8 岁	6~8	30	0.4	8.0	0.2	0.52(清醒)
右美托咪定	成人	2	9.0	0.8	1.6	6	0.000 75(Ramsay 量表评分 5 分)
	出生后 0~1 个月		15.5	0.83	–	–	–
	出生后 1~6 个月	20.1	0.76	–	–		0.000 6~0.000 8〔1μg/kg 负荷剂量 + 0.7μg/(kg·h)输注〕
	出生后 6~12 个月	–	18.3	0.99	–		
	出生后 12~24 个月		17.7	0.72	–		
	2~5 岁		18.3	0.96	–		
	6~15 岁		13.3	0.80			0.001 2〔1μg/kg + 0.7μg/(kg·h)〕

注：EC_{50}. 指 50% 患者意识消失(LOC)或脑电双频指数(BIS)降低 50%(BIS$_{50}$)的浓度；CL. 清除率；$T_{1/2}$. 终末消除半衰期；$T_{1/2ke0}$. 效应室浓度达 50% 血浆药物浓度的时间；V_c. 中央室表观分布容积；V_{ss}. 稳态分布容积；成人(S+ 或 S−). 成人使用右旋或左旋氯胺酮。

2. 药效学

（1）中枢神经系统作用:苯二氮䓬类药物通过作用于 GABA$_A$ 受体产生镇静作用,可用于术前和 ICU 镇静,术前用药时偶尔会出现反常反应。咪达唑仑因其镇静、抗焦虑和遗忘作用为术前首选药,尤其是不合作患儿或经历多次手术的患者。但咪达唑仑对顺行性遗忘和内隐记忆的影响仍有争议。苯二氮䓬类药物对脑血流量、颅内压或心血管系统几乎无影响,因此适用于 ICU 患者镇静,尤其是长期使用丙泊酚存在风险的新生儿和头部外伤患者。

（2）呼吸和心血管系统作用:咪达唑仑可降低二氧化碳敏感性、抑制通气,阿片类药物可增强抑制作用。地西泮和咪达唑仑的心血管抑制作用轻微,使血管阻力下降作用仅导致血压轻度下降,配伍用麻醉药或其他镇静药时这种效果增强。ICU 患者使用咪达唑仑数天对其肝、肾上腺功能无明显影响,长期使用时(≥3 天)可能发生耐药和快速耐受。高剂量或长期输注咪达唑仑的患者可能发生苯二氮䓬戒断综合征。

(3)用量

1)术前用药:出生后 3~6 个月以上的婴儿和儿童诱导前 30~40 分钟口服咪达唑仑 0.3~0.5mg/kg(不能口服时可经直肠给药);或手术前 60 分钟地西泮 0.1mg/kg(如无咪达唑仑)。

2)辅助麻醉诱导:咪达唑仑 0.15mg/kg。麻醉诱导(单药):静脉注射 0.3~0.6mg/kg。ICU 患者镇静:咪达唑仑 0.03~0.3mg/(kg·h),根据临床情况调整剂量。氟马西尼是苯二氮䓬类药物的特异性拮抗剂,可逆转苯二氮䓬类药物的所有作用,由于其消除快速,须持续输注以维持疗效。氟马西尼静脉注射剂量为 5~10μg/(kg·min),最高可达 40~50μg/(kg·min),随后 1 小时内以相应的速度给予上述滴定剂量连续输注。

二、丙泊酚

丙泊酚与 γ-氨基丁酸(GABA)受体结合可增强 GABA 受体门控并减缓受体脱敏。此外,丙泊酚可抑制突触前兴奋传递并减少谷氨酸释放,还增强甘氨酸对甘氨酸受体的激活。

1. **药动学** 丙泊酚是一种弱酸,pKa 为 11.5,辛醇/缓冲液分配系数约为 6 500:1,亲脂性高,故易溶于脂肪乳剂中。丙泊酚可与红细胞和血清白蛋白(HSA)结合,结合率 >99%,体外循环和 ICU 患者 HSA 浓度降低时,丙泊酚与患者的结合明显降低。丙泊酚的药动学随年龄变化很大,婴儿、儿童和成人剂量差异较大(表 5-3-2)。5 岁体重为 20kg 的儿童与 30 岁体重为 70kg 的成人相比:儿童清除率略高于成人;儿童分布容积(V_c 和 V_{ss})是成人的 2~2.5 倍,房室间清除率为成人的 1.5 倍。基于异速生长模型,显示跨物种和人类不同年龄间的清除率恒定:$CL=71×$(体重 /70)$^{0.78}$L/min(其中 70 是成人标准体重)。丙泊酚表现为明显多室动力学和时量相关半衰期特征。有研究报道,ICU 患者和新生儿的丙泊酚清除率降低;由于清除率出生时才能成熟,故 <38 孕周的早产儿清除率非常低。年龄差异主要体现在药动学,药效学几乎无年龄差异,婴儿、儿童和成人达所需效应的 C_{e50} 几乎相同。相反,婴幼儿的 $T_{1/2ke0}$ 和浓度达峰时间快于成人,这与分布容积和房室间清除率差异一致(表 5-3-1)。此外,丙泊酚影响呼吸和动脉血压并不遵循相同的动力学。成人患者呼吸抑制的 $T_{1/2ke0}$ 为 2.6 分钟,类似镇静,而收缩压从基线下降到 80mmHg 的 $T_{1/2ke0}$ 在 20 岁和 75 岁患者中分别为 6 分钟和 11 分钟。

2. **药效学**

(1)中枢神经系统作用:血浆二氧化碳维持正常时,丙泊酚对脑血流量或颅内压几乎无影响,因此常用于颅内压增高的 ICU 患者镇静。丙泊酚也可用于治疗癫痫发作,主要用于癫痫持续状态。

(2)呼吸和心血管系统作用:类似其他镇静催眠药,丙泊酚可降低机体二氧化碳敏感性,抑制通气,呼吸抑制的 $T_{1/2ke0}$ 与镇静催眠的 $T_{1/2ke0}$ 相似,因此这非常重要。超过治疗浓度的丙泊酚有直接负性肌力作用,但治疗浓度对心肌收缩力影响轻微。丙泊酚的心血管作用主要是影响血管张力,可能与抑制交感神经系统有关;还可抑制线粒体通透性转换孔及其抗氧化和自由基清除能力,可保护心肌免受缺血再灌注损伤。

(3)丙泊酚输注综合征:可能源于丙泊酚对线粒体呼吸链的解耦联作用。临床表现包括乳酸酸中毒、横纹肌溶解综合征和心力衰竭(心动过缓、有时出现 Brugada 样心电图、心搏骤停);部分患者可见绿色或红色尿液。最初见于大剂量丙泊酚镇静时的头部外伤儿童和成人。如丙泊酚镇静对患者有益,推荐剂量 <4mg/(kg·h),给药时间 <48 小时,应密切监测酸碱状态、血清乳酸和肌酸激酶浓度。目前,丙泊酚短时间(数小时)用于儿童全凭静脉麻醉(TIVA)尚无不良影响的报道。

(4)剂型和剂量:常用丙泊酚乳剂浓度为 1% 或 2%。早期载体乳剂是脂肪乳剂,也有仿制药采用其他脂质乳剂。丙泊酚含有乙二胺四乙酸(EDTA)、焦亚硫酸钠或苯甲醇,可作为抗菌剂。注射痛常见,利多卡因 0.5~1mg/kg 能减轻疼痛,可在注射丙泊酚前或混合于同一注射器内使用。细菌易在乳剂中迅速生长,故丙泊酚不应先制备。相比其他麻醉药(如吸入麻醉药),丙泊酚术后恶心和呕吐的发生率较低。要获得与成人相似的血浆药物浓度,儿童初始剂量应为成人的 2~3 倍。由于稳态容积明显不同,儿童最初 15~60 分钟的输注量须高于成人。考虑到丙泊酚血流动力学的明显影响,辅以其他药物实施平衡麻醉更可取。出生后 1 个月内的婴儿麻醉诱导时常用剂量为 2mg/kg,出生后 1 个月至 3 岁的患儿需 2~3mg/kg,3~8 岁时需 3mg/kg,8 岁以上需 2~3mg/kg。单次注射后可维持意识消失 5~10 分钟。有建议新生儿择期插管时可使用小剂量丙泊酚。丙泊酚连续输注方案见表 5-3-2。

表 5-3-2　丙泊酚输注方案

年龄	输注速率/$(mg \cdot kg^{-1} \cdot h^{-1})$					
	0~10min	10~20min	20~30min	30~40min	40~100min	>100min
出生后 3 个月内	25	20	15	10	5	2.5
出生后 3~6 个月	20	15	10	5	5	2.5
出生后 6~12 个月	15	10	5	5	5	2.5
1~3 岁	12	9	6	6	6	6
成人	10	8	6	6	6	4

注:婴幼儿丙泊酚 3~5mg/kg 诱导后,按上述方案维持麻醉。辅以芬太尼/阿芬太尼/舒芬太尼或局部麻醉。

三、依托咪酯

依托咪酯是一种羧基咪唑,亲脂性强,具有催眠作用,对心血管系统影响极微。尽管对肾上腺皮质激素合成有抑制作用,但仍常用于血流动力学危重患者的麻醉诱导。依托咪酯有高度的立体选择性。R-(+)药效是 S-(−)对映体的 10 倍。商用制剂是纯 R-(+)对映体。依托咪酯与丙泊酚相同,但两者作用于 GABA 受体的不同亚单位。

1. 药动学

依托咪酯为亲脂性弱碱,可与 AGP 结合。蛋白结合率为 75%,肾、肝功能衰竭患者的蛋白结合率降低,可能会增加患者的药物敏感性。依托咪酯由细胞色素 P450 系统在肝代谢,但特异性亚型尚待验证,可能与 CYP3A2 相关。肝硬化患者的清除率降低。依托咪酯的代谢物无活性。儿童 V_c 是成人的 2 倍以上(0.66L/kg 对 0.27L/kg),清除率也更高。V_c 主要取决于心排血量,血流动力学受损儿童需要的剂量可能较少。

2. 药效学

(1)中枢神经系统的特殊影响:依托咪酯本身对脑血流量无影响,可降低颅内压。脑灌注压维持正常时,依托咪酯诱导可使动脉血压轻微下降,从而导致脑血流量下降及颅内压降低。

(2)呼吸和心血管系统的影响:依托咪酯可抑制机体对二氧化碳的敏感性,诱发中度呼吸抑制。因其血流动力学的稳定性,故主要用于麻醉诱导。依托咪酯不影响心率,可中度抑制心肌收缩。体内外研究表明,依托咪酯类似氯胺酮和咪达唑仑,具有负性肌力作用,肾上腺素能刺激可完全逆转。相比丙泊酚,依托咪酯仅中度影响血管张力,且仍能保留压力反射。

(3)对肾上腺功能的影响:依托咪酯可阻断 11β-羟化酶,抑制胆固醇向皮质醇转化。诱导剂量的依托咪酯应用后,肾上腺功能抑制持续约 24 小时,应用中必须关注肾上腺功能受损的感染性休克患者。

（4）剂型和剂量：丙二醇和脂肪乳剂均可用作溶剂载体，两种制剂都有注射痛，丙二醇制剂因其渗透压为 4 640mmol/L，故刺激性更强。急诊麻醉诱导、心血管功能受损的患儿依托咪酯用量为 0.2~0.3mg/kg，病情稳定的患儿为 0.3~0.6mg/kg。注射过程中可能发生肌阵挛。儿科患者麻醉诱导也可使用依托咪酯，6~8mg/kg 经直肠给药。因其抑制皮质醇合成，故不建议连续用药。

四、氯胺酮

氯胺酮具有催眠、镇痛和抗痛觉过敏的特性，并产生分离麻醉、深度镇痛和明显交感神经兴奋的作用。副作用包括幻觉、错乱、谵妄、流涎和气道分泌物增加。氯胺酮麻醉的特点是快速制动和出现木僵状态、瞳孔扩大、眼球震颤、肌张力增加。麻醉后可能会出现精神错乱症状，常伴有幻觉，年幼儿童比成人少见，可用苯二氮䓬类等药物预防。氯胺酮含有一个不对称碳原子，有两个对映体 R-(−)氯胺酮和 S-(+)氯胺酮，S-(+)对映体的麻醉效能约为 R(−)对映体的 4 倍。氯胺酮是非竞争性 NMDA 受体拮抗剂，可抑制突触前膜释放谷氨酸并增强 GABA$_A$ 受体作用；具有类阿片和毒蕈碱性质。氯胺酮对 NMDA 受体的影响包括神经保护和促凋亡作用。

1. 药动学 pH 为 7.4 时氯胺酮的电离型分子和非电离型分子各 50%。氯胺酮及其代谢产物去甲氯胺酮均可与血清蛋白结合，结合率分别为 60% 和 50%。氯胺酮由 CYP2B6 和 3A4 代谢脱甲基为去甲氯胺酮，活性约为氯胺酮的 30%。去甲氯胺酮的代谢与氯胺酮几乎相同（CYP2B6 羟基化和葡糖醛酸结合），终末半衰期也相似（4~6 小时）。去甲氯胺酮可能与氯胺酮的某些作用有关。氯胺酮与受体结合的速度极快，$T_{1/2ke0}$<1 分钟（表 5-3-1）。静脉注射 1mg/kg 后，药物再分布迅速（初始分布半衰期 <15 分钟），麻醉作用持续 6~10 分钟。氯胺酮的药动学具有多室性，效应和浓度降低时间具有明显的时量相关性。

2. 药效学

（1）中枢神经系统的特殊效应：氯胺酮可增强脑电活动，增加脑血流量和脑氧代谢率（CMRO$_2$）。氯胺酮可升高动脉血压，颅内压升高与脑血流量增加成正比，但复合使用其他药物，尤其是维持正常 CO$_2$ 分压时，颅内压一般不会增加。因此，氯胺酮常用于神经功能受损的患者。氯胺酮作用于线粒体，可产生神经保护作用，但对 ATP 敏感线粒体钾离子通道的影响仍有争议；另一方面，氯胺酮也通过线粒体途径诱导细胞凋亡，这在新生儿和婴儿中值得关注。氯胺酮对发育期动物大脑的神经毒性较为明显。因此，小儿患者应谨慎使用。

（2）对呼吸和心血管系统的影响：氯胺酮不抑制呼吸，患者对二氧化碳的反应性保持不变，潮气量和呼吸频率也不发生改变，大剂量使用也不影响功能残气量（FRC），但可造成支气管平滑肌中度舒张。氯胺酮部分保留咽 - 喉 - 气管反射，有一定的气道保护作用。氯胺酮对心肌收缩力影响小。可保持交感神经和压力反射活性。氯胺酮能轻微升高健康受试者的动脉血压，增加心肌收缩力和心排血量；对于心脏储备降低，β- 肾上腺素能刺激不能增加心肌收缩力时，氯胺酮具有负性肌力作用。此外，冠状动脉储备不足的患者，心肌氧耗量增加可能对患者造成损害。氯胺酮预处理防止心肌缺血的有效性（通过抑制 ATP 敏感性钾离子通道）目前尚有争议。

（3）氯胺酮的抗痛觉过敏作用：通过阻断 NMDA 受体，亚麻醉剂量的氯胺酮可有效地抗痛觉过敏。氯胺酮可抑制阿片类药物引起的痛觉过敏，并能有效减少吗啡用量。在伤害性刺激的早期，即围手术期，可观察到这些效应。如果仅在术后使用氯胺酮，即使与患者自控镇痛一起使用，效果也不明确。这些影响在小儿患者仍需进一步研究证实。因为可能存在神经毒性，2~4 岁儿童使用氯胺酮仍有争议。

（4）对免疫功能和炎症的影响：氯胺酮与局部麻醉药一样有强效免疫调节和抗炎作用。氯胺酮可降低核因子 κB（NF-κB）的活化和 TLR4 的表达，常用于脓毒症和创伤的患者。这些抗炎特性在小儿患者仍有待证实，尚需进一步研究评估其在感染或癌症患儿治疗中的有益作用。

（5）剂型和剂量：氯胺酮有多种剂型。初期的外消旋混合物用苄索氯铵作为防腐剂。R-（-）对映体和防腐剂都具有神经毒性。许多国家使用毒性较小的不含防腐剂的 S-（+）对映体。但即使纯 S 对映体高浓度下也可能有神经毒性，因此不建议将其用作硬膜外麻醉的佐剂。

氯胺酮的给药途径很多。静脉麻醉的诱导剂量为 1~2mg/kg，维持麻醉剂量为 2~4mg/（kg·h）。鉴于其时量相关半衰期特点，体重 12~40kg 儿童可采用如下输注方案（应根据手术和辅助用药方案调整）：负荷剂量 2mg/kg，随后 0~20min、20~40min、40~60min 和 60~120min 分别以 11mg/（kg·h）、7mg/（kg·h）、5mg/（kg·h）和 4mg/（kg·h）输注，120min 后调整为 3.5mg/（kg·h）。氯胺酮肌内注射 5~8mg/kg，起效较慢（5~10 分钟），持续时间延长（20~30 分钟）。也可经直肠给予同样剂量。氯胺酮用于诊疗操作时的镇静越来越多，尤其是急诊，可按 1~1.5mg/kg 剂量静脉注射或 4~5mg/kg 肌内注射。预防术后痛觉过敏的方案为术前静脉注射 0.15~0.30mg/kg，随后 24 小时持续输注 0.1~0.3mg/（kg·h）。辅助 PCA 治疗时，可按照 1mg 吗啡配以 1mg 氯胺酮给药，但多数小儿研究并未显示益处。

五、右美托咪定

右美托咪定为具有镇静/催眠作用的咪唑衍生物，是中枢神经系统 α_2 肾上腺素受体的高度选择性激动药，$\alpha_2：\alpha_1$ 的选择性为 1 600：1（可乐定是 200：1）。右美托咪定与蓝斑突触前 α_2 受体和脊髓 α_2 受体结合产生催眠和抗焦虑作用，可用于 ICU 机械通气患者和自主呼吸成人诊疗操作时的镇静。尽管小儿使用广泛但并未批准用于儿童。可用作吸入麻醉和全凭静脉麻醉（TIVA）等全身麻醉技术的辅助药物，也可单独或与其他药物联合应用于诊疗操作时镇静及预防或治疗术前、术后谵妄，以及用于辅助骶管麻醉或硬膜外麻醉。

1. **药动学** 儿童右美托咪定与蛋白质的结合率为 93%，静脉注射负荷剂量后进行快速分布，半衰期约 7 分钟，清除率约 15ml/（kg·min），终末消除半衰期约 2 小时。其 85% 经肝内 UDP- 葡糖醛酸转移酶进行葡糖醛酸化，15% 经 2A6 葡糖醛酸化转化为无活性的代谢物，极少量以原型从尿液和粪便排泄。基于异速生长模型，足月新生儿清除率约 300ml/（kg·min），1 岁儿童增加到 600ml/（kg·min），更大儿童 >700ml/（kg·min）。经非静脉途径给药，鼻内生物利用度为 65%，口服为 16%，肌内注射为 100%。

2. **药效学**

（1）中枢神经系统的特殊作用：右美托咪定与蓝斑突触前 α_2 受体结合导致去甲肾上腺素释放减少，镇静作用类似生理睡眠。在儿童类似于非快速眼动睡眠，600pg/ml 或以上的血浆药物浓度可产生显著镇静作用。右美托咪定降低脑血流量的程度与脑代谢率降低程度有关，不影响颅内压。右美托咪定既能保留体感诱发电位又能保留运动诱发电位。小儿硬膜外麻醉给予右美托咪定时有镇痛作用。

研究发现，右美托咪定不会诱发神经细胞凋亡，并且可部分或完全阻断吸入麻醉药、氯胺酮和丙泊酚引起的神经细胞凋亡。这一特性使右美托咪定成为研究麻醉药潜在神经毒性问题替代方案的主要候选药物。临床前模型显示右美托咪定对脑缺血和炎症有神经保护作用。右美托咪定用于 ICU 镇静时，可降低儿童谵妄的发生率。

（2）呼吸和心血管系统的影响：右美托咪定镇静的主要优点是常规剂量下可保持正常呼吸模式、每分通气量，并保持上呼吸道通畅，这有助于婴儿心脏手术后早期拔管。阻塞性睡眠呼吸暂停患儿这一优势仍能维持。右美托咪定相比丙泊酚，在影像学检查时能维持上呼吸道通畅，很少需气道支持。

右美托咪定可减少中枢和外周交感神经的传出，给药后的心率和平均动脉压较基础水平降低，其影响与负荷剂量和输注速率成正比。5 分钟内快速给予负荷剂量且无手术刺激，心率和血压可下降 20%~30%；如 10 分钟以上缓慢给药则下降幅度减少。格隆溴铵可预防或治疗右美托咪定引起的心动过缓，但有报道称两药组合应用时可能出现体循环高血压。右美托咪定高剂量或重复负荷剂量时可导致短暂性高血压,可能与激动外周小动脉 α_1 受体有关。右美托咪定可延长心脏传导系统的所有电生理间隔,导致二度或三度房室传导阻滞或交界性心动过缓,心血管手术中心律失常患儿应避免使用,应用地高辛、β- 肾上腺素能或钙通道阻滞剂治疗的患者谨慎使用。右美托咪定可降低小儿心脏手术后房性和室性心律失常的发生率。

（3）剂型和剂量:右美托咪定易溶于水,pKa 为 7.1。1ml 未稀释溶液含 118μg 盐酸右美托咪定（相当于 100μg 右美托咪定碱基）和 9mg 氯化钠。溶液不含防腐剂、添加剂或化学稳定剂。常用于 ICU 镇静或辅助全身麻醉。由于同时使用苯二氮䓬类、阿片类、吸入麻醉药或局部麻醉,通常静脉输注 0.5~1μg/kg 负荷剂量（输注 10 分钟）,继之以 0.3~1μg/（kg·h）输注即可。新生儿肝代谢功能不全,剂量须减少 50%。单独用于 MRI 镇静时,无心血管疾病儿童负荷剂量为 2~3μg/kg 加或不加 1~2μg/（kg·h）维持通常有效。经鼻给药镇静或术前用药时,一般 2~3μg/kg 有效。

苯二氮䓬类药物或阿片类药物长期使用后出现耐受和戒断综合征的 ICU 患儿,右美托咪定是预防或治疗的有效药物。但在 ICU 患者使用右美托咪定超过 7 天也会产生与停药综合征相关的反应,包括躁动、高血压和心动过速。

六、阿片类药物

阿片类药物与阿片受体（μ、δ、κ）相互作用,其主要作用部位包括脊髓、髓质和中脑导水管周围灰质。目前有两大类阿片类药物可供选择:一种是长效亲水性药物,主要用于缓解术后疼痛或慢性疼痛;另一种是苯基哌啶类化合物,主要用于围手术期镇痛。短效药物在手术室外的使用越来越多,这些药物多为纯 μ 受体激动剂。除了瑞芬太尼,苯基哌啶类化合物主要经肝代谢。

1. 苯基哌啶类

（1）药动学:苯基哌啶类为与 AGP 结合的弱碱,主要通过 CYP3A4 亚型在肝代谢。瑞芬太尼可通过血浆非特异性胆碱酯酶降解,因而所有患者都能代谢瑞芬太尼。新生儿对瑞芬太尼的代谢迅速,随后清除率略有下降（表 5-3-3）。苯基哌啶类药物无活性代谢物。芬太尼、阿芬太尼和舒芬太尼经肝代谢,肝代谢迅速充分。舒芬太尼适合采用靶控输注给药,因其时量相关半衰期比芬太尼或阿芬太尼更短且可预测。瑞芬太尼的时量相关半衰期非常短,几乎恒定,而芬太尼的时量相关半衰期随着给药时间的延长而显著增加。

（2）药效学

1）中枢神经系统的影响:二氧化碳分压正常时,这些药物对大脑血流动力学均无有害影响,脑血流量和颅内压均不会增加。

2）呼吸和心血管系统的影响:阿片类药物均抑制呼吸。低龄患儿更易出现胸壁肌僵,尤其快速静脉注射时。等效剂量下苯基哌啶类药物降低功能残气量（FRC）的程度相同。阿片类药物缓慢注射时不降低胸壁顺应性,因而可用于 ICU 患者的治疗。母体注射瑞芬太尼后胎儿也会出现肌肉僵直。苯基哌啶类药物可抑制心肌收缩力和血管张力,阿托品不能完全逆转,它们也引起明显心动过缓。瑞芬太尼引起的心动过缓更明显,但等效剂量时 4 种药物效果可能相似。所有阿片类药物引起呼吸抑制、恶心呕吐、瘙痒和罕见尿潴留的发生率相似。

（3）药物

1）芬太尼:芬太尼在苯基哌啶类药物中最为古老,其半衰期很长,尤其用于 ICU 患者镇静时。儿童芬太尼的肝摄取率 >70%~80%。足月新生儿的芬太尼清除率为成人的 70%~80%。芬太尼的分布容积和房室间清除率缓慢,时量相关半衰期随给药时间增加而迅速增加。此外,芬太尼可分泌入胃液,麻醉恢复很长时间后还可从胃液和深外周室再入血液循环。常用剂量为 2~4μg/kg 静脉注射,以后按需追加 1~2μg/kg。持续静脉输注 1~2μg/(kg·h)维持。如计划术后不久将拔管,不建议手术期间持续输注。药物峰值效应时间为 5~6 分钟。

2)阿芬太尼:阿芬太尼半衰期短,深外周室分布较少,清除率高(表 5-3-3)。静脉注射后 1~2 分钟即达到峰效应。长期输注后,时量相关半衰期仅轻度增加。短时间手术通常静脉注射负荷剂量 10~20μg/kg,必要时追加注射 5~10μg/kg。

表 5-3-3　阿片类药物和对乙酰氨基酚的药动学

药物	蛋白结合率/%	人群分布	$T_{1/2}$/h	CL/(ml·kg^{-1}·min^{-1})	V_c/(L·kg^{-1})	V_{ss}/(L·kg^{-1})	$T_{1/2ke0}$/min
芬太尼	70~85		6~8	10~20	–	4~5	5
阿芬太尼	65~90		1~2	10~15		0.4~1.0	1.5
舒芬太尼	80~90		2~3	4~9		2~3	2~4
瑞芬太尼	–		0.1	46~90		0.24~0.45	<1
吗啡	30~35		1.5~2.0	30~40		2~4	100
曲马多	20	成人	5.5	6.3		2.7~4.1	–
		2~8 岁	2.8~3.0	10.3		2.2	100~200
		新生儿	–	5.7			
可待因[1]			1.7	8.5			
对乙酰氨基酚		成人	2	3.8	0.5	0.9	
		2~15 岁	2	3.3	0.34	0.82	
	74	早产儿和新生儿(IV) CL=0.5~1.5ml/(kg·min) (27~46 周 PMA)	–	–	–	–	

注:[1]可待因代谢为活性产物吗啡。CL.清除率;$T_{1/2}$.终末消除半衰期;V_c.中央室表观分布容积;V_{ss}.稳态分布容积;PMA.矫正胎龄;IV.静脉用药。

3)舒芬太尼:苯基哌啶类药物中舒芬太尼的半衰期居中。长时间给药后其效应时间仅轻度延长,因而广受临床欢迎。舒芬太尼达峰时间为 2~4 分钟。麻醉诱导负荷剂量为 0.2~0.4μg/kg,继之追加剂量 0.1~0.25μg/kg 或持续输注 0.1~0.5μg/(kg·h)。

4)瑞芬太尼:强效阿片类药物瑞芬太尼起效快(<1 分钟),半衰期短。无论给药时间长短,其时量相关半衰期,即浓度下降 50% 所需的时间恒定,约为 4 分钟。复合丙泊酚(3~4mg/kg)或七氟烷(0.5~1MAC)时,静脉注射 2~3μg/kg 后 20~30 秒,儿童可获得良好的气管插管条件。因其能引起明显的心动过缓和低血压,故不建议新生儿和婴儿静脉注射瑞芬太尼。吸入麻醉药 0.5~1MAC 时持续输注 0.15~0.25μg/(kg·min)(新生儿和婴儿)或 0.50μg/(kg·min)(儿童),即使是心率和血压敏感的新生儿,镇痛效果和稳定性也很好。应注意:①瑞芬太尼停药后镇痛作用维持短暂,苏醒时和术后应提供高质量镇痛;②大剂量使用阿片类药物后应警惕术后出现痛觉过敏综合征。瑞芬太尼和舒芬太尼是 TIVA 的首选药物。婴儿和儿童瑞芬太尼常用剂量分别是 0.10μg/(kg·min)和 0.25μg/(kg·min)。

2. **吗啡** 吗啡是从罂粟中提取的天然生物碱,为两性电解质,分子量为 285,pKa 为 9.85 和 7.87。生理 pH 下辛醇:水分配率为 1.42,HSA 的蛋白结合率为 35%。吗啡有 4 个异构体,彼此间几乎无差异[活性代谢物吗啡 -6- 葡糖醛酸(M-6-G)有 2 个异构体]。

(1)药动学:吗啡通过 UGT 的 2B7 和 1A3(低度)进行 Ⅱ 相代谢,无 Ⅰ 相代谢。约 40% 的吗啡在肝外代谢。转化为 M-6-G 的吗啡量不到 10% 但很重要,因为 M-6-G 的效能是吗啡的 2~8 倍且清除率极低。肾衰竭时 M-6-G 的清除力受损,肌酐清除率低于 30ml/(min·1.73m^2)时其呼吸抑制风险增加。由于 M-6-G 产生延迟,其浓度在停用吗啡较长时间后仍呈上升趋势,肌酐清除率为 15~30ml/(min·1.73m^2)时吗啡用量应减半,肌酐清除率 <15ml/(min·1.73m^2)时不应使用吗啡。纳洛酮可拮抗其呼吸抑制,但有时需维持输注数小时甚至数天。腹膜透析清除吗啡的效果不佳,但血液透析可清除 M-6-G,然而 M-6-G 仍可在透析间隔期累积。不同于吗啡,血液滤过可消除芬太尼和舒芬太尼,故接受血液滤过治疗的 ICU 患者应使用替代药物。

婴儿出生时 Ⅱ 相代谢不成熟,出生后 6~9 个月可缓慢增加。鉴于此,再加上同期阿片受体也不成熟,因而小婴儿的吗啡剂量与年长婴儿和儿童不同。吗啡有亲水性,不易穿过生物膜。静脉注射后吗啡的效应度达峰时间为 20 分钟,但静脉注射 6 分钟后效应室浓度可达 80% 峰值浓度,并维持于这一浓度之上达 80 分钟,作用时间比芬太尼或舒芬太尼长得多。

(2)药效学:呼吸抑制是阿片类药物在新生儿和婴儿的常见副作用,使呼吸频率逐渐下降,呼吸抑制逐步增加,呼吸抑制是由于镇静作用过度引起的氧饱和度下降而非高碳酸血症。婴儿大部分时间处于睡眠状态,很难评估镇静效果,因此建议婴幼儿常规监测脉搏血氧饱和度,麻醉复苏室(PACU)或 ICU 中的临床观察也必不可少。除了呼吸抑制,吗啡的其他副作用包括给药 2~3 天后出现尿潴留、瘙痒和便秘。地塞米松、氟哌利多或 5- 羟色胺 3(5-HT$_3$)受体拮抗剂昂丹司琼能有效预防术后恶心呕吐(PONV)。

(3)用量:婴幼儿应滴定调节吗啡用量。出生后 3 个月以内的新生儿和婴儿对吗啡的呼吸抑制作用非常敏感,可连续输注 10~30μg/(kg·h),并根据所需效果和呼吸频率调节。如年龄 <12 个月,则静脉滴注从负荷量 50μg/kg 开始;>12 个月者负荷剂量从 100μg/kg 开始,随后每 5 分钟追加 25μg/kg,直至达到预期效果。≤40kg 的儿童通常每 5 分钟给予 75μg/kg,直至达到有效剂量。体重超过 40kg 的儿童采用成人方案,即每 5 分钟注射 3mg。出于安全考虑,6~7 岁前的儿童不宜由家长控制 PCA 给予负荷剂量。持续输注阿片类与 PCA 的缺点是对运动性疼痛效果欠佳,输注方案为 20~40μg/(kg·h)。6~7 岁以上儿童一般能理解 PCA 原理,给药规则与成人相似,即每 5~10 分钟给予负荷剂量 15~20μg/kg。持续输注加 PCA 虽然已使用很长时间,但这种做法可能导致呼吸抑制。许多医院采用持续输注,由护士控制镇痛,给予低剂量负荷量和 / 或增减 5μg/kg 来调节输注速度。推荐具备良好培训的医护人员执行操作并严格遵循规程。

如无输注泵或 PCA 泵可肌内注射或皮下注射(更好)给药,但该法会出现峰谷血药浓度。口服给药时需考虑肝首过消除,部分吗啡到达血液循环之前已被代谢,仅 10% 的代谢物(M-6-G)具有活性。初次口服后 6~9 小时效应室 M-6-G 浓度并不显著。口服剂量为 0.2~0.4mg/kg,最大剂量为每 6 小时给予 20mg。

3. **其他阿片类药物**

(1)曲马多:中枢性镇痛药曲马多为顺反式异构体外消旋混合物,顺反式的活性、结合或代谢几乎无差异。曲马多为弱阿片受体激动剂,可抑制去甲肾上腺素和 5- 羟色胺再摄取。(+)对映体受体亲和力更强,可优先抑制 5- 羟色胺摄取并增强其释放;(−)对映体可刺激 α$_2$ 肾上腺素受体,优先抑制去甲肾上腺素的再摄取。O- 脱氧代谢物(M1)具有活性,(+)M1 为主要活性分子。

1)药动学:曲马多主要经 CYP2D6 代谢,出生时尚不成熟,在子宫内形成 M1 受限。M1 对 μ 受体的亲和力是曲马多的 300~400 倍,两者半衰期相似。M1 和母体药的药效相同,故给药和起效之间存在时滞,曲马多的量 - 效曲线平坦及术后早期注射镇痛效果不佳与此有关。肝衰竭时可显著降低曲马多的清除率,肾衰竭时出现轻微下降,但 M1 的清除率明显下降。CYP2D6 的多态性可降低曲马多代谢和 M1 形成,导致镇痛不足,而超快代谢者则有呼吸抑制的风险。美国食品药品监督管理局(FDA)警示曲马多禁用于 12 岁以下儿童的疼痛治疗,也禁用于 12~18 岁扁桃体切除术的儿童。

2)药效学:曲马多的呼吸抑制少于吗啡,其他副作用包括恶心、呕吐、头晕、出汗、口干和嗜睡。曲马多类似可待因,曲马多可能导致超快代谢者发生严重毒性反应。

3)用量:曲马多主要用于治疗术后轻、中度疼痛和术中镇痛,但其镇痛性能弱于苯基哌啶类药物或吗啡。在手术开始时静脉注射 2~3mg/kg 可为许多患者提供有效的术后镇痛。因为形成 M1 滞后时间很长,故不建议曲马多连续输注。曲马多口服剂量为每 6~8 小时 1~3mg/kg。

(2)可待因:可待因是一种天然生物碱。可待因通过其次要代谢产物吗啡而起作用,主要代谢物可待因 -6- 葡糖醛酸无活性。CYP2D6 的多态性使吗啡产量变化较大。一部分人无法将可待因代谢为吗啡。能广泛代谢可待因的成人吸收 50mg 可待因后可生成吗啡和 M-6-G,两者的 T_{max} 分别为 0.7 小时和 1.8 小时,C_{max} 分别为(27±23)nm 和(41±33)nm,相应的浓度 - 时间曲线下面积(AUC)相当于口服吗啡 3~6mg。然而,某些超快速代谢者可能产生过量吗啡,超快速代谢的母亲母乳喂养的婴儿、服用可待因超过 1 天的婴儿和幼儿或 M-6-G 生成显著增加的肾衰竭儿童均有死亡病例报道。FDA 警示可待因禁用于 12 岁以下儿童和 12~18 岁的肥胖青少年。

用量:可待因有时与对乙酰氨基酚合用。出生后 6 个月以上儿童的剂量为 1mg/kg,每 6~8 小时一次。日间手术时应提醒患儿父母,应用药物后可能无效或极少数情况下会过量并导致嗜睡、昏迷和呼吸缓慢。

七、对乙酰氨基酚

对乙酰氨基酚有抗炎、解热和镇痛的作用,作用机制是部分为中枢性,部分未知。对乙酰氨基酚可抑制环氧合酶 COX-3;活性代谢物(对氨基苯酚)可能通过大麻素受体发挥作用。

对乙酰氨基酚难溶于水。口服和直肠给药后血浆浓度峰值时间分别为 30~60 分钟和 1~2 小时。口服给药的生物利用度为 85%~95%,直肠给药的生物利用度 <80%。对乙酰氨基酚经肝 CYP2E1、CYP1A2 和 CYP3A4 代谢(表 5-1-1)。N- 乙酰对苯醌亚胺(NAPQI)是一种毒性代谢物,与细胞蛋白结合形成的加合物有肝毒性。婴儿早期对乙酰氨基酚代谢较少,但出生后清除率迅速增加。新生儿黄疸使清除率降低 40%。静脉注射对乙酰氨基酚也可用于诱导动脉导管闭合。

用量:对乙酰氨基酚有片剂、口服液、栓剂和静脉注射液。经静脉和口服给药时,早产儿和新生儿的剂量为每 6 小时 10mg/kg。出生后 1 个月至 2 岁小儿的剂量为每 6 小时 15mg/kg,2~15 岁的剂量为每 6 小时 20mg/kg。直肠给药时首次剂量为 40mg/kg。

第四节　肌松药和拮抗药

肌松药分为去极化和非去极化两类。氯琥珀胆碱是唯一在用的去极化类肌松药。非去极化药物包括非甾体和甾体类,这两类都是乙酰胆碱(ACh)的非竞争性拮抗剂。

一、神经肌肉传递

神经肌肉接头突触间隙释放乙酰胆碱引起肌肉收缩。突触前囊泡释放乙酰胆碱具有钙依赖性。在突触间隙,乙酰胆碱酯酶迅速降解乙酰胆碱。运动神经末梢也会再摄取部分乙酰胆碱。乙酰胆碱通过刺激肌肉烟碱型乙酰胆碱受体(nAChR),促进钠和钙进入细胞内而发挥作用。信号通过钠通道(NAᵥ1.4)进一步传输,终板周围钠通道尤其丰富。新生儿肌肉 NAᵥ1.4 密度较低。nAChR 的 17 个亚基形成了大量亚型。

人体有两种肌肉型受体变体,即成人 $\alpha_1\beta_1\epsilon\delta$ 和胎儿 $\alpha_1\beta_1\gamma\delta$。出生后 2~4 年,成人亚型逐渐取代胎儿亚型。胎儿受体对乙酰胆碱反应较慢。有趣的是,胎儿亚型会在 ICU 患者长期制动和炎症期间重新表达。与成人相比,新生儿、婴儿和幼儿释放到突触接头的乙酰胆碱也较少。婴儿和儿童对肌松药的反应取决于肌松药的药动学和受体结合能力等许多因素,如氯琥珀胆碱和大多数非去极化类肌松药在婴儿体内的分布容积增加。

二、神经肌肉监测

采用加速度法测定肌肉对神经刺激的反应。单次颤搐是单次脉冲诱发的反应高度。四个成串刺激(TOF)是肌肉对连续 4 个间隔 0.5 秒刺激的反应,并确定第 4 次与第 1 次反应的高度比(T4/T1),该比值反映了对重复刺激反应的衰减。强直刺激是用高频刺激导致肌肉强直性收缩。双短强直刺激(DBS)由间隔 750 毫秒的两组超强刺激组成。强直后刺激是强直易化后对单次抽搐或 TOF 的反应。非去极化类肌松药的衰减与突触前受体有关,氯琥珀胆碱不抑制突触前神经元的 nAChR,氯琥珀胆碱不影响这些受体也观察不到衰减。因此,非去极化药物都能抑制神经元 nAChR 并表现出衰减,而氯琥珀胆碱不影响 TOF 和强直衰减。常用监测部位是拇收肌(拇指)、眼轮匝肌(眼睑)和皱眉肌(眉弓),皱眉肌监测常用于测试喉内收肌群的阻滞程度。不同肌肉阻滞的时间过程变化较大,腹壁和喉部肌肉相比拇内收肌神经肌肉阻滞开始和恢复更快。喉内收肌需要更大剂量的非去极化药物才能实现完全阻滞。膈肌最不易阻滞,其开始和恢复与拇内收肌相似。

不同部位肌肉的 $T_{1/2ke0}$ 差异与其生理学有关(表 5-4-1)。轻度神经肌肉阻滞足以抑制咽部功能,因此皱眉肌是评价气管插管时机的最佳指标。拇收肌是恢复早期的最佳指标。TOF 出现 1 个反应时,提示肌力恢复至 <10%,出现第 4 个反应时,提示肌力恢复至少 25%。临床 T4/T1 恢复至 >90% 提示残余阻滞不明显。通常,TOF 出现 2 个反应时提示可用药物逆转神经肌肉阻滞。

表 5-4-1　肌松药和拮抗药药动学

药物	$T_{1/2}$/min	CL/ $(ml \cdot kg^{-1} \cdot min^{-1})$	V_c/ $(ml \cdot kg^{-1})$	V_{ss}/ $(ml \cdot kg^{-1})$	$T_{1/2ke0}$ 拇内收肌	$T_{1/2ke0}$ 咽喉肌	EC_{50}/$(ng \cdot ml^{-1})$
氯琥珀胆碱	1.01	37	9	40	12	–	746
泮库溴铵	107	1.81	–	275	5.1		–
维库溴铵	–	4.9	40	200	5.8	1.2	166
罗库溴铵	71	3.2	47	210	4.4	2.7	820~1 420
(1)		35	230	2.8	–	650	–
(2)	46	7.1	35	165	3.6		
阿曲库铵					6.8		
顺阿曲库铵	26	4.1	35	94	3.9~9.8		98~153
(3)		6.8	87	207	6.0		129
米库氯铵							
顺 - 顺	68	3.8		277			
顺 - 反	2.0	106		278			

药物	$T_{1/2}$/min	$CL/$ (ml·kg^{-1}·min^{-1})	$V_c/$ (ml·kg^{-1})	$V_{ss}/$ (ml·kg^{-1})	$T_{1/2ke0}$		EC_{50}/(ng·ml^{-1})
					拇内收肌	咽喉肌	
反-反	2.3	57	–	211			
新斯的明	110	9.2~10	80	1 700~1 860			
依酚氯铵	126	8.3~12.1	50	810~900			
(4)	17.8	150	1 180	–			
(5)	14.2	170	1 220	–			
舒更葡糖	136	75~138	50	160~200	1.0（罗库溴铵）	–	720
					1.7（维库溴铵）	–	62

注：(1)1~10月龄婴儿；(2)2~6岁儿童；(3)1.5~6岁儿童；(4)3~7月龄婴儿；(5)1~4岁儿童。EC_{50}.半数有效浓度；CL.清除率；$T_{1/2}$.终末消除半衰期；$T_{1/2ke0}$.效应室平衡半衰期；V_c.中央室表观分布容积；V_{ss}.稳态分布容积。

三、氯琥珀胆碱

氯琥珀胆碱（SCh）是唯一可用的去极化类肌松药，但其确切作用机制仍不清楚，注射后可引起大量 ACh 分泌和肌纤维自发性收缩。随后的肌肉松弛涉及复杂的机制，包括受体脱敏和钠通道失活。SCh 起效快，作用时间短，是快诱导的首选药物。SCh 对突触前 nAChR 的亲和力较低并导致 I 相阻滞（颤搐幅度降低、无衰减和强直后增强）。大剂量 SCh 会引起快速耐受和类似于非去极化阻滞的 II 相阻滞。

1. **药动学** SCh 含有两个酯键连接的乙酰胆碱分子，具有高度亲水性，类似酯类局部麻醉药，SCh 在血清、红细胞和肝中被非特异性酯酶（丁酰酯酶或拟胆碱酯酶）水解。血浆胆碱酯酶基因型众多，活性广泛变异。血液拟胆碱酯酶活性降低，患者的半衰期几乎可延长 2 倍。单次注射 SCh 后，异常变异纯合子患者可能保持肌肉松弛数小时至数天。

SCh 迅速进入神经肌肉接头，其分布容积小且可从中央室和外周室消除，故降解迅速（表5-4-1）。SCh 消除的半衰期约 1 分钟，但阻断拇收肌的 $T_{1/2ke0}$ 为 12 分钟，与非去极化类肌松药相似。大剂量注射能缩短药物的起效时间。产生同样的气管插管条件婴儿需 3mg/kg，儿童需 2mg/kg，剂量差异很可能与分布容积不同有关。

2. **药效学** 氯琥珀胆碱副作用很多，许多麻醉医师已经弃用。

（1）中枢神经系统的影响：有学者认为 SCh 可增加颅内压。但最近发现维持二氧化碳张力正常时并非如此。也有学者认为 SCh 可引起眼外肌收缩，增加眼压。新近证据表明，当快速气管插管和进行肺部通气时，眼压不会增加。

（2）心血管系统的影响：SCh 可引起心动过速或心动过缓，但首次使用很少出现心动过缓，这种情况在第 2 次或第 3 次给药后更常见。阿托品可预防心动过缓。虽然缺乏证据，但有学者认为 SCh 诱导肌束颤动会增加心排血量和脑氧代谢率（CMRO$_2$），然而这种效应似乎没有临床意义。

（3）钾的释放，对肌肉的影响和恶性高热

1）钾释放：除非有高钾血症，否则 SCh 引起钾释放通常极少，没有临床意义。患有杜氏肌营养不良和其他肌病、瘫痪（通常是脊柱起源）、横纹肌溶解综合征、烧伤的患者，由于失神经支配肌肉受体的上调和表型改变，故使用 SCh 时发生心律失常的风险明显增加。

2）咬肌痉挛和恶性高热：SCh 可引起咬肌痉挛和下颌不能完全松弛，尤其是氟烷麻醉期间，有学者认为这是由于 SCh 剂量不足。SCh 可引发恶性高热,当与氟烷或七氟烷一起使用时,这种可能性更大。

四、非去极化类肌松药

非去极化类肌松药在肌肉和神经元 nAChR 处与 ACh 竞争。非去极化类肌松药包括氨基类固醇(泮库溴铵、维库溴铵和罗库溴铵)或苄基异喹啉(阿曲库铵、顺阿曲库铵和米库氯铵)。所有这些药物产生的神经阻滞时间均小于 40 分钟。其中米库氯铵的作用持续时间最短。

1. 药动学 所有非去极化类肌松药都具有高度水溶性且分布容积较小。以二室或三室线性动力学描述最佳。V_c 不大于血浆容积,稳态分布容积(V_{ss})等于 1/4 体重。除与 SCh 相同外,经胆碱酯酶水解的米库氯铵、非去极化类肌松药的清除率相对低。

2. 药效学 神经肌肉阻滞药的 $ke0$ 与分布系数(logD)密切相关。高水溶性分子可迅速进入受体因而起效很快。EC_{50} 与 logD 和分子量成反比。高水溶性和低分子量药物的效能更强,作用持续时间取决于进入受体的速度($T_{1/2ke0}$)和受体亲和力。不同部位之间差异很大,拇收肌的 $T_{1/2ke0}$ 比喉部肌肉慢得多,药物到达喉部肌肉的速度是拇内收肌和膈肌的 4~6 倍。起效为剂量依赖性,作用时间相对短的罗库溴铵,可能需要相对大剂量才能迅速起效。由于罗库溴铵的作用持续时间中等,因此较大剂量的罗库溴铵在注射后 1 分钟可以提供良好的气管插管条件。

(1)对脏器的特殊影响:非去极化类肌松药对脑血流量或颅内压影响轻微。阿曲库铵、顺阿曲库铵和米库氯铵可释放组胺,快速注射时可引起支气管收缩、低血压和心动过速。泮库溴铵(罗库溴铵偶尔)可阻断毒蕈碱受体,诱发中度心动过速。

(2)相互作用:吸入麻醉药可增强神经肌肉阻滞药的作用,作用机制未明,可能是两者对 nAChR 具有相加作用。七氟烷可缩短儿童应用罗库溴铵的起效时间并延长作用时间,$T_{1/2ke0}$ 和 EC_{50} 降低 60%,恢复至 T1=5% 的时间延长 25%。酸碱平衡紊乱、低钾血症和低温可延长肌松药作用时间。许多药物(吸入麻醉药、庆大霉素、锂和钙通道阻滞剂)与神经肌肉阻滞药可相互作用并增强其作用。硫酸镁通过减少 ACh 释放增强非去极化类肌松药的作用。苯妥英钠、卡马西平和其他抗惊厥药可引起机体对神经肌肉阻滞药物的耐药性。使用非去极化类肌松药后给予 SCh,可使其阻滞时间延长。

(3)肌松药过敏:神经肌肉阻滞药可引起严重的过敏反应,这与阿曲库铵、顺阿曲库铵或米库氯铵快速注射引起的组胺释放不同。新生儿和婴儿过敏反应少见,发生率随年龄增长而增加,30~60 岁患者达到最高。根据皮肤测试,罗库溴铵引起过敏反应的发生率高于其他肌松药,但皮肤测试并非确诊的最佳方法。约 75% 的病例出现Ⅲ级(支气管痉挛 ± 荨麻疹)过敏反应。

(4)用量

1)小儿罗库溴铵气管插管时的剂量为 0.6mg/kg,可在 1 分钟内产生良好的插管条件。较大儿童快诱导麻醉通常需成人剂量 1.2mg/kg,该剂量可提供良好的气管插管条件,但作用时间延长。

2)泮库溴铵 0.08~0.1mg/kg,起效时间 3~5 分钟,作用时间超过 60 分钟,当 TOF 的 T2 恢复时追加 0.02mg/kg。维库溴铵 0.1~0.2mg/kg,起效时间 1~3 分钟,作用时间为 30~40 分钟,追加剂量为 0.1mg/kg,维持麻醉时以 1~1.2μg/(kg·min)持续输注。阿曲库铵 0.4~0.8mg/kg,起效时间 2~3 分钟,作用时间为 40~60 分钟,追加剂量为 0.1~0.2mg/kg,麻醉维持时以 5~15μg/(kg·min)持续输注。顺阿曲库铵 0.1~0.2mg/kg,起效时间 2~3 分钟,作用时间为 40~60 分钟,追加剂量为 0.03~0.5mg/kg,麻醉维持时以 1~3μg/(kg·min)持续输注。米库氯铵 0.2mg/kg,起效时间为 1~3 分钟,作用时间 <30 分钟。

五、拮抗药

用于逆转神经肌肉阻滞作用的拮抗药有两种:季铵型可逆乙酰胆碱酯酶抑制剂和舒更葡糖。

1. **乙酰胆碱酯酶抑制剂**　乙酰胆碱酯酶抑制剂（新斯的明和依酚氯铵）是季铵盐，为亲水性离子化合物。

（1）药动学：新斯的明为三铵化合物，与乙酰胆碱酯酶共价结合后形成无活性的氨基酰复合物并缓慢降解（$T_{1/2}$ 约 30 分钟）。依酚氯铵形成一种弱络合物，降解速度更快，因此作用时间和半衰期比新斯的明短。新斯的明在神经肌肉连接处被乙酰胆碱酯酶和红细胞迅速代谢，几乎无活性的代谢物通过肾结合和清除。依酚氯铵代谢可形成无活性的葡糖醛酸结合物。目前尚不清楚两药的药动学，但其终末消除半衰期比所有神经肌肉阻滞药都长（表 5-4-1）。肾缺如患者新斯的明的消除受损（$T_{1/2}$=181 分钟和 80 分钟）。儿童达到 T1、T4/T1 和 T2 的时间比成人更快。此外，儿童使用依酚氯铵比新斯的明恢复更快，所有肌松药都是如此。新斯的明的效能是依酚氯铵的 12~18 倍。儿童患者颤搐恢复 50% 或 80% 所需的依酚氯铵剂量（以体重计算）相对大于成人，目前尚不清楚新斯的明是否如此。

（2）药效学：乙酰胆碱酯酶抑制剂的大部分副作用与毒蕈碱效应有关，症状包括心动过缓、唾液和肠道分泌物增加、瞳孔缩小和支气管收缩，阿托品或格隆溴铵可预防或逆转。阿托品引起的心动过速对儿童来说不是问题，但应关注心动过缓，特别是新生儿和婴儿。依酚氯铵引起的心动过缓比新斯的明少，是为儿科患者首选，须注意这些药物可能引起支气管收缩，特别是对哮喘患者。

（3）用量：取决于神经肌肉阻断药的类型，婴儿和儿童逆转阻滞新斯的明的剂量是 0.03~0.07mg/kg，推荐 0.05mg/kg，注射后 10 分钟效应达峰值。单次注射 0.75~1mg/kg 依酚氯铵，注射后 2~3 分钟效应达峰值。用药前都应给予阿托品 10~15µg/kg，防止心动过缓。格隆溴铵的儿童用量为 4µg/kg，新生儿 8µg/kg 可有效防止心动过缓。

2. **舒更葡糖**　舒更葡糖是可包裹氨基类固醇类神经肌肉阻滞药的环糊精，具有外部亲水性结构和内部疏水核。该药可特异性包裹罗库溴铵和维库溴铵，并在较小程度上包裹泮库溴铵。对苄基异喹啉类药物无效。目前，尚无严重不良反应的报道，但可能会出现过敏反应。

（1）药动学：舒更葡糖以原型从肾清除，半衰期超过所有神经肌肉阻滞药，清除率为 75~138ml/(kg·min)，接近肾小球滤过率，肾衰竭患者的舒更葡糖清除率下降。舒更葡糖与维库溴铵和罗库溴铵的亲和力不同。使用罗库溴铵后 T2 出现时可注射 2mg/kg 舒更葡糖，婴儿 TOF 恢复到 90% 的时间是 36 秒，儿童为 72 秒，成人为 72 秒，剂量 >2mg/kg 时恢复速度并不会加快。

（2）用量：T2 再次出现后给予舒更葡糖 2mg/kg，逆转常规阻滞剂量足够，但紧急情况下（如给予大剂量罗库溴铵后无法气管插管），舒更葡糖剂量可能高达 12mg/kg。

3. **抗胆碱酯酶药**　临床上有两种抗胆碱药，包括阿托品和格隆溴铵，可选择性竞争毒蕈碱受体乙酰胆碱，对烟碱受体几乎没有作用。

（1）药动学：阿托品是天然叔胺生物碱，pKa 为 9.9。阿托品在生理 pH 下高度电离，在含水房室迅速扩散（V_d 4.9L/kg）。阿托品具有手性碳（R 型几乎没有活性）。格隆溴铵是一种合成季铵盐，生理 pH 下完全电离，V_d 仅 0.60L/kg。成人阿托品的 $T_{1/2}$ 是格隆溴铵的 3~4 倍（2.3~3.7 小时和 0.8 小时）。婴幼儿格隆溴铵的 $T_{1/2}$ 非常短（20 分钟），因为其清除率更高[婴幼儿 22ml/(kg·min)，成人 9ml/(kg·min)]。成人阿托品清除率为 15.4ml/(kg·min)。新生儿和婴儿的 V_d 较大，$T_{1/2}$ 比成人长。阿托品在肝代谢，代谢产物之一的 1- 莨菪碱具有活性。格隆溴铵主要以原型从尿液中迅速排出，肾衰竭时影响其清除。与阿托品不同，格隆溴铵不穿过血 - 脑屏障。

抗胆碱药可增加心率、抑制腺体分泌物、诱导支气管扩张。阿托品可引起瞳孔扩大，而格隆溴铵则不会。低剂量下两种药物都会引起心动过缓，相比阿托品，格隆溴铵的心率效应延迟（2~3 分钟和 1 分钟）。阿托品剂量过高时会产生毒性反应（心动过速、烦躁和兴奋、幻觉、谵妄和昏迷），也可能出现低血压和血液循环衰竭。

（2）用量：阿托品的静脉注射剂量为 10~15μg/kg。格隆溴铵的儿童剂量为 4μg/kg，出生后 1 个月到 2 岁的婴儿剂量为 9μg/kg。有些格隆溴铵制剂含有苯甲醇，对新生儿和婴儿有毒，不宜重复使用。格隆溴铵肌内注射后 T_{max} 为 15~30 分钟，但药物吸收差异很大，肌内注射剂量等同于或略高于静脉剂量。

第五节　局部麻醉药

局部麻醉药（LAs）通过失活启动动作电位的电压门控钠离子通道，阻止神经冲动沿神经纤维传播。临床使用的两类合成化合物分别是氨基酯类（氯普鲁卡因、普鲁卡因、丁卡因）和氨基酰胺类（利多卡因、布比卡因、罗哌卡因）。氨基酯类经血浆拟胆碱酯酶降解，极少经肝代谢。氨基酰胺类比较稳定，仅经肝代谢。

一、药动学

局部麻醉药是分子量为 220~288Da 的弱碱性药物（表 5-5-1），pKa 在 7.6（甲哌卡因）~9.1（氯普鲁卡因），pH 为 7.40 时 60%~85% 的分子电离并在体内扩散。局部麻醉药也溶于脂质和细胞膜。布比卡因细胞膜溶解度是利多卡因的 10 倍；罗哌卡因溶解度是利多卡因的 2 倍。除利多卡因外，所有酰胺类局部麻醉药都有不对称碳。异构体的理化性质（pKa、分布比例）相同，但生物效应器（通道、受体、蛋白质）亲和力不同。罗哌卡因和左布比卡因是纯 S-(−) 对映体。为防止溶液析出，市售局部麻醉药是 pH 为 4~5 的盐酸盐溶液，如在溶液中加入碳酸氢盐，pH 增加，已溶解的盐酸盐将会产生沉淀。

表 5-5-1　局部麻醉药的理化性质

药物	分子重量 /Da	pKa[(1)]	分布系数[(3)]	蛋白结合率 /%	起效时间	作用时间 /h	效能[(4)]
酯类							
普鲁卡因	236	8.9	1.7	6	长	1	0.5
氯普鲁卡因	271	9.1	9.0	不明确	短	0.5~1	0.5~1
酰胺类							
利多卡因	234	7.8	43	65	短	1.5~2	1
丙胺卡因	220	8.0	25	55	短	1.5~2	1
甲哌卡因	246	7.7	21	75	短	1.5~2	1
布比卡因[(2)]	288	8.1	346	95	中	3~3.5	4
罗哌卡因	274	8.1	115	94	中	3	3.5~4

注：[(1)]37℃时的 pKa；[(2)]左布比卡因；[(3)]辛醇：缓冲液分配系数；[(4)]与利多卡因效能相比。

类似大多数弱碱类药物，酰胺类局部麻醉药可与血清蛋白和红细胞结合，这点对临床很重要，尤其是新生儿和幼儿。新生儿的血细胞比容大于 45%，故未结合药物含量可能降低。局部麻醉药可与血清 AGP 和白蛋白结合，尽管 AGP 的血清浓度较低（成人 <1g/L），但它是结合局部麻醉药的主要蛋白。出生后 6~9 个月，AGP 浓度逐渐增加并在 1 岁时达成人水平，随之局部麻醉药的游离部分降低，游离部分减少可能对局部麻醉药的毒性反应有保护作用。然而，伴随着游离药物肝清除减少，清除率可能保持不变。局部麻醉药也可与 HSA 结合但亲和力很低，因为，HSA 是血清中含量最丰富的蛋白质，所以其结合能力显著。

1. **吸收** 上呼吸道喷雾表面麻醉后,局部麻醉药迅速吸收并可能引起毒性,特别是对4岁以下儿童,因此应使用每次按压药量不超过10mg的设备。EMLA®(局部麻醉药共晶混合物)乳膏含有等量的利多卡因和丙胺卡因,不会被大量吸收,但早产儿除外。对于新生儿和婴儿,丙胺卡因可能会产生高铁血红蛋白血症,特别是同时行甲氧苄啶-磺胺甲噁唑治疗的患者,这种乳膏可能对早产儿不起作用,因为他们的皮肤血流量很大。

酰胺类局部麻醉药的生物利用度高(仅肝代谢),这些亲脂性药物可与组织结合,吸收延迟,延迟视局部条件而异,如髂腹下神经阻滞吸收快于骶管阻滞。成人硬膜外注射3小时后仅吸收70%利多卡因和50%布比卡因或罗哌卡因,这是一个安全因素。成人硬膜外腔药物吸收速度表现为从胸到骶尾部吸收速度明显减慢。婴儿和成人骶尾或腰椎硬膜外注射后,利多卡因和布比卡因的浓度约30分钟达峰。婴儿罗哌卡因的 T_{max} 比儿童长,儿童比成人长,可能是因为4~7岁前代谢利多卡因和罗哌卡因的CYP1A2还不成熟。这对左布比卡因不重要,因为左布比卡因由CYP3A4/7代谢。

肾上腺素可降低局部麻醉药的峰值浓度,临床常用浓度为5mg/L(1/200 000),为成人最佳浓度,该浓度可能会降低婴儿脊髓血流量并产生神经功能缺陷。因此,有作者建议小于1岁的婴儿使用浓度不超过1/400 000的肾上腺素(这一浓度也有效)。

2. **分布** 成人局部麻醉药的稳态分布容积略低于1L/kg(表5-5-2)。由于药物吸收延迟,非静脉途径给药后的计算值可能明显高估分布容积。但在新生儿、婴儿和成人单次注射后,局部麻醉药极有可能分布容积很大,从而可防止高血清浓度的出现,但在多次注射后,情况并非如此。罗哌卡因在成人和小儿的分布容积小于布比卡因,相同剂量下罗哌卡因的 C_{max} 高于布比卡因,但前者 T_{max} 延迟。

表 5-5-2　婴幼儿与成人局部麻醉药不同给药途径的药动学比较

给药途径	fu	$V_{ss}^{(1)}/$ $(L \cdot kg^{-1})$	CLT/F/ $(ml \cdot kg^{-1} \cdot min^{-1})$	CLU/F/ $(ml \cdot kg^{-1} \cdot min^{-1})$	$T_{1/2}^{(1)}/h$
布比卡因					
成人静脉	0.05	0.85~1.3	4.5~8.1	约100	1.8
成人硬膜外	–	–	4~5.6	–	5.1~10.6
婴儿骶管单次	0.16(0.05~0.35)	3.9	7.1	–	–
儿童(5~10岁)	–	2.7	10	–	–
婴儿硬膜外持续给药	0.06~0.24[2]	–	5.5~7.5[2]	36~73	–
	0.03~0.18[3]	–	3.5~4.0[3]	36~73	–
左布比卡因					
成人静脉	0.045	0.72	4.2	116	2.6
出生0.6~2.9个月婴儿骶管	0.13	2.87	6.28	51.7	–
罗哌卡因					
成人静脉	0.05	0.5~0.6	4.2~5.3	约100	1.7
成人硬膜外	–	–	4.0~5.7	约70	2.9~5.4

给药途径	fu	$V_{ss}^{(1)}$/ $(L \cdot kg^{-1})$	CLT/F/ $(ml \cdot kg^{-1} \cdot min^{-1})$	CLU/F/ $(ml \cdot kg^{-1} \cdot min^{-1})$	$T_{1/2}^{(1)}$/h
单次骶管					
新生儿	0.07	–	–	50~58	–
婴儿	0.05~0.10	2.1	5.2	–	–
儿童	5.2(1.3~7.3)	2.4	7.4	151	
硬膜外持续给药					
新生儿		2.4	4.26		
婴儿		2.4	6.15		
儿童	0.04		8.5	220	

注：fu. 游离分数；V_{ss}. 稳态分布容积；CL/F. 总体内清除率与生物利用度比（T. 总分数；U. 未结合分数）；$T_{1/2}$. 终末消除半衰期（对成人，假设平均体重为75kg）；(1)因为吸收时间比消除时间长，导致非静脉途径给药后测定的表观值、$T_{1/2}$ 和容积被高估；(2)输注 3 小时后；(3)输注 48 小时后由于蛋白结合增加，CLT 随时间而降低。

3. 消除　肝细胞色素 P450 酶可代谢所有酰胺类局部麻醉药。布比卡因主要由 CYP3A4/7 代谢为哌啶酰亚胺（PPX）；罗哌卡因主要由 CYP1A2 代谢为 3′- 和 4′- 羟基罗哌卡因，少量由 CYP3A4 代谢为 PPX。这些酶出生时不成熟且发育表达也有很大差异。利多卡因的肝摄取率（65%~75%）相对高，其消除为流量限制而非速率限制，因此，心排血量可影响利多卡因的肝清除。此外，布比卡因和罗哌卡因的肝摄取率（30%~35%）相对低，其消除为速率限制型，因此，肝清除和游离部分体积是总清除率的主要决定因素。术后，血清 AGP 浓度升高，蛋白质结合增加，这导致总清除率降低，但内在清除率不受影响。同时，血清总浓度改变但未结合浓度不变。出生时布比卡因清除率较低，出生 6~9 个月后略有增加。新生儿和婴儿罗哌卡因清除率也很低，出生后 2~6 年逐渐增加。尽管清除率很低，罗哌卡因浓度仍然低于毒性水平。

二、药效学

局部麻醉药以游离状态穿过细胞膜，在细胞内电离后与钠通道孔内特定氨基酸结合并堵塞孔道。局部麻醉药还可阻断钾和钙通道，但所需浓度稍高于阻断钠通道所需的浓度。电压门控钾离子通道可启动复极，其中一些通道与遗传性心律失常，如长 QT、短 QT 或 Brugada 综合征相关，阻断这些通道所需的局部麻醉药浓度略高于阻断钠通道所需浓度。不同于中枢神经系统和心脏，周围神经仅表达少量钾通道。钠和钾通道阻滞都具有立体特异性，S 对映体阻滞作用小于 R 对映体。局部麻醉药可与 L 型钙通道结合，但不清楚阻断这些通道是否影响长效局部麻醉药的心脏毒性。

神经纤维分有髓和无髓两种。无髓纤维的动作电位连续传播。启动去极化后钠通道对刺激不敏感，从而阻止脉冲反向传播。钠和钾通道沿纤维均匀分布，小纤维的传导速度慢。有髓神经外包髓鞘以郎飞结有规律间隔，钠通道密布于郎飞结，钾通道沿髓鞘分布，近结节旁区域浓度较高。节点快速去极化产生的电场延伸 2~3 个节点，动作电位从一个节点快速跳跃到下一个节点。有髓纤维节点间距离较大（α 纤维中有 3~4 个节点 /cm，δ 纤维中有 20~30 个节点 /cm），运动纤维和小的感觉纤维传导速度比传导疼痛信号的纤维快。因电场延伸距离相对长，局部麻醉药须在相对长的距离内"浸泡"神经纤维，这种信号的逐渐消失称为衰减传导。小的 Aδ 轻度有髓纤维被阻断的药物少于阻断重度有髓纤维所需的药物，这种现象被称为差异性神经阻滞，其原因与纤维节间距离差异有关。髓鞘上的浓度梯度在多大程度上参与这一现象目前尚不清楚。髓鞘形成始于妊娠晚期,出生时尚不完全,出生后髓鞘化迅速增加,3~4 岁时接近完成。这可能是婴幼儿每千克所需局部麻醉药大于大龄儿童或成人的原因,但婴幼儿阻滞所需局部麻醉药浓度较低。婴儿和儿童若达到与成人相似的强度和持续时间,需要更大容量的低浓度局部麻醉药,然而,婴儿椎管内麻醉需要的局部麻醉药剂量更大,但阻滞持续时间较短。猜测这种差异源于新生儿和婴儿脑脊液体积较大,比大龄儿童和成人脑脊液循环更快。然而,小儿脑脊液局部麻醉药的药动学未知。新生儿和婴儿的脑脊液容量和周转率低于儿童和成人,这种快速效应可能主要与药效学有关。阻滞强度和持续时间取决于郎飞结的节点数,节点之间的距离在出生后不久即已固定。这种情况下婴儿椎管内麻醉的持续时间短并不奇怪。

三、对中枢神经和心血管系统的影响

低剂量局部麻醉药类似所有钠通道阻滞药,有抗惊厥作用,利多卡因可用于治疗儿童难治性癫痫,但"治疗比"较低、安全范围狭窄。高剂量局部麻醉药可引起惊厥和昏迷。长效局部麻醉药在类似惊厥浓度时可能诱发心律失常。房室结传导依赖于钙通道,但心脏冲动传导依赖于钠通道。因此利多卡因是主要的Ⅰb 类抗心律失常药。局部麻醉药可延长不应期,但局部麻醉药不利于有效不应期增加与心室传导速度降低之间的平衡。长效局部麻醉药(如布比卡因)可显著降低心室传导速度,这种现象可因心动过速而明显放大。对心率相似的新生和成年动物,局部麻醉药的阻滞强度相似。然而,由于新生儿和婴儿的心率通常高于成人,故对局部麻醉药引起的阻滞比成人更为敏感。除了中枢阻滞诱导的交感神经阻滞效应外,局部麻醉药还具有直接的血管活性。S 对映体(罗哌卡因和左布比卡因)具有温和的血管收缩特性。

四、局部麻醉药的毒性

利多卡因和布比卡因在注射部位产生神经阻滞的最低浓度分别为 300~1 500μmol/L 和 100~500μmol/L,该浓度的利多卡因偶尔可引起成人马尾综合征,但脊椎麻醉后出现短暂神经系统症状的可能性更大。局部麻醉药对肌肉也有毒性,布比卡因毒性最强,因此眼部手术的成人、肌病和线粒体肌病儿童实施区域阻滞应格外谨慎。外周神经阻滞比中枢神经阻滞更危险,因为外周阻滞更易将药物直接注射到肌肉中。

局部和区域阻滞麻醉后,局部麻醉药的血药浓度迅速升高,可引起神经或心脏毒性,发生率为 1/1 000。由于蛋白结合率和内在清除率较低,婴儿比成人更易发生局部麻醉药中毒。全身麻醉可掩盖儿童局部麻醉药中毒的早期症状。除了药动学因素外,儿童心率过快也会增加局部麻醉药的毒性。罗哌卡因和左布比卡因适合用于年幼患儿,即使发生罗哌卡因中毒,小剂量肾上腺素通常能迅速恢复。心室传导障碍是局部麻醉药毒性的主要表现,QRS 波增宽、心动过缓,随后出现心室颤动和 / 或心搏骤停;局部麻醉药引起的心肌收缩力轻微下降并非主要问题。治疗包括改善氧合、纠正酸中毒和使用肾上腺素(以 2~4μg/kg 开始,小剂量递增),如心室颤动无法逆转则需除颤(2~4J/kg);在立即采取复苏措施的情况下,尽快给予脂肪乳剂,这是局部麻醉药毒性的特异性治疗方法,快速大剂量注射脂肪乳剂可逆转局部麻醉药的毒性作用。

小儿静脉注射 20% 脂肪乳剂时推荐剂量为 5mg/kg,可重复给药(最高可高达 10~12mg/kg)。密切监测患者并按需给予更多的脂肪乳剂治疗,而非脂肪乳剂维持输注。脂肪乳剂可降低局部麻醉药清除,因此心脏毒性可能复发。毒性反应预防措施包括缓慢注射少量药物和反复回抽;也有建议注射含肾上腺素的溶液。连续输注局部麻醉药治疗术后疼痛优于单次注射(药物浓度波动);如果导管移位进入血管,连续给药更为安全。年龄较大儿童可采用患者控制区域镇痛。另外,单次给药量应尽可能足够小,以避免其毒性。

五、佐剂

佐剂常用于延长镇痛时间。

肾上腺素(5μg/ml=1/200 000)可降低 C_{max} 但不影响浓度达峰时间。出生后 6 个月内的婴儿推荐使用

2.5μg/ml（=1/400 000）的肾上腺素。肾上腺素对长效 S-（−）对映体效果较差。阴茎、眼部阻滞等应仅使用纯局部麻醉溶液。

可乐定 1~2μg/kg 通过静脉或硬膜外腔注射均可延长骶管阻滞时间，超过 2μg/kg 可导致低血压。因为可能会导致呼吸暂停，所以不推荐可乐定用于出生后 3 个月内的婴儿。

氯胺酮 R-（−）对映体和防腐剂均有高度的神经毒性，S（+）对映体也可能有毒性。因此，应避免氯胺酮作为硬膜外阻滞的辅助用药。

阿片类药物常用作硬膜外阻滞的佐剂。出生 6~9 个月后，局部麻醉药中添加阿片类药物可延长硬膜外镇痛长达 24 小时。亲脂性药物（芬太尼、舒芬太尼）必须于疼痛发生的相应脊髓节段给药。不含防腐剂的吗啡很容易向头侧扩散，可在较低水平脊髓节段用药，但理论上呼吸抑制风险较高。硬膜外吗啡注射的剂量为 25~30μg/kg，继之以 1μg/（kg·h）持续输注。连续硬膜外时注射芬太尼或舒芬太尼与局部麻醉药合用，剂量分别为 0.2μg/（kg·h）和 0.1μg/（kg·h）。吗啡 5~10μg/kg 可在全身麻醉期间作为脊髓镇痛的唯一药物。

六、剂型和用量

酰胺类局部麻醉药纯溶液不含防腐剂。罗哌卡因和左布比卡因 S 对映相比布比卡因外消旋混合物更安全，镇痛质量和持续时间相似，运动阻滞更少。全身麻醉期间区域镇痛时应使用低浓度的局部麻醉药（2~2.5mg/ml，即 0.2%~0.25%）。骶管阻滞起始最大用药量为 2~2.5mg/kg，腰段或胸段硬膜外阻滞最大用药量为 1.2~1.7mg/kg，外周神经阻滞最大用药量为 0.5mg/kg。术后以低浓度（0.625~1mg/ml）的局部麻醉药持续输注维持镇痛，新生儿的最大速度是 0.20mg/（kg·h），出生后 1~6 个月的婴儿为 0.30mg/kg，出生后 6 个月以上的为 0.40mg/kg。

（宋蕴安　张马忠）

推荐阅读

[1] ANDERSON B J，MORSE J D，HANNAM J A，et al.Pharmacokinetic and pharmacodynamic considerations of general anesthesia in pediatric subjects.Expert Opin Drug Metab Toxicol，2020，16（4）：279-295.

[2] CHIKHANI M，HARDMAN J G.Anesthetic pharmacology basic principles and clinical practice.2nd ed.Cambridge：Cambridge University Press，2011.

[3] HANSEN T G.Developmental paediatric anaesthetic pharmacology.Anaesth Intensive Care Med，2015，16（8）：417-422.

第六章

小儿麻醉前评估和准备

■ 本章要求

掌握：小儿麻醉前评估的目的、术前访视的基本要素及患儿常见的术前合并症的评估。掌握 ASA-PS 分级
的内容及优缺点。掌握小儿麻醉前的一般准备内容,包括麻醉医师及患儿两个方面。

熟悉：小儿麻醉前评估的特点、各个重要器官系统的主要评估内容、不同年龄段患儿主要生命体征的正常
值和实验室检查的相关标准及术前评估中采用的方法。熟悉除 ASA-PS 分级以外的其他风险评估
标准及诱导前准备的主要内容。

了解：肿瘤术前用药对各个系统的影响、特殊患儿的相关准备。

麻醉前评估和准备是小儿麻醉和手术过程中必不可少的一部分。虽然需要手术的患儿多数一般情况
良好,但仍有一部分患儿存在复杂的医学状况,因此通过对患儿身体状况进行全面、正确的评估和充分的准
备,一方面可以使患儿的手术得以顺利进行,另一方面还可以促进患儿身心的尽早康复。虽然患儿的麻醉
前评估和准备采用与成人相同的原则,但在评估的方法、评估的内容及准备的细节等方面与成人存在明显
的不同,故需要小儿麻醉医师重点关注。

第一节　小儿麻醉前评估

小儿麻醉前评估是指麻醉医师对需要实施麻醉(包括手术、辅助检查、有创或无创治疗等临床操作)的
患儿在实施麻醉前对其临床状况进行评价的过程。小儿麻醉前评估最主要的目的就是通过对病史及手术
情况的了解,评估患儿耐受麻醉及手术的能力,预测麻醉手术的风险。小儿麻醉医师通过对病史的回顾、术
前常规检查结果的判定及适用于患儿的体格检查,发现麻醉前应纠正的异常,包括严重的贫血、急性呼吸道
感染等情况,也可以对一些不明确的相关疾病提出合理的建议,申请特殊检查及专科医师会诊,使存在并存
疾病的患儿得到充分的手术前治疗,或者在无法改变现有疾病的情况下,使得患儿在麻醉前达到最优的身
体状态,以减少术中及术后意外情况发生的风险。麻醉前评估的另一个目的是充分与患儿及其监护人沟通
患儿目前的疾病状态,以缓解患儿及其监护人的紧张情绪,并且使其对围手术期可能发生的情况有足够的
心理接受能力。

麻醉前评估是麻醉医师的重要的工作内容,通过全面的麻醉前评估,判断患者能否耐受麻醉是保证患
者围术期安全的第一步。由于小儿与成人无论在解剖、生理、病理及疾病类型等方面都有着明显的不同,所
以小儿手术的麻醉前评估应由具有小儿麻醉资质的麻醉医师来进行。

一、麻醉前访视

1. **病史回顾**　了解患儿的病史是决定麻醉评估结果的重要方面。病史的回顾应包括现病史、既往史、

个人史及家族史等在内的完整的系统回顾。住院患儿的病史回顾可以通过医院的电子病历系统或既往病历的借阅、复印的形式及床旁问诊获得。门诊手术的患儿,最好是通过麻醉门诊就诊的形式,进行良好的问询来获得较全面的病史内容。麻醉医师应重点关注现病史、既往史及个人史。

（1）现病史:应重点关注患儿的患病时间、起病的形式及在此期间给予的相关检查与治疗。通过这些信息可以直接了解外科疾病的情况,以及间接显示疾病对身体整体情况的影响,让我们对麻醉、手术过程中可能出现的情况作出预判。例如:病例1,男,2岁,患儿出生后发现阴茎外观异常,无尿失禁、尿频、尿痛等不适,外院诊断为尿道下裂。1周前来诊,门诊以"尿道下裂"收入院。病例2,女,3岁,家长在妊娠20周时行四维超声检查时发现胆总管囊肿,出生后间断性腹痛,每次发作持续2~3天,未行治疗,自行缓解,缓解期约1个月。1年半前患儿疼痛频率增加,缓解期约1周,发作时伴大汗、呕吐,于当地医院就诊,建议转院手术治疗,但家长未遵医嘱,患儿于2个月前疼痛频率、程度增加,缓解期约4小时。于1周前就诊,门诊以"胆总管囊肿"收入院。从以上两个病例的现病史可以判断,尽管两个患儿均为先天性疾病,而且患病时间长短相似,但病例1由于只是单纯的局部畸形,对其他器官及系统无影响,所以可以判断患儿一般情况良好,耐受手术和麻醉的能力较强。而病例2,同样是出生后起病,但在3年的病史中,持续的腹痛,间断缓解,随着年龄增大,腹痛的强度及频率增加,说明患儿的病情在逐渐加重,逐渐增大的囊肿可能存在与周围组织粘连和急性感染的可能,也提示此患儿的手术时间有可能要延长,并且存在异常出血的情况,需要麻醉医师提前与外科医师沟通,做好准备工作。

在现病史中,麻醉医师要尽可能关注所有的手术信息,包括手术目的和部位、切口大小、切除脏器的范围、术中可能的出血量、手术的难易程度及手术时间等,判断是否需要特殊的麻醉技术:如经鼻气管插管、低温、控制性降压及自体血回收等;要了解手术的急缓程度,对于择期手术,可以要求将患儿的一般状况调整到最佳状态再施行手术,但对于限期手术,要做好应对策略,尽早手术,对于急症手术,在做好各种应对措施的同时,则要与家长交代好病情,尽快实施手术。

（2）既往史:包括健康状况、用药史、过敏史及手术麻醉史等。了解既往史的目的是评估患儿目前的健康状况,与以往的健康状况相比,来判定目前患儿对手术麻醉的耐受性。

1）健康状况:既往患儿的健康状况可以通过问询患儿的父母或监护人获得,患儿如患有长期、慢性疾病,经历了较长时间的治疗,往往家长会提供可靠、有用的信息,但也有些疾病并未引起家长的注意,所以从未到医院就诊或未遵医嘱,那么家长认定的健康状况良好并不一定和实际的健康状况相符,麻醉医师在进行访视时要仔细甄别。例如:2岁患儿,家长认为各方面发育均正常,但只是"说话"较晚,只能发单音,吐字不太清晰,认为只是"贵人语迟",但这往往提示患儿有可能存在听力障碍或神经系统发育异常。另外,对于一些合并心脏系统疾病的患儿,家长只是认为非常"听话""安静",但实际上这种异于同龄孩子的情况,是患儿活动耐量降低的表现。

在既往史里,小儿麻醉医师要密切关注近期内的呼吸道感染。有很多证据表明,和感染相关的气道高反应可持续到症状消失后的数周,并增加围手术期的不良事件发生率,这些不良事件包括屏气、动脉血氧饱和度下降(<90%)、剧烈咳嗽、呼吸道梗阻、喉痉挛、支气管痉挛、拔管后哮鸣或喘鸣、肺水肿、再插管、大量分泌物和非计划再入院。上呼吸道感染是小儿常见病,通常每年可发作3~9次,大部分发生在季节交替阶段或冬季。特别是在冬季,患儿可能一直处于反复的呼吸道感染中,麻醉医师应根据手术的类型、手术的紧急程度,与外科医师商讨决定是否延期手术。有文献表明上呼吸道感染症状消退后,气道的高反应性最多可持续存在7周,在临床上不可能延期如此长时间,但大多数学者认同在急性症状缓解及初步评估后3周安排手术。临床上对中到重度肺部感染者需要延期手术,一般不会存在疑问,但对轻度的上呼吸道感染是否延期是比较难处理的问题,处于上呼吸道初步感染阶段还是恢复期好转的病史很重要,在严密的监护下,短小、不需要气管插管的手术,以下几种情况可适当地降低标准:年龄大于1岁、单纯的喷嚏、流清涕、偶咳、无痰。

哮喘是患儿既往史中要详细了解的另一个主要问题。首先要询问患儿是否具有哮喘病史,如果患儿既往有哮喘史,那么术前评估的主要目标是评估哮喘的严重程度和目前的控制情况,病史的采集应包括:患儿的发病年龄、症状的严重程度、喘鸣发作频率、先前的皮质激素治疗情况、急诊就诊的次数,以及由于肺部问题住院治疗的次数和是否需要行机械通气等情况,必要时和呼吸科医师沟通使哮喘得到最佳控制对围手术期防止哮喘的发生是非常必要的。上呼吸道感染是婴幼儿诱发哮喘加重的最常见因素。有上呼吸道感染的哮喘患儿应比非哮喘患儿更要严格执行推迟手术,尤其是近期或当前出现呼吸道感染症状,因为气道高反应性与最近4周有过病毒性感染相关,如果近期或当前出现呼吸道感染时,应推迟手术。哮喘发作后的6周内容易发生支气管痉挛,因此近期有哮喘发作、加重需住院治疗或急诊就诊的患儿,应推迟择期手术。评估哮喘严重程度的关键因素和控制与否的标准见表6-1-1、表6-1-2。

表 6-1-1 评估哮喘严重程度的关键因素

序号	评估内容
1	1年中哮喘急性加重发作的次数,去医院治疗的次数及住院治疗的次数
2	最近的哮喘症状、药物使用情况及去医院的次数
3	日常的治疗水平
4	日常沙丁胺醇的使用频率、最近一次的使用情况,尤其是近期加强治疗的情况
5	在过去的一年里,使用糖皮质激素类药物治疗急性加重发作的次数
6	既往重症监护和有创治疗的情况
7	任何支气管痉挛的持续诱发原因(包括非甾体类药物的使用)
8	近期感冒或者近2周内出现鼻炎症状(比非哮喘患者更要严格执行推迟手术)
9	运动耐受能力(与同龄人比)是哮喘评估严重程度的一项有用指标

表 6-1-2 儿童及青少年哮喘控制评估表

项目	已控制	控制不佳	控制极差
有症状	<2 天/周	>2 天/周	每天
活动受限	无	稍微	极度
应用短效 β 受体激动剂控制症状	<2 天/周	>2 天/周	每天数次
需要口服糖皮质激素控制恶化	0~1 次/年	≥2 次/年	≥2 次/年
FEV_1 或峰值流速	>80% 预测/个人最好	60%~80% 预测/个人最好	<60% 预测/个人最好
FEV_1/FVC	>80%	75%~80%	<75%

需要手术的患儿,往往会伴有其他器官系统的疾病和畸形。既往史回顾的过程中要询问关于血液循环、呼吸、神经、内分泌及代谢等重要器官系统的疾病史。

①血液循环系统:小儿最常见的心脏病为先天性心脏畸形或心律失常,病史的询问要围绕是否存在早产、先天畸形,是否有呼吸道症状尤其是反复的呼吸道感染、活动后发绀、胸痛及日常运动减少和家族猝死史等问题。患儿对体力活动的耐受能力为评估心功能有价值的指标,在询问时要有针对性和技巧性,对于

新生儿及婴儿,可通过询问其吃奶的时间是否延长、能否连续吮奶和吮奶后是否有气促、眼睑是否肿胀及正常运动情况下是否会出汗等进行估计,询问抬头、独坐或爬行动作的持续时间有无异常,对于儿童要询问是否淘气、上楼或活动后有无气促、能否和同龄人游戏及这些患儿平日口唇是否变蓝或黑、哭闹和进食时是否出现或加重等,这些都可以对心脏的情况提供良好的信息。伴有严重心脏疾病的患儿,往往会在心内科及心外科定期随访,可查看患儿的就诊记录,手术前请心脏科专家对目前的心功能状态进行评估并进行注意事项的沟通,有助于保证术中血液循环的稳定。另外,还存在家长对患儿的心脏疾病并不知情,只是在手术前的例行检查中才发现的情况,麻醉医师要初步评估手术中循环系统的相关风险,必要时请心脏科专家会诊。有些类型的化疗药,其毒性反应有导致进行肿瘤化疗的患儿发生心律失常、心包炎、心肌病和心力衰竭的风险,麻醉医师要通过询问患儿的运动耐量、劳力性呼吸困难和端坐呼吸等情况,评估心功能。

②呼吸系统:除了最常见的呼吸道感染、哮喘,还有的患儿因反反复复的咳嗽、咳痰症状可能在后续的胸部 X 线检查或胸部 CT 检查中发现有肺囊肿、纵隔肿瘤等特殊情况,麻醉医师要保持警惕。另外,一些免疫缺陷病的患儿,在呼吸系统的表现为持续的发热、咳嗽、咳痰,但这些症状不可能在手术前改变,所以麻醉医师要详细制订麻醉方案,包括与 PICU 沟通术后转入等问题。对于可能存在困难通气的患儿,要有针对性地询问睡眠情况及深睡眠下的通气是否顺畅,包括张口呼吸、打鼾、呼吸暂停及被动性体位等,可以为诱导期是否会出现困难通气提供线索。

③神经系统:要关注患儿是否具有嗜睡、昏睡、癫痫发作、恶心呕吐、视物模糊等症状的病史。对于癫痫发作应详细询问是否有过抽搐、抽搐的原因,判断是高热惊厥还是癫痫,如果是癫痫,则需要关注发作的类型、发作的频率、发作的严重程度及发作后的状态等,以便识别手术中癫痫发作;另外,也要详细询问药物治疗及抽搐控制情况。一些合并神经肌肉疾病的患儿,由于生存率的提高,在临床上遇到此类患儿的手术也日渐增多,这类患儿可能会在麻醉过程中出现一些严重的意外情况,包括呼吸衰竭、横纹肌溶解及恶性高热等,只有肌酸激酶升高伴有轻微症状或没有任何症状的患儿,通常术前缺乏明确的诊断,但这类患儿出现与麻醉相关、危及生命的并发症的风险很高,应给予足够的重视,并与监护人做好沟通。

④内分泌系统:要了解患儿是否具有一些常见的内分泌系统疾病,最主要是肾上腺、甲状腺及血糖等方面的问题,这些疾病的控制情况对于麻醉过程的平稳是至关重要的。对于先天性肾上腺皮质增生症患儿,麻醉主要关注类固醇类激素治疗的情况,肾上腺髓质病变要关注术前血压及心肌受累情况,如持续高血压,则需要做好麻醉前准备,包括降血压、扩容等。血糖方面,要关注血糖的控制情况,对于糖尿病患儿的择期手术,应当仔细询问目前的治疗方案、病情的稳定性、并发症的发生情况及手术前小儿内分泌医师对病情的评估等。高血糖和低血糖对麻醉状况都存在影响,对患儿并发难以控制的糖尿病(血糖水平持续高于13.9mmol/L、电解质紊乱和/或有酮尿),则手术应延期,建议请小儿内分泌医师协助优化治疗方案。低血糖可危及生命,尤其对新生儿的危害极大,故当患儿不能正常进食或需要额外的补充时,在禁食过程中要通过静脉补液给予足够的葡萄糖。

⑤代谢性疾病:代谢性疾病中有些对麻醉影响非常明显,如糖原贮积症可导致患儿肥胖和巨舌并且可能伴发肥厚型心肌病,而且随着患儿年龄的增长症状加重。线粒体细胞病为多系统、渐进性疾病,应考虑到各个器官和系统的变化,关注是否存在呼吸暂停史,如存在则术前镇静应谨慎应用,另外,此类患儿可能伴有癫痫症状,控制症状的持续用药应至手术当天,虽然目前资料显示几乎所有麻醉药物都应用到线粒体细胞病患儿,并无明显临床不良事件发生,但选择麻醉药物时仍要格外关注。

⑥其他:在既往史中,需要询问贫血、皮肤擦伤则出血不止等这种病史与出血状况不符的情况,可能提示患儿存在出血性疾病。另外,经过化疗的肿瘤患儿,可能存在三系(白细胞、红细胞、血小板)降低和凝血因子缺乏的情况,应在术前及时补充。

2)用药史:大多数患儿仅使用过常见药,如治疗上呼吸道感染、腹泻等的药物,有少数患儿由于具有复杂的疾病而接受过多种药物治疗。麻醉医师应通过询问家长获得完整的信息。要关注神经系统的用药,如治疗癫痫的药物,这类药物特别是丙戊酸钠和卡马西平可能会导致血液系统或肝功能异常,而且会增强非去极化类肌松药和麻醉药物的代谢,因此在麻醉过程中常需要加大药量。先天性肾上腺皮质增生症患儿术前一直需要皮质醇的替代治疗,所以此类患儿应注意询问皮质醇的应用情况,手术过程中应注意补充;另外,一部分哮喘患儿会接受吸入性皮质醇类药物的治疗,围手术期则不需要补充。

肿瘤患儿经常接受一种或多种化疗方案,常用化疗药物对各器官系统的影响关系着麻醉过程的安危,化疗药物与器官毒性具有相关性(表 6-1-3)。蒽环类药物是导致心脏毒性的常见化疗药物,可表现为急性、亚急性、慢性或迟发性。蒽环类药物对静息状态下心功能正常的小儿能增强麻醉对心脏的抑制作用。蒽环类诱发的急性心脏毒性,40% 表现为心电图的变化,包括窦性心动过速、室上性心动过速、交界性心动过速、房室或束支传导阻滞、室性心动过速,以及 QRS 低电压及 QT 间期延长,除 QRS 低电压外其他都可在化疗停止后 1~2 个月恢复正常;亚急性心脏毒性可导致急性左心衰竭、心包炎等;慢性毒性可致心肌病。环磷酰胺是第二种常见的导致心肌损伤的药物,可致严重充血性心力衰竭、出血性心肌炎、心包炎和心肌坏死。白消安可致心内膜纤维化,表现为限制型心肌病。应用过以上药物的患儿,麻醉医师要注意对患儿的心脏进行全面评估,左室射血分数降至 45% 以下时,则可诊断为蒽环类药物诱发的心脏毒性。博来霉素对肺的损伤最大,应用后 4~10 周产生肺毒性,主要是非致死性肺纤维化,20% 的患儿有影像学及组织学证据,但没有临床症状,对此类患儿应根据胸部 X 线片、肺功能测试、动脉血气分析确认肺功能受损程度。另外,应用顺铂可出现肾毒性,充分的生理盐水液体治疗和强制利尿会减轻症状;阿糖胞苷会引起肝毒性;长春新碱可影响神经系统的各个方面等,所以在既往史的了解中要关注化疗药物的应用。

表 6-1-3　常见化疗药物及其器官系统毒性

系统毒性	化疗药物
心脏毒性	白消安、顺铂、环磷酰胺、柔红霉素 / 多柔比星、氟尿嘧啶
肺毒性	甲氨蝶呤、博来霉素、白消安、环磷酰胺、阿糖胞苷、卡莫司汀
肾毒性	甲氨蝶呤、L- 天冬酰胺酶、卡铂、异环磷酰胺、丝裂霉素
肝毒性	放线菌素 D、甲氨蝶呤、雄激素、L- 天冬酰胺酶、白消安、顺铂、硫唑嘌呤
中枢神经系统毒性	甲氨蝶呤、顺铂、干扰素、羟基脲、丙卡巴肼、长春新碱
抗利尿激素分泌异常	环磷酰胺、长春新碱

3)过敏史:过敏情况是麻醉医师在既往史中必须询问的内容。每次麻醉前要详细询问各种药物的不良反应和药物过敏反应史,还要包括化学物质及食物过敏的情况。年龄较小的患儿由于用药种类有限,所以基本上药物过敏都是不详,麻醉医师对此类患儿在麻醉手术过程中出现的任何不明原因的血液循环衰竭、气管与支气管痉挛、水肿等情况都要考虑到过敏因素。既往史中还要关注患儿是否患过哮喘、过敏性鼻炎、结膜炎和湿疹,这类患儿通常属于特应性体质,在各种变应原的刺激下体内可合成 IgE 抗体。有研究认为,特应性体质患儿体内的嗜酸性粒细胞易导致组胺释放,与麻醉期间的过敏性休克相关。另外,对具有特应性体质、年龄小于 1 岁、长期反复接触乳胶的患儿要进行乳胶过敏高危筛查,如果患儿有过麻醉药或乳胶过敏、局部麻醉药过敏或者属于乳胶过敏的高危人群(表 6-1-4),则要考虑选择特异性 IgE 阳性过敏反应皮试进行诊断。麻醉医师应该对香蕉、橡胶气球、提供给患儿的含乳胶玩具及口腔科所用的橡胶屏障保持警惕。小儿几乎没有吸烟史,但应询问患儿是否有二手烟吸入史,有研究证实二手烟吸入可增加围手术期气道并发症的发生。

表 6-1-4　乳胶过敏高危患者发生率

类别	发生率 /%
脊柱裂	18~72
尿道畸形	17~71
反复胃肠道手术	17~20
大范围或多次神经外科手术操作	36
新生儿期或 1 岁前手术次数大于 5 次	55
特应性体质	9~36
四肢瘫痪患者	a
既往有不明原因过敏反应的患者	a
对水果或蔬菜尤其是热带食物过敏的患者	35~55

注：a.有大量病例报道但缺乏在普通人群的发生率数据。

4）手术麻醉史：既往的麻醉史要重点关注呼吸道管理及呼吸、心血管系统的不良事件,特别是询问既往麻醉后是否有医师诊断为困难气道,是否因为气道建立困难引起并发症或更改麻醉方法,甚至改期手术等问题。还要重点询问既往手术麻醉后的并发症情况,包括恶心、呕吐、苏醒期躁动或谵妄及精神系统出现的改变,如术后持续数天或数周的行为改变等。要关注患儿手术后是否存在异常出血情况,轻度的血友病一般不会有自发性出血,但会在手术或外伤后出血。手术史主要关注患儿既往手术的时间、手术种类及是否根治等问题,评估其对现有手术的影响。复杂先天性心脏病患儿,往往不能一次性根治,或者最后也只是能改善症状,故对这类患儿要关注心脏病的手术情况及现有的心功能状况,及时和心外科医师沟通情况有助于保证非心脏手术的安全。

（3）个人史：小儿的个人史与成人有很大不同,成人常见的后天并发疾病在小儿少见,更多关注的是生长发育史及并发的先天性疾病,包括出生史、喂养史、生长发育史及预防接种史。

1）出生史：各年龄段的小儿都有可能面临手术,对于早产儿、足月新生儿及婴幼儿来说出生史至关重要,在出生史中要了解是否存在难产、早产,是否住过 NICU,以及在监护室的时间和患病及治疗情况。由于患儿的胎龄和矫正胎龄与很多并发症的发生都有着紧密的关系,所以要明确患儿的胎龄、目前的实际年龄。胎龄是指末次月经的第 1 天到胎儿分娩当日所经过的时间,对于早产儿还要计算矫正胎龄和矫正年龄,矫正胎龄 = 胎龄 + 实际年龄,矫正年龄 = 实际年龄 – 妊娠 40 周前出生的周数,这种算法只适用于 3 岁前有早产病史的患儿。早产儿依据不同的胎龄可以分为临界性早产、中度早产和重度早产,具体情况见表 6-1-5。

表 6-1-5　不同胎龄早产儿的非一般情况及相关疾病

状况和疾病	临界性早产	中度早产	重度早产
胎龄 / 周	36~37	31~35	24~30
活产儿百分比 /%	16	6~7	<1
体重 /g	2 500~3 200	1 500~2 500	500~1 500

状况和疾病	临界性早产	中度早产	重度早产
相关疾病	吸吮无力 呼吸窘迫综合征 温度调节	吸吮无力 呼吸窘迫综合征 温度调节 败血症 颅内出血	吸吮无力 呼吸窘迫综合征 温度调节 败血症 颅内出血 坏死性小肠结肠炎 先天性心脏病 出生窒息
护理级别	新生儿病房仔细观察	新生儿监护病房	新生儿监护病房

早产儿所有器官系统均未成熟,在评估上应着重关注与早产相关的疾病,以及对麻醉和术后监护有影响的疾病。

①肺部疾病:早产本身就是肺损伤及肺功能长期损害的重要危险因素。与足月儿相比,早产儿支气管肺发育不良(broncho-pulmonary dysplasia,BPD)、反应性气道疾病、肺动脉高压(pulmonary hypertension,PAH)、慢性阻塞性肺疾病及相关并发症的发生风险更高。矫正胎龄在 36 周以上、出生体重 1 000g 左右、出生后需持续氧疗 28 天以上的早产儿多发生支气管肺发育不良,这些小婴儿多存在肺间质纤维化、气道阻力增加、肺顺应性降低、肺部过度通气等问题,术前评估时应关注营养支持情况及支气管扩张药、抗生素、利尿药和糖皮质激素等药物的治疗情况,并且要明确如果能满足外科手术的需要,区域神经阻滞或喉罩通气替代气管插管全身麻醉可降低风险。出生时胎龄超低、出生体重小于 1 500g、小于胎龄相对应的出生体重、长期机械通气、长期氧疗和心脏结构异常的早产儿,容易并发肺动脉高压,此类早产儿应请小儿心脏病专家进行评估,并要进行心电图的筛查,多学科团队共同商议手术时机。在早产儿中还存在与心动过缓相关的呼吸暂停现象,通常分为梗阻性、中枢性和混合性,中枢性呼吸暂停是脑干的发育不成熟所致,但早产儿 50%~75% 的呼吸暂停是混合性的,在评估时要注意短暂的呼吸暂停往往是中枢性的,时间较长的呼吸暂停通常是混合性的。早产儿的呼吸暂停与胎龄成反比,通常发生在出生后 2~7 天,在此期间手术与麻醉的患儿要给予格外的关注。

②神经系统疾病:颅内出血尤其是脑室出血是早产儿主要的并发症,通常发生于出生后 1 周内,发生率与胎龄及出生体重呈负相关,通常会导致出血后脑积水、脑室周围出血性梗死、脑室周围白质软化和癫痫发作,所以在关注出生史时,要注意手术时的出生年龄及出生后是否有低血压、心率不稳定等突然恶化的情况,预判是否有颅内出血的可能。

③心血管系统:早产儿通常存在动脉导管未闭,极低胎龄的早产儿(胎龄 23~27 周,出生体重小于 1 000g)通常不能自行关闭,给予吲哚美辛对低胎龄(胎龄 28~32 周,出生体重 1 000~1 500g)及其他早产新生儿可有效关闭,但对极低胎龄早产儿往往无效。室间隔缺损、房间隔缺损、主动脉缩窄、法洛四联症在新生儿也很常见,需要同新生儿外科医师和小儿心脏外科医师共同评估心功能状况,以及根据手术的轻重缓急来决定手术顺序。

2)喂养史:喂养史的询问可以了解到患儿目前的营养状况,母乳喂养和奶粉喂养也可以对禁食时间的安排提供信息。婴儿辅食的添加情况,也可以和一些相关的体格检查和实验室结果对应分析。另外,一些内分泌及代谢性疾病,如先天性高胰岛素血症及糖原贮积症的患儿需要频繁进食以防止低血糖症,所以要尽量缩短禁食时间、及时补充含糖液体。患儿在喂养过程中的表现,尤其是吸吮过程的连续与否,可间接提示患儿的心功能状况及通气情况。

3）生长发育史：主要关注智力、运动与体力是否与年龄相匹配。家长或监护人所认为的正常发育，不一定是准确的，有针对性地询问一些问题会获得一些有用的信息。

4）预防接种史：儿童尤其是婴幼儿经常会面临疫苗接种是否与手术冲突的问题。疫苗的不良反应通常发生在接种后的当天及随后的90天内，尽管不同国家对疫苗接种与手术错期安排的时间规定不同，但大多数还是认为接种疫苗后应推迟择期手术，尤其是新生儿和婴幼儿。故在评估时要了解患儿近期是否有疫苗接种史，如果能了解到具体的疫苗名称最佳，但往往家长并不能提供确切的疫苗名称，所以，为了安全起见，接种疫苗后应推迟择期手术至2周后，全身麻醉术后推迟1周再接种疫苗为宜。

（4）家族史：要积极询问家庭成员是否有全身麻醉后出现异常情况，是否存在遗传病，尤其是要关注恶性高热、神经肌肉病等。还需要询问家庭成员是否出现过不明原因的意外死亡、出血倾向等情况，这对于潜在疾病的筛查有一定意义。

2. 体格检查　体格检查是术前访视的重要内容之一，既要顾及全身又要重点突出，应重点检查与麻醉相关的重要脏器和部位。体格检查的方式应根据患儿年龄而异。对于小婴儿，应灵活对待，充分利用睡眠或安静时期进行听诊，能更好地识别心脏的杂音及肺部的异常呼吸音，另外安抚奶嘴及色彩艳丽的玩具也能分散其注意力，达到配合检查的目的。幼儿通常是最难以沟通和配合检查的，所以对待这一部分患儿，要从具有一定距离的简单观察开始，观察患儿是否有发育缺陷、营养不良、贫血、脱水、水肿、发热、消瘦和过度肥胖等情况，皮肤苍白、发绀、皮疹、黄疸及瘢痕等可提示患儿具有相应器官系统的功能障碍。另外，患儿玩耍及进入诊室的状态，可推断评估其神经系统及运动系统的发育情况。极其不合作的患儿，也可以在其哭闹的状态下评估其张口度、呼吸音是否清晰，是否具有咳嗽、咳痰现象等。较大的患儿通过简单的言语沟通，一般都会配合评估检查。但对于处于青春期的患儿，要注意体格检查时的隐私保护，是否需要家长陪同，要征得家长及患儿的同意。

（1）心血管系统：各年龄段儿童正常的心率、血压值见表6-1-6、表6-1-7。检查时除观察发育情况、体格强弱和对日常活动的耐受力外，应注意观察皮肤黏膜的颜色，是否有苍白、发绀等情况及严重程度，呼吸频率和是否有呼吸困难，有无水肿、杵状指及颈静脉扩张等。检查脉搏的强弱、频率和节律。听诊过程中要注意心音强弱，心音减弱常见于心肌炎、心包积液、低钾血症等；心音亢进常见于贫血、高热及甲状腺功能亢进。另外，听诊过程中要关注心脏杂音，50%~72%的心脏杂音为正常或非病理性的。对于存在心脏杂音的患儿应进行全面细致的临床检查，包括外周动脉搏动、血压、血氧饱和度及心电图等。由于仰卧位时舒张末期容量和心排血量增加，所以非病理性心脏杂音增强，而大多数病理性杂音强度不随体位的变化而改变，因此听诊体位应包括坐位和仰卧位。但肥厚型心肌病（hypertrophic cardiomyopathy，HCM）是仰卧位变坐位时杂音增强。非病理性杂音和病理性杂音的特点见表6-1-8。检查婴幼儿双侧肱动脉及儿童双侧桡动脉搏动，并与股动脉比较，如果股动脉搏动明显减弱或桡动脉和股动脉搏动不一致，则可能存在主动脉狭窄或主动脉弓部梗阻。

表6-1-6　各年龄段儿童不同状态下心率的正常值　　　　　　　　　　　单位：次/min

年龄段	清醒	睡眠	活动/发热
新生儿	100~180	80~160	<220
出生后1周至出生后3个月	100~220	80~200	<220
出生后3个月至2岁	80~150	70~120	<200
2~10岁	70~110	60~90	<200
>10岁	55~90	50~90	<200

表 6-1-7　各年龄段儿童正常血压值　　　　　　　　　　　　　　　　　　　　　　　单位:mmHg

年龄		收缩压	舒张压	平均压
新生儿				
	早产儿(750g)	44	24	33
	早产儿(1 000g)	49	26	35
	足月儿	60	35	45
出生后 30~100 天		70~75		
6 个月		95		
4 岁		98	57	71
6 岁		110	60	77
8 岁		112	60	77
12 岁		115	65	82
16 岁		120	65	83

表 6-1-8　非病理性和病理性杂音特点

特点	非病理性	病理性
出现时期	收缩期或连续性	舒张期、全收缩期或收缩末期
杂音形态	增强或降低	强度中等(3 级以上)
程度	轻度或轻微杂音(2 级以下)	合并震颤
与体位的关系	坐位到仰卧位时杂音增强	坐位到仰卧位时杂音不变(肥厚型心肌病除外)
其他		合并心脏病的症状和体征

（2）呼吸系统:呼吸系统与患儿全身麻醉中的安全息息相关。检查时首先评估患儿是否存在困难气管插管,困难气管插管的预测因素包括下颌发育不良、张口受限、面部不对称及有喘鸣或阻塞性睡眠呼吸暂停的病史。要观察患儿的外貌,是否存在上述问题,通常患有综合征的患儿外貌均比较特殊,往往存在困难气道的问题,尤其是要关注下颌骨颜面发育不全(Treacher Collins 综合征)、戈尔登哈尔综合征(Goldenhar 综合征)和皮埃尔·罗班综合征(Pierre Robin syndrome)患儿。对于烧伤患儿及口腔外科的患儿要注意因瘢痕及畸形导致的困难气管插管。所有准备手术的患儿都要评估呼吸频率和潮气量、呼吸的方式及呼吸的顺畅度,同时要注意是否存在端坐呼吸、喘息及哮喘等情况,另外患儿睡眠时经常保持的体位对存在困难通气的患儿诱导时的通气安全有很重要的指导意义。不同年龄小儿正常的呼吸频率见表 6-1-9。听诊时应注意呼吸音是否清晰,是否存在干、湿啰音,并评估呼吸做功情况,短暂的喘息通常没有明显的呼吸窘迫和低氧血症。呼吸急促、肋间和锁骨上肌肉做功表示哮喘严重;单侧喘鸣音提示有气道异物或支气管软化;双侧哮鸣音合并湿啰音提示肺间质疾病,如感染、支气管肺发育不良、肺水肿等;哮鸣音合并吸气时喘鸣和上呼吸道传导的呼吸杂音,提示存在义膜性喉炎、气管或支气管软化等疾病。观察患儿是否有咳嗽、咳痰,以及是否有鼻腔脓性分泌物,对于有咳嗽、咳痰症状的患儿,如果可以合作的,应嘱其主动咳嗽,来预判气道感染的程度及分泌物的多少,这对需急诊手术或限期手术合并呼吸道感染的患儿,可以提供有用的信息。活动的

牙齿也是患儿体格检查时要注意的问题,尤其是对处于换牙阶段的患儿,要注意活动牙齿的位置、活动的程度及在麻醉过程中是否有脱落的危险,有需要在气管插管前拔除的,要提前和监护人做好沟通。

表 6-1-9　不同年龄小儿的呼吸频率　　　　　　　　　　　　　　单位:次 /min

年龄	呼吸频率
出生后 0~6 周	45~60
出生后 6 周至 2 岁	40
2~6 岁	35
6~10 岁	25
>10 岁	20

（3）神经系统:应观察患儿的意识状态、咽喉部反射是否存在,以及颈椎的活动度、全身的肌张力和颅内压增高的体征。检查患儿在相应的年龄是否达到了相应的运动水平,包括抬头、翻身、起坐及行走等关键的神经运动发育标志,如果有延迟现象,可能存在神经系统发育迟缓或一些隐匿的神经肌肉病。另外,要警惕存在吸入性肺炎的需要神经外科手术的患儿,可能提示运动肌无力及吞咽机制受损。

（4）内分泌系统:体格检查时判断患儿是否存在肥胖。肥胖简单的定义标准是大于等于同年龄和身高的标准体重的20%。肥胖患儿患糖尿病、代谢综合征的风险增加。在体格检查时要注意气道的评估,包括是否存在小下颌,以及寰枕关节活动度、张口度、下颌和胸骨距离长短等,这些都与面罩通气困难相关。另外,肥胖患儿的阻塞性睡眠呼吸暂停（obstructive sleep apnea,OSA）发生率是正常儿童的4~5倍,要关注高血压及心功能情况。向心性肥胖提示糖皮质激素过量,这部分患儿除了注意激素替代治疗和电解质情况外还要评估血管通路建立的情况。如果患儿有大囟门、颅缝增宽的特征性表现,并伴有表情淡漠、发育迟缓、低血压、体温偏低等情况,则提示患儿可能存在先天性甲状腺功能减退。血压异常增高,伴有恶心呕吐、视物模糊等症状和身体的异常消瘦,提示可能存在肾上腺髓质病变。高危新生儿出现易激惹、肌张力低下、嗜睡、喂养困难、发绀及癫痫样发作等症状时,要警惕有低血糖,最常见原因为先天性高胰岛素血症。

概括起来讲,除了常规的体格检查外,所有患儿术前评估的基本要素见表 6-1-10。对于一般情况良好的择期手术患儿,进行这些基本评估即可。特殊患儿进行这些基本评估后,还需要进行某些专科的专业评估。

表 6-1-10　患儿术前评估的基本要素

基本要素	内容
生命体征	身高 / 体重
	心率
	呼吸速率
	血压
	脉搏血氧测定（室内空气和补充氧气）
过敏情况	

基本要素	内容
用药情况	
心脏杂音的病史	
其他专科的既往史	
麻醉手术史(包括围手术期的任何不良事件)	术后谵妄
	术后恶心呕吐
	困难插管
	静脉通路建立困难
有拟胆碱酯酶缺乏或恶性高热家族史	

3. 术前常规检查的评估 尽管现已指出术前化验和影像学检查不宜常规进行,但因我国医疗水平参差不齐,儿童的基础医疗在很多地方尚不完善,故有部分基础疾病是通过术前常规检查发现的。所以,针对这种状况,大多数医院设置了术前常规检查项目,目前各地区都在推进检查项目结果的互认,以避免重复检查给患儿带来不必要的痛苦和损伤。

小儿术前常规检查项目一般包括血常规、凝血功能检查、生化检查(肝功能、肾功能、心肌酶及电解质等)、传染病指标,以及胸部 X 线、心电图检查。

小儿和成人不同,在 0~18 岁的生长发育过程中,每个器官系统都在发生变化,所以各个生长阶段的正常值指标也是不同的,作为一个小儿麻醉医师要熟悉和掌握各年龄段的正常值范围,以便作出正确的判断。

(1)实验室检查:不同医院的实验室检查结果的参考值可能存在差异,而且由于患儿不同年龄的参考值区间也存在不同,所以任何实验室检查结果都要结合患儿年龄、病史及临床体征来综合判断。

1)血常规:主要关注的指标为血红蛋白、白细胞和血小板。不同的年龄阶段,正常值不尽相同。新生儿、婴儿及儿童的正常血液指标见表 6-1-11。在健康儿童中有 2.5%~10% 的结果异常,最常见的是轻度贫血。贫血是术前普遍关注的问题,一般对于年龄较大且无其他疾病的患儿维持血红蛋白至少在 80g/L 以上,以提高患儿对手术及麻醉的耐受性,但对于早产儿和一般情况较差的患儿应维持较高的血红蛋白水平,有研究显示早产儿的血红蛋白应维持在 100g/L 比较合理。一般情况下,轻度的贫血并不会影响手术的决策。与外科状况相关的中、重度贫血,如脾功能亢进、梅克尔憩室出血、肿瘤化疗后等,可术前输血后行手术治疗。与内科相关的中、重度贫血,如为非急诊手术,应治疗后再行择期手术,避免不必要的输血。血红蛋白增高分为生理性与病理性两种,生理性增高常见于高原居民、胎儿或新生儿,而病理性增高常见于严重的先天性及后天性心肺疾病和血管畸形,如法洛四联症、发绀型先天性心脏病、肺源性心脏病或肺动静脉瘘等。白细胞计数在患儿出生时最高值可达 $20 \times 10^9/L$,新生儿期维持在 $12 \times 10^9/L$,所以在小婴儿的感染判定上不要应用成人的正常值标准。美国卒中协会发布的相关指南推荐外科手术患儿血小板计数小于 $50 \times 10^9/L$ 应输注血小板,血小板计数在 $(50 \sim 100) \times 10^9/L$ 可以考虑输注血小板。也有资料显示血小板计数低于 $50 \times 10^9/L$ 时,要警惕自发性出血,低于 $20 \times 10^9/L$ 时要进行预防性血小板输注;高于 $50 \times 10^9/L$ 且血小板功能正常的是可以接受手术而不存在活动性出血的情况,但对于神经外科手术,血小板计数应大于 $100 \times 10^9/L$。

表 6-1-11　新生儿、婴儿和儿童的正常血液指标

年龄	血红蛋白 /(g·L^{-1})	血细胞比容 /%	白细胞计数 /(L^{-1})
出生后 1 天	190	61	18×10^9
出生后 2 周	173	54	12×10^9
出生后 1 个月	142	43	
出生后 2 个月	107	31	
出生后 6 个月	123	36	10×10^9
1 岁	116	35	
6 岁	127	38	
10~12 岁	130	39	8×10^9

2）凝血功能检查：凝血系统检查通常包括凝血酶原时间（PT）、活化部分凝血活酶时间（APTT）、凝血酶时间（TT）、纤维蛋白原（Fg）。各个凝血指标代表的途径和意义见表 6-1-12。目前公认的对于有凝血功能障碍史和 / 或出血风险高的手术患儿，要进行凝血功能筛查，如腺样体、扁桃体切除手术及神经外科手术等。有研究表明，APTT、PT 及 TT 的敏感性、特异性和预测价值均较低，所以一定要结合病史及体征进行判断，既可以筛查出一部分隐匿性出血性疾病，也可以判断出一部分假阳性结果，具体的临床推断要素见表 6-1-13。对于高出正常值高限 +5 的结果一般需要复查，如复查后仍较高，则需要进行血浆纠正试验，血浆纠正试验异常的，则要进行凝血因子的检查。

表 6-1-12　凝血检查项目代表的途径和意义

检查项目	代表途径	延长或缩短的意义	临床意义
凝血酶原时间（PT）	外源性凝血途径	延长：Ⅶ缺陷、Ⅹ、Ⅴ、Ⅱ缺陷、Fg 缺乏、↓ 缩短：高凝状态	遗传病（基因缺陷） 肝脏疾病（合成↓） 维生素 K 缺乏、华法林（合成↓） 弥散性血管内凝血（消耗↑）
活化部分凝血活酶时间（APTT）	内源性凝血途径	延长： 出血：Ⅷ、Ⅸ、Ⅺ缺陷及抑制物。不出血：Ⅻ、狼疮抗凝物（LA） 缩短：血栓性疾病或血栓前状态	血友病 A、B Ⅺ、Ⅻ缺陷 弥散性血管内凝血 肝病 抗凝药（肝素）、LA
凝血酶时间（TT）	共同途径	延长：Ⅹ、Ⅴ、Ⅱ缺陷、Fg 缺乏、↓ TT 缩短：无意义或钙离子存在	Fg 含量 / 功能 抗凝血酶 肝素
纤维蛋白原（Fg）	最终途径	Fg 含量 / 功能↓或↑	遗传病 毒血症、肝脏疾病、肾病综合征 纤溶亢进

表 6-1-13 先天性出血性疾病的临床推断要素

特点	临床要素
自发性	出血
不相称性	同引起原因比较
迟发性	在创伤或外科手术后(结痂出血)
反复性	在同一部位
严重性	某些外科手术,甚至小手术(拔牙、腺样体扁桃体手术等)

3)肝肾功能:谷草转氨酶(GOT)与谷丙转氨酶(GPT)是最常见的肝功能实验室检查指标。在一部分健康儿童,二者的升高要结合病史进行判断,有大部分患儿可能近期有上呼吸道感染而服用药物治疗的病史,通常这些改变是一过性的,并不会影响正常的手术或麻醉安排,但要警惕二者的异常增高,可能需要消化科医师参与术前肝功能的评估并进行优化治疗。还有部分肥胖患儿,也存在脂肪肝和肝功能的改变,通常这种患儿只有在减肥成功的情况下,肝功能才会转为正常,因此很难推迟手术,在此类患儿的处理上要在内科保肝治疗的同时,注意减少麻醉药物对肝的影响。还有一部分本身需要手术的肝胆相关疾病,如胆总管囊肿、胆管闭锁及肝肿瘤等,很难改变术前肝受损的情况,因此应尽可能优化术前治疗,减少术中药物及操作对肝功能的影响是必要措施。肾功能异常在择期手术患儿中比较少见,但对于患有内科慢性肾功能不全及尿毒症的且需行外科手术治疗的患儿,要注意液体摄入及电解质紊乱的情况。

4)心肌酶:最常见的指标有 5 种,GOT、肌酸激酶(CK)、肌酸激酶同工酶(CK-MB)、乳酸脱氢酶(LDH)及 α- 羟丁酸脱氢酶(HBDH),CK-MB 的结果是最具有特异性且灵敏度比较高的指标,如果 CK-MB 有异常升高,要评价升高的程度,并且需要结合病史、心电图及心脏超声来判断是否存在心肌损伤,心脏内科医师参与下的评估和治疗会使患儿获得良好的预后。新生儿会存在心肌酶增高的情况,有部分与静脉取血困难有关,要注意是否存在血液样本溶血的情况。骨折和创伤后的患儿也存在 CK 及 CK-MB 升高的情况,但也要结合病史作好判断。对于有骨骼、肌肉畸形的患儿尤其要关注肌酸激酶及其同工酶的增高,要仔细询问家族史及既往麻醉史,筛查患儿是否存在恶性高热的可能。

5)血糖:血糖的正常值为 3.9~6.2mmol/L,血糖异常代表着患儿可能存在病理状况。90% 的高血糖患儿为 1 型糖尿病,血糖浓度控制的目标应维持在 6.1~10mmol/L,目前不建议强制地把血糖控制在 6.1mmol/L以下,因为会增加低血糖的风险。低血糖的情况最易发生于新生儿,无论是早产儿还是足月儿,术前血糖都应维持在 2.2mmol/L 以上,以防止神经系统及全身症状的发生。另外,术前血糖的测定不能预测麻醉诱导时的血糖浓度,而且有研究表明正常儿童,即使较长时间的禁食,发生低血糖的风险也极小。

(2)辅助检查

1)胸部 X 线检查:通常专门的影像学医师会提供胸部 X 线检查结果,麻醉医师要结合患儿的症状和体征进行判断。大部分健康状况良好的患儿,胸部 X 线片显示肺纹理增粗,其结果没有任何临床意义。如有实变影像或小斑片影、磨玻璃样影等改变而且有发热、咳嗽等症状,提示肺部和支气管的炎症。胸部 X线的筛查中也可以发现某些患儿家长并不知晓的严重疾病,如纵隔肿瘤、肺囊肿及先天性心脏病等,这些需要通过进一步的检查确诊。

2)心电图:普通心电图仅是初步筛查。各年龄段的患儿都应进行心电图检查。不同程度的房室传导阻滞、室上性或室性心动过速、预激综合征等都能通过心电图检测发现。以往的观念是对新生儿和小婴儿

（出生后6个月内）不必进行心电图检查，但实际上通过心电图可以发现新生儿和婴儿的传导异常，如QT间期延长综合征和预激综合征。儿童的心电图检查有部分需要在镇静下进行，故对其结果的评估要充分考虑这一点，如窦性心动过缓的结果，要结合患儿的年龄、最慢时的心率及患儿是否在深睡眠下实施的检查等情况判断出现这一结果的原因。大部分儿童的检查结果为窦性心律或窦性心律不齐、正常心电图，但也有少部分患儿存在心律失常，有可能为先天性的，也可能是后天获得性的。由于心电图只是在医师认为必要的时候才会进行检查，故有部分患儿是在术前检查时才发现这一异常，并且家长或监护人并不清楚患病的过程。对于存在窦性心律不齐、部分窦性心动过缓、窦性心动过速、不完全或完全右束支传导阻滞、一度或二度Ⅰ型房室传导阻滞、房性期前收缩、偶发的室性期前收缩、伴有窦性心律的房性逸搏性心律及从未发作的预激综合征等在完善心肌酶、心脏超声心动图等检查后可正常安排手术麻醉，但术中并发严重心律失常的可能性仍然存在，故要与家长详细交代风险。

4. 特殊检查的申请和评估

（1）超声心动图：在出现心脏异常的症状或体征的情况下，一般都会申请超声心动图协助诊断。某些先天性心脏病患儿出生后的第1周处于病情无症状期，并且有研究发现，高达30%的先天性心脏病婴儿和新生儿在未确诊的情况下出院，因此对于新生儿和小婴儿强烈推荐初次手术的术前进行心脏超声检查，排除先天性心脏病。

（2）动态心电图：通常在普通心电图出现异常的情况下都会申请24小时的动态心电图检查，以明确心律失常的诊断及严重程度，必要时请心内科协助进行专科治疗以期达到最佳的术前心功能。

（3）肺功能：肺功能对评估婴幼儿呼吸道状态、判断病情严重程度、评估疗效和预后都有重要意义。一般对患有限制性疾病，如先天性心脏病、肺囊性纤维化、脊柱侧弯、肥胖等患儿及阻塞性疾病（如OSA、支气管发育不良、哮喘等）患儿术前要进行肺功能检查。肺功能检测标准大多限制在7岁以上儿童，可以理解和配合检测步骤。肺功能检测包括肺容量测量和通气功能测量。肺容量测定中包括潮气量、残气量、补吸气量、补呼气量、肺活量、肺总量及功能残气量等；通气功能的测量包括每分通气量、肺泡通气量、最大通气量和时间肺活量等。第一秒用力呼气量（FEV_1）和最大呼气中期流量率（MMEF或$FEV_{25\%\sim75\%}$）被广泛用于评估气道功能。

二、麻醉风险的评估

1. ASA分级判定 ASA身体状况（American society of anesthesiologists' physical status，ASA-PS）评分是最为常见的术前评估系统，共分为5级，具体情况见表6-1-14。如果手术为急诊手术，在病情评级后标注E。ASA-PS系统的主要优点是简单，这是其被大范围使用的原因，但也由于其过于简单，使得这种评估方法无法对专科情况进行详尽的评估，而且其评估的一致性目前已经遭到质疑。ASA-PS是一种沟通患儿状况的方法，但并不代表手术风险。一般Ⅰ、Ⅱ级患儿麻醉耐受力均良好，麻醉经过平稳；Ⅲ级患儿麻醉过程中存在一定的风险，麻醉前应尽可能做好充分准备，对可能发生的并发症应采取有效方法，积极预防；Ⅳ、Ⅴ级患儿麻醉的风险极大，应充分做好抢救的准备，并在麻醉前与患儿的父母或监护人做好沟通。任何ASA值大于或等于Ⅲ级的患儿都应该在手术前接受麻醉医师的检查。NARCO-SS（Neurological、Airway、Respiratory、Cardiovascular、Other-Surgical Severity）风险评分系统是针对成人开发的评分，近年来已经改良用于儿科。NARCO是基于术前的神经功能状态（N）、气道（A）、呼吸（R）、心功能（C）和其他项目（O）几个部分来进行评估的，总评分外加手术严重程度评分（SS），后者根据手术创伤分为A、B、C、D四类，由此获得整体风险评分，分为Ⅰ、Ⅱ、Ⅲ、Ⅳ级，具体评分内容见表6-1-15。相比ASA-PS分级，NARCO-SS系统预测不良事件、监护级别、发病率和死亡率的准确性更高。

表 6-1-14　ASA-PS 评估表

分级	表现
Ⅰ级	正常健康患者
Ⅱ级	有轻度系统性疾病的患者
Ⅲ级	有严重系统性疾病,日常活动受限,尚未丧失工作能力
Ⅳ级	有严重系统性疾病,已丧失工作能力且经常面临生命威胁
Ⅴ级	无论手术与否,生命都难以维持 24 小时

表 6-1-15　NARCO-SS 评分表

项目	0 分	1 分	2 分	
N(神经肌肉)	无神经系统异常,行为、警觉度和定向力发育与年龄相符	癫痫发作、轻度认知障碍、痉挛或肌张力减退、抑郁状态,但能唤醒	癫痫持续状态、严重认知障碍、痉挛或肌张力减退;对疼痛刺激没有反应? 主动姿态、眼神反常	
A(气道)	正常气道解剖、颈部活动自如	气管插管可能存在困难,但是预估面罩通气容易,如小口畸形、颈椎活动受限、肥胖、气管切开	已知或可能存在的困难面罩通气和 / 或困难气管插管,如面部创伤、颈椎不稳定、上颌或下颌发育不全、喉狭窄、气道不对称、近期的气管切开	
R(呼吸)	无呼吸系统疾病的症状和体征	轻症的呼吸道疾病、近期或近期有呼吸道感染、控制良好的未发作的哮喘	支气管肺发育不良(BPD)、COPD、限制性肺部疾病、下呼吸道感染、糖皮质激素依赖性哮喘、活动性 X 线征象和听诊阳性体征、睡眠呼吸暂停、呼吸支持	
C(心血管)	无心脏疾病	非复杂先天性心脏病、矫正后的先天性心脏病、代偿性心力衰竭、控制良好的高血压稳定的非窦性心律	未矫正 / 部分矫正的先天性心脏病、心室功能差、心力衰竭、肺动脉高压、单心室病理、明显的心律失常、高血压控制不佳、需要血管活性药	
O(其他)	无肝肾或骨骼肌肉异常、足月儿、无反流或控制良好	肝肾功能或骨骼肌肉系统轻度异常、代谢和内分泌轻度紊乱、轻度凝血缺陷、早产但孕龄大于 50 周、轻度反流、呕吐或上消化道症状	严重肝和 / 或肾功能不全、严重肌肉骨骼异常、不受控制的代谢和内分泌疾病、重度贫血或严重凝血缺陷、弥散性血管内凝血、早产且孕龄小于 50 周、严重反流、误吸、饱胃、体重指数 >35kg/m²	
手术严重程度评分	A. 无创诊断性操作、表面的或外周的预期失血很少的手术	B. 有创诊断或治疗操作、气道手术、预计有中度失血的操作、紧急手术	C. 预计存在过度失血的主要的腹腔内、胸廓、颅内、心脏或气道手术	D. 脑死亡器官捐献

注:评分方法如下。Ⅰ级总分 0~3 分且无单项评分 >1 分,低风险,如果手术允许,适合门诊手术;Ⅱ级总分 4~5 分且无单项评分 >1 分,中度风险,可能不适合门诊手术,手术后可能需要在 PACU 或入院监护下密切观察;Ⅲ级总分 6~8 分或任意单项评分为 2 分,风险高,需要高度警惕,术后可能需要有创监测和 / 或 ICU 病床,须平衡临床状态和风险优化的需求;Ⅳ级总分 9~10 分,麻醉风险极高,需要仔细考虑风险和收益,可能存活,也可能无法存活的手术。

2. 患儿本身的危险因素　患儿年龄、ASA-PS 评分及合并症情况决定了其对手术和麻醉的耐受能力。

患儿承受的风险和年龄成反比,年龄越小风险越高,即早产儿 > 足月新生儿 > 婴儿 > 幼儿,低龄儿童具有解剖、生理、药理的特殊性,使得其在手术和麻醉过程中承受着额外的风险。有相关资料显示 1 岁以内婴儿严重事件发生的概率是年长儿童的 4 倍。根据儿科围手术期心搏骤停（perioperative cardiac arrest，POCA）登记显示所有与麻醉相关的心搏骤停患儿中小于 1 岁的婴幼儿占 55%。呼吸系统并发症尤其是喉痉挛，与患儿年龄相关，每增长 1 岁相对风险降低 11%。也有一些患儿由于疾病的影响，年龄越大所承受的风险越大，如黏多糖贮积症、线粒体细胞病、法洛四联症等。

ASA-PS 评分虽然本身存在一些缺陷，但由于其简单易实施，故在大多数麻醉风险评估中一直应用，有资料显示，ASA-PS 评分Ⅰ级患儿麻醉相关的死亡率为 2/10 000，ASA-PS 评分Ⅲ级患儿麻醉相关的死亡率为 7.7/10 000，生存率为 56%。也有研究报道，婴儿及年龄小于 3 岁的儿童和 ASA Ⅲ～Ⅳ级与麻醉相关的心搏骤停高风险相关。

另一个与患儿麻醉手术风险相关的重要因素是合并症，同样来自 POCA 的登记数据显示，在所有发生心搏骤停的患儿中有 34% 伴有先天性或后天性心脏病，并且心脏病患儿行非心脏手术的 POCA 发生率为 54%，而行心脏本身手术的心搏骤停发生率为 26%，由此可以看出心脏病患儿行非心脏手术的风险更高。麻醉后心搏骤停的主要原因是呼吸事件（56%），其次是心脏事件（33%）。呼吸系统的合并症主要为困难气道及困难通气、上呼吸道感染、哮喘等，有研究显示患有上呼吸道感染的患儿呼吸相关不良事件的发生率可增加 2～7 倍。夜间干咳、湿疹、喘息及哮喘患儿支气管痉挛风险较一般患儿高 10 倍。也有研究报道，早产儿、ASA-PS 大于Ⅲ级或以上、心脏手术、神经外科手术、术中需输注白蛋白和 / 或红细胞的骨科大手术、持续 2 小时以上手术及血氧饱和度低于 96% 都与术后并发症和再次手术相关。

基于全身状况、外科病变严重程度、重要生命器官受累情况所进行的评级，可以很好地评估患儿对麻醉的耐受能力，具体内容见表 6-1-16。凡是符合评级依据中的两个项目者，即可归于此类此级。也可依据患儿对麻醉手术的耐受能力，将其全身情况分为两类 4 级。第Ⅰ类患儿，可接受任何类型的麻醉和手术，不需要特殊处理，仅做一般准备即可。第Ⅱ类患儿，必须对其营养状况、中枢神经系统、循环系统、呼吸系统、血液系统、代谢等各方面做好全面的准备工作后，方可施行麻醉和手术，为保证安全，必要时可与外科医师协商采取分期手术的方式保证生命安全，即先做简单、紧急的手术，待全身状况好转后，再行根治手术。

表 6-1-16　手术患儿全身状况分级

类别	级别	全身情况	外科病变	重要生命器官	麻醉耐受力评估
Ⅰ	1	良好	局限，不影响或仅有轻微全身影响	无器质性疾病	良好
	2	好	对全身已有一定的影响	有早期病变，但功能处于代偿状态	好
Ⅱ	1	较差	对全身已造成明显影响	有明显器质性病变，功能接近失代偿或已有早期失代偿	差
	2	很差	对全身已有严重影响	有严重器质性病变，功能失代偿，需采取内科支持疗法	极差

3. **麻醉危险因素**　POCA 登记数据显示麻醉相关性心搏骤停的发生率为 1.4/10 000，死亡率为 2.6%。麻醉本身对患儿造成风险的因素很多，包括麻醉设备和器械、药物、操作及麻醉医师的等级与专业等。

设计简陋和缺乏实用性的麻醉设备应用于儿童，将具有相当大的风险。美国麻醉医师协会终审索赔研究发现，设备相关问题在儿童中的发生率更高，几乎 50% 发生于小于 2 岁的儿童，而且大部分与设备故障和使用错误有关。麻醉器械最常见的是喉镜，金属质地的器械可能造成黏膜与牙齿的损伤，尤其是对婴幼儿和存在困难气管插管的患儿。气道通气工具，如气管导管或喉罩，是呼吸系统不良事件尤其是喉痉挛发生的独立危险因素,发生喉痉挛的风险顺序:面罩<喉罩<气管导管。

麻醉药物对生理方面的影响也是导致患儿在麻醉过程中存在风险的主要原因之一,大多数静脉麻醉药物及吸入麻醉药物都对血液循环和呼吸系统存在不同程度的抑制,而且往往是剂量相关性的。POCA登记数据显示心搏骤停最常见原因中药物相关性占37%,2/3的药物相关性心搏骤停与使用氟烷或合并其他药物时引起的心血管抑制相关,而七氟烷导致心搏骤停的发生率要低于氟烷,所以目前大部分国家和地区七氟烷已经取代了氟烷。所有发生心搏骤停、ASA-PS评分Ⅰ~Ⅱ级的患儿中64%是药物相关性的,而其他ASA-PS评分Ⅲ级以上的药物相关性心搏骤停占23%。虽然没有精确的数据,但粗略估计全身麻醉给药后围手术期发生过敏反应的比例为1:(1万~2万),神经肌肉阻滞药是成人围手术期过敏反应的最常见原因,占所有病例的50%~70%,氯琥珀胆碱比其他非去极化类肌松药更容易导致过敏反应,而且神经肌肉阻滞药之间有60%~70%存在交叉过敏反应。另外,吸入麻醉药和氯琥珀胆碱是恶性高热和急性横纹肌溶解综合征的高危因素,应避免存在恶性高热可能的患儿应用这两类药物。

麻醉操作方面的风险是显而易见的,任何操作都不能保证绝对安全,全身麻醉气管插管对气道造成的损伤屡见报道,喉罩置入造成的咽痛也非常常见,椎管内麻醉的操作并发症,以及动、静脉穿刺所造成的损伤有些后果是非常严重的,所以在这些操作实施之前要充分评估风险和收益,避免过度操作带来的额外损伤。

麻醉医师的专业水平、精神状态是患儿麻醉手术过程中所承受风险的重要影响因素。有回顾性研究表明由小儿麻醉专科医师实施的麻醉病例中未发生与麻醉相关的心搏骤停,而由非儿科专业的麻醉医师实施的病例中出现了4例心搏骤停,发生率为7/10 000,并且在小儿麻醉学会成员主管的麻醉过程中,患儿心动过缓的发生率与其他医师主管的麻醉相比降低了50%。越来越多的证据表明当小儿麻醉病例由经验丰富的小儿麻醉医师实施时,其安全性更高。

4. 手术危险因素 手术的不良后果与患儿病情、合并症和手术的类型等多种因素相关。NARCO-SS评分中对手术的风险给予了相关评估,相似的评分还有Johns Hopkins手术风险分类系统,共分为四级,具体内容见表6-1-17。急诊手术是心搏骤停的主要危险因素。

表 6-1-17　Johns Hopkins 手术风险分类系统

级别	分类	举例
Ⅰ级	无创操作,最低风险	切除病变皮肤
Ⅱ级	局部创伤性,轻度风险	腹股沟疝修补、诊断性腹腔镜检查
Ⅲ级	较大创伤、中度风险、中度失血	开腹手术
Ⅳ级	高风险手术	计划术后重症监护、开胸手术、颅内手术

三、麻醉知情同意

麻醉知情同意书的签署是麻醉评估过程中重要的部分。签署知情同意书的过程也是与较大患儿及家长交流的过程,要交代什么是麻醉医师必须做的操作、什么是可以选择做还是不做的、目前患儿的状况如何、在麻醉过程中可能会发生的意外和并发症是什么、什么是最大的风险、对于这些麻醉医师所能够采取的措施是什么,要让家长了解医师会尽可能保障患儿的安全,但意外的风险也是存在的,良好的沟通可以缓解患儿及家长的焦虑情绪,并对手术和麻醉结果有一定的预估。麻醉知情同意是患儿病历中的重要文件,必须在麻醉前签署,获得家长或监护人的同意后才能实施与麻醉相关的任何操作。

第二节　小儿麻醉前准备

一、麻醉前一般准备

一般准备应包括医师和患儿两个方面。

1. 麻醉医师的准备　麻醉医师应在患儿手术前或其他需要麻醉下实施的操作前所进行的医学评估和心理准备中发挥主导作用。麻醉医师在麻醉前最主要的准备就是进行术前访视,通过术前访视明确患儿目前是否处于最佳的健康状态,关注患儿的潜在疾病和考虑到麻醉管理中任何并发的急性疾病,以及预防和处理措施。麻醉医师在术前访视时应指导患儿的父母或监护人做好准备工作,包括术前禁食时间、长期服用药物是否需要停药或继续服药到何时、和父母沟通患儿的焦虑状况及简单告知手术当天的一些流程等。麻醉医师做好麻醉前准备的主要目的之一是患儿来到手术室时,其身体状况处于最佳状态;其二是通过详尽地了解患儿状况制订麻醉方案,并且对麻醉或手术过程中可能出现的任何状况制订好应急预案并做好相关物品的准备工作。

2. 患儿的准备　患儿的准备主要包括 3 个方面:术前禁食时间的安排、长期用药问题、心理准备。其他还包括营养状况的准备、输血输液的准备等。

（1）术前禁食时间:虽然小儿麻醉医师对术前禁食重要性的认识是逐步获得的,但在患儿麻醉中,缩短禁食饮时间的实施比成人进展快。以往的"午夜后禁食"已经被认识到是不可取和不安全的方法,而且多项研究证明,适度缩短禁食饮的时间,并不会增加误吸的发生率,而过于严格的禁食往往增加了在诱导期发生低血压、低血糖、精神烦躁和术后恶心、呕吐的概率,导致患儿在麻醉期间并没有处于最优状态。目前我国关于患儿术前禁食禁饮的建议内容见表 6-2-1。清液体并不仅指清水,还包括无渣果汁、已稀释好的饮料、无气运动饮料和非浓缩饮料。对于配方奶、动物乳品及少量清淡饭菜实行 6 小时的禁食时间,而油炸食品及高脂肪、高蛋白类食物则实行 8 小时的禁食时间。从众多国家的禁食饮指南来看,改变最大的是清液体时间的缩短,但对于其他食物的禁食时间并没有多大改变。术前针对不同疾病患儿进行个体化的禁食时间安排是最好的选择,如对于增加胃排空时间相关的疾病,包括胃食管反流、某些肠道疾病、食管狭窄、贲门失弛缓症、糖尿病等,并不适用缩短清饮时间至 2 小时,在做禁食饮时间安排时一定要根据个体情况考虑风险和收益。

表 6-2-1　中国患儿术前禁食禁饮建议

摄取食物	最少禁食时间 /h
清液体	2
母乳	4
配方奶	6
牛奶	6
固体食物	8

（2）长期用药问题:具有呼吸、循环、内分泌及神经等系统合并症的患儿通常存在长期用药的问题,手术前是否停药还是继续使用,不同的药物应区别对待。哮喘患儿常用的吸入和口服药和针对癫痫患儿的抗惊厥药均应该持续应用到手术当日清晨。合并糖尿病的患儿术前应测定血浆糖化血红蛋白水平,以便了解

患儿血糖长期控制的情况,手术前一天,患儿应使用常规剂量的胰岛素,手术当天清晨测定血糖水平,如果血糖水平在11.2mmol/L以下,则不需要使用短效胰岛素及中效胰岛素。确定患儿不存在血糖过低的情况后,可以在等候手术的时间内,输注含糖液体的情况下给予患儿常规治疗剂量的胰岛素,一般为中性鱼精蛋白锌胰岛素或输注泵皮下持续输注的短效胰岛素,剂量为日总剂量的50%。患有尿崩症的患儿,如果计划实施不限制活动或较小的手术,应在手术前一天和手术当天清晨在常规的时间内给予常规剂量的去氨加压素;对于计划实施大手术的患儿如果去氨加压素的常规剂量是每天2次,则手术前一晚给予1次,而早上不给。如果每天早上用1次,则手术当天不用药。如果每天晚上用1次,则手术前一晚应给予常规剂量的一半。术前应用洋地黄和利尿药的患儿,可考虑持续用药到手术前当天的清晨,但充血性心力衰竭的病情难以控制时,应继续给药;新生儿重症先天性心脏病和患儿术前用正性肌力药前列腺素 E$_1$ 者,术中仍需持续静脉滴注。

(3)心理准备:对于大多数患儿来讲,陌生的环境、与父母的分离、对医院的恐惧都会带来不同程度的焦虑情绪。术前焦虑的危险因素包括学龄前、害羞和内向的性格、既往有手术史、既往就医经历、父母焦虑状态和是否参加了术前准备等。不同患儿的焦虑表达不同,有部分患儿可以明确地表达自己的恐惧,而有些则通过行为表现,如哭闹、躁动、拒绝游戏或尝试逃跑等。术前高度焦虑不利于术后恢复,麻醉医师和手术医师的术前访视、心理医师和游戏治疗师的辅助干预、麻醉诱导前给予术前药及父母的陪伴等措施可能对缓解焦虑有不同程度的作用,也有研究表明,术前给予患儿熟悉的电子产品如手机、iPad 等播放感兴趣的动画片缓解焦虑可以获得良好效果,在等待间播放动画片或安排可供阅读的故事书也可以不同程度地缓解焦虑情绪。麻醉医师在术前访视时可以通过对年龄较大的儿童采取交谈、游戏等方式与其建立比较融洽的关系,取得信任,这可以促进麻醉期间的合作,而且在诱导阶段及时、简单地解释正在做的事情,以及关心他的感受,也可以适度缓解其紧张、恐惧的心理。总之,术前对患儿进行心理安抚和准备的目的就是让患儿能够平静地接受手术,但现实是这一目的可能并不能在所有患儿身上实现。

(4)营养状况的准备:营养不良可明显降低患儿对手术和麻醉的耐受能力,增加感染机会,影响伤口愈合。对于术前存在营养不良的患儿,应针对具体情况尽量改善,包括输注白蛋白、脂肪乳、全血和维生素等。

(5)输血输液的准备:对于有脱水、电解质紊乱及酸碱失衡的患儿,应常规术前输液,纠正紊乱。

二、麻醉前用药与入室前分离

如上文所述,恰当的术前心理准备,可以让一部分患儿消除恐惧,顺利达到入室前分离。但对于另一部分尤其是幼儿和学龄前儿童,安静的入室前分离是很难达到的,所以麻醉前用药会发挥一定的作用。麻醉前用药不一定要给予所有患儿,不一定全面,但常见的适应证包括极度焦虑的患儿、与家长分离困难的患儿、麻醉医师预估即使父母陪伴也效果不佳的患儿、对既往手术留有不良情绪或不适感觉的患儿、有神经系统和行为障碍的患儿,以及有合并症需平稳诱导的患儿。麻醉医师也可以通过耶鲁术前焦虑量表来评定哪些儿童适合麻醉前用药,具体判定标准见图6-2-1。耶鲁术前焦虑量表主要是通过患儿的行为、声音、情感表达、表面的警觉状态,以及和父母的相处形式来评估焦虑程度。

麻醉前用药的种类及剂量见表6-2-2。目前最常见的药物有两种:咪达唑仑和右美托咪定。对于非胃肠道给药,尤其是静脉给药,虽然起效快、效果好、药效明确,但静脉穿刺是患儿恐惧来医院的主要原因,所以除非已有静脉通路,大部分麻醉医师会选择其他给药途径,包括口服、经鼻、经直肠和肌内注射。咪达唑仑的常见给药途径是口服,右美托咪定为滴鼻给药。虽然以往认为口服给药会增加胃内容物的残留量,增加反流、误吸的风险,但目前这种观点已被摒弃,只要不摄入过多的液体,麻醉前口服给药是安全的。

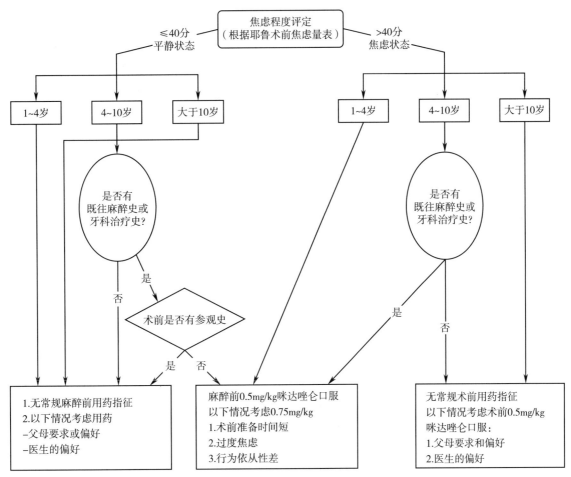

图 6-2-1　根据耶鲁焦虑量表判定麻醉前用药标准

表 6-2-2　常见麻醉前用药的种类、途径及剂量　　　　　　　　　　　　　　　　单位：mg/kg

药物种类	给药途径	给药剂量
咪达唑仑	口服	0.3~0.7（最大量为20mg）
	经鼻	0.2
	经直肠	0.5~1.0
	肌内注射	0.10~0.15
氯胺酮	口服	3~8
	经鼻	3~6
	经直肠	5~10
	肌内注射	2~5
可乐定	口服	0.002~0.004
	经鼻	0.002~0.004
	经直肠	0.002~0.005
右美托咪定	口服	0.001~0.004
	经鼻	0.001~0.004

麻醉前给药也不是绝对安全的,可能会导致呼吸抑制、气道反射消失、药物反常反应及过敏反应等,因此,麻醉医师在给予麻醉前药物时要考虑到患儿的年龄和身体状况,如择期手术患儿伴有饱胃、头外伤、腹部外伤等情况时要进行风险与收益的权衡。因大部分风险与药物相对过量相关,故应严格控制用量。存在上呼吸道梗阻、神经系统疾病、吞咽困难或胃食管反流、婴儿及心脏病等情况的患儿,应严密监护。

三、麻醉诱导前的准备

麻醉诱导前的准备应包括手术室内人员和设备的准备、麻醉用品和器械的准备及外科手术人员的准备。

1. **手术室内人员和设备的准备**　任何一台手术和操作都不是单一的科室和人员能够独立完成的,麻醉医师、手术医师及手术室护士之间的团队协作非常重要。所以在麻醉诱导前应确认手术室护士是否到位,手术所需要的器械和药品是否准备完好,只有手术室护士告知准备完毕,才可以允许患儿进入手术间。手术室相关的设备和器械包括无菌的手术器械、敷料、消毒用品、腔镜系统(腹腔镜、胸腔镜、关节镜及膀胱镜等手术所需要的器械)、电刀、微波刀、超声刀、显微镜、导航系统及最先进的达·芬奇机器人系统等。有些设备和器械的准备需要一定的时间,所以要确认设备的运行良好,才可实施麻醉,避免由于准备不足而增加患儿的麻醉时间,增加麻醉风险。

2. **麻醉用品和器械的准备**　麻醉医师在诱导前所要进行的准备工作分两部分。一部分为所有手术和操作实施前都要进行的常规准备:确认手术间内的负压吸引系统是否连接好和开通;确认麻醉机与氧气、空气等的管道是否连接好,开通后是否能够达到所需要的压力和流量;麻醉机的电源是否连接好,备用电池是否可用,麻醉机自检是否通过,是否连接好麻醉回路管道及准备好与年龄相符的面罩等;监护仪是否连好电源,各项监测是否可以显示、是否连接好依据不同年龄而准备的血压袖带及血氧饱和度探头等。另一部分准备工作是依据对患儿术前综合评估后制订的麻醉方案所进行的准备:首先是麻醉药品的准备,儿童不同于成人,不同年龄的患儿用药依据体重给予,几乎所有的药物都需要稀释,所以在药品注射器上标注明显的标签及剂量很重要,以免出现差错事故。常用的麻醉药物分4类:镇静、镇痛、肌松药及辅助用药。镇静最常用的药物为丙泊酚,其他药物包括咪达唑仑、依托咪酯、右美托咪定等;麻醉诱导期及维持期最常用的镇痛药物为阿片类药物,一般诱导时常用芬太尼与舒芬太尼,维持阶段常用瑞芬太尼;肌松药目前最常用罗库溴铵与顺阿曲库铵,其他药物包括维库溴铵、泮库溴铵等。其次,麻醉用品方面的准备包括与年龄相符型号的喉罩、气管插管等,对于要使用气管插管的患儿,除要准备与年龄相符型号的气管插管外,还要准备小半号和大半号的气管插管,以便气管插管的型号不合适时易于替换。喉镜是针对需要气管插管的患儿准备的,要根据年龄选择合适的喉镜片,确认喉镜是否有光源和亮度是否合适,对于预判有困难气管插管的患儿应准备可视喉镜、可视光棒及纤维支气管镜等工具,以备不时之需。除了上述的常规监测设备,一些特殊的监测是否准备就绪,包括脑电双频指数(BIS)、脑氧饱和度、针对危重患儿所要准备的动脉监测或中心静脉监测的压力套装等。

3. **诱导前手术医师的准备**　当患儿进入手术间时,手术医师必须到位,麻醉诱导前的核对工作一般由手术医师主持,并且在核对过程中需要再次对手术部位、大致的时间、手术难度及可能遇到的问题等与麻醉医师及手术室护士进行沟通。

诱导前麻醉医师要尽可能完善各项准备工作,确保相关物品到位,为增强记忆可以用字母缩写的形式加强记忆,如SOAPME辅助记忆法,具体内容见表6-2-3。通过这种方法能够在短时间内把所要准备的重要工作完善。

表 6-2-3　SOAPME 辅助记忆法

字母缩写	名称	对应设备
S	suction（吸引）	配有儿童尺寸吸引导管的吸引设备
O	oxygen（氧气）	提供足够的氧气输送
A	airway（气道）	与年龄相匹配的通气设备
P	pharmacy（药物）	镇静药及紧急药物
M	monitors（监护仪）	具有重要参数（血氧饱和度、心电图、无创血压、呼吸末二氧化碳）的标准监护仪
E	equipment（设备）	儿童尺寸的特殊设备

四、特殊患儿的准备

1. 先天性心脏病　先天性心脏病患儿术前麻醉设备的常规准备不存在明显的个体化差异,但要注意准备一些与体重相适应的抢救药物,如肾上腺素、多巴胺、去氧肾上腺素等。对极其危重和储备能力处于临界状态的患儿,应提前做好静脉输注给药的准备,以防万一。先天性心脏病的手术都需要监测动脉压力及中心静脉压力,故麻醉前应备好相应的中心静脉导管及穿刺针,尽管目前有了超声技术的辅助,中心静脉及动脉的置管成功率明显增加,但仍有部分患儿存在置管失败,应做好切开准备,并应在麻醉前与家长交代切开的可能性。

常规的禁食水原则可用于心脏病患儿,但在没有静脉补液的情况下应尽量缩短婴儿的禁食时间,因为脱水对于红细胞增多患儿的血流动力学和血液黏滞度可能存在潜在的危害,对于血细胞比容高于 60% 的发绀患儿,应手术前静脉输液。

麻醉前用药对先天性心脏病患儿,尤其是发绀型的患儿是有益的,给药后可以使患儿安静地进入手术间,防止由于持续哭闹导致严重缺氧大发作的发生。

对于术前应用的一些治疗类药物,通常手术当天早晨停用地高辛、利尿药和血管紧张素转换酶抑制药（ACEI）。对于危重新生儿及儿童,正性肌力药和前列腺素应持续应用至手术开始。

2. 大创伤　麻醉医师对创伤患儿的管理不仅局限于手术间,可能会在手术前就加入抢救的管理中,地点包括急救室、重症监护病房及放射科等,所以一个迅速和组织良好的团队对于受伤患儿是至关重要的。

为紧急、危重的创伤患儿进行快速、有针对性的评估,有利于发现直接威胁生命的情况。初步的检查依据 ABCDEF 顺序,具体内容见表 6-2-4。进一步的麻醉评估依据 AMPLE 字母缩写顺序进行可行性较好,内容包括:A= 过敏,M= 药物,P= 既往史,L= 最后经口摄食和最近接种破伤风免疫,E= 相关的受伤情况。

表 6-2-4　初步检查顺序

名称	检查项目
A（airway）	气道 + 颈椎稳定
B（breathing）	呼吸 + 通气和氧合
C（circulation）	循环 + 出血控制
D（disability）	判断损伤部位和严重程度
E（exposure）	暴露,去除衣物进行详细的体格检查
F（family）	家庭（家人）

手术室准备应包括与患儿年龄、身高、体重匹配的麻醉装置及耗材,已经稀释、贴有相应剂量和浓度标签的药物,婴幼儿环境温度升至26℃,快速输液装置、液体加温仪和输液泵等。麻醉前患儿的准备最主要的是建立足够的外周和中心静脉通路,在条件允许的情况下可建立有创动脉血压的监测。给严重创伤患儿建立血管通路是非常困难的,超声引导下的穿刺往往更顺利一些,所以麻醉前要备好超声仪器。

(王　芳)

推荐阅读

[1] 奥尔曼.牛津临床麻醉手册.王东信,译.北京:人民卫生出版社,2006.

[2] 霍尔兹曼.实用小儿麻醉技术.陈煜,译.北京:科学出版社,2011.

[3] 玛丽内拉·阿斯图托,巴勃罗·M.英格尔莫.小儿麻醉与围术期医学.张马忠,王炫,张建敏,译.上海:上海世界图书出版公司,2018.

[4] DAVIS P J,CLADIS F P.Smith's anesthesia for infants and children.9th ed.Philadelphia:Elsevier Inc,2017.

[5] KENNRTH R G,DAVIDSON A J,WITTKUGEL E P,et al.Clinical pediatric anesthesia:a case-based handbook.New York:Oxford University Press,2012.

第七章

小儿麻醉呼吸道管理

本章要求

掌握：小儿气道评估的常用方法,小儿气道控制的常用方法,以及小儿气管(喉罩)插管、拔管术,小儿困难气道的处理。

熟悉：小儿呼吸道管理的常用工具及特点,不同麻醉方案的呼吸道管理策略,术中呼吸道管理常见问题的处理。

了解：累及气道的小儿常见综合征。

小儿依从性差,绝大部分手术需在全身麻醉下进行。由于小儿气道的解剖和生理特点,较成人更易出现气道相关并发症,故围手术期的呼吸道管理至关重要。小儿麻醉的呼吸道管理涉及麻醉安全,处理不当可导致围手术期死亡,因此应从围手术期各个环节入手,制定科学、合理的个体化呼吸道管理策略。麻醉医师应该掌握小儿呼吸道管理常用的控制方法及困难气道处理,避免或减少气道相关并发症。识别小儿呼吸道管理常见问题并掌握其处理方法,是小儿麻醉专科医师规范化培训的基本要求,也是小儿麻醉专科医师实践能力的体现。

第一节 小儿气道的评估方法

小儿麻醉的呼吸道管理应从麻醉前评估、麻醉诱导和维持、麻醉恢复期的各个环节着手。麻醉前评估可确认呼吸道管理的危险因素和危险程度,根据情况选择合适的呼吸道管理用具和合理的麻醉诱导方案。结合外科手术特点,应为每一位患儿制定个体化的呼吸道管理策略。

一、正常小儿气道的解剖特点与重要结构特征

小儿气道解剖异于成人,且生理结构、功能发育不完善。婴幼儿头大颈短,颈部肌肉发育不完全,易发生上呼吸道梗阻,体位不当也可引发呼吸道阻塞;鼻孔是出生后 6 个月内小儿的主要呼吸通道,但因鼻孔较狭窄,分泌物、血液、黏膜水肿等均可导致呼吸道梗阻;小儿口小舌大,咽狭小,扁桃体和腺样体在 4~6 岁时达最大形状;新生儿、婴儿喉的位置较高,声门位于颈椎 3~4 平面,普通喉镜暴露声门更加困难;会厌长而硬,呈"U"形,常下垂影响声门暴露;喉腔狭小,呈漏斗形,狭窄的部位在环状软骨水平,软骨柔软,声带及黏膜柔嫩,易发生喉水肿。

婴幼儿气管短,面罩通气易引起胃扩张和反流、误吸;小儿肺组织发育尚不完善,呼吸储备有限;肺间质发育良好,血管组织丰富,易发生感染;肺弹力组织发育较差,肺膨胀不够充分,易发生肺不张和肺气肿;胸廓相对狭小,呈桶状,骨与呼吸肌不发达,呼吸主要靠膈肌上下运动,易受腹胀等因素影响;纵隔占据胸腔较大空间,限制肺扩张,因此呼吸储备较差;纵隔周围组织柔软、疏松,当胸腔内有大量积液和肺不张时,易引

起纵隔内器官移位。

二、气道评估的常用方法

对小儿术前的气道评估应结合病史、体格检查，必要时增加专科检查和影像学检查，才能更好地掌握小儿气道特征，做到完全、可控、有的放矢。

（一）病史

1. 近期有无呼吸道感染病史、有无哮喘病史，以及其控制情况。

2. 有无睡眠异常的表现，如睡眠不安宁，出现颈伸长、头后仰的睡姿；有无梦游或与气道阻塞相关的遗尿症状；有无打鼾或睡眠呼吸暂停低通气综合征。

3. 有无小儿进食时间延长、进食后呕吐，吞咽时伴呛咳或恶心、呼吸困难或不能耐受运动的病史。

4. 有无气管插管困难的经历、气道手术史。

（二）体格检查

1. 检查有无鼻腔堵塞、鼻中隔偏曲、门齿前突或松动，检查颏、舌骨、甲状软骨、气管位置是否居中。

2. **检查张口程度**　尽力张口时，如果上下切牙的距离小于患儿自己两个手指的宽度则可能会存在困难气道。

3. **检查颈后仰程度**　寰枕关节活动度缩小可导致喉镜检查时声门暴露不良。

4. 检查下颌骨和腭骨的形状、大小，有无小下颌。

5. **检查口腔和舌**　婴幼儿常不合作，故常难以完全看到咽峡部和腭垂，Mallampati 评分方法在小儿可能不适用。

6. **肺部听诊**　判断两肺呼吸音情况，是否对称，有无异常的呼吸音，如痰鸣音、喘鸣音和湿啰音等。

（三）专科检查

1. **喉镜或支气管镜检查**　有助于评估舌基底的大小、会厌移动度和喉部视野、鼻后孔及气管、支气管的情况，但小儿在术前常难以实施，对于估计存在困难气道的小儿应尽可能掌握检查结果。

2. **肺功能检查**　有助于了解小儿的呼吸功能，但 5 岁以下小儿往往难以配合。

（四）影像学检查

1. **X 线、CT 和 MRI 检查**　许多并存的疾病可能会影响呼吸道管理，如患有头部或颈部肿瘤的小儿可能存在气道解剖结构变形，头颈部和胸部 X 线、CT 及 MRI 等检查可提供重要参考价值。肺部疾病的存在、类型和严重程度会影响不同呼吸道管理技术的选择，术前影像学检查具有重要意义。对于困难气道的小儿，常通过病史及专科和体格检查进行甄别，必要时也可以采用 CT 三维重建技术，或结合人工智能技术加以判断。

2. **超声检查**　已应用于检查小儿气道，可提供相关的解剖特征，掌握咽喉腔、喉及声门入口的超声学特征，有助于设计科学的人工气道建立方式，预测最佳气管导管大小并确定是否存在声门下狭窄。近几年，肺部超声逐渐在临床上推广，对小儿气胸、肺水肿、肺实变、肺不张、感染性肺炎、胸腔积液等的诊断具有较高的准确性和敏感性。此外，胃部超声检查小儿胃排空状态可指导麻醉诱导方案的选择，以减少反流、误吸的风险。

三、累及气道的小儿常见综合征

许多遗传综合征患儿会伴有气道异常。最常见的是下颌发育不全的综合征，包括 Pierre Robin 综合征、Treacher Collins 综合征和 Goldenhar 综合征，可能发生严重的上呼吸道阻塞。对伴颈椎不稳定疾病（如唐氏综合征、马方综合征）的病例，气管插管时尤其要注意对头部的固定。有些新生儿和婴幼儿伴有先天性短气管,可明显增加气管导管滑出的可能,这种疾病常见于 22q11.2 缺失综合征(DiGeorge 综合征),也可见于其他综合征。其他情况包括唇腭裂、小颌畸形、高腭弓及由于大舌症或其他原因引起的软组织阻塞。表 7-1-1 列出了部分综合征的特征以供参考。

表 7-1-1　小儿相关综合征的特点

疾病	特征
阿佩尔综合征(Apert 综合征)	颅缝早闭、面中部发育不全、颈椎融合
11p 部分三体综合征(Beckwith-Wiedemann 综合征)	脐膨出、巨舌、内脏肥大
克鲁宗综合征(Crouzon 综合征)	颅骨面骨畸形、上颌骨发育不全、下颌突出,可伴上呼吸道狭窄
DiGeorge 综合征	眼距宽、鼻及鼻梁基部宽大、人中短、上唇薄、腭裂
唐氏综合征(Down 综合征)	面部扁平、眶距增宽、鼻梁低宽、颈部短粗。常有上颌发育不足
Freeman-Sheldon 综合征	小口畸形、面骨扁平、小下颌、颈短
Goldenhar 综合征	上颌骨发育不全、眼部皮肤囊肿、唇裂或腭裂
哈勒曼 - 斯特雷夫综合征(Hallermann-Streif 综合征)	下颌骨发育不良、上腭弓高、牙齿畸形
Mobius 综合征	小下颌、小口畸形、舌形异常、腭裂
马方综合征(Marfan 综合征)	长头畸形、面窄、高腭弓、腭裂
Pierre-Robin 综合征	小下颌、舌下垂、马蹄形腭裂
斯蒂克勒综合征(Stickler 综合征)	面中部扁平、腭垂裂、腭裂、小颌
Treacher Collins 综合征	颧骨及下颌骨发育不全,咽管及鼻咽管狭小

注:以上是气道异常综合征的部分列表。对于个体综合征,也仅提及重要的气道异常。这些发现对呼吸道管理的影响应单独考虑。

第二节　小儿呼吸道管理常用工具

一、面罩

理想的小儿面罩应具有可罩住鼻梁、面颊、下颏的气垫密封圈,无效腔量应最小,且应备有不同规格以供选用。透明的面罩较适用于小儿。为了使小儿易于接受,可在面罩内部涂上水果味或糖果味润唇膏、食品级香料或香水等,也可经樱桃、草莓或薄荷叶浸泡后使用。小儿术前访视时即可帮助其选择合适的面罩、颜色和香味。

面罩通气是呼吸道管理的基础,面罩规格要根据实际情况选择,包括合适的大小和型号(多准备大一号、小一号的面罩各 1 个),使用面罩时需格外注意面罩的密闭性,应罩住小儿鼻梁、面颊、下颏,但要避免手指在颏下三角施压,防止引起呼吸道梗阻、颈部血管受压及颈动脉窦受刺激,应防止面罩边缘对眼睛产生损害;侧卧位时的面罩通气有助于保持呼吸道通畅和引流分泌物。

二、口咽通气道

口咽通气道通常由橡胶或塑料制成,亦可用金属或其他弹性材料制成,临床常用的口咽通气道,为一椭圆形空心塑料管,外形呈"S"形,包括翼缘、牙垫部分和咽弯曲部分(图7-2-1)。

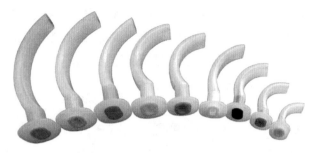

图 7-2-1　不同型号的口咽通气道

口咽通气道的置入适应证为麻醉诱导后出现了完全或部分上呼吸道梗阻或意识不清的患儿;清醒、浅麻醉、牙齿松动、口咽部损伤、咽部异物及饱胃是其禁忌证;并发症包括口咽部创伤、气道高敏、呼吸道梗阻、牙齿脱落等。

面罩通气困难时可放入口咽通气道。小儿一侧口角至下颌角或耳垂的距离为适宜口咽通气道的长度,避免放置过深或过浅。当口咽通气道的位置正确且型号合适时,其咽弯曲段正好位于舌根后,通气管腔的前端位于会厌的上方附近。如果口咽通气道太短,舌仍可能在口咽水平阻塞呼吸道;如果太长,口咽通气道可到达咽喉部接触会厌,甚至将会厌推向声门或进入食管的上端。

应避免麻醉过浅时置入口咽通气道,否则可致患儿屏气、呛咳、分泌物增多、呼吸不畅,诱发咳嗽或喉痉挛,甚至缺氧。置入口咽通气道前应保持呼吸道通畅,面罩加压给氧,必要时辅助呼吸,加深麻醉,待呼吸平稳、麻醉达一定深度后再置入口咽通气道。

选择顺插法时应打开患儿口腔,借助于操作者手指、压舌板或舌拉钩协助置入;小儿常选用反转法,即口咽通气道的咽弯曲部朝上插入口腔,当其前端接近口咽部后壁时,将其旋转180°成正位,患儿吸气时操作者并用双手拇指向下推送至合适位置。

三、鼻咽通气道

鼻咽通气道由软橡胶或聚氯乙烯管制成,相当于内径(ID)2.5~8mm(图7-2-2)。可根据鼻尖至耳垂距离选用合适的鼻咽通气道,也可选用合适大小的气管导管制成(尺寸小于气管导管1mm)。鼻咽通气道置入前需涂润滑剂,置入时动作须轻柔;也可将置入前的鼻咽通气道放至热水中软化、减少塑性而降低置入时的阻力。鼻咽通气道由于开放鼻咽,使气流能在舌与咽后壁之间通过,因而能用于缓解气道阻塞。

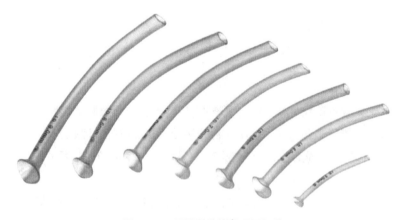

图 7-2-2　不同型号的鼻咽通气道

鼻咽通气道适用于:①部分呼吸道梗阻或苏醒时间较长,较口咽通气道更耐受,浅麻醉下也能置入;②阻塞性通气疾病或术后呼吸道梗阻;③气道镜检或牙科麻醉中供氧和/或吸入麻醉气体时;④牙齿松动不适于放置口咽通气道时;⑤睡眠呼吸暂停低通气综合征有气道阻塞可能时。凝血功能紊乱、颅底骨折、鼻和鼻咽病变者不宜使用。

操作方法较为简单,患儿仰卧位时选择通畅一侧的鼻腔,将合适型号、经过润滑处理的鼻咽通气道弯曲面对着硬腭放入鼻腔,随腭骨平面向下推送至硬腭部直至鼻咽部后壁。正确置入后,鼻咽通气道前端位于会厌上、舌根下,翼缘位于鼻孔外,通过将舌根部抬离咽后壁而解除上呼吸道梗阻。但若太短或置入过浅,其前端则不能向上抬起舌根部,从而不能有效解除呼吸道梗阻;若过长或置入过深,其前端不仅可刺激会厌及其周围组织诱发喉痉挛,且可将会厌压向声门口,或其前端压入食管上端,不但不能解除呼吸道梗阻,反而可使其加重。

四、喉镜

直喉镜片适用于新生儿或小婴儿,直喉镜片可直达咽后部过会厌(也可不过会厌),挑起会厌显露声门。较大儿童可选用弯喉镜片,将镜片顶端小心推入会厌与舌根交界处,镜柄垂直抬起以显露喉口。临床上应特别注意不能以门齿作为支点向前翘起镜片顶端。不同年龄小儿应选择不同类型和型号的喉镜片(表 7-2-1)。

表 7-2-1 喉镜片类型和型号

小儿年龄段	类型和型号		
	Miller(直镜片)	Wis-Hippel	Macintosh
早产儿	0	–	–
足月儿	0~1	–	–
出生后 1~12 个月	1	1	–
1~2 岁	1	1.5	2
>2~6 岁	2	–	2
>6~12 岁	2	–	3

五、气管导管

气管插管是全身麻醉下保证通气的金标准,适用于任何体位手术下的通气要求。

1. 气管导管的选择 不同厂家制造的导管管壁厚度不同,所以在选择气管导管时除根据导管内径(ID)选择外,还应注意导管外径(OD),最常用的方法是根据年龄计算(表 7-2-2)。临床实用的测量方法:①气管导管外径相当于小儿小指末节关节的粗细;②气管导管外径相当于小儿外鼻孔的直径。麻醉时还应另外准备大一号及小一号的导管各一条。

气管插管后呼吸道无效腔明显下降,气流阻力明显增加,并且接头与导管之间形成的内径差造成湍流使气流阻力增加,所以应在尽量不出现损伤的前提下选择最大内径的气管导管。

在某些情况下,如小儿行头颈部或胸部手术、俯卧位手术、存在困难气道或异常气道时,气管导管可能受到直接或间接的压力而易压扁或扭折,应选用经尼龙或钢丝增强的特殊导管,还可根据需要选择合适的异形导管。用于气道激光手术时,需选用经适当材料包裹或经石墨浸泡处理的气管导管,以降低易燃性。

2. 气管导管套囊 选择一条 ID 最大、可无阻力通过声门和声门下区域、不带套囊、当气道压达到 $20cmH_2O$ 时有漏气的气管导管最为理想,但在实际工作中做到这样恰到好处并不容易。很多专家共识和指南认为,采用高容低压套囊并不增加术后气道并发症,其术后产生喉部并发症与无套囊气管导管无明显差异。目前带套囊气管导管在患儿中的应用越来越普遍,小儿(除早产儿外)均可选用带套囊气管导管,但应尽量避免套囊充气过多。

带套囊气管导管的优点:①防止误吸;②实施低流量控制呼吸;③提供可靠的二氧化碳、通气量监测;④减轻漏气所致的环境污染和麻醉药的浪费;⑤避免为了保证良好通气而选择过粗的导管,减少术后喉部并发症;⑥减少重复检查,降低换管概率。套囊带来的损伤可能远小于更换导管而反复插管带来的损伤。

带套囊气管导管更适合大手术、需人工通气且反流风险大的患儿。但应注意:①带套囊气管导管较无套囊气管导管粗(外径约粗 0.5mm);②套囊内压不宜过大,尤其使用氧化亚氮时,有条件时可监测套囊压力;③长时间插管者应定时放松套囊并小心充气,可防止压迫导致的气管损伤。

气管导管的选择仍然是小儿麻醉医师的一个热门话题,切记"所有气管导管均可与气道损伤相关"。一根经过精心选择和放置的气管导管,无论是否带套囊,对于最大限度地减少气道损伤至关重要。

3. **气管导管插入深度** 气管导管可经口或经鼻插入:①经口插入的深度为年龄(岁)/2+12cm 或 ID × 3cm;②经鼻插入长度为年龄(岁)/2+14cm 或 ID × 3+2cm。摆好体位后应再次确认导管深度。长时间使用气管导管者,应拍 X 线片或行床旁超声确定导管位置(表 7-2-2)。

表 7-2-2 气管导管的内径和深度选择

小儿年龄段	内径 /mm	深度 /cm	
		经口	经鼻
早产儿(<1 000g)	2	8~9	10~11
早产儿(>1 000g)	2.5	9~10	11~12
新生儿至出生后 3 个月	3.0~3.5	10~12	12~14
出生后 3~9 个月	3.5~4.0	12~13	14~15
出生后 9~24 个月	4.0~4.5	13~14	15~16
2~14 岁	年龄 /4+4(带气囊) 年龄 /4+4.5(不带气囊)	年龄 /2+12 或 ID × 3	年龄 /2+14 或 ID × 3+2
>14 岁	参考成人男女标准		

六、单肺通气用气管导管

(一)双腔气管导管

成人通常使用双腔气管导管来实现肺分离。优点为快速、简便地分隔肺部,进入单侧肺以利于吸引分泌物、血液等,并可快速切换至双肺通气,必要时可对手术侧肺部进行持续气道正压通气(CPAP)或给氧。最小的市售双腔气管导管尺寸为 26F,适用于体重大于 30kg 或年龄大于 8 岁的儿童。放置双腔气管导管,需使用超细软性支气管镜确认其是否在气管和支气管内的适当位置。

(二)小儿单肺通气的气管导管

由于适用于小儿单肺通气的器械较少且及操作困难,从历史上看,小儿胸外科医师已习惯于使用牵开器和手术包来改善术中的手术视野。随着胸腔镜技术在小儿中的日益普及,越来越需要提供单肺通气以改善手术视野。以下是小儿麻醉医师可选择的单肺通气工具。

1. **Univent 气管导管** 是一种单腔气管导管,其侧壁内有可移动的支气管堵塞管。支气管堵塞管包含一个低压大容量套囊,并具有一个中央通道,用于吸引被阻塞的肺部并给氧。Univent 气管插管可如普通气管插管一样插入气管,插管时将支气管堵塞管撤回主管,然后在支气管镜引导下将支气管堵塞管推进至手术肺的主支气管中。可通过旋转气管导管控制堵塞管前进的方向。给支气管封堵管套囊充气可实现手术侧的肺隔离。手术结束时,可将堵塞管抽回主管中,从而允许双肺通气,不需要更换成单腔管。Univent 气管导管的 OD 大于相同型号的普通气管导管。ID 为 3.5mm 和 4.0mm 的 Univent 气管导管限制了直径 3.5mm 或更大尺寸的支气管镜的通过,因此需要超细型小儿支气管镜来引导支气管堵塞管的置入。

2. 选择性支气管插管 对于体型小、无法放置双腔气管导管或 Univent 导管的婴幼儿,单肺通气还有其他两种选择:使用标准气管导管进行选择性支气管插管或放置单独的支气管封堵管。

(1)普通气管导管的支气管内插管:气管导管可通过支气管镜或荧光镜引导插入支气管。在新生儿中,无套囊气管导管可以使肺部充分隔离。在较大的婴儿和儿童中,通过将带套囊气管导管固定于支气管近端,实现有效肺隔离。选择性支气管内插管的主要缺点是不能快速切换单肺通气和双肺通气。此外,气管导管的意外移动或头部轻度位移,均可使导管位置发生改变,这种现象可见于肺门周围手术。

(2)支气管封堵装置:支气管封堵装置由一个小球囊组成,该球囊在支气管近端部分或完全膨胀,可实现肺隔离。几种不同装置可用作支气管封堵,包括 Fogarty 取栓导管和 Arndt 支气管封堵器。后者包含一个中央通道,允许吸引(用于肺放气)、给氧和实施 CPAP,但由于其外径太大,不适用于新生儿和婴儿。

1)Fogarty 取栓导管:其远端有一个球囊,可以将其放置于近端支气管内,在支气管镜或荧光镜引导下实现肺隔离。主要缺点是,在外科手术过程中,尤其是患者的体位发生变化时,远端会向近端移位。如果充气的球囊滑回气管中,可能会导致气道完全阻塞。由于缺少内部通道,因此无法进行吸引或施加 CPAP。在婴儿中,Fogarty 取栓导管通常被放置于气管导管外,因此不会影响气管导管的内腔。

2)Arndt 支气管封堵器:是一种带有充气套囊和中央管腔的支气管封堵器,一根带有引导环的线穿过其中。支气管封堵器通过专门的多端口气道适配器放置于气管导管的近端。支气管镜通过其端口进行定位时,引导环穿过封堵器尖端套在支气管镜上,然后将支气管镜和支气管封堵器作为一个整体在直视下推至手术侧主支气管中。将支气管镜抽回气管,在直视下将球囊充气。确认正确放置后,将导线环从中央通道上取下。Arndt 支气管封堵器目前有 3 种型号(5F、7F 和 9F),建议将 9F 用于 ID 为 7.5mm 及以上的气管导管,将 7F 用于 ID 为 6.0~7.0mm 的气管导管,将 5F 用于 ID 为 4.5~5.5mm 的气管导管。

七、喉罩

喉罩作为声门上通气装置已广泛应用于小儿麻醉中,常用于一般择期手术尤其是日间手术的呼吸道管理,也可作为气管插管失败后的替代手段。喉罩的导气管在远端有椭圆形套囊,插入后可充气,正确定位后,其远端孔与喉部入口相对,而套囊尖端位于食管近端,充气的套囊与下咽、食管入口和舌根的侧壁形成密封环。可根据小儿发育情况参考标准体重选择喉罩大小(表 7-2-3)。随着喉罩的不断改进,其使用率不断攀升。有研究显示,喉罩组小儿术后的气道相关并发症,如支气管痉挛、喉痉挛、持续咳嗽、低氧血症、呼吸道梗阻、喘鸣等的发生率低于气管插管组。喉罩的出现,大大优化了中、小手术小儿术中的呼吸道管理。此外,喉罩使用方便、刺激较小,已逐渐推广至小儿手术室外麻醉,如支气管镜检查等领域。

必须强调的是:小儿喉罩并不是专门为小儿使用设计的,仅是成人的缩小版,小儿使用喉罩同样会发生与成人相似的并发症。对于小儿喉罩的使用存在一个学习曲线。喉罩相关的并发症发生率与喉罩大小成反比,1 号和 1.5 号喉罩出现错位和呼吸道梗阻的频率最高。如果喉罩推动大而松软的会厌向下移,可堵塞声门形成气道堵塞。将传统的成人技术应用于小儿喉罩置入有时会遇到困难,可能与小儿扁桃体、腺样体肥大及会厌贴至喉罩边缘有关。大量文献报道,喉罩是婴幼儿和儿童发生困难气道时的有效通气装置。1 号喉罩在新生儿复苏中也可发挥作用。目前临床上小儿麻醉常用的经典喉罩、Ambu 喉罩、air-Q 喉罩,Proseal、Supreme 和 i-gel 喉罩可较好地用于隔离呼吸道与消化道(图 7-2-3)。

表 7-2-3　各种喉罩与体重及套囊容量的关系

喉罩型号	患儿体重 /kg	套囊容量 /ml
1	<5	2~5
1.5	5~10	5~7
2	10~20	7~10
2.5	20~30	12~14
3	>30	15~20
4	>30	25~30
5	>30	35~40

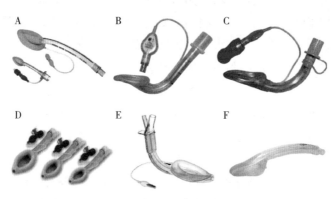

图 7-2-3　临床上常用的小儿喉罩
A. 经典喉罩；B. Ambu 喉罩；C. air-Q 喉罩；D. Proseal 喉罩；E. Supreme 喉罩；F. i-gel 喉罩。

喉罩适用于：①无呕吐、反流风险的手术，尤其适用于体表不需要肌肉松弛、四肢短小等小儿全身麻醉手术；②小儿困难气道的管理，当因气管插管困难而使用喉罩后，喉罩还可导引完成气管内插管；③通过喉罩可施行纤维光导支气管镜激光治疗声带、气管或支气管内小肿瘤手术；④颈椎不稳定的小儿行气管插管，对需移动头部有较大顾虑时，可使用喉罩；⑤气管导管会使狭窄气管内径进一步减少，因此喉罩对气管狭窄的婴幼儿有优势；⑥急救复苏时可置入喉罩，如操作熟练可迅速建立有效通气，及时复苏。

喉罩禁用于：①饱食、消化道梗阻、腹内压过高及有高度反流、误吸风险的小儿；②咽喉部存在感染或其他病理改变的小儿；③呼吸道出血的小儿；④口咽部手术。

八、小儿喷射通气装备

高频喷射通气是一种安全有效的通气给氧技术，可明显提高动脉血氧分压，获得良好的血流动力学效应，具有通气频率高、平均气道压低、潮气量小等特点。全身麻醉下应用高频喷射通气取气管异物，一方面保证了良好的通气，防止缺氧；另一方面为术者创造了良好的视野和操作的连续性；同时解决了麻醉深度带来的呼吸抑制问题。手术时常用高频喷射给氧装置连接气管镜（金属硬镜）的供氧侧孔直接向气管供氧。小儿具有自主呼吸时，使用高频喷射通气能满足小儿的供氧，而且高频产生的压力可冲击异物边缘的分泌物，为术者提供了清晰的视野，便于手术操作。另外，在急症气道的抢救中，通过环甲膜穿刺行高频喷射通气是一种简单、迅速、较为安全且极其有效的急救方法。

第三节　小儿气道控制常用方法

一、面罩通气

面罩通气是呼吸道管理的基本技术,是选择呼吸道管理具体技术和设备及麻醉类型的重要决定因素。如果预计不存在面罩通气困难,则可在全身麻醉下有或没有肌肉松弛的情况下进行进一步的呼吸道管理;如果预计存在面罩通气困难,则应考虑使用清醒技术,并应寻求专家的帮助。面罩通气时应注意开放气道,保持面罩与患儿面部严密接触,通过复苏气囊或麻醉机呼吸囊正压通气提供合适的潮气量。要选择适合小儿大小的面罩,为了提供合适的潮气量,小儿所用复苏气囊的容积至少为 450ml。面罩 - 气囊正压通气时可使气体进入胃内引起胃胀气,环状软骨加压可减少胃胀气的发生,并防止胃内容物反流,但压力不可过大,以免气道受压阻塞。面罩通气时要监测小儿呼吸音及呼吸运动,根据呼气末二氧化碳分压($P_{ET}CO_2$)波形、呼吸囊运动及胸廓的起伏程度来判断面罩通气的有效性。可通过托下颌、放置适合的通气道、头偏向一侧或侧卧位等方式提高通气效率。在面罩通气期间,应始终保持小儿嘴巴张开。如果麻醉诱导后出现意外的面罩通气困难且无法改善,则应根据现场的紧急程度及本单位技术、设备、人员条件,选择唤醒小儿或进一步加深麻醉、置入声门上呼吸道装置等处理。

二、气管内插管通气

1. 插管前准备

（1）保持头的正确位置

1）6 岁以下小儿,头置于水平位,由于这一年龄组小儿喉的位置高,如有必要可在环状软骨上轻轻施加压力,以便更好地暴露声门。

2）6 岁以上小儿,头置于小枕头上轻度屈曲颈椎或头处于后仰位,可改善气管插管角度,更好地暴露声门。

3）对伴颈椎不稳定疾病（如唐氏综合征、马方综合征）的小儿,尤要注意固定头部。

（2）仔细检查牙齿:因许多小儿开始更换乳牙,在喉镜检查前必须注意,在插管前用大拇指推开嘴唇,尽量避免对牙齿施加压力。术前如发现有明显松动的牙齿,需向家长说明,拔掉松动牙齿能保证小儿在麻醉后的安全,拔出的牙齿在术后应归还给家长。

2. 气管插管

（1）选择一条能毫无阻力地通过声门和声门下区域的最粗气管导管,在气道压达 $20cmH_2O$ 时稍有漏气（不带气囊的气管导管）。在判断气管导管型号是否适合时,许多临床医师喜欢根据导管通过环状软骨后的阻力而非听诊判断是否漏气。在手术室内越来越多的麻醉医师选择带套囊气管导管用于小儿。

（2）最好使用薄壁的 PVC 导管,带有侧孔的气管导管可能会增加分泌物的积聚,使气道容易堵塞;部分小儿麻醉专家认为带有侧孔的气管导管更有优势,尤其是主通气道被痰液或痰痂完全堵塞后,侧孔反而是帮助通气的唯一紧急通道。实际上不论选用何种类型、材质的导管,有效的呼吸道管理手段更为重要,须根据气道阻力变化等及早处理痰液或痰痂,而不必等到情况危急时靠侧孔通气。

（3）带套囊气管导管比较适合于大手术、需人工通气及反流、误吸风险大的小儿。使用带套囊气管导管,并不增加术后气道相关并发症,反而能降低换管的概率,减少手术室内麻醉废气污染,降低反流、误吸的风险,并可避免为了保证良好通气而选择较粗的导管。声门下狭窄的小儿可选用较小型号的带套囊的气管导管来管理气道。

（4）气管导管接头的内径必须等同于气管导管,能较牢固接合。

（5）在婴幼儿和儿童中，声门可能因会厌阻挡而难以暴露，使用直喉镜片抬高会厌会使声门暴露变得容易。在小婴儿中，有时会出现会厌从喉镜片滑出，此时可把喉镜片置入稍深一些，再慢慢往外退直至暴露声门，然后固定喉镜，完成气管插管。

（6）通过听诊双肺呼吸音、观察 $P_{ET}CO_2$ 波形确定气管导管的正确位置。婴幼儿和儿童气管长度较短，新生儿仅 4~5cm 长，导管尖端须正好处于气管中段，以最大限度减少误入支气管或滑出的风险。需注意通过声门的导管长度和标示至门齿的长度，并把导管固定于嘴中央，此处不易发生导管扭折。

（7）用适合的垫物，以防麻醉管道和其他一些物品压迫头面部。

（8）螺纹管和导管必须仔细固定，以防止任何因素造成的管道扭折、移位。

（9）头颈的屈伸均可使气管导管尖端在气管内发生移位，在婴幼儿最大移动幅度为 1~3cm。每次头位发生变化时均应检查通气情况，及时调整导管位置。

（10）有些新生儿和婴幼儿伴有先天性短气管，这将明显增加气管导管滑出的风险，常见于 DiGeorge 综合征，也可见于其他综合征。

三、喉罩通气

喉罩的位置要正确，置入过深或过浅均易发生旋转移位。术中要维持足够的麻醉深度，严密监测气道阻力，及时调整通气参数；气道阻力过大或漏气严重时，要及时调整喉罩位置，必要时改行面罩通气或气管插管。

麻醉期间可保持自主呼吸或短时间控制呼吸，观察通气量是否足够，$P_{ET}CO_2$ 监测尤为重要。控制呼吸时，须密切观察通气、胃胀气及气道阻力情况，正压通气时间不宜过长。

四、有创气道控制方法

1. 环甲膜穿刺术 环甲膜穿刺术是声门下开放气道的一种方法，可用于声门上途径无法建立气道的紧急情况。在既不能通气又无法气管插管时，环甲膜穿刺术或气管切开置管术是唯一快速挽救生命的方法，要果断、迅速实施。主要有 3 种方法：静脉留置针穿刺术、基于 Seldinger 技术的环甲膜切开术（也称经皮穿刺环甲膜切开术，或环甲膜切开套件穿刺置管术）和开放式手术技术。

紧急情况下常用静脉留置针穿刺术，具体操作步骤如下：①如果病情允许，患儿应尽量取仰卧位，垫肩、头后仰；②颈中线甲状软骨下缘与环状软骨弓上缘之间即为环甲膜穿刺点；③用碘伏常规消毒穿刺点周围皮肤；④戴无菌手套，检查穿刺针是否通畅；⑤穿刺部位可用利多卡因行局麻，危急情况下可不用局麻；⑥以左手拇指、中指固定穿刺部位两侧，示指触摸环状软骨上缘，右手持环甲膜穿刺针垂直刺入环甲膜，注意勿用力过猛，出现落空感即表示针尖已进入喉腔。再顺气管方向稍向下推行少许，退出针芯，检查有呼吸气流，确认针刺入喉腔后将针末端妥善固定。

2. 气管切开术 儿童气管切开术最常见的适应证是上呼吸道阻塞和需要长时间的机械通气。先天性、创伤性、代谢性、感染性和赘生性疾病可能需要气管切开术。小儿气管切开术常用于支气管肺发育不良和神经系统疾病的患儿。

第四节 小儿气管（喉罩）插管及拔管术

一、经口明视气管插管法

经口明视气管插管法是小儿临床麻醉最常用的气管插管方法。如果声门显露不满意，助手或操作者可用左手小指从患儿颈前轻压环状软骨,使声门向下移位进入视线内。上门齿不能作为喉镜撬动的支点,并注意不可将上、下唇夹在牙齿和镜片之间以免造成损伤,尤其对换牙期的小儿更要注意保护牙齿。

由于小儿的氧储备少,耐受缺氧的能力较差,故应迅速完成气管插管。小儿气管插管时,操作手法应轻柔,切忌暴力置入导管,否则极易造成气管损伤和术后喉水肿。插管后一定要听诊双肺呼吸音,观察 $P_{ET}CO_2$ 波形,确定气管导管在气管内。导管固定前,应正确握持气管导管,确保导管位置没有变化,选择合适的支撑物以防气管导管扭折。

二、经鼻明视气管插管法

经鼻明视气管插管法可用于俯卧位手术、头面部手术、需实施经食管心脏超声的手术、术后需持续机械通气的手术、大手术和长时间手术。插管前先检查患儿鼻孔的通畅程度,用 0.5%~1% 麻黄碱溶液滴鼻以收缩鼻黏膜血管。将准备好的气管导管提前润滑以减少插管时可能的鼻黏膜损伤。麻醉诱导后,经一侧鼻孔轻柔插入导管,通过鼻后孔后,借助喉镜明视下看到声门,用插管钳协助将导管送入气管内。

三、拔管术

1. **拔管前患儿须具备的条件** 包括:①麻醉药作用已基本消退,无肌松药、麻醉性镇痛药的残余作用;②患儿已清醒(深麻醉下拔管者除外),自主呼吸已恢复正常,已有自主的肢体活动,新生儿、婴儿及困难气道患儿应在清醒状态下拔管;③咳嗽、吞咽反射已恢复正常;④血液循环功能稳定,无低体温。

2. **操作方法** 准备拔管时应先清除气管内、鼻腔、口腔及咽喉部的分泌物,在完全清醒或一定麻醉深度时进行拔管,切忌在浅麻醉易诱发喉痉挛的状态下拔管。新生儿和婴儿应在清醒状态下拔管。对近期有上呼吸道感染的患儿宜采取深麻醉下拔管。拔管前应充分吸氧,并做好再次插管的准备。拔管后可给予面罩供氧,必要时需吸引口咽部分泌物,但应避免反复吸引刺激。拔管后置患儿于侧卧位,有助于保持呼吸道通畅,且避免或减轻反流、误吸等风险。

四、喉罩置入和拔除

喉罩的成功置入需要合适的麻醉深度,普通型喉罩气囊应先排空,背面涂上润滑剂,气囊开口朝向咽后壁(反向法),沿硬腭轴线将喉罩置入,插入口腔后转正其位置,直达咽喉下部位,将气囊罩住喉部后再向气囊内充气,连接呼吸回路。观察皮囊活动、胸廓运动或呼吸机参数,确认位置是否正确,然后妥当固定。Air-Q 等喉罩则适合正入法放置;部分型号喉罩还可以考虑使用侧入法以减少损伤。喉罩置入相对于气管插管刺激性更小,所需阿片类药物相对更少,不一定需要肌松药,适合于短小手术。手术结束时,喉罩通常在自主呼吸恢复至能维持通气的深麻醉下拔除,拔除喉罩后需保持患儿呼吸道通畅,必要时面罩给氧,直至患儿能维持满意的自主呼吸。

第五节　不同麻醉方案的呼吸道管理策略

通过麻醉前评估,可将麻醉方案和呼吸道管理方法分为以下几类。

1. **局部麻醉 + 镇静** 在吸入麻醉维持下完成局部麻醉后,停止吸入麻醉,静脉注射咪达唑仑、芬太尼或静脉输注右美托咪定,维持自主呼吸。术中宜使用 $P_{ET}CO_2$ 持续监测呼吸频率、呼吸道通畅情况和通气量。采用这种麻醉方法时,芬太尼用量不宜超过 1.0~1.5μg/kg,并应稀释至 10μg/ml 再缓慢静脉注射;同时,必须准备全套呼吸支持设备,一旦发生局部麻醉效果欠佳或呼吸道梗阻,应立即置入喉罩或实施气管插管。

2. **全身麻醉 + 面罩通气** 建立静脉通道后,静脉注射咪达唑仑 0.05~0.10mg/kg+ 芬太尼 1.0~1.5μg/kg,

继续面罩吸入七氟烷或者静脉输注丙泊酚维持麻醉。由于没有气道控制,该麻醉方法一般只用于关节复位术、脐茸切除术、胸以下部位表浅肿物切除术或介入治疗等短小手术(10分钟以内)。

3. **全身麻醉+喉罩通气** 建立静脉通道后,静脉注射芬太尼 2~3μg/kg+ 丙泊酚 3mg/kg 后,置入喉罩,也可实施吸入麻醉药诱导,酌情使用肌松药。此类麻醉方法适用于没有误吸风险的短小手术(1小时以内)。

4. **全身麻醉+气管插管术** 根据气道评估结果采用相应的麻醉诱导方法。

(1)一般麻醉诱导方法适用于无通气困难、气管插管困难和反流、误吸高风险的患儿。建立静脉通道后,静脉注射芬太尼 2~3μg/kg+ 丙泊酚 2~3mg/kg+ 肌松药,行气管插管术。

(2)保留自主呼吸的气管插管术适用于存在气管插管困难而无通气困难、膈疝、先天性食管闭锁合并气管食管瘘的患儿。针对婴儿或新生儿,保留自主呼吸可避免因未发现的解剖畸形而导致气管插管失败、无法通气等严重后果。具体操作方法:面罩吸入 2%~3% 七氟烷并维持,静脉注射咪达唑仑 0.05~0.10mg/kg+ 芬太尼 1μg/kg+ 丙泊酚 1.0~1.5mg/kg,行气管插管术。七氟烷难以完全抑制咽喉反射,若在麻醉深度不足时行气管插管术,则喉痉挛发生率明显增加。

(3)对存在潜在通气困难的患儿,可吸入低浓度(2% 左右)七氟烷,观察呼吸道梗阻在麻醉加深后的加重程度。如麻醉加深至意识消失后无呼吸道梗阻,可按方法(1)进行麻醉诱导;如在浅麻醉下无或有轻度呼吸道梗阻,并随麻醉加深而逐渐加重者,可辅以口咽、声门及声门下表面麻醉,并在镇静下完成气管插管术;如浅麻醉下即出现严重呼吸道梗阻,则只能采用局部麻醉清醒气管插管术;如呼吸道梗阻可通过放置口咽通气道或鼻咽通气道改善,则不影响麻醉继续进行。

(4)对反流、误吸高风险的患儿,由于依从性差且不能耐受缺氧,故不宜采用清醒气管插管术或快速顺序麻醉诱导气管插管术。针对该类患儿,可在镇静下保留自主呼吸并辅助局部麻醉完成气管插管术,或采用改良快速顺序麻醉诱导。深麻醉会使食管下段括约肌松弛,呼吸抑制时如使用面罩加压通气,可增加反流、误吸的风险。

5. **局部麻醉+全身麻醉+喉罩通气** 适用于短小手术(1 小时以内)。局部麻醉可提供良好的围手术期镇痛。局部麻醉联合喉罩全身麻醉,既有利于术中呼吸道管理,也有利于术后麻醉快速恢复,并可降低苏醒期躁动的发生率。

6. **局部麻醉+全身麻醉+气管插管术** 适用于 1 小时以上的手术或短小手术喉罩不适合者。依从性差的患儿通常先实施全身麻醉,再进行局部麻醉。随着超声引导下神经阻滞术的广泛开展,此类联合麻醉方式在临床应用逐渐增多。

第六节 术中呼吸道管理常见问题的处理

一、麻醉诱导期相关问题

1. **牙齿及口腔软组织损伤** 多为暴力操作引起。喉镜置入和插管动作要轻柔,勿将上切牙当作支点。

2. **气管导管误入食管** 气管导管滑入食管通常不难及时发现,不至于引起窒息等意外。临床上不应等至 SpO_2 下降才发现气管导管误入食管,持续显示 $P_{ET}CO_2$ 监测波形是最确切的判断方法。任何仪器、设备都不能代替双肺呼吸音听诊的鉴别作用。

3. **呛咳** 快速推注阿片类镇痛药、麻醉过浅、未用肌松药即进行气管插管等情况常出现呛咳。缓慢推注阿片类镇痛药、加深麻醉、加用肌松药或给予利多卡因等可有效预防呛咳。

4. **反流、误吸** 指胃内容物受重力作用,或因腹内压增高,逆流进入咽喉腔及气管内。饱胃、消化道梗阻等情况发生误吸的风险增加。快速顺序诱导和清醒气管插管是防止患儿误吸的有效方法。诱导期增加环状软骨压迫手法是否减少患儿误吸仍存在争议。

二、麻醉维持期相关问题

1. **气管导管阻塞** 常见于导管扭折或被痰液、血液等堵塞。一旦出现完全或不全梗阻,必须寻找原因,迅速处理。气道压及 $P_{ET}CO_2$ 监测报警常有提示作用。

2. **导管脱出** 多为术中管理不当所致,在导管固定不牢、插入过浅、俯卧位、头部过度后伸或前屈、呛咳等情况下,均可导致气管导管脱出声门外,因此必须妥善固定导管、抑制呛咳反射等。在小儿应特别注意插管深度,尤其应绝对避免套囊卡在声带上下,这种情况下容易发生导管脱出、漏气和术后声带水肿等并发症。

3. **导管误入单侧支气管** 气管导管插入过深,或移动导管误入一侧支气管,通常易误入右侧支气管。有怀疑时应迅速听诊双肺,如左肺呼吸音消失,右肺呼吸音增强(气管导管阻塞右肺上叶支气管开口时,右肺上叶呼吸音减弱),应及时将导管退至气管内。

4. **支气管痉挛** 气管插管可诱发支气管痉挛。患儿在浅麻醉状态下气道反应性高,更容易发生支气管痉挛。临床上对有支气管痉挛倾向、气道高反应性的患儿,预先给予抗胆碱药、糖皮质激素、吸入β受体激动剂、利多卡因(表面麻醉、神经阻滞、静脉注射)、阿片类药物等,可减轻支气管痉挛的发生。气管插管后,加深麻醉,并辅以静脉或吸入β受体激动剂,有助于治疗支气管痉挛。

5. **吸痰操作不当** 患儿有气管插管时,如导管内无分泌物及肺部听诊无湿啰音时,不宜常规吸痰,以免引起逆行感染,但术中渗量过多或肺组织切除导致血液、痰液流入气管内时,必须及时、多次吸引。吸痰持续时间切忌过长,以免引起低氧血症,导致心动过缓甚至心搏骤停。新生儿吸痰时间过久、负压过大,还可发生肺萎陷及上腔静脉、肺动脉主干及心脏横径增大,增加静脉回流,造成缺氧,增加心脏负担,有发生突然死亡的危险,应高度警惕。

三、苏醒期相关问题

1. **喉痉挛** 喉痉挛是喉部肌肉反射性痉挛使声门关闭而引起上呼吸道功能性梗阻。浅麻醉下咽喉部遇到刺激易发生喉痉挛。出现喉痉挛时应尽快采取有效措施:①确定并停止不良刺激,抬下颌,使会厌和杓状会厌襞伸展,以开放声门裂;纯氧正压通气。②如上述处理无效,需要立即请求支援,同时加深麻醉(静脉或吸入),首选丙泊酚 1~3mg/kg,如无静脉通路,则用吸入麻醉药。③如仍无效,患儿出现脉搏氧饱和度持续下降和心动过缓,应立即静脉给予小剂量氯琥珀胆碱 0.1mg/kg、阿托品 0.02mg/kg 或者 4~5mg/kg 氯琥珀胆碱肌内注射,以解除喉部肌肉痉挛;无论是否进行气管插管,均应保证气道开放。④必要时实施胸廓按压技术促使肺内气流冲出声门而解除喉痉挛。

2. **负压性肺水肿** 负压性肺水肿是急性(喉痉挛)或慢性上呼吸道阻塞缓解后可能发生的并发症。其机制可能是机体为使气流通过闭合的声门而产生极大的胸腔内负压,当声门开放、胸腔内负压突然释放时导致肺血流量急剧增加,引起低压性非心源性肺水肿。当气管导管中出现粉红色泡沫痰,并且氧饱和度持续降低时,应怀疑此并发症。治疗应继续进行正压通气,并根据需要给予利尿和重症监护。

3. **声门下水肿** 声门下水肿被认为是由于气管插管的机械性创伤或黏膜缺血引起的气管水肿,导致气流受限,表现为吸气性喘鸣、声音嘶哑、犬吠样咳嗽,严重者可表现为肋间肌回缩和呼吸窘迫,可在气管拔管后不久或数小时后出现。气流受限最严重的部位为环状软骨水平。在进行诊断前,必须检查其他原因引起的上呼吸道梗阻,通过体格检查可判断是否需要药物治疗。鼻扩张、肋下或肋间肌回缩及其他提示呼吸做功增加的体征,均是药物治疗的适应证。甲泼尼龙 1~2mg/kg 或地塞米松 0.5mg/kg(最大剂量 10mg)可能有效。雾化吸入肾上腺素在短期内也可能有效,但仅应用于严重病例。由于雾化吸入肾上腺素可能引起反弹性水肿,因此患儿停止吸入后应至少观察几小时,以确保症状不会复发。

4. 杓状软骨脱位 多为喉镜片置入过深、直达环状软骨后上提喉镜所致,也可因喉罩置入过深引起,表现为拔管后声嘶或不能出声,持久不愈。间接喉镜检查可见杓状软骨脱向侧位或后位。环状软骨脱位后受损声带外展,内收受限,使声带不能正常震颤而发声。治疗上应及早复位,也可行环杓关节固定术。

5. 咽喉痛 可能发生在咽、喉或气管,多与气管插管损伤有关,即使没有气管插管也可能发生,多在 72 小时内缓解。

6. 声带麻痹 可由手术损伤喉返神经或导管套囊压迫引起。主要症状为声音嘶哑及言语困难,间接喉镜检查可确诊声带麻痹。一般 7~8 周可恢复功能,或为对侧声带所代偿。

第七节　小儿困难气道的处理

一、总原则

1. 麻醉前准备好处理困难气道的各种工具,确保其随手可得。

2. 选择自己最熟悉和最有经验的技术。与成人不同,小儿一般不合作,难以实施清醒气管插管,几乎均需全身麻醉。常采用吸入麻醉诱导,首选七氟烷,慎用静脉麻醉药,禁用肌松药,保留自主呼吸,达一定麻醉深度后进行喉镜检查和尝试插管。也可选用氯胺酮、右美托咪定、咪达唑仑等适当镇静,辅以良好的表面麻醉和 / 或局部神经阻滞,再进行气管插管。

3. 当气管插管失败后,要避免同一个人采用同一种方法反复操作,应当及时分析原因,更换思路和方法,或者更换人员和手法。反复数次插管失败后要及时放弃气管插管。切记,患儿只会死于通气失败,而非插管失败。

4. 通气和氧合是最高目标,同时要有微创意识。

二、小儿困难气道处理常用工具

1. 普通直接喉镜。

2. 改良光学喉镜 Bullard 喉镜、Airtraq 插管设备、Truview EVO2 喉镜和 Upsher 纤维光导喉镜,可间接显示声门。

3. 可视喉镜 如 GlideScope 视频喉镜、Storz 视频喉镜及 McGrath Scope 和 Pentax 视频喉镜等。近年来,可视喉镜在临床上使用广泛,它是利用光学折射原理,让光线能够“拐弯”,使普通喉镜无法看到的区域(声门等)呈现在显示屏上,操作简单,可提供即时可视的气道和咽喉部解剖结构,从而解决一些患儿的困难气管插管。

4. 管芯类 硬质管芯可使气管导管塑形,便于气管插管操作。插管探条(bougie)需在喉镜辅助下使用,当喉镜显露在Ⅱ~Ⅲ级时,可先行插入插管探条,确定探条在气管内后,沿探条导入气管导管。

5. 光棒(lightwand) 利用气管比食管表浅的特性,借助颈部软组织透光的原理,观察引导气管导管进入气管。当光棒和气管导管一起进入声门后可在甲状软骨下出现明亮光斑,在光棒引导下置入气管导管。

6. 可视硬质管芯类 如视可尼(Shikani)硬质纤维气管镜、Levitan 硬质纤维气管镜等。

7. 喉罩 包括经典喉罩(LMA-Classical,LMA-Unique)、双管喉罩(LMA-ProSeal,LMA-Supreme)、插管型喉罩(LMA-Fastrach)等。在口咽结构正常时,喉罩是处理困难气道的方法之一。在气管插管失败后,立即插入喉罩,能保持上呼吸道通畅、进行人工呼吸、给氧和实施麻醉,或作为光导纤维等其他设备的引导通道以完成气管插管。

8. **纤维或电子支气管镜**　已有多种细直径支气管镜用于临床。Olympus LF-P 直径仅 2.2mm,但无吸引装置;Pentax FI-10 P 直径为 3.5mm,带有吸引装置,便于在气管插管过程中吸引分泌物。如果选择经鼻插管,应滴入血管收缩药,气管导管应在充分润滑和加温软化后使用。支气管镜引导气管插管,宜在慢诱导和保留自主呼吸条件下进行。

9. **食管气管联合导管(ET-Combitube)**　不能用于 16 岁以下儿童。

10. **环甲膜穿刺套装、气管切开包**　可用于不能通气不能插管的紧急气道抢救。

三、预估的困难气道

1. 麻醉前判断患儿存在困难气道,应选择适当的困难气道处理技术,确定气管插管的首选方案和备选方案。

2. 先充分面罩吸氧,插管过程中要确保氧合,当 SpO_2 降至 90% 时要及时面罩通气辅助给氧,始终积极寻找机会提供辅助供氧。

3. 保留自主呼吸,防止预估的困难气道变成急症气道。

4. 如果使用喉镜能看到声门,可直接进行气管插管;若声门显露困难,可采用插管探条、光棒技术或纤维支气管镜引导插管,也可采用视频喉镜或试用插管型喉罩辅助插管。

5. 反复 3 次以上未能成功插管时,为确保患儿安全,宜推迟或放弃麻醉和手术,待总结经验并充分准备后再次处理。

6. 如果预计面罩通气困难,应考虑使用清醒插管技术,并应寻求专家的帮助。

四、意外的困难气道

1. 在全身麻醉诱导时,给予肌松药之前应常规行通气试验,判断是否能够实施控制通气,不能控制通气者,不要盲目给予肌松药和后续的麻醉药,防止发生急症气道。

2. 对于能通气但显露声门和气管插管困难的患者,可选择上述非急症呼吸道管理工具。应在充分通气和达到最佳氧合时进行气管插管,插管时间原则上不大于 1 分钟,或维持脉搏血氧饱和度不低于 92%;气管插管不成功时,要再次通气达到最佳氧合状态,分析原因,调整方法或人员后试行再次插管。

3. 对于全身麻醉诱导后遇到的通气困难,应立即寻求帮助。

4. 努力在最短时间内解决通气问题,如使用面罩正压通气(置入口咽或鼻咽通气道),或置入喉罩辅助通气。通气改善后等待患儿自主呼吸恢复与苏醒。

5. 考虑唤醒患儿和取消手术,以保证患儿生命安全,充分讨论后再决定麻醉方法。

6. 不能通气与氧合的情况下,需做紧急环甲膜穿刺或气管切开,以挽救患儿的生命。

7. 体外膜氧合器(ECMO)可以作为处理困难气道的最后一项挽救措施,但其装配需一定时间。

五、病例分享

1. **病例一**　患儿,男,出生后 64 天,体重 5.0kg,因"喉喘鸣伴呼吸费力 2 个月余"入院。喉镜检查示:会厌肿胀,无充血,表面光滑,会厌塌陷,声门暴露不佳,双侧梨状窝光滑、对称。喉部增强 CT 示:会厌右前方囊肿(大小约 11.5mm×9.9mm×8.1mm)并局部咽腔狭窄。胸部 CT 示:双肺感染。余生化检查未见明显异常。术前诊断为"会厌囊肿、肺部感染",拟急诊全身麻醉下行喉显微镜会厌囊肿切除术。

患儿在病房已开放外周静脉通路,入手术室后常规监测无创血压为 90/50mmHg,心率 150 次/min,SpO_2 96%(吸空气),吸氧下 SpO_2 可上升至 100%。鉴于患儿年龄较小、存在肺部感染、耐受缺氧能力较差,且会厌囊肿较大,决定采用保留自主呼吸气管插管的全身麻醉方案。麻醉诱导前备好吸引器、静脉留置针针管塑形接上注射器、气管插管用具，以及阿托品、丙泊酚、芬太尼、罗库溴铵、地塞米松、甲泼尼龙等药物。吸入诱导比静脉诱导更容易保留自主呼吸，本病例采用七氟烷浓度递增法诱导，吸入 1% 七氟烷，每 3~4 次呼吸增加 0.5% 的吸入浓度，直至达到所需麻醉深度（呼出气达到 1.5~2MAC 持续 30 秒）。然后尝试置入可视喉镜暴露声门，可视喉镜下见会厌塌陷，声门暴露不佳，调整位置，仍未能暴露声门。尝试插管失败，立即退出喉镜，面罩加压通气，气道阻力大，不能通气，SpO₂ 开始下降并于 10 秒内低于 90%；立即呼叫帮助，现场人员考虑喉痉挛发生，立即静脉注射丙泊酚 10mg，继续面罩加压给氧（气道阻力大，仍不能通气），心率开始下降，立即静脉注射阿托品 0.1mg，随后麻醉科主任迅速到场，了解病例特点和现场情况后，迅速将患儿改至右侧卧位，继续面罩加压通气，通气改善，患儿心率、SpO₂ 逐渐上升。考虑仰卧位会厌前方囊肿在麻醉后下垂影响声门暴露而导致困难气道，而右侧卧位时会厌右前方囊肿不影响声门通气，故决定在右侧卧位下麻醉诱导后行气管插管。静脉注射丙泊酚 10mg，顺阿曲库铵 1mg，芬太尼 5μg，SpO₂ 上升并稳定于 99%，再次尝试插管。右侧卧位下使用可视喉镜（现场同时准备了普通直喉镜和纤维支气管镜作为备选方案）隐约看到狭小的声门，ID 3.5mm 气管导管插管成功，术中以 2%~3% 七氟烷维持麻醉，手术顺利，术毕患儿带气管导管送 PICU 继续治疗。2 天后患儿拔除气管导管，5 天后病情好转出院。

2. **病例二** 患儿，男，出生后 1 天，体重 3.5kg，因"出生后发现口腔囊肿 5 小时"入院。查体示：口腔可见一直径约 2cm 的球形肿物，蒂部与腭部相连，伴腭裂，质软，边界清，无破溃。口咽部 MRI 示"口腔及鼻咽部囊性占位、畸胎瘤?"鼻咽部增强 CT 示"口腔 - 鼻咽囊性占位，考虑畸胎瘤、腭裂?"余检查未见明显异常。术前诊断为"口腔上腭囊肿、腭裂"，拟急诊全身麻醉下行口腔上腭囊肿切除术（图 7-7-1）。

患儿已于新生儿科开放外周静脉通路，入手术室后予仰卧位、肩垫薄枕，常规监测无创血压 70/42mmHg，心率 153 次 /min，SpO₂ 95%。决定采用保留自主呼吸、Miller 喉镜（镜片合适大小，可视喉镜镜片相对较大）引导气管插管的全身麻醉方案。采用七氟烷浓度递增法慢诱导，保留自主呼吸，给氧 5 分钟后吸入 1% 七氟烷，每 3~4 次呼吸增加七氟烷 0.5% 吸入浓度，直至达到需要的麻醉深度（患儿呼吸浅快，下颌松弛，托下颌时无体动，心率减慢，呼气末七氟烷维持在

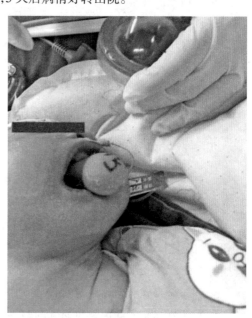

图 7-7-1 口内畸胎瘤新生儿（病例二）

1.5~2MAC 稳定约 2 分钟）时，经右侧口角置入喉镜，缓慢轻柔地推至咽喉部，由助手协助按压环状软骨，观察到声门，将 ID 3.0mm 普通气管导管送入气管内并妥善固定，接螺纹管观察 $P_{ET}CO_2$ 波形正常，操作过程顺利。术中给予 2%~3% 七氟烷维持麻醉，手术过程顺利，生命体征平稳。术毕患儿带气管导管送新生儿科继续治疗。

3. **总结** 以上两个病例属于预估的小儿困难气道，均采用了七氟烷浓度递增法、保留自主呼吸的麻醉诱导方案。但病例一在未暴露声门的情况下盲目实施气管插管造成面罩通气困难的危急情况，此时应继续加深麻醉后借助纤维支气管镜、插管探条、光棒等工具辅助，必要时可先抽掉会厌囊肿囊液后再行插管。上述病例，麻醉诱导和气管插管不能操之过急，一定要达到能耐受气管插管的满意麻醉深度，尽量缩短气管插管时间和次数，以免造成不良后果。

（李佳佳 李 军）

推荐阅读

[1] 郭曲练,姚尚龙.临床麻醉学.4 版.北京:人民卫生出版社,2016.

[2] 皮诺.麻省总医院临床麻醉手册:第 9 版.王俊科,马虹,张铁铮,译.北京:科学出版社,2018.

[3] 连庆泉,张马忠.小儿麻醉手册.2 版.上海:世界图书出版公司,2017.

[4] 赵雨意,左云霞.小儿麻醉围术期气道管理策略.中华麻醉学杂志,2017,37(7):773-777.

[5] ANDROPOULOS D B,GREGORY G A.Gregory's pediatric anesthesia.6th ed.Hoboken:Wiley-Blackwell,2020.

[6] APFELBAUM J L,HAGBERG C A,CAPLAN R A,et al.Practice guidelines for management of the difficult airway:an updated report by the American Society of Anesthesiologists.Task Force on Management of the Difficult Airway.Anesthesiology,2013,118(2):251-270.

[7] DAVIS P J,CLADIS F P.Smith's anesthesia for infants and children.9th ed.Philadelphia:Elsevier,2016.

[8] DHAYAGUDE S H,DAVE N M.Principles and practice of pediatric anesthesia.New Delhi:Jaypee Brothers Medical Publishers,2017.

[9] DRAKE-BROCKMAN T F,RAMGOLAM A,ZHANG G,et al.The effect of endotracheal tubes versus laryngeal mask airways on perioperative respiratory adverse events in infants:a randomized controlled trial.Lancet,2017,10070(389):701-708.

[10] ENGELHARDT T,FIADJOE J E,WEISS M,et al.A framework for the management of the pediatric airway.Paediatr Anaesth,2019,29(10):985-992.

[11] FIADJOE J E,NISHISAKI A,JAGANNATHAN N,et al.Airway management complications in children with difficult tracheal intubation from the Pediatric Difficult Intubation(PeDI)registry:a prospective cohort analysis.Lancet Respir Med,2016,4(1):37-48.

[12] HARLESS J,RAMAIAH R,BHANANKER S M.Pediatric airway management.Int J Crit Illn Inj Sci,2014,4(1):65-70.

[13] KARIM K G,MAHA M I,NASHWA S.Comparison of the air-Q intubating laryngeal airway and the cobra perilaryngeal airway as conduits for fiber optic-guided intubation in pediatric patients.Saudi J Anaesth,2014,8(4):470-476.

[14] ROBERTS M H,GILDERSLEVE C D.Lignocaine topicalization of the pediatric airway.Paediatr Anaesth,2016,26(4):337-344.

[15] SAXENA S.The ASA difficult airway algorithm:Is it time to include video laryngoscopy and discourage blind and multiple intubation attempts in the nonemergency pathway? Anaesth Analg,2009,108(3):1052.

[16] SIMS C,VON UNGERM-STERNBERG B S.The normal and the challenging pediatric airway.Paediatr Anaesth,2012,22(6):521-526.

[17] STAFRACE S,ENGELHARDT T,TEOH W H,et al.Essential ultrasound techniques of the pediatric airway.Paediatr Anaesth,2016,26(2):122-131.

[18] SUNDER R A,HAILE D T,FARRELL P T,et al.Pediatric airway management:current practices and future directions.Paediatr Anaesth,2012,22(10):1008-1015.

第八章

小儿围手术期监测

本章要求

掌握：小儿围手术期呼吸功能监测、血流动力学监测、肾功能监测、体温监测、水电解质及酸碱平衡监测、血容量监测和镇静深度监测。

熟悉：小儿围手术期心功能监测、氧供需平衡监测、脑功能监测、肌肉松弛监测和凝血功能监测。

了解：小儿神经监测。

小儿的围手术期死亡率高于成人,导致围手术期风险的诸多原因中,小儿自身因素和外科因素占主要原因,其余为麻醉因素。本章从小儿围手术期监测的意义与基本标准出发,从镇静深度与脑功能、呼吸功能、血流动力学及心功能、血容量、氧供需平衡、肾功能、体温、肌肉松弛、水电解质及酸碱平衡、凝血功能和神经功能十个方面阐述了小儿围手术期常用监测的意义、方法和/或指标。在小儿手术中,应根据患儿的病情和手术的需求来选择监测的方案。

第一节　小儿围手术期监测的意义与基本标准

一、小儿围手术期监测的意义

1. 小儿麻醉风险及原因

（1）小儿麻醉风险:麻醉风险是指麻醉过程使患者的生理功能受到干扰而危及生命的可能性,高危患者进行复杂手术的麻醉风险会明显增加。2000 年,直接与麻醉相关的死亡率大约为 34 : 1 000 000。小儿围手术期死亡率高于成人,发达国家小儿的围手术期死亡率为(0.41~6.8)/10 000 例麻醉(澳大利亚为 13.4/10 000 例麻醉),发展中国家小儿的围手术期死亡率为(10.7~15.9)/10 000 例麻醉。小儿围手术期死亡的高危因素包括 <1 岁的婴儿、ASA ≥ Ⅲ级或较差的生理状态、急诊手术、全身麻醉或心脏手术。小儿围手术期死亡的主要原因包括呼吸道管理问题和心血管事件。

（2）导致围手术期风险的原因:尽管患儿的自身因素和外科因素占诸多原因中的 80% 以上,但就麻醉因素而言,麻醉前准备不足、术中监护不足、未能及时识别监护异常及发现监护异常时诊治不当是主要原因。值得注意的是引起麻醉事故的原因中超过 70% 是由于人为因素和机械故障等所致,约 50% 的事故可以预防。严重事件的发生往往与缺少必要的监测设备、不能及时发现险情、疏忽和判断错误、遇紧急情况未能及时处理或处理不当相关。

2. 围手术期监测的理论依据与定义

（1）围手术期监测的理论依据与定义:麻醉可抑制患者的呼吸、循环功能,麻醉药使用的安全范围较窄,小儿的生理储备较差、合并先天性疾病和/或发育不完善,这些原因都可能导致麻醉状态下的患儿发生呼吸、循环等基本生命功能异常。为了安全地实施麻醉,需要麻醉科医师在围手术期对患儿的基本生命体征进行密切监测,并在监测基础上进行仔细调控。

(2)围手术期监测的定义:围手术期监测是指通过麻醉科医师的感官(望、闻、叩、听等)和使用电子设备在围手术期实时监测患儿的生命体征变化,帮助麻醉科医师作出正确判断和及时处理,维持患儿生命体征稳定,保证手术安全,加速术后康复。训练有素、敏锐的麻醉科医师的监测至关重要。在麻醉过程中,应在手术室或操作室内持续监测,直至患儿意识恢复、生命体征平稳,并将患儿安全转交给其他接受过训练的医务工作者。持续的临床观察(如手指触诊脉搏、直接观察患儿、心前区听诊等)是患儿麻醉监测的重要组成部分。临床观察可能较设备监测更早发现临床状况的恶化。应持续激活有声监测信号,如脉搏血氧饱和度(SpO_2)不同音调的脉搏声、调节适宜的警报界限,信号声需足够响亮,可在整个手术/操作间区域听到。

二、小儿围手术期监测的基本标准

1. 麻醉期间临床监测的步骤

(1)首先建立心电图(ECG)、无创血压和 SpO_2 监测。

(2)设置血压自动测量时间(一般间隔时间不超过 5 分钟)。

(3)通常观察 Ⅱ 和 Ⅴ 导联 ECG。

(4)在没有合适部位放置指夹式 SpO_2 探头时,建议使用膜贴式 SpO_2 监测传感器;观察 SpO_2 的波形和数值,开启脉搏音,并设置低限报警功能。

(5)麻醉科医师必须在麻醉监测期间全程在岗。

2. 围手术期监测标准

(1)2018 年世界卫生组织 - 世界麻醉医师学会联盟(WHO-WFSA)麻醉安全国际标准推荐采用的监测标准见表 8-1-1。

表 8-1-1　2018 年世界卫生组织 - 世界麻醉医师学会联盟(WHO-WFSA)麻醉安全国际标准推荐监测

项目	高度推荐	推荐	建议
术中	一个训练有素并在术中时刻保持警觉的麻醉工作者	吸入氧浓度监测	持续吸入和呼出气量监测
	脉率和性质	防止低氧气体混合物传输的设备	持续吸入和呼出麻醉药浓度监测
	组织氧合和灌注	连接断开报警(当使用机械通气时)	动脉血压(适宜条件下)
	呼吸频率和性质	持续心电图监测	持续电子体温监测(适宜条件下)
	呼吸系统气囊运动	间断体温监测	尿量监测(适宜情况下)
	呼吸音	外周神经肌肉接头传导监测(当使用肌松药物时)	经处理的脑电图(适宜条件下)
	心音(如适当使用心前区或食管听诊)	全身麻醉和镇静患者的连续二氧化碳波形	
	实时有声信号和报警		

项目	高度推荐	推荐	建议
术中	持续脉搏血氧饱和度监测		
	间断无创血压监测		
	气管插管患者二氧化碳监测		
术后	临床观察	间断体温监测	尿量监测（适宜条件下）
	组织氧合和灌注		
	呼吸频率和性质		
	脉率和性质		
	持续脉搏血氧饱和度监测		
	间断无创血压监测		
	应用年龄调整的疼痛评分		

（2）ASA 建立的麻醉基本监测标准（标准Ⅰ和标准Ⅱ）：标准Ⅰ要求手术室内必须有专职麻醉人员；麻醉过程中持续监测；根据临床观察和患儿的反应，随时调控麻醉进程。标准Ⅱ注重持续评估患儿的氧合、通气、血液循环和温度变化。特别强调以下几点：

1）全身麻醉时使用具有下限报警的氧浓度分析仪。

2）任何麻醉管理中都要定量评估血氧。

3）确保在所有的麻醉管理过程中有足够的通气，建议在全身麻醉中使用潮气量和呼气末二氧化碳监测。

4）持续监测 ECG：至少每隔 5 分钟测量动脉血压 1 次，以确保足够、稳定的血液循环。在全身麻醉中，可以通过电子、触摸和听诊法检查脉搏的质量，以连续评估血液循环功能。

5）气管内插管时要求进行呼出气二氧化碳定性监测，提倡在全身麻醉中使用呼气末二氧化碳波形和呼气末二氧化碳分压监测。

6）所有的麻醉中都可以进行连续体温监测。新生儿体温变化快、婴幼儿体温调节不健全，因此长时间小儿手术必须进行体温监测，并采取保温措施。

（3）加拿大麻醉医师学会发布的《麻醉实践指南（2020修订版）》（Guidelines to the Practice of Anesthesia-Revised Edition 2020）推荐的麻醉监测设备分为 3 类。

1）第一类为必须使用的设备（所有麻醉过程中必须持续使用），包括 SpO_2、测量血压的设备（有创或无创）、ECG、应用神经肌肉阻滞药物时应使用神经肌肉功能监测、全身麻醉中使用呼气末二氧化碳波形、应用吸入麻醉药时使用年龄相关的麻醉气体监测。

2）第二类为每例患者专用的设备（每一个麻醉工作站应当具备），包括体温、听诊器和足够的光源以观察患者。

3）第三类为有条件时应用的设备，包括潮气量监测、气管导管套囊压力监测、需要时应用有创循环监测。

同时要求麻醉科医师保持持续警觉，SpO_2 和二氧化碳波形的监测报警不能被静音。

第二节　小儿围手术期镇静深度与脑功能监测

一、警觉镇静评分

警觉镇静（observer alert assessment of sedation, OAA/S）评分见表 8-2-1。

表 8-2-1　警觉镇静（OAA/S）评分

分级	表现
5 级	对正常语调的呼名反应迅速
4 级	对正常语调的呼名反应冷淡
3 级	仅对大声或反复呼名有反应
2 级	仅对轻度的推摇肩膀或头部有反应
1 级	对轻度推摇无反应
0 级	对挤捏斜方肌无反应

注：一般手术需要的镇静深度为 OAA/S 评分 3~4 级。

二、Ramsay 评分

Ramsay 评分（表 8-2-2）是最早提出的镇静评分方法，应用最广，易于掌握，可行性较好，操作简单。数字评分适用于在观察表上记录，2~4 分为镇静满意，5~6 分为镇静过度。

表 8-2-2　Ramsay 评分

分数	表现
1 分	烦躁不安
2 分	清醒，安静合作
3 分	嗜睡，对指令反应敏捷
4 分	浅睡眠状态，可迅速唤醒或对轻叩额头反应迅速
5 分	入睡，对大声呼叫或轻叩额头反应迟钝
6 分	深睡，对大声呼叫或轻叩额头无反应

三、脑电双频指数监测

全身麻醉时，脑电图的规律变化可以反映麻醉药对大脑的抑制程度。脑电双频指数（bispectral index，BIS）是通过傅里叶变换技术处理脑电信号，对脑电图进行频域分析。把脑电图分解成多个不同频率、波幅的正弦波，计算其能量，将 δ 波段的相位锁定能量从 δ 能量中减除，并表示为 0~30Hz 波段双波谱密度的比率，最后统计分析得出一个无量纲参数，即 BIS 值。BIS 除了可进行脑电频率谱和功率谱的分析外，还加入了对相位和谐波的分析，既含有线性成分又含有非线性成分，保留了原始脑电的信息，灵敏度和特异度较好，因此是一个涉及时域、频域和双谱域的复合指数。

由于大多数 GABA 麻醉药可产生剂量依赖性的脑电波频率减慢,最终达到全皮质抑制,丙泊酚或挥发性麻醉药的用量与演算出来的 BIS 无量纲指数似乎遵循这一原则,因而被认为可以预测患者的意识状态,其数值变化与镇静水平相关。BIS 值用 0~100 的分度表示,100 代表清醒状态,0 代表没有脑电信号,从 100 到 0 表示大脑被抑制的程度,反映患者所处的镇静深度。全身麻醉诱导后,这些指标通常由指示清醒状态的高值变为指示麻醉状态的低值。一般认为,BIS 在 60~85 为睡眠状态,40~60 为全身麻醉状态,<40 提示镇静过深。

由于 BIS 是根据成人脑电变化特点发展而来的,而小儿大脑发育不完全,脑电图与成人明显不同,故 BIS 能否用于儿童麻醉深度监测一直存在争议。BIS 算法将高"清醒"预测权值归因于脑电图 β 波(13~30Hz),1 岁以内婴儿的 β 波占比和特点与成人差异明显,因此成人的 BIS 用于预测婴儿意识与镇静水平并不准确。事实上,有研究证实七氟烷麻醉下的 1 岁以内婴儿的 BIS 与七氟烷浓度没有相关性。在5~11 岁儿童中,七氟烷麻醉下的 BIS 值随着七氟烷浓度从 0 上升到 4% 而下降,但达到 4%~5% 却开始上升,此时增高的 BIS 并不代表麻醉深度变浅,而是与脑电图的高频波段变化有关。除此之外,儿童 BIS 的个体间差异也远大于成人。尽管 BIS 对丙泊酚诱导的镇静深度有高度的预测性,随着丙泊酚的血药浓度从 2μg/ml 增加到 6μg/ml,脑电波频率变慢,BIS 值下降,但 BIS 值还受到低频肌电、电极阻抗、电刀信号、低体温和脑低灌注等因素的影响,因而仅凭 BIS 值的变化并不能准确判断儿童的麻醉深度。

四、小儿格拉斯哥昏迷量表评分

小儿格拉斯哥昏迷量表(Glasgow coma score,GCS)评分见表 8-2-3。

表 8-2-3　小儿格拉斯哥昏迷量表(GCS)评分

评分	静眼反应		语言反应		运动反应	
	儿童	婴儿	儿童	婴儿	儿童	婴儿
6 分	–	–	–	–	遵指令活动	自主活动
5 分	–	–	定向力正常	咿咿呀呀	刺痛定位	抚摸躲避
4 分	自动睁眼	自动睁眼	定向力混乱	易激惹哭喊	刺痛躲避	刺痛躲避
3 分	呼唤睁眼	呼唤睁眼	答非所问	刺痛哭喊	刺痛屈曲	异常屈曲
2 分	刺痛睁眼	刺痛睁眼	完全不能理解	刺痛呻吟	刺痛过伸	异常过伸
1 分	不睁眼	不睁眼	不发音	不发音	无活动	无活动

注:GCS 评分 13~14 分为轻度昏迷,9~12 分为中度昏迷,3~8 分为重度昏迷。

五、近红外光谱局部无创脑氧饱和度监测

近红外光谱(near-infrared spectroscopy,NIRS)技术能监测脑组织局部脑氧饱和度(regional cerebral oxygen saturation,rSO$_2$),可无创、实时、连续地反映局部脑组织的氧供需平衡,也能间接反映脑血流量。临床上使用的 NIRS 波长为 650~950nm,能够穿透包括骨质在内的人体组织,同时可计算氧合血红蛋白和脱氧血红蛋白的含量。通过发射近红外光射入脑额叶组织,再利用改良的比尔 - 朗伯定律和漫反射修正,就可以计算出组织中氧合血红蛋白和脱氧血红蛋白的相对浓度,进而计算出 rSO$_2$ 值。rSO$_2$ 是由 25%~30% 的动脉血成分、70%~75% 的静脉血成分及小部分毛细血管成分加权后得出的混合静脉血的血氧饱和度。rSO$_2$ 值的大小取决于脑组织氧供和氧耗之间的平衡。影响脑氧供的因素包括脑灌注压、动脉血氧分压、血

红蛋白浓度、动脉血二氧化碳分压;影响脑氧耗的因素包括体温、麻醉深度、颅内压等。rSO_2的绝对值在人群中个体差异较大,变化趋势更有临床意义。NIRS 监测传感器只能放置在前额无毛发处,仅能反映额叶前部皮质的氧合状态,NIRS 监测也受颅外组织、环境光、皮下/颅内血肿、色素沉着等外界因素的干扰。

六、苏醒期/术后躁动评估与监测

小儿苏醒期躁动可以使用儿童麻醉苏醒期躁动评分(pediatric anesthesia emergence delirium scale,PAED)量表进行评估(表 8-2-4),量表评分≥10 分判定为存在苏醒期躁动,分数越高躁动越严重。

表 8-2-4 儿童麻醉苏醒期躁动评分(PAED)量表

项目	0分	1分	2分	3分	4分
1. 患儿与护理人员进行眼神交流	非常多	很多	相当多	一点	无
2. 患儿的行为是有目的的	非常多	很多	相当多	一点	无
3. 患儿对他/她的周围环境认知	非常多	很多	相当多	一点	无
4. 患儿焦躁不安	无	一点	相当多	很多	非常多
5. 患儿伤心欲绝难以安抚	无	一点	相当多	很多	非常多

术后躁动的情况可以使用 Ricker 镇静-躁动(sedation agitation scale,SAS)评分进行评价(表 8-2-5),SAS 评分操作容易,较为客观准确,对患儿主动语言指标要求不高,更适于意识障碍或带气管导管患儿的躁动评价。根据患儿 7 项不同的行为对其意识和躁动程度进行评分。3~4 分认为躁动控制良好。

表 8-2-5 Ricker 镇静-躁动(SAS)评分

评分	描述	临床特点
7分	危险的躁动	牵拉气管插管,企图拔掉尿管,攻击医务人员,翻来覆去
6分	非常躁动	虽经频繁口头提醒,但不能平静,需束缚其身体,常咬气管插管
5分	躁动	焦虑或轻度躁动,企图坐起,经医护人员解释可安静
4分	安静且合作	安静易唤醒,听从医护人员指令
3分	镇静	不易唤醒,声音刺激和轻敲患儿身体可苏醒,但很快恢复原来状态,可听从简单指令
2分	深度镇静	可被物理刺激唤醒,但不能交流,也不听从指令,可有自发运动
1分	不能被唤醒	对有害刺激只有轻微或几乎无反应,不能交流,不能听从指令

第三节 小儿围手术期呼吸功能监测

一、通气功能监测

1. **肺部物理诊断** 观察所有保留自主呼吸患儿的呼吸运动类型(胸式呼吸或腹式呼吸)、呼吸幅度、呼吸频率和节律等,全身麻醉自主呼吸患儿还需观察呼吸运动,听诊呼吸音。从黏膜/皮肤的颜色和手术野出血的颜色可以初步判断患儿的氧合情况。

婴幼儿胸廓活动范围小,呼吸肌发育不全,肌纤维较细,且耐疲劳的肌纤维占的比例小,故小儿呼吸肌肌力弱,容易疲劳,易发生呼吸衰竭。小儿膈肌较肋间肌发达,且肋骨呈水平位,肋间隙小,因此婴幼儿为腹式呼吸。随年龄增长,膈肌和腹腔脏器下降,肋骨由水平位变为斜位,胸廓的体积增大,逐渐转化为胸腹式呼吸。7岁以后逐渐接近成人。

如果出现上呼吸道梗阻或严重肺疾病时,患儿可出现吸气性凹陷,即胸骨上窝、锁骨上窝及肋间隙软组织凹陷。正常儿童吸呼比(I∶E)为 1∶(1.5~2.0),如果吸气时出现喘鸣音,同时伴吸气延长,是上呼吸道梗阻的表现;呼气呻吟是小婴儿下呼吸道梗阻和肺扩张不良的表现,特别见于新生儿肺透明膜病;哮鸣音常于呼气相明显,提示细小支气管梗阻;不固定的中、粗湿啰音常来自支气管的分泌物;吸气相固定不变的细湿啰音提示肺泡内分泌物。

2. **呼吸频率与节律** 小儿年龄越小,呼吸频率越快。新生儿为 40~44 次 /min,1 岁时为 30 次 /min,3 岁时为 24 次 /min,4~7 岁时为 22 次 /min,18 岁时为 16~18 次 /min。婴幼儿由于呼吸中枢发育不完善,调节能力差,易出现呼吸节律不整、间歇、暂停等现象,尤以早产儿和新生儿明显。呼吸困难的第一征象为呼吸频率增快,年龄越小越明显。呼吸急促是指:<出生后 2 个月时,呼吸频率≥60 次 /min;出生后 2~12 个月时,呼吸频率≥50 次 /min;1~5 岁时,呼吸频率≥40 次 /min。呼吸频率减慢或节律不规则也是危险征象,可见于麻醉药物残余、呼吸中枢受累等情况。

3. **潮气量** 潮气量是指平静呼吸时每次吸入或呼出的气量。新生儿潮气量为 15~20ml,1 岁时为 30~70ml,2 岁时为 86ml,4 岁时为 120ml。随着年龄增长,潮气量逐渐增加。为校正体重对于潮气量的影响,采用单位体重的潮气量,儿童单位千克体重潮气量为 6~10ml/kg。儿童无效腔 / 潮气量的比值大于成人。潮气量与年龄、性别、身高、体重和平时运动情况等有关。潮气量下降通常提示存在限制性肺疾病;存在呼吸道阻塞性肺疾病,尤其是中 / 重度阻塞时,气流受限,亦可出现潮气量下降。

4. **每分通气量** 每分通气量是指静息状态下每分钟呼出 / 吸入的总气量,每分通气量 = 呼吸频率 ×潮气量。成人静息时,每分通气量约为 5L/min。小儿的每分通气量按照体表面积计算与成人相近。

5. **气道压力** 气道内压力由潮气量、呼吸道阻力(受气管内导管内径大小的影响)和吸入气流速决定。机械通气时,吸气时压力为正压,成人为 $12~15cmH_2O$,儿童为 $10~12cmH_2O$,呼气时压力迅速下降至 0。增大潮气量、增加吸入气流速及使用呼气末正压均可增加平均气道压。

6. **压力 - 容量环** 压力 - 容量环是指平静呼吸或接受机械通气时,用肺功能测定仪描绘的一次呼吸周期潮气量与相应气道压力相互关系的曲线图。压力 - 容量环反映呼吸肌克服阻力维持通气量所做的功。不同通气方式的压力 - 容量环的形态也不相同(图 8-3-1)。压力 - 容量环可以用于估计胸、肺顺应性,压力 - 容量环纵轴的移动代表了胸肺顺应性的变化,如果向左上方移动,说明顺应性增加,如向右下方移动则为顺应性降低。如果吸气段曲线趋于平坦,就说明肺已过度膨胀,此时虽然吸气压力继续上升,但潮气量并不再增加;如果呼气段曲线呈球形,并且其纵轴向右下移动,则说明呼吸道阻力增加。

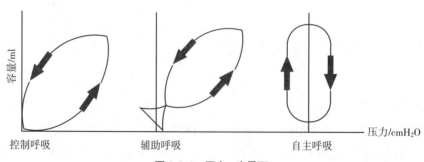

图 8-3-1 压力 - 容量环

7. 肺顺应性　肺顺应性是指单位跨肺压改变时所引起的肺容积改变,它代表了胸腔压力改变对肺容积的影响。肺顺应性又可分为静态肺顺应性(C_{st})和动态肺顺应性($C_{dyn,L}$)。肺的顺应性大,表示其变形能力强,即在较小的外力作用下可引起较大的变形。静态肺顺应性是指在呼吸周期中,气流暂时阻断时测得的肺顺应性,即肺组织的弹性;动态肺顺应性是指在呼吸周期中,气流未阻断时测得的肺顺应性,动态顺应性受肺组织弹性和气道阻力的双重影响。新生儿的肺顺应性为5ml/cmH₂O。

8. 呼气末二氧化碳监测　呼气末二氧化碳监测是用二氧化碳气体分析仪,无创而连续地监测呼气末二氧化碳分压(partial pressure of end-tidal carbon dioxide,$P_{ET}CO_2$),同时可显示二氧化碳波形。二氧化碳气体分析仪的采样方式有主流和旁流两种。

$P_{ET}CO_2$监测是通过采集呼出终末气体测定二氧化碳分压,反映的是全部肺泡二氧化碳的平均值,可以间接估计动脉血二氧化碳分压(partial pressure of arterial carbon dioxide,$PaCO_2$)。心肺功能正常者,两者相关性良好,一般$PaCO_2$较$P_{ET}CO_2$高5~10mmHg,两者之间的差异随生理无效腔的变化而变化,外周血流量严重减少(心排血量下降或肺栓塞)或心内右向左分流增加时均会增加这种梯度。使用无重复吸入回路通气的小儿,$P_{ET}CO_2$在体重5kg以上小儿可代表$PaCO_2$,而在5kg以下的婴儿和新生儿则不能准确反映$PaCO_2$(图8-3-2)。

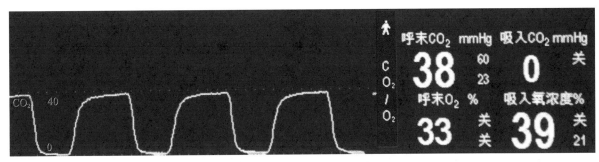

图 8-3-2　呼气末二氧化碳监测

正常的二氧化碳波形显示了呼气的3个时相和吸气相。波形的基线部分为呼气的Ⅰ相,即无效腔;波形的上升支为呼气的Ⅱ相,即无效腔和肺泡气的混合;波形的平台段为呼气的Ⅲ相,即肺泡气体平台期。波形的下降支为吸气相。

9. 动脉血二氧化碳分压监测　$PaCO_2$指物理溶解的二氧化碳所产生的张力。$PaCO_2$可衡量肺泡通气情况,是酸碱平衡中反映呼吸因素的重要指标。$PaCO_2$易于测量,现多可通过床旁血气分析实现。$PaCO_2$与肺泡气二氧化碳分压值相等。新生儿的$PaCO_2$正常值为4.00~4.67kPa(1kPa=7.5mmHg),2岁以内儿童的$PaCO_2$正常值为4.00~4.67kPa,2岁以上儿童的$PaCO_2$正常值为4.67~6.00kPa。

二、肺氧合功能监测

1. 吸入氧浓度　吸入氧浓度即吸入气中的氧浓度。从21%~100%可调,一般不宜超过50%~60%,建议采用最低的吸入氧浓度维持血氧分压或血氧饱和度。根据氧流量计算吸入氧浓度的公式为:吸入氧浓度(%)=[21+4×氧流量(L/min)]/100。小儿不推荐长时间高浓度吸氧。

2. 脉搏血氧饱和度　SpO_2是通过脉搏血氧饱和度仪经皮测得并用以估计功能性动脉血氧饱和度值的一种无创持续监测指标,为临床最常用的连续评价氧合功能的指标,能间接反映呼吸功能状态。脉搏血氧饱和度仪是根据氧合血红蛋白和还原血红蛋白具有不同的吸收光谱特性设计的。SpO_2正常应>94%,SpO_2<90%为低氧血症。

新生儿SpO_2正常值为90%~97%,2岁以内SpO_2正常值为95%~97%,2岁以后SpO_2正常值为96%~98%。

3. 动脉血氧分压　动脉血氧分压(partial pressure of arterial oxygen,PaO_2)是指动脉血中物理溶解的氧

分子所产生的张力。PaO_2 是反映机体缺氧的敏感指标,主要用于判断机体是否缺氧及缺氧程度。新生儿的 PaO_2 正常值为 8.0~12.0kPa(60~90mmHg),成人的 PaO_2 正常值为 10.6~13.3kPa(80~100mmHg)。PaO_2 随年龄的增长而降低,根据年龄预计动脉血氧分压的方程式如下:PaO_2(mmHg)=102– 年龄(岁)× 0.33。

4. **氧合指数** 氧合指数 $=PaO_2/FiO_2$。氧合指数正常值应大于 300mmHg。氧合指数是急性呼吸窘迫综合征(acute respiratory distress syndrome,ARDS)的主要量化诊断标准,按照病情轻重分为 3 类。轻度 ARDS:200mmHg≤氧合指数 <300mmHg;中度 ARDS:100mmHg< 氧合指数 <200mmHg;重度 ARDS:氧合指数≤100mmHg。

5. **肺泡 - 动脉氧分压差**(alveolar-arterial oxygen partial pressure difference,$P_{A-a}O_2$) $P_{A-a}O_2$ 指肺泡气与动脉血之间的氧分压差值,是判断肺换气功能正常与否的依据之一。$P_{A-a}O_2$ 一般为 6mmHg,不应超过 15mmHg,但可随年龄的增长而增至 20~30mmHg。

低氧血症最常见的机制为 $P_{A-a}O_2$ 增大,$P_{A-a}O_2$ 取决于右向左的分流量、V/Q 比值及混合静脉血的氧分压,最终取决于心排血量、氧耗量及血红蛋白浓度。$P_{A-a}O_2$ 与分流量成正比,而与混合静脉血的氧分压成反比。心排血量对 $P_{A-a}O_2$ 的影响,不仅在于心排血量对混合静脉血氧分压的继发作用,亦在于心排血量降低可增加分流对动脉氧分压的影响。

6. **肺通气血流比例** 正常成人肺泡通气量(V)约为 4L/min,肺毛细血管灌注(Q)约为 5L/min,总体通气和血流比值(V/Q)约为 0.8。婴儿(0.4~0.5)的解剖无效腔 / 潮气量的比值远大于成人(0.2~0.3),其 V/Q 不匹配,新生儿中尤为明显。新生儿 V/Q 不匹配可由肺泡 - 动脉氧浓度差证实,在出生即刻,肺泡 - 动脉氧浓度差为 25mmHg,在出生后第 1 周就降至 10mmHg。单个肺单位(单个肺泡及其毛细血管)的 V/Q 可从 0(无通气)到无穷大(无血流),前者即肺内分流,后者则为肺泡无效腔通气。V/Q 范围通常为 0.3~3.0,而绝大多数肺组织的 V/Q 接近 1.0。

V/Q 比值的重要性在于 V/Q 比值与肺单位使静脉血再氧合和排除二氧化碳的效能有关。来自低 V/Q 区域的肺静脉血氧分压低而二氧化碳分压高,类似于体循环混合静脉血。流经此区域的血液可使 PaO_2 降低及 $PaCO_2$ 升高,对 PaO_2 的作用较 $PaCO_2$ 更显著。

第四节　小儿围手术期血流动力学及心功能监测

一、心电监测

心脏生物电活动传导到体表,在不同部位产生电位差,用 ECG 监测设备,通过在体表的适当部位安放电极,选择不同的导联,采集和记录这些电活动,即 ECG 监测。ECG 监测是所有接受麻醉患儿的基本监测。

通过 ECG 监测可发现心肌缺血、心律失常和心脏传导异常。ECG 可以监测心率、辅助判断电解质紊乱和监测起搏器功能,但 ECG 不能反映心脏的泵血功能。

常用的监测系统分为三电极系统和五电极系统。三电极系统是用 3 个电极,分别置于右上肢、左上肢和左下肢,记录两个电极之间的电位差,而第 3 个电极作为地线。通过在监测电极之间的选择,可以监测导联 Ⅰ、Ⅱ、Ⅲ、aVR、aVL 和 aVF。可以监测侧壁和下壁的缺血,但不能监测前壁缺血。五电极系统是采用 5 个电极,即 4 个肢体电极加 1 个心前区电极,可以记录 6 个标准肢导联和 1 个胸导联(Ⅰ、Ⅱ、Ⅲ、aVR、aVL、aVF 和 V_5 导联)。五电极系统有助于监测心肌缺血和房室传导阻滞,尤其是后壁心肌缺血,有利于鉴别房性或室性心律失常;同时可监测导联 Ⅱ 和 V_5 导联,可以使心肌缺血的监测敏感性提高到 80% 以上。各年龄段心率的正常值:新生儿为 120~140 次 /min,<1 岁为 110~130 次 /min,1~3 岁为 100~120 次 /min,4~7 岁为 80~100 次 /min,8~14 岁为 70~90 次 /min。儿童心电图各波正常值见表 8-4-1。

表 8-4-1　儿童心电图各波正常值

各波型	时限 /s	振幅 /mV	方向	心电图	电轴	钟向转向
P 波	0.05~0.09	<0.25	Ⅰ、Ⅱ、aVF、V₅~V₆ 导联直立，aVR 导联倒置			
PR 间期	0.08~0.12（新生儿） 0.08~0.14（1 岁） 0.10~0.16（5 岁） 0.10~0.18（12 岁）					
QRS 波群	0.05~0.1	$R_{Ⅰ+Ⅱ+Ⅲ}>1.5$	心电图方向由 QRS 波群主波方向决定，新生儿中 50% 的 V₁ 导联呈 Rs 型、V₅ 导联呈 rS 型	中间位：aVL、aVF 导联呈 qR 型	正常：Ⅰ、Ⅲ 导联主波向上。 右偏：Ⅰ 导联主波向下，Ⅲ 导联主波向上。 左偏：Ⅰ 导联主波向上，Ⅲ 导联主波向下	顺钟向：V₁~V₅ 导联呈 rS 型 aVR 导联呈 QR 型 逆钟向：V₃~V₆ 导联呈 qR 型
		$R_Ⅰ+S_Ⅱ<3.0$	50% 的 V₁~V₅ 导联呈 Rs 型	横位：aVL 导联呈 qR 型、aVF 导联呈 rS 型	新生儿 +30°~180°	
		$R_Ⅱ+S_Ⅱ<4.5$		垂直位：aVL 导联呈 rS 型、aVF 导联呈 qR 型		
		$R_{aVF}<2.0$（横位）				
		$R_{aVF}<2.5$（直立位）				
		$R_{V5}+S_{V1}<4.5$				
		$R_{v1}<1.0$				
		$0.2<S_{V1}<1.5$				
		$R_{V1}+S_{V5}<1.5$（3~5 岁后）				
		$R_{V5}<1.5$（新生儿）				
ST 段		胸导联抬高 <0.25，其余导联抬高 <0.15，下降 <0.05				
T 波			Ⅰ、Ⅱ、aVF、V₅~V₆ 导联直立，aVR 导联倒置 新生儿：<3~4 天，V₁ 导联可直立，V₅ 导联直立、倒置、低平；>3~4 天，V₁ 导联倒置，V₅ 导联直立			

各波型	时限 /s	振幅 /mV	方向	心电图	电轴	钟向转向
U 波	0.1~0.3	0.05 以下,V_3 导联可达 0.2~0.3	与 T 波一致			
QT 间期	0.21~0.38					

二、血压监测

动脉血压在正常情况下可以反映器官的灌注,是心血管功能状态的间接反映,其数值由心排血量和外周血管阻力决定。平均动脉压(mean arterial pressure,MAP)是估计器官灌注(心脏除外)最有用的参数,而舒张压(diastolic blood pressure,DBP)是决定冠状动脉灌注的重要因素,SBP 为收缩压(systolic blood pressure)。MAP=(SBP+2DBP)/3,血压的测量分为间接无创和直接有创。

1. **无创血压测量** 无创血压测量为袖带测压装置,其基本原理为袖带充气压迫使动脉搏动消失,再缓慢放气,通过阻塞的方法达到测量血压的目的。最常用部位为上肢肱动脉。

测量血压时应根据不同年龄选择不同宽度的袖带,袖带宽度通常应为上臂长度的 1/2~2/3,袖带尺寸不合适可影响测量的准确性,过宽时测得的血压值较实际值偏低,过窄时则较实际值高。新生儿多采用基于震荡法工作原理的电子血压计测量血压。年龄越小,血压越低。早产儿的平均收缩压为 55~75mmHg,平均舒张压为 35~45mmHg;出生后 0~3 个月小儿的平均收缩压为 65~85mmHg,平均舒张压为 45~55mmHg;出生后 3~6 个月小儿的平均收缩压为 70~90mmHg,平均舒张压为 50~65mmHg;出生后 6~12 个月小儿的平均收缩压为 80~100mmHg,平均舒张压为 55~65mmHg;1 岁以上的小儿血压的正常值可用公式推算:收缩压(mmHg)=80+(年龄 ×2),舒张压应该为收缩压的 2/3。

2. **有创动脉血压监测** 有创动脉内测压是通过外周动脉(特殊情况下需要放入大血管内)置入导管,直接监测动脉内的压力变化,然后再通过压力换能器,直接将压力转换为电信号,并通过直观的血压波形显示在监测仪上。有创动脉血压波形示意图见图 8-4-1。

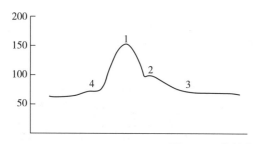

1.收缩压峰压
2.重搏波切迹:主动脉瓣关闭,是心室收缩和舒张的分界点
3.舒张压
4.搏前切迹:等容收缩期的期前收缩,发生于主动脉瓣开放前

图 8-4-1　有创动脉血压波形

有创动脉血压监测可提供即时、持续、准确和直观的血压变化,通过观察压力波形,可以间接估计血容量、心肌收缩力和心排血量等。对于可能出现的血流动力学不稳定、大量失血、血液循环波动或气体交换存在问题的情况,需要直接动脉内测压。直接动脉内测压可以反映呼吸和血容量之间的关系。当长时间机械通气、酸碱失衡或水电解质紊乱、呼吸系统疾病、需要大量血管活性药、持续血药浓度监测等需要反复动脉采样时,应选择直接动脉内测压。

有创血压监测可选择的测压部位包括桡动脉、足背动脉、肱动脉、腋动脉和股动脉,最常用的是非优势手的桡动脉,穿刺部位选择原则应为先外周后中心。

有创血压监测的监测误差来自以下几个方面:

(1)自然频率降低:临床麻醉中应用的大多数传感器,基本上是低自然频率的低阻尼系统。传感系统内气泡是引起误差的最常见原因,其次是冲洗装置、导管内有血栓形成等降低自然频率的情况。

(2)管路问题:导管打结或扭曲,可产生明显的压力漂移。三通、延长管、动脉穿刺针、凝血块等均可影响压力测量数值。

(3)测压部位:外周动脉置管测得的收缩压可比主动脉根部高 20~50mmHg,而舒张压从中心到外周越来越低。

(4)零点漂移:传感器可能出现零点漂移,因此传感器应定时校零。出现基线漂移提示传感器有故障。

(5)传感器位置:传感器以大气压力为对照校零,但血流动力学监测的参考零点在右房位置,仰卧位时在第 4 肋间隙腋中线水平,侧卧位时应位于右侧第 4 肋间胸骨右缘水平。

三、中心静脉压监测

中心静脉压(central venous pressure,CVP)是测量右心房或靠近右心房的上、下腔静脉的压力。正常值为 2~6mmHg。主要决定因素包括循环血容量、静脉血管张力和右心室功能等。中心静脉导管通常经锁骨下静脉或颈内静脉置入,其他可选择的部位包括颈外静脉和股静脉。测量 CVP 时,中心静脉导管的尖端应位于右心房上 2cm,置入中心静脉导管后应行 X 线检查,以此作为导管尖端定位的重要证据。CVP 改变的常见因素见表 8-4-2。

表 8-4-2　中心静脉压(CVP)变化的常见因素

CVP 增高	CVP 降低
高血容量(静脉回流增加)	静脉回流减少和低血容量
心功能降低	对静脉池有影响的血管扩张(败血症)引起的血管张力丢失,回心血量减少
心脏压塞	
肺动脉高压	
呼气末正压	
血管收缩	

正常的 CVP 波形如图 8-4-2 所示,包括 3 个峰值(a、c、v 峰)和 2 个下降段(x 和 y)。a 峰代表动脉收缩,紧跟 ECG 上的 P 波,表示右心室收缩前的心房收缩;随着心房压降低,c 峰是由三尖瓣的关闭引起;x 段表示心房压力持续降低;v 峰是心室收缩过程中的心房事件,代表被动的心房充盈,出现在 ECG 上的 T 波之后;当心房压足够时,三尖瓣开放,产生 y 段。然后周期性重复。

四、肺动脉导管监测

1972 年 Swan-Ganz 标准热稀释肺动脉导管问世以来,使临床医师可以通过床旁监护仪和压力传感器,测量右心压力、肺动脉收缩压/舒张压、肺动脉楔压、从肺动脉导管采集混合静脉血液样本及用热稀释法测定心排血量。肺动脉导管通常由右侧颈内静脉放置入右心房,充起球囊后,球囊顺着血流方向,途经右心室、肺动脉,直到楔入肺动脉的末端分支。肺动脉导管放置过程中的压力变化见图 8-4-3,楔压很接近正常情况下的舒张末期左心室压力,从而可以间接评估左心室的前负荷。右心室压力的正常值为收缩压 15~25mmHg,舒张压 0~8mmHg。肺动脉压力正常值为收缩压 15~25mmHg,舒张压 8~15mmHg,平均压 10~20mmHg。肺动脉楔压正常值为 6~12mmHg。体重小于 15kg 的小儿颈内静脉难以置入引导鞘,可以使用股静脉。目前可供选择的导管型号为 5~7F,<3 岁的小儿使用 5F 导管,3~8 岁的小儿选择 6F 导管,>8 岁选择 7F 导管。

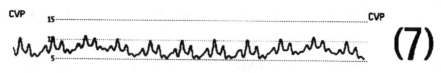

A:真实的中心静脉压力波形

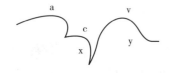

B:中心静脉压力波形示意图

a峰:紧跟ECG上的P波,表示右心室收缩前的
　　　心房收缩
c峰:由三尖瓣的关闭引起
x段:心房压力持续降低
v峰:心室收缩过程中的被动心房充盈,出现在
　　　ECG上的T波之后
y段:三尖瓣开放

图 8-4-2　正常中心静脉压力波形

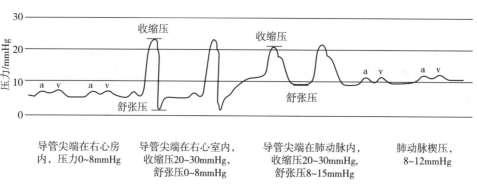

图 8-4-3　肺动脉导管放置过程中的压力波形变化

五、经食管超声心动图监测

经食管超声心动图检查(trans-esophageal echocardiography,TEE)在小儿麻醉中的应用最早见于先天性心脏病的患儿,后来逐步拓展到小儿后路脊柱融合术、小儿肝移植手术或纵隔肿瘤切除术。小儿术中 TEE 监测遵循 2013 年美国超声心动图学会(American Society of Echocardiography,ASE)发布的术中 TEE 监测的 20 个基本切面。成人的 TEE 探头只适用于年龄 >8 岁或体重 >20kg 的小儿,较小的儿童探头可用于体重 <20kg 的小儿,根据生产厂家的推荐,儿童探头适用的最低体重是 3.5kg。

TEE 的并发症包括口腔、食管或胃的损伤;主动脉或气道的压迫危及呼吸或血液循环(尤其是新生儿);气管导管意外脱出或进入右主支气管;血管受压或心律失常。TEE 的禁忌证包括未修补的气管食管瘘、食管蹼和近期食管或胃手术史。

六、心排血量监测

心排血量(cardiac output,CO)为每分钟左心室或右心室射入主动脉或肺动脉的血量,在一个心动周期内，左心室的射血量称为每搏输出量（stroke volume，SV），每搏输出量与心率的乘积即为心排血量。小儿心排血指数（cardiac index，CI）正常值如下：新生儿为 2.5L/（min·m²），出生后 6 个月~1 岁为 2.0L/（min·m²），5 岁时为 3.7L/（min·m²），12 岁时为 4.3L/（min·m²）。因每搏输出量较为固定，故小儿心排血量的变化主要依赖于心率。心排血量监测技术包括有创监测、微创监测和无创监测。心排血量监测中的热稀释法最为常用，其中肺动脉导管，又称 Swan-Ganz 导管，在成人中应用广泛，但由于规格、型号的限制，适用于低年龄儿童的导管型号不多。微创监测可用的两种装置为脉搏指示剂连续心排血量（pulse indicator continuous cardiac output，PICCO）监测和容量、动 / 静脉压力测量系统。以脉搏波为核心的心排血量微创和无创技术近年在临床应用广泛。

脉搏波是由心脏的间歇性搏动及血液在血管中流动时所遇到的各种阻力相互作用而形成，其中主动脉血液压力随心脏冲动在动脉血管中周期性变化的波形即压力脉搏波。压力脉搏波通常由压力传感器在人体浅表动脉处以微创或无创的方式测得，而压力脉搏波和每搏输出量之间存在比例和可预测关系，从而可以进一步确定心排血量。因为人体动脉系统是一个复杂的密闭管道系统，涉及动脉顺应性、血管阻力、特性阻抗和动脉波反射等诸多参数，因此在利用压力波监测时，常通过各种内外部校准实时确定动脉系统的当前状态以修正压力 - 体积关系，从而更准确地估计每搏输出量。

1. 无创心排血量监测 无创心排血量监测从脉搏波类型上主要分压力脉搏波监测和容积脉搏波监测两类，其中压力脉搏波监测有 K 值法、改进的压力记录描记法和脉搏波传播时间法，而容积脉搏波监测则主要是使用光电容积描记法。无创心排血量监测应用于小儿的数据较少，虽然其与示踪剂法测定的心排血量有一定的相关性，但可重复性较差。

2. 微创心排血量监测 目前基于脉搏波的微创心排血量监测技术是以压力脉搏波为核心而建立的不同压力 - 体积转换算法，主要包括脉搏轮廓分析法、脉搏功率分析法及压力记录分析法，其中前两种都需要采用热稀释法校准以保证其准确性，后一种方法操作相对复杂。容积脉搏波在微创的方法中并无应用。脉搏轮廓分析测定心排血量的局限性在于其可能受动脉顺应性和血管收缩 / 舒张影响造成数据误差。

3. 热稀释法心排血量监测（Swan-Ganz 导管和经肺热稀释） Swan-Ganz 导管通过近端口将已知体积和温度的流体（热稀释剂）推注入右心房后，使用改进的 Stewart-Hamilton 方程确定右心室的心排血量。随后的血液温度变化由位于 PAC 尖端的热敏电阻记录，这种测定心排血量的方法被称为肺动脉导管热稀释法。

经肺热稀释法需要 1 个标准的中心静脉导管，通常放置在上腔静脉区域；1 个特定的热敏电阻式动脉导管，常通过股动脉置入。计算心排血量时，先通过中心静脉导管弹丸式注射等渗冷盐水，再用热敏电阻监测血液温度的降低幅度，最后使用改进的 Stewart-Hamilton 算法分析热稀释曲线。在小儿应用热稀释法测定心排血量有一定的局限性：①新生儿不建议使用，受分流影响，且重复测量会影响体液平衡；②儿童肺动脉导管型号有限，最小型号为 5F，适用于 10kg 及以上的患儿，且测定结果受分流影响。

4. 心脏超声监测 多普勒效应的频谱分析将产生速度 - 时间波形。速度 - 时间曲线下面积给出了行程距离，它是一束血液在规定的时间段内行进的距离，也称为速度 - 时间积分（velocity time integral，VTI）。如果血管 VTI 和血管的横截面积是已知的，则可以计算通过血管（如主动脉、肺动脉）的每搏输出量。将每搏输出量乘以心率即得出心排血量值。在小儿中应用心脏超声测定心排血量有一定的局限性：VTI 测定高度依赖操作人员，需要规范培训，数据测定对体位有一定的依赖性，且 <3kg 的新生儿不能耐受经食管超声检查。

第五节　小儿围手术期血容量监测

术中容量管理对于提高组织灌注和氧供至关重要，容量不足或过多均会造成不良后果。婴幼儿，尤其是新生儿，容量平衡的范围很窄，对容量不足或过多的耐受性较差。因此，在术中运用容量监测指标评估血容量,指导液体管理并优化前负荷对于改善患儿预后至关重要。

一、尿量监测

尿量是指 24 小时内排出体外的尿液总量。尿量的多少主要取决于肾小球滤过率、肾小管的重吸收和稀释/浓缩功能。儿童尿量个体差异较大,新生儿出生后 48 小时内正常尿量一般为每小时 1~3ml/kg,出生后 2 天内平均尿量为 30~60ml/d,出生 3~10 天为 100~300ml/d,10 天~出生后 2 个月为 250~400ml/d,2 个月~1 岁为 400~500ml/d,1~3 岁为 500~600ml/d,3~5 岁为 600~700ml/d,5~8 岁为 600~1 000ml/d,8~14 岁为 800~1 400ml/d,>14 岁为 1 000~1 600ml/d,尿量增多或减少都属于不正常。多尿是指尿量超过 50ml/(kg·24h)。若新生儿尿量 <1.0ml/(kg·h) 为少尿,尿量 <0.5ml/(kg·h) 为无尿。学龄儿童每日排尿量少于 400ml,学龄前儿童每日少于 300ml,婴幼儿每日少于 200ml 时为少尿;每日尿量少于 50ml 为无尿。

麻醉手术期间抗利尿激素分泌增加,可影响机体排尿,故尿量并不能及时准确地反映血容量的变化,但可以在一定程度上反映肾及内脏的器官灌注情况。小儿术中尿量一般维持在 0.8ml/(kg·h) 以上。

二、失血量监测

失血量累积到一定程度会引发器官灌注不足和血红蛋白携氧能力不足,因此失血量监测必不可少。失血量测定方法主要包括引流量和敷料吸收量总和测定法、血细胞比容测定计算法和血红蛋白测定计算法 3 种。浓缩红细胞的需要量可以结合失血量,通过如下公式进行粗略估算。

$$浓缩红细胞需要量(ml)=(HCT_{预计值}-HCT_{实测值})\times 70(ml/kg)\times 体重(kg)/60$$

此外,反映脏器功能灌注不良的体征,如皮肤及口唇颜色、心电图、血红蛋白、血细胞比容、凝血功能和心功能等都能从多方面反映失血量对组织器官功能的影响。

三、动态前负荷监测指标

根据 Frank-Starling 原理,只有处于曲线上升支时每搏输出量才随着前负荷的增加而增加,动态指标反映了前负荷改变后每搏输出量的变化情况,比静态指标更能反映机体对液体的反应,动态指标的变化趋势较绝对值意义更大。目前常用的动态前负荷指标包括:每搏输出量变异率(stroke volume variation,SVV)、主动脉峰值流速呼吸周期变异率(respiratory variation aortic blood flow peak velocity,ΔVpeak)、动脉血压变异率、指脉描记变异率和腔静脉变异率等。动脉血压变异率、指脉描记变异率和腔静脉变异率在儿童中的准确性还有待研究。由于儿童肺、胸腔及血管的顺应性较高,故低血容量导致的可预测血压变化较少,现阶段认为脉压变异度对容量反应性的预测价值较差。

SVV 准确性受潮气量、自主呼吸、心律失常和肺顺应性等因素的影响。儿童 SVV 的最佳临界值波动范围大,为 15%~22%,且整体比成人测定值更高,目前儿童中尚无 SVV 预测机体液体反应性的参考阈值。年龄是影响 SVV 测定值意义的重要因素,特别是在 3 岁以下儿童中,对 SVV 的解读更需要谨慎。

ΔVpeak 为通过超声获得的呼吸周期中主动脉峰值流速的变异度,变异度越高则意味着机体对容量的反应性越好。在小儿中应用时,ΔVpeak 具有较高的敏感性及特异性,容量控制机械通气时潮气量大于 8ml/kg,ΔVpeak 即可准确地反映容量反应性,即使在 3 岁以下儿童中应用也有较好的准确性。ΔVpeak 在儿童中应用时最佳临界值波动于 7%~20%,但在 1 岁以下婴儿中的具体参考值还不清楚。

第六节 小儿围手术期氧供需平衡监测

机体细胞活动有赖于持续不断的氧输送,合适的氧供取决于心、肺、血液系统功能的相互配合,而良好的组织氧合则依靠氧供和氧耗之间的动态平衡。氧转运阶梯包括 4 个环节,其一为氧输入阶段,监测指标主要包括吸入氧浓度、每分通气量和呼气末二氧化碳;其二为氧摄取阶段,依靠动脉氧分压、动脉血氧饱和度、右向左分流比率和血红蛋白等指标可以实现对其监测;其三为氧运输阶段,氧在肺部与血红蛋白(hemoglobin,Hb)结合,血红蛋白携带的氧通过血流运送到组织,主要的监测指标包括 CO、Hb 和 SaO_2;第四阶段为氧代谢提取阶段,在组织水平上,氧与血红蛋白分离并被利用。

一、氧供与氧耗

1. **氧供**(oxygen delivery,DO_2) DO_2 指每分钟机体通过循环系统向全身组织输送的氧量,一般以动脉血氧输送量表示,等于心排血量与动脉血氧含量(CaO_2)的乘积,再乘于 10。DO_2 通常按单位体表面积计算[氧供指数(DO_2I)],其正常值为 520~720ml/(min·m²)。根据 Fick 原理,氧供指数(DO_2I)的计算公式如下:

$$DO_2I[ml/(min·m^2)]=CI \times CaO_2 \times 10$$

式中心排血指数(CI)单位为 ml/(min·m²)。

静脉血氧输送量指每分钟由组织返回到心脏的氧量,等于心排血量与静脉血氧含量(CvO_2)的乘积,再乘于 10。静脉血氧供指数(DvO_2I)可按下式计算:

$$DvO_2I[ml/(min·m^2)]=CI \times CvO_2 \times 10$$

2. **氧耗量**(oxygen consumption,VO_2) VO_2 指全身组织细胞在代谢过程中每分钟实际消耗的氧量,即组织所摄取的氧含量,等于动脉系统输送到机体的氧含量与由静脉系统回送心脏的氧含量之差。VO_2 代表全身氧的利用情况,在病理情况下不能代表对氧的实际需要量。VO_2 的高低取决于细胞实际代谢水平,可反映组织灌注状态和细胞代谢的功能。VO_2 降低,提示组织灌注不良、DO_2 不足、总代谢率降低或细胞利用氧的能力降低;VO_2 升高,提示代谢率增加,如感染、应激反应、体温升高、甲状腺功能亢进症等。正常情况下,VO_2 可反映机体对氧的需求量,健康个体的氧耗量和氧需量是平衡的。VO_2 亦按单位体表面积计算[氧耗指数(VO_2I)],其正常值为 110~180ml/(min·m²)。

二、血乳酸监测

组织的氧供是指组织从微循环中摄取氧的速度与数量;氧代谢率是指在线粒体中氧代谢的速率。由于组织中不能储存氧,DO_2 必须适应氧代谢率的需要,葡萄糖才能完全通过有氧氧化而产生能量。若 DO_2 不能适应氧代谢率的需要,葡萄糖未能完全氧化则代谢为乳酸。临床上测定乳酸水平可经由外周静脉、中心静脉、动脉血三种途径采集血样,静脉血正常值应 <2.0mmol/L,动脉血正常值应 <1.4mmol/L。若动脉血乳酸水平达 2~5mmol/L,即为高乳酸血症;若 >5mmol/L,且 pH 下降,则为乳酸酸中毒。

三、混合静脉血氧饱和度

混合静脉血氧饱和度(oxygen saturation in mixed venous blood,$S\bar{v}O_2$)指由肺动脉血样所测得的氧饱和度。$S\bar{v}O_2$ 反映的是在组织摄取了所需要的氧后,回心血液中所剩余的氧,反映了 DO_2 与 VO_2 之差,是全身氧供应与氧需求平衡关系的重要参数。$S\bar{v}O_2$ 的正常值为 65%~75%。$S\bar{v}O_2$ 的降低可能是由氧耗量增加(应激、疼痛、高温或寒战)或氧供降低(贫血、心排血量降低、PaO_2 降低或 SaO_2 降低)导致;$S\bar{v}O_2$ 的增高可能是由于氧耗量降低(低温或麻醉)、氧供增加(血红蛋白增高、心排血量增加、PaO_2 增加或 SaO_2 增加)、动静脉短路(休克)或组织不能耗氧(一氧化碳中毒)所致。

四、中心静脉血氧饱和度

中心静脉血氧饱和度(central venous oxygen saturation,$ScvO_2$)指由中心静脉血样所测得的氧饱和度。

ScvO$_2$反映的是局部血液（头部和上身）氧供和氧耗量的平衡。S$_{\bar{v}}$O$_2$是所有静脉血的混合，它是全身DO$_2$和VO$_2$平衡的反映。在正常情况下，ScvO$_2$略低于S$_{\bar{v}}$O$_2$，这是由于静脉血回流的混合，在血流动力学不稳定的患者中，ScvO$_2$较SmvO$_2$高约7%。在休克状态时该差值增大，高达18%，但绝大部分时间这两个数值趋向相同。患儿也可通过4.5F和5.5F的中心静脉氧饱和度导管连接持续光导静脉氧饱和度测定仪进行连续监测。

五、组织氧监测（脑氧饱和度、肌肉氧饱和度）

组织氧监测是利用近红外光谱原理，采用反射光谱法，组织局部的探头发射近红外光，邻近位置的感受器可探测从表浅组织和深部反射回来的近红外光，氧合血红蛋白和还原血红蛋白在不同频率吸收的光比例不同，从而可以计算氧合血红蛋白和还原血红蛋白的含量。近红外光谱氧饱和度在很大比例上反映的是静脉内血红蛋白的吸收量，而对动脉内搏动血液成分识别的比例较小。近年来，小儿的脑氧饱和度、肌肉氧饱和度和肾组织氧饱和度均已应用于临床，生理状态下小儿组织氧饱和度数值个体差异较大，因此测量前必须将术前生理状态下监测的数值作为基础值，且一般认为脑氧饱和度降低幅度超过基础值的20%或绝对值低于50%时可能预示脑缺血缺氧。关于足月新生儿脑氧饱和度的正常值仅有小样本量研究，一项纳入26名（44±28）小时的健康足月新生儿的队列研究发现脑氧饱和度平均值为77.9%±8.5%（95%*CI* 75%~97%）。出生后120小时内，脑氧饱和度逐渐降低。

第七节　小儿围手术期肾功能监测

一、尿常规及尿量监测

1. 尿常规

（1）尿色：出生后2~3天尿色深，稍混浊，放置后有红褐色沉淀，此为尿酸盐结晶，数日后尿色变淡。正常婴幼儿的尿液呈淡黄色、透明，但在寒冷季节放置后可有盐类结晶析出而变混浊，尿酸盐加热后，磷酸盐加酸后可以溶解，尿液变清。

（2）酸碱度：出生后头几天因尿内含尿酸盐多而呈强酸性，以后接近中性或弱酸性，pH多为5~7。

（3）尿渗透压和尿比重：新生儿尿渗透压平均为240mmol/L，尿比重为1.006~1.008，随年龄增长逐渐增高；婴儿尿渗透压为500~600mmol/L，1岁后接近成人水平；儿童通常为500~800mmol/L，尿比重通常为1.011~1.025。

（4）尿蛋白：正常儿童尿中仅含微量蛋白，通常≤100mg/（m^2·24h），定性为阴性，随意尿的尿蛋白（mg/dl）/尿肌酐（mg/dl）≤0.2。若尿蛋白含量>150mg/d或>4mg/（m^2·h）或>100mg/L、定性检查阳性均为异常。尿蛋白主要来源于血浆蛋白，2/3为白蛋白，其余为Tamm-Horsfall蛋白和球蛋白等。

（5）尿细胞和管型：正常新鲜尿液离心后沉渣在显微镜下检查，红细胞<3个/HP，白细胞<5个/HP，偶见透明管型。12小时尿细胞计数：红细胞<50万、白细胞<100万、管型<5 000个为正常。

2. 尿量监测　相关内容见第八章第五节。

二、血清尿素氮

血尿素氮（blood urea nitrogen，BUN）是蛋白质代谢的终末产物，主要经肾小球滤过并随尿排出。当肾实质受损肾小球滤过率降低时，BUN在血液中浓度增加，在临床上可粗略评估肾小球的滤过功能，但不能作为评价肾功能的早期指标。正常值为成人3.2~7.1mmol/L，儿童1.8~6.5mmol/L。BUN升高，称氮质血症，见于肾功能不全,但在肾小球滤过率(glomerular filtration rate,GFR)降低达50%时才可见其升高,敏感性较差。消耗性疾病、消化道出血、脱水等肾外因素和高蛋白饮食也可使BUN升高,故它不是评估肾小球滤过率的最好指标。

三、血清肌酐

血清肌酐(serum creatinine,Scr)一般认为是内生血肌酐,内生肌酐是人体肌肉代谢的产物。在肌肉中,肌酸主要通过不可逆的非酶脱水反应缓慢形成肌酐,再释放到血液中,随尿排泄,因此血肌酐与体内肌肉总量关系密切,不易受饮食影响。肌酐是小分子物质,可通过肾小球滤过,在肾小管内很少被吸收,每日体内产生的肌酐,几乎全部随尿排出,一般不受尿量影响。临床上检测血肌酐是了解肾功能的主要方法之一,是肾功能的重要指标,血清肌酐升高意味着肾功能的损害。

血清肌酐作为反映肾小球滤过功能的常用指标,由于受到身高和肌肉发育等的影响,不同年龄有不同的正常参考值(表8-7-1,表8-7-2)。

表 8-7-1　足月和极低出生体重新生儿最初几周血清肌酐的平均值

体重 /g	血清肌酐 /(μmol · L⁻¹)			
	出生后 1~2 天	出生后 8~9 天	出生后 15~16 天	出生后 22~23 天
极低出生体重新生儿				
1 001~1 500	95	64	49	35
1 501~2 000	90	58	50	30
2 001~2 500	83	47	38	30
足月儿	66	40	30	27

表 8-7-2　儿童血清肌酐参考值

年龄 / 岁	血清肌酐 /(μmol · L⁻¹)	血清肌酐 /(mg · dl⁻¹)
<2	35~40	0.4~0.5
2~8	40~60	0.5~0.7
9~18	50~80	0.6~0.9

第八节　小儿围手术期体温监测

手术过程中通常利用热敏电阻或热电偶测量体温。目前临床上使用的体温监测方法可以测量鼓膜、鼻咽、食管、膀胱、直肠及皮肤等部位的温度。因为耳道的血供来自颈外动脉,所以理论上鼓膜的温度反映了大脑的温度,但鼓膜探头置入过程中容易造成损伤,从而影响了它的常规应用。直肠温度对中心温度的变化反应很慢。一般可用鼻咽温来反映脑的温度,但鼻咽探头放置过程中容易引起鼻出血。肺动脉导管的热敏电阻可以测量中心体温。食管下段温度与心脏大血管温度相近。由于皮肤灌注的差异,腋窝温度与中心体温的相关性具有可变性。

对于未实施保温的麻醉患者,在全身麻醉后的第 1 小时(第一相)核心体温一般会下降 1~2℃,在随后的 3~4 小时(第二相)会进一步下降,直到达到一个稳定状态(第三相)。在第一相中体温下降可以用热量的再分布解释,即麻醉引起的血管扩张导致热量由温暖的中心区域向较冷的外周区域转移,此相中患者向外周环境中的热量丢失只起次要作用。在第二相中,起主要作用的是患者持续向外界环境丢失热量。

低体温是指体温低于 36℃,低体温与药物代谢延迟、增加血糖浓度、血管收缩、凝血功能障碍、术后寒战伴高血压和心动过速及手术部位感染都有关系。体温升高可能导致心动过速、血管扩张和神经功能损伤。早产儿、低体重新生儿及婴幼儿因体积小、体表面积/体重的比值相对大、热传导性高、皮下组织较少及缺乏寒战反应、体温调节中枢发育不完善等使其体温调节功能较弱,而且早产儿缺乏棕色脂肪,在受到寒冷刺激时不能通过非寒战性产热使代谢率增加,更容易发生低温。早产儿需要室温 34℃,新生儿需要室温 32℃,来减少热量的丢失,因此小儿围手术期必须监测和主动维护体温。可以通过提前给患儿应用对流的加温暖风毯、对静脉输液进行加热、提高手术室内环境温度等措施来进行体温维护。

第九节　小儿神经肌肉传递功能监测

患儿对神经肌肉阻滞药的敏感性存在差异,神经肌肉阻滞残余可增加不良预后的风险。因此在有条件时,对于所有接受中长效神经肌肉阻滞药的患儿都应该监测神经肌肉功能。现在常用的神经肌肉监测方法是基于外周神经刺激的肌松监测仪。

肌松监测仪是用刺激电流(60~80mA)刺激外周运动神经,然后观察该神经支配的肌肉诱发电位或电反应。最常用来监测的是刺激尺神经观察拇内收肌,以及刺激面神经观察眼轮匝肌。神经肌肉阻滞的程度可以通过不同类型的电刺激来监测,所有的刺激都是方波形式,时程均为 200 微秒,电流强度也都一样。从每隔 1 秒到每隔 10 秒发出 1 个单脉冲(1~0.1Hz)刺激诱发的 1 个单颤搐,随着神经肌肉阻滞程度的加深,刺激诱发的反应逐渐减小。

目前临床上常用的有单次刺激、强直刺激、四个成串刺激、强直后计数和双短强直刺激等。

1. **单次刺激**　简称单刺激。单刺激引起的肌收缩效应与所用刺激频率有关,常用的频率为 0.1Hz 和 1.0Hz,频率超过 0.15Hz 的肌收缩效应会随着应用时间的延长而逐渐降低,所以 1.0Hz 常用于监测肌松药起效和确定超强刺激,0.1Hz 用于监测肌松药的时效和恢复。

肌松药物消退的过程中,肌颤搐的幅度由 25% 恢复到 75% 的时间称恢复指数,反映肌肉收缩功能的恢复速率。肌颤搐抑制 90% 以上可顺利完成气管内插管和大部分腹部手术。术中一般将肌颤搐维持在术前对照值的 5%~10%,超过 25% 临床上会表现为肌紧张。拮抗非去极化类肌松药一般应在肌颤搐恢复到 25% 以上后进行。

2. **强直刺激**　非去极化类肌松药阻滞时,强直刺激引起的肌强直收缩肌力不能维持,称为“衰减”。强直刺激后立即给予单刺激,肌颤搐幅度增加,此称为“易化”现象。强直刺激用于评价术后肌松药残余的常用频率为 50Hz,持续刺激时间为 5 秒,如果无衰减,则认为随意肌张力恢复,但不适用于清醒患者。

3. **四个成串刺激**(train-of-four stimulation,TOF)　在 2 秒内发出 4 个连续的 200 微秒刺激(2Hz),分别产生 4 个肌颤搐,称为 T1、T2、T3 和 T4。随着神经肌肉阻滞的加深,TOF 引起的肌颤搐进行性衰减。T4/T1 的比值是监测非去极化类肌松药作用的敏感指标。T4 消失表示肌肉阻滞了 75%,T3、T2 和 T1 消失分别代表肌肉阻滞了 80%、90% 和 100%。目前认为 T4/T1>0.9 时肌张力恢复较完全。

4. **强直后计数**(post-tetanic count,PTC)　当去极化类肌松药完全抑制了单刺激和四个成串刺激引起的肌颤搐时,可进一步用强直刺激后单刺激肌颤搐计数来估计更深的阻滞深度。强直刺激后单刺激肌颤搐计数维持在 3 次以下则认为处于深肌松的状态。

5. 双短强直刺激（double burst stimulation，DBS）　DBS 的肌收缩衰减较 TOF 衰减更明显，而且给患者带来的痛苦较小。

值得强调的是不同肌群对神经肌肉阻滞药的敏感性不同，因此使用肌松监测仪并不能代替膈肌等特定肌肉的观察，而且拇内收肌功能的恢复与维持正常呼吸功能的肌肉张力恢复程度并不一致。膈肌、腹直肌、喉内收肌及眼轮匝肌的恢复比拇内收肌快。因此在评价神经肌肉阻滞是否充分恢复及决定拔管时机时，应同时参考患者的临床表现和肌松监测仪的结果。

小儿出生时神经肌肉系统的结构和功能尚未发育成熟，出生后前几周，肌小管才转化为成熟的肌纤维。从出生后至 2 岁，神经肌肉接头的分支分节才完全。婴儿与成人的神经肌肉传导也存在差异，与成人比较，给未麻醉的新生儿用强直刺激 15~20 秒发现其神经肌肉接头的乙酰胆碱储备较少；新生儿以 1~2Hz 的频率反复刺激，肌颤搐幅度没有衰减，以 20Hz 的频率刺激，肌颤搐的幅度衰减明显。因此给小儿实施神经肌肉传递功能监测时还要考虑小儿的特点。

第十节　小儿水电解质及酸碱平衡监测

一、血气分析

血气分析是应用血气分析仪，通过测定人体血液的 H^+ 浓度和溶解在血液中的气体（主要指 CO_2、O_2），来了解人体呼吸功能与酸碱平衡状态的方法，在手术中多可进行床旁检测。血气分析的结果能直接反映肺换气功能及酸碱平衡状态，采用的标本常为动脉血（表 8-10-1）。血气分析仪可直接测定的指标包括 PaO_2、$PaCO_2$ 和动脉氢离子浓度（pH），并推算出一系列参数。目前临床上常用的参数包括：反映呼吸功能的主要指标（PaO_2、$PaCO_2$ 和 SaO_2 等）和反映酸碱平衡状态的主要指标[pH、$PaCO_2$、碳酸氢根离子浓度（HCO_3^-）和碱剩余（BE）等]，血气分析同样可测定电解质（K^+、Na^+、Cl^-、阴离子间隙等指标）。

表 8-10-1　小儿血气分析正常值

项目	新生儿	2 岁以下	2 岁以上
pH	7.35~7.45	7.35~7.45	7.35~7.45
PaO_2/kPa	8~12	10.6~13.3	10.6~10.3
$PaCO_2$/kPa	4.0~4.67	4.0~4.67	4.67~6.0
HCO_3^-/(mmol·L^{-1})	20~22	20~22	22~24
BE/(mmol·L^{-1})	−6~+2	−6~+2	−4~+2
SaO_2/%	90~97	95~97	96~98

注：1kPa=7.5mmHg。

呼吸功能的主要指标（PaO_2、$PaCO_2$ 和 SaO_2 等）在本章第三节中已有介绍。正常小儿血 pH 与成人一样，均为 7.35~7.45。酸碱平衡是指正常体液通过体内缓冲系统和肺、肾的调节作用保持一定的 H^+ 浓度。HCO_3^- 和 H_2CO_3 是体内重要的缓冲对，正常情况下两者比值为 20∶1，如果两者比值发生改变或体内代偿功能不全时，pH 会超出正常范围，出现酸碱平衡紊乱。pH<7.35 为酸中毒，pH>7.45 为碱中毒。肺和肾分别通过调节 CO_2 的浓度和排酸保钠调节酸碱平衡，肺调节比肾快。因肺呼吸功能障碍导致的酸碱失衡称为呼吸性酸/碱中毒,因代谢紊乱导致的酸碱失衡称为代谢性酸/碱中毒。除单纯型酸碱失衡(呼吸性酸中毒、呼吸性碱中毒、代谢性酸中毒、代谢性碱中毒)外,还可见混合型酸碱失衡。

阴离子间隙(anion gap,AG)在鉴别单纯型或混合型性酸中毒时很有意义。$AG=Na^+-(Cl^-+HCO_3^-)$,正常值为 8~16mmol/L。AG 增加几乎都是代谢性酸中毒所致。

二、电解质监测

电解质(K^+、Na^+、Cl^- 等指标)在维持正常的生理功能中也十分重要。血 K^+ 的正常值维持在 3.5~5.5mmol/L,当血清 K^+ 浓度低于 3.5mmol/L 时为低钾血症,血清 K^+>5.5mmol/L 时为高钾血症。血清 Na^+ 正常值维持在 135~145mmol/L,血清 Cl^- 正常值维持在 95~106mmol/L。

低钙血症在新生儿中需要重视,新生儿低钙血症是指血清总钙 <1.75mmol/L,血清游离钙 <1mmol/L,是新生儿惊厥的常见原因。

三、血糖监测

糖原储备是新生儿出生后 1 小时能量的主要来源,因此早产儿或喂养延迟等极易导致新生儿低血糖。新生儿对葡萄糖耐受的个体差异大,胰岛 B 细胞功能又不完善,在手术应激的状态下容易出现高血糖,因此小儿围手术期监测血糖十分重要。目前我国新生儿低血糖的诊断标准是血糖 <2.2mmol/L,新生儿高血糖诊断标准为全血血清葡萄糖 >7.0mmol/L(或血清葡萄糖水平 >8.4mmol/L)。

第十一节　小儿凝血功能监测

凝血功能是指机体在血管受损时所具有的由凝血因子按照一定顺序相继激活而生成凝血酶,最终使纤维蛋白原变成纤维蛋白而促使血液凝固的能力。广义上的凝血功能还包括血小板的活性。机体的止血功能是由血小板、凝血系统、纤溶系统和血管内皮系统等共同作用来完成的。

一、激活凝血时间监测

临床中通常用激活凝血时间(activated clotting time,ACT)来指导肝素的应用,ACT 正常值为(107±13)秒,肝素化后,如 ACT>480 秒即可转机,ACT 处于 250~300 秒可以实施血管介入操作。

二、凝血四项监测

凝血四项包括凝血酶原时间(prothrombin time,PT)、活化部分凝血活酶时间(activated partial thromboplastin time,APTT)、凝血酶时间(thrombin time,TT)、纤维蛋白原(fibrinogen,Fg)。APTT 正常值为 25~37 秒,超过正常值 10 秒以上为异常,APTT 主要反映内源性凝血系统状态;PT 正常值为 11~14 秒,超过正常值 3 秒以上为异常,PT 主要反映外源性凝血系统状态;Fg 正常值为 2~4g/L;TT 正常值为 12~16 秒,超过正常值 3 秒以上为异常,TT 主要反映纤维蛋白原转为纤维蛋白的时间。

三、D- 二聚体监测

D- 二聚体是最简单的纤维蛋白降解产物,D- 二聚体水平升高说明体内存在高凝状态和继发性的纤维蛋白溶解亢进。因此,D- 二聚体水平对血栓性疾病的诊断、疗效评估和预后判断具有重要的意义。不同的试剂正常值范围不同,一般为 <0.3mg/L 或 <0.5mg/L。

四、血栓弹力图监测

血栓弹力图（thromboelastography,TEG）是模拟人体内环境下凝血 - 纤溶的整个过程,通过物理方法将血块弹性强度转换为图形,直观判断凝血情况,它是反映血液凝固动态变化的指标,因此影响血栓弹力图的因素主要包括:红细胞的聚集状态、红细胞的刚性、血凝的速度、纤维蛋白溶解系统活性的高低等。血栓弹力图可实现床旁检测,个体化地指导凝血物质补充。血栓弹力图的主要指标包括:①反应时间（R）。反映参加凝血启动过程的凝血因子综合作用,包含了内源性通路、外源性通路和共同通路的内容,直到纤维蛋白凝块开始形成。正常值为 5~10 分钟（普通检测）,时间延长提示凝血因子不足,反应时间缩短提示凝血功能亢进。②凝固时间（K）。从反应时间终点至描记幅度达到 20mm 所需的时间,反映凝血块形成的速率,其中以纤维蛋白的功能为主。是检测纤维蛋白原功能的指标之一,正常值为 1~3 分钟（普通检测）,凝固时间延长提示纤维蛋白原功能不足。③ Angle 角。从凝血块形成点至描记图最大曲线弧度作切线与水平线的夹角。Angle 角与 K 值相同,反映纤维蛋白和血小板在凝血块开始形成时共同作用的结果。也是检测纤维蛋白原功能指标之一,正常值为 53°~72°（普通检测）,Angle 角增大,提示纤维蛋白原功能增强。④ MA 值。表示最大振幅,反映了凝血块的最大强度,主要受血小板及纤维蛋白原两个因素的影响,以血小板为主。正常值为 50~70mm（普通检测）,MA 值增大,提示血小板功能亢进;MA 值减小,提示血小板功能低下。⑤ LY30（%）。是 MA 值确定后 30 分钟时凝血块溶解的百分比,是检测纤溶的指标之一。正常值 <7.5%（普通检测）,LY30 增大,提示纤溶亢进（图 8-11-1）。

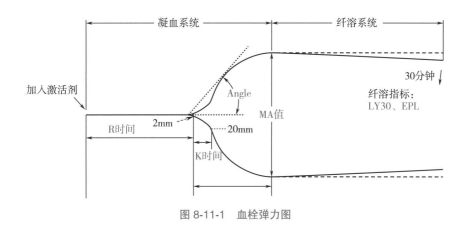

图 8-11-1　血栓弹力图

五、血小板功能监测

血小板在生理止血过程中十分重要,在创伤发生后,血小板迅速黏附于创伤处,并聚集成团,形成较松软的止血栓子,然后血小板可以促进凝血并形成坚实的止血栓子。血小板功能监测包括血小板计数和血小板聚集试验。

1. 血小板计数　小儿血小板计数同成人,为（100~300）× 10^9/L。

2. 血小板聚集试验　血小板聚集试验主要反映血小板的聚集功能,聚集曲线因使用方法和诱导剂不同而异。1μmol ADP 诱导聚集率的正常值为 62.7% ± 16.1%。

第十二节　小儿神经监测技术

神经电生理功能监测有助于反映麻醉下处于危险状态的神经系统功能的完整性,提高手术决策的准确性和降低手术致残率。目的是尽早发现由于手术造成的神经损害并迅速纠正原因,避免永久性神经损伤,还有助于迅速发现术中的全身变化(如缺氧或低血压)。在神经外科手术和骨科矫形手术中应用较多。

一、躯体感觉诱发电位监测

躯体感觉诱发电位(somatosensory evoked potential,SEP)是经皮肤刺激(通常使用电流)四肢的外周神经的末梢段,如腕部正中神经、尺神经、内踝部胫后神经等,将记录电极放置在感觉神经传导通路的不同部位记录神经冲动通过的信号并转变为波形,通过分析波形、波幅和潜伏期的变化判断神经传导功能是否正常。SEP可监测上行感觉神经系统传导功能,SEP不能反映脊髓前外侧柱的损伤。麻醉药物、温度、缺血、电干扰都可能影响SEP。监测SEP时推荐使用的吸入麻醉药浓度不超过0.5MAC。由于小儿的中枢神经系统需要时间逐渐发育成熟,新生儿SEP的潜伏期是成人的1/2,并随年龄增长逐渐增加,在5~8岁时与成人相当。

二、运动诱发电位监测

运动诱发电位(motor evoked potential,MEP)是指用电或磁刺激中枢运动神经(脑功能区或脊髓),在刺激点下方的传出路径或效应器(肌肉)记录到的电反应。刺激中枢运动神经主要有经脊髓和经颅刺激两种方法。MEP主要监测下行运动神经传导系统功能,可反映脊髓前外侧柱的损伤。麻醉药物、神经损伤、低血压等都可能影响MEP,术中监测MEP时应避免肌松药物的干扰,监测MEP时推荐使用全凭静脉麻醉。儿童MEP潜伏期与成人没有差别。

三、脑干听觉诱发电位监测

脑干听觉诱发电位(brainstem auditory evoked potential,BAEP)是通过听觉传导通路监测脑干功能状态及听神经功能。原理是通过声音刺激听神经,听觉传入冲动经耳蜗毛细胞、螺旋神经节、第八对脑神经听觉部分入耳蜗核,再经上橄榄核、外侧丘系、下丘和内侧膝状体到达大脑听觉皮质路途中产生的各种反应电位。术中因牵拉、暴露等造成脑干受压后,这些反应电位的波幅、潜伏期会出现相应的变化。体温和电干扰会影响BAEP。婴儿BAEP的波形变化与成人完全不同,其波幅大约是成人的1/2。出生后30周以下的婴儿BAEP发育不完全,也可能缺如,在2~3岁接近成人水平。

四、肌电图描记

肌电图(electromyogram,EMG)是监测支配肌肉活动的脑神经、脊髓神经根及外周神经的功能。EMG描记的是肌细胞去极化所产生的电活动,术中EMG监测是通过记录肌肉活动的情况了解支配肌肉的神经功能状态,达到监测目的。EMG易受肌松药物的影响。

五、脑电图

脑电图(electroencephalogram,EEG)是对脑自发性生物电放大进行记录而获得的波形图,EEG包括原始EEG、计算机处理后的EEG和双频谱分析,EEG显示大脑皮质的功能。EEG根据频率和波幅不同,可分为α波、β波、θ波和δ波4种脑电波形。正常成人脑电波只有α波和β波,θ波和δ波多为病理性波形,θ波常见于正常小儿,以顶叶和颞叶多见,δ波可见于儿童睡眠时。麻醉药物、低血压和温度对EEG会有明显的影响。

六、经颅多普勒超声监测

经颅多普勒超声(transcranial doppler,TCD)直接显示大脑基底动脉环各大血管血流及压力状态,可了解大脑供血情况。TCD 主要通过眼眶底部、颞部和枕骨大孔等 3 个部位作为诊测窗口。TCD 在术中可以监测脑血管血液流速和探测术中栓子等。动脉血压、二氧化碳分压、麻醉药物、颅骨厚度和操作者的经验对 TCD 结果都有影响。

七、术中鉴别大脑皮质感觉区和运动区

躯体感觉诱发电位在中央区位相倒置是指电刺激外周神经（如正中神经）在中央后回可以记录到一个双相的负 - 正诱发电位，在中央前回可记录到一个相位完全倒置的、双相的正 - 负诱发电位。术中利用躯体感觉诱发电位在中央区位相倒置的特性，辨别感觉和运动皮质功能区边界十分可靠。

（肖 玮 王天龙）

推荐阅读

[1] 郭曲练,姚尚龙 . 临床麻醉学 .4 版 . 北京 : 人民卫生出版社,2016.

[2] 国家儿童医学中心心血管专科联盟,中华医学会小儿外科分会心胸外科学组 CICU 协作组 . 儿童先天性心脏病术后经肺热稀释及持续脉搏轮廓分析心输出量测定技术规范化使用专家共识 . 中华心力衰竭和心肌病杂志,2020,4（2）:75-83.

[3] 金贵元,刘俊杰 . 小儿麻醉与肌肉松弛药 . 国外医学 . 麻醉学与复苏分册,1990,6:329-333.

[4] 刘海贝,许钊,罗蓉,等 . 儿童术中容量监测研究进展 . 四川医学,2019,40（11）:1166-1171.

[5] 佘守章,吴新民,于布为,等 . 临床麻醉监测快捷指南 . 临床麻醉学杂志,2012,28（7）:698-699.

[6] 王卫平,孙锟,常立文 . 儿科学 .9 版 . 北京 : 人民卫生出版社,2018.

[7] 武陆琪,程云章,边俊杰 . 基于脉搏波的心输出量监测技术研究进展 . 中国医学物理学杂志,2020,37（3）:355-360.

[8] 于钦军 . 临床心血管麻醉实践 . 北京 : 人民卫生出版社,2005.

[9] 中华麻醉学杂志编委会 . 世界卫生组织 - 世界麻醉医师学会联盟（WHO-WFSA）:麻醉安全国际标准 . 中华麻醉学杂志,2018,38（10）:1153-1160.

[10] 中华医学会儿科学分会呼吸学组肺功能协作组,《中华实用儿科临床杂志》编辑委员会 . 儿童肺功能系列指南（四）:潮气呼吸肺功能 . 中华实用儿科临床杂志,2016,31（21）:1617-1621.

[11] 周琪琪,张小锋 . 神经监测技术在临床手术中的应用 . 北京 : 中国社会出版社,2005.

[12] BUTTERWORTH J F,MACKEY D C,WASNICK J D. 摩根临床麻醉学 .6 版 . 王天龙,刘进,熊利泽,译 . 北京 : 北京大学医学出版社,2020.

[13] DOBSON G,CHOW L,FILTEAU L,et al.Guidelines to the practice of anesthesia revised edition 2020.Can J Anesth,2020,67（1）:64-99.

[14] DAVIS P J,CLADIS F P.Smith's anesthesia for infants and children.9th ed.St.Louis,Missouri:Elsevier,2017.

[15] REEVES S T,FINLEY A C,SKUBAS N J,et al.Basic perioperative transesophageal echocardiography examination:a consensus statement of the American Society of Echocardiography and the Society of Cardiovascular Anesthesiologists.Anesth analg,2013,117（3）:543-558.

[16] SOOD B G,MCLAUGHLIN K,CORTEZ J.Near-infrared spectroscopy:Applications in neonates.Semin Fetal Neonatal Med,2015,20（3）:164-172.

第九章

小儿围手术期液体与输血治疗

本章要求

掌握：新生儿术中液体管理的要点、儿童围手术期输液的注意事项，小儿常见围手术期水、电解质紊乱的评估与治疗方法，以及小儿血容量与失血量的估计、小儿常用血液制品、小儿围手术期输血的常见不良反应与处理、小儿围手术期常用的血液保护方法。

熟悉：小儿围手术期凝血功能的评估方法、小儿输血相关问题。

了解：小儿电解质与体液分布的发育生理学、小儿凝血系统发育及先天性或遗传性凝血功能异常。

机体可以在多种生理状态下通过自身调节维持体液和内环境稳定，但是婴幼儿因为体液含量绝对值较小，按照千克体重计算相对于成人的体液含量较大，器官功能和药物反应随年龄增长的变化也较大，输入过多或过少液体和未及时纠正的水、电解质紊乱都将影响患儿安全，因此小儿围手术期的液体管理至关重要。此外，小儿特别是新生儿和婴幼儿，其血容量相对较少，少量失血占总血容量的比例较大，应精确估计失血量和血容量，及时适量输血。本章将对小儿围手术期的液体治疗与输血常见问题进行介绍。

第一节　小儿围手术期液体治疗

在小儿围手术期的液体治疗中，新生儿和婴幼儿由于全身体液分布具有独特的发育特征，重要器官功能发育还不完善，故尤其值得注意。此外，需要手术治疗的小儿，可能因为疾病原因或者合并其他先天或遗传异常，增加了体液和电解质平衡维持的复杂性。因此，本节在对小儿围手术期液体治疗的术前评估及术中管理进行阐述之前，将对小儿与年龄相关的器官系统体液分布的发育生理学进行复习，详细的小儿生理学基础知识请参考本书第四章。

一、概述

围手术期经口摄入不足时，可以通过静脉输液补充丢失的水和电解质。围手术期补液的目的是维持良好的组织灌注和内环境稳定，避免细胞代谢紊乱和器官功能损伤。静脉补液的内容包括生理需要量（即维持液量）和麻醉手术所致的循环容量改变及液体缺失（即补充液量）。后者又包含：①术前累计缺失量，如术前禁食禁饮、严重外伤失血、呕吐腹泻的消化液丢失；②术中失血、失液导致的持续丢失量；③合并其他内环境紊乱对体液产生的影响（如低血糖或高血糖）和第三间隙缺失量；④麻醉引起的血管扩张。虽然此液体组成适用于从新生儿到老年各个年龄段，但新生儿和婴幼儿独特的发育生理学可对各组分产生影响。

心脏、外周血管、肾和大脑对压力和渗透压变化的反应受激素调节，如肾素 - 血管紧张素 - 醛固酮系统、抗利尿激素（antidiuretic hormone，ADH）、心房钠尿肽、儿茶酚胺等。上述多种激素作用于肾脏调节水钠平衡,并通过影响心脏和外周血管系统来调节细胞外液组成。在生理正常的患者中,如果细胞外液量增大,则尿量随着肾血流量和肾小球滤过率的增加而增加,细胞外液容积和渗透压相对正常。但是在病理情况下(如脓毒症),由于毛细血管通透性增加和广泛的水肿及器官功能障碍(如肺水肿),血容量和/或动脉血压可能不会随着细胞外液容量的增加而增加。

二、小儿电解质与体液分布的发育生理学

在围手术期,液体必须以正确的量和速率给予,并且应具有水、电解质、葡萄糖、渗透压和张力等相关的正确组分,这对于避免术后低钠血症等医源性并发症的发生具有重要意义。从胎儿期到儿童期的生长发育过程中,体液的比例会发生巨大变化。全身总含水量(total body water, TBW)分布在细胞内液(intracellular fluid, ICF)和细胞外液(extracellular fluid, ECF)。细胞外液又包括血浆和组织间液,血浆占体重的比例在整个生命周期中几乎不变,约为5%。年龄越小,体液所占体重比例越大,细胞外液特别是组织间液比例较高。随着妊娠进展,胎儿总含水量和细胞外液量逐渐减少。在妊娠16周的胎儿中,身体总含水量占体重的94%,其中2/3为细胞外液;足月胎儿总含水量占体重的80%,其中1/2是细胞外液;而在成人,总含水量占体重的60%,其中1/3为细胞外液(表9-1-1)。在出生后的最初几天,组织间液被吸收到血管内,导致循环血容量增加,这会刺激心房钠尿肽的释放,导致肾钠和水的排泄增加,TBW减少,从而体重减轻。健康足月儿和早产新生儿平均体重丢失率分别为5%~10%和15%。

表9-1-1 不同年龄的体液分布(占体重的百分比)

体液分布	新生儿/%	1岁/%	2~14岁/%	成人/%
体液总量	80	70	65	55~65
细胞内液	35	40	40	40~45
细胞外液	45	30	25	15~20
组织间液	40	25	20	10~15
血浆	5	5	5	5

新生儿出生后数日内的血钾、血氯、血磷和血乳酸水平偏高,血钠、血钙和碳酸氢盐水平偏低,大龄儿童体液成分与成人相似,不同年龄儿童的细胞内、外液化学成分见表9-1-2。早产儿血容量为90~100ml/kg,足月儿为80~90ml/kg,2岁儿童为75~80ml/kg,幼儿和青少年为70~75ml/kg。

表9-1-2 小儿的体液成分 单位:mmol/L

成分	细胞外液	细胞内液
渗透浓度	290~310	290~310
阳离子	155	155
Na^+	138~142	10
K^+	4.0~4.5	110
Ca^{2+}	2.3~2.5	
Mg^{2+}	1.5	20

成分	细胞外液	细胞内液
阴离子	155	155
Cl^-	103	
HCO_3^-	27	10
SO_4^{2-}		55
PO_4^{2-}	1.5	
有机酸	6	
蛋白质	16	40

此外,水分经皮肤(70%)和呼吸道(30%)进行不显性蒸发。不显性蒸发的量随环境温度和相对湿度发生变化,并与暴露的体表面积成正比。由于体表面积与体积的比值随着成熟度的增加而减小,所以与足月出生的新生儿相比,早产儿体表面积较大,TBW占体重的比例更大,细胞外液更多。其他因素包括皮肤通透性、血液流动的增加及皮下脂肪的减少,会增加经皮的水分流失。超低出生体重(extremely low birth weight,ELBW)新生儿(<1 000g)的角质层仅由2~3个细胞层组成,对水分的扩散提供的屏障作用有限,尤其是在出生后第1天。所以出生后1个月,健康足月儿和早产儿平均分别丢失体重的5%~10%和15%,同时细胞内液从体重的25%增加至32%。

(一)皮肤的发育

表皮需要在出生后28天以上才能完全发育成熟。在出生后几天,不显性蒸发(insensible water loss,IWL)的量与出生体重成反比[体重<1 000g:60~70ml/(kg·d);体重1 000~1 250g:60~65ml/(kg·d);体重1 251~1 500g:30~45ml/(kg·d);体重1 501~1 750g:15~30ml/(kg·d);体重1 751~2 000g:15~20ml/(kg·d)]。使IWL增加的因素包括:体温升高,每升高1℃,IWL增加30%;使用辐射加热器和光疗,IWL增加50%;环境湿度降低;呼吸频率增加;运动增加,如哭泣,IWL可增加50%~70%;外科畸形,如腹裂、脐膨出、神经管缺损等。使IWL减少的因素包括:使用孵育箱、环境湿度增加、吸入加湿的气体、使用有机玻璃隔板或透明塑料屏障。

(二)肾脏生理学

维持正常的细胞外液量、电解质浓度和水的平衡是相互关联的,并且在出生前、后存在显著变化,这些变化高度依赖于肾功能。妊娠35~36周时,胎儿的肾单位数接近成人,肾血管系统与肾单位同时成熟。新生儿的肾发育尚未完善,肾功能可随孕龄和产后年龄的变化而变化。

一般而言,胎儿和新生儿肾功能的特点是肾血流量低,血管阻力大;肾小球滤过率低,仅为成人的15%~30%;肾小管未充分发育,尿液浓缩能力有限;肾小管重吸收不完全,导致钠和碳酸氢盐丢失过多,血清碳酸氢盐浓度较低(妊娠<28周时为12~16mmol/L;妊娠30~35周时为18~20mmol/L;足月儿为20~22mmol/L;成人为25~28mmol/L),细胞内钾向细胞外移动,以交换向细胞内移动的氢离子,因此出现轻度高钾血症与代谢性酸中毒;此外,由于肾小管不成熟,葡萄糖再吸收能力低,在5.6mmol/L的血糖浓度下,早产儿也会发生糖尿。出生后,肾小管功能迅速成熟,从出生后第2周到第4周,尿液浓缩能力逐渐提高,因此出生后3周大的妊娠27周龄的早产儿通常表现出比出生后1天大的足月儿更成熟的肾功能。

Na^+,K^+-ATP酶存在于所有哺乳动物的细胞中,对维持钠和钾的正常细胞内/细胞外分布至关重要,细胞内、外的离子运动是二级活性膜转运蛋白的驱动力,可介导葡萄糖、氨基酸和其他营养物质通过肾近端小管刷状缘膜的再吸收。出生后，Na^+，K^+-ATP 酶活性迅速增加 5~10 倍，这种增加在早产儿中常减弱，这些发育变化也可能是造成新生儿和较大婴儿、儿童和成人酸碱平衡差异的部分原因。

终末器官对调节体液、电解质平衡的激素（如肾素 - 血管紧张素 - 醛固酮系统、抗利尿激素、B- 型脑钠肽等）的反应尚不成熟。缺氧、肺损伤（支气管肺发育不良）和中枢神经系统损伤（脑室内出血）可增加足月儿和早产儿的抗利尿激素分泌，导致水分的重吸收和低钠血症。早产儿不能排出钠或过多的容量负荷，易出现细胞外容量负荷过重和水肿形成。

（三）心血管生理学

出生时，胎盘血液循环消失和通气启动降低了肺血管阻力，增加了肺血流量；同时，全身血管阻力增加，左心房压力升高，功能性关闭了卵圆孔。虽然新生儿每千克体重的心排血量高于其他任何年龄段，但是对异常情况的代偿能力有限，尤其是 ELBW 新生儿。所以，对早产儿而言，当低阻力胎盘突然被高阻力的肺和全身血管床取代，以及出生后使用正压通气支持等干预措施时，对未成熟的心肌和循环系统会带来显著影响。

由于心肌超微结构（如受体、离子通道、收缩蛋白等）的差异和各种细胞内结构（如肌纤维、肌质网、微管等）不成熟，导致心肌收缩力受到影响。早产新生儿的最大心肌收缩力比成人更依赖于细胞外钙离子浓度；新生儿静息心率快，通过加快心率以增加心排血量的作用十分有限，而减慢心率则会显著降低心排血量；此外，由于新生儿两侧心室厚度相近，液体过负荷易出现全心衰竭，与年长儿相比，给予容量负荷对心排血量的增加也较少；体液丢失过多时，易致低血容量、低血压，严重者可使肺血流量减少，引起低氧血症和酸中毒，致使动脉导管开放并可能恢复胎儿血液循环。

任何发育阶段，心室功能都是由前负荷、后负荷、心肌收缩力和心率决定的。在相同胎龄和 / 或出生年龄的婴儿中，"正常"血压和心率存在很大变异，特别是在围手术期，所以很难确定"低血压"的定义。由于动脉压和毛细血管再充盈时间都与早产儿的心排血量没有明确相关性，有人建议用上腔静脉流量估计流向大脑和上半身的血流量，这样就不必考虑通过动脉导管或卵圆孔分流对测量准确性的影响，但是功能性超声心动图检查需要复杂的设备和丰富的经验。在更好的监测方法出现之前，评估婴儿的酸碱状态和血容量可以确定液体治疗的方案，需要将现有的心血管参数（如动脉压、心率）与肾、肝、中枢神经系统和呼吸功能相结合，如电解质浓度、pH、$PaCO_2$ 和尿量的检测结果；必须结合婴儿的临床情况（如感染、出血、神经功能），以及对血压、心率和外周灌注随时间的变化趋势加以解释，将能够提供比单次测量结果更有参考意义的信息。

（四）中枢神经系统生理学

尽管早产儿和足月儿出生后都存在脑血管自动调节，但早产儿的动脉血压调节范围较窄，很容易受各方面因素干扰。此外，早产儿的血压通常接近自动调节下限，尤其是 ELBW 新生儿，而自动调节的上限血压范围尚不清楚。缺氧、酸中毒、癫痫及动脉导管未闭患儿的舒张压过低都可能干扰或中断脑血管的自动调节。动脉血压快速升高（如过度输液）会使脆弱的未成熟的脑血管破裂，而低血压和低脑灌注压则可能导致脑缺血。新生儿（尤其是早产儿）的血容量状态可能比任何其他发育阶段都对大脑产生更为迅速而显著的影响。

（五）肝脏生理学

1. **葡萄糖稳态**　如果母体糖代谢正常，在妊娠晚期胎儿的葡萄糖浓度就会维持稳定（2.8~3.1mmol/L）。胎儿经胎盘的葡萄糖供应在出生时突然中断，这就要求新生儿通过糖原分解将其储存的肝糖原转化为葡萄糖，或通过糖异生产生葡萄糖。

相对于成人，足月儿的肝脏更大，糖原储存量更大。因此，在出生后的第 1 天，大多数足月儿可以在 10~12 小时禁食期间维持正常的血糖浓度。由于糖原的储存与分解能力通常开始于妊娠的最后 3 个月，所以在妊娠中期出生或者在妊娠晚期刚刚开始就出生的婴儿经常发生低血糖,特别是在出生后的前24~48小时。胎儿肝脏不能通过糖异生产生葡萄糖,但这一过程所需的各种酶(如葡萄糖-6-磷酸酶)可在出生后迅速生成。

病情稳定的早产儿接受静脉营养时葡萄糖生成率为7~10mg/(kg·min),其中大脑消耗4~5mg/(kg·min),蛋白质合成需要2~3mg/(kg·min),其他器官(如肝脏、心脏、肌肉)利用剩余的葡萄糖。儿茶酚胺、胰高血糖素和皮质醇浓度激增(如出生或应激时)会增加糖原分解和糖异生,导致高血糖。所以对于高危新生儿(如胎龄小、早产儿、窒息儿),必须监测血糖浓度。

对于禁食水的新生儿,应以5~6mg/(kg·min)的初始速度输注葡萄糖,并调整速度以维持血糖浓度3.5~5mmol/L。对于在既定治疗方案下病情稳定的患儿,手术室中葡萄糖输注速度应与重症监护婴儿室(intensive care nursery,ICN)保持一致,出现低血糖或高血糖时再进行相应调整。在很多情况下,尤其是在小婴儿,如果没有动脉或中心静脉,采血可能很困难,可以从手指、脚趾或耳垂采血进行血糖检测。

低血糖的非特异性症状包括易激惹、神经过敏和呼吸暂停,这些症状可被全身麻醉所掩盖,所以术中监测血糖对危重新生儿尤其重要。低血糖可以改变脑血流,对中枢神经系统产生破坏性影响。低血糖新生儿大脑的磁共振成像显示白质异常,出生后18个月大时的临床评估显示有永久性中枢神经系统损伤。糖代谢异常的大龄儿童患者的并发症发生率和死亡率更高。

2. **凝血功能**　凝血因子不能有效地透过胎盘,是由胎儿自身产生的,所以在正常足月儿、早产儿和成人,其血浆浓度和监测其功能的实验室检查(凝血酶原时间、活化部分凝血活酶时间)均存在显著差异。维生素K依赖蛋白(凝血因子Ⅱ、Ⅶ、Ⅸ、Ⅹ)、凝血因子Ⅺ和Ⅻ、前激肽释放酶和激肽原的浓度约为成人的50%,而纤维蛋白原、凝血因子Ⅴ和Ⅷ的水平与成人相似。

肝功能不全相关的凝血障碍与凝血和纤溶因子合成减少及血小板功能异常有关。凝血酶原时间与因子Ⅶ的可用性相关。活化部分凝血活酶时间主要反映凝血酶的生成量。新生儿的凝血酶浓度约为成人的50%。

尽管新生儿和成人的肝功能存在差异,但在维生素K水平足够高的正常新生儿中,具有临床意义的出血并不常见。另外,脓毒症和/或窒息引起的弥散性血管内凝血(disseminated intravascular coagulation,DIC)增加了出血风险,窒息和脓毒症都会消耗凝血因子(如纤维蛋白原、因子Ⅴ和Ⅷ及血小板),并产生纤维蛋白降解产物。为了补偿凝血因子的消耗,特别是在伴有心血管不稳定和持续失血的情况下,成分输血不仅可以改善凝血功能,还可以补充血管内容量。

(六)血液生理学

正常适于胎龄儿(appropriate for gestational age infant,AGA)的血红蛋白浓度随胎龄增加而变化(妊娠25周时为140g/L,30周时为160g/L,35周时为170g/L,足月时为180g/L),但没有性别差异。小于胎龄儿(small for gestational age infant,SGA)出生时相对高的血红蛋白浓度可部分代偿宫内缺氧。与适于胎龄儿和小于胎龄儿相比,早产儿出生时的血红蛋白浓度较低。此外,早产儿出生后血红蛋白浓度的下降速度更快。

术前、术中或术后输注红细胞或其他血液成分的适应证必须根据患者的心肺状况、持续的血液和体液丢失,以及对晶体溶液和胶体溶液的反应确定。

(七)体温调节与中性热环境

中性热环境是指在恒温动物个体代谢与环境温度的关系中,代谢量最小时的环境温度范围。在此范围内即使外界温度变化,人体还可通过皮肤血管收缩或扩张及竖毛、姿势改变或出汗等对散热加以控制和调节,代谢量并不变化。在中性热环境(皮肤温度36~36.5℃,环境温度32~34℃)中,新生儿可消耗最少的能量以维持正常体温,促进生长。

身体热量通过传导、对流、辐射和蒸发而散失,消除"冷应激"一直与早产儿存活率的提高相关。冷应激时,血清去甲肾上腺素浓度增加,刺激棕色脂肪代谢和产热,增加的热量使中枢神经系统和重要器官变得温暖。原始棕色脂肪细胞在妊娠26~30周时开始从网状细胞中分化,出生后3~6周其体积和数量均增加,所以在细胞发育成熟之前出生的婴儿在寒冷的环境中保持体温比较困难,低血糖的婴儿和中枢神经系统受损的婴儿也是如此。早产儿代谢率在28~36℃时大致呈线性上升。体温过低,甚至短时间暴露在寒冷环境中,会增加早产儿的代谢率和氧耗量,导致低氧血症、酸中毒、呼吸暂停或呼吸窘迫、心动过缓、高血糖和吸入胃内容物,是婴儿死亡的危险因素。在非中性热环境中喂养的婴儿存活率较低,存活下来的婴儿体重增加更慢。

使用暖箱或头顶辐射加热器可以维持稳定的环境温度,头顶加热器更便于危重婴儿的照护,但也会增加经皮肤不显性蒸发的水分流失,因此需要补充更多的液体,其与使用暖箱的患儿有着相似的长期体重增加、住院时间和不良事件发生率(如慢性肺疾病、坏死性小肠结肠炎、脑室内出血)。极低出生体重儿没有皮下脂肪,也没有适当的外周血管收缩,很容易通过薄而透明的皮肤失去热量和水分,导致脱水,特别是在使用辐射加热器的情况下。所以用透明塑料薄膜覆盖患儿身体,盖住头部,可显著减少热量和水分散失,同时将吸入气体加热加湿至34~37℃,提供一个湿润的环境还可以改善体液和电解质的平衡,特别是在极低出生体重儿中。治疗新生儿高胆红素血症使用的光疗法也可增加经皮肤失水。

在ICN或手术室进行的手术通常需要将患儿从暖箱转移到开放的手术床上,手术期间也无法使用头顶加温和封闭加湿装置。为了尽量减少转运和手术过程中的热量和体液丢失,新生儿转运时应使用塑料罩、温毯、保温膜、帽子、便携式取暖器,有助于在运输过程中保持体温,术中可使用电加温装置。在机械通气过程中,热量和液体从肺部散失,特别是在手术室使用干燥气体时,这种热损失可以通过使用加温、加湿的气体避免。早产儿的体表面积/体积比很高,松弛、伸展的姿势会增加热量散失,并且由于缺少脂肪,身体会损失更多的热量,使用温毯、循环水毯、保持30℃室温在减少热损失方面可提供极大的效率。

（八）毛细血管通透性

出生后早期,毛细血管对蛋白质的通透性增加。病理条件下,毛细血管对蛋白质的通透性进一步增加。当患病的新生儿频繁使用白蛋白治疗时,白蛋白漏出引起间质水肿,进一步消耗血容量,从而损害组织灌注。

三、小儿围手术期的液体治疗与管理

小儿围手术期液体治疗的目的在于提供基础代谢的需要(生理需要量),补充术前禁食水和围手术期的丢失量,维持电解质、血容量、器官灌注和组织氧合。

（一）新生儿围手术期的液体治疗与管理

1. **概述**　早产和足月新生儿围手术期的液体和电解质管理主要基于肾脏生理学知识,而不是从临床研究获得的数据。由于肾小管重吸收功能尚不成熟、肾素-血管紧张素-醛固酮系统的激活和血液中ADH浓度低,多达1/3的新生儿可出现显著的低钠血症,新生儿对K^+的排泄能力有限,可能是由于远端肾小管对醛固酮不敏感。此外,早产儿较高的身体含水量和较高的代谢率,以及代谢性酸中毒和低钙血症的倾向,是决定术中液体容量和成分的其他重要因素。早产儿通常需要较高的葡萄糖浓度。

在出生后最初2~3小时,新生儿的电解质浓度受母体和围生期事件(如窒息、胎盘或脐带出血)的影响。其后,电解质浓度反映了新生儿的代谢、心血管、肝肾功能与可能存在的代谢紊乱(如脓毒症、先天性代谢疾病、复杂发绀型先天性心脏病等)之间的平衡。

足月儿出生后24小时内因为尿量通常较少,故静脉维持液中很少补钠。第2天的静脉输液中可补钠2~6mmol/(kg·d)。在极低出生体重儿,通常12~24小时就需要使用含钠液体维持足够的血容量,尤其是多种原因导致经皮肤体液散失过多的情况。出生后头几天,所有胎龄的婴儿都必须摄入足够的钠以维持正常的生长和体重增加。慢性钠缺乏可能导致骨骼和组织生长不良及神经发育不良。新生儿由于存在高代谢率、不显性蒸发过多及重吸收和排泄水及溶质的能力有限，需要准确监测液体丢失情况（如尿液、胃肠液、脑脊液、血液等）和电解质浓度，以确保正常的体液和电解质平衡，并经常测量体重以指导补液的种类和剂量。

手术和麻醉对水和电解质的分布及器官功能存在显著影响，尤其是在早产儿，由于疾病和器官功能不成熟之间的复杂相互作用，麻醉医师在制订新生儿液体和电解质治疗方案时必须考虑以下因素。

（1）在出生后最初几天，正常情况下足月新生儿（胎龄 >36 周）可丢失占体重 10% 的水分，体液和电解质出现负平衡（表 9-1-3）。

表 9-1-3　出生最初几天的维持液需要量

年龄	每小时液体需要量 /(ml·kg^{-1})	每日液体需要量 /ml
出生后 1 天	2~3	20~40
出生后 2 天	3~4	40~60
出生后 3 天	4~6	60~80
出生后 4 天	6~8	80~100

（2）极低出生体重儿经皮肤的体液丢失与胎龄呈负相关，可能高达 60~100ml/(kg·d)。在出生后最初几天，早产儿蒸发掉的水分是足月儿的 15 倍。因此早产儿、小于胎龄儿和 / 或血流动力学不稳定的患儿需要积极补液，推荐液体治疗至少 4ml/(kg·h) 或 100ml/(kg·d)，并应每日监测体重和电解质，及时确定治疗方案。

（3）足月新生儿在出生后 48 小时应给予 10% 葡萄糖 2~3ml/(kg·h) 或 40~80ml/(kg·d)。

（4）儿童出现以下情况时液体维持量需要增加：发热（体温每升高 1℃，热量消耗增加 10%~12%）、多汗、呼吸急促、代谢亢进（如烧伤）、处于暖箱中或光照治疗中的儿童，失水量将明显增加，在计算需求量时应予考虑。

（5）提供温暖、湿润的环境和 / 或使用塑料罩可减少经皮肤的液体丢失，特别是在极低出生体重儿。屏蔽装置在手术过程中很难或不可能使用，但应在转运过程中及手术前、后使用。

（6）应考虑过量补液或高钠 / 低钠血症增加动脉导管未闭、坏死性小肠结肠炎和慢性肺疾病发病率的问题。

（7）新生儿重症监护病房（neonatal intensive care unit，NICU）中处于镇静状态和吸入加湿气体的患儿，液体维持量是否需减少意见尚不统一，多数认为不会影响液体维持量。

2. **术前评估**　术前评估的重点是对患儿病史的了解和体格检查，包括与 NICU 医师沟通以了解患儿血压、心率的变化范围及其对体位改变、补液或正压通气等干预措施的反应。

出生后 2~3 天，了解分娩过程的细节也非常重要，但随着患儿年龄增长，子宫内或分娩时事件的影响就不那么重要了，如胎盘出血或严重窒息可能对出生后第 1 天新生儿的液体管理产生显著影响，但对于出生后 2 周新生儿的影响相对较小。2 周大的患儿可能有残余肾功能损害、神经功能和肝的损伤，但可能已经从窒息引起的心脏抑制中恢复。应了解术前的液体治疗情况，避免不必要的治疗改变。对于全身麻醉、失血和严重失液（如腹部开放、肠道暴露）者，通常需要改变输液的种类和剂量。新生儿术前评估的重要内容包括以下几方面：

（1）分娩过程回顾与记录，胎龄、出生体重，是否为大于胎龄儿、适于胎龄儿或小于胎龄儿。

（2）全身情况：①记录体重变化趋势（每日或更频繁）、经静脉和口服的摄入量、尿量和尿比重的变化趋势。②其他出入量的变化趋势(如胃肠道、脑脊液等)。③静脉液体成分(葡萄糖、钠、钙)与这些电解质的血浆浓度的相应变化趋势。④血流动力学状态,包括心率、血压、毛细血管再灌注的变化趋势;是否存在动脉导管未闭或其他心血管功能障碍(如窒息后三尖瓣反流)。⑤当前血红蛋白浓度、近期变化趋势及其与血流动力学的相关关系,以及凝血功能和是否输血;确定患儿是否存在血红蛋白的耐受低限(如果血红蛋白 <100g/L,可导致心率增加或酸中毒)。⑥中枢神经系统损伤(有无脑室内出血)与当前的凝血状态、出血史、血液成分的变化趋势和要求之间的关系。

(3)血液制品的可用性,以及静脉通路和监测方法(有创动脉或中心静脉等)是否充分。

(4)估计"允许失血量",预测输血需求,取决于当前血红蛋白浓度和对血容量和/或血红蛋白减少的耐受性。

3. 术中液体管理 在从 NICU 转运到手术室的过程中,必须维持静脉输液、通气支持、体温监测、血流动力学及氧合状况监测,至少应持续监测心率和脉搏血氧饱和度,根据患儿的临床情况,可能需要进行有创血流动力学监测。对患儿头部和身体进行有效遮盖以减少液体蒸发和热量损失,并使用合适的便携式取暖装置。在离开 NICU 之前就应该建立好手术室可用的静脉输液通路,静脉和动脉导管的延长管足够长,以便在手术单覆盖时便于使用。

到达手术室后应继续以相同的速率输注葡萄糖或全静脉营养以维持正常血糖。持续时间超过 1 小时的外科手术,术中需要监测血糖浓度以维持血糖正常。含糖溶液不能用来代替容量损失,大多数情况下,必须提供额外的非含糖液体以补偿术中的失血和失液。如果有条件,应该将含糖的维持液与替换术中容量丢失所需的晶体溶液和/或胶体溶液经多条外周静脉通路或三通分开输注。

麻醉诱导期间,麻醉药物应始终以滴定的方式给予,以维持适当的血流动力学状态。新生儿(尤其是早产儿)对麻醉药的反应差异很大,容易发生低血压,如稍大一点的婴儿或儿童可以安全耐受高浓度七氟烷吸入诱导,但新生儿使用相同浓度的药物往往导致明显的血流动力学波动,快速静脉注射药物也可能导致严重的心血管反应。通常麻醉诱导所致的剧烈血流动力学波动(如低血压、心动过速)需要快速输注生理盐水或乳酸林格液 5~10ml/kg 加以纠正。

手术失血和凝血功能异常往往需要成分输血以维持血容量和血流动力学稳定,并恢复凝血因子水平。理想情况下应监测凝血因子(如纤维蛋白原、血小板、PT、APTT)水平、酸碱状态(如 pH、$PaCO_2$)、血红蛋白和/或电解质浓度进而指导液体治疗。监测失血量需要对手术区域进行细致观察,因为少量失血很难被察觉,而且很容易隐藏在覆盖物和体腔中。由于体重 1kg 的早产儿血容量只有 100ml,因此 10~20ml 的失血会引起明显的血流动力学波动。理论上应该监测尿量,但对于极低出生体重儿,准确监测尿量也是很困难或不可能的,因为导尿管本身长度可能就有 5ml,而且细小的尿管很柔软,在体位摆放过程中就容易被嵌压、扭结或堵塞。术中应该加强体温保护与监测,吸入气体应加温、加湿,手术床和静脉输液、输血均使用加温装置并调整室温以尽量减少低体温的发生。

总之,新生儿术中液体管理的重要内容包括以下几方面。

(1)麻醉诱导前确保血容量充足。

(2)在麻醉/手术开始前估计术中对血液制品的需求。

(3)即使血容量正常,常规剂量的吸入或静脉麻醉药也可能会对新生儿造成明显的血流动力学影响,需要给予负荷剂量的晶体溶液和/或胶体溶液维持血流动力学稳定。

(4)创伤较小的短小手术,只需将含5% 葡萄糖的乳酸林格液以维持速率输注即可;如果手术创伤较大,失血多,则既要给予维持液量,还要给予补充液量。维持液量中,葡萄糖和电解质的输注应继续以 NICU 相同的速率给予,根据术中血糖监测结果调整输注速度;补充液量则以不含糖的等张溶液以 6~50ml/(kg·h)的速率补充。

（5）大多数情况下可使用晶体溶液补充不显性蒸发量，但所需的晶体溶液量取决于手术类型。例如，在开腹坏死性小肠结肠炎手术中可能需要 10~50ml/（kg·h）（或更多）的不含糖晶体溶液补偿因炎症、腹腔内脏器暴露所引起的液体丢失，而在微创手术则需要较少的晶体溶液量［<5ml/（kg·h）］。大量输注晶体溶液［30~40ml/（kg·h）］数小时后，应该适当补充胶体溶液或血液制品。

（6）大多数危重新生儿（尤其是早产儿）血细胞比容 >40% 时血流动力学更稳定（如呼吸暂停和心动过缓较少），所以在 NICU 需要输注红细胞和/或给予红细胞生成素。病情稳定后，拟行择期手术的患儿通常能耐受较低浓度的血红蛋白。参照 NICU 中患儿所需的血细胞比容，可为围手术期提供指导。

（7）失血量达到 10%~20% 的血容量后，应考虑输注胶体溶液，并根据血红蛋白浓度补充浓缩红细胞。

（8）监测尿量、动脉压和/或中心静脉压，可指导液体治疗。

（9）在转运和手术过程中，应尽量减少热量和液体丢失。

（二）大龄儿童围手术期的液体治疗与管理

1. **概述**　与新生儿不同，年龄较大的婴儿和儿童通常有明确的病史和/或手术史，即已经明确是否存在先天性和/或遗传病，可制订具体治疗计划，器官功能相对于早产儿、新生儿发育较为成熟，对创伤应激的耐受能力有所提高。术前评估应包括：了解血容量情况；了解心、肺、肾、肝、中枢神经系统状态；关注实验室检查结果。术前纠正体液和电解质异常时需要权衡手术的紧迫性。术中的液体管理计划应包含维持液量和补充持续丢失量，并纠正血糖、血钾、血钙、凝血功能等异常，提早制订术中监测计划（如术中是否需要中心静脉、动脉监测或放置较粗的外周静脉等）。

2. **术前评估**　择期手术患儿因术前禁食水多有轻度液体不足。对于正常健康的患儿，缩短术前禁食时间，术前 2 小时饮用清饮料（表 9-1-4），可以纠正机体血不足，提高患儿舒适度，降低术后并发症的发生率，对于婴幼儿尤为重要。

表 9-1-4　小儿手术麻醉前禁食水指南

食物	禁食水时间 /h
清饮料	≥2
母乳	新生儿和婴幼儿≥4
配方奶或牛奶	≥6
淀粉类固体食物	≥6
脂肪及肉类固体食物	≥8

严重创伤、肠梗阻及伴有胸腔积液、腹腔积液的患儿可能存在进行性血容量丢失和第三间隙液体转移。术前有发热、呕吐和腹泻等临床情况者可伴有不同程度的脱水。通过观察婴幼儿黏膜、眼球张力和前囟饱满度可对失水程度进行粗略评估（表 9-1-5）。儿童体重减轻是判断脱水的良好指征。尿量是评估和治疗脱水的重要指标。进一步的生化检查将有助于确定脱水的性质：低渗性（血浆渗透压 <280mmol/L，血钠 <130mmol/L）、等渗性（血浆渗透压为 280~310mmol/L，血钠为 130~150mmol/L）或高渗性（血浆渗透压 >310mmol/L，血钠 >150mmol/L）。

3. **术中液体管理**

（1）维持性输液：补充生理需要量，可根据体重、热量消耗和体表面积计算。手术期间根据患儿体重按小时计算（表 9-1-6）。

表 9-1-5 新生儿和婴幼儿脱水程度的评估

体征与症状	轻度	中度	重度
失水量占体重比例	3%~5%	6%~9%	>10%
全身情况	激惹、不安	口渴、嗜睡	冷、虚汗、虚弱
脉搏	正常	快,细弱	快,微弱
呼吸	正常	深,快	深,快
囟门	正常	凹陷	极度凹陷
收缩压	正常	正常或降低	降低,难以测定
皮肤张力	正常	减弱	明显减弱
眼睛	正常	凹陷,干燥	交叉性凹陷
黏膜	潮湿	干燥	极度干燥
尿量	正常	减少	色暗少尿,无尿
毛细血管充盈时间	正常	<2 秒	>3 秒
估计失水量	30~50ml/kg	60~90ml/kg	100ml/kg

表 9-1-6 小儿维持液需要量

体重 /kg	每小时液体需要量	每日液体需要量
0~10	4ml/kg	100ml/kg
10~20	40ml+2ml/kg*	1 000ml+50ml/kg*
>20	60ml+1ml/kg**	1 500ml+25ml/kg**

注:例如,15kg 小儿,每小时水需要量 =(4×10)+(2×5)=50ml/h;每日水需要量 =(100×10)+(50×5)=1 250ml/24h。
*.(体重 −10)部分,每千克体重增加量;**.(体重 −20)部分,每千克体重增加量。

生理需要量的计算来自 Holliday 和 Segar 关于肠外液体治疗中对水的维持需求的报道,即通常所说的"4-2-1"法则。作者将维持生理需要的液体需求量与健康儿童在休息和活动期间的代谢率相关联,正常条件下每代谢 4.184kJ(1kcal)热量需 1ml 水,因此,清醒儿童的热量和水消耗是相当的。10kg 以下婴儿对于热量的生理需要量为 418.4J/(kg·d),其中 50% 用于维持基础代谢,另 50% 用于生长发育。10kg 以上婴儿的生长发育减缓,热量需要相应减少为 209.2J/(kg·d),即 4 184J+209.2J/(kg·d)。20kg 以上小儿生长进一步减缓,热量需要减至 104.6J/(kg·d),即 6 276J+104.6J/(kg·d)。根据体重与每天消耗的卡路里曲线图,作者估计体重 <10kg 的儿童所需维持液为 100ml/(kg·d)[4ml/(kg·h)];体重为 10~20kg 的儿童,每千克增加 50ml/(kg·d)[2ml/(kg·h)];超过 20kg 者,每千克增加 20ml/(kg·d)[1ml/(kg·h)]。考虑到母乳和牛奶的电解质成分,建议钾和氯化物的摄入量为 2mmol/(100kcal·d),钠的摄入量为 3mmol/(100kcal·d)。理论上,低渗维持液如 5% 葡萄糖和 0.2% 生理盐水可以满足这些电解质要求。

"4-2-1"法则广泛用于计算每小时维持性输液量。但是 Holliday 和 Segar 的建议只是估计,静脉输液应该被视为药物治疗,需要静脉输液的患儿通常患有严重疾病、激素失衡或生理紊乱,如肾脏或肝脏疾病、慢性肺病,使维持足够的血容量和电解质平衡变得较为复杂。因此,单一的静脉输液方案并不适用于所有患儿或所有临床情况。有的学者认为，根据住院患者的能量消耗预测液体丢失会高估对维持液体的需求，临床治疗时须参考计算结果并根据患儿对液体治疗的反应决定治疗方案。

（2）补充性输液：补充围手术期的液体丢失，包括术前禁食水、失血或消化液丢失（腹泻、呕吐、胃肠引流等）产生的累计缺失量、手术创伤导致的局部液体丢失或失血、大手术所致的第三间隙丢失量及麻醉药物引起的血管扩张等。

是否足量补充因禁食、出血、胃肠道丢失等引起的术前液体不足取决于外科手术的性质（如是否为紧急手术）、目前临床状况（如血流动力学是否稳定）和并存疾病（如是否存在肾衰竭、慢性心肺疾病等）。多数情况下，术前低血容量可通过给予生理盐水或乳酸林格液（10~20ml/kg）纠正。必要时（如外伤性出血），术前即应开始液体复苏。如果手术不紧急，应在转运到手术室前尽可能纠正代谢紊乱和容量状态。

以往的观念中，在补充术前禁食水引起的缺失量时，一般按禁饮时间计算需补充的缺失量，即生理需要量 × 禁饮时间。计算得出缺失量，在手术第 1 小时补充半量，其余在随后 2 小时内输完。1999 年，美国麻醉医师协会公布的择期手术禁食水指南中允许正常健康患儿在需要麻醉的手术前 2 小时口服清饮料，所以，目前儿童很少在术前禁饮超过 3~4 小时。研究表明，禁食水 4~6 小时后，年龄较大的婴儿或无明显心、肺、肾疾病的儿童通常没有血容量减少，由禁食导致的显著血容量不足并不常见，任何术前脱水更可能归因于潜在的疾病状态。因此，必须仔细评估患儿目前的身体状况，而不是简单地计算麻醉诱导前的禁食水时间。如果术前评估提示低血容量或在麻醉诱导期间出现低血压，则应静脉输注乳酸林格液或生理盐水加以治疗。

大手术中的液体丢失来自细胞外液，应该使用与细胞外液含有相似电解质成分的溶液来替代，因其与低渗维持液成分不同，所以在大手术期间，仅增加维持液的输注速率补偿细胞外液的丢失是危险的，大量的低渗溶液可能会迅速降低血清钠浓度，从而降低渗透压，最终导致不理想的液体转移。对于小手术，这一问题并不突出，维持液量和补充液量可以使用同样的液体替代。

第三间隙丢失量也应使用等张晶体溶液替代。当机体受到感染性或非感染性损伤而造成毛细血管内皮细胞损害、毛细血管通透性增加时，不仅会在损伤区域出现局部的炎症渗出反应，而且在重症时全身毛细血管床均有渗出，大量血浆漏入细胞间质。如同时有组织低灌注和缺氧发生，细胞膜上的 Na^+-K^+ 泵活性下降，使细胞间质中钠水进入细胞内。这种细胞外液的转移就是所谓的第三间隙效应。第三间隙效应主要见于严重创伤、烧伤、早产儿坏死性小肠结肠炎、急性弥漫性腹膜炎、低血容量性休克和腹部大手术，表现为创伤组织、腹膜和肠壁水肿及肠腔积液和腹腔积液。第三间隙效应最初是在 1961 年由 Shires 等提出，但并未得到过多研究的支持，近年受到其他学者质疑。但是在儿童，根据手术类型大小还是会额外给予 1~15ml/（kg·h）［早产儿坏死性肠炎则可能需要补充 50ml/（kg·h）］等张液体以补充术中的体液丢失，其中包括麻醉药物引起的血管扩张、失血或毛细血管渗漏和手术创伤导致的含蛋白质液体渗入组织间隙，最后这种情况尤其应该加以重视，因为术中血液稀释和毛细血管静水压升高可能加重蛋白质渗漏。

过多的晶体溶液输注可能导致血液稀释和毛细血管压力增加，最终导致全身水钠潴留，在相对健康的儿童，多余的液体可在术后头 2 天排出，但是在心、肺、肾功能受损的儿童可能会导致术后肺水肿、肠肿胀和喉、气管水肿。大量研究表明，在接受腹部手术的成人，限制性液体输注方案或者目标导向液体治疗可以改善患者转归，但相关问题在儿童中证据很少。严密监测临床状况和血清电解质浓度是避免发生水电解质紊乱的关键，因为儿童越小，循环容量越小，安全范围越窄，对成人而言极少量的体液丢失，对于小婴儿来说就十分显著了。

（3）术中输液种类：围手术期可供选择的液体包括晶体溶液和胶体溶液，应根据患儿的需要，并考虑液体的电解质、含糖量和渗透浓度进行选择（表 9-1-7）。通常情况下，儿童围手术期使用无糖等张平衡盐溶液是比较合理的，而较小的婴幼儿可以酌情使用含 1%~2.5% 葡萄糖的平衡盐溶液，当术中失液、失血较多时应补充胶体溶液,视具体情况选择白蛋白等血液制品,但羟乙基淀粉禁用于脓毒症、肾功能损害或重症患儿。

表 9-1-7　人体血浆及儿童常用静脉输液的成分

电解质	人体血浆	生理盐水	乳酸林格液	乙酸林格液	葡萄糖(5%)	白蛋白(5%)	羟乙基淀粉(6%)	琥珀酰明胶(4%)
Na$^+$/(mmol·L^{-1})	142	154	140	130	–	145±15	154	154
K$^+$/(mmol·L^{-1})	4.2	–	4.5	–	–	<2.5	–	–
Cl$^-$/(mmol·L^{-1})	103	154	109	98	–	100	154	120
Ca^{2+}/(mmol·L^{-1})	5	–	3	–	–	–	–	–
Mg^{2+}/(mmol·L^{-1})	3	–	–	3	–	–	–	–
乙酸盐/(mmol·L^{-1})	–	–	–	27	–	–	–	–
乳酸盐/(mmol·L^{-1})	1.2	–	28	–	–	–	–	–
葡萄糖/(mmol·L^{-1})	–	–	–	–	5	–	–	–
pH	7.4	5.0	6.5	7.4	–	–	4.0~5.5	7.4
渗透压/(mmol·L^{-1})	290	308	274	295	252	330	308	250~300

　　1）低张盐溶液:原则上维持性补液可选用轻度低张液,如 0.25%~0.5% 氯化钠溶液,但大量输注易致术后低钠血症,甚至引起脑损伤,对小儿是十分危险的。故术中、术后不主张使用低张性液体,应加强对血浆电解质的监测。

　　2）等张盐溶液:创伤、烧伤、腹膜炎、出血和消化道的液体丢失主要为等渗液的丢失,术中均应以等张溶液(平衡盐溶液或生理盐水)补充。等渗生理盐水可用于容量替代,但大量使用后会发生高氯代谢性酸中毒,因此可使用平衡盐溶液,如乳酸林格液。乳酸是一种缓冲液,可迅速降解为碳酸氢盐。近年来,其他代谢阴离子(如乙酸盐)也被作为碳酸氢盐前体用于等张液体的配制,以预防高氯性酸中毒。

　　3）葡萄糖液:严重低血糖如果得不到及时诊断和治疗,会导致永久性神经发育障碍,尤其是新生儿。动物实验表明,轻度低血糖加上轻度缺氧或缺血可导致未成熟大脑的脑损伤。所以,新生儿需要在维持液中使用葡萄糖。但是在较大的婴儿和儿童,术前低血糖的发生率为0%~2.5%,并且通常与术前禁食水时间过长有关,如果遵循目前 ASA 建议的禁食水指南,则较少发生这种情况。然而,仍有很多麻醉医师担心出现未预料的低血糖,尤其是术前禁食水时间较长的患儿,因此手术期间仍继续给予含葡萄糖的液体。但是,大多数儿童手术应激后会出现应激性高血糖症,输入含糖溶液将加重血糖升高。高血糖引起的渗透性利尿可导致脱水和电解质异常,在缺血或缺氧的情况下,可造成过量的葡萄糖代谢受损,导致乳酸积聚和细胞内酸中毒,引起细胞死亡和神经损伤。特别是在神经外科手术中,应预防高血糖的发生。因此,小儿手术中不建议常规输注葡萄糖液,不应使用含葡萄糖的溶液代替术中的液体丢失。即使需要使用含葡萄糖的维持液,也应使用输液泵单独输注,以避免意外的过量输注。已有研究表明,在健康幼儿手术期间使用极低浓度的葡萄糖溶液(0.9% 或 1%,而不是 5% 葡萄糖)可避免低血糖和高血糖,这些溶液应该配制成等渗液体。在很多地区没有引入这种含糖等渗液,临床上可以自行配制。5岁以后即可像成人一样给予无糖等渗溶液。

　　低体重儿、新生儿或长时间手术的患儿,术中可用含糖(1%~2.5% 葡萄糖)维持液,并监测血糖;早产儿、脓毒症新生儿、接受心脏手术的患儿、糖尿病母亲的婴儿及接受全肠外营养的儿童,术中可用 2.5%~5%

葡萄糖溶液,并监测血糖和电解质水平;术前已输注含糖液的早产儿和新生儿,术中应继续输注含糖液;患有线粒体病的儿童需要更高的葡萄糖水平,可使用 5%~10% 的含葡萄糖溶液以维持的速度给予,避免使用含乳酸的溶液。

4）高张盐水（3%）：高张盐水可用于难治性低血容量性休克的治疗,以 4ml/kg 的速率输注可增加器官血流、改善微循环,具有正性肌力作用,能迅速调动液体进入血管内,改善前负荷、提高心排血量,因作用时间短,可与胶体溶液复合应用。有文献报道,高张盐水对创伤性脑损伤的治疗有益,可通过重建脑细胞膜电化学梯度、恢复正常的静息膜电位、调节炎症反应、维持血-脑屏障完整性等,改善脑细胞功能,防止细胞死亡。动物和临床研究建议在儿童烧伤患者中使用高张盐水,与其他高渗溶液合用,可增强心肌收缩力、减轻心肌细胞损害、减少输液总量。高张盐水大量使用可能引起渗透性脱髓鞘综合征、反跳性颅内压升高、急性肾衰竭和高钠血症,但只要 Na^+<155mmol/L,则发生上述并发症的风险较少。

5）胶体溶液：当需要进行积极的术中液体复苏时,如大量失血而血液制品不足或存在过多的体液丢失时,可以考虑使用胶体溶液。常用的胶体溶液包括白蛋白、羟乙基淀粉和明胶,右旋糖酐因影响凝血功能和高过敏性,很少使用。关于胶体溶液的争议主要集中在成年人,并且禁于脓毒症患者,但仍可用于术中纠正低血容量、改善组织灌注与氧合。没有明确的研究表明胶体溶液优于晶体溶液,或者哪一种胶体溶液更好,液体的选择必须考虑其不良反应、作用机制和费用效益比。在纠正低血容量性休克时,大多数国家关于新生儿和儿童液体复苏的临床指南都推荐首选等张盐溶液,当需要大量输液时,可以考虑使用胶体溶液,因其扩容时间较长。胶体溶液的初始剂量为 10~20ml/kg,根据临床疗效判定再决定后续治疗措施。白蛋白仍是维持婴儿和新生儿胶体渗透压的最佳选择。

白蛋白是从血浆中提取的天然胶体,其浓度有 5% 和 25% 两种。5% 白蛋白溶液的渗透性相当于等体积的血浆,而 25% 白蛋白溶液的渗透性相当于血浆体积的 5 倍,使用时可用生理盐水稀释至 5%。输注 10ml 25% 白蛋白与输注 50ml 5% 白蛋白将使血容量增加相似的量。血管内容量增加是由于液体从间质向血管内转移而引起的,在毛细血管通透性增加的患儿（如危重病、脓毒症、创伤和烧伤）,血容量增加的作用可能减少,胶体溶液可能渗漏到组织间隙,从而加重组织水肿。白蛋白的副作用很少,白蛋白对凝血级联反应的影响可以忽略不计,过敏反应是另外一个可能的并发症,但与其他胶体溶液相比,白蛋白的过敏反应明显减少。

（4）骨髓腔内输液：骨髓腔内输液用于急需用药而又缺乏有效静脉通道的紧急情况,凡是适合静脉应用的液体和药物均可在骨髓腔内输入,处于休克状态时骨髓内吸收快于外周静脉。最常用的穿刺部位是胫骨近端和股骨远端,胫骨近端进针点一般在胫骨膝关节下 1.5cm、胫骨粗隆旁 2cm 较平的部位,股骨远端进针点在髌骨上中线 1cm。旋转进针遇阻力消失或突破感后回抽有骨髓表示穿刺成功,若未抽得骨髓,以 5~10ml 盐水推注无阻力亦表明穿刺针已达骨髓腔,以肝素盐水冲洗防止凝血,接输液器开始输液。患儿循环状况改善后即尽快建立静脉通道,撤除骨髓腔内输液。

骨髓腔内输液的绝对禁忌证为选择发生骨折的部位作为骨髓腔内输液的位点。相对禁忌证包括成骨不全、严重骨质疏松及穿刺部位发生蜂窝织炎。此外,应避免在同一骨骼上反复进行骨髓腔内输液的尝试,以免发生潜在的漏液风险。可能的并发症包括液体和药物外渗导致注射部位周围肌肉和皮下组织坏死,甚至引发骨筋膜室综合征,此外,还可能引发蜂窝织炎和局部脓肿等感染情况的发生。穿刺针最长可在体内留存 72~96 小时,但建议 6~12 小时尽早拔出以减少并发症的发生。

4. 术后液体管理

（1）术后输液种类：建议使用等张液体。2014 年发表的多项研究和荟萃分析指出,在 PICU 和术后病房的住院儿童中,与等张液相比,使用低张维持液会增加低钠血症的风险。但是,生理盐水可能引起高氯血症、水肿、高血压和急性肾损伤,使用乳酸林格液可在一定程度上改善这种情况。所以,对于高氯血症或存在肾外或肾游离水丢失（如大量腹泻或肾浓缩功能障碍）的患儿,应保留低渗液体,为避免低血糖,维持液可选择 0.45% 氯化钠 + 葡萄糖。

（2）术后输液速度：术后静脉输液应以"4-2-1"法则中所述速率的 1/2 输注维持液量的等张液体（即前 10kg 为 2ml/kg,后 10kg 为 1ml/kg,此后每增加 1kg 为 0.5ml/kg）。如果患儿在 6~12 小时后仍不能进食,应以"4-2-1"法则输注低张盐水（如 0.45% 氯化钠溶液）作为维持性液体治疗,以避免长时间使用等张液引起的高钠血症,每天至少监测 1 次血清电解质浓度。

（3）术后肺水肿：术中大量输液的患儿有发生术后肺水肿的风险。通常情况下,术后第 2~4 天液体会重新进入血液循环,导致肺水肿。通常见于烧伤、创伤或脓毒症的恢复期间。

（4）术后低钠血症：静脉输入过多低张液体引起医源性低钠血症在儿童术后已有报道,严重者可致死亡和永久性神经损伤。可能的原因包括：① ADH 分泌异常增多,如焦虑、应激、长时间禁食水、麻醉药的使用、正压通气、出血、疼痛、恶心等是导致围手术期 ADH 释放的因素。另外,许多患儿的合并疾病（如白血病使用化疗、先天性心脏病使用利尿药、早产儿慢性肺疾病等）使其容易出现过量的 ADH 分泌。②肾外电解质丢失。③术中及术后早期使用低张液体。④缺乏电解质监测。

低钠血症的早期症状可能表现为嗜睡、头痛、恶心呕吐,但因为不具有特异性,往往被术后病情所掩盖而很容易被忽略。低钠血症所致的脑水肿可能表现为伴有癫痫发作的脑病、不可逆的脑损伤,甚至脑疝导致脑死亡。儿童低钠血症时脑水肿的可能性高于成人,其原因在于：①儿童的大脑发育迅速,6 岁时可达到成人大小,而头骨则持续发育到 16 岁,因此脑 / 颅容积比相对较大,任何特定的脑容积增加,颅内压都会增加；②脑脊液可以部分缓冲大脑的扩张,但儿童脑脊液体积相对小于成人,因此缓冲能力也相对较小；③儿童脑细胞内钠浓度比成人高 27%；④在低钠血症早期,大脑通过 Na^+、K^+-ATP 酶将细胞内钠转运到细胞外发挥作用,但这种酶活性在青春期前发育不成熟。

低钠血症的预防重于治疗,因此术中和术后早期应避免使用低张液体作为补充性输液,大手术围手术期应严密监测电解质浓度。此外,应该了解液体张力的重要性,因其在细胞内外水分布中发挥核心作用。液体渗透压和张力是有区别的,溶液的渗透压是每升溶液中溶质的渗透摩尔数；溶液的张力是指溶液的总浓度。例如,体外渗透压为 286mmol/L 的 5% 葡萄糖是等渗溶液,但在血液中可迅速代谢为水,其在体内的张力为零。

5. 儿童围手术期输液的注意事项

（1）小儿输液的安全范围小,婴幼儿更为明显,计算补液总量时应包括稀释药物（包括抗生素）在内的液体量。建议婴幼儿术中补液使用输液泵或带有计量功能的输液器。每毫升溶液所需要的滴数为该输液器的滴系数,滴系数一般记录在输液器外包装上,常用的输液器滴系数有 10、15、20 三种型号,可以据此计算补液速度。

（2）补液速度取决于失水的严重程度,应根据患儿病情缓急、严重程度等具体情况,强调个体化输液,根据患儿对补液的反应及时对补液量和速度作出调整。对于低血容量的患儿,可以给予 10~20ml/kg 的冲击量,以加快液体复苏,必要时以 10ml/kg 的剂量重复给予。

（3）判断输液量是否合适最重要的就是持续监测心血管指标和尿量,尽可能维持血流动力学稳定,必要时可建立有创血压和中心静脉压监测。大手术建议加强监测,做到目标导向液体治疗,如达到以下指标：维持有效血压［参考：SBP=80+ 年龄 ×2（mmHg）,DBP=2/3SBP,MAP=7/9SBP］、CVP=8~12cmH_2O、尿量 ≥0.5ml/（kg·h）、$ScvO_2$≥70%、动脉血氧饱和度（SaO_2）≥93% 及 HCT≥30% 等。

（4）胶体溶液也是药物,对胶体溶液的选择（尤其羟乙基淀粉）、使用要慎重,对于早产儿、新生儿及婴儿,5% 白蛋白仍是较好的选择。

四、小儿围手术期水电解质平衡紊乱的评估与治疗

（一）脱水

脱水是儿科常见问题，也是世界范围内儿童疾病与死亡的主要原因之一。追溯病史通常可以发现脱水的病因。病毒性胃肠炎和/或腹泻是小儿脱水最常见的原因。体重减轻是衡量儿童脱水严重程度最可靠的指标。由于水在儿童体重中所占比例较高，脱水程度将以体重下降的比例表示。轻度脱水的患儿可能很少有临床表现，而中度或重度脱水的患儿通常出现明显的症状和体征。血容量不足最初表现为心率加快和尿量减少。当脱水患儿出现血压下降时，往往已经存在严重血容量不足、重要器官灌注不足，必须立即开始积极的补液治疗。

血清钠浓度决定了脱水的类型。脱水通常分为等渗性脱水（Na^+ 浓度为 130~150mmol/L）、低渗性脱水（Na^+ 浓度为 <130mmol/L）或高渗性脱水（Na^+ 浓度为 >150mmol/L）。血尿素氮值和血清肌酐浓度是评价儿童脱水的重要指标。急性肾小管坏死（急性肾损伤）是容量衰竭儿童肾功能不全最常见的病因。脱水引起的血液浓缩导致血细胞比容、血红蛋白和白蛋白浓度增加，这些值随着液体补充而正常化。急性脱水时血红蛋白浓度正常，可掩盖潜在的贫血。脱水患儿出现白蛋白水平降低表明有慢性疾病（如营养不良、肾病综合征或肝病）或急性病理过程（如毛细血管渗漏）。

严重脱水的儿童需要急性干预以确保足够的组织灌注。复苏阶段需要迅速恢复血容量，治疗休克，应该给予液体冲击量，通常是 20ml/kg 的等张液体。严重脱水的儿童可能需要尽快地多次输液，当血容量恢复时，患儿表现出临床症状改善，包括心率降低、血压升高、灌注改善、排尿量增加和警觉性增强。择期手术前，等渗或低渗性脱水应在 24 小时内纠正；高渗性脱水应采取缓慢纠正的方法，并权衡手术的紧急程度。

（二）低钠血症与高钠血症

1. 低钠血症 钠是细胞外液的主要阳离子和血浆渗透压的主要决定因素，对神经和心脏动作电位的产生至关重要。钠离子浓度异常通常是水平衡异常的反映。足月儿在出生后 24 小时不需要补钠，液体治疗可给予 10% 葡萄糖溶液。出生后第 2 天，静脉补液中需加入钠。极低出生体重儿通常需要在出生 12~24 小时即开始补钠。之后，足月儿每天需要补钠 2~3mmol/kg，早产儿因为钠离子排泄率高，每天需要补钠 3~5mmol/kg。

低钠血症是住院患儿最常见的电解质紊乱之一。低钠血症的定义为血清钠离子浓度低于 135mmol/L。低钠血症可能是多种不同病因的结果，可能是等渗性（如腹腔镜手术中膀胱冲洗）或高渗性（如高血糖），但在大多数情况下是低渗性。也就是说，低钠血症降低了细胞外渗透压，允许水自由地从细胞外移动到细胞内，以维持渗透平衡。虽然低张低钠血症是由多种疾病引起的（充血性心力衰竭、肾上腺功能不全、使用利尿药等），但围手术期最常见的病因是消化液过度丢失（如呕吐、胃肠道丢失）和液体的第三间隙效应（如腹膜炎、烧伤）。如果血清钠和血浆渗透压均较低，应评估患者的血容量状况和尿钠浓度。在低钠血症患者中，容量超负荷、高尿钠、充血性心力衰竭、肝硬化、肾病综合征或低蛋白血症是可能的原因。急性或慢性肾衰竭患者常表现为低钠血症和高血容量，并伴有不同程度的尿钠增多。在低血浆渗透压、低钠血症、低血容量和低尿钠的情况下，常见的病因包括呕吐、腹泻、过度出汗、烧伤和间质水肿。利尿药（尤其是噻嗪类利尿药）可导致血浆渗透压低、低钠血症、低血容量和尿钠增高。正常血容量低钠血症的潜在原因包括糖皮质激素缺乏、甲状腺功能减退、婴儿水中毒、心因性多饮和抗利尿激素分泌异常综合征（syndrome of inappropriate antidiuretic hormone，SIADH）。外科手术后的儿童，SIADH 最常导致低血浆渗透压、低钠血症、正常血容量和高尿钠。在 SIADH 中，低血浆渗透压或增多的血容量都不能抑制 ADH 的分泌。ADH 介导的水潴留可导致低钠血症、血容量增多和肾钠排泄增加。如本章前述，由于血流动力学和非血流动力学刺激，许多外科手术后的儿童患者常出现 ADH 分泌异常增多。

低钠血症的治疗取决于症状的严重程度和低钠血症的慢性程度。治疗方案包括限制入液量、口服或静脉注射氯化钠及治疗基础疾病。考虑到快速纠正或过度纠正严重和 / 或慢性低钠血症会增加中枢神经系统脱髓鞘的风险，应避免在 48 小时内使血浆钠浓度增加 >25mmol/L。对于出现低钠性脑病的患儿，可使用 3% 高渗盐水治疗。

2. 高钠血症　高钠血症是住院儿童中另一种常见的电解质紊乱，定义为血清钠离子浓度 >145mmol/L。高钠血症是净失水或高渗钠摄入增加的结果，水或低渗液体丢失是高钠血症的主要原因。自由水丢失见于经皮肤或呼吸系统的不显性蒸发过多，或者肾源性或中枢性尿崩症所致。儿童低渗液体丢失的常见原因是腹泻和 / 或呕吐，水分没有得到及时补充。医院内高钠血症通常是继发于使用高渗盐水或碳酸氢钠治疗代谢性酸中毒时引起的医源性高钠血症，也可见于垂体手术、颅脑外伤后 ADH 缺乏所致的多尿。

严重的高钠血症，尤其是与脱水相关的高钠血症，会导致脑萎缩，从而导致脑血管破裂，引发脑出血和永久性神经损伤或死亡，症状根据高钠血症的严重程度而不同。婴幼儿的临床表现包括呼吸困难、肌无力、烦躁不安、高声哭闹、失眠、嗜睡，甚至昏迷。

高钠血症的治疗和钠纠正应取决于脱水程度、症状严重程度和高钠血症的慢性程度。在严重高钠性脱水的情况下，应谨慎输注等渗溶液，缓慢恢复血容量。血钠水平每天下降不应超过 15mmol/L。如果高钠血症纠正得过快，血浆渗透压迅速降低，而神经细胞来不及重新适应，水将从血浆转移进入细胞内，可能导致脑水肿、脑缺血甚至死亡。

（三）低钾血症与高钾血症

钾是细胞内液主要的阳离子，正常细胞内钾离子浓度为 150mmol/L，细胞外浓度为 3.5~5.5mmol/L，这一浓度差由 Na^+、K^+-ATP 酶调节，并产生细胞跨膜电位。维持细胞内、外钾离子的正常比例对中枢神经系统、心脏、骨骼和平滑肌细胞的正常传导和收缩功能至关重要。全身钾离子的调节主要依赖于肾，钾离子在肾小球中被自由过滤，绝大多数在排泄到尿液中之前被重吸收，肾可以通过增加排泄量适应钾摄入的增加，但在摄入减少的情况下不能阻止钾的消耗。醛固酮是主要的盐皮质激素，在钾稳态中发挥着重要作用，醛固酮主要作用于肾远端小管，引起钠和水的重吸收和钾的分泌。钾离子紊乱通常是由异常的跨细胞离子转移、异常的肾排泄、盐皮质激素过量或不足、外源性或内源性钾负荷增多或钾摄入不足引起的。新生儿（尤其是早产儿）在出生后早期血清钾离子浓度较高，一旦尿量稳定，通常可在出生后第 3 天开始补钾，从 1~2mmol/(kg·d) 开始，然后在 1~2 天增加到 2~3mmol/(kg·d) 的正常维持量。

1. 低钾血症　低钾血症定义为血清钾离子浓度低于 3.5mmol/L。低钾血症在住院儿童中也很常见。内源性或外源性的 β 受体激动剂、胰岛素、家族性周期性瘫痪或钡中毒可导致钾从细胞外液向细胞内液转移的低钾血症。碱中毒通过细胞膜钾转移和肾钾分泌增加促进低钾血症。利尿药和乙酰唑胺可促进肾对钾的排泄。患有糖尿病酮症酸中毒的儿童经常出现低钾血症，因为在糖尿的情况下可发生渗透性利尿。在原发性醛固酮增多症、一些罕见的先天性肾上腺增生和库欣综合征患者中，由于盐皮质激素过量，钾可经肾异常丢失。呕吐、腹泻是儿童肾外钾丢失的最常见原因。轻度低钾血症通常缺乏临床症状，中、重度低钾血症患儿可能表现出全身无力、嗜睡或便秘。由于低钾血症影响心肌细胞的除极和复极过程，所以常有心电图改变，其特征性改变是心室复极延迟，表现为 ST 段低平，T 波低平或倒置，或出现 u 波，P-R 和 QT 间期延长。因动作电位 0 期去极化速度减慢，导致传导减慢，易发生各种类型的心律失常。血清钾低于 2.5mmol/L 的患者中，可能发生肌肉坏死，严重者累及呼吸肌，可出现弛缓性瘫痪和呼吸肌麻痹，部分患者甚至发生肌溶解。

低钾血症的治疗应视病情轻重而定，尽可能通过口服补充来纠正。出现严重症状（如心电图改变、肌无力或瘫痪）时应静脉补钾，通过中心静脉通路给予，给药浓度为 40mmol/L（0.3% 氯化钾），输注速率不应超过 0.5~1mmol/(kg·h)。通过外周静脉注射钾会引起疼痛、静脉炎和血栓形成。如果低钾血症继发于碱中毒，应在补钾前纠正碱中毒。

2. 高钾血症 高钾血症定义为血清钾离子浓度大于 5.5mmol/L。住院儿童高钾血症的发生率低于低钾血症。儿童高钾血症最常见的原因是测量误差，毛细血管或细针头采血时负压过大可导致红细胞溶血和细胞内钾释放，如果怀疑是测量误差应该重新采血复查。许多情况下，钾会从细胞内液转移到细胞外液，引起高钾血症。代谢性酸中毒、胰岛素缺乏、高渗状态、洋地黄中毒、β 受体阻滞剂、琥珀胆碱、肿瘤溶解综合征、高钾性阵发性麻痹、剧烈运动，以及烧伤、创伤或横纹肌溶解引起的组织损伤都可能因钾的跨细胞膜转移而引起高钾血症。急性和 / 或慢性肾衰竭时也可能导致高钾血症。当肾小球滤过率低于 15~30ml/(min·1.73m²) 时，尿钾排泄明显受损。盐皮质激素（醛固酮）缺乏，如原发性慢性肾上腺皮质功能减退症（Addison 病）、21- 羟化酶缺乏或 Ⅳ 型肾小管酸中毒也可能导致严重的高钾血症。有效循环血量减少时，钠被输送到集合管的量减少，导致尿钾排泄功能受损也可导致儿童高钾血症。某些药物，如螺内酯、血管紧张素转换酶抑制药、非甾体抗炎药等可能影响醛固酮的生成，也与高钾血症有关。钾摄入过多导致的高钾血症很少发生，尤其是在肾功能正常的情况下。有时可能发生在大量输血和 / 或输注陈旧的库血之后。

儿童高钾血症往往是无症状的，通常直到潜在疾病需要进行电解质评估时才能被发现。钾浓度 >8mmol/L 的儿童可能出现肌无力或瘫痪，主要累及骨骼肌，甚至产生肌麻痹、腱反射减退或消失，临床表现与吉兰 - 巴雷综合征相似。高钾血症可导致严重的心脏传导障碍及各种快速性室性心律失常，严重时能导致心室颤动和心搏骤停。随着钾水平的增加，心电图上出现特征性变化，先是出现高尖的 T 波，随后 QRS 增宽，PR 间期延长；随着血钾水平进一步增加，P 波减少或消失，QRS 时间和 PR 间期进一步延长；最后 QRS 波群逐渐增宽，最终与 T 波融合形成正弦波，出现心室颤动或心搏骤停。

出现肌无力或瘫痪、心电图改变和 / 或钾离子浓度 >6.0mmol/L 的儿童需要紧急治疗。高钾血症的处理措施包括：①限制钾摄入，去除任何肠内、肠外钾摄入来源。②促进钾的排出及向细胞内转移，对于血容量和肾功能正常的患儿应考虑静脉注射呋塞米 1mg/kg；胰岛素与葡萄糖联合应用可治疗症状性高钾血症，可缓慢静脉注射常规胰岛素 0.1U/kg+ 葡萄糖 0.5g/kg，超过 15~30 分钟；此外，使用碳酸氢钠 1mmol/kg 和 / 或吸入沙丁胺醇可促使 K⁺ 进入细胞内；手术过程中还可以过度通气；口服或经直肠给予阳离子交换剂聚磺苯乙烯钠（新生儿、术后患者、肠梗阻患者禁用），可促进钾通过肾和肠道的排泄。③拮抗细胞外 K⁺ 对心肌的毒性作用，静脉注射氯化钙 10~20mg/kg 或 10% 葡萄糖酸钙 0.5ml/kg，超过 5~10 分钟，钙能迅速发挥作用，但只持续 30~60 分钟，可能需要重复给药。当保守治疗失败时，需要进行肾替代治疗。④最重要的还是确定高钾血症的病因，治疗原发病。

（四）低钙血症与高钙血症

钙是二价阳离子，是人体第五丰富的元素，主要以羟基磷灰石晶体的形式储存在骨骼中。体内只有 1% 的钙存在于细胞外液，约 50% 的细胞外钙以游离钙的形式参与循环，其余 40% 与蛋白质（主要是白蛋白）结合，10% 与阴离子结合。只有游离的钙离子才具有生物活性。钙对心脏、血管舒缩和神经功能至关重要。正常血钙为 2.1~2.6mmol/L（8.5~10.5mg/dl），或离子钙为 1.0~1.3mmol/L（4.0~5.0mg/dl）。

1. 低钙血症 低钙血症的定义为血浆游离钙 <1.0mmol/L，或早产儿、足月儿和儿童总钙量分别 <1.7、2.0 和 2.2mmol/L（<7.0、8.0 和 8.8mg/dl），是住院儿童中相对常见的电解质异常。

低钙血症常见于新生儿，继发于应激、甲状旁腺发育不成熟和 / 服用富含磷的配方奶粉或牛奶。NICU 内的低钙血症通常与急性疾病或应激有关，如脓毒症、心脏手术、横纹肌溶解、胰腺炎、肝炎或肿瘤。肾衰竭也通过多种机制引发低钙血症，如肾衰竭所致的磷水平升高，导致磷酸钙沉积继发低钙血症。呼吸和代谢性碱中毒促进钙与白蛋白的结合，从而降低游离钙水平。此外，用于保存血液制品的枸橼酸盐可以螯合钙，能迅速降低游离钙的浓度。镁是甲状旁腺激素释放所必需的，因此低镁血症可能通过降低甲状旁腺激素水平间接导致低钙。缺乏维生素 D 或维生素 D 活化障碍也会导致低钙血症。

轻度低钙血症通常无症状，重度低钙血症可出现支气管痉挛、呼吸急促、呕吐和喉痉挛等。游离钙浓度降低与神经肌肉兴奋性有关,新生儿可表现为癫痫发作、抽搐、肌肉痉挛、喉喘鸣和/或呼吸暂停。心电图表现为 QT 间期延长,T 波异常,可有窦性心动过速伴心律失常。

治疗低钙血症最重要的是确定病因,治疗原发病。对于有症状的低钙血症危重患儿,应立即在心电监护下给予 10% 葡萄糖酸钙 2ml/kg,用 5% 葡萄糖按 1∶1 稀释静脉注射 10 分钟,随后连续静脉滴注 80mg/(kg·d) 的元素钙 48 小时。在接下来的 24 小时内,钙输注应减少到原来剂量的 50%,然后停止。最好通过粗大的外周静脉或中心静脉给予,检查输液部位是否有外渗,以避免皮下组织坏死。如果同时存在低镁血症,应静脉注射硫酸镁。

1ml 10% 葡萄糖酸钙 =100mg 葡萄糖酸钙 =9mg/0.46mEq/0.22mmol 元素钙。

1ml 10% 氯化钙 =100mg 氯化钙 =27mg/1.36mEq/0.68mmol 元素钙。

2. 高钙血症 高钙血症定义为血浆游离钙浓度超过 1.3mmol/L(5.0mg/dl)。是一种住院儿童罕见的电解质异常。在儿科患者中,医源性钙输入是导致高钙血症的常见原因。儿童高钙血症的其他原因因年龄而异,包括甲状旁腺功能亢进、磷酸盐缺乏、母体低钙血症、恶性肿瘤、皮下脂肪坏死和遗传或先天性代谢紊乱等。临床特征通常是非特异性的,严重情况下可能出现虚弱、低张力、嗜睡和昏迷,以及睡眠障碍。也可能出现高血压、心动过缓和/或 QT 间期缩短。高钙血症可引起多尿和脱水。肾钙质沉着症也可能对肾造成损害。对于有症状的患者,最初的治疗方法是使用利尿药增加尿钙排泄,同时纠正严重高钙血症时常见的脱水现象。除紧急处理外,根据病因长期治疗可包括甲状旁腺切除术、使用降钙素或双膦酸盐。

(五)高镁血症与低镁血症

镁是含量仅次于钾的细胞内阳离子,对细胞酶活性至关重要。镁是由三磷腺苷驱动的任何反应的重要辅助因子。镁还可作为钙通道阻滞剂,在调节细胞内钙通道活动中发挥关键作用。由于只有不到 1% 的镁存在于细胞外液,所以血清镁水平可能无法准确反映出镁在全身的浓度。因此,镁异常的临床症状通常与血清镁水平无关。镁的正常血清浓度为 0.75~0.95mmol/L(1.8~2.3mg/dl)。

1. 高镁血症 高镁血症在儿科患者中很少见。最常见的原因是医源性服用过量镁,尤其是在肾衰竭的情况下。症状包括反射减退、呼吸抑制、嗜睡、心电图改变甚至心搏骤停。静脉注射钙剂可逆转高镁血症的神经肌肉和心脏毒性,应在有症状的患者中使用,进一步治疗应识别和去除镁的外源性来源。肾衰竭患者可能需要透析。

2. 低镁血症 PICU 患儿发生低镁血症的概率较高。在一项回顾性分析中,危重患儿低镁血症的发生率为 44%。低镁血症的主要原因是摄入不足,其他原因包括经胃肠道或肾丢失过多。许多药物可促进镁的肾排泄,包括氨基糖苷类药物、顺铂、两性霉素 B、利尿药、环孢素和他克莫司等。低镁血症还经常发生于脓毒症和烧伤患儿,并发低钙血症和/或低钾血症也很常见。

临床上低镁血症常与原发疾病的临床表现混杂在一起,或被其他电解质紊乱所掩盖。轻度低镁血症一般无症状,严重者神经肌肉兴奋性增高,表现为手足抽搐、震颤和/或癫痫发作,可能出现明显的个性变化。心律失常包括室性期前收缩、室性心动过速、尖端扭转型室性心动过速和心室颤动。有症状(如手足搐搦、心律失常或癫痫发作)和/或镁持续丢失的患儿应静脉补镁,并持续监测心脏功能。硫酸镁应经静脉缓慢滴注,快速注射可能导致低血压。儿童使用剂量为 25~50mg/kg[0.2~0.4mEq/kg(0.1~0.2mmol/kg)],单次最大剂量为 2g[16mEq(8mmol)]。1mmol=2mEq=24mg 镁元素 =240mg 硫酸镁。应在每次静脉补镁 6~12 小时后测定血镁浓度,并基于测定值决定是否再次补充。

第二节 小儿围手术期输血治疗

围手术期输血是指在围手术期输入包括自体血、异体全血、红细胞、血小板、新鲜冰冻血浆和冷沉淀等血液制品。输血的目的是提高携氧能力,增加血容量。血容量可以通过液体治疗来补给,因此输血的主要目的是增加组织和器官的氧供,但输血同时也可能带来其他并发症。本节将对小儿凝血系统的发育、围手术期凝血功能监测、常用血液制品、输血潜在的不良反应及围手术期血液保护方法进行介绍。

一、小儿凝血系统的发育

(一)凝血过程

凝血与抗凝血平衡是机体抗损伤机制的重要组成部分,维持这一平衡的基本要素是:血浆成分的量和质正常;血细胞成分的量和质正常;血管结构和血管内皮细胞功能正常及血液流变学正常。

凝血系统的基本生理功能是在血管损伤引起出血时,通过一期止血和二期止血形成血栓,阻止受伤血管出血,重建血管的通畅性。一期止血通过诱导受伤血管收缩和血小板黏附、聚集形成血小板血栓;二期止血则是由血浆中凝血因子相互作用,纤维蛋白包绕血小板及其他细胞形成坚固的纤维蛋白凝块,一期和二期止血高度协调、相互依存、同时进行;最后,纤溶系统去除凝块,以重建血流,并使伤口愈合。凝血系统的激活需要多种生理性启动因子(如组织因子)的参与及关键酶(如凝血酶)的催化。凝血因子的国际编号命名以罗马数字表示,编码与含义见表 9-2-1。

机体的抗凝血作用包括细胞抗凝和体液抗凝。细胞抗凝指单核吞噬细胞系统及肝细胞所具有的非特异性抗凝作用;体液抗凝包括血浆中的抗凝物质、蛋白 C 系统和纤溶系统。

在许多疾病或病理过程中,机体可能存在原发性或继发性、局部或全身凝血与抗凝血平衡紊乱,导致血栓形成或因止、凝血功能障碍引起的出血性疾病,临床出现相应的症状和体征。

表 9-2-1　凝血因子编码与含义

罗马数字	含义
I	纤维蛋白原
II	凝血酶原
III	凝血活酶
	组织因子
IV	钙
V	前促进子(proaccelerin)
	不稳定因子(labile factor)
VII	(凝血酶原)转变加速因子(proconvertin)
	稳定因子
VIII	凝血因子VIII
	抗血友病球蛋白(AHG)
	抗血友病因子 A
	因子VIII:C
IX	血浆凝血活酶组分
	抗血友病因子 B
	Christmas 因子

罗马数字	含义
X	Stuart 因子
	Prower 因子
	Stuart-Prower 因子
XI	血浆凝血活酶前体
	抗血友病因子 C
XII	Hageman 因子
	接触因子
	表面因子
	Glass 因子
XIII	纤维蛋白稳定因子
	Laki-Lorand 因子

（二）凝血系统的发育

凝血蛋白、血小板和纤溶蛋白不能透过胎盘屏障从母体进入胎儿体内,胎儿大约在胎龄 11 周时开始自身合成,随后凝血和纤溶系统平行发育,保持微妙的止血平衡。尽管凝血系统不断发育成熟,但出生时在数量和质量上仍然存在缺陷。

有文献详细报道了健康早产儿(胎龄 30~36 周)和足月儿(胎龄 >37 周)从出生到出生后 6 个月时的血浆凝血因子和凝血抑制因子水平。出生后第 1 天血浆维生素 K 依赖的凝血因子(II、VII、IX 和 X)水平和接触因子(XII、XI、高分子量激肽原和激肽释放酶)均显著低于成人,并且大多数在出生后 6 个月时上升到成人水平。几种凝血抑制因子(抗凝血酶、蛋白 C 和蛋白 S)和纤溶因子(纤溶酶原和组织型纤溶酶原激活物)也具有相似的变化趋势。相比较而言,纤维蛋白原、凝血因子 V、凝血因子 VIII、凝血因子 XIII、vW 因子、血小板计数和纤溶酶原激活物抑制因子在出生后第 1 天就已经与成人数值相似。

除了凝血系统发育过程中这些数量问题外,还存在质量问题。有人提出了"胎儿纤维蛋白原"的概念,并根据血栓弹力图数据、纤维蛋白原的测定活性和抗原水平之间的差异及新生儿和成人纤维蛋白原超微观结构的差异,推测出婴儿纤维蛋白原功能受损的证据。对 XII 因子、激肽释放酶、蛋白 C 和纤溶酶原的生物学活性和血浆水平的比较结果表明,这些因子可能同样也存在质量方面的缺陷。最后,已有研究表明,新生儿出生后 48 小时内血小板聚集功能是受损的。

对婴儿进行凝血功能检查的结果表明,足月儿和早产儿的 APTT 均延长,并在出生后 3~6 个月发育至成人水平。出生时 PT 和 TT 也同样延长,但在几天内即可达到成人水平。对这些结果的解读有些复杂,因为没有证据表明,新生儿、婴儿或儿童的自发性出血、创伤后出血和手术出血的风险高于成人。事实上,即使在新生儿,血栓弹力图的结果也提示凝血系统是完善的。然而,凝血因子和凝血抑制因子在婴幼儿的改变会导致产生凝血酶的能力降低,以及一旦凝血系统被触发,凝血酶的生成明显延迟;另一方面,纤溶系统的缺陷导致纤溶酶原产生减少,纤溶过程受损。所幸的是,凝血系统和纤溶系统的发育成熟是同步进行的,并且与胎龄相一致,而净效应显然达到了维持有效止血所必需的平衡。尽管这些凝血系统发育过程中质和量的问题在 1 岁左右得到了解决,但血浆大多数凝血因子、凝血抑制因子和纤溶蛋白水平的正常值仍然有别于成人。

二、小儿围手术期的凝血管理

(一)小儿围手术期的凝血功能评估

术前进行凝血功能检查有助于筛查患儿是否有遗传性或获得性出血性疾病,诊断病因,并监测术中或术后出血的治疗情况。本节讨论常用实验室检查的适应证和局限性。

1. 一期止血评估 一期止血评估包括血小板和vW因子的定量和功能分析。

血小板计数采用全血样本测量,正常值为(100~300)×10⁹/L,但是血小板计数不能评估可用血小板的功能。以往评价血小板功能的主要指标是出血时间,因其属于有创操作,并且受操作人员技术的影响,故目前多使用血小板功能分析仪。血小板功能分析仪测定的是血小板血栓形成的速度,记录凝血时间(clotting time)。血小板计数低于50×10⁹/L或血细胞比容低于25%的患者及严重血小板功能障碍或严重血管性血友病患者的凝血时间延长,阿司匹林、非甾体抗炎药也会使凝血时间延长。血小板功能分析仪在严重出血患者中监测到的结果最为可靠,凝血时间正常可以除外血小板或vW因子数量减少、严重血小板功能紊乱和严重的血管性血友病。但是血小板功能分析仪作为血小板功能缺陷筛查试验的灵敏度较低,因此作为术前筛查工具的作用有限。

2. 二期止血评估 二期止血评估主要是通过检查凝血酶和纤维蛋白形成过程判断是否存在凝血和纤溶异常。可用的方法包括定量测定凝血因子水平和分析这些凝血因子在凝血过程中的相互作用。最常使用的定量指标是纤维蛋白原浓度测定。血栓弹力图则使用全血标本测定"有功能的纤维蛋白原"水平。凝血因子之间的相互作用则可以通过PT、APTT和TT来测定。

PT是反映血浆中凝血因子Ⅰ、Ⅱ、Ⅴ、Ⅶ、Ⅹ活性的指标,是检查机体外源性凝血系统功能有无障碍的过筛试验,也是临床抗凝治疗的重要监测指标。APTT是临床上最常用的反映内源性凝血途径的敏感筛选试验,广泛用于过筛测定内源性凝血途径中凝血因子缺陷,如因子Ⅺ、Ⅷ、Ⅸ,同时也可用于出血性疾病的初筛诊断及肝素抗凝治疗的实验室监测。TT是指在血浆中加入标准化的凝血酶后血液凝固的时间。在凝血过程中生成的凝血酶使纤维蛋白原转变为纤维蛋白,可用TT来反映,由于纤维蛋白原降解产物能使TT延长,故也有人将TT作为纤溶系统的筛选试验。

3. 纤溶评估 纤溶过程评估可以通过测定血液中纤维蛋白降解产物或应用血栓弹力图直接测量凝血块溶解来确定。

当凝血系统激活导致纤维蛋白溶解时,纤溶酶将产生的纤维蛋白凝块降解为包括D-二聚体在内的纤维蛋白降解产物,D-二聚体是由两个交联纤维蛋白"D"片段组成的分解产物。因此,D-二聚体的存在表明因子ⅩⅢ-交联纤维蛋白的分解,见于病理条件下(如弥散性血管内凝血)。

血栓弹力图应用黏滞弹性测定来评估从凝血块形成到凝血块退缩和溶解的止血过程,检测血液凝固及随后的纤维蛋白溶解期间凝血因子、凝血因子抑制物、抗凝药及血细胞之间的相互作用。与传统凝血检查相比,血栓弹力图快速有效,有助于鉴别外科出血和凝血功能障碍所致的出血,并可指导成分输血,在肝移植、心脏外科手术和创伤相关的凝血问题监测与指导血制品应用和凝血因子的补充方面发挥了重要作用。血栓弹力图监测指标的临床意义及参考值范围见第八章第十一节。

总之,血小板计数、纤维蛋白原水平、PT及APTT等定性评估存在局限性。首先,尚没有公认的绝对值可以作为成分输血的阈值;其次,实验室检查用时相对较长,当获得结果时临床情况可能已经改变。随着技术的进步,已经开发出床旁即时凝血功能监测,血小板计数、纤维蛋白原水平、PT、APTT和TT都可以通过这种方法获得,但与常规实验室检测相比较其准确性和有效性尚待确认。血栓弹力图可以为临床医师提供即时数据,并已被广泛研究,可作为儿童肝移植、体外循环心脏手术后出血的辅助监测手段,但仍然缺乏指导临床干预的阈值。凝血试验主要用于监测治疗过程中的趋势变化,输血决策仍然受临床情况及观察者意见的影响。

（二）先天性或遗传性凝血功能障碍

先天性或遗传性凝血功能障碍会给麻醉医师带来重大的围手术期挑战。了解常见疾病将有助于加强与血液学专家和外科医师的沟通交流，为患儿提供更好的医疗服务。

1. 血管性血友病（von Willebrand disease，vWD） vWD 是一种常染色体显性遗传病，是最常见的遗传性出血性疾病。这种疾病是由于 vW 因子的浓度、结构或功能缺陷引起的，vW 因子通过与血小板表面受体相互作用促进血小板聚集，另一方面作为凝血因子Ⅷ的载体蛋白，可阻止因子Ⅷ被活化的蛋白 C 从血液循环中快速清除，从而在止血过程中发挥重要作用。根据血浆 vW 因子数量减少和功能、结构缺陷将该病分为 1~3 型，其中 3 型以 vW 因子完全缺失和因子Ⅷ水平极低为特征，是最严重的类型。此外，还有"血小板型"或"假性"vWD（表现为异常血小板对正常 vW 因子的亲和力增强），以及"获得性"血管性血友病综合征。

vWD 患者都有出血症状，特征性表现为皮肤黏膜出血，包括易擦伤、鼻出血、拔牙或耳鼻喉手术后出血，严重者可出现动脉瘤和颅内出血。

vWD 的诊断基于个人皮肤黏膜出血史、vWD 家族史和 / 或与 vWD 一致的凝血试验。vWD 的筛查试验包括 APTT、BT 和血小板功能测定，但这些试验缺乏明确诊断的敏感性和特异性。常见的检测包括 vW 因子抗原定量检测、vW 因子辅助因子分析，以评估 vW 因子功能和因子Ⅷ测定。O 型血的人平均 vW 因子水平比其他血型的人低 25%。炎症和压力（如儿童抽血期间）可导致 vW 因子水平发生错误升高，从而影响诊断结果。

治疗可使用人源性 vW 因子、人源性 vW 因子 / 因子Ⅷ复合物、重组 vW 因子或含有 vW 因子 / 因子Ⅷ的冷沉淀，目的是恢复一期止血时血小板的正常黏附，增加异常低水平的因子Ⅷ。1- 去氨基 -8-D- 精氨酸加压素（1-deamino-8-D-arginine vasopressin，DDAVP）是一种合成的升压素类似物，使从内皮细胞和血小板释放 vW 因子，并增加血浆 vW 因子和因子Ⅷ水平，治疗 1 型 vWD 有效，但反复使用可能导致过敏反应，对 DDAVP 有反应的患者，输血需求可减少。

围手术期治疗的目标是达到 vW 因子和因子Ⅷ的治疗水平，以便充分止血。在口腔或黏膜出血的患者中，抗纤溶治疗（如氨甲环酸和氨基己酸）是重要的辅助治疗。如果接受足够的 vW 因子和因子Ⅷ替代治疗后仍持续出血，则可能需要输注血小板。此外，仔细的外科止血也很关键。

2. 血友病 血友病是一种由因子Ⅷ（血友病 A）或Ⅸ（血友病 B）缺乏引起的 X 连锁遗传性出血性疾病。血友病 A 比血友病 B 更常见，占 80%~85%。血友病患者会出现出血症状，根据凝血因子缺乏的严重程度，症状从轻微损伤后的长时间渗血到创伤或大手术后危及生命的出血不等。在轻、中度疾病患者中，出血可能仅在手术或创伤后出现。病情严重者通常在 2 岁之前就诊断出与日常活动有关的出血，如活动后瘀伤、牙齿脱落后口腔出血，甚至肌肉血肿和关节出血。在新生儿，静脉穿刺、肌内注射或包皮环切术后就可能发生出血。严重血友病的另一个常见表现是非创伤性（自发性）关节内出血，最常出血的部位是膝、足踝和肘部。经常反复出血可发生在同一个关节，导致滑膜组织炎症、进行性关节损伤和关节病，当 6 个月内复发出血至少 4 次或总共 20 次时，关节被称为"靶关节"。慢性关节疼痛和功能障碍最终可能需要关节镜介入或关节置换。慢性关节疾病是严重血友病患者致残的主要原因。颅内出血是导致严重血友病患者死亡的主要原因。

虽然患者通常有家族史或临床病史，但血友病是通过测定因子Ⅷ或Ⅸ的活性低来诊断的。凝血功能筛查试验通常提示 APTT 延长，PT 正常，但这些试验的敏感性和特异性均较低，不能作为诊断工具。两种血友病都可以基于因子Ⅷ或Ⅸ活性下降的水平分为重度、中度或轻度。

血友病的治疗主要在于提高相应凝血因子的血浆浓度，充分控制创伤性出血，防止自发性出血。轻度血友病患者很少出现危及生命的自发性出血,服用 DDAVP 可从内源性储存中释放足够的 vW 因子和因子Ⅷ;中度至重度血友病的治疗重点是用重组或血浆衍生的因子Ⅷ或Ⅸ进行凝血因子替代治疗。

血友病患儿的手术需要提前计划和协调。多学科团队合作对于确保严重血友病患儿得到充分的医疗照护非常重要。术前应测定凝血因子活性,通知药房和血库以确保在围手术期有足量的凝血因子和血液制品。对于小手术,将凝血因子活性水平提高到 30% 以上通常是足够的;创伤较大的手术,必须达到 50% 以上;在危及生命的出血或外科手术会导致严重失血的情况下,因子活性应为 80%~100%。因此,手术室应备有足够的凝血因子和血液制品[红细胞、冷沉淀、新鲜冰冻血浆(FFP)、血小板]。此外,还应采取其他可以减少术中失血的措施,包括仔细的外科止血和使用抗纤溶药物。血友病患儿伤口愈合时间延长,术后可能出现延迟性或复发性出血,因此术后应密切监测出血情况,并咨询血液科医师,监测凝血因子活性,就替代治疗剂量和持续时间提出建议,防止复发性出血。

3. 血栓形成和血栓栓塞性疾病 血栓形成和血栓栓塞性疾病在儿童并不常见,据报道发病率为(0.07~0.14)/10 000。儿童发生此类疾病的危险因素包括中心静脉置管、卧床、恶性肿瘤、全身感染、心脏病、肾病综合征、肥胖等。遗传性血栓性疾病包括抗凝血酶、蛋白 C 或蛋白 S 缺乏或突变导致的突变型凝血因子和凝血酶原生成增加,最终产生高凝状态。自身免疫病患儿抗磷脂抗体的存在也是血栓形成的危险因素。

新生儿和青少年是儿童中最易发生血栓问题的人群。新生儿主要是由于中心静脉留置导管所致,血栓好发于上腔静脉系统。绝大多数(85%)的儿童血栓形成是在住院期间发生的,大约 2/3 的儿童血栓性发作是有症状的,临床表现取决于血栓或栓子的位置。颅内血栓形成时可出现头痛、呕吐和呼吸困难;肺栓塞时出现胸痛和呼吸急促;肾血管栓塞常伴血尿;上腔静脉阻塞时出现上腔静脉综合征和乳糜胸。

诊断工具包括超声心动图、CT 血管造影和通气灌注扫描等,但重点仍在于预防。麻醉管理的重点在于意识到血栓栓塞性疾病的存在、了解其病理生理学机制及长期抗凝药的使用情况。在抗凝血酶缺乏的患者中,肝素治疗无效。对于亚甲基四氢叶酸还原酶突变的患者应避免使用氧化亚氮,以免干扰维生素 B_{12}/同型半胱氨酸代谢。必要时应咨询经验丰富的血液科医师。

4. 镰状细胞贫血(sickle cell anemia) 镰状细胞贫血是一种血红蛋白遗传病,是最常见的遗传性红细胞疾病。发病机制为 HbA 珠蛋白 β 链第 6 位氨基酸上的谷氨酸为缬氨酸所代替后形成异常血红蛋白 HbS,HbS 有电荷的改变,在低氧状态下溶解度比 HbA 低 5 倍。在氧分压低的毛细血管区,HbS 溶解度锐减而呈半凝胶状态,集合成管状,使红细胞扭曲成镰刀状,称为镰变。开始镰变时镰状细胞是可逆的,经过反复缺氧则形成不可逆性镰状细胞。镰状细胞僵硬、变形性差,不易通过毛细血管而使毛细血管内血流减慢,引起组织缺氧,加重镰变过程,形成恶性循环。血流缓慢又引起微血栓,导致不同部位的剧烈疼痛。由于 HbS 分子的不稳定性,镰状细胞在毛细血管内遭受机械性损伤,容易破坏,镰状红细胞的寿命(10~12 天)比正常红细胞(120 天)短,导致血管内溶血和溶血性贫血。慢性血管内溶血可致慢性血管炎症、肺动脉高压和缺血性卒中。镰状细胞贫血患儿需要外科手术的情况很多见,需要多学科合作加强围手术期处理。

镰状细胞贫血的典型表现包括间歇性疼痛性血管闭塞危象,感染、手术压力、体力劳动及情绪压力都会触发这种"镰状细胞危象",在幼儿的早期表现往往是手足疼痛性肿胀,其他严重并发症还包括急性胸部综合征、缺血性卒中和脾隔离症,其中有些需要手术治疗。胆囊切除术是最常见的手术,因为在持续性溶血的情况下会形成胆囊结石。脾切除术和骨科、神经外科、心脏手术也很常见。

术前预防性输注红细胞可降低围手术期并发症的发生率。积极的输血治疗方案是将异常血红蛋白 HbS 浓度降低到 30% 以下;保守方案则旨在将血红蛋白水平提高到 100g/L,而不考虑 HbS 浓度,其在预防镰状细胞贫血患儿围手术期相关并发症,同时显著降低输血相关风险方面与积极疗法同样有效。镰状细胞贫血儿童接受小的浅表性择期手术时术前不需要输血,但在接受大的外科手术(如骨科手术、心脏手术、扁桃体切除术、腺样体切除术)之前或者术中,输血是很有必要的。

术后管理的重点在于维持正常氧合。对乙酰氨基酚、非甾体抗炎药和区域麻醉的使用可提供良好的术后镇痛。

三、小儿围手术期输血疗法

(一)小儿输血相关问题

1. 血型与血型鉴定 红细胞血型为输血免疫学中最重要的部分,也是临床输血中问题最多的部分。红细胞血型包括 ABO 血型、Lewis 血型、MN 血型、P 血型和 Rh 血型。临床常用的是 ABO 和 Rh 血型系统。

(1)ABO 血型系统:根据是否存在特定的遗传性红细胞表面抗原,可将血液分为若干血型。国际输血学会认可 30 种主要血型系统,其中最重要的是 ABO 系统。人类的主要 ABO 血型有 A、B、AB 和 O 型。ABO 血型系统是与临床安全输血关系最密切的血型。因为红细胞缺乏 A 或 B 抗原者,血清中有规律地出现相应的抗 A 或抗 B 抗体。ABO 同型输血者 99% 以上是安全的。如果不进行 ABO 血型检查而输血,将有 1/3 的输血是不相合的。

世界各地 ABO 血型分布存在种族差异。在出生后第 1 年,自身红细胞上不存在抗原,即使不输血,也会出现抗体,可能是由于接触到与 ABO 抗原结构非常相似的细菌、病毒或植物抗原。因此,A 型血患者产生抗 B 抗体(IgM 型),B 型血患者产生抗 A 抗体(IgM 型),O 型血患者同时产生抗 A 和抗 B 抗体(IgM 和 IgG 型),AB 型血患者不产生抗 ABO 抗体。O 型母亲的 IgG 型抗 A 和抗 B 抗体可穿过胎盘,导致红细胞上带有 A 或 B 抗原的儿童溶血。

(2)Rh 血型系统:Rh 血型是继 ABO 血型之后临床意义最大的另一个血型系统,也是最复杂的血型系统之一。Rh 血型中常见的抗原有 C、D、E、c、e 五种,其抗原强度仅为 A、B 抗原的 1/100~1/10,其中以 D 抗原最强,故临床上只按 D 抗原的存在与否来分型,有 D 抗原者为 Rh 阳性,无 D 抗原者为 Rh 阴性。我国汉族人口 Rh 阳性率为 99.6%~99.8%。与 ABO 血型系统不同,Rh 抗体系统并非天然存在。绝大多数 Rh 抗体是经过妊娠或输血后产生的免疫性抗体,故 Rh 阴性的患者一旦出现抗 Rh 抗体,第 2 次输入 Rh 阳性的血液,可产生溶血性输血反应。由于抗 Rh 抗体属于 IgG 抗体,可以穿过胎盘,Rh 阴性的产妇在先前妊娠期间与 Rh 阳性的胎儿可发生 Rh 阳性的红细胞母婴转移而致敏,再次妊娠胎儿还是 Rh 阳性时,可致新生儿溶血。

(3)ABO-Rh 血型鉴定:利用红细胞凝集试验,通过正反定型来确定 ABO 血型。正定型是用标准的抗 A、抗 B 血清测定红细胞上的抗原,反定型即用标准的 A 型、B 型和 O 型红细胞抗原测定受血者血清中的抗体,从而鉴定 A、B、O、AB 型。新生儿通常在出生后 4~6 个月之前不会产生抗 ABO 抗体,因此主要使用正向分型确定其血型。Rh 状态可通过使用含抗 -D 试剂检测红细胞是否存在 D 抗原来定义。

2. 筛选和鉴定不规则抗体 所谓不规则抗体是指除了抗 A、抗 B 以外,是否存在针对任何其他血型系统抗原的抗体。为了确保输血质量,应常规对所有献血者和患者做抗体筛选试验。该试验是用已知的配组试剂红细胞,检查献血者或患者血清或血浆中是否有意外的不规则抗体。一旦检测出不规则抗体,就应进一步做抗体特异性鉴定,明确是同种抗体还是自身抗体。同种抗体在群体中检出率为 0.3%~2%,一般通过妊娠、输血或人体免疫而产生。新生儿由于免疫系统不成熟,出生 4 个月后才需要筛查不规则抗体。

3. 交叉配血试验 交叉配血试验的主要目的是检查血型是否相符,供受者之间是否有不相容的抗原、抗体成分,从而预防输血并发症。如果受血者抗体筛查阴性,则只需验证受血者和供体红细胞之间的 ABO 相容性。这可以通过即时交叉配血试验来提供血清学证据(将受血者血浆与供体的红细胞混合以确保没有凝集或溶血)。但是如果受血者抗体筛查阳性,则必须进行更详细的血清学交叉配血试验,以验证受血者血浆与供者红细胞表面可能存在的非 ABO 抗原的相容性。

由于全血同时含有 ABO 抗原和抗体,因此只能输给 ABO 血型相同的受者。浓缩红细胞含有在红细胞表面表达的抗原,含有少量抗体的血浆,因此供体和受体不必是 ABO 完全相同的。但是,患者只能接受 ABO 表面抗原不会与自身循环中的抗 ABO 抗体发生反应的红细胞。例如,O 型患者的红细胞表面没有 A 或 B 抗原,但血浆中有抗 A 和抗 B 抗体,所以只能接受 O 型红细胞(没有抗原);在红细胞表面同时有 A 和 B 抗原,但血浆中没有抗体的 AB 型患者可以接受 A、B、AB 或 O 型红细胞。因此,当输注红细胞时,O 型患者是万能供血者,而 AB 型患者是万能受血者。

相反,含有血浆的产品(包括新鲜冰冻血浆和血小板),其红细胞含量可忽略不计,主要含抗 ABO 抗体,因此只能接受含有血浆的产品,这样其抗 ABO 抗体才不会与患者的 ABO 抗原发生反应。AB 型患者可能只接受 AB 型血浆和血小板,因为来自任何其他血型的血浆将含有针对其红细胞上存在的 A 或 B 抗原的抗体;O 型患者可能接受来自 A、B、AB 或 O 型供体的含血浆产品,因为这些患者没有红细胞抗原。因此,当输注含血浆制品时,AB 型患者是万能的供血者,而 O 型患者是万能的受血者。

输注血液制品时还必须考虑 Rh 抗原状态。Rh 阳性个体可接受来自 Rh 阳性或 Rh 阴性供体的红细胞,以及来自无抗 Rh 抗体供体的血浆制品。Rh 阴性的个体应优先接受 Rh 阴性的红细胞,因为暴露于 Rh 阳性的红细胞会导致 30%~80% 的患者产生抗 Rh 抗体。如果这些受血者将来要再次输血或者生育子女,这种匹配更为重要。

4. 血液制品管理　知情同意是输血过程中至关重要的一部分。除紧急情况外,所有血液制品输注都需要知情同意。医师必须向患儿及其父母解释诊疗计划、风险、益处和替代疗法。患儿父母和 / 或监护人必须与医师签署标准化输血同意书。

在采集和标记样本送至血库时,确认患儿身份非常重要。输血前认真核对患儿身份、血型信息、交叉配血号和血液成分编号非常重要,因为文书错误仍然是导致致命的溶血性输血反应的主要原因。

母血可能含有针对新生儿红细胞或血小板的抗体,而父血可能含有新生儿从母亲那里获得抗体的抗原。父母的血液也可能与输血相关的移植物抗宿主病有关,所以建议在出生后最初几周不要使用父母的血液。血亲定向献血只能按要求提供,并且应该对血亲捐献的血液进行辐照处理,以预防移植物抗宿主病。

早产儿、新生儿使用 24 号静脉针输血时速度应缓慢。红细胞过于浓稠、静脉针过细会增加输注时的红细胞溶血。如果需要稀释红细胞以加速其流动,应使用生理盐水,避免使用含钙溶液,如乳酸钠林格液,还应避免使用低渗溶液,以免导致红细胞溶血。不得通过血液制品通路输注药物或其他溶液。此外,应使用输血滤器,任何血液制品都应在 4 小时内输注完成,以减少被细菌污染的风险。

(二)输血疗法

1. 术前评估　择期手术患儿建议血红蛋白 >100g/L(新生儿 140g/L),低于此标准时患儿围手术期风险可能增加。贫血患儿应在纠正贫血后再进行择期手术,某些贫血患儿需行急诊手术时,术前可输注浓缩红细胞。输注 4ml/kg 的浓缩红细胞可大约增高血红蛋白 5g/L。当伴有先天性或获得性凝血异常(如 vW 因子缺乏症),预计术中出血量可能达血容量 10% 以上者,术前应查血型并充分备血。对低血容量或术中可能需大量输血者,应预先置入中心静脉导管。术中是否输血取决于患儿年龄、术前病情、估计的血容量和失血量及手术继续失血和导致凝血功能障碍的风险。

2. 血容量估计　估计血容量和失血量对小儿尤为重要,同样容量的失血对小儿的影响明显高于成人,如 1 000g 的早产儿,失血 45ml 已相当于其循环血容量的 50%。按体重计算的血容量随年龄增长而相对减少(表 9-2-2),围手术期血容量的估计可参考与年龄相关的血压、心率变化、肢体是否温暖、毛细血管再充盈情况及尿量。

3. 失血量估计　小儿术中应尽量精确估计失血量,但小儿失血量的精确估计较困难,可采用纱布称量法、手术野湿纱布数量计算法等估计失血量。儿科手术应使用小型吸引瓶,以便于精确计量,并注意可能存在的体腔内(腹腔、胸腔)积血。此外,小婴儿的某些诊断性抽血,可能会造成明显的失血,应限量。术中可使用简易 HCT 和血红蛋白测定,确定丢失红细胞的情况;心动过速、毛细血管再充盈时间和中心 - 外周温度差是较可靠的参考体征。

表 9-2-2　与年龄相关的血容量及血红蛋白含量

年龄	血容量 /(ml·kg^{-1})	血红蛋白 /(g·L^{-1})
早产儿	90~100	130~200
足月新生儿	80~90	150~230
<1 岁	75~80	110~180
1~6 岁	70~75	120~140
>6 岁和成人	65~70	120~160

出生时正常 HCT 约为 60%,血红蛋白为 180~191g/L,其中 60%~90% 为胎儿型血红蛋白。胎儿型血红蛋白与 O_2 的亲和力大于成人型血红蛋白,向组织释放 O_2 的能力较弱,新生儿氧离曲线左移,可接受的血红蛋白下限为 120g/L,HCT 为 35%。出生 3 个月后大量胎儿型血红蛋白被成人型血红蛋白替代,组织氧供大为改善,HCT 为 25% 是可以接受的范围。术前测定患儿 HCT 和估计血容量(estimated blood volume,EBV),可用以判断术中最大允许失血量(maximum allowable blood loss,MABL),MABL=EBV ×(术前 HCT– 可接受 HCT)/ 术前 HCT。如失血量 <1/3MABL,用平衡液补充;如 1/3MABL< 失血量 <1MABL,用胶体溶液补充;如失血量 >1MABL,应输注浓缩红细胞和其他血液制品(表 9-2-3)。

表 9-2-3　小儿正常 HCT 和可接受的 HCT　　　　　　　　　　　单位:%

年龄	正常 HCT		可接受的 HCT
	均值	范围	
早产儿	54	45~70	35
足月新生儿	54	45~65	30~35
出生后 3 个月	36	30~42	25
1 岁	38	34~42	20~25
6 岁	38	35~43	20~25

4. 小儿常用血液制品

(1)全血:全血来自血细胞比容至少为 38% 的献血者,以无菌方式制备,含抗凝剂 / 防腐剂。全血不仅可以提高血红蛋白水平,还可以提供凝血因子。在过去几十年里,输血已经从使用新鲜全血发展到成分输血。但是大量证据表明,在某些情况下,输注全血可能优于成分输血,如在急性大量失血可能出现低血容量性休克的患儿或存在持续活动性出血的患儿、新生儿换血疗法及控制 2 岁以下复杂先天性心脏病儿童体外循环心脏手术出血等。但是只有采集时间 <48 小时的全血才有助于纠正上述凝血疾病,因为 1~6℃冷藏保存会降低血小板存活率和温度敏感的不稳定凝血因子 V 和Ⅷ的活性。

现在已经很少使用全血,因为随着分离技术的发展,可以最大限度地利用各种血液成分。此外,新鲜全血的采集、保存、运输条件也限制了其临床应用。

(2)红细胞:临床常用的制品包括浓缩红细胞、悬浮红细胞和洗涤红细胞,其他还包括辐照红细胞和少白红细胞等。

浓缩红细胞是最常用于提高血红蛋白水平、增加血液携氧能力的血液成分,可以从全血中分离或通过单采制备,含抗凝剂/防腐剂,在1~6℃储存。虽然每个单位都含有大约200ml红细胞,但根据加入的保存液不同,每单位总液体量和血细胞比容有所不同,保质期可以为35天或42天。根据受血者的情况和先前的输血耐受性,可以采用冷冻、洗涤、照射或去白细胞技术对浓缩红细胞进行进一步处理。

需要储存42天以上的特殊血型或自体采集红细胞,在添加甘油作为冷冻保护剂后,可在-65℃或以下冷冻10年。冻存的红细胞解冻后,必须在24小时内输注或再次冻存。输注前用氯化钠溶液清洗红细胞去除甘油,但是洗涤过程可能导致细胞丢失,血细胞比容减小。洗涤红细胞可去除血浆蛋白、炎症介质(如细胞因子)和其他血浆污染物,防止由异体血浆蛋白引起的严重复发性过敏反应,可去除多余的钾,并在已产生抗IgA抗体的IgA缺乏患者输血前去除了血浆IgA。清洗后,如果储存在1~6℃,必须在24小时内输注;如果是20~24℃,则必须在4小时内输注。有些保存液可能含有腺嘌呤和甘露醇,已知这两种成分都与肾毒性有关,甘露醇还可引起脑血流波动。因此,对于出生后4个月以下的婴儿和严重肝肾损害的婴儿,输注前应该洗涤,去除添加剂。

铯(^{137}Cs)源或使用直线加速器的X射线照射可以灭活淋巴细胞,防止输血相关移植物抗宿主病。当受血者免疫功能低下、是供体的一级或二级血亲或是新生儿时,红细胞(或全血)就应该进行照射处理。辐照后保质期缩短到28天。此外,照射会导致钾和游离血红蛋白从红细胞漏到血浆中,因此,当照射和输血间隔时间较长时,应考虑清洗。

去白细胞的目的是降低发热性非溶血性输血反应的发生率和受血者对HLA抗原同种异体免疫的发生率,降低由白细胞传播的巨细胞病毒及其他感染性疾病的风险,并减轻输血相关免疫调节。此外,储存期间白细胞释放的炎症介质也不会通过去白细胞处理而被清除。采用去白细胞技术再辅以去白细胞滤器可去除99%以上的白细胞。

新生儿输注红细胞的常见原因包括:胎儿和新生儿溶血性疾病、围生期失血、早产儿贫血和医源性抽血。年龄较大的婴儿和儿童需要输注红细胞的高失血风险手术包括先天性心脏病、脊柱手术、颅缝早闭修复术及某些肿瘤手术等。临床没有单一的最低血红蛋白水平作为所有患儿输血的触发因素。由于儿童患者较为特殊,尚缺乏关于新生儿、婴儿和儿童红细胞输注阈值的随机对照试验。对PICU的调查显示,触发红细胞输注的血红蛋白水平存在显著差异,综合考虑临床因素(如心动过速、低血压、低混合静脉氧饱和度、氧摄取率增加或乳酸血症和代谢性酸中毒的发生)有助于制订决策。研究表明,对ICU的成人和儿童使用限制性输血策略(血红蛋白水平降至70g/L以下时输注红细胞)与更自由的输血策略相比输血量减少,并发症的发生率和死亡率保持不变。因此有人建议对血红蛋白水平低于70g/L的患儿才输血,没有持续失血或复杂病情,血红蛋白超过100g/L是不必输血的。血红蛋白水平在70~100g/L是否输血取决于是否存在组织氧供不足的迹象。对于早产儿和发绀型先天性心脏病、充血性心力衰竭或存在严重合并症的患儿,建议以血红蛋白<100g/L或血细胞比容<30%作为输血阈值。一般来说,输注10~15ml/kg浓缩红细胞可使血红蛋白水平提高10~20g/L,或使血细胞比容提高3%~6%。

(3)血小板:血小板是从富含血小板的血浆或全血分离出来的。从全血制备的浓缩血小板称为浓集血小板,或者"随机供体血小板",1U为50~70ml,至少含5×10^{10}个血小板,红细胞<1.2×10^{12},白细胞<0.12×10^9;通过单采技术获得的浓缩血小板称为"单采血小板",1治疗单位为200~400ml,血小板含量为3.5×10^{11}个血小板,相当于6~8U全血分离的血小板含量。单采血小板的主要优点是减少供体暴露,目前是血小板的主要来源。血小板需要在20~24℃储存,持续温和震荡,以防止聚集。由于在此温度下存在细菌污染的风险,保质期只有5天。

血小板主要用于血小板数量减少或功能异常伴异常渗血的患者:血小板计数>100×10^9/L,通常不需要输血小板;血小板计数小于 $50 \times 10^9/L$,应考虑输血小板;血小板计数在 $(50~100) \times 10^9/L$,应根据是否有自发性出血或伤口渗血决定是否输注血小板。因此,手术类型、范围、出血速率、控制出血的能力、出血所致的后果及影响血小板功能的相关因素(低体温、体外循环、肾衰竭、严重肝病等)都应作为决定是否输注血小板的指征,而不能仅限于实验室数值,如术中出现不可控性渗血,经实验室检查确定有血小板功能低下时,输血小板不受上述指征限制。血小板功能低下对出血的影响比血小板计数更重要。对于大多数 NICU 患者来说,如果没有其他危险因素或既往脑室出血病史,血小板计数 $>30 \times 10^9/L$ 是安全水平;在进行有创操作(如外科手术、中心静脉穿刺、胸腔穿刺、内镜检查或腰椎穿刺)之前,血小板计数应提高到 $50 \times 10^9/L$ 以上;对于神经外科或眼科手术,或中枢神经系统出血,血小板计数应达到 $100 \times 10^9/L$ 以上。对于血小板功能障碍的患者,如尿毒症、服用抗血小板药物或免疫性血小板减少性紫癜患者,发生活动性出血时,无论血小板计数如何,都需要输注血小板。

输注随机供体血小板时的剂量为新生儿 5~10ml/kg,较大婴儿和儿童为 0.1~0.2U/kg,应使血小板计数增加 $(50~100) \times 10^9/L$;输注单采血小板时,通常新生儿输注 10ml/kg,15kg 以下儿童输注 1/4 治疗单位,15~30kg 儿童输注 1/2 治疗单位,超过 30kg 儿童输注 1 治疗单位。剂量反应因患者病情和输注血小板含量而异。输注后如未能达到预期增量,应查找病因,并可能需要在未来输血时使用表型匹配的血小板。虽然成人输注血小板不一定需要 ABO 血型相容,但大部分医院都提供 ABO 血型匹配的血小板。因为血小板中含有一定容量的血浆,在婴幼儿必须使用 ABO 血型匹配的血小板。此外,由于血小板中也残存少量红细胞,Rh 阴性患者应优先输注 Rh 阴性供体的血小板,以防止同种异体免疫,尤其是女性或将来还可能输血的患儿。

(4)血浆:血浆制品包括新鲜冰冻血浆、冰冻血浆、新鲜血浆。血浆是通过分离全血中富含血小板的血浆成分或通过单采来制备的。新鲜冰冻血浆(fresh frozen plasma,FFP)必须在采集后 8 小时内冻存到 −18℃ 以下,其保留了正常血浆中稳定的凝血因子、白蛋白、纤维蛋白原和免疫球蛋白,并使不稳定的凝血因子 V 和Ⅷ得以较长时间保存。

尽管已经提出了许多儿童输注新鲜冰冻血浆的适应证,主要是各种凝血因子缺乏的出血患儿,如严重肝病、抗凝血酶Ⅲ缺乏、血栓性血小板减少性紫癜及心脏手术或肝移植手术等,但其中有科学证据支持的相对较少。有研究表明,对需要大量输血的创伤儿童,提高新鲜冰冻血浆的输注比例可能改善预后,但尚未在前瞻性临床试验中得到证实。在大量输血期间,新鲜冰冻血浆以 10~15ml/kg 的剂量输注。由于新生儿的血浆容量约为 40ml/kg,输注 20ml/kg 的新鲜冰冻血浆可提供约 50% 的正常因子。

(5)冷沉淀:冷沉淀的制备是在控制条件下将新鲜冰冻血浆解冻至 1~6℃,通过离心采集沉淀物提取高分子量蛋白质,再悬浮在少量血浆中,−18℃下重新冷冻而成。冷沉淀含有浓缩的凝血因子Ⅷ和ⅩⅢ、vW 因子、纤维蛋白原和纤维连接蛋白,主要用于Ⅷ因子和/或纤维蛋白原缺乏的出血患儿(如血友病 A)。

通常每 5kg 体重的小儿可输注 1 单位的冷沉淀,可使小儿纤维蛋白原增加约 100mg/dl。对于年龄较大的儿童,每 10kg 输注 1 单位的冷沉淀可使纤维蛋白原浓度增加 50~70mg/dl。冷沉淀一经解冻,必须在 6 小时内输注,以防止因子Ⅷ失活。与新鲜冰冻血浆一样,冷沉淀的储存温度低于 −18℃,输注前不需要进行辐照和/或去白细胞。此外,由于冷沉淀不含红细胞,只含有少量血浆(抗 ABO 抗体的数量极少),因此在成人使用前不需要 ABO 和 Rh 相容性匹配。然而,相对于婴幼儿的血容量,其血浆含量不少,因此在婴幼儿应该使用与患儿 ABO 血型相容的冷沉淀。

(6)血浆衍生物:从血浆制备的衍生物包括白蛋白、免疫球蛋白、凝血因子Ⅷ、凝血因子Ⅸ、抗凝血酶Ⅲ、纤维蛋白原、凝血酶原复合物。这些凝血因子最初被研发用于治疗特定疾病,如血友病。但随着临床医师不断寻找异体血制品的替代物以辅助围手术期止血,凝血因子超处方应用的情况逐渐增多,特别是在成人和儿童患者中作为创伤、颅内出血、肝移植和心脏手术相关大出血的抢救应用。这些血浆衍生物的优点是输注容量小、不需要解冻或交叉配型、降低感染和免疫风险、减少输血量,具有较好的成本效益比。但是,相关的安全性和有效性研究较少,在围手术期使用要考虑血栓形成的风险。

1)纤维蛋白原:纤维蛋白原由人血浆制成,只含有纯化的纤维蛋白原,不含其他凝血因子。在制造过程中采用了病毒灭活处理,从而将病毒传播风险降至最低。病毒失活过程也会去除抗原和抗体,从而降低免疫和过敏反应的风险。每瓶纤维蛋白原剂量标化范围为1g规格的小瓶含纤维蛋白原900~1 300mg。不需要解冻,给药量小,给药时间短。纤维蛋白原在临床应用中已被证明有效并且耐受良好。在先天性无纤维蛋白原血症患者中,70mg/kg的预防剂量可使纤维蛋白原水平平均升高1.0g/L。但是每个患者所需的确切剂量取决于血浆纤维蛋白原水平的预期增加值和患者潜在的临床状况。

2)凝血酶原复合物:凝血酶原复合物是血浆来源的凝血因子浓缩物,含有直接促进凝血酶生成所需的所有凝血因子。凝血酶原复合物最常用于先天性或获得性凝血因子缺乏患者的替代治疗,还可用于严重维生素K缺乏伴有危及生命的出血患者。该复合物中Ⅸ因子含量最高,适用于Ⅸ因子缺乏的患儿(血友病B),对先天性Ⅶ因子或X因子缺乏者也有效。凝血酶原复合物也被用于治疗获得性低凝血酶原出血性疾病,主要为逆转华法林使用过量。一项研究探讨了体外循环后,凝血酶原复合物对新生儿血浆凝血酶生成的影响,结果表明在输注血小板和冷沉淀中加入凝血酶原复合物可显著缩短凝血酶产生的滞后时间,并增加凝血酶形成的峰值量。目前尚不清楚儿童患者中凝血酶原复合物的最佳剂量。

在逆转维生素K拮抗药(如华法林)导致的危及生命的出血时,可缓慢静脉输注维生素K 5~10mg,联合凝血酶原复合物50U/kg输注。

5. **大量输血** 大量出血的定义为失血量≥1倍血容量。儿童大量输血的概念是24小时内输血量达到或超过患儿总血容量的1~1.5倍,或3小时内输血量超过患儿总血容量的1/2,或对于正在发生的失血,每分钟输血速度超过总血容量的10%。常见于严重创伤致大出血的患儿、心胸外科手术、恶性肿瘤根治术,以及心、肺、肝移植的患儿。大量输血通常是在大量液体复苏之后进行的,并且通常与创伤诱导的凝血功能障碍有关,后者是凝血功能障碍、酸中毒和低体温"致死三联征"的一部分,通常导致患儿死亡。研究表明,"损伤控制外科"及"损伤控制复苏"理念的应用减轻了凝血功能障碍的发生,提高了患者生存率。损伤控制复苏提倡使用新鲜全血,但由于全血难以获得,目前被普遍接受的是大量输血方案(massive transfusion protocol,MTP),即使用既定比例的红细胞、血浆和血小板(1∶1∶1),可以降低成年创伤患者的死亡率,并且已被建议用于大量出血的儿童。

儿科大量输血方案的目标包括维持血小板计数在50×10^9/L以上、血红蛋白水平在100g/L以上、凝血功能监测正常。大量输血方案在儿科领域的应用尚存在一些问题。首先,在儿童启用大量输血方案的最佳触发点尚不清楚,有些专家采用以体重为依据的方法:小于5kg(新生儿)——55ml/kg;5~25kg(婴儿)——50ml/kg;25~50kg(儿童)——45ml/kg;>50kg(青少年)——40ml/kg,有文献指出急性大量失血或输血量达到40ml/kg是预测儿童死亡率的可靠阈值。其次,虽然通常采用先给予1∶1的新鲜冰冻血浆和浓缩红细胞,后续再使用血小板和冷沉淀,但是最佳血浆和血小板与红细胞的比例尚未确定。大量输血方案的优点在于,使医师能够专注于即时的患者照护,而不是根据实验室检查选择单一血液制品,因为实验室检查结果通常比较滞后,已经不能反映当前的临床情况。小儿患者使用大量输血方案不会增加血液制品的总量,也不增加血浆或血小板输注并发症,但是还没有明确证据证明可以降低大量输血儿童的总体死亡率。

大量输血对生理功能的干扰包括低体温、枸橼酸中毒和低钙血症、高血钾、酸碱平衡紊乱,以及由出血、凝血因子和血小板减少所致的凝血功能障碍。因此输血前必须适当加温,尤其是对早产儿、新生儿,加温库血可以防止低体温的发生;一旦出现枸橼酸中毒,应减慢输血速度或停止输血,快速大量输血时应静脉输注葡萄糖酸钙或氯化钙,监测血钙水平指导治疗;大量输血后发生出血倾向时,应首先排除溶血反应,然后补充新鲜全血、新鲜冰冻血浆或浓缩血小板等;大量输血时应密切观察患儿,持续监测生命体征,定期测定血气分析和电解质浓度,用以指导治疗。

6. 小儿围手术期输血的注意事项

(1) 术前了解患儿的重要脏器功能:如有条件,在行血型鉴定时,除受血者与供血者交叉配血,各供血者之间也应交叉配血。输血前应严格核对,检查血袋有无破损污染,选择合适的输血器,保证无菌操作。

(2) 术中应根据患儿年龄、术前血红蛋白、手术出血量及患儿的心血管反应等决定是否输血。一般来说,对全身状况良好的小儿,当失血量达到估计血容量的 20%~30% 时应给予输血。HCT 对指导输血具有重要的临床意义,通常将 25% 作为 HCT 可接受的下限,新生儿、早产儿及伴有明显心肺疾病的患儿(如发绀型先天性心脏病患儿),HCT 应维持在 30% 以上。1 岁以上患儿血红蛋白低于 70g/L 时应给予输血,目标是让血红蛋白达到 70~90g/L。

(3) 婴幼儿术中少量出血,即已丢失其相当大部分的血容量。因此,导致失血的操作一旦开始就必须积极、快速、等量地输血或输注适量的胶体溶液。

(4) 小儿输血过程中一般没有必要使用钙剂,除非在容量补足的基础上仍然存在低血压或大量输注血制品时应给予钙剂(10% 葡萄糖酸钙 0.2~0.3ml/kg 或 10% 氯化钙 0.1~0.2ml/kg)。维持正常的钙离子水平(≥0.9mmol/L)有助于术中止血。

7. 小儿围手术期输血的不良反应与处理 输血并非没有风险。输血过程中(尤其是在最初 15 分钟内)要严密观察发热和过敏反应的迹象。研究表明,儿童输血不良反应发生率是成人的 3~4 倍。近年来,随着献血者的选择、血制品的传染病检测、白细胞过滤器的使用及血液成分辐照等方法的进展,当前的血液供应比以往任何时候都更安全。然而,传染病传播及输血的非传染性免疫和非免疫介导的不良反应仍是需要关注的问题。

(1) 输血造成的感染性疾病:相较于输血的其他风险,感染传染病的风险始终最为公众所关注。可能传播的病原体包括细菌、病毒、寄生虫和朊病毒。细菌污染最为常见,血小板是最常被污染的血液制品,因为血小板是在室温下储存的。污染的主要来源是供体的采血部位、无症状或未检测到的供体菌血症、采血袋消毒不彻底及处理过程中违反无菌操作规定。

血液成分采集技术及血液制品处理和储存技术的改进降低了输血相关感染风险。多种筛查方法和特殊滤器的使用也足够有效,使得目前输血的非传染性危害成为输血治疗的主要并发症。

(2) 输血导致免疫介导的不良反应与处理:输血导致免疫介导的不良反应包括溶血性输血反应、发热性非溶血性输血反应、过敏反应、输血相关性急性肺损伤、输血相关移植物抗宿主病、输血后紫癜、输血导致的免疫抑制和同种异体免疫。

1) 溶血性输血反应(hemolytic transfusion reaction,HTR):免疫介导的溶血性输血反应是将红细胞输注给体内已有针对其抗原产生抗体的患者引起的。ABO 血型不合导致急性血管内溶血是致死性输血反应的3 个最常见原因之一,另外两个是输血后败血症和输血相关性急性肺损伤。溶血性输血反应最常见的原因是在输血时核对错误或在采集样本时标记错误,因此大多数是可以预防的,必须加强对患者的身份识别,防止技术错误。电子识别系统(包括条形码扫描)已被证明可以降低不相容血液制品输血反应的发生率。

发生急性溶血性输血反应时,清醒患者可能表现出寒战、发热、恶心、焦虑、胸痛和腰痛,但这些症状在小儿全身麻醉中可能被掩盖。麻醉医师可能观察到心动过速、低血压、微血管出血和血红蛋白尿,需要考虑到是由溶血反应引起,而与其他潜在原因进行鉴别。严重者导致休克和循环衰竭。低血压和肾缺血可引起急性肾小管坏死和肾衰竭。由于凝血和纤溶系统激活,最终可能导致弥散性血管内凝血。一旦怀疑急性免疫介导的溶血性输血反应,应立即停止输血、保持静脉通路通畅、维持血压、采取措施预防或改善急性肾衰竭和凝血障碍,并将血袋送回血库进行检查。

迟发性免疫介导的溶血性输血反应是由输注含有非 ABO 抗原的红细胞引起的,受血者由于既往有输血史而产生抗体。抗体水平通常很低,在筛选过程中无法检测到,输血后产生了快速的回忆应答。输血后3~10天出现迟发性溶血性输血反应,表现为血红蛋白水平下降。通常不需要治疗,但必须认识到问题,识别受血者的抗体,并在将来只输注相应抗原阴性的血液。

2)发热性非溶血性输血反应(febrile non-hemolytic transfusion reaction,FNHTR):发热性非溶血性输血反应是指输血期间或输血后不久体温升高1℃至发热范围。发热反应通常是由白细胞衍生的细胞因子引起的,这些细胞因子在血液储存期间被释放到血液制品中,或者由受体抗白细胞抗体(既往输血后产生)针对供体白细胞的反应而引起。最常见于血小板输注,也可见于输注红细胞或血浆。发热性非溶血性输血反应是除外其他输血相关发热病因(如急性溶血性输血反应、感染性输血反应或输血相关性急性肺损伤)之后作出的排除诊断。血液制品储存前,去白细胞技术的使用显著减少了发热反应的发生率。

3)过敏反应:过敏反应是所有急性输血反应中最常见的,是由于受者体内的抗体与供者体内的可溶性血浆抗原发生反应而引起的。因此,血液制品的去白细胞技术并不能减少此类反应的发生。对血液成分的过敏反应严重程度不同,输血后几分钟内即可发生,表现为血管神经性水肿症状,严重者出现喉头水肿、支气管痉挛、呼吸窘迫、低血压,甚至休克。治疗原则应遵循过敏性休克的处理流程,立即停止输血,静脉注射肾上腺素,应用糖皮质激素和抗组胺药。发生严重过敏性输血反应之后,应考虑受体可能存在 IgA 缺乏,IgA 缺乏的个体可以产生抗 IgA 抗体,与供体 IgA 发生反应,导致过敏反应。对已知有 IgA 缺乏和抗 IgA 抗体的受血者进行输血时,需要使用洗涤红细胞或是同样缺乏 IgA 的全血。

4)输血相关性急性肺损伤(transfusion-related acute lung injury,TRALI):TRALI 是指在有或没有其他急性肺损伤危险因素的患者中,输血期间或输血后 6 小时内发生新的急性肺损伤,与输血有明确的时间关系,一直是输血相关死亡的主要原因。TRALI 可能发生在使用任何血液制品后,但更可能发生在输注富含血浆成分之后,如新鲜冰冻血浆和单采血小板。有两种病理生理学机制被提出。在"经典抗体介导"机制中(约 85% 的病例)指出,供体抗白细胞抗体可与受体白细胞反应,导致炎症介质释放,损伤肺泡上皮和血管内皮,导致非心源性肺水肿,患者可以表现为低血压、发热和肺部浸润,并伴有严重的低氧血症。但是在大约 15% 的病例中没有检测到抗体,推测是由大手术、脓毒症、创伤、误吸或大量输血等临床事件引发的全身炎症状况导致白细胞和肺血管内皮细胞活化,引起肺内白细胞隔离。细胞因子、白细胞介素或血液制品中的脂质等生物活性因子可激活这些隔离的白细胞,导致肺损伤和非心源性肺水肿。

TRALI 的临床表现与急性呼吸窘迫综合征(ARDS)相似。治疗主要采用支持疗法,通常可在 96 小时内恢复,死亡率为 5%~10%。利尿并不能改善症状,激素的作用也未得到证实。大多数抗体介导的 TRALI 病例是使用了经产妇捐献的血浆制品,因为这些献血者妊娠期间可能产生了抗白细胞抗体。不用或尽量少使用经产妇捐献的血浆大大降低了 TRALI 的发病率。

5)输血相关移植物抗宿主病(transfusion-associated graft versus host disease,TA-GVHD):TA-GVHD 发生在输注含细胞成分的血液制品(红细胞、血小板或粒细胞)时,具有免疫活性的 CD8+ 淋巴细胞植入受体,增殖并攻击宿主组织。当受血者免疫功能低下,不能清除供体淋巴细胞,或受血者没有将供体淋巴细胞识别为外来物(生物学相关的供体或 HLA 匹配的血液制品),而没有将其清除时,就会发生 TA-GVHD。TA-GVHD 主要见于免疫抑制患儿、骨髓移植受体、体外膜肺氧合患儿、接受直系亲属定向捐献、HLA 匹配的血液制品、宫内输血、低出生体重儿等。临床表现包括发热、皮疹、腹泻、肝功能不全和全血细胞减少,发生在输血后 1~6 周。诊断可以通过受血者皮肤活检或血液淋巴细胞中检测到供血者的 DNA 来确定。输血前将红细胞和血小板进行辐照处理可使供血者淋巴细胞无法增殖,从而消除 TA-GVHD 的风险。TA-GVHD 几乎都是致命的,死亡率接近 90%。

6)同种异体免疫:同种异体免疫是指患儿在既往输血后产生了针对次要红细胞抗原或血小板或白细胞抗原的抗体,以后输注含有这些抗原的血液制品会导致迟发性溶血性输血反应、血小板输注无效、移植排斥反应和输血后紫癜的风险增加。大约 2/3 具有临床意义的同种异体抗体是针对红细胞表面的 Rh 和 Kell 抗原。高达 40% 接受长期输血治疗的镰状细胞贫血儿童体内均会产生同种异体抗体。因此,在开始实施长期输血治疗之前,这些儿童应该接受更为详细的红细胞抗原分型。提供与 Rh 和 Kell 抗原表型匹配的浓缩红细胞已被证明可将同种异体免疫率从每单位输血 3% 降低到每单位输血 0.5%。同样,对于血小板输注无效和已产生抗 HLA 同种异体抗体的患儿,有必要使用与 HLA 匹配的血小板。然而,由于供血者和受血者之间 HLA 的相似性,这些 HLA 匹配的血小板必须在输注前进行照射处理,以消除 TA-GVHD 的风险。

(3)输血导致非免疫介导的不良反应与处理:输血导致非免疫介导的不良反应包括非免疫性溶血、输血相关的循环超负荷、代谢紊乱、红细胞储存损害和输血错误。

1)非免疫性溶血:红细胞的非免疫性溶血可由血液储存不当、冷冻红细胞脱甘油不足、血液加温器故障对红细胞造成热损伤、红细胞暴露于低渗或高渗静脉溶液、通过小口径静脉导管快速输注或采血过程中的技术问题等原因引起。非免疫性溶血通常可以通过严格遵守血液储存、制备和输注指南来预防。

2)输血相关的循环超负荷(transfusion-associated circulatory overload,TACO):TACO 是输血过程中容量超负荷引起的心源性肺水肿,婴儿及合并心肺疾病与肾衰竭的患儿尤其容易发生这种风险。使用利尿药、减慢输血速度可能减轻 TACO 的症状。

3)代谢紊乱:输注血液制品可以引起高钾血症、低钙血症和低体温。高钾血症是输注浓缩红细胞的潜在问题,因为随着储存时间推移,红细胞内的钾会漏入储存液。血液储存 7 天后,钾离子浓度平均达到 12mmol/L,储存 21 天后平均达到 32mmol/L。在新生儿输血或大量输血的情况下,高钾血症成为突出的问题。已有文献报道,因为输血速度过快而不是输血总量过大导致了高钾性心搏骤停和死亡。因此,当大量快速输注库存血[即当其超过 1.5~2.0ml/(kg·min)]时,必须严密监测心电图,高浓度的细胞外钾可导致婴儿致命的心脏病,尤其是伴有酸中毒和使用其他含钾药物时。使用较新鲜的浓缩红细胞(储存时间 <7 天)、洗涤过的红细胞、在离右心房较远的静脉输注、纠正酸中毒、给予钙剂稳定心肌、给予葡萄糖和胰岛素以降低血钾水平等措施有助于预防和治疗高钾血症。

大量输注血浆和血小板可导致“枸橼酸盐毒性”引起的低钙血症。血浆和血小板的抗凝剂中枸橼酸盐浓度很高,后者通过结合游离钙而发挥抗凝作用。新生儿和婴儿特别容易发生低钙血症,因其细胞内钙储备十分有限。枸橼酸盐可经肝脏快速代谢,因此与输血相关的低钙血症是一过性的问题。但是低温和不成熟的肝功能会影响枸橼酸代谢,在大量输血(>25ml/kg)时,可能需要经常监测游离钙水平、pH 和血钾。治疗包括给予钙剂(葡萄糖酸钙 100mg/kg,氯化钙 10~20mg/kg)和减慢输血速度。

4)红细胞储存损害:目前的血液储存技术允许红细胞被保存 42 天,但在这个储存期内,红细胞本身和整个血液制品都会发生变化,红细胞失去其变形能力,黏附性增加,使其通过毛细血管的能力受损。2,3-DPG 水平下降,可使血红蛋白氧亲和力增加。一氧化氮水平下降,可能影响血管扩张功能。因此,即使通过输注红细胞提高血红蛋白水平可以让血液输送更多的氧气,但这些效应的总和实际上可能会降低组织对氧气的利用度。这些影响可以通过使用储存期少于 14 天的浓缩红细胞来避免。

5)输血错误:输血错误是将不正确的血液制品输给不正确的受血者,是最常见的非感染性输血并发症。导致输血错误的失误大约 30% 发生在血库,50% 发生在临床用血中,属于可避免的错误。在标记血样和识别血液制品时,减少外界干扰对降低错误发生率十分重要,电子条形码识别系统的应用大大降低了这种并发症的发生。

(三)小儿围手术期的血液保护

既然输注同种异体血液制品存在上述潜在危险,临床上应尽量减少不必要的输血。根据患儿病情制订前瞻性、个体化方案,综合运用术前、术中、术后的血液保护方法,可以达到最佳收效。

1. 小儿术前血液保护方法 存在出血性疾病个人史和家族史的患儿应在术前进行相关实验室检查,

根据检查结果提前采取措施。如果术前合并贫血,应该了解贫血原因。如病情允许,术前适当停用抗凝血药和抗血小板药物。

（1）红细胞生成素（erythropoietin,EPO）：术前贫血是决定围手术期异体输血需求的主要危险因素,使用EPO可以降低贫血风险。EPO是肾脏产生的一种激素,作用于骨髓中的成红细胞前体细胞,加速成熟红细胞的生成,从而提高血红蛋白水平。重组人促红素已被证明能在多种外科手术前升高婴儿和儿童的血红蛋白水平。EPO价格较贵,必须在术前持续数周的时间内反复静脉或皮下注射,并且必须与铁剂复合应用。术前应用EPO最有意义的适应证可能是在计划术前自体献血或术中急性等容血液稀释的患儿使用,以提高术前的血红蛋白水平。

（2）术前自体输血（preoperative autologous blood donation,PABD）：自体输血可以避免或减少异体输血、血源传播疾病和免疫抑制。自体输血可分为术前贮存式自体献血、急性血液稀释及术中、术后血液回收等方法。

PABD是指术前采集血液,在围手术期回输给同一献血者。PABD在儿童适用的情况包括：择期手术;术中或术后输血的可能性极大;至少有2周的术前准备期;血红蛋白浓度在110g/L以上,血细胞比容>33%;具有罕见血型或具有高发病率抗原同种异体抗体的儿童。PABD可减少同种异体血液制品的暴露,已有大量外科手术应用的报道,并且已经用于出生后3个月大的婴儿。与EPO的使用一样,PABD需要时间和预先决策。根据患儿大小和预计失血量,提前多次收集全血,但采血必须在手术前足够长的时间完成,以便使患儿的血红蛋白水平能够恢复。通常建议两次静脉采血的时间间隔不少于4天,最后1次采血最晚应在术前3天进行,采血后血液在1~6℃贮存。至于每次采集的量,有报道基于估计血容量（EBV）的百分比（15%）来计算,有的按照千克体重指定的量计算（10ml/kg）,有的按照成人体重校正的比例来计算[（体重/50kg）×450ml],也有人按照保证采血后血细胞比容（HCT）>30%的公式来计算[EBV×（初始HCT-30)/平均HCT,平均HCT=（初始HCT+30)/2）]。PABD不能用于活动性感染、贫血或心肺储备功能有限的儿童。血管通路问题可能会限制婴儿PABD的使用。在一些儿童心脏手术前,通过从术前心导管插入粗的鞘管采集自体血解决了静脉通路的问题。使用PABD采集的血液仍然存在被细菌污染的风险,因此,应避免在没有适应证的情况下使用。

2. 小儿术中血液保护方法　手术技术的提高在限制术中失血和减少输血方面发挥了至关重要的作用。术中其他减少失血的方法还包括：有效的外科止血;手术切口边缘使用血管收缩药浸润皮肤和皮下组织;应用止血带驱血;通过调节体位抬高手术部位减少失血及术野表面使用抗凝血药。

麻醉医师在减少异体输血方面能够采取的措施包括：维持患儿正常体温,低温可能引起血小板和凝血因子功能障碍;应用控制性降压技术有助于减少术中失血;术中自体血液回收,但这种方法不能用在癌症、活动性感染或局部应用抗凝血药的患儿;在有些患儿中,可以适当耐受较低的血红蛋白水平,并根据血乳酸浓度或血流动力学指标来决定输血时机。当允许较低的血红蛋白水平时,增加吸入氧浓度可增加血液中溶解的氧,有助于维持组织的氧供,也可考虑使用急性等容血液稀释或抗纤溶药物。

（1）急性等容血液稀释（acute isovolumic hemodilution）：是在麻醉诱导后放血,术前根据患儿的血容量估计放血量,同时短时间内快速输入一定量的晶体溶液（3：1）和/或胶体溶液（1：1）,使血容量接近正常的方法。由于血液被稀释,术中丢失的血红蛋白浓度较低,待到手术结束前,充分外科止血后将含有较高血红蛋白浓度和功能性凝血因子与血小板的新鲜自体血液回输。可使用公式[EBV×（初始HCT-目标HCT)/平均HCT]计算放血量,其中平均HCT=（初始HCT+目标HCT)/2。急性等容血液稀释适用于下列情况：预计手术失血量超过儿童EBV的15%;儿童的基线血细胞比容超过35%,并且有足够的心肺储备承受较低的血细胞比容,应避免将血细胞比容降至20%。放血时可影响血容量和血流动力学指标,血液稀释还可导致血液流变学变化,因此必须建立有创监测,严格无菌操作。急性等容血液稀释已被用于儿科心脏手术、脊柱侧弯手术和恶性肿瘤切除术（如神经母细胞瘤、畸胎瘤、腹膜后副神经节瘤、肝或胰腺肿瘤等），而且有报道已用到出生后 7 个月大的婴儿。与 PABD 相比，急性等容血液稀释的优势在于它可以在择期和急诊手术当天进行，可以在开放足够的静脉通路之后进行，并且具有较低的管理成本。在急性等容血液稀释期间收集的血液可在室温下储存 8 小时，如果采集了不止 1 袋血液，则应按采集的相反顺序输注。因此，血细胞比容最高的血液（采集的第 1 个单位）将在出血得到控制后再输注。

（2）重组人凝血因子Ⅶa（rFⅦa）：rFⅦa 是用基因工程开发的非血浆来源的凝血因子，是治疗出血的新方法。rFⅦa 最初是为了处理伴Ⅷ、Ⅸ同种抗体血友病患儿的出血而研发出来的，但是进一步研究发现 rFⅦa 可能适用于各种原因引起的出血。rFⅦa 通过作用于凝血过程的几个环节而加快凝血，既适用于凝血功能正常的患儿，也适用于血小板减少的患儿。临床研究表明，对于因创伤需大量输血的危重患儿、体外循环、肝持续损伤或肝移植患儿及难以控制的消化道出血或腹腔内出血的患儿，使用 rFⅦa 后均取得了令人满意的止血效果。颅内出血的患儿，在手术前应用 rFⅦa 可以改善出血症状。使用血栓弹力图和凝血功能监测仪动态监测凝血全过程，可作为反映 rFⅦa 治疗效果的监测手段。rFⅦa 是通过重组技术制造的，不包含血液制品成分，所以免疫反应发生率低，也不会传播感染性疾病。在小儿，rFⅦa 半衰期为 1.3 小时，需间隔 2~4 小时追加给药，价格较为昂贵。对接受手术的血友病患儿，rFⅦa 初始剂量为静脉注射 90~120μg/kg。因在小儿群体中应用资料非常有限，应严格掌握适应证。

（3）抗纤溶药：抗纤维蛋白溶解药包括抑肽酶和赖氨酸类似物氨基己酸（ε-aminocaproic acid，EACA）及氨甲环酸（tranexamic acid，TA）。尽管抑肽酶（一种丝氨酸蛋白酶抑制剂）在减少围手术期失血和输血方面非常有效，但因其在成人心脏手术中应用对肾脏、心血管和脑血管产生不良影响并增加术后死亡率，于 2007 年已停止销售。对接受心脏手术的新生儿和儿童的研究还没有得到类似结果。抑肽酶在欧洲和加拿大已经被重新批准用于心肌血运重建手术。

氨基己酸和氨甲环酸主要通过与纤溶酶原和纤溶酶的赖氨酸结合位点结合来发挥抗纤维蛋白溶解作用，这种可逆的结合改变了纤溶酶原的结构，阻止了其向有活性的纤溶酶转化，同时也抑制了纤维蛋白上纤溶酶的活性。研究表明，在发绀型先天性心脏病手术患儿、因心脏手术二次开胸的患儿、开颅手术及因脊柱侧弯行后路脊柱融合术的患儿，氨甲环酸可减少手术失血量及同种异体输血量，其安全范围较大，推荐给药剂量为麻醉诱导后 10mg/kg 静脉输注，持续时间超过 15 分钟，之后以 5~10mg/（kg·h）的速度静脉输注至手术结束。此外，也有研究表明对于 vW 因子缺乏或血友病患儿补充凝血因子实现止血后，氨基己酸和氨甲环酸可以预防血块溶解，减少出血，特别是渗血。虽然使用氨甲环酸没有血栓并发症的报道，但有报道在接受心脏手术的成人中，使用氨甲环酸可能增加术后癫痫的发生率。

3. 小儿术后血液保护方法　血液保护的措施应贯穿手术前、后。术后的策略包括尽可能减少抽血次数，将实验室检查限制在必要的范围内；继续使用限制性输血阈值来指导红细胞输注；术后抗凝或抗血小板治疗的恢复应在手术失血导致的凝血功能障碍得到纠正之后才开始。未来应该开发基于凝血试验结果的输血算法来指导成分输血，以及开发安全的人工氧载体来限制红细胞输注。

（朱　波）

推荐阅读

[1]　左云霞, 朱波, 庄蕾, 等. 小儿围术期液体和输血管理指南.［2021-01-30］.http://www.Csahq.Cn/guide/detail_377.Html.

[2]　DAVIS P J, CLADIS F P.Smith's anesthesia for infants and children.9th ed.Philadelphia：Elsevier, 2017.

[3]　ANDROPOULOS D B, GREGORY G A.Gregory's pediatric anesthesia.6th ed.Hoboken：Wiley-Blackwell, 2020.

[4]　DHAYAGUDE S H.Principles and practice of pediatric anesthesia.Mumbai：Jaypee Brothers Med Publ, 2017.

[5] GOLDSCHNEIDER K R,DAVIDSON A,WITTKUGEL E,et al.Clinical pediatric anesthesia,a case-based handbook.New York:Oxford University Press,2012.

[6] LERMAN J,COTE C J,STEWARD D J.Manual of pediatric anesthesia.7th ed.Switzerland:Springer International Publishing, 2016.

[7] WOLFLER A,SALVO I,ASTUTO M.Pediatric anesthesia,intensive care and pain standardization in clinical practice.Milan: Springer,2013.

掌握：小儿全身麻醉常用药物、吸入麻醉和静脉麻醉的诱导方法、保留自主呼吸的全身麻醉诱导方法、快速
　　　顺序诱导麻醉方法,吸入麻醉维持、静脉麻醉维持和静吸复合麻醉维持方法,全身麻醉复合区域神经
　　　阻滞麻醉方法,以及全身麻醉期间镇静、镇痛和肌松管理;全身麻醉期间气道、呼吸、循环和体温管
　　　理;全身麻醉苏醒期管理。
熟悉：全身麻醉期间的抗应激和抗炎管理。
了解：全身麻醉期间的脏器保护。

　　小儿在解剖、生理、病理、药理和心理学等方面都具有自身特点,大多数手术和诊疗操作都需要在全身
麻醉下完成,同时也决定了小儿麻醉诱导、维持和苏醒过程必然充满挑战。小儿麻醉医师有责任为围手术
期管理,包括术前评估和准备、术中管理和术后恢复,制订详细、周密和连续的计划,以促进术后快速康复。
在充分麻醉评估和优化术前状态的基础上,根据患儿病情和焦虑程度,确定麻醉诱导策略;术中维持镇静、
镇痛、肌松和自主神经反射处于稳定状态,根据需要提供适当监测,创造良好的手术条件,维持内环境稳定;
术后确保苏醒平稳,维持气道安全和循环稳定,预防和处理疼痛、苏醒期躁动及术后恶心呕吐等不良反应,
并根据病情需要确定是否需要转入重症监护室继续监护和支持治疗。

　　小儿全身麻醉是指通过麻醉药物,使患儿的意识消失、痛觉减退、肌肉松弛并抑制不良神经反射的过
程,且该过程呈可逆性。全身麻醉通常分为麻醉诱导、麻醉维持和麻醉苏醒 3 个相对独立、又密不可分的连
续过程。在小儿麻醉和手术过程中,除做好镇静、镇痛、肌松、呼吸和循环管理外,还需做好抗应激、抗炎、体
温维护和脏器保护等综合管理。

第一节　小儿常用全身麻醉药

一、吸入麻醉药

　　临床常用的吸入麻醉药包括七氟烷、地氟烷、异氟烷和氧化亚氮等。卤族吸入麻醉药(如七氟烷、地氟
烷、异氟烷等)用于易感患儿(*RYR1*、*CACNA1S* 基因突变,或肌肉活检咖啡因 / 氟烷收缩试验阳性),具有诱
发恶性高热的风险。

　　七氟烷血 / 气分配系数低,仅为异氟烷的 1/2,肺泡和吸入气体浓度之间可以快速达到平衡,麻醉诱导
和苏醒速度快(表 10-1-1)。七氟烷对气道无明显刺激,用于小儿麻醉诱导时,屏气、咳嗽、喉痉挛、低氧血症
等发生率很低。在 1.0MAC 吸入浓度下,七氟烷对小儿呼吸和循环抑制作用较轻。因此,七氟烷被广泛用
于小儿全身麻醉诱导和维持。

表 10-1-1　常用吸入麻醉药的药理学特征

特征	七氟烷	地氟烷	异氟烷	氧化亚氮
MAC（成人）/%	2.1	7.0	1.2	104
MAC（2 岁）/%	2.5	8.7	1.6	未知
血 / 气分配系数	0.66	0.42	1.40	0.47
脂肪 / 血分配系数	48	27	45	2.3
代谢率 /%	5	0.02	0.2	–

　　地氟烷和异氟烷对小儿呼吸道有一定刺激性,通常不推荐用于吸入全身麻醉诱导。地氟烷血 / 气分配系数和脂肪 / 血分配系数比七氟烷低,尤其适用于长时间手术和肥胖患儿的麻醉维持,麻醉苏醒速度更快。异氟烷药效强于七氟烷,具有轻度负性肌力和血管扩张作用,价格相对低廉,脂肪溶解度相对高,用于长时间手术维持,容易导致苏醒延迟。

　　氧化亚氮(俗称"笑气")麻醉效能低,与其他强效麻醉药合用时,可加快麻醉诱导速度,减少麻醉药物用量,具有较好的镇痛作用和循环稳定性。由于氧化亚氮可增加术后恶心呕吐的发生率,容易弥散至空腔脏器,导致肺大疱、肠梗阻等病情加重,以及具有细胞毒性和大气毒性等原因,临床应用逐渐减少。

二、静脉麻醉药

　　小儿麻醉常用的静脉麻醉药包括丙泊酚、依托咪酯、氯胺酮 /S（+）氯胺酮、咪达唑仑和右美托咪定等。

　　丙泊酚用于小儿全身麻醉诱导起效迅速,作用时间短(约 10 分钟),苏醒迅速、平稳,适用于静脉间断重复给药、持续输注给药或靶控输注(TCI)给药。丙泊酚在婴儿中的半数有效量(ED_{50})为 3.0mg/kg,在较大儿童为 2.4mg/kg,麻醉诱导剂量为 2.5~5mg/kg,婴儿和未使用其他镇静药患儿需加大剂量,而危重患儿需减小剂量;儿童麻醉维持剂量为 7.5~15mg/(kg·h)。丙泊酚用于小儿静脉麻醉诱导时,具有明显的注射痛,预注 1% 利多卡因或与利多卡因(0.3~0.5mg/kg)混合后(使用前即刻)使用,可有效减轻注射痛。全身麻醉诱导剂量的丙泊酚(3mg/kg)可导致血压和体循环阻力下降,心排血量轻度下降。小儿持续输注丙泊酚 1 小时和 4 小时后时量相关半衰期(context-sensitive half-time)分别为 10.4 分钟和 19.6 分钟(成人分别为 6.7 分钟和 9.5 分钟)。丙泊酚输注综合征(propofol infusion syndrome,PRIS)是一种罕见的丙泊酚长时间(或大剂量)持续输注相关并发症,表现为严重代谢性酸中毒、难治性心动过缓、横纹肌溶解、肾衰竭、高钾血症、高脂血症、发热、乳酸和转氨酶升高等,病死率高。

　　依托咪酯是另一种短效静脉全身麻醉药,推荐剂量为 0.3mg/kg,单次静脉注射后快速(5~15 秒)起效,60 秒作用达峰值,临床作用时间为 3~5 分钟,具有良好的循环稳定性,对先天性心脏病患儿的心脏功能和分流量无明显影响。在癫痫患儿中,依托咪酯可导致癫痫样活动。依托咪酯也具有注射痛,静脉全身麻醉诱导时肌阵挛的发生率较高。单次或持续输注依托咪酯可抑制肾上腺皮质激素合成,肾上腺皮质功能不全患儿应避免使用。

　　氯胺酮可非竞争性阻断 N- 甲基 -D- 天冬氨酸(NMDA)受体,阻断间脑传入冲动及与大脑皮质之间的联系通路,产生"分离麻醉",即镇静和镇痛完善,但患儿仍处于睁眼状态。氯胺酮具有拟交感活性,导致血压、心率和心排血量增加。氯胺酮可导致颅内压、眼压升高和眼球震颤,在神经外科和眼科手术患儿中使用受限。年长儿使用氯胺酮麻醉后可产生幻觉(发生率为 5%~10%),在低龄儿童中不多见。小剂量氯胺酮即可产生镇痛作用（表 10-1-2）。S（+）氯胺酮是氯胺酮的右旋同分异构体,效价约为氯胺酮的 2 倍,在体内清除速率更快,不良反应发生率更低。

表 10-1-2　氯胺酮用于小儿麻醉和镇痛的常用剂量

适应证	剂量
镇静	0.5~2mg/kg
麻醉诱导	1~2mg/kg
镇痛	0.1mg/kg
镇痛（持续输注）	0.1~0.3mg/（kg·h）

羟丁酸钠是脑内 γ- 氨基丁酸（GABA）的中间代谢产物,通过兴奋 GABA 受体抑制中枢神经活动,可保留自主呼吸,对血流动力学无明显影响,具有顺行性遗忘作用。静脉注射后 5~15 分钟起效,作用维持 1.5~2 小时,不宜用于短小手术操作。常与其他全身麻醉药或辅助药合用,用于复合全身麻醉的诱导和维持。

咪达唑仑是短效苯二氮䓬类药物,主要经肝代谢,在新生儿、早产儿和机械通气危重患儿中的清除速率降低。对血流动力学影响较小,可短暂抑制呼吸,具有顺行性遗忘作用。咪达唑仑用于儿童静脉麻醉诱导剂量为 0.05~0.1mg/kg;用于儿童重症监护室镇静时,负荷剂量为 0.03~0.3mg/kg,随后以 0.03~0.25mg/（kg·h）维持。咪达唑仑用于小儿静脉麻醉诱导的效果不确切（即使剂量达到 0.6mg/kg）,主要用于麻醉辅助药、重症监护室镇静和术前抗焦虑用药。

右美托咪定是选择性 α₂ 受体激动剂,通过抑制蓝斑核的去甲肾上腺素能神经元,产生类似自然睡眠的作用。右美托咪定具有镇静、抗焦虑和轻微镇痛作用,通常作为全身麻醉辅助用药。术中复合使用右美托咪定,可降低全身麻醉药和阿片类药物的用量,抑制应激反应,降低术后苏醒期躁动的发生率。右美托咪定可用于 MRI 检查等非创伤诊疗操作镇静,常用剂量为 10 分钟内静脉给予 1~2μg/kg 负荷量,然后以 0.5~1μg/（kg·h）持续输注。右美托咪定具有双向血流动力学作用,血压先升高后降低,心率明显减慢,不宜用于心动过缓和房室传导阻滞患儿。右美托咪定在儿童中的消除半衰期与成人类似（2 小时）,在新生儿和婴儿中的清除率降低。持续输注右美托咪定 1 小时和 10 小时后,新生儿的时量相关半衰期分别为 1.2 小时和 10 小时,而 1 岁儿童分别为 0.5 小时和 1.1 小时。

三、阿片类药物

全身麻醉期间常用的阿片类药物包括吗啡、芬太尼、瑞芬太尼和舒芬太尼等,主要用于提供全身麻醉期间的镇痛。

吗啡主要通过激动 μ₁ 受体发挥镇痛作用,在新生儿和婴幼儿中产生镇痛作用的血药浓度为 10~20ng/ml,产生呼吸抑制的血药浓度约为 20ng/ml,而抑制机械通气新生儿气管吸痰反应的血药浓度可能更高（400ng/ml）。吗啡在肝脏代谢,代谢产物为吗啡 -3- 葡糖苷酸（M-3-G）和吗啡 -6- 葡糖苷酸（M-6-G）,均具有药理活性。代谢产物经肾脏清除,部分经胆汁排泄。吗啡在新生儿和婴儿中的清除率随月龄增长逐渐成熟,在出生后 6 个月时达到成人的 80%,出生后 12 个月时接近成人水平。代谢产物（M-3-G 和 M-6-G）的清除率也随年龄增长,与肾小球滤过率的成熟程度类似。有研究显示,吗啡在先天性心脏病患儿中的清除率降低。不同年龄段婴幼儿达到 10ng/ml 稳态血药浓度所需的吗啡输注速率见表 10-1-3。吗啡的推荐剂量,早产儿为每 2 小时 4μg/kg,或每 4 小时 8μg/kg;足月新生儿为每 2 小时 15μg/kg,或每 4 小时 30μg/kg;年长儿为每 2 小时 40μg/kg,或每 4 小时 80μg/kg。

表 10-1-3 不同年龄小儿维持 10ng/ml 稳态血药浓度所需的吗啡输注速率

年龄	体重 /kg	输注速率 /($\mu g \cdot kg^{-1} \cdot h^{-1}$)
足月新生儿	3.3	5
出生后 1 个月	4	8.5
出生后 3 个月	6	13.5
1 岁	10	18
1~3 岁	12~18	16

芬太尼的药效强度为吗啡的 50~100 倍，对血流动力学影响小，大剂量使用可导致心动过缓、声门关闭和胸壁强直。麻醉所需剂量与联合用药、手术刺激和合并症有关。在早产儿和新生儿中的清除率明显降低，半衰期延长（6~32 小时）。危重患儿持续输注 24 小时，芬太尼的稳态分布容积明显增大（15.2L/kg），终末消除半衰期明显延长（24 小时）。芬太尼用于小儿术中镇痛的单次剂量为 2~5μg/kg，作用持续 30~60 分钟；大剂量芬太尼（30~50μg/kg）通常用于小儿体外循环心脏手术。

瑞芬太尼经血液和组织内非特异性酯酶代谢，其时量相关半衰期与输注时间无关。瑞芬太尼在新生儿和婴儿的表观分布容积和清除速率均高于年长儿童，半衰期与年长儿童类似（为 3~5 分钟）。瑞芬太尼在儿童中抑制切皮反应的剂量，约为成人的 2 倍。临床使用瑞芬太尼可导致痛觉过敏和耐受。研究显示，与吗啡相比，术中使用瑞芬太尼的脊柱侧弯儿童的术后 24 小时内吗啡镇痛需求量增加 30%。由于瑞芬太尼作用时间短，故应在停药前给予长效镇痛药进行衔接。瑞芬太尼用于小儿术中镇痛的负荷剂量为 0.5~1μg/kg，维持剂量为 0.25~1μg/（kg·min）。

舒芬太尼的药效强度为芬太尼的 5~10 倍。婴幼儿全身麻醉诱导时，复合使用小剂量舒芬太尼（0.3~0.5μg/kg），可有效抑制气管插管和切皮时的心血管反应。复杂先天性心脏病患儿使用大剂量舒芬太尼（5~10μg/kg），可使心率和血压轻度下降，肺循环阻力降低，有利于增加肺血流和改善氧合。与婴儿和儿童相比，舒芬太尼在新生儿中的表观分布容积增加，清除率降低，半衰期延长。

四、肌松药

使用肌松药的目的是提供良好的气管插管、控制通气和外科手术条件。肌松药无镇静和镇痛作用，但可以降低代谢率，消除寒战，减轻呼吸肌疲劳和呼吸系统的并发症。

肌松药按作用机制分为去极化类肌松药（仅有氯琥珀胆碱仍在临床使用）和非去极化类肌松药，按化学结构分为苄异喹啉类（米库氯铵、顺阿曲库铵等）和氨基甾体类（罗库溴铵、维库溴铵、泮库溴铵等），按临床作用时间分为超短效（氯琥珀胆碱）、短效（米库氯铵）、中效（罗库溴铵、维库溴铵、顺阿曲库铵等）和长效肌松药（泮库溴铵）。氯琥珀胆碱和米库氯铵通过血浆胆碱酯酶（拟胆碱酯酶）代谢，顺阿曲库铵通过 Hofmann 降解反应消除，罗库溴铵、维库溴铵和泮库溴铵通过肝、肾清除。

血浆胆碱酯酶合成减少（如肝脏疾病）或活性降低（如使用抗胆碱酯酶药治疗重症肌无力、使用化疗药环磷酰胺等）时，氯琥珀胆碱和米库氯铵的作用时间可延长。在非典型血浆胆碱酯酶变异的罕见情况下（发生率约 1/3 200），作用时间可达 4~8 小时。

氯琥珀胆碱起效快（30 秒），作用时间短（5 分钟），在不同年龄患儿中的 95% 有效剂量（ED_{95}）见表 10-1-4。氯琥珀胆碱有引起心搏骤停（常见于未诊断的假肥大性肌营养不良）、心律失常（窦性心动过缓、结性心律、心室异位起搏心律等）、胃内压升高（增加反流、误吸的风险）、眼压升高、颅内压增高、高钾血症、肌红蛋白尿、肌酸激酶升高、肌痛、恶性高热等的风险,目前仅限用于严重喉痉挛等紧急情况下的气道处理,肌营养不良、烧伤、肌萎缩等情况下禁用。

表 10-1-4　不同年龄患儿氯琥珀胆碱的 ED_{95} 和常用剂量　　　　单位:mg/kg

年龄	ED_{95}	常用剂量
新生儿	0.6	1~2
婴儿	0.7	1~2
儿童	0.4	0.5~1

非去极化类肌松药通过与乙酰胆碱(ACh)竞争神经肌肉接头后膜的烟碱(N)受体 α 亚单位而发挥作用。临床上通常根据起效时间、作用时间、恢复速度、代谢和消除等因素选择药物(表 10-1-5)。

表 10-1-5　非去极化类肌松药在小儿中的药理学特征

药物	ED_{95}/(mg·kg^{-1})	气管插管剂量/(mg·kg^{-1})	起效时间/min	恢复至 25%(T_{25})的时间/min
米库氯铵	0.08	0.30	1.5	10
罗库溴铵	0.30	0.60	1.3	26
维库溴铵	0.05	0.10	1.3	24
顺阿曲库铵	0.05	0.15	2.2	34
泮库溴铵	0.07	0.10	2.5	45~60

第二节　小儿全身麻醉的方法

小儿全身麻醉前应进行麻醉前评估和准备,包括了解患儿病史(现病史、合并症、既往史、麻醉和手术史、过敏史、家族史等)、进行体格检查和必要的辅助检查、评估麻醉风险、优化术前状态、制订麻醉方案、患儿和家长的心理准备、术前禁食禁水、术前用药、麻醉设备和器械准备等。小儿全身麻醉诱导前应将手术间调至合适温度(尤其是新生儿和婴儿),检查麻醉机、监护仪等医疗设备处于正常备用状态,准备合适型号的面罩、喉镜片、气管导管、喉罩、负压吸引器等呼吸道管理用品,准备开放静脉通路用品、麻醉和急救药品等。全身麻醉期间应密切监测患儿的氧合、通气、循环和体温等生理参数。

一、全身麻醉诱导

通过面罩吸入麻醉气体进行吸入麻醉诱导,可避免清醒时静脉置管对患儿造成的创伤。静脉全身麻醉诱导起效更快,便于特殊情况下快速给予急救药物。在需要快速保护气道(如饱胃、有反流误吸风险等)和有吸入麻醉禁忌证(如恶性高热风险)等情况下,应首选使用静脉全身麻醉诱导。

1. 吸入全身麻醉诱导　小儿全身麻醉最常使用的吸入麻醉药为七氟烷,与氧化亚氮合用可加快全身麻醉诱导速度。常用的吸入全身麻醉诱导方法包括浓度递增法、潮气量法和肺活量法,应根据患儿的年龄、发育水平和疾病情况选择适当的麻醉诱导方法。

新生儿和婴儿通常不喜欢麻醉面罩,可将麻醉面罩逐渐靠近患儿口鼻部,同时逐渐增加七氟烷吸入浓度,可酌情添加氧化亚氮,根据患儿耐受情况逐渐将七氟烷浓度提高至 5%~7%。

幼儿通常很难配合完成吸入全身麻醉诱导,吸入全身麻醉诱导前应酌情使用术前抗焦虑药。诱导过程与新生儿和婴儿类似,在吸入七氟烷之前,可以先吸入氧化亚氮和氧气混合物,患儿镇静后再吸入有异味的气体。在面罩内涂抹有香味的软膏(通常是水果味),可以掩盖麻醉气体的异味,有助于顺利完成吸入麻醉诱导。

学龄患儿通常可以交流,可以告诉他们面罩就像宇航员的面罩,而他们是要被发射到太空中的宇航员,吸氧是保护措施。与幼儿相似,可以在面罩上涂抹有香味的软膏。根据患儿的配合程度,在吸入氧化亚氮和氧气混合物的同时或之后给予七氟烷。

青少年可采用类似学龄儿童的诱导方式。患儿能配合时也可采用肺活量法吸入麻醉诱导,在呼吸回路内预充8%的七氟烷和70%的氧化亚氮,嘱患儿用力呼气,戴紧面罩,随后深吸气并屏住呼吸。采用该方法可快速完成吸入麻醉诱导。

吸入全身麻醉诱导开始至意识消失为吸入麻醉第一期(镇静期)。通常随后进入第二期(兴奋期),表现为心率增快、血压增高、呼吸不规则、屏气、不自主体动等。该期内患儿对伤害性刺激反应增强,容易发生喉痉挛,不宜进行任何创伤性操作(包括开放静脉等),全身麻醉诱导期间应快速渡过该期。吸入全身麻醉诱导达一定深度后进入第三期(手术麻醉期),该期表现为瞳孔收缩、呼吸规则,可满足手术需求(包括气管插管操作),不引起体动或有害的自主反应。麻醉深度过深(第四期),则可导致呼吸抑制、瞳孔反射消失、低血压,逐渐加重导致循环衰竭,必须立即减浅麻醉。

从患儿意识消失,到能耐受置入喉罩或气管插管,通常需要3~4分钟。患儿进入麻醉第三期后,应将七氟烷的吸入浓度降低至3%~4%(1.2~1.5MAC)。在完成静脉置管后,可减浅吸入麻醉,复合使用静脉麻醉药、阿片类药和肌松药完成全身麻醉诱导过程。

2. 静脉全身麻醉诱导 已开放静脉通路的患儿,可首选静脉全身麻醉诱导。新生儿和婴幼儿静脉全身麻醉诱导前,可先给予阿托品(或格隆溴铵),以抑制喉镜操作和气管插管时迷走神经反射导致的心动过缓。全身麻醉诱导前通过面罩给氧去氮,可增加肺泡内氧气储备。婴幼儿可能不喜欢戴面罩,可以尽量使用高流量氧气面罩靠近患儿面部,以增加吸入空气中的氧气含量。

静脉全身麻醉诱导时,通常依次给予静脉麻醉药(咪达唑仑、丙泊酚、氯胺酮、羟丁酸钠等)、肌松药和阿片类药物。麻醉诱导过程中患儿呼吸受到抑制时,应及时进行手控辅助通气。患儿意识消失后再给予肌松药,以避免患儿意识存在时肌肉松弛导致的失控感和恐惧感。肌松药起效后再给予阿片类药,以避免阿片类药导致的咳嗽和胸壁强直。肌松药和阿片类药物起效后,进行气管插管或置入喉罩,可避免气道操作导致的应激反应和血流动力学剧烈波动。控制气道后听诊双肺呼吸音,连接麻醉机进行机械控制通气。

3. 保留自主呼吸麻醉诱导 已预料的困难气道、具有压迫气管和大血管风险的纵隔肿物等情况下,应在保留自主呼吸条件下完成麻醉诱导(慢诱导),以避免使用肌松药可能导致的插管困难和通气困难,以及麻醉深度增加导致的呼吸和循环衰竭风险。

小儿保留自主呼吸全身麻醉诱导,常用的药物包括七氟烷、氯胺酮、咪达唑仑和右美托咪定等。七氟烷可逐渐增加吸入浓度,若患儿在麻醉诱导过程中呼吸道梗阻症状加重,停用七氟烷后患儿可快速苏醒,以确保患儿安全。在危重患儿中,静脉全身麻醉药抑制呼吸的剂量降低,应从小剂量开始滴定至合适剂量。不同药物合用时可产生明显的协同作用,更容易出现呼吸抑制和/或呼吸道梗阻。

患儿保留自主呼吸全身麻醉诱导后,若麻醉深度不足,仍不能耐受气道操作(喉镜暴露和气管插管、纤维支气管镜或硬质镜检查等),可于患儿意识消失后在舌根、会厌、声门和声门下逐层递进给予充分表面麻醉(2%利多卡因或丁卡因,注意不能超过最大剂量),或从小剂量开始滴定芬太尼(0.5μg/kg)或舒芬太尼(0.05μg/kg),可有效抑制气道操作导致的应激反应。

4. 快速顺序麻醉诱导 麻醉诱导过程中存在反流误吸风险的患儿(如饱胃、消化道梗阻、呕吐、腹内压增高、肥胖等),应进行快速顺序麻醉诱导和气管插管。快速顺序麻醉诱导和气管插管的目标是在不采用正压通气的条件下,患儿快速达到意识消失和肌肉松弛状态,快速完成气管插管和气道保护,避免呛咳和反流误吸等风险。

快速顺序麻醉诱导前,应做好麻醉前评估,尤其应仔细评估气管插管条件,准备好麻醉所需的物品、药品和人员,进行标准监护,开放外周静脉,面罩给予100%氧气3~5分钟。经静脉给予阿托品0.01~0.02mg/kg和利多卡因1mg/kg有助于减轻迷走神经反射和咳嗽反射。经静脉给予快速起效的静脉麻醉药、肌松药和阿片类药物。镇静、肌松和镇痛药应几乎同时给予,确保在1分钟内发挥作用,在此期间不要采用机械或手动辅助通气。患儿意识消失和下颌松弛后,可使用喉镜暴露声门,助手协助按压喉部以改善声门暴露条件,插入带套囊气管导管至合适深度,并立即为套囊充气,确认气管导管位置无误后,连接麻醉机进行机械通气。

小儿常用的快速顺序麻醉诱导药物包括丙泊酚、依托咪酯和氯胺酮。循环不稳定患儿快速顺序麻醉诱导可首选依托咪酯,哮喘和休克患儿可首选氯胺酮,而颅脑损伤患儿可首选丙泊酚。在无禁忌证的情况下,肌松药可选择氯琥珀胆碱。在并存恶性高热风险、颅内压升高、烧伤等情况下,肌松药应首选罗库溴铵1mg/kg。使用阿片类药物(芬太尼或瑞芬太尼)可减轻气管插管时的应激反应,但可能增加低血压、呼吸抑制等不良反应。

压迫环状软骨(Sellick 手法)曾被认为是快速顺序麻醉诱导插管过程中防止胃内容物反流的必需操作,然而在危重儿童中的研究发现气管插管时采用该手法并不能降低反流的发生率。因此,在小儿快速顺序麻醉诱导和插管过程中不推荐常规采用压迫环状软骨的手法。

二、全身麻醉维持

大多数全身麻醉诱导药物的作用时间较短,故在全身麻醉诱导后,须立即使用其他药物维持麻醉状态。全身麻醉维持的目标是在安全的麻醉深度下维持外科手术条件(意识丧失、遗忘、制动、对手术刺激无反应),同时维持呼吸、循环和内环境稳定。全身麻醉维持的主要方式包括吸入麻醉维持、静脉麻醉维持(全凭静脉麻醉)、联合使用多种镇静催眠药(如七氟烷和丙泊酚)的静吸复合全身麻醉,以及全身麻醉复合区域神经阻滞麻醉等。

1. 吸入麻醉维持 目前使用的挥发性吸入麻醉药均可用于小儿麻醉维持,通常根据不同吸入麻醉药在不同年龄患儿中的最低肺泡有效浓度(MAC)确定具体给药方案。应逐步调整吸入麻醉药的剂量,以维持合适的麻醉深度和稳定的血流动力学水平。

吸入麻醉药在婴儿和儿童中的 MAC 值高于成人,如七氟烷在新生儿、出生后 6 个月婴儿至 10 岁儿童和成人中的 MAC 值分别为 3.3%、2.5% 和 2.1%。除年龄因素外,吸入麻醉药的 MAC 值还受到并存疾病和合并用药等因素的影响,如发热、高钠血症、使用麻黄碱等情况下,吸入麻醉药的 MAC 值升高;而低体温、低钠血症、低氧血症、高碳酸血症、代谢性酸中毒、严重贫血(血红蛋白 <50g/L)和复合使用氧化亚氮、阿片类药(表 10-2-1)、α_2 受体激动剂(如右美托咪定)等情况下,吸入麻醉药的 MAC 值降低。

表 10-2-1 瑞芬太尼不同输注速率对儿童七氟烷 MAC 的影响

瑞芬太尼输注速率 /($\mu g \cdot kg^{-1} \cdot min^{-1}$)	七氟烷 MAC 值
0.03	2.4
0.06	1.9
0.12	0.9

吸入麻醉维持的优点包括给药方便、有效阻断伤害性刺激、剂量依赖性肌肉松弛作用、扩张支气管、降低脑代谢率、增加脑血流量，以及易于通过呼气末浓度判断麻醉深度等。缺点包括剂量依赖性呼吸抑制、剂量依赖性气道反射抑制、剂量依赖性心血管抑制、术后恶心呕吐发生率高，以及在特定人群中具有恶性高热风险等。

2. 静脉麻醉维持　与吸入麻醉相比，静脉麻醉不产生麻醉废气，对周围环境没有污染，但高度依赖于通畅的静脉通路。全凭静脉麻醉（total intravenous anesthesia，TIVA）是指仅通过静脉给予镇静催眠麻醉药（通常为丙泊酚）和镇痛药（通常为阿片类药物）而实施的全身麻醉方法。不同静脉麻醉药（如镇静催眠药、α_2 受体激动剂和阿片类药物）可产生协同作用，复合使用时应酌情降低每种药物的剂量。

静脉麻醉维持的一般原则包括：根据患儿年龄、身体状况和合并症等调整药物输注速率，通常应从较低输注剂量开始，再根据患儿反应和手术需要缓慢调整；输液管路应尽量靠近患儿，只要条件允许，整个麻醉管理过程中均应将静脉输液管路置于易于观察区域；使用静脉输液泵，如应用智能泵和靶控输注装置时，应遵循相应的使用指南（表 10-2-2）。

表 10-2-2　小儿靶控输注（TCI）丙泊酚和瑞芬太尼的推荐剂量

药物	小手术（自主呼吸）	小手术（控制呼吸）	大手术（控制呼吸）
丙泊酚（TCI）/(μg·ml⁻¹)	2.5~4.0	2.5~4.0	3~5
瑞芬太尼 /(μg·kg⁻¹·min⁻¹)	0.05~0.20	0.2~0.3	0.3~0.5
瑞芬太尼（TCI）/(ng·ml⁻¹)	1~2	2~4	3~6

存在吸入麻醉禁忌（如恶性高热高危患儿）和术后恶心呕吐风险高（如斜视手术）等情况下，应首选采用静脉麻醉维持。术中需要进行神经功能监测（如脊柱侧弯手术）时，静脉麻醉药（如丙泊酚）和阿片类药物对运动诱发电位（motor evoked potential，MEP）和躯体感觉诱发电位（somatosensory evoked potential，SEP）的影响小于强效挥发性吸入麻醉药。

静脉麻醉维持的缺点包括：不易监测血药浓度，因而难以判断麻醉深度；静脉渗液可导致组织水肿，甚至引起骨筋膜隔综合征，而未被察觉的静脉管路断开则会导致意外麻醉过浅和术中知晓；静脉输注泵或靶控输注泵设置错误（如输注速率、剂量、浓度等），可导致意外用药过量或用药不足。

3. 静吸复合全身麻醉　静吸复合全身麻醉是指联合使用静脉和吸入麻醉药的麻醉方法。目前临床使用最广泛的做法是使用镇静催眠药（如丙泊酚）进行麻醉诱导，通过吸入或持续输注镇静催眠药维持无意识状态，使用肌松药增强肌松作用，使用阿片类药物提供术中和术后镇痛。联合使用不同类别的麻醉药物可产生协同作用，每种药物的治疗作用增强，而用药剂量和不良反应降低。

小儿麻醉中广泛采用七氟烷吸入全身麻醉诱导后静脉维持麻醉的方法，该方法结合了七氟烷吸入麻醉诱导后更容易开放静脉，以及静脉麻醉后更少发生苏醒期躁动和恶心呕吐的优势。对于术前已开放静脉的患儿，采用静脉全身麻醉诱导起效快，对呼吸道无刺激，而采用吸入麻醉维持更容易有效控制麻醉深度，缩短术后苏醒时间。

两种镇静催眠药联合使用时，容易导致脑电暴发抑制，应采用麻醉深度监测指导调整药物剂量。

4. 全身麻醉复合区域神经阻滞麻醉　全身麻醉复合区域神经阻滞（包括腰麻、硬膜外阻滞、骶管阻滞、外周神经阻滞等），可减少全身麻醉药物用量、缩短术后苏醒时间、提高围手术期镇痛效果。由于小儿无法在清醒状态下配合完成区域神经阻滞，通常先行全身麻醉或深度镇静，再进行区域神经阻滞操作。

有研究显示,1~8 岁儿童行脐以下部位手术时,骶管阻滞(0.25% 罗哌卡因 0.75ml/kg)可使地氟烷维持 BIS<50 的最低肺泡有效浓度(MAC_{BIS50})由 5.6% 降至 4.3%(降低 23.2%)。

与常规剂量阿片类全身麻醉相比,区域阻滞镇痛联合全身麻醉在抑制神经内分泌应激反应方面更有效。一项婴幼儿行腹部手术的研究显示,全麻联合硬膜外阻滞与阿片类药物相比,术中和术后 24 小时应激反应指标(血糖、儿茶酚胺和促肾上腺皮质激素水平)明显降低。

第三节　小儿全身麻醉期间的管理

一、镇静、镇痛及肌松管理

镇静(催眠和遗忘)、镇痛和肌松是全身麻醉管理的三要素。

麻醉深度通常是指镇静和催眠深度,麻醉深度过深可导致脑电暴发抑制、呼吸和循环衰竭、术后苏醒延迟,而麻醉深度过浅,则可导致术中知晓。据报道 5~12 岁儿童全身麻醉期间术中知晓的发生率为 0.8%,高于成人(通常为 0.1%~0.2%)。儿童全身麻醉期间术中知晓的发生率较高,可能与人们对麻醉药物在儿童中的药动学和药效学认识不够深入、复合区域神经阻滞期间全身麻醉药物用量降低等因素有关。现有研究显示,脑电双频指数、熵指数等脑电图衍生指标在 1 岁以上儿童中,与七氟烷、地氟烷、异氟烷、丙泊酚等麻醉(镇静催眠)深度具有较好的相关性。深入掌握麻醉药物在小儿中的药效学,密切关注麻醉挥发罐和输液泵运行情况,常规监测吸入麻醉药的呼气末浓度,全凭静脉麻醉期间使用麻醉深度监测设备,有助于合理控制小儿的麻醉(镇静)深度。

术中疼痛管理主要依靠吸入麻醉药、氯胺酮、阿片类药物和区域阻滞等。临床上通常将手术切皮后心率和血压波动不超过基础值 10% 作为镇痛满意的替代指标,但可能受到出血、休克、使用心血管活性药物等因素的影响。目前已开发出几种小儿术中疼痛监测方法(如心率变异度衍生的副交感评估指数、瞳孔疼痛指数等),在小儿麻醉中的初步研究展示出较好的前景,但在临床应用尚处于起步阶段。

肌松药用于改善气管插管和 / 或手术条件,术中应根据患儿因素和临床指征选择使用。临床已不常规推荐使用氯琥珀胆碱。合并神经肌肉病(尤其重症肌无力)的患儿对非去极化类肌松药的敏感性增强,应根据手术需要,在肌松监测下,从小剂量开始滴定给药。低龄(婴儿)、低体温、高镁血症、低钾血症、酸中毒、吸入麻醉和部分抗生素(氨基糖苷类、多黏菌素和克林霉素),可增强患儿对非去极化类肌松药的敏感性,延长肌松药的作用时间。肝、肾功能障碍时,应首选苄异喹啉类肌松药(顺阿曲库铵、米库氯铵等)。经肾排泄减慢,药物作用时间可能延长。中度肌松(给予四个成串刺激时产生 1~2 次颤搐)可满足大多数外科手术的肌松需求。深度肌松(给予四个成串刺激时无颤搐,强直刺激后计数 1~2)主要用于气管插管和某些特殊类型手术(如复杂腔镜手术、神经外科显微手术等)。术毕拔除气管导管前,神经肌肉功能必须完全恢复,即四个成串刺激(TOF)比值大于 0.9。新斯的明(与阿托品合用)可逆转轻度肌松(TOF 计数 4),对中 / 深度肌松无效。新型肌松拮抗药舒更葡糖钠,可用于 2 岁以上患儿特异性拮抗罗库溴铵的中 / 深度肌松,起效迅速(约 2 分钟),部分患儿可能出现速发型过敏反应,发生率约为 1∶1 000,通常在给药 5 分钟内发生。

二、气道及呼吸管理

小儿全身麻醉期间通常使用气管插管或喉罩控制气道和通气。采用带套囊气管导管(套囊压力≤20cmH$_2$O),可降低术中更换气管导管次数,有利于术中的通气管理,不增加术后喉鸣的发生率。喉罩可降低婴儿术后支气管痉挛、喉痉挛、持续性咳嗽、低氧血症、呼吸道梗阻和喉喘鸣的发生率,在适宜情况下应优先选用。喉罩的缺点包括:术中容易移位而出现通气困难;漏气压相对较低(通常不超过 25cmH₂O),不适用于呼吸道梗阻患儿;气道密封性差,不适用于有反流误吸风险的患儿。

各年龄段小儿术中潮气量均为 7~10ml/kg,可通过调节呼吸次数和吸呼比(I:E)等参数,维持呼气末二氧化碳分压在 35~45mmHg。吸入气氧浓度(F_iO_2)的设定目标是既要保证组织充分氧合,又要避免形成活性氧,临床常用 F_iO_2 为 30%~50%。高氧血症与早产儿视网膜病变有关。新生儿和早产儿脉搏血氧饱和度维持目标为 90%~94%,在氧合达标情况下,应使用最低 F_iO_2(21%~30%)。新生儿和婴儿按体重计算的功能残气量低、氧耗量和每分通气量高,耐受呼吸暂停(如喉镜暴露气管插管时)能力差,如新生儿在呼吸空气条件下,耐受呼吸暂停(出现低氧血症)的时间为 1 分钟,而青少年和成人可达 3 分钟。

由于难以精确控制潮气量,新生儿和婴幼儿通常选择压力控制通气(pressure controlled ventilation,PCV)。压力控制容量保证通气(pressure controlled ventilation-volume guaranteed,PCV-VG)在临床上的应用已逐渐增多,该模式可根据患儿的通气顺应性变化自动调整流量。在小儿腹腔镜、胸腔镜手术操作过程中,可跟踪潮气量,并在潮气量下降时增加峰值压力或吸气时间。

三、循环管理

小儿全身麻醉期间循环管理的目标是维持正常心血管功能和全身组织灌注。

术中可通过血压、毛细血管充盈时间、尿量、皮肤弹性和温度等指标反映患儿的循环状况。血压取决于心肌收缩力、有效循环血容量和体循环阻力 3 个因素。新生儿和婴儿测量无创血压时,血压袖带的内囊长度应为患儿上臂中段周长的 80%~100%,宽度应 > 上臂中段周长的 40%。年长儿血压袖带内囊长度以上臂中段周长的 80%、宽度为上臂中段周长的 40% 为宜。

术中应补充由于禁食禁饮等原因导致的液体不足、基础液体需要量及术中失血和液体丢失量,以优化前负荷依赖性心排血量。通常根据患儿状况和手术出血情况,确定输液种类和输液速度(表 10-3-1)。术中不常规使用含糖(≥2%)液体,以避免在手术应激状态下出现高血糖。患儿有低血糖风险(新生儿和出生后 3 个月以下的婴儿、1 型糖尿病患儿等)时,应备好含糖液(5%~10%)用于维持正常血糖。小儿的血容量为 70~90ml/kg,即使少量失血(如 20~50ml)也会使新生儿和小婴儿发生严重低血压。出生后 2~3 个月的婴儿处于生理性贫血期,应避免大量输液导致医源性血液稀释。

表 10-3-1　小儿术中输液种类和速度

项目	输液种类	初始 / 重复剂量
基础输注	等张平衡液(含 1% 葡萄糖)	10ml/(kg·h)
液体治疗	等张平衡液	10~20ml/kg
容量治疗	白蛋白、明胶、羟乙基淀粉	5~10ml/kg
输注血制品	红细胞、血浆、血小板	10ml/kg

正常输液仍难以维持正常血压时,应及时使用心血管活性药物,包括多巴胺、肾上腺素和去甲肾上腺素(表 10-3-2)。已有数种适用于小儿的无创或微创高级血流动力学监测设备用于临床,如 PICCO、MostCare、经胸超声心排血量监测、生物阻抗法心排血量监测等,可用于指导复杂危重患儿心血管活性药物的使用和容量治疗。

表 10-3-2　小儿常用心血管活性药物

药物	主要作用	常用剂量/($\mu g \cdot kg^{-1} \cdot min^{-1}$)
多巴胺	强心,缩血管	3~15
肾上腺素	强心,缩血管	0.03~0.20
去甲肾上腺素	缩血管	0.03~0.20

四、体温管理

通常小儿术中体温应维持在 36~37℃。新生儿和小婴儿的体温调节中枢发育尚不完善,不能通过寒战产生热量,主要依靠代谢棕色脂肪维持体温。患儿年龄越小体表面积与体重比值越大,术中越容易通过体表丧失热量。术中低体温的危害包括增加出血与异体血输注率、延长麻醉药物作用时间、麻醉苏醒延迟、术后伤口感染、寒战、引发心律失常、增加患儿痛苦体验等。

为避免小儿术中低体温,应升高手术间温度,根据患儿年龄,可酌情设定室温至 26~28℃,通常环境温度上升 1℃,热量丧失可减少 7%;使用手术专用的加热床垫(设定至 37℃),可阻断患儿身体与手术床之间的热量传导;手术区域以外的裸露部位(如四肢和头部),使用敷料进行包裹,可阻断热量向周围的辐射;术中使用的消毒液和冲洗液加热至 37℃,可有效避免液体对流导致的热量丧失;术中使用的输液和血液制品可放置在恒温箱内加热至 37℃;选择带有加温、湿化功能的麻醉回路,不仅可有效减少热量从呼吸道丧失,还可避免对气道黏膜造成损伤;使用暖风机和小儿专用暖风毯,可为术中低体温的患儿提供主动加温。

采取上述措施,通常可使患儿体温维持正常,有时还可出现体温升高。因此,术中应对患儿体温进行持续监测。手术消毒铺巾完成后,通常可适当降低手术间温度,以提高手术间内医护人员舒适度。

五、抗应激和抗炎管理

围手术期应激主要与焦虑、疼痛和伤害性刺激有关,以神经内分泌激素增加和交感神经系统激活为特征,并伴随应激激素及其代谢产物的血液水平变化。围手术期应激可增加死亡率、发病率和负氮平衡。有效控制镇痛是抑制应激反应的重要措施,但疼痛可能并不是决定手术应激反应的唯一因素,其他影响手术应激反应的因素还包括失血、手术部位、浅表和内脏创伤、手术时间、体温过低、感染、早产及与心脏手术相关的因素等。

强效阿片类药物(如舒芬太尼)抑制新生儿心脏手术应激反应的效果优于吗啡,而全身麻醉联合区域阻滞(如脊椎麻醉)与静脉注射阿片类药物相比,能更有效地抑制小儿围手术期的应激反应。

血流动力学监测可能不足以评估应激反应或镇痛效果。监测手术应激反应的最简单方法可能是血糖,血糖会随着应激和镇痛不足而升高,这种对个体化应激反应的监测和处理,可能比使用过量的阿片类药物更合理。

手术导致的局部组织损伤和伤害性刺激,通过传入神经到达中枢神经系统,普遍激活全身代谢和激素通路。局部炎症反应和并行的神经体液反应,可通过复杂的信号网络联系在一起。应激反应的强度与损伤部位和创伤程度关系密切,这些反应包括代谢、激素、炎症和免疫系统的改变。

疼痛反应、心血管反应和应激反应是机体对手术和创伤综合反应的不同方面。芬太尼抑制婴儿疼痛反应的剂量为 1~5μg/kg,抑制心血管反应的剂量为 5~10μg/kg,而抑制应激反应(包括血浆皮质醇等激素水平变化)所需的剂量为 25~50μg/kg。椎管内给予相对低剂量的局部麻醉药和阿片类药物时,可通过阻断传入和传出交感神经通路,有效抑制血流动力学和手术应激反应。

甲泼尼龙 30mg/kg 可有效降低发绀型先天性心脏病手术患儿术中的炎症反应(前炎症因子白细胞介素 -6 和白细胞介素 -8 水平降低,抗炎症因子白细胞介素 -10 水平升高),但随机对照研究并未证实糖皮质激素(地塞米松 1mg/kg)用于体外循环先天性心脏病手术时,在降低主要术后并发症(死亡、非致命性心肌梗死、ECMO 治疗、心肺复苏、急性肾损伤、机械通气时间延长、术后 30 天内神经系统并发症)方面存在优势。

六、脏器保护

围手术期的组织损伤、低氧血症、低血压、缺血再灌注损伤、机械通气、体外循环、血液稀释、全身炎症反应、氧化应激反应、麻醉药物对发育期大脑潜在的神经毒性等因素广泛存在,大脑、心脏、肺、肝、肾、小肠等重要脏器容易受到损伤。麻醉药物和处理措施具有重要脏器保护作用。

近年来,大量的临床研究和基础研究证实了右美托咪定对多种器官具有保护作用。它通过减少这些器官的炎症反应,激活抗凋亡信号通路保护细胞免受损伤。基于广泛的临床应用和安全性,右美托咪定未来可能成为一种很有前途的临床多器官保护药物。

小儿先天性心脏病体外循环手术期间的脏器保护措施包括:低温、复温时的温度管理、血液稀释、不停循环灌注技术(如间歇性和局部脑灌注和低流量体外循环),以及酸碱平衡、电解质及血气管理,抗炎治疗、药物干预(如吸入麻醉药)和远端缺血预处理。这些脏器保护技术对于改善患儿手术转归至关重要。

保护性肺通气策略通常包括使用肺复张手法和呼气末正压(PEEP)预防肺不张,采用小潮气量(≤6ml/kg)通气和低气道压,以避免对肺泡造成的气压伤和容量伤。儿童单肺通气胸腔镜手术后肺部并发症(包括呼吸衰竭、肺炎、肺不张、气胸等)的发生率约为 20%,显著增加了术后机械通气时间、住院时间和医疗费用。有研究显示,采用小潮气量保护性肺通气策略,可显著降低儿童单肺通气胸腔镜手术后肺部并发症的发生率。

第四节　小儿全身麻醉苏醒期的管理

麻醉苏醒的目标是顺利平稳、过程可控,不发生喉痉挛、支气管痉挛、低氧血症、中重度疼痛、苏醒期躁动和术后恶心呕吐等。

一、拔除气管导管或喉罩

气管导管或喉罩可在患儿完全苏醒或深麻醉状态下拔除,但不得在浅麻醉下(兴奋期,第二期)拔除,以避免咽喉部刺激导致喉痉挛。

选择清醒拔管或深麻醉下拔管,应根据患儿具体情况和麻醉医师个人经验而定。清醒拔管时,患儿的气道张力和气道保护性反射恢复,可降低拔管后呼吸道梗阻和喉痉挛的风险。患儿存在支气管痉挛的危险因素(如哮喘和上呼吸道感染患儿),或因手术原因必须避免呛咳时(如甲状腺切除术后、气管手术后等),应选择在深麻醉下拔管。存在反流误吸风险(如肠麻痹、上消化道出血等)、呼吸道梗阻风险(如腭裂修补术后、颅面畸形、阻塞性睡眠呼吸暂停等)或因神经肌肉或脑神经疾病而存在气道肌肉无力的情况下,应首选清醒拔管。

清醒拔管前应完全逆转肌松残余作用,吸净口咽分泌物,患儿双眼同向运动而无斜视,对刺激或吸痰有反应(包括做出表情或睁眼)。深麻醉拔管之前,患儿自主呼吸应平稳规律,潮气量≥6ml/kg,在移动气管导管、吸引口咽分泌物和胃管时无呛咳,通气模式不改变。深麻醉拔管后,应建立通畅的面罩通气。将患儿转运至麻醉复苏室（PACU）过程中，应采取侧卧位，头部略低，以保持呼吸道通畅，使分泌物容易排出。

二、低氧血症的预防和处理

全身麻醉期间，呼吸肌张力消失，胸廓外向和肺内向回弹力之间的平衡发生改变，导致功能残气量（FRC）降低，小气道闭塞和肺泡塌陷（微小肺不张），以及肺内分流增加。这些改变在婴幼儿中更为显著。小儿术后在 PACU 内低氧血症（吸空气 $SpO_2 \leqslant 92\%$）的发生率高达 43%。患儿年龄越小，术后低氧血症的发生率越高，持续时间也越长。

吸氧对小儿氧合带来的益处仅能维持数分钟，患儿在术后转运途中也常发生低氧血症，合并上呼吸道感染及出生后 6 个月以下的婴儿风险更高。因此，术后将患儿转运至 PACU 途中，以及在 PACU 停留期间，应常规吸氧，并进行 SpO_2 监测。

三、喉痉挛的预防和处理

喉痉挛是患儿在浅麻醉状态下，喉部和声带受到外界刺激（如分泌物、出血和操作等），引发喉部周围肌肉不自主收缩（保护性反射），导致的声门紧闭状态。喉痉挛通常在短时间内发作，但处理不当可危及生命。小儿在吸入全身麻醉诱导时，度过麻醉第二期（兴奋期）相对较慢，若急于行气管插管等操作，常可引发喉痉挛。麻醉苏醒期，在浅麻醉下进行拔管、吸痰等操作也是喉痉挛的常见原因。

小儿麻醉喉痉挛的发生率约为 1.7%，近 2 周内有上呼吸道感染患儿的发生率增加至 9.6%，合并阻塞性肺疾病（6.4%）和既往有麻醉并发症患儿（5.5%）的发生率也明显增加。喉罩曾被推荐用于合并上呼吸道感染患儿的呼吸道管理，但近期上呼吸道感染患儿术中使用喉罩时，喉痉挛、低氧和呛咳的风险仍比正常患儿增加 2 倍，低龄和耳鼻喉科手术患儿风险更高。另外有研究显示，暴露于被动吸烟中的患儿，术中喉痉挛和呼吸道梗阻的风险分别比正常患儿增加 4.9 倍和 2.8 倍。

临床发生喉痉挛时，应立即使用双手托下颌并给予面罩加压给氧，进行纯氧正压通气，轻症患儿通常可在 30~45 秒缓解；若正压通气无效，脉搏血氧饱和度继续下降，应立即给予丙泊酚（1mg/kg）或氯琥珀胆碱（0.5~1mg/kg），以缓解喉部肌肉痉挛，必要时进行气管插管和机械通气；喉痉挛病情严重或治疗不及时，可导致负压性肺水肿，甚至心搏骤停。发生严重喉痉挛后，应在 PACU 内接受 ≥2 小时的监护。若发生负压性肺水肿，应限制液体，存在严重低氧血症时应给予呼气末正压通气，转入重症监护室监护过夜，以待病情恢复。

四、苏醒期躁动的预防和处理

苏醒期躁动（emergence agitation，EA）是小儿麻醉苏醒早期发生的一种以躁动、谵妄、意识和定向力错乱为主要表现的行为异常状态。通常呈自限性（3~15 分钟），具体机制尚不清楚，在七氟烷、地氟烷等新型吸入麻醉药广泛使用后受到临床广泛关注。根据麻醉方式和苏醒期躁动认定标准的不同，文献报道小儿苏醒期躁动发生率的差异很大（2%~80%），以学龄前儿童最多见。尽管苏醒期躁动呈自限性，但发作时具有意外伤害的潜在风险，并给医务人员和家属带来很大压力，因此应给予足够重视。

苏醒期躁动是患儿自身因素、麻醉因素和手术刺激共同作用的结果。患儿自身因素包括低龄、术前焦虑、既往手术经历和冲动型性格等。在麻醉方面，术中使用七氟烷、地氟烷（与丙泊酚、氟烷相比）时苏醒期躁动发生率明显升高；联合使用骶管阻滞、提供完善的术后镇痛，可显著降低苏醒期躁动的发生率。从手术类型来看，耳鼻喉科和眼科手术患儿苏醒期躁动的发生率最高，其次为泌尿外科、骨科和普通外科手术，其他手术的发生率较低。

由于小儿麻醉苏醒期躁动相关因素的复杂性和不确定性，麻醉医师应随时做好预防、识别和处理的准备。苏醒期躁动的预防策略包括：①给予吗啡、芬太尼、舒芬太尼等阿片类药物；②联合使用骶管阻滞或外周神经阻滞；③术中使用丙泊酚替代吸入麻醉药；④术前或术中使用可乐定、右美托咪定等 α_2 受体激动剂等。小儿术后发生苏醒期躁动，症状较轻时，可给予适当保护，等待患儿完全清醒后症状自行消失；若症状较重，可首选芬太尼 0.5~1.0μg/kg（或等效剂量吗啡或舒芬太尼），必要时复合使用丙泊酚 1mg/kg，并给予密切监护。

五、术后窒息的预防和处理

窒息是指呼吸停止超过 15~20 秒，或短时间内呼吸停止伴有心动过缓、发绀或苍白等症状。术后窒息常见于合并早产的新生儿和小婴儿，其发生率与胎龄和校正孕龄呈负相关，校正孕龄超过 44 周后窒息发生率明显下降。贫血是术后窒息的另一项独立危险因素。不合并贫血的婴儿随着年龄增长，窒息的发生率逐渐下降，校正孕龄 48 周患儿的发生率约为 5%，校正孕龄 56 周患儿的发生率约为 1%。校正孕龄 60 周以前，合并贫血患儿术后窒息的发生率并不随年龄增长而降低。

婴儿在清醒或基础镇静联合脊椎麻醉下行疝修补术，术后早期（术后 30 分钟）窒息的发生率（1%）低于全身麻醉（3%），而术后 12 小时内窒息的发生率（2%）与全身麻醉没有差别。对于所有校正孕龄 60 周以下的婴儿，术后应常规进行至少 12 小时的呼吸和循环功能监测。多数术后窒息的新生儿经吸氧和触碰刺激后可缓解，仅少数患儿需辅助呼吸或持续正压通气，若出现心搏骤停须按心肺复苏程序处理。

腺样体和扁桃体切除术是治疗儿童阻塞性睡眠呼吸暂停低通气综合征（obstructive sleep apnea-hypopnea syndrome，OSAHS）的重要手段。OSAHS 患儿术后有 20% 以上可发生需要医疗干预的呼吸系统并发症。所有行腺样体和扁桃体切除术的 OSAHS 患儿，术后均存在不同程度的呼吸道梗阻，术前阻塞症状较重的患儿术后呼吸道梗阻的程度越严重。中重度 OSAHS 患儿（呼吸暂停低通气指数≥5、合并其他先天性/遗传性疾患、心脏并发症、生长发育迟缓等）术后应住院监护 24 小时以上。

六、术后恶心呕吐的预防和处理

术后恶心呕吐（postoperative nausea and vomiting，PONV）是小儿全身麻醉后最常见的并发症，也是小儿日间手术后非计划住院的最常见原因，3 岁以上儿童的发生率为 30%~40%。主要危险因素包括：年龄（3 岁以上，尤其是青春期女孩）、长时间手术（>30 分钟）、某些类型手术（斜视、耳鼻喉科手术），以及既往有 PONV 或运动病史。麻醉相关因素包括：吸入麻醉药和氧化亚氮（相对于丙泊酚）、阿片类药物、镇痛不完善和胃胀气等。

5-羟色胺 3（5-HT$_3$）受体拮抗剂（如昂丹司琼、托烷司琼等）、地塞米松和氟哌利多，单独使用即可降低 PONV 的发生率，复合使用效果更佳。由于氟哌利多具有锥体外系症状、延长 QT 间期等不良反应，通常不作为基础预防用药。3 岁以上手术患儿，不合并其他危险因素时，可使用一种预防性药物（5-HT$_3$ 受体拮抗剂或地塞米松）；合并另外一项危险因素时，可联合使用两种预防性药物（5-HT$_3$ 受体拮抗剂、地塞米松）；若合并另外两项危险因素，可采用三重预防措施（5-HT$_3$ 受体拮抗剂、地塞米松及静脉麻醉）。氟哌利多和甲氧氯普胺可作为发生 PONV 后的补救用药。

七、气管拔管后喘鸣的预防和处理

气管拔管后喘鸣主要与气管插管导致的声门下损伤和喉部水肿有关，尤其在气管导管型号偏大时多见，是气管插管的严重并发症。若气道压力达到 40cmH$_2$O 时气管导管周围没有漏气，拔管后喘鸣的发生率明显升高。因此，小儿麻醉选择气管导管型号的标准是在高于 30cmH$_2$O 压力下气管导管周围存在漏气。采用该保护措施后气管拔管后喘鸣的发生率可由 1% 降至 0.1%。

全身麻醉诱导时预防性应用糖皮质激素（如甲泼尼龙 1mg/kg），可降低喉部水肿和拔管后喘鸣的发生率。拔管后喘鸣的处理措施包括局部喷洒肾上腺素、雾化或全身使用糖皮质激素、吸入氦气 / 氧气混合气和再次气管插管。

八、患儿离开麻醉复苏室的标准

所有全身麻醉患儿均应在麻醉复苏室进行苏醒和监护，及时发现和处理麻醉恢复期并发症。患儿完全苏醒、改良 Aldrete 评分≥9 分（表 10-4-1）、疼痛良好控制、无恶心呕吐等不良反应，无特殊外科情况，可转回普通病房。病情危重，需较长时间（2 小时以上）监护和生命支持的患儿，应与手术医师协商后转入重症监护室。

表 10-4-1 改良 Aldrete 苏醒评分

项目	描述	分数
活动	自主或遵嘱活动四肢和抬头	2 分
	自主或遵嘱活动二肢和有限制的抬头	1 分
	不能活动肢体或抬头	0 分
呼吸	能深呼吸和有效咳嗽，呼吸频率和幅度正常	2 分
	呼吸困难或受限，但有浅而慢的自主呼吸，可能用口咽通气道	1 分
	呼吸暂停或微弱呼吸，需呼吸器治疗或辅助呼吸	0 分
血压	麻醉前 ±20% 以内	2 分
	麻醉前 ±（20%~49%）	1 分
	麻醉前 ±50% 以上	0 分
意识	完全清醒（准确回答）	2 分
	可唤醒，嗜睡	1 分
	无反应	0 分
SpO_2	呼吸空气 SpO_2≥92%	2 分
	呼吸氧气 SpO_2≥92%	1 分
	呼吸氧气 SpO_2<92%	0 分

（潘守东）

推荐阅读

[1] ANDERSON B J，BAGSHAW O.Practicalities of total intravenous anesthesia and target-controlled infusion in children. Anesthesiology，2019，131（1）：164-185.

[2] COTE C J，LERMAN J，ANDERSON B J.A practice of anesthesia for infants and children.6th ed.Philadelphia：Elsevier，2019.

[3] DAVIS P J，CLADIS F P.Smith's anesthesia for infants and children.9th ed.Philadelphia：Elsevier，2017.

[4] DE ORANGE F A，ANDRADE R G，LEMOS A，et al.Cuffed versus uncuffed endotracheal tubes for general anaesthesia in children aged eight years and under.Cochrane Database Syst Rev，2017，11（11）：CD011954.

[5]　GAN T J,BELANI K G,BERGESE S,et al.Fourth consensus guidelines for the management of postoperative nausea and vomiting.Anesth Analg,2020,131(2):411-448.

[6]　GAVER R S,BRENN B R,GARTLEY A,et al.Retrospective analysis of the safety and efficacy of sugammadex versus neostigmine for the reversal of neuromuscular blockade in children.Anesth Analg,2019,129(4):1124-1129.

[7]　HEMPHILL S,MCMENAMIN L,BELLAMY M C,et al.Propofol infusion syndrome:a structured literature review and analysis of published case reports.Br J Anaesth,2019,122(4):448-459.

[8]　KEMPER M E,BUEHLER P K,SCHMITZ A,et al.Classical versus controlled rapid sequence induction and intubation in children with bleeding tonsils(a retrospective audit).Acta Anaesthesiol Scand,2020,64(1):41-47.

[9]　KIMURA S,AHN J B,TAKAHASHI M,et al.Effectiveness of corticosteroids for post-extubation stridor and extubation failure in pediatric patients:a systematic review and meta-analysis.Ann Intensive Care,2020,10(1):155.

[10]　LEE J H,BAE J I,JANG Y E,et al.Lung protective ventilation during pulmonary resection in children:a prospective,single-centre,randomised controlled trial.Br J Anaesth,2019,122(5):692-701.

[11]　LOMIVOROTOV V,KORNILOV I,BOBOSHKO V,et al.Effect of Intraoperative dexamethasone on major complications and mortality among infants undergoing cardiac surgery:the DECISION randomized clinical trial.JAMA,2020,323(24):2485-2492.

[12]　MAHMOUD M,MASON K P.Dexmedetomidine:review,update,and future considerations of paediatric perioperative and periprocedural applications and limitations.Br J Anaesth,2015,115(2):171-182.

[13]　MASON K P.Paediatric emergence delirium:a comprehensive review and interpretation of the literature.Br J Anaesth,2017,118(3):335-343.

[14]　RIAZI S,KRAEVA N,HOPKINS P M.Updated guide for the management of malignant hyperthermia.Can J Anaesth,2018,65(6):709-721.

[15]　SUMPELMANN R,BECKE K,BRENNER S,et al.Perioperative intravenous fluid therapy in children:guidelines from the Association of the Scientific Medical Societies in Germany.Paediatr Anaesth,2017,27(1):10-18.

[16]　ZIESENITZ V C,VAUGHNS J D,KOCH G,et al.Pharmacokinetics of fentanyl and its derivatives in children:a comprehensive review.Clin Pharmacokinet,2018,57(2):125-149.

第十一章

小儿椎管内麻醉

本章要求

掌握：小儿骶管阻滞技术,椎管内阻滞并发症的预防与治疗。
熟悉：小儿椎管内麻醉的解剖与用药特点,椎管内镇痛技术。
了解：小儿硬膜外阻滞和蛛网膜下腔阻滞的适应证与禁忌证。

本章将概述目前临床诊疗中小儿椎管内麻醉的主要技术及应用。小儿的椎管内麻醉与成人有相近之处亦有诸多区别,椎管内麻醉能取代部分全身麻醉,尤其是椎管内麻醉后对交感神经的阻滞及对血管的扩张效应会增加肢体远端的血液供应,并为术后患儿提供可靠的术后镇痛,是小儿麻醉中的重要组成部分。掌握好小儿椎管内麻醉技术是儿童专科麻醉的必要技能。

相对认知健全的成年患者,在小儿施行椎管内麻醉有其特殊性。儿童常难以配合麻醉医师,故小儿椎管内麻醉很多都是在全身麻醉基础上进行;小儿椎管内的解剖结构与成人也有区别,在操作过程中也需要注意避免意外损伤;蛛网膜下腔阻滞在小儿麻醉中有限,更多用于不能或不需要行气管插管的患儿手术;而硬膜外阻滞、骶管麻醉,则是小儿常使用的椎管内麻醉技术,并在术后镇痛中发挥着重要作用。

第一节　小儿椎管内麻醉的解剖与用药特点

一、小儿椎管的解剖

脊髓的近端与脑干相连,终端以终丝(纤维的延伸部分)和马尾(神经的延伸部分)终止于脊髓圆锥。在小儿,由于骨性椎管与中枢神经系统的生长速度不同,新生儿硬膜腔终止于S_3,脊髓终止于L_3,其后脊髓末端随着年龄的增长下降至成人的L_1下缘水平。值得注意的是,新生儿已有传导痛觉的神经末梢,外周神经与脊髓后角有交通支,中枢神经系统的髓鞘已发育完善,故新生儿能感知疼痛,并对伤害性刺激有反应(图 11-1-1)。

在骨性脊柱内,自内向外有 3 层膜包绕着脊髓,分别是软脊膜、蛛网膜和硬脊膜。脑脊液主要由脑室的脉络膜产生,并循环存储于软脊膜和蛛网膜之间的腔隙,这一腔隙称为硬膜下隙,又称硬膜下腔(即鞘内)。软脊膜是一层紧密覆盖于脊髓和脑实质表面的富含血管的膜。蛛网膜是一层很薄的非血管膜,是药物进出脑脊液的主要屏障。

硬脊膜周围存在一个硬膜外腔,其位于脊柱椎管内的椎管骨膜与硬脊膜之间,自枕骨大孔一直延续至骶管裂孔。硬膜外腔前方是后纵韧带,侧方被椎间孔和椎弓根围绕,后方是黄韧带。硬膜外腔有神经根、脂肪、疏松结缔组织、淋巴管和血管。值得注意的是,硬膜外腔的脂肪在婴儿时呈液态,超过七八岁时开始固化,并且小儿硬膜外腔的负压有时不明显,故穿刺时应格外注意。另一方面,硬膜外静脉丛没有瓣膜且直接与颅内静脉相通,因而任何误注入硬膜外静脉的物质吸收入血液后在数秒内到达颅内。与此同时,小儿的脊柱较为平直,硬膜外腔的脂肪疏松,有利于药物扩散。这些特点使得在小儿椎管内麻醉时需尤为警惕。

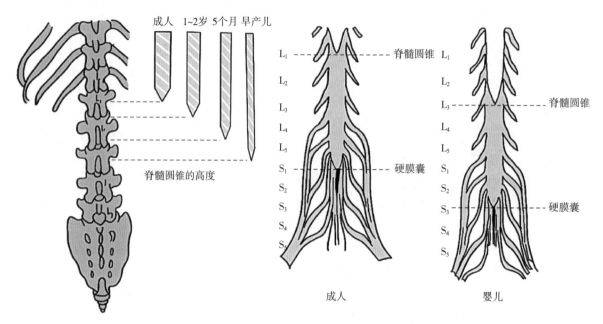

图 11-1-1　婴幼儿蛛网膜下腔中脊髓的位置

硬膜外腔后方是黄韧带,也是从枕骨大孔延伸至骶管裂孔,其并非均匀一致的,韧带的厚度、到硬膜的距离和皮肤到硬膜的距离随所处椎管的节段而改变。小儿硬脊膜和黄韧带之间的距离相对较大,在腰椎水平平均为 0.25~0.3cm(成人为 0.4~0.6cm)。此外,小儿皮肤至硬膜外腔的距离很近,新生儿至 1 岁为 0.5~1.4cm,平均距离约 1cm;2~8 岁为 1.6~2.2cm;9 岁以上为 2.2~3cm;也可用公式进行相关估算,距离(cm)=1+0.15× 年龄(岁)或距离(cm)=0.8+0.05× 体重(kg)。因此麻醉过程中进针深度应严格控制,避免损伤。紧贴黄韧带后方的是椎板、棘突或者棘间韧带,棘上韧带从枕骨外粗隆延伸至尾骨,连接各个椎体的棘突。

一般而言,小儿常用的椎管内麻醉技术中,骶管麻醉可能是全世界最常用的小儿硬膜外阻滞技术。此技术简单,易于实施,并发症少,并能明显减少手术的应激反应,所以小儿麻醉医师需要了解骶管的相关解剖结构(图 11-1-2,图 11-1-3)。小儿骶骨解剖特殊:1 岁以前,5 个骶椎方便辨别且外观与腰椎类似,其后于 2~6 岁逐渐融合。硬脊膜囊末端终止于骶管内,但硬膜囊末端也存在变异,相比成人,儿童硬膜囊的终点更低。除了硬膜囊外,骶管内还有静脉丛,该静脉丛属于椎管内无瓣膜静脉丛的一部分。骶管容积变异可能是导致骶管麻醉阻滞平面差异的原因。

骶管裂孔是儿童骶管麻醉时常用的解剖定位标识,其是由第五(或第四)骶椎椎弓融合不全形成的“U”形或“V”形孔,两侧有可触及的骶角,由骶尾韧带(黄韧带在骶尾部的延续)覆盖。儿童(出生后 10 个月至 18 岁)的骶管裂孔顶点与硬脊膜终点的距离为(30 ± 10.4)mm,即 13.6~54.7mm。出生后 2 个月至 7 岁的小儿皮肤至骶骨前壁的平均距离为 21mm(10~39mm)。患儿体重及年龄对皮肤到硬膜外腔的距离影响甚微。对于大多数患儿而言,25mm 长的穿刺针即足以达到硬膜外腔且不容易穿破硬脊膜。随着年龄的增长,骶管的中轴发生变化;骶管裂孔变得定位困难,间隙狭窄。同时,硬膜外腔的脂肪增厚,从而限制了局部麻醉药的扩散。这些生理变化增加了年龄大于 6~7 岁的儿童实施骶管麻醉的难度(表 11-1-1)。

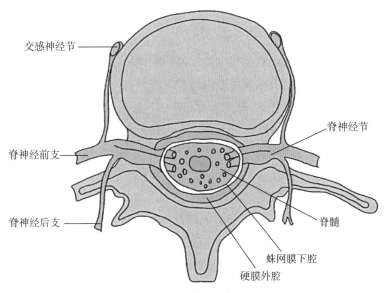

图 11-1-2 椎管横断面观

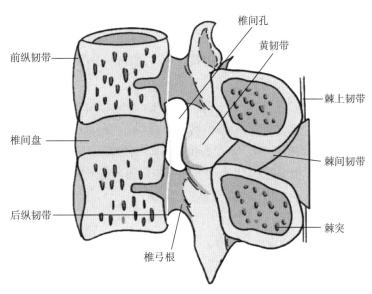

图 11-1-3 椎管纵切面

表 11-1-1 小儿椎管内麻醉常用的体表定位标识

解剖位置	体表定位标识
C_6	对齐环状软骨环线投影的棘突
C_7	颈部屈曲时尾侧皮沟对应的棘突,即隆起的最高棘突
T_3	两肩胛冈连线对应的棘突
T_7	两肩胛下角连线对应的棘突
L_1	第 12 肋骨的椎骨附着处下方的棘突
$L_4 \sim L_5$	>1 岁的小儿两侧髂嵴连线对应的棘突
$L_5 \sim S_1$	<1 岁的小儿两侧髂嵴连线对应的棘突

二、小儿椎管内麻醉的用药特点

局部麻醉药与脊髓神经结合后可阻断动作电位从而影响神经传导产生阻滞作用。椎管内麻醉药物结合的靶部位是脊髓和位于蛛网膜下腔及硬膜外腔内的脊神经根。脊神经根和后根的神经节是最重要的靶点。与硬膜外腔中硬脊膜包绕的神经相比，蛛网膜下腔内的神经最容易被小剂量的局部麻醉药迅速阻滞。神经阻滞的快慢取决于神经纤维髓鞘的粗细、表面积及与麻醉药直接接触的程度。

一般椎管内麻醉阻滞顺序为：血管舒缩神经→温觉→痛觉→触觉→运动神经纤维→压力感觉纤维→本体感觉纤维。一般交感神经阻滞平面较感觉阻滞平面高 2~4 个神经节段，而运动神经阻滞平面则较感觉阻滞平面低 1~4 个节段。这与成人的阻滞规律并无区别。

因小儿椎管解剖结构与成人的区别，小儿椎管内用药也有其自身特点。第一，小儿脊柱较为平直，硬膜外腔组织内容物丰富，腔内间隙相对较小，而脂肪组织较为疏松，利于药物扩散。但椎间孔通畅，局部麻醉药由此扩散至椎旁间隙的量也相对增多，故小儿硬膜外脊神经阻滞节段的数量并不完全按药液量的增加而成比例地增加。第二，小儿硬膜外脊神经细，鞘膜薄，麻醉作用较成人出现早，药物浓度需相应降低。从骶管腔给药，局部麻醉药可向胸部硬膜外腔扩散。婴幼儿按常用剂量给药，有时麻醉可达 T_4~T_6 胸脊神经平面。第三，局部麻醉药用于小儿时药物清除率低、血浆蛋白结合率低，安全界限较窄，婴儿更为敏感。围手术期可采取梯度增加局部麻醉药用量，避免一次过量使用而造成严重的不良反应，或者在用药早期使用毒性反应较低的药物。第四，虽然很多研究表明混用其他药物，如阿片类药物或肾上腺素等可能会延长椎管内麻醉的时间，但目前不推荐在临床上广泛使用。

小儿椎管内麻醉在国内应用较多，取得了一定经验。对 5 岁以上小儿的下腹及下肢手术，可以应用蛛网膜下腔阻滞，可按脊柱长度（第七颈椎棘突至骶管裂孔的距离）用药。小儿循环系统代偿能力较大，术中血压较易维持平稳。此外，从骶管给药，局部麻醉药也可向胸部硬膜外腔扩散。婴幼儿按常用剂量给药时，有时麻醉可达 T_4~T_6 胸脊神经平面，故新生儿及婴儿经骶管阻滞可行上腹部手术，但患儿若麻醉平面超过 T_4 脊神经，血压可能降低，麻醉过程中应密切监测患儿生命体征。

第二节　小儿蛛网膜下腔阻滞

一、适应证与禁忌证

1. 适应证

（1）需要提供相应麻醉平面的手术。

（2）需要避免气管插管和辅助呼吸的患儿。

（3）手术过程需要保持清醒的年长患儿。

2. 禁忌证

（1）严重的全身疾病（凝血障碍、脓毒血症、脑膜炎、低血容量性休克等）。

（2）穿刺部位有感染和异常的患儿。

（3）中枢神经系统疾病，疑有颅内高压的患儿也应列为禁忌。

（4）局部麻醉药过敏。

二、蛛网膜下腔阻滞穿刺技术

1. 穿刺技术要点　目的是向蛛网膜下腔注入小剂量的高比重、低比重或等比重局部麻醉药。

2. **体位** 蛛网膜下腔穿刺体位，一般可取侧位或坐位（图 11-2-1），前者最常用。推荐使用左侧卧位，要注意患儿的头颈位置，防止呼吸道梗阻。穿刺前连接好心电监护、血压袖带及脉搏氧饱和度仪。

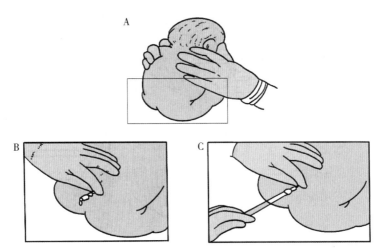

图 11-2-1　婴幼儿坐位蛛网膜下腔穿刺体位
A. 屈膝坐位；B. 蛛网膜下腔穿刺见脑脊液；C. 无异常后推注药液。

3. **操作步骤** 蛛网膜下腔穿刺常选用 $L_4 \sim L_5$ 棘突间隙，此处的蛛网膜下腔最宽，脊髓于此处已形成终丝。确定穿刺点的方法：取两侧髂嵴的最高点作连线，与脊柱相交处，即为 $L_4 \sim L_5$ 或 $L_5 \sim S_1$ 棘突间隙，如果该间隙较窄，可下移一个间隙作穿刺点。穿刺前须严格消毒皮肤，消毒范围应上至肩胛下角，下至尾椎，两侧至腋后线。消毒后穿刺点处需铺孔巾或无菌单。

穿刺点用 0.5%~1% 利多卡因作皮内、皮下和棘间韧带逐层浸润。在小儿穿刺一般选择直入法即正中入路法（图 11-2-2），用左手拇指和示指固定穿刺点皮肤，以棘突间隙中点为穿刺点，穿刺针与背部垂直，针尖稍向头侧缓慢刺入，并仔细体会针尖处的阻力变化。当针穿过黄韧带时，有阻力消失"落空"感觉，再进针数毫米，突破硬脊膜，回抽有脑脊液，提示已穿破硬脊膜与蛛网膜而进入蛛网膜下腔。需要注意的是在小儿穿破黄韧带和硬脊膜的落空感可能并不明显，如果进针较快，常将黄韧带和硬脊膜一并刺穿，因此应该异常谨慎。

针尖进入蛛网膜下腔后，拔出针芯即有脑脊液流出，如未见流出可旋转针体 180° 或用注射器缓慢抽吸，或将手术床置于头高（30°）足低位，如经上述处理仍无脑脊液流出，应重新穿刺。穿刺时如遇骨质，应改变进针方向，避免损伤骨质。经 2~3 次穿刺而仍未能成功者，应改换其他麻醉方式（图 11-2-3）。

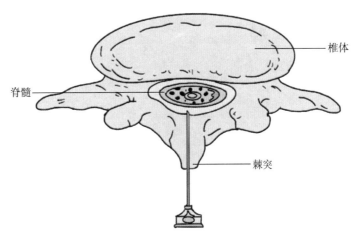

图 11-2-2　蛛网膜下腔穿刺正中入路

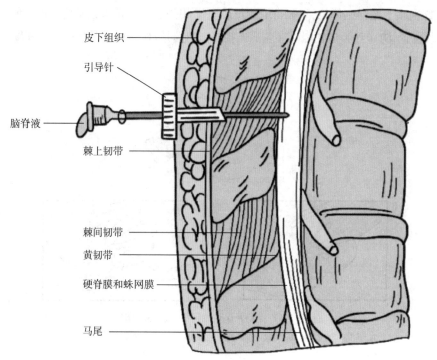

皮下组织

引导针

脑脊液

棘上韧带

棘间韧带

黄韧带

硬脊膜和蛛网膜

马尾

图 11-2-3　蛛网膜下腔穿刺正中入路
经专用引导针置入腰麻针。

三、常用药物与推荐剂量

蛛网膜下腔阻滞较常用的局部麻醉药有丁卡因、布比卡因和罗哌卡因（表 11-2-1，表 11-2-2）。

表 11-2-1　新生儿（≤5kg）蛛网膜下腔阻滞时局部麻醉药的常用剂量

药物	浓度 /%	剂量 /(mg·kg⁻¹)	作用时间 /min
丁卡因	1	0.4~1.0	60~75
布比卡因	0.5	0.5~1.0	65~75
左布比卡因	0.5	1.0	75~88
罗哌卡因	0.5	1.08	51~68

表 11-2-2　小儿与青少年蛛网膜下腔阻滞时局部麻醉药的常用剂量

药物	浓度 /%	体重 /kg	剂量 /(mg·kg⁻¹)
丁卡因	0.5	5~15	0.4
		>15	0.3
布比卡因	0.5	5~15	0.4
		>15	0.3
左布比卡因	0.5	5~15	0.4
		15~40	0.3
		>40	0.25
罗哌卡因	0.5		0.5（最大 20mg）

四、蛛网膜下腔阻滞的评估与管理

蛛网膜下腔阻滞后,可引起一系列生理紊乱,其程度与阻滞平面密切相关。阻滞平面是指皮肤感觉消失的界限,临床上常以针刺皮肤测痛的方法来判断,同时用手测试皮肤触觉消失及观察运动神经麻痹的进展情况,也有助于了解阻滞范围。阻滞平面越高,对生理的扰乱越明显,因此麻醉过程中需要密切观察病情变化,进行及时的评估与管理。

1. **血压下降与心率减慢**　蛛网膜下腔阻滞平面超过 T_4 后,常出现血压下降并伴随心率减慢,多于注药 15~30 分钟后发生,严重者可因脑供血不足出现恶心、呕吐、面色苍白、躁动不安等症状。穿刺前开放静脉快速输液可预防,必要时使用血管活性药物。

2. **呼吸抑制**　当胸段脊神经阻滞后可引起肋间肌麻痹,患儿潮气量下降,咳嗽无力,不能发声,甚至发绀。遇此情况应迅速吸氧,必要时进行辅助呼吸,直至肋间肌张力恢复为止。

3. **恶心、呕吐**　麻醉平面较高时,引起血压下降、肋间肌部分麻痹而出现呼吸抑制、一过性脑部缺血缺氧,都可引起患儿恶心呕吐。一旦出现此情况,应首先检查是否有麻醉平面过高及血压下降,并采取相应的治疗措施,如加快输液、面罩吸氧、使用升压药等。

五、连续蛛网膜下腔阻滞技术

蛛网膜下腔阻滞起效快,效果确切,但由于麻醉药作用时间限制常不能满足较长时间的手术要求。曾有研究尝试采用类似硬膜外穿刺置管的方法,通过穿刺针内孔向蛛网膜下置入微导管进行连续蛛网膜下腔麻醉(continuous spinal anesthesia,CSA)。根据手术需要,CSA 可通过蛛网膜下腔导管追加局部麻醉药,直至手术结束。CSA 微导管材料要求高,且国内因为材料、收费等问题而开展的单位极少。国外较多文献提示在下腹部、盆腔及下肢长时间手术时可以采用 CSA 复合静脉全身麻醉(镇静、监测下的麻醉)或吸入全身麻醉,患儿受益更大。

第三节　小儿硬膜外阻滞

硬膜外阻滞有单次法和连续法两种。单次法是穿刺后将预定量的局部麻醉药全部一批次注入硬膜外腔以产生麻醉作用,此法缺乏可控性,易发生严重并发症和麻醉意外,故已罕用。连续法是在单次法的基础上发展而来,通过穿刺针在硬膜外腔置入塑料导管,根据病情、手术范围和时间,分次给药,使麻醉时间得以延长,并发症明显减少。连续硬膜外阻滞已成为临床上常用的麻醉方法之一。

一、适应证和禁忌证

1. 适应证

(1)硬膜外阻滞可用于除头部以外的任何手术,但从安全角度考虑,硬膜外阻滞主要用于下肢、会阴区及绝大多数躯干部的手术麻醉或术后镇痛。

(2)将麻醉平面控制在 T_4 平面以下时,患儿呼吸抑制不明显,可应用于饱胃患儿的急诊手术。

(3)择期手术,患儿对全身麻醉存在禁忌(患儿有恶性高热史或家长拒绝全身麻醉)。

(4)合并重症肌无力、肌萎缩等疾患。

(5)麻醉医师希望患儿在较浅的全身麻醉状态下完成手术,可以为患儿提供复合硬膜外阻滞麻醉。

2. 禁忌证

(1)局部麻醉药物过敏。

（2）凝血功能异常或服用抗凝药物。

（3）严重全身感染症状（脓毒败血症、脑膜炎）。

（4）神经系统疾病：神经退行性变性疾病；脊柱脊髓畸形；脊髓损伤和肿瘤；脊髓栓系综合征；有颅内压增高、脑积水、严重惊厥、不稳定癫痫或颅内顺应性降低等病史。

（5）穿刺部位感染或有炎症。

（6）低血容量性休克。

（7）穿刺部位脊柱（髓）手术术后。

二、小儿硬膜外阻滞穿刺技术

穿刺点应根据手术部位选定，一般取支配手术范围中央的脊神经相应棘突间隙。正中入路穿刺是最常用的穿刺方法，因棘间韧带和黄韧带在正中较厚，穿刺手感较好，且此处硬膜外动静脉较少，间隙较宽。婴幼儿的黄韧带很薄且松软，硬膜外穿刺针难以感触到。

小儿中腰段棘突几乎呈水平位置，且棘间韧带宽厚，解剖标志明显，硬膜外穿刺选择棘突间隙正中水平进针容易成功。中胸段棘突倾斜角明显呈叠瓦状，此处椎间隙正中入路穿刺时需将穿刺针朝上倾斜穿刺。如正中穿刺困难时可采用旁正中入路（旁正中入路穿刺避开了棘上韧带和棘间韧带，穿破硬脊膜的风险增加）。从上胸段至颈段，棘突走向再次趋于水平且棘间韧带变窄，硬膜外穿刺选择正中入路时更容易成功。

黄韧带是确定硬脊膜外间隙的重要标志之一，它由纵向弹性纤维构成，从枕骨大孔到骶管裂孔逐渐增厚，骶尾筋膜是其在骶骨的膨大部分。穿刺针在穿破硬脊膜时有明显的落空感（图11-3-1）。

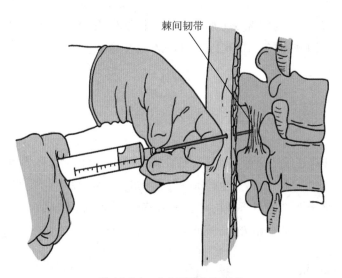

图11-3-1　小儿硬膜外穿刺术

用阻力消失技术确定硬膜外隙的正确方法。当针尖抵达黄韧带时，接上盛有2~3ml盐水和气泡的注射器，用左手指牢牢固定穿刺针，将手背靠在患儿背上，通过左手转动手腕缓慢进针，同时用右手恒压推进注射器，注意右手不要帮助进针。如果针尖抵达黄韧带时，此时气泡压缩而盐水未被推入。当针尖进入硬膜外隙，出现阻力突然消失和盐水突然注入。

硬膜外穿刺针及导管的选择：选择Tuohy型斜面穿刺针（为成人硬膜外阻滞常用），针尖呈勺状，不易穿透硬脊膜。一般7岁以下的小儿可使用5cm长穿刺针，超过10岁可使用7cm长穿刺针。穿刺针型号及硬膜外导管型号见表11-3-1。

表 11-3-1　硬膜外穿刺针及导管型号选择

年龄	穿刺针型号	导管型号
7 岁以下	20#（5cm）	20#
7~10 岁	19#（8cm）	19#
10 岁以上	18#（10cm）	18#

硬膜外穿刺体位：患儿取侧卧位（一般取左侧卧位），屈髋、屈膝，使患儿膝部紧靠胸前，双手伸出交叉怀抱于胸前，耳侧垫一小枕，头部下屈。如患儿已行全身麻醉，由另一位医护人员帮助摆放体位，头后仰，保持呼吸道通畅，尽可能使棘突间连线呈水平位，且使棘突间隙暴露明显，便于穿刺。

正中入路穿刺：穿刺前应严格皮肤消毒（消毒液至少在皮肤表面停留 2 分钟），消毒范围至少为穿刺点周围 15cm，消毒后铺无菌单或孔巾。穿刺过程应当遵守无菌操作原则，对已行全身麻醉的患儿可不需要局部麻醉。清醒患儿在选择正中入路椎间隙穿刺时，用 0.5%~1% 利多卡因局部浸润麻醉，先使用 4.5mm 针头行局部皮下浸润麻醉，使穿刺部位皮肤呈橘皮状。在行棘上韧带、棘间韧带和黄韧带局部麻醉时，穿刺针不可进入过深，以免形成蛛网膜下腔阻滞。穿刺点皮肤局部麻醉后可减少患儿硬膜外穿刺时的活动，局部麻醉后使用导针在局部麻醉穿刺针眼处扩皮，将硬膜外穿刺针斜面朝天花板进针（在进针过程中，使针尖尽量纵向分离棘上韧带、棘间韧带和黄韧带，减少对上述韧带的横向切割），针轴与患儿腰背部垂直，穿刺针依次经过皮肤、皮下组织、棘上韧带、棘间韧带和黄韧带，进入硬膜外腔。当穿刺针尖遇到明显阻力时表明已进入棘上韧带，此时难以给注射器内的液体或空气加压，穿破黄韧带后有明显的落空感，此时连接在穿刺针上的玻璃注射器（含单个气泡的生理盐水）内芯会因硬膜外负压而向前移动，用手轻推注射器内芯后阻力消失，表明穿刺针尖已进入硬膜外腔。此时可将穿刺针逆转 90°，即可向头端置入硬膜外导管。需要注意的是，新生儿和婴儿的黄韧带相当薄而且疏松，如继续进针，针尖会将硬脊膜顶向蛛网膜，由于硬脊膜的牵拉使两侧硬脊膜绷紧，硬膜外压力增加表现为注射器内芯后退，因而在穿刺过程中，有突破感后再碰到注射器内芯后退，表明穿刺针已经顶住硬脊膜，此时应该轻柔地置入硬膜外导管，硬膜外导管紧贴硬脊膜会产生满意的麻醉效果，但初学者使用此法时会增加穿破硬脊膜的概率（图 11-3-1）。

旁正中入路穿刺：在正中入路穿刺点旁开 0.5~1.0cm 处进针，穿刺针与正中垂直线成 15°~30° 的夹角进针，根据棘突的倾斜角度适当向尾端倾斜，针尖指向模拟正中入路穿刺法获得成功时针尖可能到达的位置。穿刺针避开棘上韧带和棘间韧带，直接刺破黄韧带后到达硬膜外腔。其他步骤同正中入路的硬膜外阻滞法。

Willschke 和他的同事研究了超声辅助在婴儿和儿童进行硬膜外阻滞时的潜在作用。此外，他们比较了使用传统的基于骨性标志与超声辅助硬膜外导管放置的技术，发现皮肤与硬膜外腔之间距离的可视化和使用超声时的较少骨性标志触摸可减少操作时间。然而，该技术确实需要一个非常熟练的助手来协助处理超声探头，除了需要一个"熟练的第三只手"外，穿刺操作和超声探头之间也存在干扰。Karmakar 等报道，成人可使用弹簧注射器进行超声辅助硬膜外阻滞，这种技术的修改使单个操作者能够完成穿刺（一手拿着超声探头，另一只手拿着 Tuohy 针/弹簧注射器），这可能代表了一种技术方向，使超声辅助在硬膜外阻滞的情况下也具有临床价值。对脊柱进行简单的术前超声检查，准确地显示潜在的相关解剖，并评估硬膜外腔的深度，这也是婴儿和儿童穿刺需要的信息。

三、小儿硬膜外阻滞常用局部麻醉药的浓度与剂量

见表 11-3-2。

表 11-3-2 小儿硬膜外阻滞常用局部麻醉药

药物		常用浓度 /%	最大剂量 /(mg·kg⁻¹)	起效 /min	持续时间 /h
酰胺类	利多卡因	0.5~2.0	10	5~15	1~2
	布比卡因和左布比卡因	0.25~0.50	4	15~20	3~6
	罗哌卡因	0.2	3	15~20	3~6
酯类	普鲁卡因	0.5~2.0	12	5~15	0.5~1.0
	氯普鲁卡因	1~3	15	5~15	0.5~1.5

注药方法:一般可按下列顺序慎重给药。①注射试验剂量,一般为 2~3ml 利多卡因,主要目的在于排除误入蛛网膜下腔的可能。如果注药后 5 分钟内出现下肢痛觉和运动消失,以及血压下降等症状,则高度怀疑局部麻醉药已误入蛛网膜下腔,严重时可发生全脊髓麻醉,应立即抢救。②注射试验剂量 5~10 分钟后,如无蛛网膜下腔阻滞征象,可每隔 5 分钟注入 3~5ml 局部麻醉药,直至阻滞范围能满足手术要求为止。③术中患者由无痛转而出现痛感,肌肉由松弛转为紧张,应考虑局部麻醉药的阻滞作用开始减退,此时若血压稳定,可追加持续量,一般为首次总量的 1/3~1/2。以后可根据需要追加维持量,直至手术结束。

四、硬膜外阻滞的评估与管理

1. 阻滞区域的调节 影响硬膜外腔阻滞区域的因素很多,其中最重要的是穿刺部位,应当根据手术部位选定穿刺点,一般取支配手术范围中央的脊神经相应棘突间隙作为穿刺点,如果选择不当,将导致阻滞范围不能满足手术需求。其他一些因素,如导管的位置和方向、药物容量、注药速度、患者体位及全身情况等也起重要作用。

(1)导管的位置和方向:头侧置管时,药物易向头侧扩散;尾侧置管时,药液多向尾侧扩散。如果导管偏向一侧,可出现单侧麻醉。如导管误入椎间孔,则只能阻滞单个脊神经。因此导管的位置和方向与麻醉的成败和阻滞范围有密切关系。

(2)药物容量和注药速度:药物容量越大,注药速度越快,阻滞范围越广,反之则阻滞范围窄。值得注意的是快速注药时,血管吸收率增加,作用区域神经阻滞的药物会相应减少。

(3)体位:硬膜外腔注入药物,其扩散很少受体位的影响,故临床上可不必调整体位。

(4)患者情况:婴幼儿的硬膜外腔窄小,药物易向头侧扩散,所需药物量小。有些病理情况下,如全身情况差、脱水、血容量不足、腹内压增高,可加速药物扩散,用药量应格外慎重。

2. 生命体征的管理技术 硬膜外腔注入局部麻醉药后,除痛觉神经被阻滞外,运动神经也被阻滞,由此可引起一系列生理紊乱,最常见的是血压下降、呼吸抑制和恶心呕吐。因此术中应注意麻醉平面,密切观察病情变化,及时进行妥善处理。

(1)血压下降:多发生于胸段硬膜外阻滞,由于内脏的大小神经麻痹,导致腹内血管扩张,回心血量减少而血压下降,同时副交感神经功能相对亢进。出现这种变化时,应先行输液补充血容量,必要时静脉注射麻黄碱,血压一般可迅速回升。

(2)呼吸抑制:颈部及上胸部硬膜外阻滞时,由于肋间肌和膈肌不同程度麻痹,可出现呼吸抑制,严重时可致呼吸骤停。术中必须仔细观察患者呼吸,并做好对呼吸的急救准备。因颈部及上胸部硬膜外腔较小,故采用小剂量低浓度局部麻醉药,这样可以减轻对运动神经的阻滞,防止发生呼吸明显抑制。

(3)恶心呕吐:硬膜外阻滞不能消除牵拉胃肠、胆囊等内脏所引起的牵拉痛或牵拉反射,患者常出现胸闷不适,甚至烦躁、恶心、呕吐,需及时静脉注射辅助药物加以控制,如阿片类药物、异丙嗪或氟哌利多;对用药后仍无效者,应施行迷走神经和腹腔神经丛封闭,必要时可考虑改用全身麻醉。

第四节　骶管阻滞

一、适应证和禁忌证

1. 适应证

（1）大多数下腹部、会阴部及下肢手术,如睾丸固定术、脐部手术、嵌顿疝、包皮环切、尿道下裂和下肢的骨折外伤手术等。

（2）患儿家属不愿实施全身麻醉。

（3）需要加强全身麻醉效果或是利于术后镇痛的手术。

2. 禁忌证

（1）严重的系统性疾病,如凝血功能障碍、脓毒血症、感染性休克。

（2）局部异常情况:穿刺部位感染、外伤等。

（3）局部解剖异常或是反复穿刺失败。

二、局部解剖

骶管阻滞是经骶管裂孔穿刺,注局部麻醉药于骶管以阻滞骶脊神经,是硬膜外阻滞的一种方法,适用于直肠、肛门会阴部手术,也可用于婴幼儿及学龄前儿童的腹部手术。

骶管裂孔和骶角是骶管穿刺点的重要解剖标志,其定位方法是:先触摸尾骨尖,沿中线向头侧触及一个有弹性的凹陷,即为骶管裂孔,在孔的两旁可触到骨质隆起,是为骶角。两骶角连线的中点,即为穿刺点。髂后上棘连线在第二骶椎平面,是硬脊膜囊的终止部位,骶管穿刺针如果越过此连线,即有误穿蛛网膜下腔而发生全脊髓麻醉的危险（图11-4-1）。

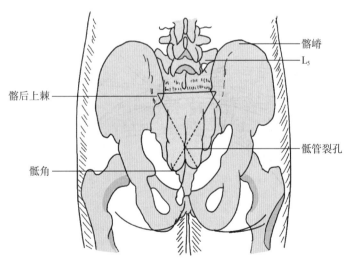

图 11-4-1　小儿骶管解剖及骶管裂孔定位

三、骶管阻滞穿刺技术

骶管穿刺术:可取侧卧位或俯卧位。侧卧位时,腰背应尽量向后弓曲,双膝屈向腹部。俯卧位时,髋部需垫厚枕以抬高骨盆,暴露骶部。于骶管裂孔中心处作皮内小丘,将穿刺针垂直刺进皮肤后,将针体向尾侧方向倾倒,与皮肤成 30°~45° 角,顺势推进 1~2cm,当刺到骶尾韧带时有弹韧感觉并且针较为固定,进入骶管时有阻力消失感。连接注射器,抽吸无脑脊液和血液,注射生理盐水和空气时既无阻力,又无皮肤隆起,证实针尖确在骶管内,此时可注入试验剂量局部麻醉药,观察无蛛网膜下腔阻滞现象后,再分次注入局部麻醉药。为了更好地排除针尖是否进入血管内,建议首先在给局部麻醉药前推注配制成 1/20 000 浓度(5μg/ml)的肾上腺素 1ml,如果心率明显增快(增加超过 10 次 /min),应高度怀疑针尖的位置进入血管,必须退针重新穿刺(图 11-4-2,图 11-4-3)。

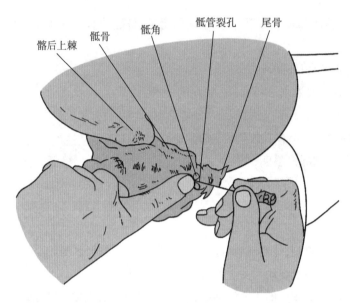

图 11-4-2　小儿骶管阻滞穿刺方法

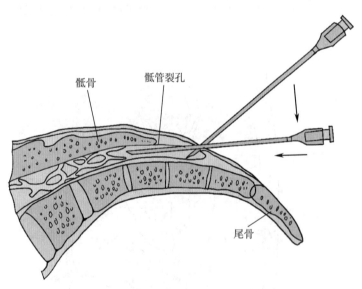

图 11-4-3　改良的骶管阻滞法
针体按 1 方向进针至骶管后,调整至针体 2 方向再深入骶管内。

　　骶管穿刺成功的关键,在于掌握好穿刺针的方向。如果针与皮肤角度过小,即针体过度放平,针尖可在骶管的后壁受阻;若角度过大,针尖常可触及骶管前壁。穿刺时如遇骨质,不宜用暴力,应退针少许,调整针体倾斜度后再进针,以免引起剧痛和损伤骶管静脉丛。

近年来通过对骶骨进行的解剖学研究,发现 $S_{2~4}$ 均可裂开,故可采用较容易的穿刺方法,与腰部硬膜外阻滞法相同,在 S_2 平面以下先摸清骶管裂孔,穿刺针自中线垂直进针,易进入骶管裂孔。改进穿刺方法失败率减少,并发症发生率也降低。

超声可用于识别肥胖儿童的骶管间隙,还可用于监测局部麻醉药是否在正确的解剖位置注射,也可以监测局部麻醉药在骶尾部硬膜外腔内向头端扩散的影像。此外,在 6 岁以下的儿童,尤其是解剖结构异常和肥胖儿童,超声可能有助于确定骶管间隙的位置。但到目前为止,与传统的基于骨性标志的技术相比,还没有大数据来支持超声辅助实际上提供了任何实质性的好处。尽管如此,与传统的骶管注射法相比,超声引导下骶管麻醉为小儿腹股沟疝修补术提供了一种可靠的椎管内麻醉方法,具有操作简单、穿刺出血少等优点。

骶管阻滞在技术上比蛛网膜下腔阻滞简易,成功率更高。它作为清醒状态下的区域麻醉技术在患儿中的应用似乎比蛛网膜下腔阻滞更广泛。

四、常用药物与推荐剂量

局部麻醉药用于小儿时,因药物清除率低、血浆蛋白结合率低,安全界限较窄,故婴儿更为敏感。围手术期应尽可能使用低浓度局部麻醉药,然后逐步增加用药剂量,避免一次过量使用而造成严重的不良反应,或者在用药早期使用毒性反应较低的药物,如罗哌卡因、左布比卡因。常用局部麻醉药剂量为 1ml/kg,最高不超过 25ml 为佳,可以满足 25kg 以下患儿绝大多数脐部以下手术的需要。

1. **罗哌卡因** 0.2%~0.25% 罗哌卡因,容量为 1ml/kg(最大容量为 20ml)可获得满意的阻滞效果,利用造影剂发现其平面可达 $L_1~T_8$,平均为 T_{12},而使用 0.1% 罗哌卡因时,可能需要更多的全身麻醉药和吗啡才能达到满意的麻醉效果。研究认为对于小儿罗哌卡因的 50% 有效镇痛浓度为 0.11%,最高浓度为 0.375%,剂量为 1ml/kg 时,镇痛时间与布比卡因相近,约 5 小时;浓度达 0.5% 后在提高镇痛质量和延长作用时间的同时增加术后运动阻滞程度,可以用于术后镇痛。对于 1 岁以内的婴儿,0.175% 和 0.2% 罗哌卡因术后的镇痛效果、镇痛时间近似,优于 0.1%、0.125% 罗哌卡因,不良反应相近。

2. **左布比卡因** 是布比卡因的异构体,无论心血管毒性还是中枢神经系统毒性远远低于后者,单次法骶管阻滞作用时间有限,术后甚至术中即需要追加镇痛药。左布比卡因与罗哌卡因在浓度为 0.2%~0.25% 时的效能相当。

为延长骶管阻滞的镇痛时间,可以选择骶管置管或选择新型长效局部麻醉药或复合用药,目标为延长镇痛时间,同时不增加甚至减少药物毒性。目前的研究表明,曲马多、肾上腺素、可乐定和右美托咪定、氯胺酮、阿片类药物用于骶管阻滞时均可以不同程度地提高骶管阻滞的效果和延长局部麻醉药作用时间,但目前不推荐在临床广泛使用。

五、骶管阻滞的评估与麻醉管理

骶管阻滞属于低位硬膜外阻滞的一种,其麻醉评估与管理大多与硬膜外阻滞相似。骶管阻滞由于穿刺点过低,很少发生因阻滞平面过高引起的呼吸抑制和循环紊乱。骶管穿刺针如果越过硬膜囊终止部位,即有误穿蛛网膜下腔而发生全脊髓麻醉的危险。每次阻滞完毕后,在切皮前均应评估镇痛的效果及范围,但即使是清醒的儿童,这种评估也极为困难,临床上多以轻掐皮肤或针刺皮肤作为感觉神经测试最可靠的方法,尤其是浅全身麻醉的患儿。测定阻滞区域的皮温增高来确定阻滞平面是较好的方法。术中及术后应注意避免以下并发症的发生。

1. **穿刺操作不当**

(1)误入皮下组织:即穿刺失败,一般不会有严重后果,可以重新穿刺。

（2）穿破硬膜：穿刺针进入过深或是骶管裂孔变异所致，此时可以考虑改用其他麻醉方式。

（3）穿破静脉：由于骶管静脉丛丰富，该并发症比较常见，只要没有注射局部麻醉药就不会有严重问题，不建议重新穿刺，否则局部麻醉药中毒风险将显著增加；穿刺后应回抽，无血及脑脊液后再考虑给药，否则考虑放弃。

2. 低血压　低血压在小儿骶管阻滞中发生概率很小，即使少量局部麻醉药误入血管或鞘内，患儿也不常发生血流动力学紊乱。一般情况下不需要特殊处理，这与小儿交感神经未完全发育有关。

3. 局部麻醉药中毒

（1）局部麻醉药误入血管：包括血流动力学紊乱、呼吸衰竭、惊厥等，预防措施为注药之前一定给予试验量。

（2）局部麻醉药误入蛛网膜下腔：由于骶管穿刺的特殊性，这种并发症十分少见。

4. 其他并发症　包括尿潴留、感染、术后恶心呕吐、神经损伤等，均少见。相比而言，骶管阻滞在小儿是相对安全和有效的一种麻醉方法。

第五节　小儿椎管内麻醉并发症

关于儿童椎管内麻醉并发症相关的研究不多。尽管有一些研究表明，小儿椎管内麻醉并发症的发生率高达 30%，但通常比较轻微，没有临床意义，但小儿椎管内麻醉并发症的问题可能被低估。常见并发症有以下几类。

一、局部麻醉药过敏及毒性反应

有少数患儿在使用局部麻醉药后出现全身或局部症状，如皮肤黏膜水肿、荨麻疹、哮喘、低血压或休克等，称为过敏反应，目前尚无可靠的方法预测。但亦有研究表明，这些反应很少能确诊为局部麻醉药引起的过敏反应。酰胺类较酯类局部麻醉药过敏反应发生率低，因此，疑有对酯类过敏者，可改用酰胺类。

常见的毒性反应是由局部麻醉药误入血管所致，据文献报道发生率在 0.2%~2.8%，如果血药浓度非常高，可能出现心血管毒性反应。局部麻醉药可直接抑制心肌的传导和收缩，对血管运动中枢及血管床的作用可能导致严重的血管扩张，表现为低血压、心率减慢，最后可能导致心搏骤停。应该强调的是，心血管毒性作用往往出现在局部麻醉药血药浓度快速升高时，而血药浓度缓慢升高时，有可能因首先出现中枢神经系统毒性，而停止使用局部麻醉药，心血管毒性作用就不会发生。

轻微的局部麻醉药毒性反应可以静脉给予咪达唑仑 0.1~0.2mg/kg，或丙泊酚 2mg/kg。出现严重并发症者，应进行呼吸及循环支持：立即气管插管、机械通气；使用升压药；心搏骤停者则需立即复苏；同时静脉滴注 20% 脂肪乳 2~4ml/kg，最大剂量不超过 8ml/kg。

二、全脊髓麻醉

行硬膜外阻滞时，穿刺针或导管误入蛛网膜下腔，可能导致阻滞平面异常升高或全脊髓麻醉，发生率平均为 0.24%（0.12%~0.57%）。全脊髓麻醉可表现为神志消失、呼吸停止、血压测不到，甚至出现心搏骤停。处理原则是维持患儿循环及呼吸功能。如患儿神志消失，应即刻气管插管进行人工通气，加速输液及静脉滴注血管收缩药升高血压。

三、神经损伤

硬膜外阻滞造成的神经损伤是严重的并发症，危险因素包括神经缺血（如使用血管收缩药等）、穿刺或置管的机械性损伤、药物的化学性损伤等。患儿可能出现截瘫，或伴有慢性疼痛、感觉异常或缺失。

四、头痛

硬膜穿破除了会引起阻滞平面过高及全脊髓麻醉外，最常见的并发症还是头痛。头痛与脑脊液经刺破的硬膜孔流失有关。由于硬膜外穿刺针孔较大，穿刺后头痛的发生率较高。可使用较细的穿刺针来减少术后头痛的发生。处理：应严格卧床休息，加大静脉输液量。症状严重者可采用自体血硬膜外充填治疗。

五、硬膜外血肿

硬膜外腔有丰富的静脉丛，若操作过程中造成椎管内出血未及时发现和清除，可导致脊髓缺血性坏死及永久性神经功能缺失。形成血肿的直接原因是穿刺针尤其是置入导管的损伤，促使因素包括患儿凝血机制障碍及抗凝治疗。预后取决于早期诊断与治疗。实施硬膜外穿刺操作时，应细致轻柔；对于凝血功能障碍的患儿，应避免应用硬膜外阻滞。

六、炎症和感染

穿刺时无菌操作不严格、穿刺用品意外受污染、患儿自身存在严重感染所致的菌血症、术后硬膜外导管留置时间过长等原因能导致患儿术后出现硬膜外腔感染、脓肿、脑膜炎或脊柱炎等并发症，因此要尽量避免上述因素。

七、导管折断

常见的原因是穿刺针割断、导管质地不良、拔出困难，传统的原则是体内存留异物应尽可能取出，但遗留的导管残端不易定位，即使采用不透 X 线的材料制管，在 X 线片上也很难与骨质分辨，常致手术失败。如果术毕即发生断管，且导管断端在皮下，可在局部麻醉下作小切口取出或通过孔镜技术取出。大量临床经验证明即使进行此类手术也难以找到导管。最好的办法是向患儿家属讲明，同时应继续观察。

八、尿潴留

尿潴留是因局部麻醉药阻滞 S_2、S_3 和 S_4 神经根，膀胱逼尿肌功能减弱从而抑制排尿所致。当感觉阻滞平面降至 S_{2-3} 以下水平时，膀胱的正常功能可自动恢复。小儿常因无法理解而感到焦虑不适。

九、其他

腰背痛发生率为 5%~10%，通常持续时间较短，数天可自行消失。腰椎表皮样肿瘤很少见，是由穿刺针将表皮细胞带入椎管内引起。

第六节 小儿椎管内镇痛技术

硬膜外镇痛具有镇痛效果好、副作用少的特点，作为治疗小儿急性和慢性疼痛的有效方法，已广泛应用。连续硬膜外注入是一种有效和安全的方法，为婴儿和儿童的麻醉和术后镇痛提供各方面的便利条件，包括早期气管拔管、减少围手术期应激反应、早期恢复肠功能、减少因暴露于挥发性麻醉药物而可能导致的长期认知损害。

骶管阻滞是小儿麻醉中最常用的区域阻滞之一，其操作简便，作用显著，尤其和全身麻醉联合使用时，在小儿下腹及下肢手术围手术期镇痛中，显示了更可靠、更优越的特性。随着新技术、新药物的不断出现，骶管阻滞已不仅用于术中镇痛,利用一些药物延长单次注射阻滞时间,还可通过对骶管置管的准确定位达到围手术期镇痛的目的。

一、小儿局部麻醉药的药动学特点

1. 小儿局部麻醉药的分布容积较大,单次注射后局部麻醉药的血浆峰浓度较低,但持续输注时容易发生局部麻醉药蓄积。

2. 小儿出生后 3 个月内肝肾功能尚未成熟,药物的代谢和清除率较低,药物持续输注 24 小时后应减量,以防止药物在体内积蓄。

3. 小儿心排血量相对较大,药物吸收较快,血药浓度初始较高,但药物的作用持续时间却较短。

4. 新生儿血浆蛋白与药物的结合率较低,血中呈游离状态的局部麻醉药浓度较高,易发生中毒反应。

5. 婴幼儿的血 - 脑屏障对局部麻醉药的通透性较大。

二、药物和剂量

左布比卡因和罗哌卡因对心脏和中枢神经的毒性较低,运动阻滞较轻,适用于小儿手术的麻醉和术后镇痛。局部麻醉药的用药剂量与小儿的体重和年龄有关。婴幼儿硬膜外持续注射左布比卡因的安全剂量为 $0.2mg/(kg \cdot h)$,年长儿为 $0.4mg/(kg \cdot h)$。有报道在出生后 3 个月以上的小儿中经硬膜外持续注射 0.2% 罗哌卡因 72 小时仍未出现明显的蓄积现象。罗哌卡因具有缩血管作用,经硬膜外吸收入血的速度明显慢于左布比卡因。也有报道认为,经骶管持续注射左布比卡因不宜超过 24 小时。

三、辅助药物

添加辅助药物的主要目的是延长作用时间、减少副作用。所有药物不能含有任何防腐剂,以防止对局部神经的损害。

研究证实了阿片类药物能增强镇痛时效,和局部麻醉药合用时有协同作用,且不增强交感神经和运动神经的阻滞。骶管阻滞应用吗啡的有效血浆药物浓度远低于全身镇痛所需的 12ng/ml,其镇痛效应归功于阿片类药物在脊髓段水平的作用而非系统吸收。

氯胺酮可非竞争性地和 NMDA(N- 甲基 D- 天冬氨酸)受体结合,抑制 NMDA 受体,使神经元作用减弱。这些受体分布在中枢神经系统周围,脊髓灰质中也存在,在中枢性疼痛和脊髓神经重塑中,氯胺酮也和阿片受体结合,但与它的亲和力只有 NMDA 受体的 1/10。氯胺酮在全身和脊髓水平都可发挥镇痛作用,可用于硬膜外镇痛。

可乐定是 α_2 肾上腺素受体激动药,其硬膜外镇痛作用是通过直接刺激脊髓灰质的突触前和突触后肾上腺素受体,从而抑制有疼痛反应的神经递质的释放。成人应用最明显的不良反应是低血压、心动过缓和镇静。在儿童,可乐定 1~5μg/kg 不会引起严重的呼吸和血流动力学改变,随着剂量的增加,血压和心率会有所下降,镇静程度加深。可乐定和局部麻醉药合用可明显延长镇痛时间,但用于新生儿和早产儿有发生呼吸暂停的风险,故 1 岁以内和体重低于 10kg 的小儿不推荐使用。

咪达唑仑有抑制脊髓 γ 氨基丁酸(GABA)受体的作用,单用咪达唑仑 50μg/kg 也能产生术后镇痛作用且没有行为改变和运动减弱,和局部麻醉药合用也能延长镇痛时间。和氯胺酮一样,咪达唑仑对脊髓的毒理研究还不充分。

单用新斯的明 2μg/kg 也能产生镇痛作用。它主要通过抑制脊髓后角的乙酰胆碱分解而产生镇痛作用。当新斯的明 2μg/kg 和 0.25% 布比卡因合用时,在尿道下裂的术后镇痛时间可由 5 小时延长至 20 小时,但随之而来呕吐的发生率高达 20%~30%,其推广应用也涉及安全问题。

曲马多是人工合成的类可待因药物。它是（+）曲马多和（-）曲马多1个对映体的消旋混合物。（+）曲马多和阿片μ受体有中等程度的亲和力，（-）曲马多是非肾上腺素能抑制剂，这种互补特性导致它的镇痛效能和哌替啶相似，但无呼吸抑制。经硬膜外给曲马多是从全身吸收的，与给药途径无关，为安全起见，不建议经硬膜外给药。

骶管阻滞应用氯胺酮剂量达到0.25~0.5mg/kg时，已有足够的麻醉效应，无不良反应。当达到1mg/kg时，可单独应用，并且明显延长作用时间。氯胺酮（0.5~1mg/kg）和可乐定（1~2μg/kg）合用时，可使小儿斜疝术后的镇痛时间长达20小时，并且无神经系统并发症和运动伤害。<6个月的婴儿不宜添加上述辅助药物，以免发生脊神经毒性或呼吸抑制。

四、骶管硬膜外镇痛

骶管阻滞是小儿最常用的区域阻滞技术，具有操作简单、镇痛效果确切、副作用少等特点。连续的骶管硬膜外镇痛须在确定骶管穿刺成功，顺利置入导管且无损伤神经的情况下后方可进行。

1. **适应证**　单次骶管阻滞可用于膈以下手术。<20kg（<6岁）小儿的骶管阻滞平面常高达T_{10}以上，适用于脐孔平面以下的各类手术（如腹股沟疝修补、睾丸固定术和尿道下裂修补术等）。年长儿骶管阻滞的平面较低，多数局限在骶神经支配的范围。为了解决单次骶管注射作用持续时间短、阻滞范围有限的问题，在一些阻滞范围需要达到T_{10}以上的病例中，可经骶管向腰段及胸段置管，其安全性优于直接经胸段硬膜外穿刺，损伤硬膜和脊髓的机会小。

2. **药物与剂量**　罗哌卡因和布比卡因为常用药物，左布比卡因是布比卡因的S（-）异构体，和布比卡因相比，神经系统及心血管毒性反应更低。研究证实，0.125%~0.175%罗哌卡因对于0.25%布比卡因的感觉阻滞时间相当（都可达4~8小时），而运动阻滞时间相对缩短。

推荐经骶管使用0.25%的左布比卡因0.8ml/kg，不同个体间的血浆药物浓度可有很大的不同，单次0.25%左布比卡因不宜超过20ml。使用低浓度局部麻醉药后运动阻滞作用较轻，门诊手术使用可能有利。单次骶管注射，推荐剂量为0.2%罗哌卡因1ml/kg。经骶管持续注射0.1%罗哌卡因，小婴儿0.2mg/（kg·h），较大儿童0.4mg/（kg·h），维持时间不超过48小时，显示了良好的镇痛效果和安全性。

留置导尿管的小儿，可在局部麻醉药溶液中加用1~2μg/ml的芬太尼。研究表明，舒芬太尼应用于小儿骶管阻滞时镇痛安全有效，低剂量时镇痛不足、高剂量时有潜在呼吸抑制风险，术后不良反应发生率也有可能升高。骶管阻滞时应用1.0μg/kg舒芬太尼可达到较好的镇痛效果，且不良反应较少。也有研究表明在小儿选择性小手术后，舒芬太尼加左布比卡因对术后疼痛评分的影响是短暂的。罗哌卡因和左布比卡因的骶管阻滞用药量与年龄和拟阻滞的平面有关（表11-6-1）。

表11-6-1　罗哌卡因和左布比卡因在骶管阻滞中单次用量

年龄	骶管神经阻滞/(mg·kg^{-1})	腰和骶神经阻滞/(mg·kg^{-1})
0~6个月	1	1~2
>6个月	1~1.25	2~2.5

研究表明，0.1%~0.25%布比卡因或0.08%~0.2%罗哌卡因内添加可乐定1~2μg/kg或氯胺酮0.5~1mg/kg能使镇痛持续作用时间延长5~10小时。骶管阻滞应用氯胺酮剂量达到0.25~0.5mg/kg时，已有足够的麻醉效应，无不良反应，当达到1mg/kg时，可不用局部麻醉药而单独应用，并且明显延长作用时间。

研究表明，吗啡用于骶管阻滞时的镇痛推荐剂量为：吗啡0.05mg/kg和0.125%布比卡因0.75ml/kg，但吗啡的一系列不良反应（如恶心、呕吐、瘙痒、尿潴留及潜在的呼吸抑制）使它在小儿骶管阻滞镇痛中的应用受到限制。芬太尼等更具亲脂性的阿片类药物与吗啡相比，延迟性呼吸抑制发生率低，但也要在监护良好的情况下应用。经骶管阻滞时给予 0.125% 布比卡因配合芬太尼 1μg/ml 是安全的。

研究表明，0.1% 罗哌卡因 +1μg/ml 芬太尼经骶管连续硬膜外阻滞用于小儿腹部、会阴部手术后镇痛可取得满意效果。

五、硬膜外镇痛

近年来，小儿硬膜外镇痛具有心血管功能稳定、胃肠道功能恢复快、术后低氧血症发生率低、术后较少需要呼吸支持等特点，许多医院已把硬膜外镇痛作为小儿手术后的主要镇痛方法。

小儿硬膜外穿刺操作常在全身麻醉下进行，此时试验剂量的重要性十分有限，嗜睡或小肌肉抽搐等局部麻醉药中毒的早期症状常不明显，可突然表现为惊厥、呼吸停止或心搏骤停。局部麻醉药液内添加 1：20 000 浓度的肾上腺素，当局部麻醉药误注入血管时可出现心率加快或心电图 T 波和 ST 段变化，有助于及早发现。因此，在持续心电监测下小剂量分次注射并反复抽吸仍是预防局部麻醉药中毒反应的最佳方法。

1. **适应证**　腹部大手术、下肢大手术和胸部手术。
2. **常用局部麻醉药**　用药剂量见表 11-6-2。

表 11-6-2　小儿硬膜外阻滞持续给药的剂量和时间

药物	年龄	维持剂量 /(mg·kg⁻¹·h⁻¹)	持续时间 /h
左布比卡因	0~6 个月	0.20~0.25	36~48
	>6 个月	0.25~0.50	72
罗哌卡因	0~6 个月	0.2	36~48
	>6 个月	0.4	72

有研究证实，使用布比卡因 / 左布比卡因连续硬膜外阻滞时可行剂量：出生后 0~3 个月为 0.2mg/(kg·h)，3~12 个月为 0.3mg/(kg·h)，>12 个月为 0.4mg/(kg·h)。罗哌卡因连续硬膜外阻滞可行剂量：出生后 0~3 个月为 0.2mg/(kg·h)，3~12 个月为 0.3mg/(kg·h)，>12 个月为 0.4mg/(kg·h)。

因担心酰胺类对神经的毒性，有研究认为普鲁卡因可替代，推荐剂量为出生后 0~3 个月为 0.2mg/(kg·h)，3~12 个月为 0.3mg/(kg·h)，>12 个月为 0.5mg/(kg·h)。有研究报道，在新生儿疝修补术中给予 3% 的普鲁卡因负荷量 1mg/kg，术中持续给予 ≥1ml/(kg·h) 的持续量，整个手术无辅助镇痛，且都没有转全身麻醉，无并发症报道，手术获得满意效果。

3. **不同局部麻醉药及辅助用药在持续性硬膜外镇痛中的相关研究**

（1）术后硬膜外镇痛用于小儿可明显降低疼痛引起的全身应激反应，减少术后并发症，提高患儿的恢复质量。已证实，在局部麻醉药中加入少量阿片类药物可增强局部麻醉药的镇痛作用而不增强肌肉松弛效应。舒芬太尼比芬太尼镇痛效应更强、脂溶性更高、不良反应较少，更适于硬膜外镇痛。有研究证实，应用罗哌卡因与舒芬太尼输注加患者自控镇痛（PCA），用于小儿术后硬膜外镇痛，效果良好，明显降低了疼痛引起的全身应激反应，提高了患儿术后的生活质量。0.075% 罗哌卡因 + 舒芬太尼 0.5μg/ml，根据患儿年龄大小及身体情况，给予负荷量 2~4ml，以后 2~4ml/h 持续输注，PCA 量为每次 0.5~1ml/h，全程镇痛 72 小时，镇痛期间均未发生恶心、呕吐、皮肤瘙痒、尿潴留、下肢麻木等不良反应，血压、心率、呼吸、血氧饱和度等生命体征平稳。

（2）有回顾性 114 例接受开放肝切除硬膜外镇痛的患者的研究表明，由于术后凝血障碍而延迟拔出导管的百分比较低，亦不需要输血，由此证实硬膜外镇痛对肝切除术是一种安全的做法，它产生了最佳的术后镇痛。该研究采用硬膜外 $T_8 \sim T_{10}$ 穿刺置管，给予 0.25% 左布比卡因 4ml，平面可到达 T_5。术中给予 0.25% 左布比卡因 8~10ml/h，术后接硬膜外镇痛泵 0.125% 左布比卡因 + 芬太尼 2μg/ml，持续 3~5ml/h，单次加量 5ml，间歇 10 分钟，1 小时单次加量不超过 4 次。

（3）研究表明，局部麻醉药与阿片类药硬膜外联合应用较全身单独应用阿片类药镇痛效果好。全身麻醉下喉罩通气联合硬膜外阻滞是尿道下裂成形术患儿较好的选择，硬膜外导管接镇痛泵，药物用 0.075% 罗哌卡因加舒芬太尼 0.5μg/ml，先给予负荷量 2~4ml，持续输注量为 2~4ml/h，PCA 量为每次 0.5~1ml。舒芬太尼与阿片 μ 受体亲和力是芬太尼的 7~10 倍，临床效价是芬太尼的 5~10 倍。虽然血浆清除率与芬太尼相似，但由于舒芬太尼分布容积小、终末清除期短，所以清除较快，体内蓄积少。本研究中患儿血压平稳，呼吸、血氧饱和度正常，这说明在掌握适当剂量情况下，舒芬太尼用于小儿术后镇痛是安全的，两者联合用药，舒芬太尼可增强罗哌卡因的镇痛效应。

（4）研究证实，布比卡因和芬太尼背景输注加 PCA 用于小儿术后硬膜外镇痛，效果良好，镇痛药组成包括 0.08% 布比卡因 + 芬太尼 1.5μg/ml。方法：先给予负荷量 0.1~0.16mg/kg，以后根据患儿大小用 1~3ml/h 持续输注并加 PCA 维持，PCA 量为每次 0.5~1ml。

（5）研究表明，0.2% 罗哌卡因（1.5mg/kg）持续硬膜外阻滞并输注丙泊酚，为上腹部儿科手术提供了有效、安全的麻醉。丙泊酚输注速度和镇静时间随舒芬太尼的增加而降低。

（钟 良 孙志鹏 冯 春）

推荐阅读

[1] BÖSENBERG A T，JÖHR M，WOLF A R.Pro con debate：the use of regional vs systemic analgesia for neonatal surgery. Paediatr Anaesth，2011，21（12）：1247-1258.

[2] BOUZA H.The impact of pain in the immature brain.J Matern Fetal Neonatal Med，2009，22（9）：722-732.

[3] BRINDLEY N，TAYLOR R，BROWN S.Reduction of incarcerated inguinal hernia in infants using caudal epidural anaesthesia. Pediatr Surg Int，2005，21（9）：715-717.

[4] ANDROPOULOS D B，GREGORY G A.Gregory's pediatric anesthesia.6th ed.Hoboken：Wiley-Blackwell，2020.

[5] DOHMS K，HEIN M，ROSSAINT R，et al.Inguinal hernia repair in preterm neonates：is there evidence that spinal or general anaesthesia is the better option regarding intraoperative and postoperative complications？ A systematic review and meta-analysis.BMJ Open，2019，9（10）：28728.

[6] ING C，SUN L S，FRIEND A F，et al.Differences in intraoperative hemodynamics between spinal and general anesthesia in infants undergoing pyloromyotomy.Paediatr Anaesth，2017，27（7）：733-741.

[7] LÖNNQVIST P A.Toxicity of local anesthetic drugs：a pediatric perspective.Paediatr Anaesth，2012，22（1）：39-43.

[8] POLANER D M，TAENZER A H，WALKER B J，et al.Pediatric Regional Anesthesia Network（PRAN）：a multi-institutional study of the use and incidence of complications of pediatric regional anesthesia.Anesth Analg，2012，115（6）：1353-1364.

[9] SARTORELLI K H，ABAJIAN J C，KREUTZ J M，et al.Improved outcome utilizing spinal anesthesia in high-risk infants.J Pediatr Surg，1992，27（8）：1022-1025.

[10] SETHNA N F，CLENDENIN D，ATHIRAMAN U，et al.Incidence of epidural catheter-associated infections after continuous epidural analgesia in children.Anesthesiology，2010，113（1）：224-232.

[11] SURESH S，ECOFFEY C，BOSENBERG A，et al.The European Society of Regional Anaesthesia and Pain Therapy/American Society of Regional Anesthesia and Pain Medicine Recommendations on local anesthetics and adjuvants dosage in pediatric

regional anesthesia.Reg Anesth Pain Med,2018,43(2):211-216.

[12] WALKER B J,LONG J B,SATHYAMOORTHY M,et al.Complications in pediatric regional anesthesia:an analysis of more than 100 000 blocks from the Pediatric Regional Anesthesia Network.Anesthesiology,2018,129(4):721-732.

[13] WHITAKER E E,WIEMANN B Z,DAJUSTA D G,et al.Spinal anesthesia for pediatric urological surgery:Reducing the theoretic neurotoxic effects of general anesthesia.J Pediatr Urol,2017,13(4):396-400.

[14] WHITAKER E E,WILLIAMS R K.Epidural and spinal anesthesia for newborn surgery.Clin Perinatol,2019,46(4):731-743.

[15] WIEGELE M,MARHOFER P,LÖNNQVIST P A.Caudal epidural blocks in paediatric patients:a review and practical considerations.Br J Anaesth,2019,122(4):509-517.

第十二章

儿童周围神经阻滞

■ 本章要求

掌握：上肢神经阻滞、下肢神经阻滞、躯干神经阻滞技术及常见并发症与处理。

熟悉：儿童周围神经阻滞的特点、连续周围神经阻滞。

了解：超声引导在儿童周围神经阻滞应用的优势。

与全身麻醉不同,周围神经阻滞(peripheral nerve block)是指在周围神经干、丛、节及其分支注射局部麻醉药物(local anesthetics),暂时阻断神经冲动传导,而使其支配的区域产生麻醉或镇痛作用。成人的所有神经阻滞技术都适用于儿童,但是儿童由于生长发育尚未完善,其周围神经阻滞所涉及的解剖特征和操作技术与成人仍有不同之处。本章将对儿童周围神经阻滞所涉及的生理解剖特征、常用神经阻滞技术,以及常见并发症和处理作一个详述,其中的神经阻滞技术主要从基于体表定位的神经刺激技术和近年来兴起的超声引导技术两方面进行叙述,旨在将儿童麻醉中的周围神经阻滞技术进行总结,为实际操作提供相应的知识储备。

第一节　概述

一、儿童周围神经阻滞的特点

1. **全身麻醉或深度镇静下进行神经阻滞操作**　儿童行周围神经阻滞时,通常在全身麻醉或深度镇静下进行,发生局部麻醉药误入血管时较难发现,因此在注入局部麻醉药全量之前应该先给予试验剂量,同时应常规在局部麻醉药中加入肾上腺素以便及时发现局部麻醉药进入血管。另外,处于全身麻醉或深度镇静的儿童不能表现出任何与感觉异常相关的不适,如穿刺针进入神经内,可导致神经损伤的发生。因此超声可视化技术的应用在儿童周围神经阻滞中相对更为重要。然而,应用超声可视化技术仍不能完全杜绝神经损伤的发生,因此操作者应更多地考虑采用筋膜间隙阻滞为主的镇痛方案(由于儿童手术麻醉以全身麻醉和深度镇静为主,儿童周围神经阻滞更多作用为镇痛),尽可能降低神经内注射的发生。

2. **神经毒性**　局部麻醉药已经被证实可过度激活 p38 MAPK,以此产生神经毒性及损害神经细胞的完整性。影响神经毒性的因素包括局部麻醉药的浓度及局部麻醉药与神经的接触时间。新生儿由于神经系统尚未发育成熟,常规浓度的局部麻醉药可能对新生儿造成直接的神经损伤,因此高浓度局部麻醉药禁用于新生儿。

3. **感染**　周围神经阻滞为有创操作,为了减少感染的风险,在任何部位的穿刺都应该严格无菌操作。含碘消毒液是最常用的消毒剂,但容易损伤婴儿娇嫩的皮肤。氯己定皮肤消毒后菌落计数少于用碘液消毒者,因此该种消毒液更适合婴幼儿。消毒后必须待消毒液干燥或用无菌纱布擦干进针点的消毒液后再进行穿刺,以免消毒液被带入目标神经区域。

4. 儿童局部麻醉药的药理学和药动学 局部麻醉药的药动学特点与年龄相关,新生儿肝代谢及转化药物的酶活性有限,特别是清除能力相对较弱,至少在出生 3 个月以后,这些酶的活性才逐渐接近成人水平。临床局部麻醉药的选择,不但取决于药物阻滞作用的起效时间和持续时间,还应考虑局部麻醉药在婴幼儿中使用的毒性问题。

常用于儿童(特别是婴幼儿)的酰胺类局部麻醉药包括利多卡因、布比卡因、左布比卡因和罗哌卡因。酰胺类局部麻醉药在体内首先被血浆蛋白结合,主要是 α_1- 酸性糖蛋白(对局部麻醉药有较高亲和力)和白蛋白(量大而亲和力较小)。未与血浆蛋白结合的局部麻醉药具有生理活性,出生 6 个月以内婴儿的血浆蛋白总量较低,游离的局部麻醉药较多,所以这个年龄组的婴儿更易发生毒性反应。当儿童年龄满 1 岁时,其血浆蛋白结合含量与成人接近。酰胺类局部麻醉药主要在肝由酶降解,其代谢通过肝的细胞色素 P450 系统,细胞色素 P450 系统约在 1 岁成熟。由于婴幼儿细胞色素 P450 系统尚未成熟,酰胺类局部麻醉药的清除率较低。

酯类局部麻醉药主要通过血浆酯酶水解,属肝外代谢,因而其代谢能力与年龄较少相关。与血浆蛋白在新生儿与婴儿期较低一样,血浆酯酶的含量也较低,但酯类局部麻醉药代谢较酰胺类局部麻醉药快,所以儿童用药安全性高于酰胺类局部麻醉药。酯类局部麻醉药过敏发生率相对酰胺类高,操作者需对此有所警惕。

5. 局部麻醉药中毒风险 局部麻醉药的全身毒性是剂量依赖性的,儿童因心指数相对较大,导致儿童对局部麻醉药的全身吸收较多,加之局部注射后游离局部麻醉药相对较多,故小儿局部麻醉药中毒的风险较高。同时,儿童对局部麻醉药的耐受性与成人不同,成人血浆利多卡因浓度为 5µg/ml 时可见神经毒性症状,而新生儿血浆利多卡因浓度为 2.5µg/ml 时,即可发生明显的神经毒性症状。

在全身麻醉下的患儿不能表述出头痛、耳鸣、眩晕、口唇发麻等神经系统毒性症状,但心脏毒性反应不容易被全身麻醉掩盖。因此在全麻患儿中,心脏毒性反应的体征改变是早发表现,如无法解释的心率加快、心律失常、循环衰竭或排除其他原因的低氧血症。

心脏毒性的主要机制是局部麻醉药可抑制心肌细胞钠、钾、钙等离子通道活性,以及解耦联氧化磷酸化、抑制电子传递链的复合物Ⅰ、抑制线粒体脂肪酸(心肌细胞首选供能物)的转运。例如,布比卡因的心脏毒性反应表现包括室性期前收缩、高度传导阻滞、QRS 波增宽、尖端扭转型室性心动过速、因折返而造成的室性心动过速或因心肌收缩力衰竭而造成的循环衰竭。

(1)布比卡因(bupivacaine):是消旋混合物,由分子量相等的左布比卡因和右布比卡因组成。消旋布比卡因是小儿最常用的长效酰胺类局部麻醉药。药动学研究表明,2.5mg/kg 消旋布比卡因用于婴儿或儿童骶管阻滞是有明显区别的,婴儿分布容积大于儿童(3.9L/kg 对 2.7L/kg),消除半衰期长(7.7 小时对 4.6 小时),清除率较低,分别为 7.1ml/(kg·min)和 10.0ml/(kg·min)。尽管布比卡因的不良反应较少见,但是一旦发生后果严重。传统观念认为小儿较成人对局部麻醉药中毒反应的抵抗力较强。有研究认为,当小儿血浆布比卡因浓度为 1~7µg/ml 时未观察到中毒症状的发生,并且使用地西泮对其有保护作用。有研究发现,出生后 2 天的乳猪相对于年长乳猪对局部麻醉药中毒反应的抵抗力较强。由于婴儿血浆蛋白浓度低、清除率低,故此将布比卡因应用于婴儿仍需谨慎。对于婴幼儿应用布比卡因时应注意:①用药剂量不应超过最大允许剂量;②为减少抽搐的发生,给药时应减慢注药的速度;③对于小于 6 个月的婴儿应将最大允许剂量至少减少 30%。

(2)左布比卡因(levobupivacaine):左布比卡因与右布比卡因是同分异构体。给健康成人志愿者静脉注射左布比卡因,显示其心脏毒性低于消旋布比卡因。尽管在儿童没有相似的静脉注射试验,但是无论用于动物或成人,所有资料都提示左布比卡因与布比卡因等效而毒性小于布比卡因。儿童左布比卡因的药动学资料尚未完整。

（3）罗哌卡因（ropivacaine）：起效时间与布比卡因相似，持续时间与布比卡因相当或略短。罗哌卡因效价是否等同于布比卡因尚有争论，而且对于儿童的研究与成人的结果也不完全一致。尽管尚未完全确定，但浓度为 0.2% 和 0.25% 罗哌卡因的镇痛作用无差别，这可能与在低剂量时罗哌卡因有内在的缩血管活性有关。可以确认的是，同等浓度罗哌卡因的中枢神经系统毒性及心脏毒性比布比卡因低。

6. 减少局部麻醉药中毒的措施 可采用多种措施来减少局部麻醉药中毒（toxicity of local anesthetics）的风险。首先用药剂量不超过建议的局部麻醉药最大允许剂量。单剂注射时，利多卡因推荐剂量为 5mg/kg，但由于肾上腺素可减少局部麻醉药的全身吸收，所以在局部麻醉药中加入 5μg/kg 肾上腺素后，利多卡因剂量可以提高为 7mg/kg。然而，左布比卡因、罗哌卡因有内在的缩血管活性，肾上腺素不影响其最大允许剂量。布比卡因、左布比卡因及罗哌卡因最大允许剂量均为 3mg/kg。大于出生 6 个月的小儿硬膜外注射时每小时不应超过 0.4~0.5mg/kg，新生儿不应超过 0.2~0.25mg/kg。布比卡因的血浆药物浓度应保持低于 2.5μg/ml 为宜，如在持续输注布比卡因前需给予 2~2.5mg/kg 的负荷剂量，有抽搐史、低镁血症或低钠血症的小儿应减少 25% 的剂量。

除剂量因素外，影响局部麻醉药毒性的其他因素，如低温、低氧血症、高碳酸血症、酸中毒或高钾血症，可通过不同的机制加重局部麻醉药的毒性反应。此外，快速注射也是增加局部麻醉药毒性的因素之一，快速注射可使药物的血浆峰值迅速出现而发生毒性反应。

联合用药时，两种药物的毒性是可以叠加的。当一种局部麻醉药达到最大允许剂量时，就不应该再联用另一种局部麻醉药。在联合应用两种局部麻醉药时，需要按照效价换算成同一种药物，并将剂量控制在该药物的极量以下。

局部麻醉药应根据临床需求来选择。一般来说，婴儿或低龄儿童可用较低浓度的局部麻醉药，如 0.2% 罗哌卡因、0.25% 布比卡因或左布比卡因；而较高浓度，如 0.5% 布比卡因或左布比卡因可用于年长儿。高浓度局部麻醉药可延长作用时间，增强运动阻滞，对于低龄幼儿可能对发育中的神经系统造成直接的损伤，但年长儿与低龄幼儿的年龄界限尚不明了。

给予试验剂量是减少局部麻醉药中毒风险的方法之一。在注入全量局部麻醉药之前，必须肯定针尖不可误入血管。实施儿童区域麻醉时，回抽无血并不能肯定针尖不在血管内。对婴儿来说，误入血管的风险最大。尽管临床上常根据微量肾上腺素进入全身循环而引起的心率加快来判断穿刺针是否误入血管，但对于全身麻醉下的患儿不能完全依赖这种征象。尽管试验剂量给予后没有发生心率增快，剩余的药物仍应缓慢注射，而且整个给药过程必须在生命体征的全面监测下进行，尤其是心电监测。

由于小儿的心排血量相对较大，局部血流相对较快，故小儿对局部麻醉药全身吸收的危害相对比成人大。在局部麻醉药中应加入肾上腺素可以减少局部麻醉药的全身吸收，从而降低局部麻醉药毒性反应的发生。

二、超声引导在儿童周围神经阻滞应用的优势

在过去的三十年里，麻醉医师逐渐使用超声来定位神经。随着超声技术的发展，清晰分辨神经、穿刺针的路径、局部麻醉药液的扩散和分布情况已不是问题。虽然超声机器价格偏高并且需要麻醉医师学习额外的临床专业知识，但是使用超声引导进行神经阻滞带来的益处是相当可观的，可视化的超声引导技术用于儿童神经阻滞能提高阻滞成功率，与此同时还可延长神经阻滞的持续时间，并在术后若干时间内降低疼痛评分。使用超声引导进行神经阻滞时所耗费的时间相对较短，而且能降低神经阻滞操作中反复穿刺的次数，减少对患儿的损害和发生并发症的风险。

1. 降低阻滞失败发生率，减少并发症 超声引导可以充分显示神经与其毗邻的相关结构，特别是儿童，其相关结构相对较浅，显影更有优势。阻滞失败是儿童神经阻滞中最常见的问题，在不使用超声的情况

下阻滞失败发生率为25%,而且患儿年龄越小,发生阻滞失败的可能性越大。使用超声引导能明显提高成功率,其提升效果与患儿年龄成反比,即超声引导对年龄越小患儿的帮助越大。此外,在接受神经阻滞的儿童中,发生意外血管穿刺的概率达2%,这可能会导致血肿形成或者局部麻醉药入血。减少意外血管穿刺的发生对一些患儿是十分重要的,特别是那些需要进行全身肝素化手术(如心脏手术)的患儿。暂时性感觉异常在神经阻滞后也时有发生,使用超声引导神经阻滞能降低意外血管穿刺和暂时性感觉异常的发生。

平面内穿刺技术(超声切面包含穿刺针长轴)可清楚地看见穿刺针的轨迹,极大地避免了穿刺针刺入神经内的情况发生,降低了神经损伤发生的风险。在注药的同时,实时观察局部麻醉药的扩散情况,不仅可以避免局部麻醉药注射入血,也可以减少神经内注射的发生。超声可视化实时引导使周围神经阻滞成功率更高、更安全。

2. **局部麻醉药用量少**　由于传统阻滞方法不能确定穿刺针与目标神经的确切位置关系,只能通过注射相对大量的局部麻醉药,借助局部麻醉药浸润扩散达到阻滞目标神经的目的。而在超声引导下进行的神经阻滞,由于可以直接"看到"目标神经,只需把少量的局部麻醉药注射到目标神经周围就能达到满意的麻醉效果。有文献显示,采用超声引导进行腋路臂丛神经阻滞,每个分支仅使用1ml即可取得满意的阻滞效果。

3. **操作时间缩短**　荟萃分析发现,单独使用超声技术比采用神经电刺激引导阻滞所需的操作时间更短。在进行椎管内穿刺前使用超声预扫描可以减少操作时间,其平均减少操作时间为2.4分钟。当然,在实际临床中,周围神经阻滞的效果和操作时间长短也取决于医师的经验和专业知识。

4. **降低术后疼痛,减少反复穿刺次数**　应用0~10的疼痛评分量表时,与其他操作技术相比,超声引导神经阻滞可平均降低1.3分的术后1小时疼痛评分。超声引导也显著减少了神经阻滞操作时所需的反复穿刺次数(平均减少0.6次)。

第二节　周围神经阻滞

一、上肢神经阻滞

上肢神经阻滞(upper extremity nerve block)适用于肩、臂和手的手术。锁骨以上的臂丛神经阻滞适用于肩及上臂的手术,锁骨以下的臂丛神经阻滞适用于上臂、前臂及手的手术。颈浅丛神经阻滞常用于中耳乳突手术、耳成形术、甲状腺手术等,因其是锁骨和肩部手术神经阻滞麻醉必不可少的部分,故将其归于此处。

1. **颈浅丛神经阻滞(颈中间丛阻滞)**

(1)解剖:颈浅丛是起源于C_2~C_4神经根的纯感觉神经,支配耳廓、乳突、耳后区、下颌部、小部分枕部、肩前部、锁骨、颈前部及胸上部的皮肤感觉。其沿着胸锁乳突肌的后缘,在环状软骨的水平分为4个分支:枕小神经、耳大神经、颈横神经、锁骨上神经。通常这些颈浅丛神经分支及支配肌肉的颈神经分支均走行于封套筋膜与椎前筋膜之间的间隙内,因此将此间隙称为颈神经通路(图12-2-1)。

(2)操作技术:超声引导下颈神经通路阻滞是将局部麻醉药注射于封套筋膜与椎前筋膜之间颈4水平的间隙内。患儿取仰卧位,头转向对侧,取胸锁乳突肌后缘中点为进针点,将超声探头置于此处,超声图像上最浅层的条块状肌肉影是胸锁乳突肌,胸锁乳突肌深面外侧大块肌肉影是肩胛提肌(第四颈椎横突水平胸锁乳突肌深面应是肩胛提肌而非中斜角肌),仔细分辨包绕胸锁乳突肌的封套筋膜和肩胛提肌浅面的椎前筋膜,在两层筋膜之间,胸锁乳突肌深面、肩胛提肌表面,即为颈神经通路(图12-2-2)。选用由后向前平面内穿刺技术,进针时不宜过深,目标注药点以胸锁乳突肌外侧缘与肩胛提肌之间的筋膜间隙为宜,进针靠内侧,药液易向颈动脉鞘扩散,因此不建议进针到胸锁乳突肌与前斜角肌之间。注药时也应缓慢推注,尽量使药液局限于颈神经通路外侧。

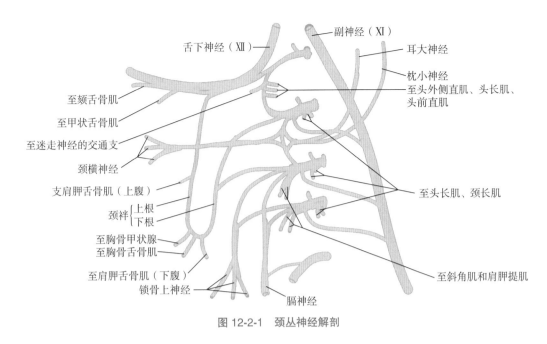

图 12-2-1　颈丛神经解剖

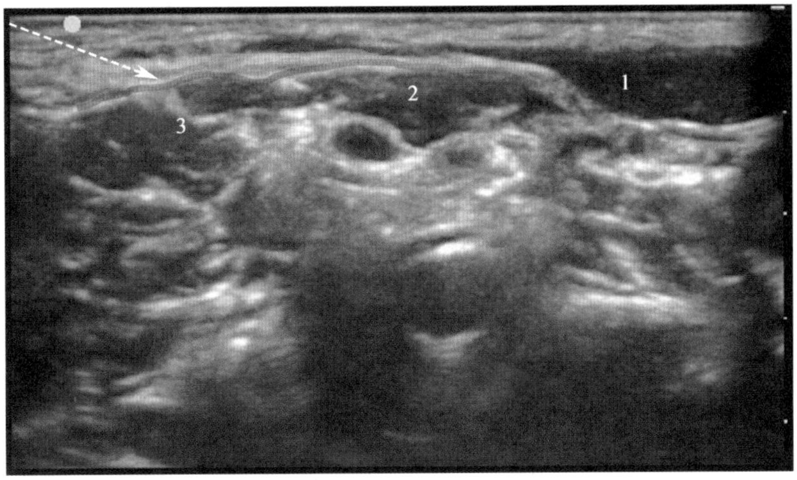

图 12-2-2　超声引导颈神经通路阻滞

1. 胸锁乳突肌；2. 前斜角肌；3. 肩胛提肌。黄线表示封套筋膜；红线表示椎前筋膜；蓝色区域表示颈神经通路；虚线箭头表示进针路径。

（3）并发症：过深注射或局部麻醉药量过大可引起喉返神经、膈神经、臂丛神经、交感神经阻滞；意外阻滞副神经可引起胸锁乳突肌和斜方肌无力；颈外静脉、颈内静脉和颈总动脉的误穿也有可能发生，使用超声引导可以减少相应风险。

2. 臂丛神经阻滞（肌间沟、锁骨上、锁骨下、腋窝入路）

（1）解剖：$C_5 \sim T_1$ 前支组成臂丛，神经纤维从脊神经根发出，于前、中斜角肌之间形成上、中、下 3 条神经干，由纤维鞘包绕伴随锁骨下动脉穿前、中斜角肌间隙，向前、下、外下行（图 12-2-3）。各神经干于锁骨后第 1 肋中外缘分为前后两股，上、中干前股合成外侧束，下干前股独立形成内侧束，3 条神经干的后股共同合成后束。进入腋窝后，后束发出桡神经（radial nerve）、腋神经（axillary nerve），外侧束发出肌皮神经（musculocutaneous nerve），内侧束发出尺神经（ulnar nerve）。正中神经（median nerve）组成情况变化较多，由臂丛神经内、外侧束分别发出的内、外侧根合成者占绝大多数。桡神经支配肱三头肌、肱桡肌、桡侧腕长伸肌、桡侧腕短伸肌、旋后肌，以及上臂背面、上臂下部、前臂背面、手背桡侧半及桡侧 3 个半指基节、鱼际掌侧一部分皮肤。腋神经支配三角肌和小圆肌,以及肩下部和臂上外侧部皮肤。肌皮神经支配喙肱肌、肱二头肌和肱肌,以及前臂外侧皮肤。尺神经支配尺侧腕屈肌、部分指深屈肌、掌短肌、小鱼际肌、骨间掌侧肌、骨间背侧肌,第3、4蚓状肌和拇收肌,以及手掌尺侧面远端、小鱼际表面、手背尺侧、小指和环指尺侧半的皮肤。正中神经支配前臂除肱桡肌、尺侧腕屈肌和指深屈肌尺侧半以外所有的肌肉和第1、2蚓状肌,鱼际肌群(除拇收肌),以及手掌桡侧半皮肤(和尺神经支配的小鱼际相对),拇指、示指、中指和环指桡侧半掌面(和尺神经支配的环指尺侧半相对),相应手指的掌指关节掌面皮肤和拇指、示指、中指和环指桡侧半中、末节指骨背面的皮肤。

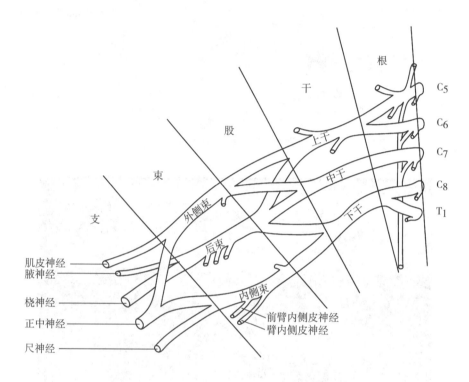

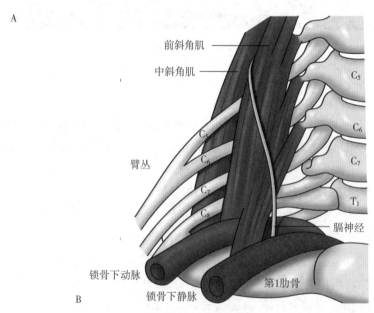

图 12-2-3　臂丛神经解剖

A. 臂丛神经的组成及分布示意图;B. 臂丛神经及周围结构解剖示意图。

（2）肌间沟入路臂丛神经阻滞：肌间沟入路（interscalene approach）能阻滞发自脊神经根和上、中干的神经，但对发自下干的内侧束分支（尺神经、臂内侧皮神经、前臂内侧皮神经等）阻滞效果并不理想，这是因为 C_8 和 T_1 神经在肌间沟部位尚未发出，因此肌间沟入路相对更适用于肩部手术。

1）操作技术：患儿平卧，头偏向对侧，在胸锁乳突肌锁骨头后缘的后方，平环状软骨位置扪及肌间沟，垂直皮肤进针，按体表定位缓慢进针，有肌肉颤搐出现后逐渐调低刺激电流，当 0.2~0.3mA 仍能引出对应肌肉颤搐时说明针尖距离目标神经较近，可在回抽无血后注射少量局麻药。推注过程中需感受推注压力，之后调大刺激电流后无肌肉颤搐出现时可注入剩余局麻药物。

超声引导下肌间沟入路臂丛神经阻滞时，将高频探头放置于平环状软骨水平胸锁乳突肌后缘，在超声图像上分辨前、中斜角肌，在前、中斜角肌之间的肌间沟内可见 3 个或多个类圆形低回声结构，为 C_5、C_6、C_7 神经前支，此即为肌间沟入路臂丛神经。通常采用平面内穿刺技术将穿刺针刺入中斜角肌与臂丛神经之间注药（图 12-2-4）。

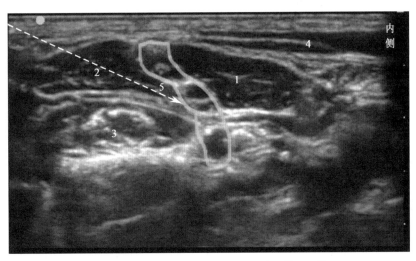

图 12-2-4　超声引导下肌间沟入路臂丛神经阻滞

1. 前斜角肌；2. 中斜角肌；3. 后斜角肌；4. 胸锁乳突肌；5（框出区域）. 臂丛神经。虚线箭头表示进针路径。

2）并发症：通常包括气胸、霍纳综合征、局部麻醉药误入蛛网膜下腔或硬膜外腔及穿刺血管等。若误入椎动脉则小剂量局部麻醉药就可引起中枢神经系统的毒性反应。

（3）锁骨上入路臂丛神经阻滞：锁骨上入路（supraclavicular approach）适用于肩、上臂、前臂和手的手术。此入路目标神经离胸膜顶及锁骨下动脉较近，因此建议在超声引导下进行操作。

操作技术：患儿取仰卧位，头偏向对侧，上肢紧靠胸部，刺激针取锁骨中点上 1~2cm 处垂直皮肤进针，向下、向外、向同侧脚跟方向刺入。初始刺激电流为 1mA，引出肌肉颤搐后，可逐步减小刺激电流，当减小至 0.2~0.3mA 仍有肌肉颤搐时，表明定位准确，回抽无血后先注射少量局部麻醉药，若肌肉颤搐消失则表明针尖未位于神经内，再注入剩余局部麻醉药。

由于导管在此处易被固定，使其成为超声引导置管连续神经阻滞镇痛较理想的入路。使用超声引导时，将探头放置于锁骨上区，紧贴锁骨上缘向内侧移动找到锁骨下动脉，锁骨下动脉在超声图像上呈搏动类圆形无回声结构，在其外上方可见臂丛神经呈低回声"葡萄串状"簇集回声影，其周围有高回声结构包绕。通常穿刺针采用平面内技术穿刺至臂丛神经附近注药。在较年幼的儿童中，第 1 肋可能没有完全骨化，需注意识别。另外，穿刺前预扫描，应使用多普勒技术识别臂丛神经周围的血管，穿刺时尽量避免将其刺破（图 12-2-5）。

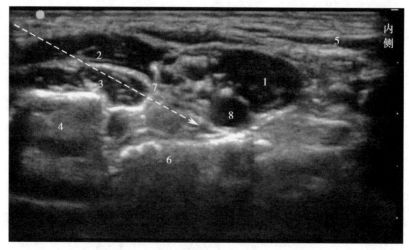

图 12-2-5　超声引导下锁骨上入路臂丛神经阻滞

1. 前斜角肌;2. 中斜角肌;3. 后斜角肌;4. 第 1 肋;5. 胸锁乳突肌;6. 胸膜;7. 臂丛神经;8. 锁骨下动脉。虚线箭头表示进针路径。

（4）锁骨下入路臂丛神经阻滞:锁骨下入路(infraclavicular approach)适用于上臂、前臂和手的手术,与腋路臂丛神经阻滞相比,其优点在于患儿手臂不需要外展,以及不必进行额外的肌皮神经阻滞。在锁骨上入路臂丛神经难以辨认或有局部感染的情况下,可以选择锁骨下入路,通常此入路臂丛位置相对深,操作过程中需辨明穿刺针针尖。

1）操作技术:穿刺针连接神经刺激器。患儿取平卧位,上臂贴近躯干,扪及喙突,在喙突内侧约 0.5cm 处垂直皮肤进针。神经刺激器电流调整同前述,当诱发出相应肌肉颤搐后,回抽无血无空气后先注射少量局部麻醉药,若肌颤搐消失则表明针尖未位于神经内,再注入剩余局部麻醉药。

研究表明,超声引导下进行锁骨下臂丛神经阻滞起效时间快于神经电刺激引导的阻滞,同时阻滞效果持续时间也较长。高频超声探头长轴平行于人体长轴放置于喙突内侧,超声图像浅层可见低回声的胸大肌和胸小肌回声影,深层可见搏动类圆形无回声结构为腋动脉,在腋动脉尾侧的类圆形无回声影为腋静脉。臂丛神经的外侧束、内侧束和后束为 3 个类圆形的高回声影,它们将腋动脉包绕其中。采用平面内技术进针,到达目标区域后,回抽无血注入局部麻醉药。操作过程中应谨慎,避免穿破血管和胸膜(图 12-2-6)。

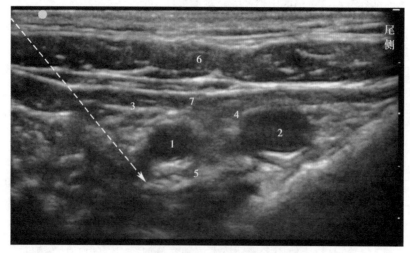

图 12-2-6　超声引导下锁骨下入路臂丛神经阻滞

1. 腋动脉;2. 腋静脉;3. 外侧束;4. 内侧束;5. 后束;6. 胸大肌;7. 胸小肌。虚线箭头表示进针路径。

2）并发症：此部位通常位于胸腔轮廓之外，但仍有刺破血管或胸膜的风险。

（5）腋路臂丛神经阻滞：腋路（axillary approach）是儿童臂丛神经阻滞最常用的入路之一，适用于上臂、前臂和手的手术。腋路的主要优点是发生严重并发症的风险相对较低，缺点是患儿必须外展手臂才能实施，此外腋路对肌皮神经阻滞不充分，有 40%~50% 的概率未阻滞肌皮神经，因为肌皮神经在实施腋路阻滞部位时通常已离开腋血管鞘。如手术区域涉及肱二头肌、喙肱肌、肱肌及前臂外侧皮肤时，应额外阻滞肌皮神经。腋路臂丛神经阻滞方式有单点阻滞、多点阻滞和两针三分法阻滞。

1）操作技术：患儿的手臂成 90° 外展，肘部弯曲，前臂放于头部上方，呈"举手礼"位。在靠近腋窝顶位置触摸到腋动脉搏动后，神经电刺激针在腋动脉上方以 30°~40° 角向腋窝顶部进针。当针尖进入腋血管鞘时，可以感觉到突破感。使用 0.5mA 电流刺激诱发相应肌肉颤搐后，回抽无血后先注射少量局部麻醉药，若肌颤搐消失则表明针尖未位于神经内，再注入剩余局部麻醉药。在局部麻醉药进入腋血管鞘之后，腋窝会出现梭形肿胀并很快消失，若肿胀没有很快消失或不呈梭形，则可能为皮下注射。

局部麻醉药于一点注射为单点阻滞，而依靠神经电刺激引导分别阻滞各支神经且穿刺点为两点及以上称为多点阻滞。两针三分法不必依靠神经电刺激，操作简单且并发症少。患儿取前述"举手礼"位，扪及腋动脉后，在动脉搏动最高点两侧与动脉成 20° 角各刺 1 针，进针直到出现突破感后，松开持针手可见到穿刺针固定且针尾随动脉搏动而摆动，接注射器回抽无血后注入 1/3 的局部麻醉药液，两针交叉深入血管鞘，回抽无血注入剩余药液。无论哪种穿刺方法都有可能阻滞不到肌皮神经，因此需要额外进行肌皮神经的阻滞。将穿刺针刺入腋动脉外侧肱二头肌，通过神经电刺激引出肱二头肌的收缩以此定位肌皮神经，回抽无血后先注射少量局部麻醉药，若肌颤搐消失则表明针尖未位于神经内，再注入剩余局部麻醉药。

超声引导下腋路臂丛神经阻滞选用高频探头放置于胸大肌外侧、腋窝皮肤皱褶处，超声图像上可见外侧低回声肌肉影为肱二头肌和喙肱肌，在其内侧找到类圆形搏动无回声结构为腋动脉，在腋动脉的外侧、内侧和深面分别可见蜂窝状高回声影为正中神经、尺神经、桡神经。此外还可见位于肱二头肌和喙肱肌之间的梭形高回声影为肌皮神经。采用平面内技术，穿刺针针尖穿刺至腋动脉周围的神经附近，回抽无血后注入局部麻醉药。阻滞肌皮神经时穿刺针由探头的外侧进针，穿过肱二头肌至神经附近，回抽无血后注入局部麻醉药（图 12-2-7）。

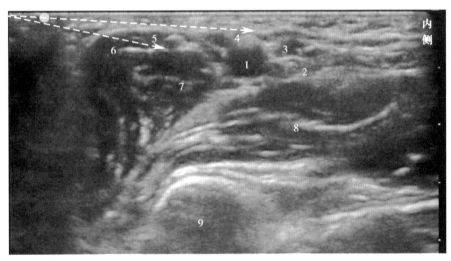

图 12-2-7 超声引导下腋路臂丛神经阻滞

1. 腋动脉；2. 桡神经；3. 尺神经；4. 正中神经；5. 肌皮神经；6. 肱二头肌；7. 喙肱肌；8. 背阔肌、大圆肌联合肌腱；9. 肱骨。虚线箭头表示进针路径。

2）并发症：局部血肿和神经压迫。在常规穿刺时，若发生误穿动脉的情况应及时压迫5分钟以上，以免形成血肿压迫神经及出现肢体缺血。为避免血肿的发生，应禁忌在儿童患者中使用穿透动脉法。

二、下肢神经阻滞

下肢神经阻滞（lower extremity nerve block）主要是阻滞腰、骶丛神经及其分支，由于其镇痛效果确切，阻滞效果持续时间较长，并且不影响健侧肢体和大小便功能，常可取代骶管阻滞用于儿童下肢手术（图 12-2-8）。

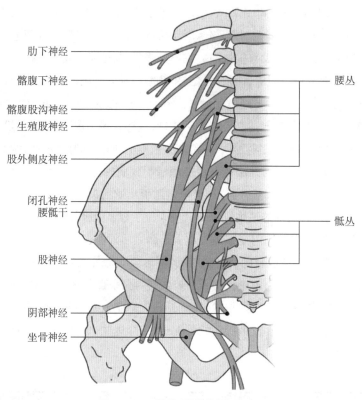

图 12-2-8　腰丛、骶丛神经解剖图

1. 腰神经丛阻滞（lumbar plexus block）　腰神经丛阻滞能够阻滞其支配下肢的主要分支股神经、闭孔神经及股外侧皮神经。

（1）解剖：腰丛神经通常走行于腰大肌间隙，由一部分 T_{12} 神经前支、L_{1-3} 神经前支及部分 L_4 神经前支组成。股神经在第五腰椎水平，逐渐从腰大肌外侧穿出腰大肌间隙，走行至髂肌表面、髂筋膜的深面。股外侧皮神经在第四腰椎水平，自腰大肌外侧缘穿出后斜向外下，走行至髂前上棘内侧，髂肌表面、髂筋膜的深面。闭孔神经一直沿着腰大肌内侧间隙下行，在第五腰椎水平逐渐自腰大肌内侧缘穿出，离开腰大肌间隙，经髂总动脉后方下行至盆腔，经过骶神经前方，继续往闭孔内走行。股神经支配髋关节前方关节囊、髂肌、耻骨肌、缝匠肌和股四头肌，以及大腿前侧和内侧除外髂腹股沟神经（有时由生殖股神经生殖支的皮支取代）、生殖股神经股支、闭孔神经前支的皮支分布区域的皮肤和髌骨前面下部皮肤、小腿内面和足内侧缘皮肤。闭孔神经关节支支配髋关节前内侧关节囊及髋臼唇。闭孔神经前支支配股薄肌、长收肌及短收肌，并发出皮支支配大腿内侧下部一块皮肤；后支支配闭孔外肌、短收肌、大收肌，其关节支与胫神经关节支形成腘窝神经丛。股外侧皮神经支配大腿前外侧面皮肤及膝关节前外侧皮肤。

（2）操作技术：取髂嵴最高点向棘突连线画垂线，然后在髂后上棘处画平行于棘突连线的线，此两线交点处为穿刺点。连接神经刺激器，穿刺针垂直于皮肤进针，然后略向后寻找L$_4$横突，穿刺针再以30°~40°角向头侧或尾侧偏转，直至引出股四头肌收缩。将刺激电流下调至0.3~0.5mA，仍能引出股四头肌收缩且回抽无血后，先注射少量局部麻醉药，若肌颤搐消失则表明针尖未位于神经内，再注入剩余局部麻醉药。出现下列情况时需要调整针的位置：①出现大腿内收肌收缩时，通常为刺激到闭孔神经，需向外侧稍微调整进针方向；②出现髋部活动时，则为直接刺激了腰大肌；③股四头肌与腘绳肌都有收缩时，穿刺针应向头侧调整进针方向。

腰丛神经位置较深，皮肤至腰大肌间隙的距离与体重相关。使用超声引导时，患儿取操作侧向上的胸膝位，探头置于L$_3$~L$_4$和L$_4$~L$_5$椎间隙旁进行扫描。在寻找神经时需要通过改变探头长轴位置而获取不同的图像，探头长轴与棘突连线垂直时得到横断面图像，探头长轴与棘突连线平行时得到矢状面图像。纵截面图像上，腰大肌位于横突声影之间，腰丛神经位于腰大肌的后半部分里呈纵向走行，腰丛神经显示为低回声条纹，被高回声神经外膜包裹。横断面图像上，在横突之间的间隙内可以清晰分辨关节突、椎体呈现为连为一体的骨骼声影，关节突向后方翘起，而椎体位于关节突深面，两者之间的凹陷部位大致为椎间孔。在关节突和椎体侧面大块类圆形肌肉影为腰大肌，腰大肌外侧梭形肌肉影为腰方肌。通常可以看到被高回声神经外膜所包绕的低回声类圆形神经前支，由关节突前外侧椎旁间隙进入腰大肌间隙。在进行横断面腰神经丛阻滞时，通常采用由外向内平面内穿刺技术；而进行矢状面腰神经丛阻滞时，通常采用平面外穿刺技术（图12-2-9）。

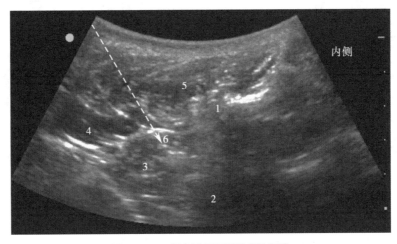

图12-2-9　超声引导下腰神经丛阻滞
1. 关节突；2. 椎体；3. 腰大肌；4. 腰方肌；5. 竖脊肌；6. 腰丛神经。虚线箭头表示进针路径。

（3）并发症：穿刺过深误入后腹膜间隙内可能损伤其内脏器（如肾脏），穿破血管可能造成后腹膜血肿。穿刺过程中如针尖距离椎间孔外口过近，注射药物可能顺着椎间孔扩散至硬膜外腔，导致硬膜外阻滞；穿刺针显影不清，可能直接穿入硬膜外腔甚至蛛网膜下腔，导致硬膜外阻滞甚至全脊椎麻醉的发生。腰椎旁间隙内走行有腰动脉分支，穿刺过程中有可能误穿血管引起血管痉挛，造成脊髓缺血，或注射局部麻醉药后导致局部麻醉药中毒。

2. 股神经阻滞（femoral nerve block）　股神经阻滞是儿童最常用的下肢周围神经阻滞方法之一，常用于股骨骨折手术、髌骨韧带复位等的镇痛。

（1）解剖：股神经发自L$_2$~L$_4$神经根，经腹股沟韧带深面、髂腰肌表面进入股三角，股神经位于股三角底部、股动脉外侧，髂肌和腰大肌之间的浅面。在腹股沟韧带后方，髂耻韧带将股神经与股动脉分开，股神经表面由阔筋膜与髂筋膜覆盖。

（2）操作技术：患儿平卧，穿刺侧下肢略外展外旋为宜。在腹股沟韧带下1cm处扪及股动脉搏动后，于其外侧0.5~1cm处往头端进针，针尖穿破阔筋膜及髂筋膜时，可有两次突破感。采用神经电刺激引导出股四头肌颤搐，"髌骨舞蹈"征，回抽无血后先注射少量局部麻醉药，若肌颤搐消失则表明针尖未位于神经内，再注入剩余局部麻醉药。若仅出现大腿前侧或内侧肌肉收缩（缝匠肌、耻骨肌），并没有出现"髌骨舞蹈"征，则需调整穿刺针略向外。由于穿刺点接近股动脉、股静脉，若从穿刺针内回抽出血液，通常针尖已误入血管内。

采用超声引导进行股神经阻滞时，患儿取仰卧位，将高频探头放置于腹股沟韧带上股动脉搏动点，探头长轴方向与其平行。超声图像上可见搏动的类圆形无回声结构即为股动脉，通常在其内侧可见一能被压扁的类圆形无回声影为股静脉。股神经为股动脉外侧梭形蜂窝状回声结构。股神经表面覆盖高回声线影为髂筋膜。注意探头压力不可太大，避免股静脉、股动脉被压闭。在股动脉、股静脉浅面可见高回声显影为阔筋膜。通常采用平面内技术由外向内穿刺，当穿刺针进入髂筋膜后在神经周围注入局部麻醉药。预扫描时，需使用多普勒技术识别在髂筋膜表面走行的旋髂浅动脉、旋髂深动脉，注意避免穿刺损伤血管造成血肿或者局部麻醉药入血引起毒性反应（图12-2-10）。

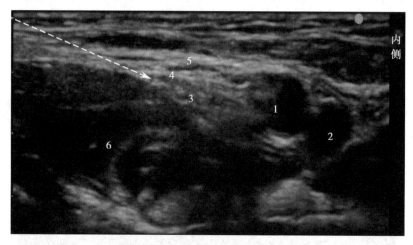

图12-2-10　超声引导下股神经阻滞

1. 股动脉；2. 股静脉；3. 股神经；4. 髂筋膜；5. 阔筋膜；6. 髂腰肌。虚线箭头表示进针路径。

（3）并发症：股神经阻滞由于其距离股动脉很近，周围还可能出现旋髂深动脉、旋髂浅动脉等分支，因此可能刺破血管造成血肿，或者将局部麻醉药注射在动脉里引发局部麻醉药中毒。另外，在神经束之间注射局部麻醉药或者药液剂量过大，以及刺破血管后血肿压迫均可能造成神经受压、滋养血管压闭，引起神经损伤。

3. 坐骨神经阻滞（sciatic nerve block）　坐骨神经阻滞可对膝关节以下小腿、踝关节和足的大部分区域进行麻醉和镇痛。

（1）解剖：坐骨神经是人体最粗大的周围神经，由腰骶干和S_1~S_3神经前支构成。坐骨神经通常经由梨状肌下孔出骨盆到臀部，出梨状肌下孔才将其称为坐骨神经，其走行过程中发出支配臀部、大腿后部肌肉的肌支和胫神经、腓总神经。坐骨神经支配髋关节后方关节囊、股二头肌、半腱肌、半膜肌和部分大收肌，以及小腿和足除隐神经分布区域（胫骨内侧髁前面及部分内踝、髌骨前面下部、小腿内面和足内侧缘皮肤）以外的部分。

（2）操作技术

1）后路坐骨神经阻滞：患儿侧卧位，患侧朝上，屈髋屈膝，取股骨大转子与尾骨顶端连线中点为穿刺点。穿刺深度与年龄成正比，一般为16~60mm。穿刺针垂直于皮肤进针，方向朝坐骨结节的外侧，略向内、向上缓慢推进，采用神经电刺激引出足部趾屈、背屈、外翻，均视为针尖接近坐骨神经的征象。减小电流后足部运动仍存在，回抽无血后先注射少量局部麻醉药，若肌颤搐消失则表明针尖未位于神经内，再注入剩余局部麻醉药。

2）侧路坐骨神经阻滞：患儿取平卧位，患侧臀部稍垫高，以股骨大转子为标记点，穿刺点位于大转子后1~2cm。穿刺针垂直于皮肤及股骨长轴缓慢进针，后续过程同后路坐骨神经阻滞。

3）超声引导下股骨大转子与坐骨结节连线入路坐骨神经阻滞：儿童可选用高频超声探头。小儿侧卧，患侧在上，屈膝屈髋。把探头长轴放置在坐骨结节与股骨大转子的连线中点上，超声图像上可见两片声影，内侧为坐骨结节，外侧为股骨大转子，在两者之间浅面一大块肌肉影为臀大肌，连接在两者之间较深的肌肉影为股方肌。在股方肌与臀大肌之间有一梭形蜂窝状高回声结构即为坐骨神经。通常采用平面内技术将穿刺针穿至接近坐骨神经部位注入局部麻醉药（图12-2-11）。

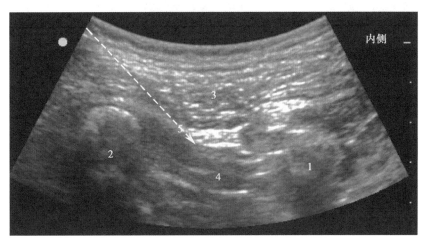

图12-2-11　超声引导下坐骨神经阻滞

1. 坐骨结节；2. 股骨大转子；3. 臀大肌；4. 股方肌；5. 坐骨神经。虚线箭头表示进针路径。

（3）并发症：此处在坐骨神经内侧有臀下动脉走行，并且坐骨神经滋养血管也与坐骨神经伴行，不注意分辨，可能损伤血管造成血肿或者局部麻醉药注射入血。

三、躯干神经阻滞（胸部、腹部、会阴区）

躯干神经阻滞（trunk nerve block）可为胸部、腹部、会阴区手术提供镇痛。

1. 胸椎旁阻滞（paravertebral block）　胸椎旁阻滞通常是阻断胸段脊神经前支及对应交感神经的痛觉传递，可为胸腔手术、肾手术及胆囊手术等提供镇痛，减少麻醉药物的使用。胸椎旁阻滞难度相对较高、风险相对较大，应当由高年资的小儿麻醉医师执行。

（1）解剖：胸椎旁间隙呈楔形，内侧面由椎体和椎间盘构成，后面是肋横突上韧带、横突、肋骨，前面为壁胸膜。胸椎旁间隙充满脂肪组织，脊神经前支、后支、交通支，以及附近的血管及椎体前侧的交感链都在其内走行。胸椎旁间隙位置深度与体重相关，从棘突至胸椎旁间隙横向距离 =0.12× 体重（kg）+10.2（mm），从皮肤至胸椎旁间隙深度 =0.48× 体重（kg）+18.7（mm）。

胸椎旁间隙相互连通，局部麻醉药可以向头、尾端纵向扩散，单一节段注射也能覆盖多个皮节。

（2）操作技术：患儿取侧卧位，患侧向上，消毒铺巾后，确定需要穿刺的棘突，旁开正中线的距离等于两相邻棘突的距离，穿刺深度可参考上文胸椎旁间隙深度计算公式。穿刺针垂直于皮肤进针，通常进针后针尖为横突所阻挡，此时将穿刺针向头端偏斜滑过横突上缘，出现突破感时，轻推注射器无阻力，表明针尖突破了肋横突上韧带进入胸椎旁间隙。回抽无血后注入局部麻醉药，并可留置导管做连续胸椎旁间隙阻滞。小儿导管留置不应超过2~3cm。胸骨切开的心脏手术应在T_3水平进行双侧阻滞，开胸手术在T_6水平进行阻滞，肾手术在T_9水平进行阻滞，腹股沟手术在T_{12}水平进行阻滞。

采用超声引导进行胸椎旁阻滞时，探头长轴垂直棘突连线放置于选定的穿刺节段。超声图像上识别向后翘起的骨骼声影为横突，在横突外侧随呼吸运动呈现滑动征的高回声线状影为胸膜，在胸膜浅面的高回声线影为肋间内膜。将超声探头向尾端滑动，直至横突声影消失，内侧出现一骨骼声影为关节突，在横突消失部位出现一小段与肋间内膜相接续的高回声线影为肋横突上韧带。在肋横突上韧带、胸膜、关节突声影之间的区域即为胸椎旁间隙。通常采用平面内技术，穿刺针由外向内穿刺，针尖穿过肋横突上韧带，回抽无血后注入局部麻醉药，观察胸膜下压情况来确定药液注射位点正确与否（图12-2-12）。

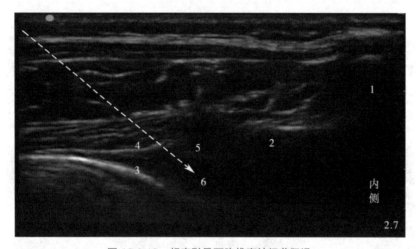

图12-2-12　超声引导下胸椎旁神经节阻滞

1. 棘突；2. 关节突；3. 胸膜；4. 肋间内膜；5. 肋横突上韧带；6. 胸椎旁间隙。虚线箭头表示进针路径。

（3）并发症：气胸、药液误注射入硬膜外腔甚至蛛网膜下腔。胸椎旁阻滞并发症的发生率相对较高，低血压（4.6%）、误穿血管（3.8%）、误穿胸膜（1.1%），因此须在高年资小儿麻醉医师的指导下进行，并尽量在超声引导下操作。

2. 胸肌间阻滞（PECS）　PECS适用于胸部手术的镇痛。

（1）解剖：胸内侧神经和胸外侧神经走行于胸大肌与胸小肌之间。第2~6肋间神经外侧皮支、肋间臂神经和胸长神经则走行于胸小肌与前锯肌之间。通常多采用改良PECS Ⅱ，将上述神经阻滞以提供外侧胸壁、部分前侧胸壁及腋窝部位的镇痛。

（2）操作技术：改良PECS Ⅱ一般在超声引导下进行。患儿取仰卧位，将高频超声探头斜向放置于第3、4肋水平，超声图像可分辨浅面两块肌肉影，其中较浅、较厚者为胸大肌，较深、较薄者为胸小肌，两者之间可见较细小搏动无回声影为胸肩峰动脉及其分支。在胸小肌深面可见城垛样骨骼声影为肋骨，头端者为第3肋，尾端者为第4肋，并可见贴附在肋骨表面的小条肌肉影为前锯肌。采用平面内技术，穿刺针由内向外进入胸大肌和胸小肌之间的筋膜间隙，回抽无血后注入少量局部麻醉药。穿刺针进针至胸小肌和前锯肌之间筋膜间隙，回抽无血后注入剩余局部麻醉药（图12-2-13）。

（3）并发症：气胸及刺破血管。使用超声引导发生的并发症相对较少，整个穿刺过程中需避让胸膜和血管。

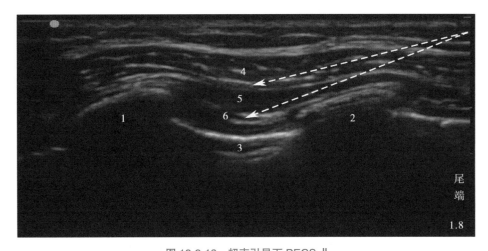

图 12-2-13　超声引导下 PECS II

1. 第 3 肋；2. 第 4 肋；3. 胸膜；4. 胸大肌；5. 胸小肌；6. 前锯肌。虚线箭头表示进针路径。

3. 肋间神经阻滞（intercostal nerve block）　肋间神经阻滞适用于胸部手术、上腹部手术、肋骨骨折及胸腔引流的镇痛。

（1）解剖：胸神经前支共 12 对，除 T_1 神经前支有部分纤维参与形成臂丛神经、T_{12} 神经前支有部分纤维参与形成腰丛神经，其余胸神经前支均分布于胸、腹壁的前侧和外侧。其中第 1~11 对胸神经前支因走行于相应肋间隙而被称为肋间神经，第 12 对胸神经前支因位于第 12 肋下缘而被称为肋下神经，其中第 1~6 对胸神经前支分布于胸壁。肋间神经从胸神经发出后，经过胸椎旁间隙，在相应肋间隙内与肋间动、静脉伴行由后向前走行。行至肋角时，肋间神经分出一细小的下支沿下位肋骨的上缘继续向前走行，肋间神经的本干则沿上位肋骨的肋沟于肋间最内肌和肋间内肌之间前行。肋间神经的本干和下支沿途均发出分支支配肋间肌。当肋间神经走行至肋角偏后侧（约位于腋后线部位）时，会发出一支外侧皮支。发出的外侧皮支穿过肋间肌浅出，并立即分成前支和后支，分布至胸、腹外侧壁和部分前、后壁的皮肤。肋间神经继续前行至胸骨外侧缘浅出，形成前皮支。前皮支继而分为内侧支和外侧支，分布至胸、腹壁前方的皮肤。此外，肋间神经还发出小分支到胸膜、肋骨及胸骨骨膜。

（2）操作技术：患儿侧卧位，取距离后正中线 6~8cm 处的肋骨下缘为穿刺点。于目标肋骨下缘进针，向头端行进，针尖触及肋骨后，滑过肋骨继续推进 2~3mm 可感受到突破感，回抽无血无空气注入局部麻醉药。由于神经贴近血管，在注入局部麻醉药前需反复回抽。为了提高镇痛效果，应同时阻滞上、下两个肋间神经。

进行超声引导下肋间神经阻滞时，患儿取侧卧位，患侧向上，采用高频探头，探头长轴与肋骨走行垂直放置于后正中线旁开 6~8cm 处。首先根据第 1 肋及第 12 肋的解剖特点将其定位，再通过移动探头计数相应肋骨定位目标节段肋骨。观察超声图像上城垛样骨骼声影即为相应节段肋骨，于肋骨尾端观察到肋间隙内深面随呼吸滑动的线状高回声影为胸膜。胸膜浅面通常为三层肌肉影，由浅至深分别为肋间外肌、肋间内肌及肋间最内肌。在肋间内肌、肋间最内肌之间，贴近肋骨下缘部位，常可分辨一细小搏动类圆形无回声影，此为肋间动脉，肋间神经即为肋间动脉旁类圆形高回声蜂窝状结构。穿刺针从尾端向头端穿刺进针，到达肋间内肌与肋间最内肌之间筋膜间隙，肋间神经附近，回抽无血注入局部麻醉药（图 12-2-14）。

（3）并发症：气胸、误穿血管。由于神经与血管比较靠近，发生局部麻醉药入血的情况比一般神经阻滞的概率高，因此确认针尖位置及反复回抽操作至关重要。另外，肋间血管可能出现变异，其可能经过肋间隙而至下一肋骨上缘走行，因此需要通过多普勒技术，辨认穿刺路径上的血管位置，避免穿破血管。

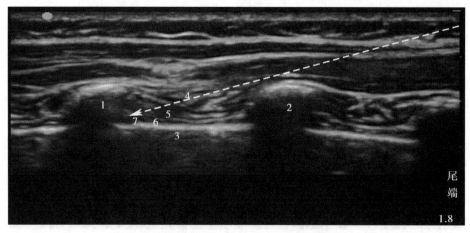

图 12-2-14 超声引导下肋间神经阻滞

1. 上一节段肋骨;2. 下一节段肋骨;3. 胸膜;4. 肋间外肌;5. 肋间内肌;6. 肋间最内肌;7. 肋间神经。虚线箭头表示进针路径。

4. 竖脊肌平面阻滞（erector spinae plane block，ESPB） 竖脊肌平面阻滞是一种较新的区域麻醉技术,研究发现,新生儿竖脊肌平面注射的局部麻醉药可扩散进入胸椎旁间隙甚至硬膜外腔,阻滞其中的脊神经背侧支、腹侧支、交感神经而产生区域麻醉作用,适用于开胸手术、经皮肾镜取石术、腹疝修补术等。

（1）解剖:竖脊肌是肌肉复合体,起自骶骨背面、腰椎棘突、髂嵴后部和胸腰筋膜,止于肋角、横突及其附近的肋骨和棘突,由髂肋肌、最长肌和棘肌组成。

（2）操作技术:竖脊肌平面阻滞通常使用超声引导进行穿刺,穿刺位置根据手术切口进行选择,心脏手术切口通常选择 T_3,开胸手术选择 T_5,上腹部切口选择 T_7,下腹部切口选择 T_{12}。患儿取侧卧位,患侧向上,将高频探头长轴平行棘突连线置于后正中线上,缓慢侧向移动寻找较为高大的城垛样声影,即横突。在上胸段,横突浅面可见 3 层肌肉影由浅至深分别为斜方肌、菱形肌和竖脊肌。采用平面内技术,由尾端向头端穿刺,穿过竖脊肌至横突浅面,回抽无血后先注入小剂量的局部麻醉药,观察竖脊肌与横突之间出现水分离的液性暗区沿纵轴扩散则表明位置正确,再注入剩余药液（图 12-2-15）。

（3）并发症:虽然注射点离胸膜有一定距离,但不仔细分辨穿刺针尖,穿刺过深仍可引起气胸。

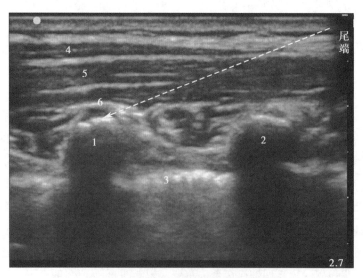

图 12-2-15 超声引导下竖脊肌平面阻滞

1. 上一节段横突;2. 下一节段横突;3. 胸膜;4. 斜方肌;5. 菱形肌;6. 竖脊肌。虚线箭头表示进针方向。

5. **腹横肌平面阻滞**（transversus abdominis plane block，TAPB） 腹横肌平面阻滞适用于腹部手术术后疼痛控制，如结肠造口术、切口疝手术等。对于禁忌使用椎管内麻醉的儿童，如脊柱闭合不良或凝血功能异常等特殊情况下，腹横肌平面阻滞是一个很好的选择。

（1）解剖：覆盖腹直肌的腹壁前方皮肤由前皮支分布，覆盖腹直肌外侧的腹壁侧方皮肤由外侧皮支分布。剑突下至脐上部区域由第7~9肋间神经分布。脐水平区域由第10肋间神经分布。脐和耻骨联合连线中点以上区域由第11肋间神经、肋下神经分布。脐和耻骨联合连线中点以下区域由髂腹下和髂腹股沟神经前皮支分布，此处皮肤主要由髂腹下神经前皮支分布，在接近耻骨部位一部分由髂腹股沟神经分布。

（2）操作技术：由于不同患儿腰下三角差异很大、突破感层次数有争议及穿破腹膜的风险较大，目前已不推荐采用体表标志定位法。

超声引导下腹横肌平面阻滞有3种常用入路，操作者可根据其阻滞特性及技术熟练程度选择相应入路。肋缘下入路腹横平面注射药液不能向半月线外侧扩散，因此通常只能阻滞T_7~T_9神经前皮支覆盖区域。外侧入路腹横平面注射药液不能向半月线内侧扩散，因此通常只能阻滞T_{10}~T_{12}神经前皮支覆盖区域。后入路腹横平面注射药液可借助腹横筋膜沿胸内筋膜向胸椎旁间隙扩散，因此能够阻滞胸T_7~L_1神经前皮支和外侧皮支覆盖区域，并可阻滞交感神经而控制部分腹腔内脏痛。

1）肋缘下入路：患儿取仰卧位。将高频探头置于剑突旁的肋缘下方，并与之平行，探头稍向尖端倾斜。超声图像显示两层肌肉影，浅层较厚者为腹直肌，深层较薄者为腹横肌，二者之间筋膜间隙即为肋缘下腹横平面目标位点。采用平面内技术，由外向内进针，针尖穿过腹直肌至上述注药位点，回抽无血后注入局部麻醉药（图12-2-16）。

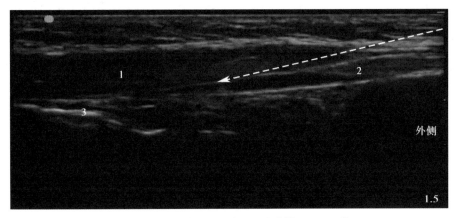

图 12-2-16　超声引导肋缘下入路腹横肌平面阻滞
1. 腹直肌；2. 腹横肌；3. 腹膜。虚线箭头表示进针方向。

2）外侧入路：患儿取仰卧位。超声探头长轴与身体纵轴垂直放置于腋前线，肋缘和髂嵴之间。超声图像可显示经典的三层肌肉影结构，由浅至深为腹外斜肌、腹内斜肌和腹横肌。腹内斜肌与腹横肌之间的筋膜间隙即为目标位点。采用平面内技术，穿刺针由内向外穿刺至腹内斜肌和腹横肌之间筋膜间隙，回抽无血后注入局部麻醉药。如果注药出现斑片状阴影，往往表明药液注射在肌肉内，应该重新定位针尖，但是腹横肌内注射仍有一定的镇痛作用（图12-2-17）。

3）后入路：后入路与外侧入路相似，但超声探头放置部位位于腋后线。探头滑动过程中，超声图像上可以看到，原本三层的腹壁肌肉结构，腹外斜肌已成为腱膜，中间层的腹内斜肌开始变薄，最深层的腹横肌逐渐变成高亮的腱膜，腰方肌和腹膜后脂肪位于腱膜后方深面。此处最浅层覆盖于腰方肌及腹内斜肌表面的肌肉是背阔肌。穿刺针由前向后平面内穿刺，针尖需进入腹内斜肌和腹横肌腱膜之间的间隙，由于该位置腹内斜肌变薄,腹横肌逐渐消失,该筋膜平面有时较难分辨和穿刺,注药时应仔细观察药液扩散,稍不注意就可能成为腹横筋膜阻滞或 1 型腰方肌阻滞(图 12-2-18)。

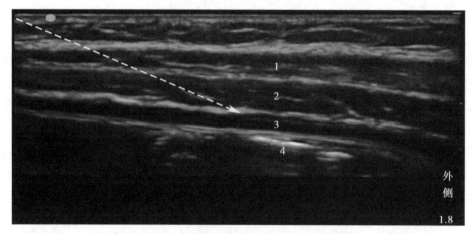

图 12-2-17　超声外侧入路进行腹横肌平面阻滞
1. 腹外斜肌;2. 腹内斜肌;3. 腹横肌;4. 腹膜。虚线箭头表示进针方向。

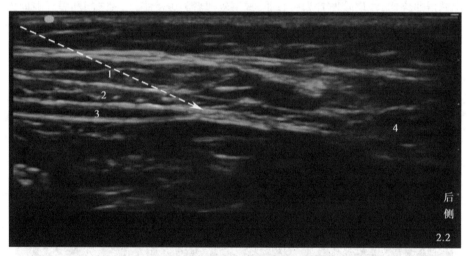

图 12-2-18　超声后入路进行腹横肌平面阻滞
1. 背阔肌;2. 腹内斜肌;3. 腹横肌;4. 腰方肌。虚线箭头表示进针方向。

(3)并发症:局部麻醉药中毒、腹膜穿破、腹腔脏器损伤、股神经阻滞。腹横肌平面阻滞通常是双侧进行的,使用的局部麻醉药剂量相对大,存在局部麻醉药中毒风险。超声引导下行腹横肌平面阻滞时,需仔细辨认穿刺针针尖,穿刺针刺入过深,可能刺破腹膜,甚至导致腹膜内脏器的损害。髂筋膜构成了腹横筋膜的后外侧延续,局部麻醉药注射后可能沿髂筋膜扩散而导致股神经阻滞。

6. **腹直肌鞘阻滞(sheath of rectus abdominis block)**　腹直肌鞘阻滞常用于儿童脐区手术,如脐疝、幽门切开术、十二指肠闭锁等。儿童腹直肌鞘阻滞本质上与成人相同,但对肌肉厚度可能只有 2mm 的新生儿实施时需要更丰富的经验。

(1)解剖:脐区由第 10 肋间神经前皮支支配,该神经从腹直肌与腹直肌后鞘之间通过,穿过腹直肌至其表面发出内、外两支。

(2)操作技术:在脐上或脐下,垂直于半月线内侧 0.5cm 处进针,当有落空感时,针头进入腹直肌前鞘。继续进针,当第二次出现落空感时,针尖进入腹直肌后鞘,通常针尖进入的深度为 5~15mm。回抽无血后,每侧注入 0.25%~0.5% 布比卡因 0.2~0.3ml。如果感觉有注射阻力,此时针尖可能在腹直肌内,需向深处继续进针。研究表明,从皮肤到后鞘的深度与年龄和体重无关,因此需要仔细体会突破感,以免刺入腹腔内。事实上,10 岁以下儿童的距离很少大于 10mm。

超声引导下腹直肌后鞘阻滞通常使用高频探头,探头长轴与身体纵轴垂直放置于脐旁腹直肌表面。超声图像上可见被高回声弧线影包裹的低回声肌肉影即为腹直肌,腹直肌深面的腹膜也呈高回声线影,需仔细分辨。采用平面内技术将穿刺针由外向内穿刺,至腹直肌与其后鞘之间部位注入局部麻醉药(图 12-2-19)。

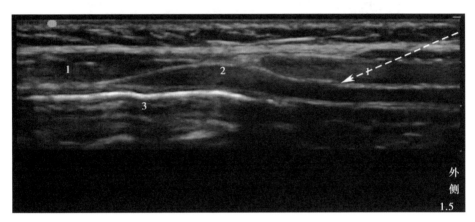

图 12-2-19　超声引导下腹直肌鞘阻滞
1. 腹直肌;2. 白线;3. 腹膜。虚线箭头表示进针方向。

(3)并发症:由于腹直肌鞘后鞘紧贴腹膜,穿刺稍深就可能穿破腹膜,造成腹膜内注药,严重者可能刺破腹腔内脏器。

7. 髂腹下 / 髂腹股沟神经阻滞(iliohypogastric/ilioinguinal nerve block)　髂腹下 / 髂腹股沟神经阻滞适用于腹股沟疝、睾丸固定术和精索静脉曲张手术等。

(1)解剖:髂腹下神经在第一腰椎水平从腰大肌上部外侧缘穿出,在腰方肌和肾之间斜向下到达髂嵴上方,穿腹横肌后部,行于腹内斜肌和腹横肌之间,有时也会走行至腹外斜肌和腹内斜肌之间,分为外侧皮支(髂支)和前皮支(腹下支)。髂腹股沟神经在髂腹下神经下方大致与之平行斜向外下,至髂嵴前端附近穿过腹横肌走行于腹横肌和腹内斜肌之间,继而穿过腹内斜肌进入腹股沟管。研究表明,儿童的体重与神经的深度或位置没有关系。

(2)操作技术:髂腹下 / 髂腹股沟神经均于髂前上棘处阻滞。髂前上棘向上 1cm,接着再向内 1cm 处标记为进针点,进针向后外侧方向触及髂骨的后上缘,随后边退针边注入局部麻醉药。当针退至皮下,再向腹股沟韧带方向进针(但不进入腹股沟韧带),有突破感时停止进针,使针斜面指向脐孔方向,在同一平面内注入局部麻醉药。

超声引导下髂腹下 / 髂腹股沟神经阻滞选择高频探头,将探头长轴与身体纵轴垂直放置于髂嵴内侧,由浅至深可见腹外斜肌、腹内斜肌和腹横肌。髂腹股沟神经及髂腹下神经通常位于腹内斜肌和腹横肌之间,为椭圆形结构组织,内部呈低回声影,外部有高回声影包绕。采用平面内技术,由内向外穿刺至神经附近,回抽无血注入局部麻醉药(图 12-2-20)。

(3)并发症:肠壁穿孔、股神经阻滞。穿刺过深时,可能会导致肠壁穿孔。据报道,股神经阻滞发生率高达 11%,因此,日间患儿在出院前都应该测试股四头肌肌力。

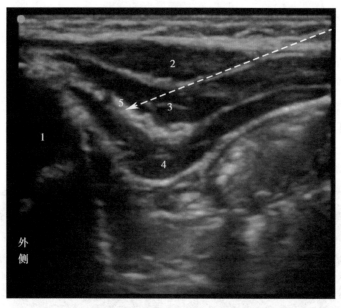

图 12-2-20　超声引导下髂腹下 / 髂腹股沟神经阻滞

1. 髂嵴;2. 腹外斜肌;3. 腹内斜肌;4. 腹横肌;5. 髂腹下 / 髂腹股沟神经。虚线箭头表示进针方向。

8. 阴茎背神经阻滞(dorsal penile nerve block)　阴茎背神经阻滞常用于包皮环切和远端尿道下裂修补术的镇痛。

（1）解剖:阴茎背神经源自阴部神经,伴阴茎背动脉在耻骨联合处分开,支配阴茎的感觉。两条神经及其伴随的血管被阴茎悬韧带分开,因此通常需要进行双侧阻滞。

（2）操作技术

1）皮下环状阻滞:用不含肾上腺素的局部麻醉药在阴茎皮下,Buck 筋膜表面进行环状浸润。虽然是一种较简单的技术,但术后疼痛缓解不足的发生率较高。

2）耻骨下入路阻滞:将阴茎轻轻向下拉,在耻骨联合的正下方,将针插入耻骨联合中线外侧 5~10mm处。穿刺针垂直于皮肤刺入,然后向中、下倾斜,穿刺在耻骨下间隙遇明显弹性阻力而停止,相当于浅筋膜的深层。深度为 5~30mm,与患儿的年龄和体重无关。回抽无血后,缓慢注入局部麻醉药。对侧进行同样的操作。

超声引导耻骨下入路阴茎背神经阻滞选用高频探头,将探头长轴平行阴茎长轴放置于耻骨下方,超声图像上可见由浅面的浅筋膜、深面的深筋膜和耻骨声影构成的三角区域。穿刺针在超声引导下从阴茎根部中线两侧进针,进针至浅筋膜下即可,不能超过深筋膜,以免刺伤阴茎血管导致血肿。使用 0.2%~0.3% 的罗哌卡因,最高剂量为 2mg/kg,3 岁前的婴幼儿为 1~2ml,每 3 岁增加 1~2ml,最大量为 5~6ml,回抽无血后每一侧各注入总量 40% 的局部麻醉药。注入局部麻醉药后可见耻骨下三角区域被低回声的药液填充。使用剩余 20% 左右的局部麻醉药在阴茎、阴囊交界处皮下注射,来阻滞阴部神经的阴囊分支。

3）会阴入路阻滞:除了传统的耻骨下入路,也可通过超声引导会阴入路阻滞阴茎背神经。患儿取截石位,将超声探头放于阴囊下方,超声图像可见正中及两侧对称的球海绵体肌和坐骨海绵体肌,均为低回声影。在坐骨海绵体肌深面可见高回声条索状的神经血管鞘,内有数个呈低回声影的小圆形结构,其外部有高回声组织环绕,即阴茎背神经、会阴神经及阴部内动、静脉血管分支。采用平面内技术由探头外侧旁开0.5cm 处进针,当穿刺针进至神经血管鞘内,使用 0.2%~0.3% 的罗哌卡因,最高剂量为 2mg/kg,3 岁前的婴幼儿为 3~4ml,每 3 岁增加 2~3ml,最大量为 10~15ml,回抽无血后注入局部麻醉药（图 12-2-21）。

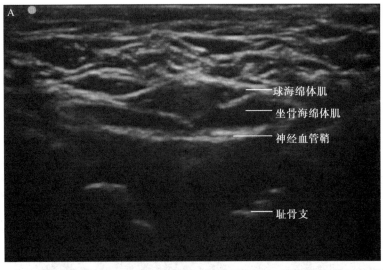

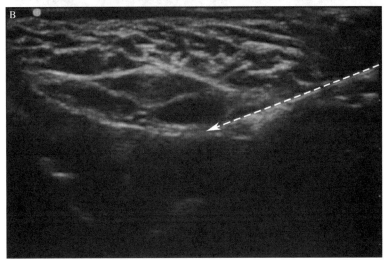

图 12-2-21　超声引导下会阴入路阴茎背神经阻滞

A. 阴茎背神经会阴入路超声示意图;B. 超声引导会阴入路阴茎背神经阻滞。

（3）并发症：操作时进针过深可能误穿血管，形成血肿，严重者会导致阴茎头部缺血。此外，为了防止阴茎血管严重收缩，肾上腺素应禁用。

9. 骶管阻滞（caudal block） 骶管阻滞一般用于 7 岁以下儿童脐以下手术的术中或术后镇痛，是小儿区域麻醉应用最多的技术之一。操作简单易上手，年轻的麻醉医师经过几例学习后就能有相当高的成功率。对于年龄较大的儿童，骶尾韧带增厚使骶管裂孔难以识别，骶管阻滞相对困难。

小儿骶管阻滞的相对禁忌证为：骶骨体表解剖标志异常、骶尾部含毛囊肿、脑水肿、颅内肿瘤。绝对禁忌证为：脊髓脊膜膨出和脑膜炎。

（1）解剖：骶管裂孔是未融合的第五骶椎椎弓，骶角、髂后上棘和尾骨是用于定位骶管裂孔的体表标志。骶管裂孔一般位于两骶角之间的中线上。两髂后上棘向骶部作等边三角形，其顶点即为骶管裂孔。

（2）操作技术：患儿侧卧位，髋部尽量屈曲。触诊两骶角之间定位骶管裂孔。操作者戴无菌手套进行皮肤消毒铺巾，非惯用手定位骶管裂孔，穿刺针与皮肤成 45° 角在中线上朝头端进针。当出现突破感后，穿刺针即进入硬膜外腔，回抽无血无脑脊液后注入局部麻醉药。

进行连续骶管阻滞时，穿刺针进入硬膜外腔后，先注射生理盐水扩充一下骶管腔，然后置入导管，使导管达到所需平面。一般导管的前行都比较顺畅，若感到阻力，可能是导管在硬膜外腔弯曲或折返。年长儿童硬膜外腔的脂肪组织较为紧密,可以使用导管芯或生理盐水冲开脂肪组织的方法来提高导管的置入成功率。

使用超声引导时,选用高频探头长轴与身体纵轴垂直放置于骶角之间。超声图像上,可观察到两个对称的弧形骨骼声影,形似青蛙鼓胀的眼睛称"蛙眼征",此为双侧骶角,其间较浅的高回声线影为骶尾韧带,较深的高回声影是骶骨,二者之间的无回声区为骶管。采用平面外穿刺,将穿刺针与皮肤成45°角向头端进针突破骶尾韧带,回抽无血无脑脊液后注入局部麻醉药,通过多普勒技术显现流动液体为彩色成像的方法可观察药液的扩散情况(图12-2-22)。

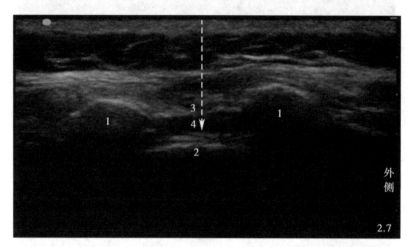

图 12-2-22　超声引导下骶管阻滞
1. 骶角;2. 骶骨;3. 骶尾韧带;4. 骶管。虚线箭头表示进针方向。

(3)并发症:误入蛛网膜下腔、刺破血管、损伤脏器。选用短斜面,相对钝的穿刺针,锋利的针容易损伤甚至横切骶骨基底,造成盆腔脏器损伤。导致并发症最多的情况是穿刺针半穿破硬膜囊,可能造成蛛网膜下腔注药,疑似发生这种情况时需重新穿刺,同时注入局部麻醉药时应该缓慢,以免局部麻醉药通过破孔进入蛛网膜下腔。

四、连续周围神经阻滞

连续周围神经阻滞(continuous peripheral nerve block)一般用于需要术后长时间镇痛的患儿,连续周围神经阻滞导管可留置于腋路臂丛、肌间沟臂丛、腰丛、股神经、髂筋膜间隙、臀部坐骨神经及腘窝坐骨神经等处,连接镇痛泵进行持续镇痛。

1. **臂丛**　患儿的手臂外展,肘部弯曲。在靠近腋窝顶位置扪及腋动脉搏动后,引导针针尖指向锁骨中点,以 30°~40° 角在腋动脉上方刺入。当针进入腋窝血管鞘时,可以感觉到突破感。使用 0.5mA 电流刺激成功引起神经反应后,回抽无血注入局部麻醉药。退出针芯,置入并固定导管。

2. **腰丛**　患儿侧卧,阻滞侧向上,取髂嵴最高点向棘突连线画垂线,然后在髂后上棘处画平行于棘突连线的线,此两线交点处为穿刺点。引导针连接神经刺激器,参数设为 1.5mA、2Hz。引导针垂直进入皮肤,略偏向头端。股四头肌颤搐后,减小电流,继续调整针的位置,使得刺激电流为 0.5mA 时,肌颤搐持续存在。记录穿刺深度,回抽无血后缓慢注入局部麻醉药。将导管置入,长度比穿刺深度多 1cm,固定导管。

3. **股神经**　使用神经刺激器时置管的成功率为 80%~100%。操作时,患者取仰卧位,在腹股沟韧带上方扪及股动脉搏动,在其外侧 1~2cm 处刺入穿刺针,直至出现股四头肌颤搐,说明定位准确,回抽无血后注入局部麻醉药。退出针芯,置入并固定导管。

4. **坐骨神经**　患儿侧卧位,患侧朝上,屈髋屈膝,取股骨大转子与尾骨顶端连线中点为穿刺点。连接神经刺激器,穿刺针垂直于皮肤进针,方向朝坐骨结节的外侧面,向内、上缓慢推进,直至引出肌颤搐,回抽无血后注入局部麻醉药。退出针芯,置入并固定导管。

5. 连续周围神经阻滞并发症

（1）神经损伤:可能的原因包括穿刺针和导管的直接损伤、导管压迫神经、神经内注射等。置管时使用超声定位可以减少神经损伤发生的风险。

（2）感染:置管部位的感染发生率为 3%~5%。发生感染时,需拔除导管进行抗菌治疗。

（3）出血:围手术期进行抗凝治疗的患儿,置入导管可能会引发出血。因此,对于使用抗凝治疗的患儿行连续周围神经阻滞置管时,需要对安全性做进一步的评估。

第三节 常见并发症及处理

周围神经阻滞是比较成熟的技术,并发症的发生率在 0.05% 左右,主要包括神经损伤、出血、血肿、脊髓损伤等。

一、神经损伤

1. 引起神经损伤的因素

（1）麻醉因素

1）麻醉技术:绝大多数神经损伤（nerve injury）并不在周围神经阻滞后发生。有关膝关节、髋关节或肩部手术的研究结果显示,围手术期神经损伤并不一定与周围神经阻滞有关,而有些神经损伤是在硬膜外麻醉和全身麻醉后发生,周围神经阻滞并不是发生围手术期神经损伤的独立危险因素。

2）阻滞部位:周围神经损伤的发生率取决于阻滞部位。臂丛神经阻滞最常被报道出现神经损伤,但不清楚这是否与臂丛神经阻滞被应用最多有关。同样的差异也可以在细微的解剖层面观察到,神经束内注射局部麻醉药发生神经损伤的概率是最高的,神经束内注射药液会使神经内压力增高,压闭其滋养血管,使神经缺血造成损伤,同时神经束内注射局部麻醉药也对神经造成机械损伤,而且会使神经暴露于高浓度的局部麻醉药之下,增加相关的神经毒性作用。

3）穿刺设备:穿刺针的大小和类型也会影响神经损伤的概率。长斜面针发生神经刺穿的概率较高,但短斜面针一旦造成损伤,其损伤相对更严重。超声现在已广泛应用于神经阻滞,相对于神经刺激器或基于异感的盲探方法,可以减少针尖与神经的接触和机械损伤,以及神经内注射。在临床实践中,临床实际情况和麻醉医师的操作技术与神经损伤的发生也有密切关系。

（2）手术因素:外科手术可能压迫神经,机械地牵拉、横断、压迫、挫伤神经,可导致神经缺血。肌肉松弛状态使神经失去了肌张力的保护,使它们更容易受到机械力的损害。在不同的手术过程中,神经症状的发生率是不同的,最可能的原因是患者的体位和止血带的使用。例如,接受椎管内麻醉的患者在截石位比在仰卧位接受手术的患者患暂时性神经症状的风险更高;止血带对肢体产生较高的压力,通过机械压迫和 / 或缺血损伤神经,主要受影响的为较粗大的神经,止血带高压可导致时间依赖性运动丧失和感觉知觉减弱。

（3）患者因素:事先存在的周围神经疾病和一些潜在危险因素可能损害周围神经的功能完整性,使它们更容易受到损伤。神经功能受损的潜在因素包括代谢性、缺血性、毒性、遗传性和脱髓鞘性疾病。周围血管疾病、血管炎、吸烟和高血压都是影响微血管系统的因素,这些因素可能使神经在围手术期更易受到缺血性损伤,但其临床意义尚不清楚。事先存在的神经系统疾病,如多发性硬化症、吉兰 - 巴雷综合征、脊髓灰质炎后综合征和糖尿病周围神经病变也可能增加神经损伤的风险。糖尿病可在代谢和血流动力学上对神经造成应激,糖尿病周围神经病变可能是一个危险因素。

2. 处理

（1）纠正潜在的病理：大多数神经损伤造成的感觉异常都是暂时性的，一般数日内都可自行恢复。当沿周围神经的特定部位出现急性疼痛或肿胀，并伴有远端神经病变时，应警惕血肿、水肿或纤维组织压迫神经，通过计算机断层扫描可以进行确诊，这种情况下一般需要紧急手术减压。对于神经损伤伴肌电图显示失神经改变的患儿，在3~6个月后仍未恢复的病例推荐手术治疗。

（2）缓解症状：在大多数情况下，并不能用外科手术方式来纠正潜在的病理改变，患者只能缓解症状和获得支持治疗。一般可以采取物理治疗等措施，如足部护理、夹板和肢体支持，也可以使用药物治疗神经性疼痛。

（3）支持、安抚和告知患者：术前告知患者及家属行神经阻滞可能发生的并发症，并签署知情同意书。发生神经损伤后，麻醉医师应当妥善安抚患者及家属的心情。

二、出血、血肿

1. 出血

（1）造成出血的因素

1）误穿血管：误穿血管是导致出血及血肿形成的常见原因，尤其在合并使用抗凝血药或者存在凝血功能障碍的患者。在正确操作的情况下，抗凝血药的使用一般并不增加血肿的发生率。

2）反复穿刺：反复穿刺使血管损伤的风险增大，更容易导致出血和血肿的形成。使用超声引导有助于准确定位、实时引导，减少反复穿刺次数，可以降低出血的发生率。

（2）处理：给予足够的压迫时间（3~5分钟）进行止血，遇到较粗动脉损伤，建议压迫5分钟以上。如果出血量过大形成血肿压迫重要部位，需要切开减压，充分止血，深部动脉破损出血时建议手术探查。

2. 血肿

（1）椎管内血肿：椎管内血肿包括硬膜下隙或硬膜外腔的积血，可压迫脊髓或神经根，是椎管内麻醉的罕见并发症。椎管内血肿可引起聚集部位疼痛、神经根分布区域疼痛、运动或感觉障碍、肠或膀胱功能改变。一般在血肿形成的24小时之内，这些症状会迅速出现。

血肿导致的症状与椎管内麻醉产生的效果有明显交叉，从而使得椎管内血肿的识别有一定的难度。椎管内麻醉的患儿运动或感觉阻滞时间显著延长，或在最初的阻滞消除后再次出现感觉异常的情况，临床工作人员应警惕椎管内血肿的发生。椎管内麻醉恢复后，患儿重新出现进行性运动障碍是特别可靠的信号。

椎管内血肿的处理措施：快速进行MRI检查，同时请神经外科医师会诊以决定是否需要进行椎板切除减压术。椎管内血肿治疗的关键在于能否快速发现并及时处理血肿，以免损伤脊髓。一旦血肿超过8小时则预后不佳。

（2）腹膜后血肿：在腰神经丛阻滞中，患者术前行抗凝治疗或者有凝血功能障碍，麻醉医师穿刺不当导致进针过深损伤血管时会导致腹膜后血肿。早期可无明显症状，随着血肿增大，患儿可出现背部或肋腹部疼痛，当出血量过大时，可出现低血压、少尿、贫血。

腹膜后血肿的处理措施：卧床休息，3~6周后症状消失。必要时，行外科手术治疗。

3. 气胸（pneumothorax）

行锁骨周围神经阻滞时，进针位置过深可能损伤胸膜顶和肺组织从而导致气胸。行胸部筋膜间隙阻滞、肋间神经阻滞、胸椎旁阻滞时也可能穿破胸膜导致气胸。

气胸一般发生在锁骨上入路，锁骨下较少见。刚发生气胸时，患儿可无明显症状或者仅有轻微咳嗽，大多数在4~6小时出现呼吸困难，最迟在24小时内发生。症状的轻重程度取决于肺萎陷程度、患儿心肺功能状况。

气胸的处理措施：以肺萎陷的程度采取措施，肺萎陷小于20%的患儿可保守治疗，通过吸氧、休息、一般都可在 1~2 周恢复。肺萎陷大于 20% 的患儿需要进行胸腔闭式引流。

4. 肠损伤（intestinal damage） 腹部的周围神经阻滞操作不当有可能造成肠损伤。穿刺的深度应该严格把握，避免误入腹腔穿破肠管，尤其是瘦长型患儿。进行腹横肌平面阻滞时，应首选超声引导，不建议使用体表标志法。在进行其他腹部神经阻滞时也应该尽量采用超声进行引导。虽然肠损伤的病例罕见，但麻醉医师仍然应该时刻保持警惕。

几乎所有的患者都有腹痛的症状，通常伴有恶心、呕吐、肠功能减退或发热，然而这些症状要在全身麻醉结束后才能表现出来，这可能会延误病情。对于怀疑有肠损伤的患儿应该立即进行腹部 X 线检查，并请外科医师会诊。

肠损伤的处理：外科医师一旦初步评估怀疑有肠穿孔，就需要进行处理。保守治疗包括肠道休息、静脉输液、使用广谱抗生素和重复腹部检查。合并脓毒症和腹膜炎的患儿需要手术治疗。

5. 脊髓损伤（spinal cord injury） 椎管内麻醉导致的严重脊髓损伤比较少见，一旦发生，将会留下毁灭性、永久性的后遗症。硬膜外阻滞导致脊髓损伤的风险比蛛网膜下腔阻滞更高，事先存在的椎管畸形、凝血异常、免疫抑制，以及不严谨的无菌操作也会使患儿发生脊髓损伤的风险增高。儿童由于各个年龄段脊髓和椎管的位置不同，在选择穿刺点时应当慎重。穿刺前使用超声定位脊髓马尾的位置，可以降低脊髓损伤的风险。造成脊髓损伤的因素有以下几点。

（1）椎管内血肿：椎管内血肿包括硬膜下隙或硬膜外腔的积血，可机械压迫脊髓或神经根，是椎管内麻醉的罕见并发症。穿刺针和导管损伤血管是血肿形成的原因，由椎管内血肿导致的脊髓损伤最常见于凝血异常、预先存在的脊髓畸形和在操作过程中反复多次穿刺的患儿。

（2）感染：椎管内麻醉后导致脊髓损伤的感染可表现为椎管内脓肿或脑膜炎。椎管内麻醉脊髓硬膜外脓肿的发生率很低。大部分脊髓硬膜外脓肿与椎管内麻醉无关，主要是由于骨、皮肤或软组织的感染通过血行播散引起的。患者在硬膜外置管期间免疫功能低下、不规范的无菌操作也是发生脓肿的原因。未经治疗的系统性感染和穿刺部位的感染，被广泛认为是椎管内麻醉的绝对禁忌证。脊髓硬膜外脓肿的典型表现是相当隐匿的，在椎管内麻醉后数天至数周内出现，伴有进行性背痛（通常伴有局部压痛）、神经根痛、不适、发热、感觉和运动障碍及肠和膀胱功能障碍。疑似脊髓硬膜外脓肿的患儿应首选全脊柱 MRI 检查。

椎管内麻醉后的脑膜炎表现为头痛、背痛、发热和昏睡。脑膜炎容易与硬脊膜穿刺后头痛混淆，但由于头痛不受姿势影响且相关炎症和感染指标升高，医师应警惕发生脑膜炎的可能，并需要进行紧急腰椎穿刺诊断。

（3）粘连性蛛网膜炎：虽然其免疫学过程和遗传学倾向尚不完全清楚，但这种疾病本身的特征是脑膜充血和炎症，导致纤维、胶原带的形成。黏附带的增殖导致血液和脑脊液流量减少，从而损伤神经组织。这种情况经常并发脊髓空洞症，预后很差，常导致截瘫，几乎没有治疗的选择。

常见的诱因尚未确定，但与血液、局部麻醉和氯己定在硬膜外腔的特殊反应有关。氯己定的浓度、溶剂和使用方法一直是争论的主题。大不列颠和爱尔兰麻醉医师协会（AAGBI）指南的结论是，椎管内麻醉前，0.5% 的氯己定溶液优于 2% 的皮肤无菌溶液，同时在穿刺前应等待消毒溶液干燥。

（上官王宁　赵达强）

推荐阅读

[1] 陈佳，江伟，王爱忠. 连续外周神经阻滞的研究进展. 临床麻醉学杂志，2008，24（4）：361-363.

[2] 陈煜，连庆泉. 当代小儿麻醉学. 北京：人民卫生出版社，2011.

[3] 米卫东，万里，王庚. 外周神经阻滞并发症防治专家共识. 临床麻醉学杂志，2020，36（9）：913-919.

[4] 南洋,李挺,李军.超声引导在小儿区域麻醉中的应用.国际麻醉学与复苏杂志,2011(6):726-729,741.

[5] BROWN D L.Brachial plexus anesthesia:an analysis of options.Yale J Biol Med,1993,66(5):415-431.

[6] GUAY J,SURESH S,KOPP S,et al.The use of ultrasound guidance for perioperative neuraxial and peripheral nerve blocks in children(Review).Anesth Analg,2017,124(3):948-958.

[7] HIPSKIND J E,AHMED A A.Cervical plexus block.Treasure Island(FL):StatPearls Publishing,2022.

[8] HAE K K.Caudal and epidural blocks in infants and small children:historical perspective and ultrasound-guided approaches. Korean J Anesthesiol,2018,71(6):430-439.

[9] HAFNER J,TUMA F,HOILAT G J,et al.Intestinal perforation.Treasure Island(FL):Stat Pearls,2020.

[10] HEWSON D W,BEDFORTH N M,HARDMAN J G.Peripheral nerve injury arising in anaesthesia practice.Anaesthesia,2018, 73(Suppl 1):S51-S60.

[11] KRISHNAN S,CASCELLA M.Erector spinae plane block.Treasure Island(FL):Stat Pearls,2020.

[12] LAM D K M,CORRY G N,TSUI B CH.Evidence for the use of ultrasound imaging in pediatric regional anesthesia:a systematic review.Reg Anesth Pain Med,2016,41(2):229-241.

[13] LEWIS S R,PRICE A,WALKER K J,et al.Ultrasound guidance for upper and lower limb blocks.Cochrane Database Syst Rev,2015,2015(9):CD006459.

[14] OREMUS K.Ultrasound skills in lower extremity traumatology and orthopedics-regional anesthesia and aeyond.Acta Clinica Croatica,2019,58(Suppl 1):S74-S81.

[15] SCIARD D,MATUSZCZAK M,GEBHARD R,et al.Continuous posterior lumbar plexus block for acute postoperative pain control in young children.Anesthesiology,2001,95(6):1521-1523.

[16] TRAN D Q,BRAVO D,LEURCHARUSMEE P,et al.Transversus abdominis plane block a narrative review.Anesthesiology, 2019,131(5):1166-1190.

[17] TSAI H C,YOSHIDA T,CHUANG T Y,et al.Transversus abdominis plane block an updated review of anatomy and techniques.Biomed ResInt,2017,2017:8284363.

[18] TSUI B,SURESH S.Ultrasound imaging for regional anesthesia in infants,children,and adolescents:a review of current literature and its application in the practice of extremity and trunk blocks.Anesthesiology,2010,112(2):473-492.

[19] VERLINDE M,HOLLMANN M W,STEVENS M F,et al.Local anesthetic-induced neurotoxicity.Int J Mol Sci,2016,17(3): 339.

第十三章

床旁超声技术在小儿麻醉的应用

本章要求

掌握：经胸心脏超声、肺超声、体腔超声的检查方法；超声引导的血管穿刺方法。

熟悉：经食管心脏及肺超声的检查方法；胃超声检查方法及饱胃的评估方法；特征的超声图像；呼吸循环障碍患儿的超声评估流程。

了解：气道超声的检查方法及气道的评估方法、膈肌的超声评估。

随着超声技术的发展和普及，临床医师越来越多地将其应用于床旁的临床诊疗。麻醉医师也在广泛地使用床旁超声协助麻醉的实施和围手术期疾病的诊疗。儿童因其生理结构的特殊性和不同于成年人的麻醉方法，床旁超声技术的应用也有其独特的部分，本章将从心脏超声、肺及气道超声、体腔及胃超声、超声引导血管穿刺和床旁超声指导麻醉管理实例这几部分进行描述。

第一节　床旁经胸心脏超声

经胸超声心动图（transthoracic echocardiography，TTE）常用于患儿循环功能的检查评估，尤其在术前患儿胸部可以充分暴露时最适宜。术中、术后可能因为手术消毒区域和创面的影响不便于 TTE 检查的实施。本节将从 TTE 的检查方法和不同声窗的评估两部分内容进行描述。

一、TTE 检查方法

TTE 是将相控阵探头放在患儿身体的不同部位并应用不同轴位的超声波获得心脏超声图像的技术。TTE 扫查的位置也称为声窗，常用的声窗包括胸骨上、胸骨旁、心尖区、剑突下四大声窗。

1. **胸骨旁长轴切面**（parasternal long-axis view，PLAX）　患儿取左侧卧位或平卧位，探头置于胸骨左缘第 3~4 肋间隙，探头标记点（MARK）指向患儿右肩。正常情况可以获得左心室流入流出道的长轴图像（图 13-1-1）。图像近场靠近探头的是右心室，图像远场从左至右依次是左心室、主动脉瓣和升主动脉。主动脉瓣深面则是二尖瓣和左心房，而心脏的深面能看到降主动脉。

抬起探头尾部使探头切面向下方倾斜则可以

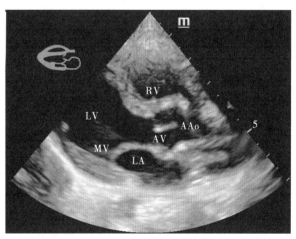

图 13-1-1　胸骨旁长轴切面

AV. 主动脉瓣；MV. 二尖瓣；LA. 左心房；LV. 左心室；RV. 右心室；AAo. 升主动脉。

获得胸骨旁右心室流入道长轴切面(图 13-1-2)。

2. **胸骨旁短轴切面**(parasternal short-axis view,PSAX) 同样取左侧卧位或平卧位,探头在胸骨旁长轴的位置顺时针旋转 90°,探头 MARK 指向左侧锁骨中线与左肩之间。不断调整探头的倾斜角度以获得下面三个切面的图像。

(1)主动脉根部短轴切面:压低探头尾部使超声切面指向头端,可获得主动脉根部的短轴切面(图 13-1-3)。靠近探头的图像是右心室,中间是"奔驰车标"样的主动脉瓣,其左上方紧挨着的是三尖瓣和下方连接的右心房,右上方则为肺动脉瓣和下方连接的主肺动脉,左心房紧贴主动脉瓣下方与右心房以房间隔相隔。肺动脉继续向深部延伸分为图像左侧的右肺动脉和右侧的左肺动脉起始部。由于左主支气管内空气的阻隔,左肺动脉远端图像无法获得。

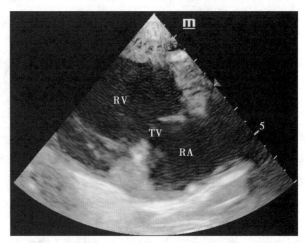

图 13-1-2 胸骨旁右心室长轴切面
TV. 三尖瓣;RA. 右心房;RV. 右心室。

(2)二尖瓣口短轴切面:在原有主动脉根部短轴切面的基础上,抬高探头尾部使切面向尾部倾斜,则可获得二尖瓣口短轴切面(图 13-1-4)。可以看到近场的右心室,和远场居中的左心室。左心室中心"鱼嘴"样开闭的瓣膜即是二尖瓣,靠近探头的是较大的前瓣,远离探头的是较小的后瓣。

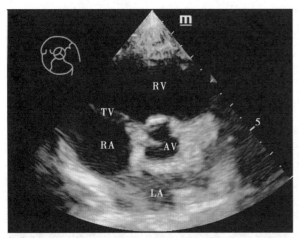

图 13-1-3 胸骨旁主动脉根部短轴切面
AV. 主动脉瓣;LA. 左心房;TV. 三尖瓣;RA. 右心房;RV. 右心室。

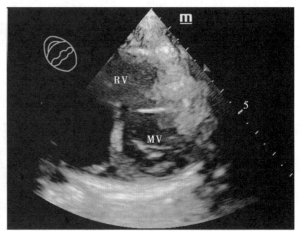

图 13-1-4 胸骨旁二尖瓣口短轴切面
MV. 二尖瓣;RV. 右心室。

(3)乳头肌短轴切面:继续抬高探头尾部并向心尖倾斜切面即可获取乳头肌短轴切面,可以看到二尖瓣逐渐消失,并在左心室内见到凸向心室的乳头肌(图 13-1-5),可见前外侧乳头肌(红色箭头),后内侧乳头肌(黄色箭头),同时可以观察到典型的月牙形右心室借室间隔贴附于圆形的左心室上。

3. **心尖区** 患儿左侧倾斜 45° 卧位或平卧位,探头置于心尖搏动处(左侧第 5 肋间锁骨中线内侧 1~2cm),压低探头尾部使超声切面向头端倾斜与体表约成 45° 角,MARK 指向患儿左侧。如难以获取心尖搏动位置,则可遵循从脚侧向头端在锁骨中线内侧 1~2cm 的线上沿肋间隙滑动的原则。

（1）心尖四腔心切面（apical four-chamber view，A4C）：可以看到近探头的心尖和深部的心底（图 13-1-6）。图像左侧由浅至深是右心室、三尖瓣和右心房。右侧则是左心室、二尖瓣、左心房及汇入左心房的肺静脉。

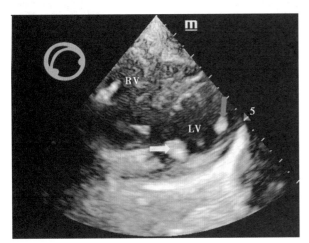

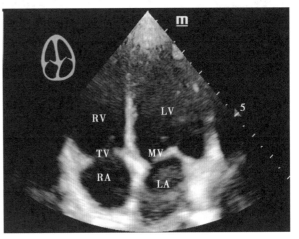

图 13-1-5　胸骨旁乳头肌短轴切面

LV. 左心室；RV. 右心室。红色箭头为前外侧乳头肌；黄色箭头为后内侧乳头肌

图 13-1-6　心尖四腔心切面

LA. 左心房；LV. 左心室；MV. 二尖瓣；RA. 右心房；RV. 右心室；TV. 三尖瓣。

（2）心尖五腔心切面（apical five-chamber view，A5C）：在心尖四腔心的位置下压探头尾部，使切面倾斜向头侧则可以看到中间的左心室流出道和主动脉瓣（图 13-1-7）。

4. **剑突下四腔心切面**（subxiphoid four-chamber view，S4C）　患者平卧，探头置于剑突下，向下压并向上推挤探头，MARK 指向患儿左侧（图 13-1-8）。可以看到图像近探头的肝脏以及紧贴肝脏的右心室、三尖瓣、右心房，深面则是左心室、二尖瓣、左心房。

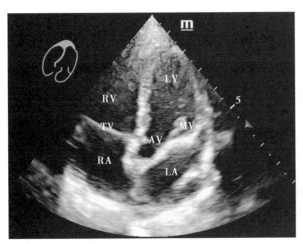

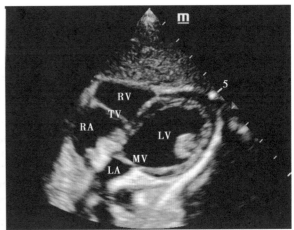

图 13-1-7　心尖五腔心切面

LA. 左心房；LV. 左心室；MV. 二尖瓣；RA. 右心房；RV. 右心室；TV. 三尖瓣；AV. 主动脉瓣。

图 13-1-8　剑突下四腔心切面

LA. 左心房；LV. 左心室；MV. 二尖瓣；RA. 右心房；RV. 右心室；TV. 三尖瓣。

5. **剑突下下腔静脉长 / 短轴切面**　剑突下超声观察除可以使用相控阵探头外还可以使用高频线阵探头（婴幼儿）或低频凸阵探头（儿童）。患儿平卧，探头放在剑突下稍偏向患者右侧，MARK 指向头侧，切面与中轴面平行。向左逐渐平移探头直到看见汇入右心房的下腔静脉（inferior vena cava，IVC）（图 13-1-9）。

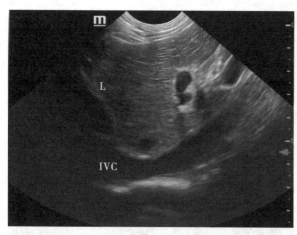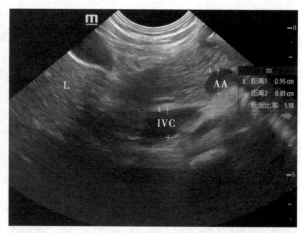

图 13-1-9 剑突下下腔静脉长 / 短轴切面

IVC. 下腔静脉；AA. 腹主动脉。左图为剑突下下腔静脉长轴切面，可见下腔静脉汇入右心房，右图为下腔静脉长轴位置旋转 90° 得到的下腔静脉和腹主动脉短轴切面。

二、TTE 的评估

TTE 主要用于观察患儿心壁、心腔、瓣膜和血流的异常及下腔静脉的变异度，再以此对患儿的呼吸、循环功能进行评估。儿童常见的 TTE 特征表现为与容量相关的心脏、下腔静脉图像变化和先天性心脏病引起的异常图像。

1. **胸骨旁长轴切面** 多用于患儿先天性心脏病结构改变的评估，常用于观察主动脉瓣和二尖瓣改变，发现左心室流出道的梗阻和室间隔的异常分流，也可以通过 M 型超声测定左心室的室壁运动幅度和内径，用于评估左心室功能及容量。右心室流入道长轴切面则可观察三尖瓣的功能。

2. **胸骨旁短轴切面** 冠状动脉起源异常的患儿可出现室壁运动异常，可在此声窗的不同切面评估不同节段的室壁运动功能以明确罪犯血管。利用 M 型超声在此切面可测定左心室的收缩比例和容量，也可根据 2D 超声上心脏收缩的幅度定性估计患儿的容量。若观察到室间隔凸向左心室扩张引起的"D 字征"，可确定右心室压力升高。该切面还常用于观察患儿四个瓣膜的改变及异常的房室间分流。

3. **心尖四 / 五腔心切面** 患儿存在瓣膜异常时，多在此切面测量二尖瓣、三尖瓣和主动脉瓣的血流（图 13-1-10）。患儿合并心室舒张功能障碍时，也可在此切面行组织多普勒（tissue Doppler imaging，TDI）的测量。

4. **剑突下四腔心切面** 患儿存在心包积液及缩窄性心包炎时常在此切面观察（图 13-1-8），此切面还可用于引导心包穿刺和用作其他超声切面的补充观察。

5. **剑突下下腔静脉长 / 短轴切面** 自主呼吸下下腔静脉变异度大于 50% 及下腔静脉 / 主动脉直径比小于 0.8 均提示患儿血容量不足。在机械通气下其相关性会有所降低，但仍可以作为儿童容量判断的

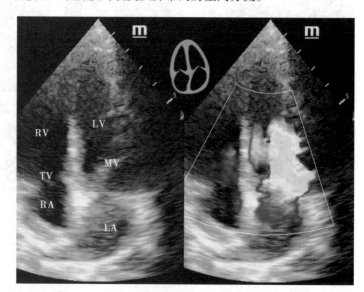

图 13-1-10 瓣膜血流的评估

LA. 左心房；LV. 左心室；MV. 二尖瓣；RA. 右心房；RV. 右心室；TV. 三尖瓣。

辅助手段。

第二节　床旁经食管心脏超声

经食管超声心动图检查（trans-esophageal echocardiography，TEE）常用于全身麻醉后患儿术中的心脏连续监测。与 TTE 相比，TEE 需要把超声探头伸入患儿食管内，属低创伤操作。食管狭窄、食管静脉曲张或出血、食管憩室等是 TEE 的禁忌证。儿童 TEE 的探头选择上有别于成人，常按照体重进行选择，2.5~5kg 使用新生儿食管探头，5~30kg 使用儿童食管探头，30kg 以上使用成人食管探头。本节将从 TEE 基本技术和各切面的评估内容方面进行描述。

一、TEE 技术

TEE 图像根据探头所处的位置分为食管上段、中段和经胃的超声图像，有 20 个常用基本切面。床旁即时超声（POCUS）的 TEE 图像则节选了其中最实用的 6 个，其中包含了 2 个大血管切面和 4 个基本心脏切面。正常情况下食管周围组织的解剖位置从上至下（头至尾）分别是主动脉弓、左心房顶、肺动脉瓣、主动脉瓣、二尖瓣、三尖瓣、乳头肌、心尖，这决定了探头在前进过程中所能看到的心脏结构的顺序。

1. **食管中段降主动脉短轴切面**（descending aortic short-axis，ME Dec Aortic SAX）　降主动脉位于心脏的左后方，因此置入食管超声探头找到 ME 4C 后左转探头可扫及降主动脉横切面（图 13-2-1），深面为主动脉伪影或左侧肺超声图像。

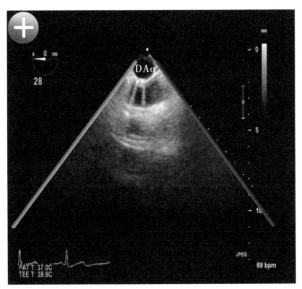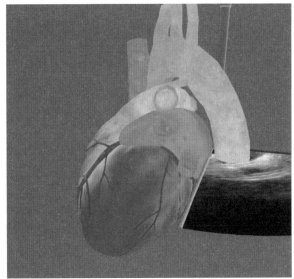

图 13-2-1　食管中段降主动脉短轴切面

DAo. 降主动脉。右侧模拟图中超声声束的绿色和红色边与左侧超声图像中的同色边方向相对应，且红色总是代表探头 MARK 所指右侧图像的方位。

2. **经食管中段升主动脉长轴切面**（mid-esophageal ascending aortic long-axis，ME Asc Ao LAX）　将探头从经食管中段左心室长轴切面位置回退至见升主动脉呈长条形，调整角度至 100°~110°，即可获得升主动脉纵切面图像（图 13-2-2）。

3. **经食管中段四腔心切面**（mid-esophageal four chamber，ME 4C）　置入探头至食管中段可获得 4 个心腔的心脏图像（图 13-2-3），红色箭头为二尖瓣，橙色箭头为三尖瓣。4 个心腔分别为近探头图像右侧的左心房、左心室及连接的二尖瓣,左侧为右心房、右心室和连接的三尖瓣。心房间以房间隔隔开,心室之间为室间隔。

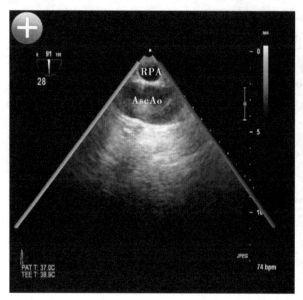 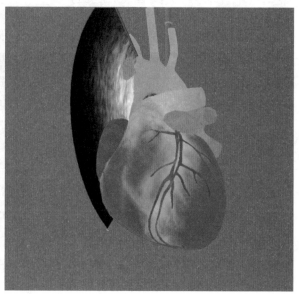

图 13-2-2　食管中段升主动脉长轴切面

RPA. 肺动脉;Asc Ao. 升主动脉。升主动脉位于图像中央,靠近探头的为右肺动脉横切面。

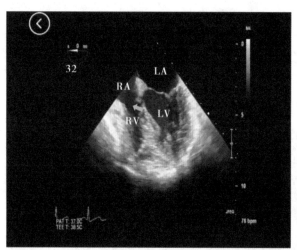 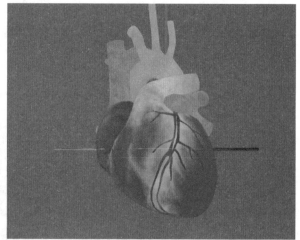

图 13-2-3　经食管中段四腔心切面

RV. 右心室;RA. 右心房;LV. 左心室;LA. 左心房。红色箭头为二尖瓣;橙色箭头为三尖瓣。

　　4. 经食管中段右心室流入流出道切面(mid-esophageal right ventricle inflow-outflow,ME RV Inflow-Outflow)　经食管中段四腔心切面位置将超声波的旋转角度增加到50°~70°,此时可以观察到右心室的流入和流出道(图13-2-4),红色箭头为肺动脉瓣,橙色箭头为三尖瓣。

　　5. 经食管中段左心室长轴切面(mid-esophageal long-axis,ME LAX)　经食管中段四腔心切面位置将角度增加到120°~140°,此时会获得左心室流入流出道的左心室长轴切面(图13-2-5),红色箭头为主动脉瓣,橙色箭头为二尖瓣。可以观察到呈"V"形的左心室流入流出道结构。

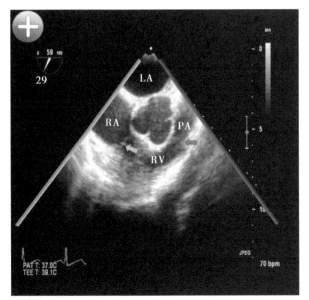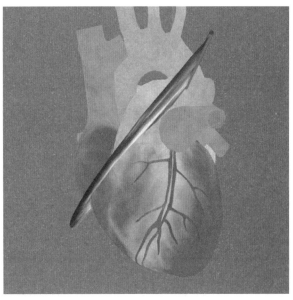

图 13-2-4　经食管中段右心室流入流出道切面

RV. 右心室；RA. 右心房；LA. 左心房；PA. 肺动脉。红色箭头为肺动脉瓣；橙色箭头为三尖瓣。图中靠近探头的为左心房，中心圆形的部分是主动脉瓣或窦部。深面为右心室的流入流出道，分别为右心房、三尖瓣、右心室、肺动脉瓣和肺动脉。

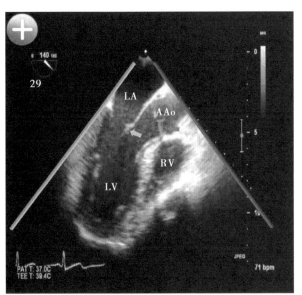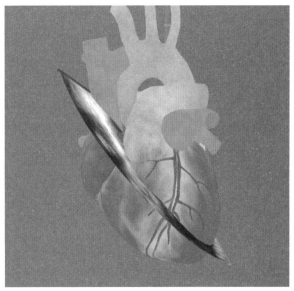

图 13-2-5　经食管中段左心室长轴切面

LA. 左心房；LV. 左心室；RV. 右心室；AAo. 升主动脉。红色箭头为主动脉瓣；橙色箭头为二尖瓣。

6. **经胃底左心室短轴切面**（transgastric mid-short-axis，TG Mid SAX）　将探头前伸至胃底，轻轻前屈探头即可获得乳头肌水平的左心室短轴切面（图 13-2-6）。

二、TEE 心脏评估

TEE 常用于术中患儿循环、呼吸障碍病因的诊断，以及心脏、血容量的连续监测及休克的治疗指导等。

1. **食管中段降主动脉短轴及升主动脉长轴切面**　在该切面前进、后退探头可以连续观察降主动脉的直径变化，以明确主动脉缩窄/主动脉离断的诊断和具体位置。升主动脉长轴切面，有利于关注升主动脉与右肺动脉的分流、鉴别出累及升主动脉的病变，如主动脉瓣上狭窄、发育不全或动脉瘤样扩张。

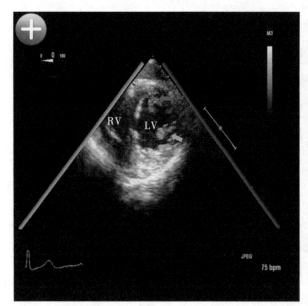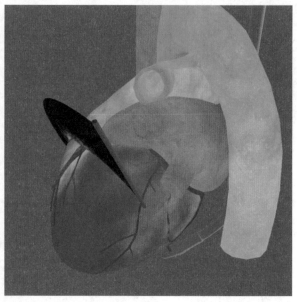

图 13-2-6 经胃底左心室短轴切面

LV. 左心室;RV. 右心室。红色箭头为后内侧乳头肌,橙色箭头为前外侧乳头肌。可以看到圆形的左心室短轴切面和月牙形的右心室短轴切面。

2. **经食管中段四腔心切面** 该切面提供了关于心腔比例、室壁完整性、双心室功能及房室瓣结构及功能的信息。常用于 ASD、VSD、三尖瓣闭锁、Eberstein 畸形、心内膜垫缺损等疾病的诊断及评估。

3. **经食管中段右心室流入流出道切面** 该切面可以评估右心室大小和功能,以及三尖瓣、肺动脉瓣和右心室流出道的形态和功能,同时有利于明确 VSD 的分型。例如,左向右分流的先天性心脏病患儿常可见右心腔的扩大和肺动脉增粗,法洛四联症患儿还可见右心室流出道梗阻,完全性肺静脉异位伴梗阻的患儿可见明显的右侧心脏扩大,甚至右心衰竭等征象。

4. **经食管中段左心室长轴切面** 该切面常用于观察患儿心脏的左心室流入流出道,评估左心室、二尖瓣和主动脉瓣的功能。例如,大动脉转位的患儿和合并冠状动脉起源异常的患儿,可能出现心室肥厚或扩大,甚至心衰等征象。

5. **经胃底左心室短轴切面** 该切面评估内容同 TTE 左心室(胸骨旁)短轴切面。

第三节 肺和气道超声

肺和气道超声常用于对患儿呼吸和气道进行评估。探头的选择方面一般婴幼儿选用高频的曲棍球探头和线阵探头,年长儿童则采用高频线阵探头观察胸膜的滑动和浅表的病变,低频凸阵探头观察肺的整体改变。肺超声主要用于辅助诊断肺炎、肺水肿、肺实变、气胸及胸腔积液。气道超声主要用于观察气道结构及导管位置。本节将从肺超声的检查方法、异常征象、评估方法及气道超声的基本技术这几个部分进行描述。

一、体表肺超声

体表肺超声是将超声探头放于胸壁对深部肺的超声图像进行分析。POCUS 肺超声的常用探头放置位点见图 13-3-1,MARK 指向头端。前胸壁锁骨中线上的两个关键位点称为上下 BLUE 点,一般为 2/3 肋间隙和 4/5 肋间隙,左侧稍向外侧避开心脏位置。两侧的 4/5 肋间隙检查点(即下 BLUE 点)的平行延长线(右图横轴黄线)与腋后线(右图纵轴黄线)交点分别向头尾位移一肋间的位置是另外两个关键位点,下方的检查点称 PLAPS(posterolateral alveolar or pleural syndromes)点。

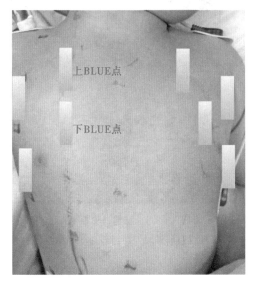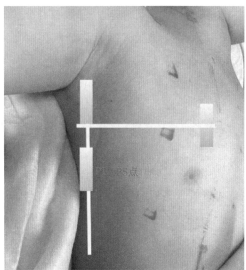

图 13-3-1　POCUS 肺超声的关键观察部位

1. **正常的肺超声征象**　将探头置于图 13-3-1 的位置,垂直患者体表,进行滑动观察,MARK 指向头侧,切面平行于患者的矢状面。正常儿童肺超声征象如下。

(1)"蝙翼"征:一个肋间隙两侧的肋骨会在肺实质的两侧出现超声信号的"脱落",产生"蝙翼"征(图 13-3-2 黄色区域)。肋骨发育不全的新生儿可能看不清楚"蝙翼"征。

(2)胸膜滑动征:近肋骨下缘深度的位置可观察到致密的高回声胸膜线(图 13-3-2 中红色箭头)。当探头静止时,可看到胸膜线向前向后"蠕动"(代表正常的胸膜滑动)。未见胸膜滑动常表示胸膜固定(如胸膜粘连)、脏壁层胸膜不贴合(气胸)、该侧肺未通气(如单肺通气)等情况。

(3)"沙滩"征:采用 M 型超声观察胸膜和肺组织,可以看到同深度高亮的胸膜如同"海岸"的分界线(图 13-3-2)。

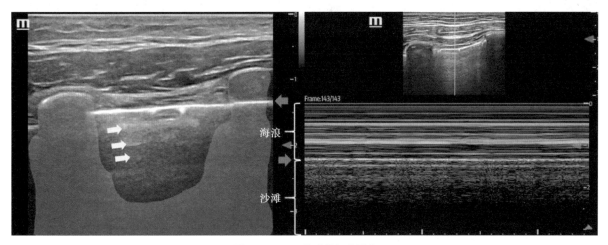

图 13-3-2　正常肺的超声图像

高亮的胸膜位于图像的箭头处。左侧肋骨下方的阴影区呈现出黄色的蝙翼样征象。右图中皮肤和皮下组织直至胸膜呈现出胸膜上方"海浪"般的线性图像,而胸膜下方的肺则呈现出颗粒状的"沙滩"样征象,结合在一起即"海岸"征。

（4）A线：A线是胸膜的超声显像经肺内气体不同时间反射回接收器产生的镜像，其平行于胸膜线，有等距且随图像深度加深逐渐减弱直至消失的特征（图13-3-2黄色箭头）。因其反射的特征，其出现必须有两个基本条件：一是超声声束垂直于胸膜；二是肺内含气程度高。

2. 肺的异常征象及临床意义 病理状态下出现的肺组织超声征象可用于辅助诊断患儿的呼吸、循环功能障碍。

（1）B线：B线为图13-3-3中红色箭头所指垂直于胸膜的致密白色线。正常肺组织的超声图像可以观察到1~2条B线（特别是在分娩后不久的过渡期新生儿）。B线增多（3条或超过3条）可代表肺水肿、纤维化、急性呼吸窘迫综合征或一过性呼吸急促。紧挨一起的增多的B线显示出磨玻璃样肺超声图像改变提示肺泡性肺水肿。间隔较远的增多的B线则提示间质性肺水肿。A线和B线不会同时出现。

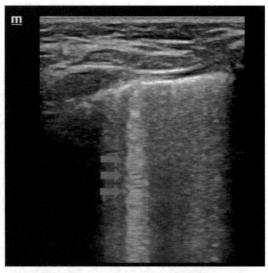

图13-3-3 肺超声中B线（红色箭头所指）

由胸膜向深处延伸至屏幕边缘并逐渐扩大呈"彗星样"。

（2）"条码"征：肺M型超声图像中颗粒状的"沙滩"样肺组织征象被条形图像所替代，形成均一的"条码"征（图13-3-4），代表该侧肺未通气。

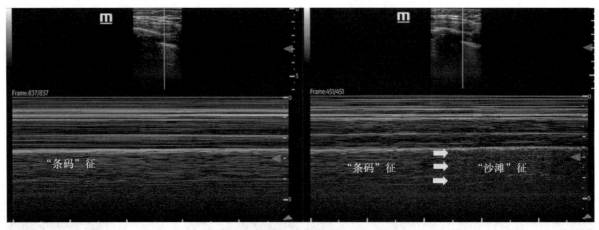

图13-3-4 气胸的超声图像

左图为肺M型超声图像中的"条码"征。右图黄色箭头为左侧的"条码"征图像与右侧的"沙滩"征图像的分界点，即为肺点。

（3）肺点：肺超声图像上脏胸膜与壁胸膜分离的位点即为肺点（图13-3-4中右侧黄色箭头所指）。二维超声图像中是滑动胸膜与未滑动胸膜分离的位点。M型超声中则是"沙滩"征同"条码"征分离的位点。肺点具有高度特异性，但敏感度低，是唯一能帮助确诊气胸的征象。

（4）组织样变：肺的超声图像转变成类似实质脏器的图像，如肝脏，可见肺出现类似肝脏的中等回声表现，代表肺被压缩实变（图13-3-5）。

（5）"支气管"征："支气管"征是肺实变的常见伴随征象之一，因含气的支气管和细支气管内的气体是强回声而产生（图13-3-5中红色箭头所示）。

（6）碎片征：与充气肺相接触的肺组织因液性渗出，出现气-液交界面，发生多重混响伪像（图13-3-5中橙色箭头所示）。是肺实变的常见伴随征象之一。

（7）肺搏动征：肺搏动是肺实变的常见伴随征象之一。心脏的运动通过实变的肺传递到胸膜，引起与心脏冲动一致的肺的搏动样运动。

（8）PLAPS 征：是 PLAPS 点观察到的漂浮于无回声胸腔积液中肺的征象（图 13-3-5 中蓝色箭头所示）。

（9）四方 QUAD 征：是由肺边缘、两侧肋骨的阴影及其间的胸腔积液形成的方块形征象（图 13-3-6）。

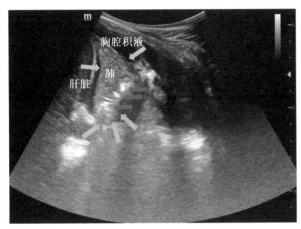

图 13-3-5　胸腔积液的超声图像

红色箭头为"支气管"征；橙色箭头为碎片征；蓝色箭头为 PLAPS 征。"支气管"征肺组织下方看不到规则的肺组织边界。

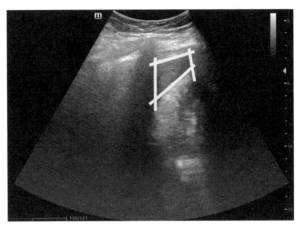

图 13-3-6　胸腔积液四方征

黄色的线分别为两侧肋骨的阴影及脏壁胸膜。

（10）裸图像 NUDE 征：患儿出现高肺含气量的 A 线征但不伴有深静脉血栓（deep vein thrombosis，DVT）和 PLAPS 征，常见于哮喘急性发作。

3. **常见疾病的肺超声征象**　不同的疾病会出现相应的肺部超声征象。当出现急性呼吸功能障碍时常采用 BLUE（bedside lung ultrasound in emergency）流程行肺超声辅助诊疗。

（1）肺水肿：超声表现包括正常的胸膜滑动；任意位置肺超声图像 B 线多于三根。B 线的敏感性为 97%，特异性为 95%，阳性预测准确率为 87%，阴性预测准确率为 99%。

（2）肺实变：超声表现包括肺的组织样变、支气管征、碎片征、肺搏动。

（3）急性哮喘发作：超声表现为 NUDE 征。伴有相应症状的前提下其敏感性为 89%，特异性为 97%，阳性预测准确率为 93%，阴性预测准确率为 95%。

（4）气胸：超声表现包括胸膜滑动消失；B 线消失；"条码"征；肺点。其 A 线伴有肺点的征象也叫 A′征，其敏感性为 88%，特异性为 100%，阳性预测准确率为 100%，阴性预测准确率为 99%。

（5）肺栓塞：超声表现为 A 线伴有深静脉血栓，其敏感性为 81%，特异性是 99%，阳性预测准确率为 94%，阴性预测准确率为 98%。

（6）胸腔积液：超声表现为胸腔液性无回声图像；PLAPS 征；QUAD 征。

（7）肺炎：超声表现见表 13-3-1。

表 13-3-1　肺炎的肺部超声表现　　　　　　　　　　　　　　　　　　单位：%

肺炎的肺部超声征象	征象的意义	敏感性	特异性	阳性预测准确率	阴性预测准确率
B′征	B 线伴随胸膜滑动消失	11	100	100	70
A/B 征	一侧肺 A 线，另一侧肺 B 线增多	14.5	100	100	71.5

肺炎的肺部超声征象	征象的意义	敏感性	特异性	阳性预测准确率	阴性预测准确率
C 征	BLUE 点观察到的前胸部的肺实变	21.5	99	90	73
A-V-PLAPS 征	A 线伴有 PLAPS 征但不伴有深静脉血栓	42	96	83	78
同时合并以上 4 个征象	同上	89	94	88	95

当患儿出现急性呼吸功能障碍时,可通过 BLUE 检查流程协助病因的诊断(图 13-3-7)。决策树的整体正确率约为 90.5%,还需要辅助其他检查手段来提高其准确性。该决策流程是按照胸膜滑动到 A/B 线再到深静脉血栓、PLAPS 点和肺点的顺序进行排除性筛查。

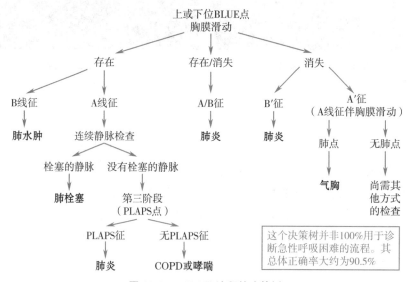

图 13-3-7 BLUE 流程的决策树

二、经食管肺超声

常用于术中及术后气管插管患儿肺组织的连续监测,不受手术及消毒区的干扰。图 13-3-8 可见黄色箭头的胸膜及红色箭头的肺内 B 线。肺内正常与异常征象与经胸肺超声相似。

经食管肺超声所看到的肺的节段与经胸肺超声不同,需要通过探头的深度及周围结构来协助确认。以肺的横切面所在深度将肺的超声图像分为 3 个区域。

1. 经食管肺的超声分区

(1)肺尖区:以主动脉弓上方左锁骨下动脉短轴为标志所在深度,左右旋转即可获得左、右肺尖的肺超声图像。

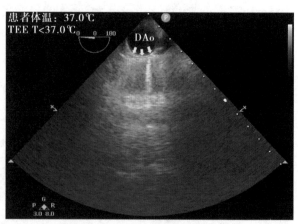

图 13-3-8 经食管肺超声图
DAo. 降主动脉。黄色箭头为胸膜;红色箭头为肺内 B 线。

（2）中央区：以左右上肺静脉为标志所在的深度，左右旋转探头获得双肺图像被称作中央区。

（3）基底区：下腔静脉汇入右心房所在深度是基底区的标志，此深度左右旋转探头能够获得基底部的肺超声图像。

探头置于中央区深度，超声束的角度调至90°即获得肺的纵切面超声图像。左右旋转探头按从头至尾的方向以时钟位点确定旋转的位置。下午2点、3点、4点钟方位分别对应右肺的前、侧和后的纵切面图像，而上午的10点、9点、8点分别对应左肺的前、侧和后方的纵切面图像。通过以上的划分标志及方法可以明确超声观察到的肺的区域。

2. 常见疾病的异常征象及胸腔积液的测量

（1）常见疾病的肺超声征象与经胸肺超声的征象相同，可参考经胸肺超声。

（2）胸腔积液的患儿可通过切面内最大面积预估胸腔积液的量（表13-3-2）。

表 13-3-2　胸腔积液的简易评估方法

定性	胸腔积液面积 /cm²	半定量的胸腔积液量 /ml
少量	<20	<400
中量	20~40	400~1 200
大量	>40	>1 200

注：胸腔积液面积需要在 TEE 的 0° 角横切的最大面积测量。

三、膈肌功能的超声评估

膈肌是重要的呼吸肌，也是给予肌松药最后起效和最快恢复的肌肉。膈肌的移动提供了总吸气量的70%，膈肌的运动受损会影响通气功能。同时膈肌还有增加腹内压帮助排尿、排便及预防胃食管反流等功能。膈肌功能不全是呼吸困难、术后肺部并发症的常见病因。

1. 膈肌功能的超声评估方法　超声评估膈肌的功能包括膈肌运动幅度及收缩幅度。具体方法如下。

（1）B型或M型超声：患者取平卧位，将高频线阵探头垂直肋骨长轴放置于腋前线第7~9肋间隙，可以获得膈肌的矢状图像或M型超声下的运动轨迹。测量两条高回声线（胸腹膜）间的距离即为膈肌厚度，通常测量在3张图像上测量后取平均值。患儿膈肌收缩程度可以由以下公式计算：

$$（吸气时膈肌厚度 - 呼气时膈肌厚度）/ 吸气时膈肌厚度 × 100\%$$

（2）ABCDE法：先将高频探头放置于乳头下腋前线水平，观察到两肋间膈肌上方胸膜的运动。此时将探头沿腋前线向尾端下移至看到膈肌，并在此评估膈肌厚度及收缩程度。该方法在患儿呼吸运动时更易观察到膈肌，且左右均可观察膈肌运动。

2. 膈肌功能评估的应用　膈肌功能评估主要用于膈肌功能不全的诊断。早期的诊断和治疗对患儿呼吸功能的恢复至关重要。

膈肌功能不全常表现为膈肌麻痹与无力，胸片中可见膈肌抬高、萎缩和变薄。单侧膈肌麻痹可见超声下膈肌的矛盾运动。ABCDE法测量计算的正常收缩比率为28%~96%，而膈肌麻痹时为 –35%~5%。

（1）诊断及预防肌间沟及锁骨上臂丛神经阻滞所致的膈肌瘫痪：阻滞引起的瘫痪一般是暂时性的。肌间沟阻滞的膈神经阻滞率为92%，锁骨上为65%。超声能协助早期诊断膈肌麻痹从而进行治疗。

（2）预测上腹部手术后的肺功能障碍：上腹部手术，如肝叶切除术后肺功能障碍会增加术后肺部并发症的风险。膈肌功能不全是术后肺部并发症的主要原因。超声可以帮助医师更早地发现病因，并早期进行肺康复治疗，改善患儿预后。

（3）预测机械通气患儿的拔管时机：吸气时膈肌收缩致脏器下移。超声测量的脏器下移程度是预测儿童拔管的敏感指标。一般下移程度越高提示拔管成功率越高。但儿童不同年龄变异率大，还有待进一步研究。

（4）诊断小儿术后膈神经损伤：小儿心脏或肺等手术可能损伤膈神经。先天性心脏病手术后膈肌异常运动的发生率为 0.3%~12.8%。利用超声早发现从而早期干预治疗是十分重要的。

四、气道超声

气道超声可以实时观察小儿的喉部、声带、气管等结构，协助声门上呼吸道的评估，定位气管、气管内导管及环甲膜等重要解剖标志。

1. 基本检查技术

（1）基底区域：将探头放置于喉上部，取横切面。首先观察到低回声的仍为软骨的小儿舌骨，如果钙化则会呈高回声伴后方阴影。

喉上部深部结构见图 13-3-9。假声带位于真声带上部，呈低回声，真声带为白色线所在的高回声图像。靠近探头为声带前联合区（黄色箭头），声带外侧的低回声区是杓状软骨（红色箭头）。

（2）气管：将探头从头侧逐渐向尾端平移，可见横切面的气管图像（图 13-3-10）。气管内气体呈彗星状拖尾（黄色箭头），食管常位于气管左后方黄色区域，甲状腺位于气管周围。每个气管环呈易辨识低回声（暗色），但气管壁显示不清楚，颈动脉位于甲状腺叶后外侧。

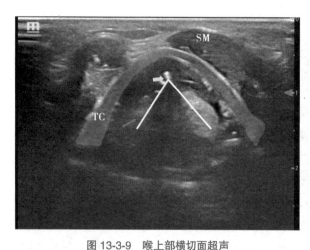

图 13-3-9 喉上部横切面超声

SM. 胸锁乳突肌；TC. 甲状软骨。黄色箭头为声带前联合区；红色箭头为杓状软骨。

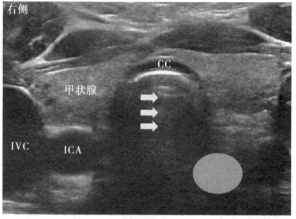

图 13-3-10 横切面气管超声

CC. 环状软骨；IVC. 颈内静脉；ICA. 颈内动脉。黄色箭头为彗星状拖尾；椭圆形黄色区域为食管。

在纵切面视图上，从头至尾可依次看到甲状软骨、环甲膜、环状软骨和气管环（图 13-3-11）。

2. 超声在呼吸道管理中的临床应用

（1）协助选择合适型号的气管导管：具有气道或声门下狭窄的患儿均可在麻醉前进行超声评估。超声可以可靠地确定气管内径，识别声门下的狭窄，从而提前选择合适的气管导管型号和协助确定适宜的麻醉手术方案。

（2）确认气管 / 食管插管：超声检查可用来证实和观察气管插管和意外食管插管。超声可以显示声带之间的气管导管，并可观察到气管内插管后声门宽度的变化。食管内插管可通过观察气管旁间隙的导管来确认。

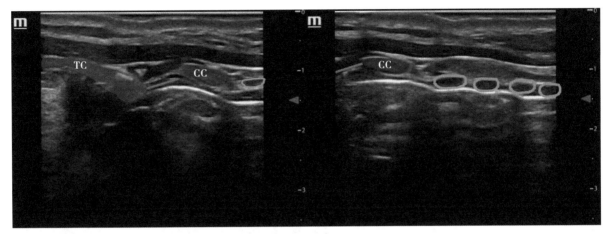

图 13-3-11　纵切面气管超声

TC. 甲状软骨;CC. 环状软骨。橙色为甲状软骨,绿色为环状软骨,蓝色为气管环,红线为环甲膜所在位置,是紧急穿刺的部位。在这些结构深处一条连续明亮的线为气道内的空气。

（3）气管导管的深度:采用超声测量气管导管尖部相对主动脉弓的位置,可用于确定合适的气管导管插入深度。

（4）声门及杓状软骨运动:喉的超声检查可以作为评估小儿声带麻痹的辅助手段。观察手术后声带运动,可用于评估喉返神经功能。杓状软骨非对称运动或伴有声门反常运动提示杓状软骨脱位,需尽早治疗。

（5）困难插管:直接喉镜和可视喉镜都失败的情况下,超声引导气管插管有一定的可行性,但临床实用性还有待考量。当分泌物或血液导致无法看清声门,或者先进的呼吸道管理设备无法使用或操作失败时,可以考虑采用超声进行引导。

（6）声门上通气装置位置的调整:超声被用于确认声门上呼吸道装置（如喉罩）是否放置于适当位置。位置不当的典型表现为杓状软骨的腹侧运动导致杓状软骨不对称隆起。

第四节　体腔和胃超声

体腔超声最早提出是用于创伤患者的快速出血位置的评估和定位,现已成为患儿POCUS的主要组成部分,协助判断循环障碍的病因。探头一般根据体腔的深度和部位选择,较大年龄的儿童常使用凸阵/曲阵或相控阵探头,较小的患儿则可使用高频线阵探头。

饱胃的患儿反流误吸的风险高,会增加肺部的并发症,影响患儿的预后。POCUS中的胃超声主要用于饱胃的诊断,协助制订麻醉诱导方案,降低反流误吸的风险。

一、体腔超声

1. **心包腔**　常采用剑突下四腔心切面诊断心包积液或缩窄性心包炎（图 13-1-8）。

2. **肝肾间隙与右侧胸腔**

（1）肝肾间隙:肝肾间隙是平卧位腹腔的最低点,腹腔的积液、积血常会积存在此处,形成液性暗区。将探头置于右侧肋缘下方腋中线位置,MARK 指向头侧,逐渐向尾端平移探头直到获得肝肾间分界的高回声结缔组织图像（图 13-4-1）。

（2）右侧胸腔：平卧位时右侧胸腔的最低点是胸腔积液的常用观察位点。在原有肝肾间隙的探头位置逐渐上移直到出现肝脏上方的膈肌，而膈肌头侧则为右侧胸腔（图13-4-2）。左侧的低回声区为肺的深面，红色箭头为膈上胸膜，黄色箭头为膈肌。原本肺的声窗被无回声液性暗区取代，则提示胸腔积液。无回声区出现点状漂浮物提示血性胸腔积液，絮状漂浮物或出现分隔则提示脓性胸腔积液。液性暗区内常能看到压缩实变的肺及其内的高回声支气管征（图13-3-5中红色箭头所示）。

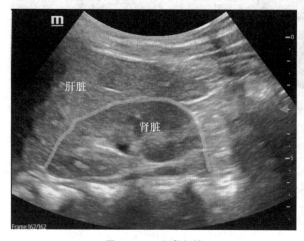

图 13-4-1　肝肾间隙

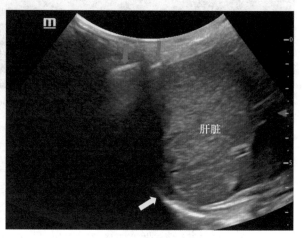

图 13-4-2　右侧胸腔
红色箭头为膈上胸膜；黄色箭头为膈肌。

3. 脾肾间隙与左侧胸腔

（1）脾肾间隙：脾肾间隙是腹腔左侧的最低点，腹腔积液时可形成液性暗区。将探头置于肋缘下方左侧腋后线，MARK指向头侧，上下平移探头直到获得脾肾间高回声结缔组织图像（图13-4-3）。

（2）左侧胸腔：检查方法和图像同右侧胸腔。

4. 直肠膀胱陷凹

直肠膀胱陷凹是直立位时盆腔的最低点。患儿直肠膀胱陷凹出现无回声的积液多提示膀胱的破裂、泌尿系统损伤、子宫附件的破裂出血等。

（1）检查方法及特征性图像：采用高频探头置于耻骨联合上方，MARK指向头侧和身体一侧就可分别获得膀胱的矢状面和水平切面图像。男性患儿的膀胱矢状面图可以观察到充盈无回声尿液的

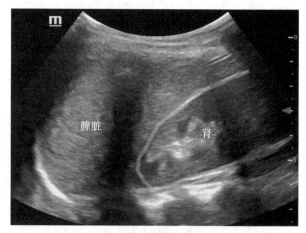

图 13-4-3　脾肾间隙
黄色为脾肾间的间隙，正常的高回声影像。

膀胱及其深面的尿道口、前列腺、精囊和直肠（图13-4-4），图中红色箭头为直肠，其与膀胱间黄色的高回声区域为直肠膀胱陷凹。膀胱的水平切面见图13-4-5，调整探头倾斜角度可观察到前列腺、精囊和深部的直肠。图中红色箭头为直肠，其与膀胱间黄色的区域为直肠膀胱陷凹。

女性患儿膀胱的矢状面可观察到膀胱后方的子宫及更深的直肠（图13-4-6），红色箭头为子宫纵切面，黄色箭头是深部的直肠，蓝色箭头为无回声积液。膀胱的水平切面见图13-4-7，红色箭头为子宫，黄色箭头是直肠，蓝色箭头为无回声积液。

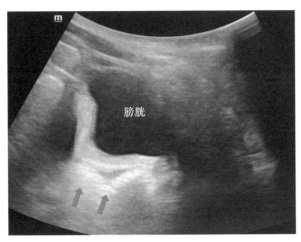

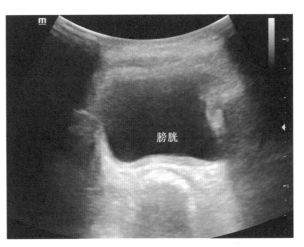

图 13-4-4　男性直肠膀胱陷凹矢状面

红色箭头为直肠;黄色高回声区域为直肠膀胱陷凹。

图 13-4-5　男性直肠膀胱陷凹水平面

红色箭头为直肠;黄色高回声区域为直肠膀胱陷凹。

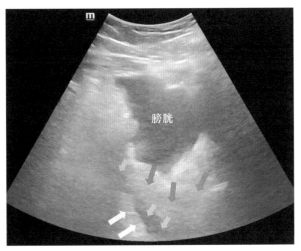

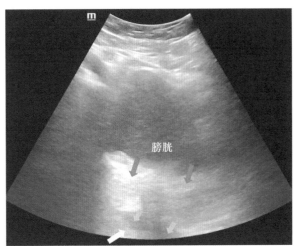

图 13-4-6　女性直肠膀胱陷凹矢状面

红色箭头为子宫纵切面;黄色箭头为深部的直肠;蓝色箭头为无回声积液。

图 13-4-7　女性直肠膀胱陷凹水平面

红色箭头为子宫;黄色箭头为直肠;蓝色箭头为无回声积液。

　　(2)儿童膀胱体积的测量:患儿膀胱的体积可以通过超声进行测量,对比正常值,可以避免婴幼儿的一些侵入性检查,降低不必要的感染或其他风险。不同年龄儿童正常的膀胱容量可以用公式来计算:儿童年龄(岁)×30+30,体积单位为毫升。也可用膀胱容积对患儿脱水程度和液体复苏患儿的恢复情况进行评估。膀胱容积还可用于快速确认尿潴留,识别潜在的梗阻病因。用超声测得的膀胱长 × 高 × 宽 ×0.5 的椭球体积公式来量化,可以得到毫升数。

　　5. 腹腔及腹膜后　将探头置于脐周,采用矢状面和水平面滑动探头进行整体观察,可以观察到腹腔肠道间隙的积液及肠道内的积液、积气,以及腹主动脉的改变,还可观察到腹膜后有无回声液性暗区,或中高回声凝血块混杂的团块状回声。

二、胃部超声与饱胃评估

　　患儿正常禁食后胃容量的上限为 1.2ml/kg,超过此容量即存在反流的可能。某些特殊的疾病(如幽门梗阻、贲门失弛缓症等)或引起胃排空延迟的原因(如创伤)也会增加反流误吸的风险,可采用胃部超声诊断患儿饱胃,调整麻醉诱导及管理方案,从而降低反流误吸的风险。胃窦较胃体更能反映胃的容积,因此胃超声多针对胃窦进行测量,并由此评估胃充盈状态。

1. 胃部超声的检查方法及图像特征

（1）胃超声的检查方法:较大儿童可采用凸阵探头,婴幼儿也可使用高频线阵探头进行检查。探头置于右肋下缘,MARK 指向头侧,缓慢移动到腹部中线,再到左肋下缘。肝脏会出现在超声图像的左侧。探头通过上腹壁区域时,可观察到下腔静脉、主动脉和肠系膜上动脉。胃窦位于图像上肝左叶和胰腺之间。

（2）图像特征:胃窦可以通过 5 个特定于胃的超声层来识别(图 13-4-8)。空腹时,外层为 2 层(包括浆膜和固有肌层),浆膜是最外层,呈高回声层;接

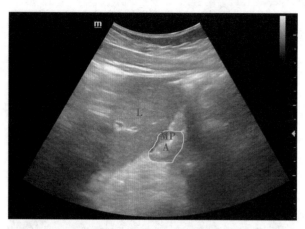

图 13-4-8　空腹的胃窦超声

L. 肝脏;MP. 固有肌层;A. 胃窦。

着是一层厚的低回声层,称为固有肌层,它负责强有力的蠕动动作。另外还有 3 层内层,包括黏膜下层、黏膜肌层和最内侧的薄层高回声黏膜层,凸向胃窦腔。

当识别出胃窦时,应确保仅使用温和的压力,以免压迫胃窦。过度压迫会产生错误的信息,特别是在测量其横截面积(cross sectional area)以预测胃容量时。

2. 胃窦内容物的测量以及饱胃的评估　饱胃的评估包括定性和定量两部分,需要在平卧位和右侧卧位时进行检查。

（1）基于胃窦横断面预测胃容量:胃窦横截面积应在右侧卧位时胃壁蠕动收缩之间的放松状态下测量。可通过测量胃窦浆膜间的前后和垂直的头尾直径或采用描记工具勾画浆膜边界的腔产生横截面积。利用多元回归分析建立的一个数学模型,可以根据患儿的年龄(R^2=0.60)和右侧卧位位置的胃窦横截面积来估计胃容量。

$$胃容量(ml)=-7.8+(3.5 \times 右侧卧位横截面积)+(0.127) \times 年龄(月)$$

（2）饱胃的定性评估:常采用胃窦图像结合胃容量对患儿是否饱胃进行评估。以下为饱胃状态及对应的反流风险的评估。

1）空腹 - 低反流误吸风险:空腔呈扁平状,前后壁相邻,描述为"牛眼"状(图 13-4-8),也称"牛眼"征。空腹时固有肌层也显厚。低风险的情况下,不需要测量胃窦横截面积。

2）黏稠的液体或固体 - 高反流误吸风险:黏稠液体或固体内容物具有高回声或混合回声。如果胃中含有黏稠的液体,如牛奶,这种液体可能会出现轻微的高回声(图 13-4-9),空气与食物形成液气混杂影。同时能看到下腔静脉和胃窦影像要高度怀疑胃内充满食物。空气和固体内容物的混合物形成磨砂玻璃特征征象也提示饱胃和高反流误吸风险。

3）清亮液体——难判断的反流误吸风险:有清亮液体时,窦腔因无回声液体而膨胀。患儿从仰卧位移至右侧卧位时,胃窦会随着液体向胃窦区转移而增大。在这种情况下,横截面积可测得高于基线的胃容积。

胃窦超声还有一种 3 级划分法。0 级:无论仰卧位还是右侧卧位,胃窦内均未见液体,为胃低容

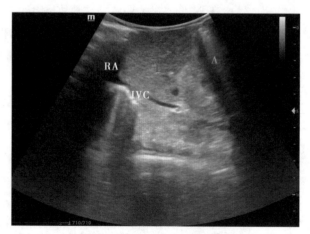

图 13-4-9　进食黏稠食物后的胃窦超声

L. 肝脏;RA. 右心房;A. 胃窦;IVC. 下腔静脉。

量状态;1级:仅在右侧卧位时显示,胃窦液体可能代表正常胃容量,定量胃容量评估可以帮助区分正常胃容量和高胃容量;2级:在仰卧位和右侧卧位时均显示,提示胃容量增大。上述3个分级中对应的患儿平均胃容量用均数来表示,0级:0.3ml/kg;1级:0.7ml/kg;2级:1.5ml/kg。这种分级常用于区分低反流误吸风险(0级)和高反流误吸风险(2级)。

第五节　超声引导下血管穿刺技术

静脉和动脉插管是用于患儿输液和监测的重要临床操作。传统方法多采用表面解剖和触诊的方法来识别目标血管并盲插针头直到回血。确认是否进入目标血管依赖于背部中空管内回血的速度与颜色(如静脉血管的血液回血速度慢且暗红而动脉血管的血液鲜红且回流速度快),也可通过连接压力传感器,通过压力测量或观察管腔内的压力波形和血液搏动来判断。

儿童的血管直径小,增加了穿刺的难度。血管内置管的首次成功率为60%~95%,其并发症受穿刺部位、患者状态和操作者熟练度等影响。以中心静脉置管为例,其并发症发生率为5%~19%,这些并发症往往发生在经验不足的操作人员身上。特殊疾病的患儿(如肥胖及先天性异常,残存的左上腔静脉等)也增加了并发症的发生率。操作条件(如机械通气等)及合并症(如凝血功能障碍、哮喘急性发作等)也会增加操作风险。以中心静脉置管为例,常见的并发症包括动脉穿刺、血肿、血胸、气胸、动静脉瘘、静脉空气栓塞、神经损伤、胸导管损伤(仅左侧)、血管腔内剥离和主动脉穿刺。锁骨下静脉穿刺置管最常见的并发症是动脉穿刺和血肿,而颈内静脉穿刺置管最常见的并发症是气胸。当同一操作者尝试3次以上穿刺时,并发症的发生率增加6倍。在血管穿刺置管前或期间使用超声显像可大大提高首次成功率并减少并发症。

一、超声下区分动静脉血管

要进行超声引导血管内置管,首先要学会在超声上区分动脉血管和静脉血管。血管图像都是由高回声的环状血管壁和血管内无回声的血液构成,而动静脉的鉴别要点如下。

1. **血管的直径及变异率**　从2D图像上看动脉血管多呈正圆形,探头加压时形态变化小;静脉血管多呈椭圆形,探头加压后会迅速塌陷直至成一直线。要注意的是如果深静脉血管近心端有血栓堵塞时,静脉变化将和动脉血管一样无法压闭。静脉多数情况下直径大于动脉血管且易受多种因素影响(如头低位或憋气时颈内静脉直径会增粗)。

2. **彩色多普勒下的图像差异**　彩色多普勒血流图中可以看到动脉血管内彩色血流会随心脏节律和脉搏产生有规律的搏动,而静脉通常没有。动静脉瘘、心律失常及心房颤动的患者除外。

当Scale(尼奎斯特极限范围)调节到较低水平时,静脉可以看到连续的血流,动脉可以看到超尼奎斯特极限的花色搏动性血流。当Scale调节到较高水平还能看到动脉的搏动性血流时,静脉内无血流信号。

3. **脉冲多普勒血流差异**　使用脉冲多普勒,将采样点放置在血管内的无回声血流处,静脉血管可以见到低速的相对恒速血流,而动脉则是搏动性高速血流。

二、超声引导下颈内静脉穿刺置管方法

超声引导下的颈内静脉穿刺一般使用高频线阵探头,婴幼儿也可使用曲棍球探头。根据实际情况使用平面外或平面内的方法进行引导。要避免超声探头过度加压使静脉无法观察。

1. **颈内静脉的解剖位置**　颈内静脉最常见于颈总动脉前外侧方,但存在解剖变异(图13-5-1)。采用超声引导可以降低因解剖变异带来的穿刺困难。

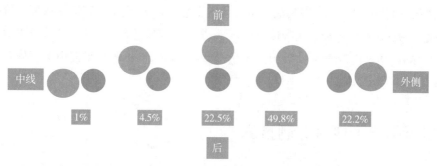

图 13-5-1　颈内静脉与颈总动脉毗邻关系及出现的概率
红色是颈总动脉,蓝色是颈内静脉,其位置毗邻关系的出现概率标注于图下方。

2. 颈内静脉穿刺操作　儿童最常采用平面外法,也可使用平面内穿刺法。将探头平行锁骨放置于一侧颈部的中部平甲状软骨水平,MARK 指向患儿一侧,微调直至获得圆形的血管横切面图像,颈内静脉位于图像正中(图 13-5-2)。超声确认穿刺位置在颈内静脉正上方并引导穿刺针进入血管(图 13-5-2)。图 13-5-2 中 1~6 为操作的顺序,1——定位动静脉的位置;2——超声引导的穿刺手法;3——可见穿刺过程中被压扁的颈内静脉及静脉后方针的低回声伪影;4——颈内静脉长轴可见进入血管的穿刺针;5、6——为引导钢丝进入颈内静脉的短轴和长轴图像。随后按置管步骤完成穿刺,并可通过超声确认导管位置。

同样的方法也可应用于外周动静脉等的穿刺置管。

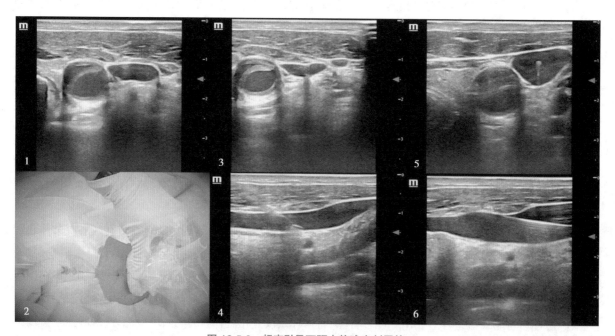

图 13-5-2　超声引导下颈内静脉穿刺置管

第六节　床旁超声技术指导小儿麻醉围手术期管理

一、低氧患儿的超声辅助——诊断与决策

低氧血症是指血液中含氧不足,动脉血氧分压(PaO_2)低于同龄人的正常下限,主要表现为血氧分压与血氧饱和度下降。儿童的正常 PaO_2 为 83~108mmHg,血氧饱和度应高于 90%。由于儿童的高代谢状态,因

此在缺氧状态下血氧饱和度下降的速度快于成年人,也更易因缺氧导致心搏骤停。因此,血氧饱和度降低是任何情况下都需要迅速处理的急症。但要注意的,超声只是判断低氧的辅助手段,这不干扰优先对症处理原则和单一病因病种思考模式。同时,病史和体格检查手段也是必不可少且可能优于超声检查的。下面3个病例介绍了超声在低氧患儿麻醉管理中的辅助作用。

病例一

患儿,男,3岁,体重15kg。因"反复右耳流液1个月伴听力下降7天"入院,无合并症。患儿在耳鼻喉科诊断为右耳中耳炎,行择期右耳鼓膜切开及置管术。患儿术前生命体征正常,手术及麻醉过程顺利,手术持续1.5小时,术后回恢复室等待麻醉恢复及拔管。

在恢复室等待的20分钟里,患儿血氧饱和度不明原因下降,50%氧浓度机械通气下血氧饱和度从100%下降到87%~93%,急查动脉血血气分析氧分压为64mmHg,100%纯氧下血氧饱和度为95%。

【思考】

什么原因引起的缺氧?怎么处理?

解析

对于术前及术中一般体征正常的患儿,术后突发血氧饱和度降低但血压正常,最常见的原因是气管导管移位、支气管痉挛,也可能是突发气胸。但患儿双肺听诊基本正常,未闻及湿啰音及哮鸣音;气管导管未发生移位,插管深度为14cm。采用床旁超声BLUE流程进行筛查。

(1)胸膜滑动:在上BLUE点观察患儿的胸膜滑动情况。该患儿双侧胸膜滑动征均存在,M型超声显示"沙滩"征,排除了气胸可能。

(2)关键点扫查:对患儿胸前区和侧胸壁关键点进行连续扫查(图13-6-1),发现患儿A线消失,有超3条的B线(红色箭头)存在,间隔较宽,双肺对称存在,遍布全肺野。未见其他异常征象,未见胸腔积液。

初步考虑患儿出现了急性间质性肺水肿。该患儿术中1.5小时输液约100ml,余400ml带入恢复室。此刻检查液体剩余150ml,20分钟快速输入250ml液体。由于输液过多、速度过快导致患儿肺水肿,给予利尿并维持镇静深度。治疗1小时后尿量约150ml,血氧饱和度缓慢回升至正常,最终顺利拔管,安全返回病房。

当传统方法诊断困难时,POCUS可以起到辅助诊断的作用,也能帮助发现隐匿的病因。同时,本病例提示在围手术期的任何阶段,患儿的输液速度都是至关重要的。

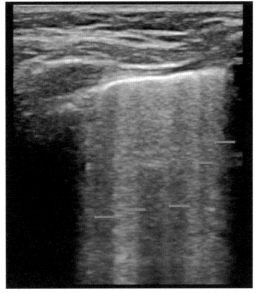

图13-6-1 患儿肺超声B线增多

病例二

患儿,女,12岁,体重40kg。因"发现胸椎畸形12年"入院。诊断为脊柱侧弯,行择期脊柱侧弯矫治术。患儿2年前曾诊断肺结核,治疗后痊愈。入室患儿生命体征平稳,手术、麻醉过程顺利,术中出血约600ml,输注红细胞悬液2U。手术时长约5小时,术中总输液量2 300ml,尿量500ml。

手术结束后,患儿由手术床上俯卧位搬动至推床上,转为仰卧位。由于麻醉减浅,患儿出现呛咳,立即予丙泊酚镇静处理。随即出现血氧饱和度进行性下降伴血压降低。

【思考】

什么原因引起了血氧饱和度降低?如何处理?

解析

该患儿术前有肺结核病史,其他病史均无特殊,术前生命体征平稳。搬动体位呛咳后立即镇静,气管导管未发生移位,插管深度为19cm,呼气末二氧化碳分压下降至20mmHg,潮气量较之前降低(麻醉机压控通气模式,在气道峰压13cmH$_2$O的情况下,潮气量只有150ml)。双肺听诊未闻及湿啰音及哮鸣音,左侧呼吸音降低。患儿血氧饱和度下降至70%,血压下降至70/40mmHg。结合患儿肺结核病史,高度怀疑是结核病导致的上肺毁损,因剧烈呛咳的高压力而破裂,引起气胸和梗阻性休克。最快速有效的治疗方式是解除梗阻,在气胸侧肺进行穿刺放气。此时床旁超声能迅速准确地协助诊断,帮助确认穿刺的部位。

由于患儿病情变化快,急需处理,因此采用POCUS重点确认气胸的诊断和位置。快速对上BLUE点进行超声检查,观察到左侧胸膜滑动消失,A线存在,且M型超声双侧对比,右侧为"沙滩"征,左侧为"条码"征(图13-3-4右图)。

结合病史及体格检查确诊为气胸,立即行左侧第2肋间隙穿刺放气减压,减压后患儿通气、氧合及血压很快改善。随后安置同侧胸腔闭式引流管,顺利复苏拔管安全返回病房。本病例提示,当无法进行快速胸部X线检查时,床旁超声对气胸的诊断有很高的敏感性和特异性,且快捷而简单。

病例三

患儿,男,11岁,体重38kg。因"车祸伤3小时"入院,诊断为右侧肱骨骨折,右侧股骨骨折,右侧第2~4肋骨骨折,双侧胸腔少量积液,全身多发皮肤软组织挫伤,肺挫伤。准备急诊行右侧肱骨骨折切开复位内固定术。患儿既往史、家族史等均无特殊。

患儿从急诊科送入手术室,贫血貌,神志稍淡漠,呼吸浅快。鼻导管吸氧SpO$_2$为90%~93%。

【思考】

缺氧的原因是什么?可以进行麻醉诱导吗?

解析

患儿为创伤患者,合并多发创伤,其中肺挫伤和胸腔积液(或血胸)是引起低氧的最可能原因,肋骨骨折引起气胸也是可能原因之一。患儿的休克症状多是由多发骨折出血合并禁食引起的低血容量性休克,但手术室缺乏相应的检查手段,无法准确判断患儿情况。此时利用POCUS能够快速地在床旁对患儿的病情进行评估。

(1)应用超声对患儿全肺进行检查,可见双肺对称性的间隔较小的B线增多,全肺超声图像呈磨玻璃样(图13-6-2)。提示患儿存在肺泡性肺水肿,是碰撞后肺在胸内碰撞挤压撕扯引起的肺挫伤的典型渗出性表现。

(2)双肺PLAPS点可见双侧中量的胸腔积液(图13-6-3),可以看到图中该侧积液深度为2.34cm,还可见胸腔积液中受压实变的下肺叶,未见A线和"条码"征。从上述征象,可考虑该患儿合并肺挫伤、肺实变和胸腔积液(或血胸)。再结合POCUS心脏或下腔静脉对患儿容量的评估可知该患儿处于低容量状态。

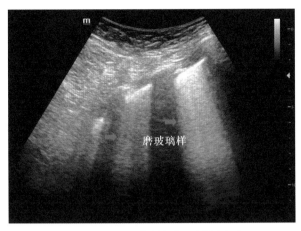

图 13-6-2 患儿肺泡性肺水肿超声征象

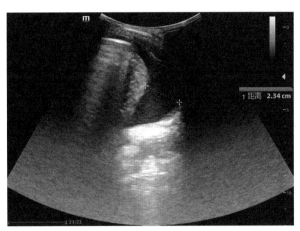

图 13-6-3 PLAPS 点胸腔积液超声征象

通过超声,了解了患儿处于低容量状态,同时伴有肺挫伤后渗出增多引起的肺水肿和胸腔积液引起的肺实变。此外,该患儿因肋骨骨折还存在反常呼吸。这些对麻醉和血容量管理提出了巨大的挑战:既要保证一定的血容量,维持循环的稳定,也要尽可能少地输注液体,减少肺挫伤后渗出增多引起的胸腔积液和肺水肿。给予肺保护通气策略,在气管插管后双侧胸腔安置 5F 中心静脉导管引流淡黄色胸腔积液,同时采用超声辅助评估液体复苏治疗。术后患儿回 ICU,1 小时后拔除气管导管改用无创呼吸机辅助通气,术后 3 天回到病房。

此病例中 POCUS 帮助寻找了低氧的原因,进行血容量评估并指导术中补液和通气管理。

二、休克患儿的超声评估——诊断与决策

有效循环血量,是指单位时间内通过心血管系统进行循环的血量。有效循环血量依赖于:血容量、心排血量和血管张力 3 个因素。休克是机体遭受致病因素侵袭后,由于有效循环血量锐减,组织血流灌注广泛、持续、显著减少,致全身微循环功能不良,重要器官功能障碍的综合征。主要特点是:重要脏器组织微循环灌流不足,代谢紊乱和各系统功能障碍。简言之,休克是机体对有效循环血量减少的反应,是组织灌注不足引起的代谢和细胞受损的病理过程。

（一）床旁超声协助休克诊断的方法

根据病因不同,常见的休克为梗阻性休克、心源性休克、低血容量性休克和感染性休克,还包括相对少见的神经源性休克等。当患儿在创伤后或围手术期出现休克时,利用 POCUS 的心肺交互的检查方案可以快速分析休克原因,也称 FALLS（fluid administration limited by lung sonograghy）流程。

1. BLUE 流程 已在肺超声部分讲述（图 13-3-7）。

2. FALLS 流程 是在 BLUE 流程的基础上结合简单的心脏超声进行心肺交互检查判断休克的原因,其采用 POCUS 依次排除梗阻性休克、心源性休克、低血容量性休克和感染性休克,具体流程见图 13-6-4。休克患儿首先行快速心脏超声,查看是否存在心脏压塞和肺栓塞引起右心室扩张的间接征象。然后根据 BLUE 流程查看胸膜滑动,如有“条码”征、肺点应高度怀疑气胸;如为阴性,结合其他检查可排除梗阻性休克。接着行肺超声扫查,B 线增多提示心源性休克,可结合中心静脉压力和心功能评估等进行综合判断。若 B 线在每个肋间隙小于 3 条或可见 A 线则考虑血容量不足,可根据患儿休克症状进行补液治疗并密切观察患儿 A/B 线变化。若患儿在补液后休克症状改善且 B 线未增多则多为低血容量性休克,可进一步行 FAST 检查患儿可能的出血位置。经补液治疗患儿休克症状改善差而肺超声 B 线增多则高度怀疑是感染引起的休克,此时需进入感染性休克治疗流程。

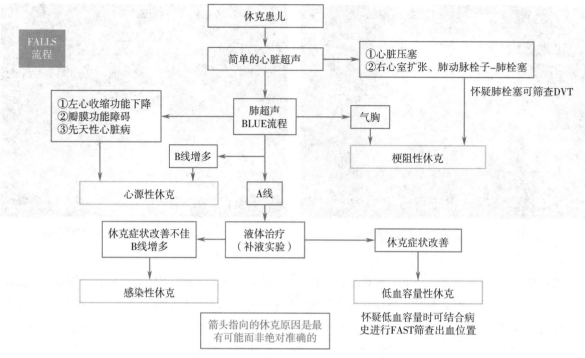

图 13-6-4　休克患儿的 FALLS 流程决策树

需要注意的是 FALLS 流程是一套简化的心肺交互超声检查流程,其指向的休克诊断并非绝对准确,需要结合临床病史与体征及其他辅助检查结果进行更准确的判断。

(二)病例解析

患儿,男,15 天,体重 2.3kg。因"妊娠 33 周早产后 24 天突发腹胀、停止排便伴进食后呕吐 1 天入院"。心脏彩超提示卵圆孔未闭,左向右细束分流。腹部 CT 提示小肠肠腔积液积气。诊断为新生儿肠套叠,准备急诊行剖腹探查手术。

患儿入室时腹部张力高,反应差,贫血貌。监护显示血压为 50~60/30~40mmHg,心率为 200~220次 /min。

【思考】

此时患儿低血压的原因?如何进行麻醉管理呢?

解析

采用 FALLS 流程,首先应排除梗阻性休克和心源性休克。双肺可见 A 线,提示患儿血容量不足。患儿可能因为肠道液体丢失多引起血容量不足,同时可能合并失血性休克及肠道坏死引起的感染性休克。该患儿采用饱胃插管策略诱导麻醉后,建立动脉和大的静脉通路。术中给予积极补液输血后,血压上升,心率逐渐下降,但患儿氧合指数降低至 300mmHg 以下。采用超声观察患儿上肺,可见双肺 A 线消失,B 线逐渐超过 3 条。控制输液速度后给予利尿处理,氧合指数逐渐回升至 300mmHg。同时给予小剂量去甲肾上腺素,维持血压在正常水平。外科行坏死小肠切除及造瘘术,手术时间 3 小时。出手术室时,小剂量去甲肾上腺素持续泵注,血压、心率均在正常水平,氧合指数为 310mmHg,氧饱和度为 100%,尿量为 50ml,送回小儿重症监护室。术后顺利拔管,停用去甲肾上腺素。

在这个病例中,POCUS 协助进行了血容量评估,指导了术中的液体管理,也协助判断了休克的病因。

患儿,男,11 岁,体重 33kg。因"发现肝占位 4 个月"入院。拟行腹腔镜下肝叶切除术。患儿入室生命体征平稳,予全身麻醉诱导插管后安置有创动脉置管测压和中心静脉置管。

手术过程中,患儿创面渗血多,腹腔镜视野差,充分补液和输血后,患儿循环稳定。术中突发心搏骤停,此时见外科视野内大量出血,外科医师考虑下腔静脉破裂,立即予胸外心脏按压及中转开腹探查止血。

【思考】

什么原因引起了心搏骤停?如何处理?

解析

根据患儿临床表现,高度怀疑为大出血失血性休克。由于患儿在行胸外心脏按压并同时行开腹止血和下腔静脉修补手术,不能行经胸超声,因此置入 TEE 探头。按照 FALLS 的流程筛查,在快速心脏筛查时发现右心室及肺动脉内存在大量高回声气体,右心室增大,同时左心室短轴可见"D 字征",此时高度怀疑大量气体因高压进入破裂的下腔静脉引起气体栓塞,考虑患儿为梗阻性休克。此时外科医师继续心肺复苏,压住下腔静脉出血点,给予患儿头低位并头部降温,利用中心静脉导管抽吸帮助排出气体。心肺复苏 10 分钟后心跳恢复,复苏过程中血压稳定。自主心律恢复后,通过超声仍能观察到右心室及肺动脉内残留的气体影,右心室轻度增大并收缩功能降低,三尖瓣轻度反流。左心室收缩过强,乳头肌平面收缩末期室壁近乎贴壁,血容量相对不足。继续补液抗休克治疗,TEE 持续监测血容量变化。手术顺利,术毕患儿血液循环稳定,内环境正常,TEE 提示右心室大小恢复正常,左右心大小比例正常,收缩功能正常。术后患儿回重症监护室,顺利脱机拔管。

本例患儿术中突发心搏骤停,术中采用 TEE 发现了心搏骤停的直接原因。下腔静脉的破裂合并腹腔的高压力让混入腹腔的气体大量进入静脉回流入右心引起气体栓塞。由于及时给予 TEE,迅速发现了病因并积极进行了处理,复苏成功。该患儿术后预后良好,未发现脑气体栓塞及脑缺氧引起的神经系统后遗症。

三、患儿膈肌功能评估的临床应用

上腹部手术、创伤、肿瘤、机械通气、慢性肺部疾病、膈神经损伤等是导致患儿膈肌功能不全的常见诱因。因此评估膈肌功能对围手术期尤其是术后患儿的康复非常重要。

患儿,男,2 岁,体重 11kg。因"发现口唇发绀 2 年加重 1 个月"入院,诊断为法洛四联症,择期行法洛四联症根治术。患儿入室时吸空气的血氧饱和度为 70%,哭闹时会有蹲踞现象。

患儿手术顺利,术后返回重症监护室。机械通气 50% 氧浓度,血氧饱和度为 95%。术后第 5 天患儿生命体征平稳,内环境稳定,尝试两次脱机拔管均失败。

【思考】

患儿拔管失败的原因是什么？如何进一步术后管理？

解析

利用经胸超声对患儿心肺进行快速筛查未发现阳性体征，检查膈肌运动时可见双侧膈肌运动不对称，于剑突下查见左侧膈肌运动减弱，两侧膈肌移动度差异 >50%。考虑左侧膈神经损伤引起左侧膈肌运动减退，给予神经营养和激素治疗，并持续监测患儿膈肌运动的恢复情况。术后第 8 天，患儿双侧膈肌运动对称协调，尝试拔管成功。

本病例提示，术后肺功能的恢复和脱机拔管相关的一个重要指标为膈肌的运动。对于一些高危手术，如心脏和肺的手术，术后应对患儿的膈肌运动进行常规评估监测，从而早期发现问题并及时干预，改善患儿预后。

（陈　皎　李晓强　左云霞）

推荐阅读

[1] ADLER A C, BROWN K A, CONLIN F T, et al.Cardiac and lung point-of-care ultrasound in pediatric anesthesia and critical care medicine：Uses, pitfalls, and future to optimize pediatric care.Paediatr Anaesth, 2019, 29（8）：790-798.

[2] ADLER A C, CHANDRAKANTAN A, CONLIN F T.Perioperative point of care ultrasound in pediatric anesthesiology：a case series highlighting real-time intraoperative diagnosis and alteration of management augmenting physical examination.J Anesth, 2019, 33（3）：435-440.

[3] BORTCOSH W, SHAAHINFAR A, SOJAR S, et al.New directions in point-of-care ultrasound at the crossroads of paediatric emergency and critical care.Curr Opin Pediatr, 2018, 30（3）：350-358.

[4] LICHTENSTEIN D A.BLUE-protocol and FALLS-protocol：two applications of lung ultrasound in the critically ill.Chest, 2015, 147（6）：1659-1670.

[5] LICHTENSTEIN D.Lung ultrasound in the critically ill.Curr Opin Crit Care, 2014, 20（3）：315-322.

[6] LYMAN R, YAMAGUCHI Y, MOHARIR A, et al.Utility of point-of-care ultrasound in the pediatric intensive care unit. Anaesth Pain Intensi, 2019, 23（3）：314-317.

[7] NICOARA A, SKUBAS N, FINLEY A, et al.Guidelines for the use of transesophageal echocardiography to assist with surgical decision-making in the operating room：a surgery-based approach from the American Society of Echocardiography in Collaboration with the Society of Cardiovascular Anesthesiologists and the Society of Thoracic Surgeons.J Am Soc Echocardiogr, 2020, 33（6）：692-734.

[8] ORD H L, GRIKSAITIS M J.Fifteen-minute consultation：using point of care ultrasound to assess children with respiratory failure.Arch Dis Child Educ Pract Ed, 2019, 1041（1）：2-10.

[9] SAWARDEKAR A, SPENCER A, JAGANNATHAN N, et al.Point-of-care ultrasonography in pediatrics.Adv Anesth, 2016, 34（1）：63-83.

[10] SCAIFE E R, ROLLINS M D, BARNHART D C, et al.The role of focused abdominal sonography for trauma（FAST）in pediatric trauma evaluation.J Pediatr Surg, 2013, 48（6）：1377-1383.

[11] SINGH Y, TISSOT C, FRAGA M V, et al.International evidence-based guidelines on Point of Care Ultrasound（POCUS）for critically ill neonates and children issued by the POCUS Working Group of the European Society of Paediatric and Neonatal Intensive Care（ESPNIC）.Critical Care, 2020, 24（1）：2-16.

[12] SNELLING P J.Getting started in paediatric emergency medicine point-of-care ultrasound：five fundamental applications. Australas J Ultrasound Med, 2020, 23（1）：5-9.

[13] TROIANOS C A,HARTMAN G S,GLAS K E,et al.Guidelines for performing ultrasound guided vascular cannulation：recommendations of the American Society of Echocardiography and the Society of Cardiovascular Anesthesiologists.J Am Soc Echocardiogr,2011,24：1291-1318.

[14] VAZQUEZ J L,MARQUEZ C I,LESTACHE E G,et al.Point-of-care echocardiography：a useful tool for assessing complex arrhythmias in the pediatric intensive care unit.J Cardiothorac Vasc Anesth,2020,8（11）：1-10.

[15] VEGAS A.Perioperative two-dimensional transesophageal echocardiography.2nd ed.Toronto：Springer Nature,2018.

第十四章

小儿并存疾病与麻醉

■ **本章要求**

掌握：合并非发绀型先天性心脏病、上呼吸道感染、睡眠呼吸暂停、贫血的麻醉管理。

熟悉：合并哮喘、癫痫、血友病的麻醉管理。

了解：合并发绀型先天性心脏病、神经肌肉疾病、脑瘫、肾功能不全、颅颌面畸形、卡梅综合征的麻醉管理。

在小儿麻醉临床工作中,患者是否合并其他疾病,以及其严重程度直接影响了围手术期麻醉管理策略和麻醉的安全性。相同的手术,如果患儿合并某一种或多种其他器官、系统的病变,可能会增加麻醉管理的难度,将对麻醉医师的工作提出更高的挑战。本章将对部分小儿常见的合并疾病的基本特点、术前评估及准备、术中麻醉管理要点及术后管理4个方面进行探讨。所涉及内容均为并存疾病的麻醉相关问题,手术疾病本身的麻醉管理将在本书其他章节中专门讨论。

第一节　合并先天性心脏病

在儿童常见先天畸形当中,先天性心脏病的病例数约占1/3,发病率受统计时间和统计地区的不同而有所差异。文献统计发现,活产婴儿中先天性心脏病的发病率由20世纪30年代的0.6/1 000升高至1995年后的9.1/1 000,1995—2010年,亚洲地区发病率为9.3/1 000,而欧洲(8.2/1 000)明显高于北美地区(6.9/1 000)。另一篇更大范围的荟萃分析总结了1.3亿名活产婴儿(1970—2017年)的情况,其中2010—2017年的发病率最高,全球总体为9.41/1 000。全部时段来看,非洲最低(2.315/1 000),亚洲最高(9.342/1 000)。近些年发病率升高主要是由室间隔缺损、房间隔缺损及动脉导管未闭这3种轻型心脏病造成的(93.4%),同时这3类疾病也是产后诊断中最多见的。左心室发育不良综合征这类严重先天性心脏病发病率有所下降,由1995—1999年的0.689/1 000降低为2010—2017年的0.475/1 000,这一结果可能与产前诊断水平提高而提前终止妊娠有关。需要强调的是,上述统计结果会受到医疗水平、诊断方法的限制,同时也受到遗传、环境、社会经济及伦理等多方面因素的影响。

先天性心脏病属于心脏结构方面的异常,按照分流方向可将先天性心脏病分为非发绀型和发绀型。

一、非发绀型先天性心脏病

1. 疾病基本特点　非发绀型先天性心脏病是指血流由左(体循环一侧)向右(肺循环一侧)分流。临床上较常见的非发绀型先天性心脏病包括:房间隔缺损、室间隔缺损、动脉导管未闭等,这一类病例的共同特点是:患儿心血管系统存在先天性解剖方面的异常(房间隔、室间隔存在缺损,或者胎儿期开放的动脉导管未能在出生后闭合),在正常生理状态下,造成体循环的氧合血液在心脏水平或大动脉水平向肺循环发生分流,合并此类疾病的患儿多数不会出现明显发绀。此类患儿由于肺循环血流增加,较健康儿童更易发生肺炎。病史长的患儿可能出现生长发育迟滞。缺损较小时,患儿可没有明显的临床症状,只是在常规体检心脏听诊时发现杂音或术前检查时才被发现;缺损较大时,大量分流可引起肺血流增加及体循环血流减少,可能造成肺循环压力明显升高。当肺循环压力高于体循环时,出现双向分流,则会有发绀表现。

值得注意的是,此类病例中部分新生儿或年龄较小的婴儿可能本身合并肺动脉高压,解剖上则会存在左向右和右向左的双向分流。如果病程较长,没有经过治疗的非发绀型先天性心脏病可由原来的左向右分流变为右向左分流为主,出现艾森门格综合征(Eisenmenger syndrome),即转变为发绀型先天性心脏病。

2. 术前评估与术前准备 非发绀型先天性心脏病患儿行非心脏手术时,术前除了常规的评估内容外,最重要的是评估心脏疾病本身的情况及患儿循环系统的代偿能力和对麻醉手术打击的耐受能力。需要对缺损的部位、缺损大小及未闭合动脉导管的粗细、长度,以及患儿是否合并肺动脉高压、动静脉血的分流方式、心脏射血功能、是否存在心律失常等进行详细的了解。如果近 3 个月内未行心脏彩超检查,需要复查心脏超声。若为择期手术,术前应请心脏外科会诊,评估是否需要先行心脏手术;若为急诊或限期手术,则需要与心脏外科医师共同向家长说明围手术期可能出现的心血管系统风险。

缺损或未闭合的动脉导管小于 5mm 时,婴儿可无明显吃奶或哭闹后发绀发作,幼儿及较大儿童的活动耐量正常时,说明循环系统的代偿能力较好,对于手术、麻醉的打击有一定的耐受能力,通常不需要手术处理,部分病例可能可以自愈。如果缺损大于 5mm,或合并肺动脉高压、发绀等情况,则应该参考心脏外科医师的专科意见。

术前准备方面,可以选择对循环系统影响较小的术前用药,避免患儿入室时的明显哭闹,增加肺循环阻力;术前也应尽量避免过长的禁食时间,引起循环容量减少,出现麻醉后体循环压力的明显下降。术前任何原因导致的肺循环压力增加或体循环压力降低,都会打破之前体循环、肺循环的平衡,导致分流量的变化,甚至出现与术前相反的右向左分流,使患儿面临缺氧的风险。

3. 麻醉管理要点 术中管理的原则与术前准备期基本一致,即避免体循环压力的明显下降及肺循环压力的明显增加。对于心脏缺损小,一般情况及活动耐力好,手术体位为仰卧位,手术时间在 1 小时以内,预计术中出血不多的病例,麻醉方法可以根据手术情况选择全身麻醉、局部阻滞麻醉等。实施全身麻醉时,术中常规行 SpO_2、心电图及无创血压监测,麻醉诱导及术中麻醉维持选用对循环系统影响小的药物,维持术中血压平稳,避免过大波动;椎管内麻醉时,注意控制好局部麻醉药的剂量及阻滞平面,避免阻滞平面过高,引起血压明显下降。另外,应仔细询问家长患儿的术前禁食时间及入手术室前病房的输液量,精确计算好术中各部分的补液剂量,以免有效循环血容量不足引起血压过度降低。

对于心脏缺损较大,患儿有吃奶、哭闹时发绀,或者手术体位为俯卧位、手术时间长、出血较多的手术,应采用气管插管全身麻醉的方法。术中除了给予 SpO_2、心电图监测以外,还需要行有创动脉血压监测、体温及尿量监测。术中须维持血压平稳,加强血容量管理,密切关注患儿各项生命体征的变化。若术中补液量不足、体液丢失较多的腹部手术或出血较多导致血压下降明显时,可能因为体循环压力降低,肺循环阻力高于体循环,造成右向左分流而出现 SpO_2 下降,此时需要根据上述不同原因及时处理,输液或输入血制品,升高血压,维持体循环压力。某些紧急情况下,可能需要暂停手术操作。术前存在肺部感染的患儿,术中还应注意保证足够的麻醉深度及肌肉松弛程度,避免因麻醉过浅或手术操作刺激强时出现支气管痉挛或呛咳,引起肺循环的压力明显升高,打破体循环、肺循环压力差的平衡,引起右向左分流的发生。

4. 术后处理 非发绀型先天性心脏病患儿,若手术过程顺利,手术时间短,出血量少,术中患儿各项生理参数维持平稳,术后常规复苏即可。如果手术时间长,出血较多,术中患儿生命体征及各项生理指标波动较大,则应在手术结束前尽量调节各参数恢复到正常或接近正常水平。若手术结束时,患儿各项指标仍未完全恢复,则应延迟拔管,继续给予输血、输液、升温等支持治疗,调节氧分压、二氧化碳分压、血红蛋白、pH 及离子浓度至正常水平,维持酸碱平衡后,再考虑拔管。如果手术打击较大,在积极输血、输液、纠正酸中毒后,评估患儿在手术室内拔管仍不安全时,则应考虑保留气管插管至重症监护病房继续观察病情。

二、发绀型先天性心脏病

1. **疾病基本特点**　发绀型先天性心脏病的病理生理与非发绀型相反,含氧量低的血液从右心分流入左心,肺血流量减少。这部分病例由于出生后即出现持续性发绀或吃奶、哭闹后发绀,一般诊断及就诊年龄较小。

临床上常见的发绀型先天性心脏病包括:法洛四联症、右心室双出口、大动脉转位等,这类病例的共同特点是:患儿心血管系统存在先天性解剖方面的异常,氧合较低的血液直接进入体循环中,造成体内动静脉血液的混合。因此,合并此类疾病的患儿会出现不同程度的发绀。多数患儿由于有发绀表现,在行非心脏手术前就已有先天性心脏病方面的明确诊断;也有个别病例由于发绀症状不明显,也可能在就诊时尚未诊断心脏疾病。

大动脉转位同时有房间隔缺损、室间隔缺损或较粗大动脉导管的患儿,使得两个并存循环间存在交通,血流可以进行混合,因此病情相对稳定;如果患儿无房间隔缺损、室间隔缺损,且动脉导管细小,随时有闭合的可能,则处理起来较为棘手,可应用前列腺素尽量维持导管开放,尽快手术矫治心脏畸形再行其他择期手术;如果急诊非心脏手术指征明确,则维持动脉导管开放是围手术期管理的重中之重。

2. **术前评估与术前准备**　多数发绀型先天性心脏病的患儿都需要先完成心脏手术的治疗,再行其他择期手术。临床遇到的发绀型先天性心脏病患儿需要行非心脏手术治疗的病例通常是急诊病例,这类患儿在术前评估时,需要了解患儿发绀的程度、术前的活动耐量,请心脏外科评估心血管系统的代偿能力、围手术期心脏系统并发症的风险,并向家长充分说明急诊手术的必要性及心脏疾病本身的风险。

在术前准备时,同样需要应用对循环系统影响小的术前药物,减少患儿因过度哭闹增加的肺循环阻力。避免由于过长的禁食时间造成循环容量不足、心排血量下降,从而引起体循环压力明显下降。体肺循环压力差增加可导致右向左分流量的增加,导致体循环静脉血氧饱和度减低,加重缺氧,严重的还可出现右心室流出道痉挛的紧急情况。应至少开放一条静脉通路后再进入手术室。

3. **麻醉管理要点**　发绀型先天性心脏病患儿行非心脏手术的管理要点是避免肺循环压力的明显增加和体循环压力的明显降低。由于右向左分流的持续存在,对于术前发绀明显、入室血氧饱和度低的患儿,其对于缺氧已有一定程度的耐受,术中不必强求更高的血氧饱和度,维持术前水平即可。麻醉方法应尽量选择气管插管全身麻醉的方法,术中管理、监测与非发绀型先天性心脏病患儿行复杂手术时基本一致。

围手术期最为紧急的情况是发绀型患儿的缺氧发作,引起缺氧发作的直接原因是在肺动脉漏斗部狭窄的基础上,突然发生该处肌部痉挛,引起肺动脉梗阻加重;或者是药物及手术操作等原因导致外周血管阻力明显下降、肺血管阻力突然升高,出现右向左分流量的增加,表现为血氧饱和度和心率突然急剧下降,此时的处理原则是增加外周血管阻力,降低肺血管阻力。若尚未开始麻醉诱导,应立即使患儿四肢屈曲,采取膝胸位,增加回心血量;同时进行吸氧。诱导前或术中都可静脉应用去氧肾上腺素或 β 受体阻滞剂等药物,适当减慢心率,减少心肌耗氧;去氧肾上腺素还可通过收缩外周血管增加外周阻力。待缺氧缓解后,还应对内环境稳态进行及时处理。术中不必强求血氧饱和度达到 100%,维持患儿术前的血氧饱和度水平即可。

4. **术后处理**　术后拔管时,尽量避免患儿因呛咳诱发缺氧发作,拔管时机的选择、是否拔管可根据术中情况决定,具体原则与非发绀型先天性心脏病患儿行复杂手术时的术后处理相似。

第二节　呼吸系统疾病

呼吸系统合并症是儿童临床麻醉工作中最常见的一类,围手术期呼吸系统的评估及呼吸道管理是儿童麻醉管理工作中非常重要的部分。与成人相比，婴幼儿头大、颈短、颈部肌肉发育不完善的解剖特点使其更容易发生上呼吸道梗阻；另外小儿鼻腔较狭窄，出生后 6 个月以内的婴儿，主要通过鼻腔呼吸，轻微的黏膜水肿、分泌物阻塞均可导致呼吸道梗阻。这些都对围手术期麻醉管理提出了挑战。本节选取了儿童呼吸道合并疾病中较常见的几种情况进行讨论。

一、上呼吸道感染

1. 疾病基本特点 上呼吸道感染是围手术期患儿最常见的并存疾病之一。解剖学定义的上呼吸道包括口腔、鼻、耳、咽、喉。以上各部位出现的病毒、细菌、支原体等病原体感染，即称为上呼吸道感染，肺炎不属于上呼吸道感染。儿童胸壁顺应性大、呼吸易疲劳、黏液腺较多、侧支通气较差、胸壁弹性回缩力小，使得儿童更易患上呼吸道感染。

感染后多数患儿存在流涕、咳嗽、咳痰、发热等一种或几种症状；肺部听诊阴性或有双肺呼吸音粗、痰鸣音。如果病原体为病毒，术前实验室检查方面，血常规可无明显异常或仅有淋巴细胞比例及数量升高，胸部 X 线检查阴性或提示支气管周围炎。其他病原体感染时，血常规及胸部 X 线结果可出现异常。

2. 术前评估与术前准备 上呼吸道感染虽然以冬春季较为多见，但其余时间也可发生，因此术前评估时，需常规询问家长，患儿术前是否存在咳嗽、咳痰等呼吸道感染症状。较大患儿可嘱其做用力咳嗽的动作，判断呼吸道情况；年龄较小不能配合的患儿，哭闹时可能出现咳嗽、咳痰表现，有助于作出判断。听诊时须注意明确患儿双肺呼吸音是否对称，是否存在痰鸣音、湿啰音及喘鸣音等。对于择期手术的患儿来说，原则上术前有流涕、咳嗽、咳痰等呼吸道症状或不伴有上述症状但体温高于 38℃的，都应暂缓手术，待呼吸道症状消失，肺部听诊阴性后 2 周，复查血常规及胸部 X 线检查无异常，方可手术。

对于急诊手术或恶性肿瘤、骨折等限期手术而言，如果因为外科情况确实不能推迟手术时间的，则需要仔细评估患儿的呼吸道情况，做好充分的术前准备。术前发热的患儿，需采用物理或药物降温的方法，使体温低于 38℃，再进入手术室。如患儿无发热，则要向家长充分说明患儿面临围手术期较高的呼吸系统并发症风险，术后呼吸道病情加重，有带气管插管转入重症监护病房的可能，并在手术室内准备好吸引装置。

3. 麻醉管理要点

（1）入室准备：患儿入室后，常规监测生命体征，并听诊肺部是否有痰鸣音或喘鸣音，双肺呼吸音是否对称一致。准备好粗、细型号的吸痰管及负压吸引装置，必要时吸引口腔内或气管插管内的分泌物。

（2）麻醉方法：如果患儿仅有轻微流涕，而咳嗽、咳痰症状不明显，可以考虑喉罩全身麻醉的方法，避免气管插管对气道的刺激；而对于咳嗽症状明显、痰量较多的患儿，则应采用气管插管的方法，保护气道。麻醉诱导后，可在咽、喉及声门下实施表面麻醉，并且在较深的麻醉深度下行气管插管等操作，避免浅麻醉下的操作诱发气道痉挛或支气管痉挛。诱导时还可给予糖皮质激素，减轻患儿呼吸道的水肿反应。

（3）术中麻醉管理：术中麻醉管理应遵循"宁深勿浅"的原则，维持足够的麻醉深度，因为术中支气管痉挛等呼吸道并发症的出现往往与麻醉深度不够有关。如果术中突然出现气道压升高、听诊双肺有哮鸣音的情况，则提示可能发生了支气管痉挛，此时首先应加深麻醉深度，如痉挛不能明显改善，则考虑给予缓解气道痉挛的药物。

4. 术后管理 术后复苏阶段最常见的情况是喉痉挛，此类并发症的发生与患儿呼吸道分泌物较多及拔气管插管或喉罩的时机选择不当有关。手术结束后可在维持一定麻醉深度的情况下适当吸引气道内分泌物，但要避免反复刺激气管内壁或隆突部位诱发痉挛的发生。深麻醉下或者清醒拔管均可采用。拔管后患儿出现自主呼吸暂停、屏气、脉搏血氧饱和度下降的情况时，应注意区别呼吸道梗阻和喉痉挛的发生。可先给予提下颌的刺激，必要时手控辅助通气。若患儿自主呼吸未恢复，且手控通气阻力较高，应立即予以丙泊酚 1~2mg/kg，持续呼吸囊辅助通气。如果上述两种方法均不能改善通气，则需给予肌松药后紧急行气管插管。

二、哮喘

1. 疾病基本特点 中国14岁以下儿童哮喘患病率约为3%,是一种气道慢性炎症性疾病,也是儿童时期下呼吸道最常见的慢性疾病。哮喘患儿常伴有广泛的不同程度的气道阻塞,在各种刺激因素下易出现气道阻力增加,临床表现多为反复咳嗽和喘息。支气管哮喘是儿童最常见的呼吸道过敏性疾病,患儿可能有湿疹、过敏性鼻炎、食物药物过敏史等。哮喘发作时,支气管平滑肌痉挛、气道黏膜水肿、分泌物增加,导致气道阻力明显增加,表现为呼气费力,听诊双肺有哮鸣音。若平滑肌痉挛长时间不能缓解,缺氧加重,可使肺小动脉收缩,肺动脉压力升高,右心室后负荷过重,出现右心衰竭。

2. 术前评估与术前准备 术前需要询问家长,患儿是否有哮喘病史,诊断时间,目前服药控制情况及近期是否有哮喘发作。如果患儿哮喘症状未得到有效控制,听诊双肺可闻及哮鸣音,则需暂缓进行择期手术。如患儿规律服药,哮喘控制良好,手术当天仍可按原治疗方案用药,并将吸入性治疗药物带入手术室备用。此外,呼吸道感染、寒冷刺激是哮喘的诱发因素,因此术前还要了解患儿有无呼吸道感染情况,并注意调节手术间温度,避免有些患儿因受到寒冷刺激而出现哮喘发作。麻醉设备及药品准备方面,除常规准备外,可以选择适合行表面麻醉的局部麻醉药物经喉麻管行声门下表面麻醉。

3. 麻醉管理要点

(1)麻醉诱导:麻醉药物羟丁酸钠可兴奋迷走神经,筒箭毒碱可引起组胺释放,麻醉诱导时都应避免使用。在行气管插管前可以用喉麻管行声门附近及近端气管内的表面麻醉,这样可以减少气管插管操作及术中气管导管刺激所引起的呛咳,降低哮喘发作的风险。气管插管或较深部位的吸痰操作也可能诱发哮喘发作,应尽量避免这些危险因素的发生。因此合理地选择麻醉药物、麻醉方式及麻醉操作也是十分必要的,应根据手术时间及术后的疼痛程度合理选择长效类的阿片类药物(芬太尼、舒芬太尼等),并保持足够的肌松药,不要急于行气管插管或喉罩置入等麻醉操作,待麻醉诱导药物完全起效、下颌松弛,应用提下颌等刺激时患儿无明显肢体运动后,再置入气管导管或喉罩,不能在没有达到足够麻醉深度的情况下进行喉部或气管内操作,以免诱发哮喘发作。

(2)术中管理:术中哮喘发作往往在麻醉深度较浅时较为多见,或者是与手术操作刺激较强而麻醉相对较浅有关,所以在哮喘患儿的麻醉管理中,要强调术中维持足够的麻醉深度,有条件的情况下采用脑电双频指数(BIS)进行监测,以指导术中麻醉深度的调节。术中及时补充镇静、镇痛及肌松药物,维持合理的血浆药物浓度,在手术进行过程中保证平稳的麻醉深度。术中应进行气道压及呼气末二氧化碳分压等呼吸道参数的监测。若术中出现气道压升高、听诊双肺闻及哮鸣音,判断为支气管痉挛发作,首先应加深麻醉深度,并给予患儿平日所用的吸入性抗哮喘药,必要时可给予氨茶碱、肾上腺皮质激素等药物缓解支气管痉挛。根据手术时间和术后切口疼痛的程度,可给予足量的长效阿片类药物,提供术后良好的镇痛,以免术后疼痛刺激诱发哮喘发作;同时,患儿术后拔管前也能更好地耐受气管插管,避免频繁呛咳,刺激呼吸道。

(3)术后管理:术后复苏期间,应避免反复、过多的呼吸道刺激性操作,如经气管插管吸痰或口咽部吸引等;术中管理中给予足量的长效阿片类药物,可以使患儿更容易耐受气管插管,从而减少拔管前的呛咳反射,帮助麻醉医师在患儿较安静的状态下拔除气管插管。

三、睡眠呼吸暂停

1. 疾病基本特点 睡眠呼吸暂停分为中枢性睡眠呼吸暂停(<5%)和阻塞性睡眠呼吸暂停(>95%),在儿童临床上较为常见的为后者,主要是由于扁桃体肥大和/或腺样体增生、肥胖、颌面部发育异常等原因导致患儿在部分时间段内,气道发生完全阻塞、通气暂时性中断,患儿可出现一过性的、不同程度的缺氧。有研究显示,睡眠呼吸暂停在 2~8 岁儿童中患病率为 1%~5%。由于儿童腺样体增生的高峰年龄为 3~7 岁,因此由腺样体增生引起的通气障碍在此年龄段较为多见,扁桃体肥大则可见于各个年龄段的患儿。患儿通常有打鼾症状并伴有睡眠呼吸暂停,严重患儿可有夜间憋醒、强迫坐位呼吸等。诊断方法主要是进行夜间睡眠监测。由于先天性颌面部发育异常导致的呼吸暂停及缺氧通常在患儿出生后即出现,且呼吸道梗阻和缺氧症状可能随年龄的增长逐渐加重,这部分患儿的就诊年龄通常更早。

2. 术前评估与术前准备 此类患儿可能因睡眠时呼吸暂停症状就诊,也可因其他外科疾病就诊,因此术前评估时需常规询问患儿是否有睡眠时打鼾症状、呼吸道梗阻的严重程度、平时习惯于何种体位睡眠等。需要注意的是,因睡眠呼吸暂停症状就诊的患儿以冬春季多见,因为寒冷季节多发的呼吸道感染会加重气道阻塞,家长感觉患儿病情加重而来院就诊,所以询问病史时还应注意患儿是否同时合并呼吸道感染的情况。腺样体增生可引起鼻咽部位的狭窄,麻醉诱导后又可能造成患儿口咽呼吸通路的阻塞,因此部分病例,尤其是腺样体增生明显、扁桃体Ⅲ度肿大或合并上呼吸道感染的患儿,可能出现面罩通气困难,术前应常规准备口咽通气道。术前行夜间睡眠监测的患儿,麻醉评估时可以了解监测的睡眠呼吸暂停低通气指数(AHI)结果,如果指数较高提示患儿对缺氧耐受好,呼吸中枢对缺氧刺激的反应较迟钝,这一点将直接影响术后复苏拔管的进行。

3. 麻醉管理要点 麻醉诱导后患儿可能因为鼻咽、口咽部阻塞而出现面罩通气困难,此时可放置口咽通气道缓解舌后坠。对于行腺样体、扁桃体手术的患儿,麻醉方法多采用气管插管全身麻醉的方法,为了避免开口器放置后压扁气管插管影响通气,应尽量选用加强型气管导管。如选用普通气管导管,在手术一开始术者安放开口器时应注意观察气道压的变化情况,如果气道压力明显上升,二氧化碳波形出现变化,应提醒术者调整开口器位置。

对于头面、口腔部位的手术,在确保气管导管不进入一侧支气管内的前提下,尽量放置在正常偏深位置;由于气管导管只能固定在下唇一侧,可加用防水贴膜粘贴气管导管,这样既可加强固定导管,也可防止消毒时液体浸泡导致的胶布松动。应选择合适型号的气管导管,避免因导管过细出现明显漏气;尽量选择有套囊的气管导管,固定好导管位置后,检查是否存在漏气情况,在套囊压力不高的前提下给套囊适度充气,尽量减少漏气量。有时术中的一些手术操作也会使气管导管发生轻微移位,如果术者发现术野液体表面有气泡冒出,则说明出现了气管导管周围漏气的情况,应及时给套囊充气,避免过多的血液或生理盐水等进入深部呼吸道。口咽部位的手术操作可能对气管导管的位置影响较大,术中应注意各通气参数的变化情况,及时发现手术操作导致的导管位置变浅甚至脱出。术中适当的控制性降压可减少腺样体刮除时的出血量。

对于合并睡眠呼吸暂停、腺样体增生而行其他手术的患儿,不建议采用经鼻气管插管的麻醉方法。

4. 术后管理 无论行何种手术,呼吸道梗阻的病因是否得到纠正,睡眠呼吸暂停患儿的术后复苏都需要格外重视。此类患儿往往较其他患儿更能耐受缺氧,正常情况下,缺氧可以兴奋呼吸中枢而促进自主呼吸恢复,但是睡眠呼吸暂停的患儿由于术前对一定程度的缺氧已经耐受,即使在血氧饱和度较低的情况下呼吸中枢仍然不能兴奋,所以术后不要急于拔管,须待患儿完全清醒自主呼吸恢复良好再拔除气管导管。拔管后仍要在术后恢复室继续观察一段时间,在不吸氧条件下血氧饱和度维持稳定再送返病房。

第三节 神经系统疾病

合并神经系统疾病的情况在儿童麻醉工作中并不少见,这类合并症的特点是疾病种类较多、发病年龄分散、不同患儿或同一患儿的不同年龄阶段的病情轻重程度有较大差别,且病情轻重直接影响着围手术期的麻醉处理方法和管理难度。

一、癫痫

1. **疾病基本特点** 癫痫是一种小儿神经系统的脑功能失调综合征,主要表现为局部或累及全身的抽搐、痉挛发作,严重大发作时患儿可有意识丧失,并因为呼吸暂停而出现口唇发绀、缺氧。儿童的发病率为(4~8)/1 000,不同国家报道的发病率有所不同[(5~7)/1 000],中低收入国家发病率高于高收入国家。如果病史较长、药物控制不理想而发作频繁,且发作时意识丧失、缺氧较重的患儿,可能有智力、运动能力发育落后的情况。临床上遇到较多的需要与癫痫相鉴别的疾病是热性惊厥,它是指出生后6个月至6岁的患儿在无颅内感染和神经系统疾病的前提下出现的伴有发热的惊厥,通常在体温骤升时出现惊厥,表现为短暂的(1~2分钟)、全身性、强直性阵挛发作,导致发热的原因可能是中耳炎、扁桃体炎、肺炎或尿路感染。

2. **术前评估与术前准备** 术前评估时,要了解患儿癫痫的诊断时间,平日发作情况,有无大发作,是否服药,药物控制效果。另外,感染、发热、饥饿、疲劳等因素可诱发癫痫发作,术前应尽量避免上述诱发因素。由于很多抗癫痫药都是早晚服用,手术当天可嘱家长禁食不禁药,以免术前停药使血药浓度下降,从而增加围手术期癫痫发作的风险。由于饥饿也可诱发癫痫发作,因此术前禁食时间不宜过长。

部分药物控制不理想的癫痫患儿,发作频繁,还有的患儿大发作较多,这些情况对智力及体力发育影响较大,平日运动量可能很少或长期卧床,这样就会导致呼吸道感染反复发作,呼吸道症状不易完全控制。因此术前评估时应仔细询问病史,遇到上述情况的患儿,要重点评估其心肺功能及代偿能力,并向家长说明癫痫疾病对患儿心肺功能的影响及围手术期的相关风险。

术前准备方面:癫痫病情重、平时活动少的患儿,可能体重较大,BMI较高。并且由于活动量较少,即使是年龄大的患儿,也会遇到外周静脉细小、开放难度大的问题。这类患儿术前应尽量缩短禁食时间,以便于术前输液通路的准备。

3. **麻醉管理要点**

(1) 麻醉药物的选择:有关麻醉药物与癫痫的关系,已经有过许多研究,结果显示大部分的麻醉药物都有致癫痫和抗癫痫的双重作用,具体的药效与药物剂量及使用时间有关;而研究药物的联合应用对癫痫患儿的影响,则更为复杂。目前仍以全身麻醉为主,这样可以避免精神因素及手术刺激诱发癫痫发作。阿片类、苯二氮䓬类、丙泊酚、α_2受体激动剂及吸入性麻醉药在安全剂量时,对中枢神经系统都有抑制作用,可以应用于癫痫患儿的麻醉。但氯胺酮、羟丁酸钠及局部麻醉药可引起脑电图的异常表现,有时可致惊厥,应谨慎使用。

(2) 术中麻醉管理:对于手术时间长、预计出血量较多、手术难度大的病例,除了常规监测血氧饱和度、心率、血压等基本生命体征外,还应监测体温、尿量,必要时应行有创动脉测压。原则上应避免诱发癫痫发作的因素:注意监测呼吸及循环功能,防止缺氧及二氧化碳蓄积;避免发热或体温过低;维持血糖、电解质在正常范围,并维持患儿体内的酸碱平衡。

个别急诊病例或癫痫控制不理想的限期手术病例,患儿有可能处于癫痫持续状态,患儿入室时可伴有意识障碍,呼吸功能也会受到不同程度的影响,因此麻醉时多采用全身麻醉气管插管的方法,既可以在一定程度上控制癫痫发作,又能保护气道,使手术之前癫痫频繁发作所导致的缺氧和二氧化碳潴留情况得到适当改善。

4. **术后管理及复苏** 部分癫痫发作频繁的患儿,清醒后可出现与术前类似的小发作,如果呼吸、循环稳定,血氧饱和度维持正常,可不予处理,返回病房后再继续规律服药;对于癫痫持续状态而需要行急诊或限期手术的患儿,手术结束后最好保留气管插管,送返能够给予呼吸支持的重症监护病房,经过一段时间的调整恢复,待患儿各项生理指标维持正常稳定后,再评估是否可拔除气管导管。

二、神经肌肉疾病

1. 疾病基本特点 此类疾病的病种较多,病因也各不相同。临床上较为多见的是神经-肌肉接头传递障碍引起的肌无力及周围神经系统受累的吉兰-巴雷综合征等。儿童肌无力可分为短暂性新生儿肌无力、先天性肌无力综合征及青少年重症肌无力。在欧美地区的统计中,全部人口重症肌无力的发病率为(1~5)/(百万人·年),其中儿童病例占 10%~15%。在亚洲,青少年重症肌无力占全部重症肌无力病例的 50%,明显高于欧美。分型较轻的病例受累肌肉少,随年龄增长病情无明显进展,对围手术期的麻醉管理影响不大。麻醉医师需要特别注意的是青少年重症肌无力可累及眼外肌及全身各处骨骼肌。若仅眼肌受累,对围手术期的麻醉管理并无明显影响;若为全身型重症肌无力,则需要详细的术前评估。

吉兰-巴雷综合征又称急性感染后多发性神经病,这是一种以脱髓鞘为主要特点的疾病,在巨细胞病毒、EB 病毒、肺炎支原体或空肠弯曲菌感染 2~3 周后发生。最初症状为手指、脚趾浅感觉障碍,随后进展为对称性、上行性瘫痪并伴有腱反射消失。如果出现自主神经功能障碍或呼吸抑制可危及生命。病程一般持续数周。本病可遗留神经后遗症,也有痊愈可能。

上述两种疾病的共同特点在于患儿存在不同程度的肌力下降,有些可以逐渐恢复,有些暂时或永久不能恢复,甚至随病程进展而逐渐加重,这些疾病的分型、就诊时患儿的临床表现,对于麻醉肌松药的使用及术后恢复有一定影响。

其他神经肌肉疾病:神经纤维瘤病,分为Ⅰ型和Ⅱ型,其中以常染色体显性遗传的Ⅰ型多见,临床表现为皮肤多发的咖啡牛奶斑,5 岁以后可见眼部色素错构瘤,8 岁后在周围神经可触及神经纤维瘤体。结节性硬化,为常染色体显性遗传病,可累及皮肤、脑、心、肾和肺等多个系统。儿童神经退行性变性疾病,大量罕见的遗传病与进展的神经退行性变有关,多数为常染色体隐性遗传,临床可表现为逐渐加重的进行性痴呆、癫痫、共济失调、肌张力和反射的改变。

2. 术前评估与术前准备 由于大多数疾病是逐渐进展的慢性疾病,因此根据分型不同、进展程度不同,患儿所表现出的病情轻重也有很大差别。术前评估时需要详细了解疾病的病史、就诊时的临床表现,肌力受损程度,以及服药情况,进行区别判断。因此了解某一疾病的不同分型、对疾病所处阶段的判断比诊断本身更为重要,同一疾病分型不同、所处阶段不同,围手术期管理有较大差异。

3. 麻醉管理要点 对于临床上较常见的重症肌无力来说,如果是分型较轻或疾病早期仅累及眼肌的病例,咽、喉肌及肋间肌功能基本正常,呼吸动作无明显影响,可按常规麻醉处理。若累及肋间肌、膈肌等,因患儿对非去极化类肌松药非常敏感,且个体差异较大,麻醉时应尽量选择局部麻醉的方法;如必须采用全身麻醉时,肌松药最好选择氯琥珀胆碱,非去极化类肌松药的应用要十分谨慎,采用能达到麻醉要求的最小剂量,条件允许的情况下,可采用神经肌肉刺激器监测或使用肌松药拮抗剂,提高术后复苏的安全性;阿片类药物的应用也应慎重,以免药物对呼吸的抑制与肌无力本身病情相混淆,影响判断。

4. 术后管理 如果患儿术前曾服用胆碱酯酶抑制药,则氯琥珀胆碱的水解会延长,应适当延长拔管时间;对于病情重,应用非去极化类肌松药的患儿,可在神经肌肉刺激器监测下慎重拔管,或带气管导管回重症监护室,延期拔管。其他因神经受损所致的肌力下降疾病,可根据术前肌力情况指导拔管时机。

三、脑瘫

1. 疾病基本特点 脑性瘫痪(简称脑瘫)是一组继发于大脑早期发育阶段脑损害或异常的非进行性却易变的运动功能障碍综合征,它不是一种特定疾病。按所受累的肢体部位(单瘫、偏瘫、双瘫、四肢瘫)和神经功能障碍(痉挛、肌张力低、肌张力异常、手足徐动)的特点,脑瘫又分为痉挛型、运动障碍型、共济失调型及混合型,其中以痉挛型最多见,而癫痫和认知功能障碍的发生率较高,约占脑瘫患儿的 1/3,提示这一系列的临床表现可能有共同或相关的起源。

世界范围的脑瘫发病率为（1~2）/1 000 名活产婴儿，发展中国家的比例略高于发达国家，且出生时的孕周越早，患脑瘫的风险越高。在一篇总结了 19 项研究的荟萃分析中，Himpens 等发现：妊娠 22~27 周出生的极早期早产儿中，脑瘫的发病率为 14.6%，妊娠 28~31 周为 6.2%，妊娠 32~36 周为 0.7%，足月儿为 0.11%。

2. **术前评估与术前准备**　在既往史中，患儿通常有产前脑发育不良、宫内病毒、弓形虫感染、出生时窒息、早产、产后高胆红素血症、产后低血糖、头部外伤或颅内感染病史。其中，早产是脑瘫发生的重要危险因素，澳大利亚 1993—2009 年出生的患有脑瘫的儿童中，43% 是早产儿。脑瘫患儿可伴有不同程度的智力低下和语言障碍。

术前评估时，大部分患儿已有脑瘫的明确诊断，麻醉医师所要了解的是患儿疾病的具体表现。以锥体束受累为病因的痉挛型脑瘫通常表现为肢体痉挛、舞蹈症、手足徐动症，同时伴有腱反射活跃和巴宾斯基征阳性，患儿可有偏瘫或四肢瘫，多数是下肢瘫痪比上肢严重；产时窒息的重症患儿则表现为上肢瘫痪较下肢严重，这也是痉挛型脑瘫中最严重的一种，瘫痪常累及躯干并伴有癫痫和智力损伤，这类患儿通常活动量受限甚至长期卧床，比其他患儿更易患呼吸道感染，同时心肺代偿功能明显降低。因此，对痉挛性脑瘫患儿进行术前评估时，应注意其有无呼吸道感染的情况；部分脑瘫病情较重，长期卧床，呼吸道感染不易控制。感染迁延不愈的患儿很难做到呼吸道症状完全消失或胸部影像学检查阴性，对于这一类病例，应在手术前积极用药控制呼吸道症状，力求在患儿呼吸系统功能处于相对最佳的状态时手术，从而将围手术期呼吸系统并发症的风险降到最低。

共济失调型的脑瘫主要表现为肌张力减低、运动不协调及运动发育延迟；运动障碍型脑瘫是在上述症状的基础上出现不自主的肢体运动或肌张力障碍。这两类脑瘫较痉挛型略好，如果治疗积极的情况下，患儿通常有一定的活动能力，但患儿就诊时的情况与家庭对疾病的重视程度及治疗条件有很大关系，术前评估时仍然要全面了解患儿的一般情况及平日实际的活动状态。

长期卧床的患儿，一般情况较差，全身血管的张力较低，术前的禁食时间不宜过长，且在开始禁食后应及时输液，以免在术前补液不足、麻醉药扩张血管后，出现严重的低血容量性低血压。

3. **麻醉管理要点**　麻醉管理要注意的问题主要与术前评估的结果相对应。如果是脑瘫病情较轻，肢体活动能力受累不重，行走未完全受限，患儿的呼吸、循环系统应有一定的代偿能力，相应的麻醉管理难度也会较小。

如果面对的是脑瘫病情较重的患儿，术前评估考虑其心肺系统的代偿功能差，同时合并难治愈的呼吸道感染，术中的麻醉管理就需要格外仔细。

首先，在患儿进入手术室前，应详细询问陪护的家长或患儿本人，了解准确的禁食时间，向病房护士了解禁食后的输液量，判断患儿目前是否存在补液量不足的情况，是否需要快速补充累积丢失的液量。

长期卧床患儿外周血管张力较低，心脏的代偿能力有限，麻醉诱导和麻醉维持过程中，宜尽量选择对循环系统抑制较小的药物，保持心率、血压稳定。合并呼吸系统感染的患儿，如果手术条件允许的情况下，可以选择局部麻醉的方法；必须采用全身麻醉方式时，麻醉管理原则与上呼吸道感染的注意事项大致相同，术中注意气道的保护，维持足够的麻醉深度，并且严密监控相关的麻醉机气道参数，避免支气管痉挛等呼吸道并发症的出现。

4. **术后管理**　病情较轻的脑瘫患儿，术后可采用常规复苏的方法。脑瘫病情较重的患儿，由于一般情况差，对手术的耐受能力也较差，对于药物的代谢及术后恢复较其他患儿慢，因此拔除气管插管后，建议送入 PACU，相应延长拔管后的观察时间；若为累及躯干的严重痉挛型脑瘫病例，全身麻醉后的拔管时机更需要慎重选择。若认为可以在手术室内拔管，则拔管后要仔细观察患儿呼吸功能恢复情况，确保自主呼吸能完全满足自身氧合需要再送返病房。如果根据术前评估及术中患儿情况，考虑术后短期内拔管会影响围手术期安全,则应延迟拔管。

第四节　肾功能不全

大部分麻醉药物都要经过肾排泄,肾还参与了人体内水、电解质、酸碱平衡的调节及维持内环境的稳定。因此肾功能及麻醉管理的处理原则和方法直接影响着麻醉药物的作用效果和儿童围手术期的安全。

一、疾病基本特点

临床上引起儿童肾功能不全的疾病有很多,由于病因多种多样,早期肾功能不全的大范围病因学研究受到了较大限制,大部分统计学方面的观察都集中在终末期行肾移植手术的病例上。2008 年全世界范围内 19 岁以下行肾移植手术的儿童,中位数为 9/100 万。发达国家中慢性肾病的病因中,2/3 为先天性肾畸形或尿路畸形及遗传性肾病;而发展中国家,慢性肾病的病因多为后天获得性疾病。

我国肾脏疾病常见病因主要为各种原发的慢性肾脏疾病,如肾小球疾病、肾病综合征、肾血管狭窄等;也有一些易累及肾脏的系统性疾病,如红斑狼疮、紫癜性肾炎等,这些病变如果迁延不愈并逐渐进展,可发展至不同程度的肾功能不全,主要表现为肌酐、尿素氮升高,以及水钠潴留、高血钾、高血压、低蛋白血症、贫血等。多数患儿需要定期透析来维持机体各项参数在一定安全范围内。当疾病发展到终末期,则需要进行肾移植治疗。

二、术前评估与术前准备

对于合并慢性肾功能不全的病例,麻醉医生首先要了解引起肾损害的原发疾病是什么,处于何种阶段,是否能够通过对原发病的治疗改善当前的肾功能。并且借助术前常规检查了解原发病或肾功能损害对患儿各项生理指标的影响程度,有无贫血及低蛋白血症、电解质是否正常、有无高血压,这些都与围手术期的麻醉管理息息相关。定期透析治疗的患儿,手术最好在透析结束后尽快进行,因为此时患儿的各项生理指标处于相对最佳时期,降低了围手术期麻醉及手术的风险。

有些系统性疾病、免疫相关性疾病,如系统性红斑狼疮、过敏性紫癜等,除累及肾脏外,在疾病的不同阶段、不同分型中,还可能造成其他器官或系统功能障碍,先天性红斑狼疮可累及心血管系统、血液系统和神经系统等;过敏性紫癜可分为皮肤型、腹型、肾型及混合型等,各种分型累及的器官不尽相同。在麻醉评估时,应注意详细问诊,全面评判。

肾性贫血患儿对术中出血的耐受能力降低,术前严重贫血时,可输红细胞提升血红蛋白后再安排手术;若手术难度大、时间长、预计出血量多时,术前需备血。

三、麻醉管理要点

1. **麻醉方法的选择**　最好采用局部麻醉方法,如需要行动静脉造瘘术完成透析的患儿,可用臂丛神经阻滞的麻醉方法,这样可以避免全身麻醉时静脉药物的使用;如果患儿年龄较小,不能完全配合局部麻醉时,可采用全身麻醉复合局部麻醉的方法,尽量减少全身麻醉药物的用药剂量,减轻药物经肾脏排泄的负担。

2. **术中麻醉管理**　无论是麻醉诱导还是麻醉维持阶段,静脉用药时尽可能选择对肾功能影响小的药物,避免加重肾脏的药物排泄负担;吸入性麻醉药的排出不依赖于肾功能,是合并肾功能不全患儿全身麻醉时的理想选择。此外,肾功能不全患儿的补液也需要格外注意,应详细问问患儿术前的禁食时间,入室前液体入量是多少,精确计算累计损失量及生理需要量,避免术中补液量过多,加重肾脏及心脏的负担。手术进行过程中,严格限制液体的输注。还有一点应当引起注意,即在没有监测电解质的情况下,应避免使用含钾液体。对于难度大、时间长的手术,应监测有创动脉血压、电解质及尿量情况。肾病综合征患儿术前可能合并低蛋白血症,药物的血浆蛋白结合率降低,游离血药浓度增加,导致药效增强,应适当减少全身麻醉药物的用量。

四、术后管理

肾病综合征患儿,大部分存在不同程度的低蛋白血症,药物的游离血药浓度可能高于正常,药效显著延长,术后可能出现苏醒延迟。因此,术后可适当延长患儿在恢复室的观察时间,保证安全离室。

第五节 颅颌面畸形综合征

颅颌面畸形综合征是儿童特有的一类疾病的统称,临床麻醉工作中并不多见,但是对于麻醉医师来说,是麻醉管理中挑战及风险最大的,如果评估不到位或处理不当,会直接威胁患儿的生命安全。

一、疾病基本特点

颅颌面畸形综合征是以颅骨、上下颌骨、面部发育异常为特点的一大类疾病的统称,疾病可累及上述一个或多个部位,部分病例还可能合并心血管系统、泌尿生殖系统、运动系统等其他一种或几种系统的疾病。临床上能够见到的累及颅颌面部的综合征有 21- 三体综合征(唐氏综合征)、克鲁宗综合征(Crouzon 综合征)、特雷彻·柯林斯综合征、阿佩尔综合征(Apert 综合征)、皮 - 罗综合征、努南综合征等。

唐氏综合征是临床上见到较多的头面部解剖异常的综合征,也是人类染色体综合征中最常见的疾病,活产婴儿患病率大约为 1/700。这种疾病临床表现多样,头面部的典型特征为短头畸形、枕部平坦、耳朵发育不良、内眦赘皮褶皱、斜视。出生时舌体基本正常,但随着舌乳头的肥大而出现舌体肥大,患儿通常以张口呼吸,舌体伸出口腔来代偿受限制的气道。约 40% 的患儿有先天性心脏病,如果有颜面部发育不全、硬腭高拱和小颌畸形,会对围手术期的麻醉管理提出更大的挑战。

儿童颅颌面畸形疾病中,1∶3 000~1∶2 000 的患儿有颅缝过早闭合的表现。颅缝早闭可能是一种独立的畸形,也可见于遗传综合征,40% 有家族史,伴遗传综合征的至少占 50%。其特征是在大脑生长发育完成之前,一个或多个颅骨缝发生过早融合,导致部分或全部颅骨生长延迟,限制了颅骨、脑、面部及中枢神经系统的发育。一条颅缝过早融合,与之平行的骨骼生长板会出现代偿性增加。随着脑组织的生长,颅骨代偿性增大,引起颅颌面部解剖形态异常的同时也引起了严重的功能异常,如颅内压升高、脑积水、发育迟缓、弱视等。

全世界范围内,曾经报道过的有颅缝早闭表现的畸形超过 100 种,发生率为 1/2 500 活产婴儿。迄今为止,有超过 180 种颅缝早闭综合征被确认,其中约 8% 是家族性或遗传性的。克鲁宗综合征是这类综合征里最常见的一种遗传病,以颅骨缝闭合过早、上颌发育不良及眼球突出等为主要特征,伴上颌骨严重后缩、突眼和反颌等畸形。

特雷彻·柯林斯综合征又称下颌面发育不良综合征,是最常见的下颌骨颜面发育不全,它是遗传性的颅面部复合裂隙畸形,呈常染色体显性遗传,但因变异度高而有多种临床表现形式。患儿由于颧骨发育不全、眶周软组织异常、上下颌发育不全而在面部外观方面表现为双眼外眦下移、巨口、面部瘘管、外耳畸形等,形成特征性的鱼面样面容,新生儿中发生率约为 1/50 000,患者还可能会出现视觉、听觉、言语和进食困难,以及危及生命的呼吸道并发症。严重的特雷彻·柯林斯综合征畸形在新生儿期就会因下颌骨发育不良、小下颌畸形,导致患儿固有口咽腔体积缩小、舌后坠,引起阻塞性睡眠呼吸暂停综合征。

阿佩尔综合征属于常染色体显性遗传病,特征是多颅缝骨裂、面中部后缩,以尖颅、面中部发育不全和对称的手足并指/趾畸形为特点。阿佩尔综合征颅缝早闭所致的头颅畸形可以表现为:特异性的尖形头和枕部扁平、颅顶短而尖;几乎所有病例均出现颅缝早闭、前额高耸、突眼和面中部严重发育不良、上颌骨发育不全、颅底和眶骨的严重不对称等;眼部眼眶浅而扁平、突眼和眶距增宽、眼球呈脱臼状、外斜视、上睑下垂、眼球震颤、睑裂闭合不全、屈光不正、视乳头水肿、视神经萎缩、暴露性角膜病变以及不同程度的视力损伤,可有婴儿性青光眼,6~7 岁前视力一般正常。有时合并频繁的耳部感染和不同程度的听力损失等。

皮-罗综合征的临床特征是新生儿、婴儿时期的先天性小颌畸形(下颌骨发育不全)、舌下垂(舌头向后移位)及腭裂。下颌骨发育不良可导致舌体向后移位至咽部,妨碍上腭融合;舌回缩到喉部可引起上呼吸道梗阻和吸气性呼吸道阻塞。

二、术前评估与术前准备

1. **术前评估** 此类患儿就诊时,大部分都能观察到颌面部的特殊外观,如眼距宽、鼻部低平、耳位偏低、舌体肥大、下颌骨后缩、颈部较短等。有些患儿呼吸时有较明显的呼吸道梗阻表现,表现为吸气费力、吸气时能闻及喘鸣音。这类患儿在围手术期麻醉管理时的最大难度是困难气道问题,因此问诊时,应详细了解患儿呼吸困难程度、平日习惯的睡眠姿势、手术史情况、既往麻醉时是否发生过困难气道。部分患儿的畸形情况会随着年龄的增长而逐渐加重,因此即使既往手术史无困难气道发生,本次麻醉时也不能掉以轻心。应向家长详细说明患儿的头面部解剖异常会增加麻醉后缺氧的风险,取得家长的理解。另外,部分颅颌面畸形综合征的患儿可合并先天性心脏病、脊柱畸形、泌尿生殖系统发育不良等其他器官、系统的异常,但这些合并疾病在婴幼儿时期并不一定有明显的临床表现,所以在术前检查的项目上,应增加心脏彩超、泌尿生殖系统超声及脊柱正侧位 X 线检查等,从而对患儿全身各系统进行较为全面、详细的评估。

2. **术前准备** 术前准备的重点是困难气道方面的设备材料。应准备好口咽通气道、喉罩、气管插管、光棒、可视喉镜、纤维支气管镜等处理困难气道的耗材与设备,以及不同型号的吸痰管及负压吸引装置、喉麻管及表面麻醉药物。如果术前已有明显呼吸道梗阻、呼吸困难或术前评估可能存在面罩通气困难的患儿,需做好气管切开的相关准备并在耳鼻喉科医师陪同下进行麻醉诱导。

三、麻醉管理要点

术前判断存在困难气道尤其是面罩通气困难的病例,麻醉诱导前,必须建立通畅的静脉通路,并预先应用激素防止气道黏膜水肿,采用气管插管全身麻醉的方法。麻醉诱导的原则是,在保证一定麻醉深度的前提下,尽量保留自主呼吸。建议采用吸入麻醉诱导的方法,提下颌无明显体动后,由有经验的麻醉医师试用直接喉镜或可视喉镜,观察是否能暴露会厌软骨及声门,若能暴露,用喉麻管行声门附近及声门下表面麻醉。由于呼吸费力,多数患儿都会有较多的分泌物,放置喉镜后可先行吸出分泌物,保证视野清晰。因为吸入麻醉药的代谢较快,上述操作后,麻醉深度会有所减浅,此时可继续面罩吸入麻醉药,同时等待表面麻醉起效。二次喉镜暴露声门后,行气管插管操作。判断气管插管成功后,静脉给予镇静药及肌松药,开始手术。如果喉镜暴露会厌软骨或声门困难,可应用纤维支气管镜引导插管的方法。术中应维持足够的麻醉深度,注意呼吸参数的变化,防止气管导管脱出。如果患儿畸形严重,单纯吸入麻醉效果不理想,暴露声门或纤维支气管镜操作困难,考虑加用静脉麻醉药物时,一定要选择代谢快速的药物,尽量不使用肌松药,这样一旦出现插管困难甚至面罩通气困难的紧急情况时,患儿自主呼吸能够很快恢复,避免发生急性缺氧。

若要尝试在手术室内拔管,麻醉维持时也最好采用吸入麻醉药或代谢较快的静脉药物,减少药物对呼吸功能的影响,术后患儿可快速清醒。

四、术后管理

术后如果准备在手术室内拔管,一定要在患儿完全清醒、自主呼吸恢复良好的时候再拔出气管插管。拔管后,应观察患儿呼吸情况,血氧饱和度是否能够维持正常。待患儿自主睁眼,较大患儿能回答简单问题后再送返病房。对于插管困难尤其是经历反复插管操作的患儿,术后最好带气管导管返回监护病房,经过一段时间的观察,同时等气道水肿缓解后再拔出气管导管。

第六节　血液系统疾病

血液系统合并症也是儿童麻醉管理中较常见的一类,从累及的项目方面分类,可以是血红蛋白、血小板或凝血因子等。这些疾病并不会直接增加麻醉本身的风险,但是却可能威胁患儿围手术期的生命安全,作为麻醉医师,需要对此类疾病进行充分的了解和评估,为儿童疾病的治疗保驾护航。

一、血友病

1. 疾病基本特点　遗传性凝血疾病主要包括血友病 A、血友病 B 和血管性血友病。

血友病 A 的病因是Ⅷ因子减少或缺乏,是一种 X 连锁隐性遗传病,因此本病以男性发病为主,女性多为携带者,发病率为 1∶10 000~1∶5 000,1/3 的病例为新的基因突变。临床表现为自发性或外伤后出血,出血可发生在皮下、肌肉间或颅内等部位。受Ⅷ因子水平高低的影响,患儿所表现的疾病严重程度差别较大。轻型的血友病 A 可能不易被家长发现,大多数是在拔牙、外伤等所致的出血时,发现出血量过多而引起注意。典型的病例则表现为反复的软组织、肌肉和关节出血。外伤后如果发生颅内出血可危及生命。如果患儿术前检查发现活化部分凝血活酶时间(APTT)延长,提示内源性凝血途径异常,明确诊断需要查Ⅷ因子浓度。

血友病 B 是Ⅸ因子缺乏所导致的,同样是 X 连锁隐性遗传病,临床上较少见。临床表现与血友病 A 相似,实验室检查也是出现 APTT 延长,进一步检查发现Ⅸ因子活性降低可明确诊断,并与血友病 A 相鉴别。

血管性血友病是由组成Ⅷ因子的两种蛋白之一的 VW 因子缺乏引起的,它可以防止Ⅷ因子被降解,并且促进血小板的黏附,为常染色体显性遗传病,临床上多表现为皮肤、黏膜出血。

2. 术前评估与术前准备

(1)术前评估:在术前评估时,对于就诊前已确诊为血友病的患儿,主要了解患儿的诊断时间、用药情况、病情控制情况及既往手术史等,实验室检查方面关注凝血功能是否存在明显异常,主要是凝血时间有无延长。

在麻醉术前评估中还可能遇到以下病例:男性患儿无手术史,术前常规检查发现凝血时间延长,复查仍然延长,此时应详细询问患儿有无受伤后不易止血的情况,家中亲属主要是母亲一方,舅舅或者姥姥的兄弟中有无诊断血友病或与患儿相似的流血不易自止的症状。同时应嘱家长带患儿就诊于血液科,做进一步的专科检查,明确诊断。

除了遇到较多的以Ⅷ因子缺乏为主要表现的血友病,临床上还会遇到一些其他凝血因子缺乏的血液系统疾病,如Ⅶ因子、Ⅹ因子等,或者凝血因子数量正常但活性降低,术前检查时在凝血功能上会出现各种不同的异常表现,同样需要请血液科会诊,做详细的检查,进行鉴别诊断。

(2)术前准备:血友病患儿需要定期使用Ⅷ因子,术前常规准备即可。另一部分其他凝血因子缺乏的患儿,如条件允许,术前要使用相应的制剂,纠正凝血功能。如果没有针对性的制剂进行治疗,或者仅诊断为凝血因子活性降低的部分病例,术前可根据血液科的建议,输血浆予以纠正。对于较大手术且预计术中出血量多的病例,术前需备好悬浮红细胞、血浆等血液制品,必要时准备凝血因子。

3. 麻醉管理要点　如果术前凝血功能基本正常,手术分级为Ⅰ、Ⅱ级的浅表手术,预计手术时间不长,术中出血不多的病例,可常规术前准备;若为Ⅲ、Ⅳ级的深部手术操作,时间较长,术中出血量可能较大的手术,需要行有创动脉压及尿量监测,术前至少开放两条输液通路,且保证一条通路能输血制品。术中加强监护,严密监测出血量及手术创面渗血情况,及时补充血制品。

4. 术后管理　术前情况稳定,手术顺利的患儿,术后正常复苏,回病房观察平稳后即可出院。术中出血量多,术后创面渗血明显或引流量较大的患儿,考虑手术对凝血功能影响较大,术后可延迟苏醒,带气管导管送返重症监护病房,严密观察病情及监测凝血功能后,再选择合适的拔管时机。

二、卡梅综合征

1. 疾病基本特点　卡梅综合征又称巨大血管瘤-血小板减少综合征,儿童较为多见,表现为迅速生长的血管瘤,短时间内瘤体显著增大。血管瘤多位于皮肤、肌肉部位,病变呈青紫色或者紫罗兰色的斑块,肿瘤可以向皮下、软组织快速浸润生长,如果侵犯到内脏,会产生相应的压迫症状,其中巨大肝血管瘤合并卡梅综合征的患儿最为多见,并且有可能出现器官功能衰竭的表现;在肿瘤体积增长的同时,由于发生了不可控制的血管内微血栓形成,常导致血小板和凝血因子的过度消耗而使得血小板数量急剧下降,如果血小板 $<30 \times 10^9/L$,患儿可发生自发性内脏或脑出血,危及生命。如果上述病理改变不能得到纠正,则会进一步发展为弥散性血管内凝血(DIC)。

2. 术前评估及术前准备　临床上,由于大部分卡梅综合征患儿发病早且病情进展迅速,因此以治疗血管瘤原发病来就诊者较多;也有少数患儿未经治疗或正处于治疗过程中,因其他系统的急诊手术来院。

无论是治疗原发血管瘤还是合并卡梅综合征而行其他择期或急诊手术,在术前评估时,麻醉医师除了要了解患儿的一般情况外,重点要向家长询问血管瘤的诊断时间、治疗时间、治疗方法及效果如何。在术前检查方面,通过超声、CT、增强CT等辅助检查结果,了解瘤体的部位、大小及是否侵犯重要脏器;实验室检查结果可以帮助医师评估肿瘤是否影响了重要脏器的功能,以及血管内凝血对血小板的消耗情况。本病的治疗有注药、介入及手术等多种方法,总体来说,经过治疗的患儿,由于瘤体的缩小,短期内血小板的消耗会有一定程度的改善。但是,由于瘤体对血小板的消耗是持续存在的,因此即使是治疗后的患儿,医师仍要进行详细的评估,血常规检查结果与手术时间不能相隔过长。择期手术前的血小板数量不能低于 $80 \times 10^9/L$。如果手术难度大,预计出血量较多时,术前需备血小板。

3. 麻醉管理要点　经过一定时间的治疗,瘤体缩小,血小板数值达到或接近正常的患儿,可按普通手术管理,麻醉方法的选择、麻醉诱导及术中麻醉维持都可根据手术情况决定。治疗后情况稳定,但血小板仍略低于标准值的患儿,不采用椎管内麻醉等有创的麻醉操作方法,行其他麻醉操作时动作也尽量轻柔缓慢,避免不必要的有创操作,增加患儿出血的风险。

难度大、时间长、出血多的手术,如果患儿血小板低于 $80 \times 10^9/L$,需要备好血小板制剂及红细胞。手术开始前至少开放两条静脉输液通路,保证其中一条通路能快速输入血液制品。术中应密切监测吸引器内的出血量及沾血敷料数量,随时关注伤口渗血情况,如果监测到血红蛋白或血小板水平持续降低,可输入红细胞及血小板予以纠正。急诊手术的患儿,在积极输入血小板的同时尽快手术,手术应由经验丰富的外科医师实施,尽量缩短手术时间,减少对患儿的术中打击。

4. 术后管理　手术顺利、时间短、出血不多的病例,术后观察手术切口无持续渗血,伤口引流液的颜色及引流量正常时,可正常复苏,送返病房继续监护。复杂手术、术中出血多时,术毕输入血小板后需复查血小板数值,患儿清醒后,注意观察患儿神志、精神反应及生命体征等情况,确保术后复苏的安全性。

三、贫血性疾病

1. **疾病基本特点** 引起患儿贫血的疾病有很多种，主要是由于各种原因引起的红细胞生成减少、破坏增多、生命周期缩短或丢失过多导致患儿血红蛋白降低，除新生儿以外，血红蛋白低于 90g/L 即可诊断为贫血。刚出生的新生儿血红蛋白浓度较高，通常为 140~200g/L，足月儿在出生后 2~3 个月降为 90~130g/L，因此新生儿如果血红蛋白低于 120g/L 即可诊断为贫血。

血红蛋白生成减少的疾病中常见的有缺铁性贫血、再生障碍性贫血、β- 珠蛋白生成障碍性贫血、急性白血病导致的骨髓浸润、化疗后导致的骨髓造血功能抑制，以及长期营养不良引起的低蛋白血症或长期肾功能不全；有些遗传病可引起红细胞寿命缩短（<120 天），在脾被过多破坏，造成溶血性贫血，如球形红细胞增多症、镰状红细胞性贫血、β- 珠蛋白生成障碍性贫血、葡糖 -6- 磷酸脱氢酶（G6PD）缺乏症（蚕豆病）、丙酮酸激酶缺乏及脾功能亢进等；梅克尔憩室所致的肠道出血、寄生虫感染的消耗、反复严重的鼻出血或月经过多也可因红细胞丢失过多导致贫血。

2. **术前评估与术前准备** 术前评估时，对于血红蛋白低于正常值的患儿，应注意询问既往史及家族遗传病史，了解引起贫血的原因。部分出生后 6 个月至 1 岁纯母乳喂养的婴儿，由于母乳含铁量下降，同时未及时添加辅食或添加辅食不理想，会出现轻度的生理性贫血，患儿通常一般情况较好，血红蛋白为 80~100g/L，无其他不适。

如果是轻度贫血，手术分级 I ~ II 级，预计术中出血较少，手术可在 1 小时内完成，可正常安排手术，常规准备。对于中、重度贫血的患儿，或手术较大、术中出血多、手术时间长的病例，术前应积极治疗原发疾病。若由于原发疾病本身的原因，贫血不能完全纠正的情况下，无论何种原因引起的贫血，择期手术前都可以通过输血提升血红蛋白，复查血红蛋白 >90g/L，可准备手术。如为急诊手术，可根据患儿贫血程度紧急配血，边输血边准备手术。

如果是遗传病导致的贫血或原发疾病需要手术治疗的贫血，在输血和准备手术的同时，红细胞含量还会继续下降，所以不管是贫血较严重的病例，还是手术时间长、出血多的病例，术前除了输血提升血红蛋白以外，还应根据手术情况备好红细胞，用于术中及术后输注。

对于 Rh 阴性等特殊血型的贫血患儿，无论行何种手术治疗，术前都需要常规备血。

3. **麻醉管理要点** 对于贫血程度较轻的患儿，如果手术分级 I ~ II 级，预计术中出血较少，手术可在 1 小时内完成，术中可常规监测血氧饱和度、心率、无创血压等生命体征，密切关注手术进程，如手术顺利完成，出血不多，不需要输血治疗。但值得注意的是，这类患儿术前有贫血表现，与其他血红蛋白正常的儿童相比，对于术中出血的耐受能力仍然较差，因此，术中应严密监测出血量，如发现出血较多，手术出现与术前预料不符的特殊情况时，要紧急抽取血样配血。必要时暂停手术操作，在补足循环血容量的前提下，再开放一条静脉输液通路，准备输血时使用。

如果原发疾病不能根治或是梅克尔憩室、脾功能亢进等需要手术治疗的病例，且术前贫血严重，预计手术大、出血多，可选择气管插管全身麻醉的方法，手术开始前至少开放两条静脉输液通路（外周或中心静脉通路均可），且保证至少一条静脉通路能够满足术中输血要求。术中需要监测有创动脉血压、体温及尿量，注意定期测量血红蛋白含量，根据测量结果及手术进程及时输注红细胞，维持血红蛋白在安全范围内，保证患儿顺利渡过围手术期。如无明显禁忌的情况下，术中可采用自体血回收装置，节约异体血液用量，减少输入异体血制品的风险及并发症。输入异体库存血液较多时，应注意监测血浆钙离子浓度，必要时及时补充葡萄糖酸钙等钙离子剂，维持血浆钙离子浓度在安全范围。

4. **术后管理** 即使手术过程顺利的患儿，术后复苏及返回病房后的围手术期管理仍然不能放松。术中出血不多的患儿，可在手术室内或 PACU 拔管，拔管后注意观察伤口敷料有无渗血，伤口或手术其他部位引流量是否正常,有无过多的血性引流,如引流血量较多,通知外科医师及时处理。

如果手术中出血较多,采用输血治疗的患儿,应在术毕时复查血红蛋白。术前无贫血的患儿,术后血红蛋白应尽量恢复正常或接近术前水平;即使术前有长期贫血,对于较低的血红蛋白含量有一定耐受能力的患儿,术后也要使血红蛋白维持在与术前相当的水平。满足上述情况的患儿,可在手术室内拔出气管插管,返回病房继续观察。

如果手术结束时患儿血红蛋白仍然显著低于术前水平,会影响术后复苏效果,造成拔管困难。此时应暂缓拔出气管插管,继续配血、输血治疗,待血红蛋白上升至安全范围后再拔管。拔管后需送至PACU,继续严密监测伤口渗出及引流量,等患儿完全清醒,生命体征维持平稳后再送返病房。

如果术前患儿贫血较重,一般情况较差,且引起贫血的原发疾病为重度营养不良、肾功能不全终末期、重度再生障碍性贫血等慢性、重症疾病,或手术打击较大,对各项生理指标影响明显,术后不能在短时间内完全恢复,预计在手术室内复苏难度大、拔管风险较高的病例,术后可保留气管插管送返患儿至重症监护病房,对各项生理指标经过一段时间的精细、严密监控调理,待一般情况好转后再拔管。

(蔡晶晶　张建敏)

推荐阅读

[1] ALJERIAN A,GILARDINO M S.Treacher Collins syndrome.Clin Plast Surg,2019,46(2):197-205.

[2] Australia Cerebral Palsy Register.Australian cerebral palsy register report 2016.Sydney:Cerebral Palsy Alliance,2016.

[3] BAXTER D,SHANKS A L.Pierre Robin syndrome.Treasure Island(FL):StatPearls Publishing,2020.

[4] HARAMBAT J,STRALEN K J,KIM J J,et al.Epidemiology of chronic kidney disease in children.Pediatr Nephrol,2012,27(3):363-373.

[5] HIMPENS E,OSTRA A,FRANKI I,et.al.Predictability of cerebral palsy in a high-risk NICU population.Early Hum Dev,2010,86(7):413-417.

[6] LI Z H,CELESTIN J,LOCKEY F R.Pediatric sleep apnea syndrome:an update.J Allergy Clin Immunol Pract,2016,4(5):852-861.

[7] LINDE D,KONINGS E E M,SLAGER M A,et al.Birth prevalence of congenital heart disease worldwide:a systematic review and meta-analysis.J Am Coll Cardiol,2011,58(21):2241-2247.

[8] LIU Y J,CHEN S,ZUHLKE L,et al.Global birth prevalence of congenital heart defects 1970-2017:updated systematic review and meta-analysis of 260 studies.Int J Epidemiol,2019,48(2):455-463.

[9] NAMNAM N M,HARIRI F,THONG M K,et al.Crouzon syndrome:Genetic and intervention review.J Oral Biol Craniofac Res,2019,9(1):37-39.

[10] PERAGALLO J H.Pediatric myasthenia gravis.Semin Pediatr Neurol,2017,24(2):116-121.

[11] SPITTLE A J,MORGAN C,OLSEN J E,et al.Early diagnosis and treatment of cerebral palsy in children with a history of preterm birth.Clin Perinatol,2018,45(3):409-420.

[12] SUBKI A H,MUKHTER A M,AL-HARBI R S,et al.The impact of pediatric epilepsy on children and families:a multicenter cross-sectional study.Clin Pract Epidemiol Ment Health,2018,14:323-333.

[13] ZHOU X J,HONG J G.Pediatric asthma management in china:current and future challenges.Paediatr Drugs,2018,20(2):105-110.

第十五章

儿童围手术期麻醉并发症

本章要求

掌握：儿童围手术期呼吸系统并发症、循环系统并发症、消化系统并发症、体温异常、麻醉相关操作并发症、
围手术期过敏。

熟悉：神经系统并发症、恶性高热。

了解：丙泊酚输注综合征、体位相关损伤。

作为一名小儿麻醉医师，了解儿科人群中的麻醉相关并发症具有重要意义。儿童的危急事件发生率较
高（与成人相比），且在类型上也与成人有所不同。儿童最常见的危急事件是呼吸系统事件，其次是心血管
事件。1岁以下的婴儿、ASA分级Ⅲ~Ⅴ的患儿及急诊手术患儿，麻醉相关并发症的发生率会增加。婴儿，
特别是新生儿的危急事件发生率最高（8%）。虽然新型麻醉药物的出现、麻醉监测设备的改进、麻醉操作技
术可视化使麻醉相关死亡率从2/10 000减少到小于0.05/10 000，但小儿麻醉相关危急事件的发生率仍然高
达0.6%~3.3%，其与患儿年龄及麻醉医师的水平密切相关。这些可能发生的风险或并发症将成为潜在的危
险和挑战，可能会对患儿、患儿父母和医务人员产生终身影响，所以预防和及时处理这些并发症至关重要。
当围手术期发生突发情况时，必须及时发现，并提出恰当的有针对性的诊断，采取相应的治疗，以最大限度
减轻对患儿的伤害。本章将对小儿围手术期与麻醉相关的风险和并发症进行阐述。

第一节　呼吸系统并发症

儿童呼吸道并发症的发生率较高（42/10 000~85/10 000），是儿童围手术期最常见的并发症。与成人相
比，新生儿及婴儿的肋间肌和膈肌较薄弱、呼吸频率快、有效通气量低、功能残气量小、腹部膨隆、小气道相
对较少使气道阻力增高、肺的顺应性低而胸壁顺应性高，所以一旦发生呼吸系统并发症通常会导致严重的
后果。

呼吸道梗阻

呼吸道以声门为界，声门以上（包括声门）为上呼吸道，声门以下为下呼吸道。

1. 上呼吸道梗阻

（1）舌后坠：常见于镇静后、麻醉诱导时、苏醒期拔管后和昏迷的患儿。在仰卧位时，由于与下颌骨相
连的颏舌肌松弛，舌体在重力作用下坠向咽后壁，加之小儿舌体相对较大，一些患儿还伴有腺样体和扁桃体
肥大，易引起呼吸道阻塞。另外，一些特殊疾病的患儿，如皮 - 罗综合征、特雷彻·柯林斯综合征、阿佩尔综
合征、糖胺聚糖病和唐氏综合征等，因下颌发育不良可伴发舌后坠，这些患儿出生后即表现出明显的气道问
题。根据呼吸道梗阻程度，可分为不完全性梗阻和完全性梗阻，其临床表现有所不同。不完全梗阻时，典型

表现为鼾声或者喉头拖拽征。完全梗阻时,无鼾声,其典型表现为胸腹反常呼吸、三凹征、口鼻部的呼吸气流中断,SpO_2 下降。

处理方法:最简便有效的方法是单手提下颏或者双手托下颌,但如果舌后坠持续时间长,就需放置口咽通气道或者鼻咽通气道。鼻咽通气道耐受性好,恶心、呕吐和喉痉挛发生率低,但因需经鼻孔插入,易导致出血,凝血功能异常患儿禁用;对颅底骨折、鼻咽腔感染或鼻中隔外伤移位的患儿也禁用。在置入鼻咽通气道时需润滑导管,并在鼻腔内滴入血管收缩药,以减少出血的发生。鼻咽通气道置入深度以鼻尖至乳突的距离为宜,口咽通气道以嘴角至外耳道的距离为宜,此时通气管的尖端恰好位于会厌上方。

(2)喉痉挛:是指咽喉部刺激导致咽喉部肌肉组织发生强烈的非自主性痉挛,导致声门完全性或不完全性关闭。麻醉期间发生喉痉挛的原因主要分为两类:一是麻醉深度不够,大脑皮质被抑制,而皮质下中枢兴奋,声门反射亢进;二是咽喉部受到的刺激增加。儿童在麻醉期间发生喉痉挛的概率比成人高,为1.7%~25%。根据其严重程度可分为轻度喉痉挛、中度喉痉挛和重度喉痉挛。①轻度喉痉挛:仅有假声带挛缩,声门变窄,临床表现为吸气时出现喉鸣音。②中度喉痉挛:真假声带均发生挛缩,但声门仍未完全关闭,临床表现为吸气和呼气时均有喉鸣音,SpO_2 降低。③重度喉痉挛:声门完全关闭,呼吸道完全梗阻,临床表现为患者有胸廓运动,但呼吸道无气流通过,可见明显的吸气性三凹征,SpO_2 迅速降低;缺氧初期心率和血压可能会升高,但是随着缺氧进一步加重,心率可能突然减慢,若喉痉挛不能在短期内缓解,则很可能发生心搏骤停。麻醉期间发生喉痉挛的高风险因素包括:浅麻醉时置入气道工具、吸入性麻醉药、分泌物、黏液或血液刺激声带、年龄较小(婴儿发生喉痉挛的风险最高)、近期或目前有上呼吸道感染、被动吸烟、阻塞性睡眠呼吸暂停、气道畸形、呼吸道操作(如扁桃体切除术)等。喉痉挛多发生在全身麻醉诱导插管或苏醒期拔管期间,尤其在浅麻醉或低氧、CO_2 蓄积时刺激咽喉部更易发生。

处理方法:应强调以预防为主,避免浅麻醉下或低氧、CO_2 蓄积时刺激咽喉部。轻度喉痉挛一般在刺激解除后自行缓解,中度喉痉挛需面罩加压给予纯氧,避免刺激咽喉部,必要时予以短效镇静药(如咪达唑仑和丙泊酚)加深麻醉。重度喉痉挛必须非常迅速地加深麻醉,可给予1~2mg/kg 丙泊酚,绝大部分患儿可缓解。因 SpO_2 有滞后性,若加深麻醉后面罩加压给氧胸廓起伏好,不必急于其他处理。另外,胸外按压也可用于解除喉痉挛,其方法是在双手纯氧面罩加压通气时,助手用手掌根部按压胸骨处,按压深度大约为标准心肺复苏胸外按压深度的一半,按压频率为20~25 次/min。原理并不复杂,加压面罩通气迫使气体冲过声带进入肺内完成交换,胸外按压则刚好相反,压迫胸廓迫使肺内气体冲出声带完成肺内外交换,一正一反,两种方式均能有效改善缺氧状态。若经上述处理后仍未缓解,可给予快速起效的肌松药,并紧急进行气管插管。若情况十分紧急,又不具备麻醉药物和呼吸道管理器械,可使用粗针头行环甲膜穿刺通气,然后再进行气管插管或气管切开。注意,小儿不要轻易行气管切开,只有其他办法均无法解决通气时才考虑。

(3)喉水肿及声门下水肿:见本章第七节相关内容。

2. 下呼吸道梗阻

(1)支气管痉挛:支气管痉挛是下呼吸道梗阻最常见的原因,常因过敏、误吸、气管内插管或异物刺激气管黏膜引起。肺部感染、慢性哮喘的患儿由于气道敏感性增加,更容易发生支气管痉挛。在儿童中,已报道的术中支气管痉挛发生率为0.3%~3.2%。96% 的支气管痉挛发生于手术室内,较少发生在麻醉后苏醒室。麻醉时支气管痉挛的表现包括:视诊观察到呼气缓慢或不完全、胸部听诊可闻及哮鸣音(严重时肺部听诊无呼吸音,出现"寂静肺",如果确定气管导管在气管内,通气时未闻及呼吸音,应高度怀疑支气管痉挛)、$P_{ET}CO_2$ 改变($P_{ET}CO_2$ 波形呼气升支变平缓,时间延长)、$P_{ET}CO_2$ 数值降低或 $P_{ET}CO_2$ 波形消失、潮气量下降、吸气压升高、血氧饱和度降低。应及时排除引起上述表现的非支气管痉挛因素,同时将吸入氧浓度调整为100%,并调整为手控通气来评估肺顺应性和呼气情况。苏醒期自主呼吸时支气管痉挛的临床表现为呼气性呼吸困难、呼气期延长、听诊双肺哮鸣音;常伴有窦性心动过速,当缺氧严重时可导致心动过缓,甚至更严重的心律失常。危重患儿可出现肺部呼吸气流完全中断,此时肺部听诊无呼吸音。

处理方法:轻度支气管痉挛可通过吸氧或面罩加压给氧缓解,中重度支气管痉挛除面罩加压给氧或气管插管正压通气外,常需给予药物处理,如沙丁胺醇或异丙托溴铵雾化吸入、激素(如泼尼松龙)静脉注射、肾上腺素 1~2μg/kg 静脉注射或硫酸镁静脉注射等。围手术期发生急性支气管痉挛的患儿,常伴有哮喘或气道高反应性,麻醉过浅是其常见诱因,加深麻醉往往可以起到事半功倍的效果。

(2)呼吸抑制:呼吸抑制是指各种因素所引起的呼吸频率减慢或潮气量减少造成肺通气不足,如未能及早发现和处理,则可导致低氧血症和高碳酸血症,严重呼吸抑制可直接导致心搏骤停。围手术期呼吸抑制多与阿片类药物和肌松药过量或者残余有关。伴有睡眠呼吸暂停综合征的患儿,对阿片类药物敏感性高,发生呼吸抑制的概率更高。

预防和处理措施包括:尽量避免阿片类药物和肌松药过量,出现呼吸抑制时,应辅助呼吸直至呼吸完全恢复正常,必要时可使用拮抗剂。

(3)呼吸暂停:美国儿科学会将呼吸暂停定义为呼吸停止超过 20 秒,或虽然小于 20 秒,但伴有心动过缓、发绀、面色苍白,常见于新生儿和早产儿。校正胎龄是预测患儿呼吸暂停发生率的最重要因素,曾有呼吸暂停史的早产儿及校正胎龄小于 44 周的婴儿麻醉后更易发生呼吸暂停。因此建议校正胎龄小于 46 周的早产儿术后应至少严密观察 18~24 小时。Kurth 等研究报道,校正胎龄为 55 周的 49 例手术患儿中,有 18 例(37%)发生了呼吸暂停,因此推测所有校正胎龄小于 60 周的患儿均存在术后呼吸暂停的风险,应至少持续监测 12 小时。另一个呼吸暂停的影响因素是贫血。需要注意的是即使年龄较大的患儿,既往有呼吸暂停史或者贫血,术后也应进行监护。咖啡因对血流动力学影响小,半衰期长,可有效预防呼吸暂停,常用剂量为 10mg/kg,但术后仍需常规监测。

(4)肺不张:肺不张是围手术期常见的并发症。镇静或者非插管全身麻醉患者中,术后肺不张的发生率为 12%~42%;而在行气管插管全身麻醉或者喉罩全身麻醉患者中,术后肺不张的发生率高达 68%~100%;即使行短小手术的患儿,术后肺不张的发生率也可达 45%~60%。

围手术期肺不张的机制仍不清楚,主要考虑与以下 3 种机制有关:吸收性肺不张、压迫性肺不张和肺表面活性物质破坏导致的肺不张。当气道闭合,闭合区肺泡中的氧气被迅速吸收,从而加速肺泡萎陷。氮气在血浆中不易溶解,在肺泡内吸收缓慢,而氧气易于吸收,所以在麻醉诱导前的预给氧时或术中使用高浓度氧气,容易导致吸收性肺不张。所有患者在使用纯氧进行预给氧时均出现肺不张,而使用 60% 氧气预给氧患者中几乎没有肺不张。幼儿(1~3 岁)似乎比成人更容易发生肺不张,可能是因为胸壁顺应性大导致向外牵引肺的扩张力小,从而增加肺不张形成的可能。此外,2 岁以下婴幼儿 I 型和 II 型肌肉纤维还未完全发育,他们存在呼吸道感染、会厌炎时,更容易出现呼吸肌疲劳、衰竭或气道阻塞。术前存在肺部疾病、低龄、术中吸入高浓度氧气、肥胖、胸腹部手术等患儿更易发生肺不张,对于这类患儿需要提高警惕。在临床工作中,需要从围手术期肺不张的机制及危险因素入手防范和处理肺不张,如在麻醉诱导及维持过程中吸入低浓度氧气、按体重给药、处理术前肺部疾病、术中机械通气时使用呼气末正压(PEEP)通气和采用肺复张策略等,来减少肺不张的发生。

(5)误吸:误吸是指将口咽和/或胃内容物吸入呼吸道。胃内容物反流误吸在小儿围手术期的发生率为 0.02%~0.1%,一旦发生,后果非常严重。择期手术患儿术前常规禁食禁饮,可降低误吸风险,并减轻发生误吸时对肺部的影响。儿童发生误吸的危险因素包括 ASA 分级为 III 级或 IV 级和急诊手术。虽然大多数研究发现在麻醉诱导和喉镜置入期间误吸的发生率最高,但高达 50% 的误吸仍可能发生于麻醉维持和拔管时。在麻醉维持期间未拔出声门上通气装置时,发生误吸的危险因素还包括浅麻醉和腹腔内压力增高(如截石位)。与气管插管相比,置入声门上通气装置、面罩吸氧和自主呼吸的患儿,麻醉维持期误吸发生率更高。误吸后会对肺造成两个方面的影响,一是吸入物直接阻塞气管和支气管,造成阻塞性通气功能障碍,无法进行气体的交换,无论误吸固体食物还是胃液,都可引起急性呼吸道梗阻;而完全性呼吸道梗阻可立即导致窒息、缺氧,危及生命。二是酸性物质进入肺后造成的化学性肺损伤。误吸后对机体产生的影响取决于吸入物的数量和性质,以及吸入的频率和患儿对吸入物的反应。吸入无菌的酸性胃内容物可导致肺的化学性损伤、支气管痉挛、肺间质水肿和肺透明膜变,表现为哮喘样呼吸、发绀、呼吸困难、呼吸阻力增加和心动过速,双肺可闻及支气管哮鸣音或湿啰音,可很快导致肺组织水肿或急性呼吸窘迫综合征的发生(即 Mendelson 综合征)。吸入含有病原体的口咽分泌物可导致肺部感染从而引起吸入性肺炎,肺损伤的程度与胃液量和 pH 相关,吸入量越大、pH 越低,肺损伤越重。pH 小于 2.5,吸入量大于 0.4ml/kg 者,危险性明显增加。

麻醉期间预防反流误吸非常重要。主要预防措施包括:减少胃内容物的滞留、促进胃排空、提高胃液的 pH、降低胃内压、加强对气道的保护。如果怀疑误吸,应立即将患儿置于头低位,并按以下步骤进行紧急处理:若使用声门上通气装置,应立即撤除,因为其可能导致反流的胃内容物滞留在声门口;口咽部吸引,经面罩给予纯氧;并评估是否会发生喉痉挛和支气管痉挛,根据需要进行治疗;如果误吸颗粒较大,可请相关医师会诊以评估是否可进行硬质支气管镜术。后续处理取决于症状和体征的严重程度、发生误吸的时间、推测原因及手术是否紧急。发生 Mendelson 综合征时的处理措施有:雾化吸入糖皮质激素、支气管舒张药和祛痰药,以上药物可减轻气道阻塞症状,若气道阻塞严重者可全身短期使用糖皮质激素。重症患者主要是支持治疗,包括吸氧和机械通气,糖皮质激素可能降低其病死率。还有人主张用生理盐水或碳酸氢钠生理盐水灌洗支气管,以中和胃酸,但由于液体很快(1~20 秒)被肺组织吸收,常不易奏效。仅在出现继发性肺部感染时才使用抗生素治疗。

第二节　循环系统并发症

循环系统并发症在麻醉期间的发生率高,若未及时发现并积极采取有效措施进行处理,常会给患者带来严重后果,甚至危及生命。

一、血压异常

1. **高血压**　围手术期高血压是指血压升高超过患者麻醉前静息状态下血压的 20%。在儿科,由于患儿自身的生长发育及生理变化巨大,高血压的临床诊断标准较成人更为复杂。儿童高血压诊断标准见表 15-2-1。

表 15-2-1　小儿各年龄组高血压诊断标准

年龄	诊断标准 /mmHg
新生儿	>90/60
婴幼儿	>100/60
学龄前儿童	>110/70
学龄儿童	>110/80

任何年龄儿童收缩压 >120mmHg 即定义为高血压,而任何年龄儿童血压 >150/100mmHg 则定义为重症高血压。小儿出生后 1 个月内的血压随年龄增长而上升,其中早产儿的血压大概波动于 40~70/25~50mmHg,出生胎龄越小血压越低。血压过高可增加左心室射血阻力,使得左心室舒张末期压力升高,当其高达 15~20mmHg(正常为 4~12mmHg)时,即可引起心内膜下缺血,甚至梗死。此外,严重高血压可引起卒

中、左心室肥大、心肌梗死、心力衰竭、高血压性肾损害(如进展缓慢的小动脉性肾硬化症、恶性小动脉性肾硬化症、慢性肾衰竭),以及视网膜动脉硬化、眼底改变等。

(1)常见原因

1)麻醉因素:镇静、镇痛不足的情况下对患儿实施各类有创操作,如气管内插管操作、神经阻滞、血管穿刺、吸痰时吸痰管对口咽及气管隆嵴的刺激;麻醉维持期间镇静、镇痛不足;麻醉维持期间短时间内输注过量液体;苏醒期拔除气管导管操作等;某些麻醉药物(如氯胺酮)的作用等。

2)手术因素:手术刺激,如大型骨科手术(股骨、脊柱手术等)、气道内手术等,由于创伤大、伤害性刺激强烈容易导致患儿高血压;腹腔内手术牵拉肠道时也易导致患儿高血压;颅内手术时牵拉额叶或刺激第Ⅴ、Ⅸ、Ⅹ对脑神经可引起血压升高;脾切除时挤压脾,因循环容量迅速增加而导致血压升高;部分具有内分泌功能的肿瘤(如嗜铬细胞瘤、神经母细胞瘤等)手术探查肿瘤时血压可因儿茶酚胺释放而迅速升高。

3)病情因素:患儿合并甲状腺功能亢进、嗜铬细胞瘤等,麻醉后可出现难以控制的血压升高,甚至高血压危象,该类患儿可因急性心力衰竭或肺水肿死亡。患儿术前合并颅内高压、肾病(如先天性肾发育不全、肾动脉狭窄、急慢性肾小球肾炎等)也常有围手术期高血压表现。

4)其他因素:其他造成患儿不适的因素,如胃管和尿管刺激、建立静脉通道等,恐惧、焦虑等精神因素也会加重血压波动。轻度低氧血症可引起心率增快与血压升高。高碳酸血症可直接刺激颈动脉和主动脉化学感受器,以及交感-肾上腺系统反应,而出现心动过速和血压升高。另外,术后寒战、尿潴留(膀胱过度充盈)等也会引起血压升高。

(2)预防和处理:首先针对全身麻醉患儿,术前应消除患儿紧张情绪,必要时给予足量的术前用药。为预防全身麻醉气管内插管及拔管过程中产生的血压升高,应减少不必要的刺激,麻醉深度适当或给予气管表面麻醉后再行气管插管,当患儿呼吸功能恢复、血流动力学稳定时,应尽早拔除气管导管。

手术疼痛刺激引起的血压升高,可加强镇静、镇痛。针对手术过程中的应激反应,视情况可联合区域麻醉最大限度地阻断伤害性刺激向中枢传导,必要时给予α、β受体阻滞剂和短效血管扩张药。

对于甲状腺功能亢进和嗜铬细胞瘤的患儿,应做好充分的术前准备。对于既往合并高血压的患儿,手术前应继续降压治疗,将患儿血压控制在可接受范围。

除此之外,在麻醉期间应控制患儿的体液平衡,注意术中保暖,预防低体温,合理调整呼吸参数,避免低氧血症及高碳酸血症的发生。

2. 低血压 低血压是指血压降低幅度超过麻醉前的20%,但是否影响组织供氧,应以血乳酸含量是否超过正常为准(血乳酸含量正常为0.3~1.8mmol/L)。

(1)常见原因

1)麻醉因素:除氯胺酮外,大部分麻醉药物及辅助麻醉药物具有心肌抑制与血管扩张作用。尽管小儿麻醉诱导期发生低血压的情况较成人少,但大量快速的静脉注射麻醉药物也常引起患儿低血压,尤其在早产儿及合并心包积液、复杂先天性心脏病、休克等严重循环功能不全的患儿中更为明显。围手术期补液方案不当,有效循环血容量不足常是导致患儿围手术期低血压的原因。过度通气导致的低碳酸血症及缺氧导致的酸中毒,以及区域阻滞引起的医源性交感神经阻断等,都可导致血压下降。

2)手术因素:术中大出血、快速大量的胸、腹腔积液引流等导致体液丢失过多而未及时补充,使心脏前负荷降低;手术操作引起的副交感神经反射(如斜视手术提拉眼肌导致的心眼反射)及对心脏和大血管的压迫等,均会造成不同程度的低血压。

3)病情因素:患儿术前合并低血容量、严重贫血、严重低血糖、休克而未纠正;嗜铬细胞瘤切除后,肾上腺危象、张力性气胸、肺栓塞、心脏压塞、心肌梗死、心肌病及心律失常等情况均易导致围手术期低血压。

4)其他因素:全身麻醉期间发生变态反应,如血液制品、各类药物、乳胶制品等导致的过敏性休克;术中低体温、排尿过多引起的低血容量和电解质紊乱都可导致血压下降。

（2）预防和处理：对于术前合并低血容量的患儿，在麻醉前应视情况给予充分补液，必要时输注血液制品，包括红细胞等。诱导时宜缓慢注射麻醉药，必要时可合并使用小剂量 α、β 受体激动剂。对于术前合并严重贫血的患儿，输注 4ml/kg 的浓缩红细胞可增高血红蛋白 10g/L。麻醉维持时适当设置呼吸参数，可避免发生低氧血症和低碳酸血症。对于医源性交感神经阻滞导致的低血压，可给予适量儿茶酚胺类药物治疗。

手术期间低血压，如考虑血容量不足，除低血压外，还可见心率加快、中心静脉压低等，可选用血液制品或羟乙基淀粉等血浆代用品，必要时给予升压药物。小儿使用胶体溶液时要慎重，对于早产儿、新生儿及婴儿来说，5% 的白蛋白仍是比较好的选择。婴幼儿术中少量出血，已可能丢失其相当大部分的血容量，因此，失血操作一开始就必须密切观察手术出血情况，严密监测生命体征，及时进行血气分析，必要时输注血液或适量的胶体溶液（如羟乙基淀粉或 5% 白蛋白）。对手术牵拉所致的低血压，应暂停手术操作。

对于有其他合并症的患儿，应及时对因处理，补充血容量，纠正电解质和酸碱平衡紊乱。对肾上腺皮质功能不全性低血压，应及时给予大剂量地塞米松等药物。对于心源性因素所致低血压，在使用扩容及血管活性药物前，应鉴别原因并针对病因进行处理。对过敏性休克，应及时去除过敏原，首选肾上腺素，有深静脉通路的患儿也可考虑去甲肾上腺素输注。

二、心律失常

麻醉期间心律失常的常见原因有麻醉药物影响、交感神经兴奋性增高、电解质紊乱、缺氧、高碳酸血症、代谢性碱中毒和代谢性酸中毒、低温、外科手术刺激或术前已合并心脏病等。

1. **心动过速** 多因疼痛、激动、通气不足、高碳酸血症、低血容量及发热引起。因此，处理首选对因治疗，如疼痛刺激则加深麻醉，增加氧供纠正高碳酸血症，伴有血压下降的应纠正低血压，必要时可使用 β 受体阻滞剂控制心率。盲目使用减慢心率的药物，可导致循环衰竭、心搏骤停。

2. **房性期前收缩** 术后新发房性心律失常多见于心脏和胸腔手术后，另外还可见于电解质、酸碱失衡。在治疗上，应进行对因治疗，纠正电解质及酸碱失衡。

3. **室性心律失常** 可见于低血钾、缺氧、气管插管、疼痛和短暂性高碳酸血症等情况，常见类型为室性期前收缩和室性二联律。应针对病因进行治疗，同时注意循环支持，必要时可行电复律。

4. **缓慢性心律失常** 药物相关性因素包括 β 受体阻滞剂、抗胆碱酯酶药、阿片类药物及右美托咪定等的使用；手术操作及患儿自身因素导致的肠胀气、颅内高压、高眼压及全脊椎麻醉等都可导致患儿心率减慢。手术期间的心率减慢多由医源性因素造成，治疗时应立即调整相关药物使用，停止相关操作，必要时可给予阿托品静脉注射以增加心率。

第三节 消化系统并发症

消化系统的并发症在小儿麻醉患者中发生率较高，一旦发生不仅会影响患儿的预后，严重时还会危及患儿的生命安全。

一、反流

反流是指在无恶心和干呕、不用力的情况下，人体的胃内容物排出至口腔或咽部。反流物中最常见的是未消化的食物、胃液、胆汁和血液等。患儿的年龄越小，食管越短，而且小儿食管远端的第三段并没有足够的空间进行蠕动。这样的解剖结构，使得小儿在胃内压增加时非常容易发生反流。目前小儿围手术期反流的准确发生率并不清楚。有研究报道，虽然小儿在围手术期反流的发生率并不高，但是由于小儿本身的解剖特点,其反流的发生率要高于成人。

1. 原因 围手术期多种因素,包括患者因素、麻醉因素和手术因素等,均可导致反流误吸的风险增加。

(1)患者因素:饱胃(如急诊手术和创伤手术)、胃排空障碍(自主神经系统疾病、阿片类药物的使用)、遗传病(如幽门狭窄,食管裂孔疝、食管闭锁伴气管食管瘘、贲门失弛缓症,以及腹壁缺陷,如腹裂、脐膨出、消化道憩室等)、腹内压增高(如病态肥胖、各种肠闭锁、肠狭窄、肠套叠、肠旋转不良等)、神经肌肉疾病(如肌营养不良、吉兰-巴雷综合征)、内分泌疾病(如肢端肥大症)、意识水平下降(如颅脑损伤、卒中,镇静或麻醉状态下)、延髓疾病等,均可增加反流误吸的风险。

(2)手术因素:手术操作(如气管切开术、上消化道手术,腹腔镜手术)、特殊体位(如头低位、截石位)等均可增加反流误吸的风险。

(3)麻醉因素:麻醉深度不足时,喉镜置入或者气管表面麻醉等操作可诱发反流。麻醉后食管括约肌松弛,增加了发生反流的可能性,若经面罩或喉罩正压通气造成胃膨胀,更易发生反流。

2. 预防及处理

(1)择期手术患儿术前应充分禁食禁饮。有研究显示,在常规禁食情况下,食用以淀粉类(大米或马铃薯)为增稠剂的奶制品能有效降低婴儿反流的频率和容量。对于术前患有神经功能障碍和发育畸形的患儿,即使术前按规范禁食禁饮,在全身麻醉诱导后也可能出现"静息性反流",这类反流常不被麻醉医师重视,也不易被发现,从而导致术后出现一些原因不明的呼吸系统并发症。对于术前怀疑患有胃食管反流类疾病的儿童,手术前胃镜检查及食管内 pH 的监测有助于发现和预防反流。

(2)饱胃急诊手术患儿全身麻醉诱导前置入胃管,尽量排空胃内容物;采用多种药物减少呕吐发生,提高胃液 pH 和减少胃内容物容量,如胃肠道兴奋药(如西沙必利)、镇吐药(如昂丹司琼、氟哌利多)和抗胆碱药(如阿托品、格隆溴铵)等;避免快速诱导过程中面罩正压通气,采用 Sellick 手法封闭食管,采用快速起效的静脉麻醉药和肌松药以缩短气管插管时间;术后拔管应在患者完全清醒、无肌松残余、通气功能良好的状态下进行,拔管体位推荐采用左侧卧位,在整个苏醒期保持该体位,并进行密切监护。

若发生反流导致误吸,其处理见呼吸系统并发症中误吸的相关内容。

二、术后恶心呕吐

据研究报道,小儿术后恶心呕吐(postoperative nausea and vomiting,PONV)的发生率为 33%~82%。2 岁以下小儿很少出现术后恶心呕吐;3 岁以上小儿的发生率为 40%,甚至更高;青春期前,术后恶心呕吐的发生率随年龄增长而增加,未见性别差异;青春期后术后恶心呕吐的发生率逐渐下降。

1. 原因 小儿术前合并的危险因素越多,术后发生恶心呕吐的风险也越高。术后恶心呕吐的危险因素如下:

(1)3 岁以上小儿(5~9 岁为术后恶心呕吐发生的高峰期)。

(2)患儿及家属有运动病史。

(3)患儿及家属有术后恶心呕吐病史。

(4)手术时间大于 30 分钟。

(5)患儿行腺样体切除术、扁桃体切除术、斜视修复术、睾丸固定术、阴茎手术、斜疝修复术等。

2. 预防及处理 术前详细询问病史,了解患儿术后恶心呕吐的相关病史。研究表明,术前预防性使用地塞米松、氟哌利多或昂丹司琼能有效降低术后恶心呕吐的发生率;局部麻醉的术后恶心呕吐发生率比全身麻醉低;术中麻醉诱导和维持使用丙泊酚,术后恶心呕吐发生率比使用吸入麻醉药低;术中辅助吸氧,避免使用氧化亚氮,避免使用挥发性麻醉药,术中和术后使用最小剂量的阿片类药物,使用最小剂量的新斯的明,以及补液治疗等,可有效降低术后恶心呕吐的发生率。

儿童术后恶心呕吐发生率高于成人,因此可能比成人更需要进行预防性止吐治疗。目前临床上一般推荐联合多种方案预防术后恶心呕吐的发生,联合方案的数量与术后恶心呕吐的发生率呈负相关。

5-羟色胺3(5-HT$_3$)受体拮抗剂是临床上预防术后恶心呕吐的一线药物。目前推荐治疗术后恶心呕吐的药物主要有地塞米松、氟哌利多、茶苯海明和昂丹司琼等。麻醉诱导时应用地塞米松(150µg/kg,最大剂量为8mg),手术结束前30分钟静脉注射5-羟色胺受体拮抗剂,如昂丹司琼(50~100µg/kg,最大剂量为4mg)或多拉司琼(350µg/kg,最大剂量为12.5mg),效果甚佳且不良反应较少。奋乃静(70µg/kg)、苯海拉明(0.5mg/kg)也可有效预防小儿术后恶心呕吐,氟哌利多(50~75µg/kg,最大剂量为1.25mg)可用于其他疗法无效的住院患儿。

中等术后恶心呕吐风险的患儿,可预防性使用1种镇吐药;高风险患儿应联合应用2种或3种镇吐药。联合应用不同作用机制的药物可产生最佳疗效,如5-HT$_3$受体拮抗剂(抗呕吐更有效)可与氟哌利多(抗恶心更有效)联合应用。

第四节　神经系统并发症

手术和麻醉都有可能使患儿术后出现神经系统并发症,而由于小儿神经系统尚未发育完善,发生并发症的风险性增加且可能更隐匿不易被发现,而这对患儿的身心发展具有重大影响。

一、术中知晓

术中知晓(intraoperative awareness)是指全身麻醉下手术期间有意识且术后能清楚地回忆起术中的事件。儿童全身麻醉后术中知晓发生率较成人稍高,为0.2%~1.2%。由于发育情况和术后交谈的准确性问题,评估儿童是否存在术中知晓有一定难度。因术中知晓的原因尚不明确,所以很难预防其发生。尽管有证据表明麻醉深度监测可能会降低成人术中知晓风险,但目前尚无直接证据表明在儿童中也如此。儿童的药理学差异可能会增加术中知晓的风险。由于儿童按体重计算需要更多的麻醉药物,所以儿童术中知晓发生率更高可能与没有给予足够剂量或浓度的麻醉药物有关,也可能与没有等待足够的时间就开始手术有关。与吸入麻醉相比,全凭静脉麻醉的术中知晓风险可能更高。因为应用吸入麻醉时,可监测呼气末麻醉药物浓度,而全凭静脉麻醉时不容易监测静脉麻醉药的血药浓度;同时静脉麻醉药物的个体差异也比较大,因而更容易出现静脉麻醉药剂量不足。因此,建议实施全凭静脉麻醉时,进行麻醉深度监测。在麻醉较浅期间给予辅助药物(如镇静药和镇痛药)可降低术中知晓事件的创伤效应。因为苯二氮䓬类药物具有遗忘效应,给予苯二氮䓬类药物可预防和降低术中知晓的发生。阿片类药物可降低患者对伤害性刺激的反应,即使发生了术中知晓,阿片类药物也可最大限度地减轻由此带来的伤害。

二、苏醒延迟

手术麻醉结束后患儿的苏醒时间变化很大,它取决于自身病理生理状况、麻醉用药、麻醉管理及手术种类、手术时间等许多因素。目前观点认为,全身麻醉后患儿30~60分钟意识不能恢复,即为苏醒延迟。

儿童苏醒延迟的常见原因包括以下几种。

1. **药物残留**　麻醉药或辅助药物残留是苏醒延迟最常见的原因。阿片类药物的镇静作用可与其他麻醉药和辅助药物产生协同作用,可能导致苏醒延迟。此外,阿片类药物引起的通气不足所致的高碳酸血症也可能进一步加深镇静。若发现患儿瞳孔缩小、呼吸频率慢,伴有镇静,尤其是给予大剂量阿片类药物后,或给予阿片类药物后不久,则提示阿片类药物残留。可静脉给予0.25µg/kg的纳美芬,2~5分钟后可增加剂量0.25µg/kg,当达到了预期的阿片类药物逆转作用后立即停药,累积剂量大于1.0µg/kg不会增加疗效。应用纳美芬可避免再次气管插管,也能排除阿片类药物导致的神志改变。由于使用大剂量咪达唑仑或长效苯二氮䓬类药物导致的苏醒延迟,可给予氟马西尼。氟马西尼的初始剂量为 0.01mg/kg,可重复多次给药,直至达到期望效果,最大总量为 1mg。肌松药的残留效应也比较常见,肌肉收缩乏力和通气不足除可导致高碳酸血症外,还可干扰体内残余吸入麻醉药的清除,这可能进一步加深镇静。若怀疑或经外周神经刺激器证实存在肌松残余效应,应给予肌松拮抗药,如新斯的明 0.03~0.04mg/kg 联合阿托品 0.02mg/kg,或舒更葡糖钠 2mg/kg(只能拮抗维库溴铵和罗库溴铵)。如果应用最大剂量的拮抗药后仍不能逆转肌肉松弛,则可能需要继续控制通气。肝肾功能不全的患儿,药物代谢及消除作用减弱,大多数静脉麻醉药和辅助药物的作用时间延长;另外,极低体重的患儿按标准剂量用药可能导致药物绝对剂量过大,而肥胖患儿按体重给予麻醉药时则常会出现相对剂量过大。对这些患儿,调整剂量可最大限度地减少药物蓄积,避免发生苏醒延迟。应用区域阻滞可在一定程度上减少全身麻醉药物的使用,对于无禁忌证的患儿,推荐使用全身麻醉复合神经阻滞或椎管内麻醉,以减少苏醒延迟现象的发生。

2. 低体温 低体温是小儿苏醒延迟的常见原因之一。儿童较成人更易出现低体温,体温下降后,与药物代谢相关的酶的活性明显降低,导致药物蓄积,药物的作用时间延长,最终出现苏醒延迟。即使是轻度低体温(低于 35℃),也可能影响意识恢复,增强麻醉药物的中枢神经系统抑制作用。

3. 低血糖 低血糖可引发意识障碍,使患儿苏醒不完全。新生儿(尤其低体重儿、早产儿)、长时间手术的患儿、母亲患有糖尿病的婴儿及接受全胃肠道营养的儿童,更易发生低血糖。对于此类患儿应及时监测血糖,适当补充含糖液体。

三、苏醒期谵妄

苏醒期谵妄(emergence delirium,ED)是一种意识状态改变,始于麻醉苏醒,持续到麻醉恢复早期。患儿表现为无目的活动,无法与父母或照料者建立眼神交流或正常互动;患儿常转移视线或凝视,做出无目的的动作;苏醒期谵妄患儿躁动、不易安抚、扭动不宁,有时还会挥舞手臂,试图挣脱,对于连在身上的监护仪,像是被刺激到或引发疼痛一样撕扯和抓住监护装置,然而,撤掉监护仪并不能减轻患儿的谵妄。儿童苏醒期谵妄的发生率较高,为 10%~80%。诊断苏醒期谵妄前,必须完全控制疼痛,特别是对于年幼患儿,容易将疼痛引起的躁动与苏醒期谵妄混淆。儿童苏醒期谵妄及其发生率增加的机制仍不太明确。其危险因素包括学龄前儿童和麻醉药。学龄前儿童(即 2~6 岁)比学龄期儿童更易发生苏醒期谵妄,发生率随年龄增长而降低。与静脉麻醉药相比,强效吸入麻醉药(七氟烷、异氟烷、地氟烷和氟烷)更可能引起苏醒期谵妄。给予预防性措施和充分控制疼痛的情况下,发生苏醒期谵妄的风险可能与手术类型无关。麻醉后快速苏醒,以及较深或较长时间的麻醉,与患儿苏醒期谵妄发生率无关。无论是短小操作(如鼓膜切开术和插管),还是长时间手术,均可发生苏醒期谵妄。临床实践中通常不需常规用药预防苏醒期谵妄。即使父母报道儿童以前发生过苏醒期谵妄,也不常规采取预防措施,因为苏醒期谵妄呈年龄依赖性,年龄增长后并不一定会再次发生。

可采用的预防策略包括:手术结束前经静脉给予丙泊酚、咪达唑仑、阿片类药物、氯胺酮或 α_2 受体激动剂。应当强调充分镇痛的重要性,研究表明联合区域阻滞的患儿术后苏醒期谵妄发生率明显降低,对于没有实施区域阻滞者,应于手术结束时在切口周围给予局部麻醉药浸润注射。术中用瑞芬太尼维持的患儿在停止使用前,可追加中长效的阿片类药物。大多数研究报道,手术结束时经静脉给予单剂丙泊酚 1mg/kg 或 3mg/kg(给药时间 3 分钟),可降低苏醒期谵妄发生率。手术结束时静脉给予咪达唑仑也可能有效。静脉给予芬太尼 0.5~1μg/kg 或瑞芬太尼 0.05~0.15μg/(kg·min) 可预防苏醒期谵妄。α_2 受体激动剂(右美托咪定 0.3~1μg/kg)静脉给药可降低苏醒期谵妄发生率,但也可延后出手术室时间。氯胺酮能降低儿童七氟烷麻醉后苏醒期谵妄的发生率,可在术中一次性静脉给予 1mg/kg,之后以 1mg/(kg·h) 的速度输注;或者在手术即将结束时静脉给予单剂 0.25mg/kg。其他可降低苏醒期谵妄发生率的方法包括:让患儿在麻醉苏醒期间听母亲的声音,以及眼科手术前的视觉适应性训练(戴眼罩);术前安慰,避免患儿产生焦虑感;保持术后环境舒适、温馨等。除了支持和预防伤害外,许多苏醒期谵妄儿童不需要治疗。约95%的苏醒期谵妄儿童在发病后20分钟内自行消失,无持续后遗症。对于在恢复室出现躁动的儿童,应首先评估有无疼痛和潜在危险的躁动原因(即缺氧、低血压、高碳酸血症和低血糖),如果疼痛是诱因,可适当给予镇痛药。一旦苏醒期谵妄发作缓解,无论是自发消退还是通过干预,均不会复发。

四、全身麻醉药物诱导的发育期神经系统毒性

婴幼儿手术大多在全身麻醉下进行,全身麻醉药物是否对中枢神经系统造成损伤,是近年来深受关注的热点问题。尽管在动物实验显示全身麻醉药可以引起发育期啮齿类和灵长目类动物大脑的结构改变,并导致长期认知功能障碍,但在临床研究中,除了个别回顾性研究发现长时间麻醉手术和重复麻醉手术与患儿学习能力降低有关外,严格的队列研究和随机对照研究发现单次或者短小麻醉手术对患儿智力发育无影响。而对于长时间麻醉手术和多次重复暴露的麻醉手术,目前还没有很好的临床研究能够证明麻醉药物对中枢神经系统发育有影响,接受这类手术的患儿通常患有严重的外科疾病,如果因为担心麻醉药物的不良反应而不采取手术治疗,反而会延误病情,从而影响患儿的身心健康。

第五节　体温异常

人体通过体温调节系统使产热和散热保持动态平衡,小儿具有保持体温恒定的能力,但在手术麻醉过程中很容易受外界环境、麻醉、手术等影响而出现低体温和高体温。

一、围手术期低体温

1. **定义**　机体在正常情况下通过完整的体温调节系统使核心温度保持在36.5~37.5℃,围手术期由于各种原因出现核心体温低于36℃称为围手术期低体温。

早产儿、新生儿、低体重儿、婴幼儿主要依靠非寒战产热(消耗棕色脂肪),这类人群体温调节中枢发育不完善,皮下脂肪菲薄,体表面积相对较大,尤其是头部相对较大,通过头部散热较多,散热率约为成人的4倍。儿童主要依靠寒战产热,但由于体温调节中枢发育不全,体温容易随环境温度变化而波动。患儿围手术期紧张、焦虑和害怕等情绪波动,可使血液重新分配,影响回心血量和微循环。以上原因使得小儿在围手术期更易发生低体温。

2. **影响因素**

(1)麻醉影响:围手术期全身麻醉或局部麻醉均可降低机体的体温调节功能。全身麻醉抑制中枢体温调节,使中枢对体温变化的敏感性降低,冷反应阈值降低(37℃降至34.5℃),各器官代谢率降低,产热减少,血管收缩受到抑制,热量丧失增加。肌松药可降低肌肉张力、抑制寒战,减弱机体的御寒反应,使产热减少。患儿在全身麻醉后会出现较为明显的低体温,通常核心体温下降1~3℃。接受局部麻醉的患儿,运动神经阻滞后肌肉运动和张力减少,产热减少,同时阻滞区域内肌肉松弛、血管扩张,散热增加。椎管内麻醉药物可降低脊髓温度调节中枢的作用,抑制末梢温度感受器,大多数患儿围手术期体温都有下降趋势。

(2)手术影响:消毒铺巾过程中身体暴露可丢失热量,使用挥发性消毒液也能增加散热。术野暴露面积大、体腔开放(开胸、开腹手术),内脏(胸腔内脏、肠、腹膜)暴露于环境温度,通过对流、传导、蒸发及辐射等方式丢失热量。术中大量冷液体冲洗可带走体热。手术时间超过2小时,低体温发生率增加。腹腔镜手术中,CO_2气腹可影响体温。文献报道,腹腔镜手术在麻醉苏醒期的寒战发生率高达64%。

(3)输血、输液影响:大量输入未加温液体或血液制品,可致体温下降。

（4）环境因素：当室温低于 21℃ 时，患儿散热明显增加。

（5）其他：麻醉前禁食时间过长，尤其是先天性消化道畸形的患儿，围手术期自身产热不足，术中易发生低体温。患儿转运过程中未保暖，可导致热量散失，体温降低。

3. 低体温对机体的影响

（1）寒战：增加氧耗及二氧化碳生成，增加患儿不适感，加剧伤口疼痛。

（2）苏醒延迟：低体温可延缓麻醉药物代谢，导致患者苏醒速度减慢，苏醒时间延长。

（3）心血管系统：低体温可抑制窦房结功能，引起心律失常。低体温还增加外周血管阻力，增加心肌做功和氧耗，引起心肌缺血。体温正常患儿围手术期心血管不良事件的发生率约为 1.4%，而低体温患儿高达6.3%，其中室性心律失常和心肌缺血等并发症在低体温患儿中的发生率均增高。

（4）呼吸系统：低体温导致机体对氧的通气反应变得迟钝，减慢呼吸频率，降低潮气量，甚至导致呼吸停止。低温可抑制延髓的呼吸中枢，当发生支气管痉挛和气管分泌物增加时，由于气道保护性反射减弱，增加了误吸和术后肺炎的可能。

（5）内分泌系统：低温时胰岛素产生减少，外源性胰岛素作用受到抑制，导致血糖升高。体温 29~31℃ 时，无论是否附加足量胰岛素，给予葡萄糖溶液后都会引起持久性的高血糖症。

（6）中枢神经系统：大脑的血流量对体温高度敏感，因此低温对中枢神经系统影响极其明显。核心温度每下降 1℃，脑血流量减少 6%~7%，出现判断力减退、意识障碍和模糊等症状。低温可致反射功能减弱，<27℃ 时，瞳孔对光反射和深部反射消失。

（7）凝血功能：低体温可减弱血小板功能，降低凝血因子和凝血酶活性，纤溶系统活性增强，输血需求增加。

（8）感染：低体温直接损害免疫功能，引发温度调节性血管收缩，降低伤口氧供，增加术后伤口感染率（伤口感染率在低体温患者中可高达 19% 而在体温正常患者中仅为 6%），延长住院时间。

（9）其他：增加布比卡因的心脏毒性，对多巴胺作用产生抵抗。

4. 处理

（1）预防：术前根据患者病情、一般情况、年龄、手术时间、术中暴露面积、皮肤完整性等来预估术中体温下降的风险，制订加温方案。麻醉诱导前患者预先加温，目前公认的术中体温保护的措施是用强力空气加温系统（forced air warming system）。婴幼儿体下垫以保温毯，年龄较大患儿可以给予上半身或者下半身保温毯，加温系统不断将热风吹入保温毯中，在患儿周围形成热空气流，可起到很好的保温作用。本系统不但有吹热风的保温功能（38℃ 或 43℃），还能选择吹冷风降温功能（室温或者 32℃），必要的时候可以在两者之间切换，尽可能让患儿的体温维持稳定。设定合适的环境温度，室温调至 22~24℃，相对湿度 40%~60%，新生儿手术室温度最好能升至 26~28℃。术中尽量减少暴露面积，注意肢体保暖，新生儿、婴幼儿头部体表面积相对大，而且是热量流通能力最强的部位，用塑料袋包裹头部可减少辐射、对流和蒸发引起的热量丢失。预热消毒液或选择非挥发性消毒液可减少热量的丢失。静脉输液的液体可加温至 36~37℃，库血复温在 37℃ 以下。吸入气体湿化加温或使用人工鼻。皮肤消毒液及冲洗液加热使用，以 40℃ 适宜。手术期间使用温盐水纱布覆盖暴露的创面和内脏。

加强术中体温监测，常用的核心温度测量点有肺动脉、食管末端、鼻咽部及鼓膜。通过肺动脉导管测量的温度被认为是测量核心温度的"金标准"，而鼻咽温较易测量，临床应用更为广泛。口腔、腋窝、直肠等部位接近核心温度也常应用于临床。目前也有一些无线的体温监测探头，可以通过监测外周温度换算为中心温度，此类探头最大的好处是可以在术前、术中和术后连续监测，能更及时地发现体温异常。需要强调的是，不论采取何种保温措施，监测体温都非常必要，否则可能发生保温过度导致发热。使用吸入麻醉药的患儿也必须常规监测体温，以便早期及时发现恶心高热这一严重并发症。

（2）低体温治疗

1）体表复温：使用加温装置，包括电热毯（预热至 36~40℃）、循环水变温毯（可在 20~42℃调节）、辐射加温器、热风机（温度调至 38~42℃）和充气加温装置等。

2）中心复温：用于心脏手术体外循环期间的复温。

3）胸腹腔内温盐水复温：胸腹腔手术患儿，也可尝试胸腹腔内温盐水复温，注意温度不能超过体温 10℃。

4）复温注意事项：应缓慢进行复温，每小时提高体温 1~2℃或在 12~24 小时使体温恢复至正常。快速复温可能因外周血管扩张导致复温性休克，对低温肢体末梢快速升温，可能引起末梢血管扩张，进而使含有乳酸的血液回流入心脏，引发心律失常。复温过程中应同时监测腋温和肛温，当腋温高于或等于肛温时提示机体产热良好。婴幼儿皮肤薄，复温过程中尽量扩大加温皮肤面积，注意烫伤风险。

二、围手术期高体温

1. **定义**　围手术期体温超过 38℃（新生儿体温超过 38.5℃）为围手术期高体温。

2. **原因**

（1）患儿自身因素：发热、感染、脱水、甲状腺功能亢进症、全身炎性疾病、全身炎症反应综合征、组织创伤感染等。

（2）麻醉影响：术前用药（阿托品）可抑制皮肤黏膜腺体分泌，使散热减少。全身麻醉下体温调节中枢功能减弱，对热反应的阈值上升。应用交感神经兴奋药物，使肌张力增加，产热增加。呼吸道梗阻、气管插管过细、气管插管过深、呼吸机活瓣失灵、钠石灰失效，可使二氧化碳蓄积致体温升高。

（3）手术影响：神经外科手术在下丘脑或脉络丛电刀烧灼时可引起发热。骨科骨水泥置入可能引起化学反应致体温升高。术中使用止血带，可减少远端肢体散热。

（4）输血、输液影响：术中输血反应、血型不合输血、补液引起的致热原，可引起体温升高。

（5）环境因素：室温过高、无菌单覆盖过多、术中过度加热等。

3. **对机体的影响**

（1）机体代谢及氧耗增加：患儿基础代谢率增加，氧耗显著增加，大于氧供，可发生相对缺氧。高热患儿可发生代谢性酸中毒和高碳酸血症。持续高热时，出汗、呼吸道及手术野蒸发增加，可伴有脱水和电解质紊乱，常见高钾血症和高血糖症。

（2）心血管系统：心率加快，心脏负荷增加。酸中毒可降低心血管系统对儿茶酚胺的敏感性，易致循环衰竭。

（3）呼吸系统：高热时呼吸增快，呼吸做功增加，部分患儿可因过度换气而出现呼吸性碱中毒。

（4）中枢神经系统：组织氧耗剧增，激发脑缺氧、脑水肿，甚至惊厥。

（5）肝肾功能：高热时肝肾负荷增大。严重持续高热，因代谢性消耗使细胞膜通透性增加，出现全身弥漫性水肿。

4. **高体温的处理**

（1）及时查明体温升高的原因，祛除诱因。

（2）体表降温：降低室内温度、停止主动加温、减少体表覆盖物、使用冰帽物理降温、输注适量冷液体、胸腹腔手术可适当使用冷液体冲洗。还可以将强力空气加温系统改成吹冷风（32℃或者室温），但在降至理想体温前必须及时关闭，避免体温继续下降导致体温过低。

（3）药物治疗：可酌情使用非甾体抗炎药、皮质激素类药物。

第六节 恶性高热

恶性高热（malignant hyperthermia，MH）是一种临床罕见的常染色体显性遗传病，主要由挥发性吸入麻醉药（氟烷、异氟烷、七氟烷、地氟烷、恩氟烷、乙醚、甲氧氟烷）和去极化类肌松药氯琥珀胆碱所触发，骨骼肌呈异常高代谢状态，是一种具有家族遗传性的亚临床肌肉病。恶性高热易感者一旦发病，病情进展迅速，在没有特异性治疗药物丹曲林的情况下，死亡率高达 80%~90%，一般的临床降温及治疗措施难以控制病情进展，最终患者可因多器官功能障碍综合征而死亡。

一、发病机制

恶性高热是骨骼肌细胞内钙离子调节障碍导致的细胞内钙离子浓度异常升高，进而引起的一系列功能障碍。恶性高热易感者的骨骼肌神经肌肉接头功能正常，肌细胞的结构正常，未发作时肌质中钙离子浓度也正常。但因肌质网膜上的 RYR1 受体存在异常，在触发因素的作用下，使受体开放的概率增加、受体开放状态的时间延长，骨骼肌细胞内钙离子稳态失衡，肌质网内的钙持续向肌质内流动，导致肌质内钙离子浓度异常增高，通过兴奋-收缩耦联机制，骨骼肌细胞发生强直收缩，产热增加，氧耗和 CO_2 生成急剧增加，进而出现一系列高代谢综合征。

二、诱发因素

全身麻醉药物是诱发恶性高热的主要原因，常见的诱发药物主要有挥发性麻醉药物，如氟烷、恩氟烷、异氟烷、地氟烷、七氟烷、甲氧氟烷、乙醚等。去极化类肌松药氯琥珀胆碱也可诱发恶性高热。氯琥珀胆碱与挥发性麻醉药物联合常导致更严重的爆发型恶性高热。

三、易患人群

恶性高热在麻醉人群中发病率为 1∶10 000~1∶5 000，其中儿童发病率是成人的 3~5 倍，男性多于女性。

恶性高热在一些先天性疾病，如中央轴空病、特发性脊柱侧弯、斜视、上睑下垂、先天性骨骼肌畸形、肌营养不良、脐疝、腹股沟疝等患者中多见。骨科、神经外科、耳鼻喉及颌面外科手术中恶性高热发生率较高。

四、临床表现与生化检查

1. **症状** 全身肌肉僵硬，或静脉注射氯琥珀胆碱后咬肌痉挛。当发生咬肌痉挛时，通常 5 分钟内会出现横纹肌溶解。

2. **体征** 呼吸急促和呼气末二氧化碳持续升高（特点为通气量正常甚至超过正常时仍然难以控制）、呼吸性酸中毒；体温急剧升高、肌强直。呼气末二氧化碳分压、体温升高和肌强直是恶性高热的特征性标志。体温升高可能早期也可能晚期出现，核心温度每 5 分钟可升高 1~2℃，严重时可达 44℃以上，氧耗量急剧增加导致低氧血症；心动过速、心律失常及心力衰竭、肾衰竭等为常见临床表现。如果没有呼吸末二氧化碳分压监测和体温监测，当发现不明原因心动过速和钠石灰快速变色时就要立即着手恶性高热的排除诊断。

3. **辅助检查**

（1）血气分析：pH 下降（<7.0），$PaCO_2$ 上升，可升高到 100mmHg 以上，混合性静脉血氧分压下降，代谢性和呼吸性酸中毒同时存在（呼吸性酸中毒与代谢性酸中毒同时存在是恶性高热的特点），高乳酸血症。

（2）血清学检查：血清肌红蛋白升高。血清 K^+ 升高，血清 Ca^{2+} 先升高后下降。

（3）血液学检查：血小板减少、溶血，还可发生弥散性血管内凝血（DIC）。特别是发现较晚、已经发生全身性骨骼肌溶解诱发全身严重炎症反应后,常为患者的死亡原因。

（4）酶学检查:肌酸激酶（CK）增高,乳酸脱氢酶、谷草转氨酶、谷丙转氨酶等均升高。

（5）尿液检查:肌红蛋白尿。

（6）病理检查:肌肉水肿、脑水肿,横纹肌变性溶解。

五、诊断

1. **临床诊断**　恶性高热临床评分是根据临床表现和血生化检查进行的恶性高热诊断评估量表。评估指标、评分及发生恶性高热的可能性见表 15-6-1、表 15-6-2。

表 15-6-1　恶性高热的临床评分标准

项目	指标	分数 / 分
肌肉僵硬	全身肌肉僵硬（不包括由于体温降低和吸入麻醉苏醒期间及苏醒后即刻所导致的寒战）	15
	静脉注射氯琥珀胆碱后咬肌痉挛	15
肌溶解	静脉注射氯琥珀胆碱后肌酸激酶 >20 000U	15
	未应用氯琥珀胆碱	15
	麻醉后肌酸激酶 >10 000U	10
	围手术期出现肌红蛋白尿,尿肌红蛋白 >60μg/L	5
	血清肌红蛋白 >170μg/L	5
	全血 / 血清 / 血浆 K^+>6mmol/L（不包含合并肾衰竭时）	3
呼吸性酸中毒	在适当控制呼吸条件下,呼气末二氧化碳分压 >55mmHg	15
	在适当控制呼吸条件下,动脉血二氧化碳分压 >60mmHg	15
	在自主呼吸条件下,呼气末二氧化碳分压 >60mmHg	15
	在自主呼吸条件下,动脉血二氧化碳分压 >65mmHg	15
	异常的高碳酸血症	15
	异常的呼吸过速	10
体温升高	围手术期体温异常快速升高（需根据麻醉医师的判断）	15
	围手术期体温异常升高（>38.8℃）（需根据麻醉医师的判断）	10
心律失常	异常的心动过速	3
	室性心动过速或心室颤动	3
家族史（仅用于筛选易感者）	直系亲属中有恶性高热家族史	15
	非直系亲属中有恶性高热家族史	5
其他	动脉血气分析显示碱剩余低于 −8mmol/L	10
	动脉血气分析显示 pH<7.25	10
	静脉注射丹曲林钠后呼吸性酸中毒及代谢性酸中毒迅速纠正	5
	有恶性高热家族史伴有静息状态下肌酸激酶升高	10
	有恶性高热家族史伴有以上表现的任一种	10

注:1mmHg=0.133kPa。

表 15-6-2 恶性高热临床评分与发生恶性高热的可能性

得分范围	级别	发生恶性高热的可能性
0 分	1	极不可能
3~9 分	2	不可能
10~19 分	3	接近于可能
20~34 分	4	较大的可能性
35~49 分	5	很可能
50 分及以上	6	几乎肯定

鉴别诊断：根据表现不同,恶性高热需要与甲状腺危象、嗜铬细胞瘤、麻醉过浅、通气不足、使用抗精神病药等鉴别。但诊断未明确时,应做好恶性高热的处理准备。

2. **确诊方法** 目前,国际上公认咖啡因 - 氟烷骨骼肌收缩试验(CHCT)为确诊恶性高热易感者的"金标准"。

欧洲恶性高热诊断标准要求氟烷及咖啡因试验均为阳性才诊断为恶性高热易感者,均为阴性时诊断为非恶性高热易感者,如果仅咖啡因试验阳性则诊断为咖啡因型可疑恶性高热(MHEc);如果仅氟烷试验阳性则诊断为氟烷型可疑恶性高热(MHEh)。北美恶性高热诊断标准则强调氟烷及咖啡因试验中任一试验阳性就诊断为恶性高热易感者,均阴性才诊断为非恶性高热易感者。

3. **基因检测** 目前恶性高热致病基因位点尚不明确,但可对确诊或可疑恶性高热易感者进行基因检测,寻找突变基因。同时检测其直系亲属,如有相同的突变可诊断为恶性高热易感者。

六、治疗

恶性高热抢救的关键是早期发现,早期应用丹曲林治疗,积极对症处理,包括积极降温、维持内环境稳定和防治肾衰竭等。

1. 停用氯琥珀胆碱和所有挥发性麻醉药,更换钠石灰和呼吸管路,呼吸环路吸入和呼出两侧加用活性炭过滤器,并用高流量氧(10L/min)进行过度通气洗脱挥发性麻醉药物并降低呼气末二氧化碳分压,尽快结束手术,如不能短时间内结束手术,应更换为不诱发恶性高热的药物维持麻醉。

2. 尽早应用丹曲林钠,首次推荐剂量为 2.5mg/kg 静脉滴注,根据病情发展每 5 分钟可追加 1~2.5mg/kg,直至高代谢症状消失,最大剂量可达 10mg/kg(每瓶丹曲林钠 20mg 以 60ml 灭菌注射用水溶解,禁用生理盐水或葡萄糖溶液)。国产剂型推荐首次剂量为 1mg/kg,每次追加 1mg/kg,直至症状消失或达到最大耐受剂量 7mg/kg。其机制是通过抑制肌质网内钙离子释放,降低骨骼肌兴奋 - 收缩耦联,使骨骼肌松弛,因而应尽早使用,若骨骼肌已经因为强直收缩发生溶解坏死,则丹曲林钠很难再阻止病情进展。丹曲林钠不影响神经肌肉接头功能,也不影响骨骼肌细胞电活动,其不良反应包括肌无力、高血钾、消化道紊乱及血栓性静脉炎等,与维拉帕米合用可产生显著的心肌抑制作用。

3. **降温** 发热一旦出现,应立即采取降温措施,冰水体表擦洗同时用冷风吹(电扇或者强力空气加温开室温档),加强空气对流是较好的体表降温措施,还可使用冰帽、大动脉处冰袋降温及冰盐水灌洗膀胱或胃腔、冲洗胸腹腔,以及静脉输注冷生理盐水,甚至体外循环降温等,建议控制体温在 38.5℃ 以下。如果体温 <38℃,需停止降温,避免体温过低。

4. **纠正酸中毒** 过度通气,给予碳酸氢盐静脉滴注纠正酸中毒(pH<7.2 时),持续复查动脉血气进行评估。

5. **纠正电解质失衡** 主要是治疗高钾血症,给予钙剂、利尿,应用碳酸氢盐、葡萄糖 + 胰岛素等,若高血钾难以纠正,应尽早考虑血液净化治疗,并注意监测血糖。

6. **纠正心律失常** 纠正酸中毒和高钾血症通常有效,必要时可使用普鲁卡因胺 3mg/kg(最大剂量为15mg/kg)、利多卡因 1mg/kg。适当应用血管活性药等,维持血流动力学稳定。

7. **监测尿量** 应用利尿药以维持尿量在 1ml/(kg·h) 以上,并用碳酸氢钠碱化尿液,防止肌红蛋白尿导致肾衰竭。

8. 有条件的情况下可进行血液净化治疗,包括肾脏替代治疗(RRT)、血液灌流(HP)及血浆置换(PE)等。

9. **加强恢复期监护** 在体征消失后 24 小时持续监测,25% 的恶性高热在发病 24~48 小时可能复发,未监测和积极处理可能导致严重后果。因此需采用持续常规麻醉监测(动脉血氧饱和度、心电图、无创血压,呼气末二氧化碳分压),监测中心体温,建立通畅、较大的静脉通路,监测血钾、肌酸激酶、动脉血气、血红蛋白、血糖、肝肾功能及凝血功能等,积极处理,以确保患者安全渡过围手术期。

10. 有条件者,可做咖啡因 - 氟烷骨骼肌收缩试验,以明确诊断。对患儿及其直系亲属进行基因检测,筛选恶性高热易感者并建立档案。恶性高热患者应该通知所有有血缘关系的亲戚,他们今后在接受手术麻醉之前,必须告知麻醉医师,自己有恶性高热家族史,请麻醉医师做好相应预案,以防止恶性高热发生。

为了便于记忆及迅速采取措施,将恶性高热的处理流程进行了总结,见图 15-6-1。

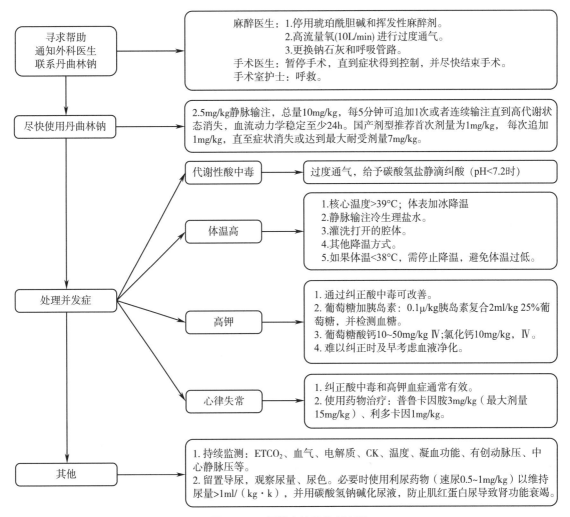

图 15-6-1 恶性高热的处理流程

第七节　建立人工气道相关并发症

全身麻醉常需要建立人工气道控制呼吸，以保证患儿的安全。建立人工气道可能伴随相应的并发症。

一、损伤

1. **牙齿损伤**　婴幼儿一般从出生后6个月左右开始长出乳牙，学龄前期开始换牙，牙齿逐渐开始松动更换为恒牙。学龄前期的小儿麻醉访视时要尤其注意检查口腔及牙齿的情况，观察有无断裂及松动的牙齿，松动的乳牙术前可根据情况予以拔除。若麻醉前患儿松动牙齿不能拔除，在麻醉中须密切观察患儿的牙齿情况，在气管插管及拔管过程中尽量避免碰触患儿牙齿，牙齿损伤及脱落后应及时取出。在气管插管前松动的牙齿用丝线固定，以避免牙齿损伤脱落，甚至误吸。困难气道患儿在用喉镜暴露声门气管插管时，更容易导致牙齿损伤及断裂，应引起重视。

2. **气道损伤**

（1）鼻腔损伤：患儿鼻腔黏膜比较脆弱，经鼻放置鼻咽通气道或者经鼻行气管插管时，均可能会导致鼻腔黏膜损伤、出血等。部分腺样体肥大的患儿还可能导致腺样体出血，甚至是大出血的可能。为避免鼻腔损伤，应选择型号合适的气管导管及鼻咽通气道，放置前鼻腔滴入润滑剂及麻黄碱等鼻黏膜收缩药，导管通过鼻腔时应轻柔，避免暴力。术后拟入住ICU，预计会较长时间带管时，不要经鼻腔插加强型气管导管，否则容易导致鼻翼的压迫损伤。

（2）口咽腔黏膜及舌的损伤：主要见于喉罩及口咽通气道放置时。气管插管时操作不当也可导致嘴唇及口咽腔黏膜的损伤。主要表现为术后咽喉部疼痛、患儿哭闹、声音嘶哑、不愿进食，常不需要特殊处理。

（3）下呼吸道损伤：包括支气管黏膜损伤、声带损伤、声带麻痹、环杓关节脱位等。气管插管时暴力操作，气管导管对气道的反复摩擦也可导致气道损伤。黏膜损伤常不需要特殊处理。对于比较严重的损伤，甚至影响患儿呼吸及发音等情况时，需及时请相关科室会诊和处理。

3. **气道水肿**　气道水肿常见喉水肿、声门水肿和声门下水肿。小儿气管比较细，环状软骨部位呈瓶颈式缩窄，如插管动作粗暴、气管导管型号选择不合适、气管导管固定深度不合适、气管导管套囊过度充气等，均可导致气管黏膜损伤水肿。气道水肿一旦发生，均可能严重影响患儿的呼吸及呼吸道通畅情况，应积极预防和处理。因此气管插管时应动作轻柔、选择合适的气管导管、妥善固定到合适的深度、套囊充气适度等。严密监测患儿的生命体征及呼吸情况，有紧急情况造成严重呼吸道梗阻，吸氧及药物处理不能缓解时，应及时行气管切开等处理。

4. **颈椎损伤**　手控通气及建立人工气道时，头部过度后仰可导致颈椎损伤，尤其是颈椎本身有病变的患儿，导致原有颈椎病变加重，甚至有颈髓损伤的可能。为避免颈椎损伤，应避免患儿头部过度后仰。对于本身有颈部病变的患儿，麻醉前应对颈椎进行固定，气管插管时应避免颈椎活动导致损伤。

二、气管导管位置不当

气管插管时气管导管误入食管，不能正常通气，若不能及时发现可导致严重后果。气管插管后均需判断气管导管位置，如使用听诊器听诊双肺呼吸音是否对称，查看胸廓起伏，是否有规则的二氧化碳曲线等。

气管导管插入过深是儿童麻醉气管插管中较常见的并发症之一。不同年龄的儿童气管插管深度差别较大，还有个体差异，如气管导管插入深度和固定不合适，会导致气管导管插入过深甚至支气管插管、单肺通气等。因此，气管插管后及固定导管后，均需要听诊双肺呼吸音是否对称，以判断气管导管深度是否合适，然后再妥善准确地固定气管导管。在变动体位及搬动患者后，也需要听诊双肺呼吸音，重新确定气管导管位置及深度。

气管导管脱出在儿童麻醉中也较常发生,常发生于气管插管后改变体位、转运患者时或口腔、鼻咽腔手术操作过程中。麻醉管理过程中,麻醉医师应该随时关注患儿的呼吸情况,及时发现气管导管脱出,并及时进行处理。

第八节　其他并发症

除了建立人工气道相关的并发症外,还有一些其他并发症在小儿麻醉过程中也比较常见,而且一旦发生若不及时处理,也可能造成严重后果。

一、围手术期过敏

过敏反应(IgE 参与发生)和类过敏反应(非 IgE 参与发生)在小儿麻醉期间的发生率为 3%~9%。尽管两者发生机制不同,但过敏反应与类过敏反应在临床表现上常难以区别,所以临床上又将上述两类不良事件统称为高敏反应。

1. **原因**　在美国导致小儿高敏反应最常见的原因是抗生素(50%)、乳胶(17%)和肌松药(11%);而在欧洲导致小儿高敏反应最常见的原因则是肌松药,以氯琥珀胆碱和罗库溴铵导致的高敏反应最常见。

其他原因:局部麻醉药、止血药、鱼精蛋白、胶体类扩容药、镇静镇痛药物等。

2. **诊断**

(1)有相关药物使用史或乳胶制品接触史。

(2)过敏相关临床表现:皮疹、血管扩张(血压下降、心率增快)、支气管痉挛(血氧饱和度下降、呼气末二氧化碳分压降低、气道压力增加)。

(3)高敏反应发生后,6 小时内检测血液内胰蛋白酶水平有助于诊断。手术后 4~6 周,皮肤试验和血液内 IgE 水平测定同样有助于鉴别诊断高敏反应。

3. **预防**　麻醉前详细询问既往过敏史(食物、药物等),对既往过敏史阳性的患儿,应充分做好麻醉前评估和准备,尽可能避免使用导致过敏的药物和制品。

4. **治疗**　立即停用可疑过敏药物或制品。肾上腺素是治疗高敏反应的一线药物,其给药途径主要有:静脉注射、肌内注射、气管内给药。静脉注射每次 10~100mg;肌内注射:剂量一般分为 3 个年龄阶段,>12 岁时 0.5mg/ 次,6~12 岁时 0.3mg/ 次,<6 岁时 0.15mg/ 次,给药浓度为 1∶1 000;气管内给药剂量:浓度 1∶1 000 的肾上腺素 0.1mg/kg。其他辅助抗过敏药物包括激素、钙剂及组胺受体拮抗剂。药物治疗的同时必须保持呼吸道通畅,面罩加压给氧,必要时行气管内插管及机械通气。血流动力学不稳定时,可持续泵注血管活性药物。

二、丙泊酚输注综合征

丙泊酚输注综合征(propofol infusion syndrome, PRIS)是少数患儿因长时间(>48 小时)、大剂量[>4mg/(kg·h)]输注丙泊酚引起的一系列综合征,但短期输注较高剂量时也有相关报道。临床表现为高钾血症、高脂血症、肝大或肝脂肪浸润、代谢性酸中毒、横纹肌溶解、不明原因的心律失常(对阿托品、肾上腺素无反应的心动过缓,最终进展为心搏骤停)和难治性心力衰竭。

1. **高危因素**　除大剂量、长时间输注丙泊酚外,其他高危因素包括:年龄较小、危重症、头部创伤、摄入高脂肪和低糖类、线粒体脂肪酸氧化障碍的遗传代谢性疾病以及同时进行儿茶酚胺输注或类固醇治疗等。

2. **诊断**　丙泊酚输注期间,心电图右胸导联(V$_1$~V$_3$)出现 ST 段弓背向上抬高,可能是 PRIS 心脏不稳定的最早征象;出现无其他原因可以解释的乳酸酸中毒,可能是 PRIS 的早期表现;患儿出现心动过缓伴高脂血症、严重脂肪肝、代谢性酸中毒(BE<-10mmol/L)、横纹肌溶解、肌红蛋白尿中的一项或多项表现时,可诊断为 PRIS。

3. 预防 临床应避免大剂量[>4mg/(kg·h)]丙泊酚用于长时间(>48 小时)儿童(≤16 岁)麻醉或镇静。使用丙泊酚麻醉期间,监测血液 pH、血浆乳酸和肌酐水平,有助于早期发现 PRIS。联合用药(右美托咪定、吸入麻醉药等)可以减少丙泊酚剂量,有助于降低 PRIS 风险。

4. 治疗 一旦发现应立即停用丙泊酚,改用其他镇静药。按需给予心肺功能支持,通过血液透析或血液滤过以降低血内丙泊酚和脂质水平。通过液体容量治疗和正性肌力药物维持血液循环稳定,必要时心脏起搏。

三、与体位相关的外周神经损伤

1. 原因 与体位相关的外周神经损伤,主要是指因牵拉、压迫或缺血而引起神经细胞结构和功能的改变。在麻醉状态下,患者对疼痛无反应,在固定体位或体位变动时,外周神经受到的牵拉和/或压迫超过其所能承受的生理限度,通过神经纤维的血管拉长变细或受压,引起外周神经的血流灌注减少或完全中断。

2. 预防

(1)上肢体位:仰卧位时上肢外展不超过 90°,俯卧位时患者可以很好地耐受上肢外展超过 90°。上肢摆放应注意避免压迫肱骨髁后神经沟(尺神经沟)。上肢内收置于身体两侧时,推荐前臂保持中立位。外展应用托手板时,上肢可处于自然位或旋后位。避免长时间压迫桡神经沟的桡神经。腕关节过伸可牵拉正中神经。

(2)下肢体位:截石位可因体位不当导致坐骨神经损伤。避免长时间压迫腓骨头以免造成腓总神经损伤。髋关节伸展或屈曲不增加股神经损伤的风险。

总之,根据神经解剖关系,正确放置手术患者的体位,尤其是对于外周神经损伤高发人群(如消瘦、营养不良等)或体位(如截石位等),应特别注意。对于特殊体位应放置凝胶垫子(或其他软垫)或用软垫将肢体包裹,包裹不能过松和过紧。

3. 治疗

(1)神经功能性麻痹损伤:神经功能不全或丧失,无神经结构的改变时,一般不需要特殊治疗,6 周内可完全恢复。

(2)轴突断裂伤:神经细胞的轴突发生断裂,但神经鞘和结缔组织仍保留时,可使用神经营养药物,理疗对预防关节和骨骼肌功能的退化有一定作用。

(3)神经断裂伤:同时引起轴索、神经鞘及结缔组织的完全断裂,必须手术治疗。

四、失明

1. 原因 失明的主要原因包括角膜损伤和缺血性视神经病变。角膜损伤是最常见的围手术期眼睛损伤,主要损伤原因是麻醉期间泪液分泌减少、术中眼睑闭合不严,因干燥导致角膜溃疡所致,或由于面罩、手术巾等其他异物直接擦伤角膜所致。因此,术中应用胶布、输液薄膜或者专用眼睛保护贴膜保持双眼睑紧闭。严重的角膜损伤可以导致失明。缺血性视神经病变的原因尚不明确,发生的原因可能与手术类型、长时间低血压、手术时间过长、失血过多、输液过多、贫血或血液稀释、俯卧位时眼压增加和静脉压力升高等相关。小儿发生缺血性视神经病变的高危因素有肥胖、糖尿病及高血压。

2. 预防 麻醉和手术过程中,应该使用贴膜对患儿的眼睛进行相应的保护,避免一些医疗物品与角膜发生接触,从而减少角膜损伤的发生。

对于发生缺血性视神经病变风险较高的患儿,注意头部位置不应低于身体水平,避免眼压增高,避免外力压迫患者腹部与胸腔,尽可能保持头部中立位,充分改善静脉回流;应用有创动静脉监测,避免低血压及容量负荷增加;如果术前预计手术时间较长或失血量较大,应考虑告知患者术后有失明的风险;围手术期适当放宽输血指征,维持一定水平的血红蛋白浓度。

3. **治疗** 一旦怀疑或明确诊断,立即请眼科会诊。若失明同时伴神经定位体征和/或共济失调眼球运动异常,提示皮质盲,应请神经外科会诊。

(李义辉 叶 茂)

推荐阅读

[1] 陈煜,连庆泉.当代小儿麻醉学.北京:人民卫生出版社,2011.

[2] 邓小明,姚尚龙.现代麻醉学.4版.北京:人民卫生出版社,2017.

[3] 杨拔贤,李文志.麻醉学.3版.北京:人民卫生出版社,2013.

[4] BLUSSÉ VAN OUD-ALBLAS H J,VAN DIJK M,LIU C,et al.Intraoperative awareness during paediatric anaesthesia.Br J Anaesth,2009,102(1):104-110.

[5] BOMBARDIERI A M,MATHUR S,SOARES A,et al.Intraoperative awareness with recall:a descriptive,survey-based,cohort study.Anesth Analg,2019,129(5):1291-1297.

[6] BOYER E W.Management of opioid analgesic overdose.N Engl J Med,2012,367(14):1372.

[7] COTE C J,LERMAN J,ANDERSON B.A practice of anesthesia for infants and children.6th ed.Amsterdam:Elsevier,2018.

[8] EBBITT L,JOHNSON E,HERNDON B,et al.Suspected malignant hyperthermia and the application of a multidisciplinary response.Healthcare(Basel),2020,8(3):328.

[9] EVANS D H,MORGAN P,FARRAR M.Pediatric laryngospasm.Pediatric Anesthesia,2008,18:303-307.

[10] KAUR H,KATYAL N,YELAM A,et al.Malignant hyperthermia.Mo Med,2019,116(2):154-159.

[11] MALARBI S,STARGATT R,HOWARD K,et al.Characterizing the behavior of children emerging with delirium from general anesthesia.Paediatr Anaesth,2011,21(9):942-950.

[12] MISKOVIC A,LUMB A B.Postoperative pulmonary complications.Br J Anaesth,2017,118:317-334.

[13] NIMMAGADDA U,SALEM M R,CRYSTAL G J.Preoxygenation:physiologic basis,benefits,and potential risks.Anesth Analg,2017,124:507-517.

[14] ROTHEN H U,NEUMANN P,BERGLUND J E,et al.Dynamics of re-expansion of atelectasis during general anaesthesia.Br J Anaesth,1999,82:551-556.

[15] ROTHEN H U,SPORRE B,ENGBERG G,et al.Prevention of atelectasis during general anaesthesia.Lancet,1995,345:1387-1391.

[16] SANDIN R H,ENLUND G,SAMUELSSON P,et al.Awareness during anesthesia:a prospective case study.Lancet,2000,355(9205):707-711.

第十六章

小儿急救与复苏

本章要求

掌握：小儿心搏呼吸骤停的诊断；小儿心肺复苏的基础生命支持和高级生命支持方法和流程；新生儿急救与复苏。

熟悉：小儿心搏呼吸骤停的原因和预防、小儿急救复苏后的稳定期治疗。

了解：小儿急救与复苏相关的解剖生理特点。

小儿急救与复苏是麻醉医师都应该掌握的临床技能。高效的急救与复苏是团队合作的成果。每位麻醉医护人员不仅需要熟悉抢救流程和操作规范，还要做好抢救设备和耗材的准备以及明确个人分工。因此，每半年至少应该进行一次临床演练，将理论和实践相结合，才能最大限度地挽救患儿的生命，改善预后。

第一节　概述

心搏呼吸骤停（cardiopulmonary arrest，CPA）是指各种原因所导致的心脏泵血功能突然停止，全身血液循环即刻中断、呼吸停止、脑功能失活的一种濒临死亡状态，需立即实施心肺复苏（cardiopulmonary resuscitation，CPR），否则患者将在短时间内死亡。根据 CPA 发生地点的不同，可以分为院内 CPA 和院外 CPA。

一、小儿心搏呼吸骤停的流行病学

相对于成人而言，小儿 CPA 的发生率较低。Shimoda-Sakano 等系统性地回顾了世界范围内小儿 CPA 的流行病学资料，发现小儿 CPA 只占全部 CPA 的 1.5%~2.2%。不同国家和地区之间小儿 CPA 的发生率差异巨大，其中北美地区发生率最高（54.6/100 000），亚洲地区最低（28.3/100 000）。然而，CPA 发生后患儿存活率情况则相反，亚洲最低（2%），其次为北美（6%）、欧洲（9%）和澳大利亚（11%）。国外不同年龄人群院外 CPA 发生率和存活率详见表 16-1-1。可以发现，不同年龄组中，婴儿的 CPA 发生率最高，与成人接近，但其存活出院率最低，这可能与婴儿 CPA 主要发生在家中而现场心肺复苏实施率较低有关。

表 16-1-1　国外不同年龄人群院外心搏呼吸骤停的发生情况

项目	总体	婴儿	儿童	青少年	成人
年度发生率	(3.3~8.0)/10 万	(65.5~72)/10 万	3.7/10 万	6.3/10 万	(50~64.7)/10 万
公众场合发生率 /%	7~12	4	14	22~45	16

项目	总体	婴儿	儿童	青少年	成人
现场心肺复苏实施率/%	6~48.8	37	40	77	60
30天存活率/%	8.1	1.4~2.6	7.8~16.1	7.7~9.3	9.3
存活出院率/%	1.1~20	3.3	9.1	8.9	1.1~10.6
神经功能预后良好率/%	1~12	1~2	4	11~16	2~10.7

国内小儿CPA发生率和存活率的流行病学资料不详。有调查显示,北京市小儿院内CPA发生率为0.13%~1.96%,存活出院率为8.8%~28.2%。上海儿童医学中心资料显示,2001—2009年共收治221例院外小儿CPA患者,存活率约为9.5%。

二、小儿心搏呼吸骤停的原因

诱发成人CPA的主要原因为原发性心脏疾病,但造成小儿CPA的主要原因是各种因素导致的进行性呼吸衰竭,又称为窒息性心跳停止(asphyxial cardiac arrest)。小儿CPA主要由两种原因引起:疾病因素和意外伤害。

疾病因素包括重症肺炎、喉炎、严重哮喘、先天性心脏病、腹泻、败血症及临床操作不当等。新生儿和婴儿的主要疾病因素包括早产并发症、出生窒息、先天畸形和婴儿猝死症。值得强调的是,存在肺部感染的患儿、罹患慢性哮喘的患儿由于气道敏感性增加,容易发生支气管痉挛,导致CPA的发生。

近些年,意外伤害已经逐渐成为导致我国年长儿童CPA发生的主要原因,常见意外伤害包括溺水、气管异物、创伤、触电、烧伤、中毒等。截至2016年,造成我国5岁以下农村儿童CPA前3位的原因为溺水、气管异物和交通创伤;而导致城市儿童CPA前3位的原因为气管异物、交通创伤和溺水。

三、与小儿急救复苏相关的解剖生理特点

由于小儿与成人解剖结构、生理特点的不同,进行小儿急救复苏时有一些需要特别注意的方面。

首先,小儿头大身体小,枕凸明显,这会导致在急救复苏过程中头部不易置于合适的位置,造成颈部前屈,气道阻塞,因此在心肺复苏过程中常需要将肩部垫高,有助于气道的开放;小儿舌体相对较大,容易阻塞上呼吸道,造成窒息和气道开放困难;小儿颈部较短且胖,在急救复苏过程中不易触及颈动脉,不易进行气管切开,并且气管插管容易脱落;小儿声门较高,会厌柔软狭长卷曲且向后倾斜,游离缘与咽后壁贴近,气道最狭窄处为环状软骨而不是声门,可能会造成气管插管困难;婴儿环甲膜很窄,一般无法进行环甲膜切开;小儿全身组织尤其是黏膜组织娇嫩,容易损伤水肿,无法耐受多次气管插管或者粗暴操作;小儿代谢旺盛,氧耗量大,体内氧储备少,二氧化碳产量多,因此需要进行较高频次的通气。以上这些特点,对于急救复苏过程中呼吸道管理提出了更高的要求。

其次,小儿体温受环境温度影响大,变化快,因此在急救复苏过程中需要注意保温。最后,小儿各脏器的代偿功能欠缺,病情变化快,需要持续不断地监测电解质、血糖等多项指标,并有针对性地进行调整,才能最大限度地提高复苏的成功率。

四、小儿心搏呼吸骤停的诊断

1. 诊断标准 包括:①心跳停止;②大动脉(颈动脉、股动脉、肱动脉)搏动消失,测不出血压;③心跳、呼吸相继停止,何者先停止由原发疾病决定,其间隔可长可短;④突然昏迷,部分有一过性的抽搐;⑤面色晦

暗或发绀,瞳孔散大和对光反射消失。

2. 心电图监护 包括:①心搏徐缓;②室性心动过速;③心室颤动;④心室停搏。前三者往往为心室停搏的先兆。

小儿 CPA 的诊断并不困难。一般患儿突然昏迷及大血管搏动或者心音消失即可诊断。但在紧急情况下,或者现场施救者为非专业人员时,很有可能无法确定。为了避免延误抢救时机,对于专业人员而言,如果触诊或听诊 10 秒仍然无法确定是否存在大动脉搏动或者心音消失时,即可按照 CPA 处理,立即开始心肺复苏,而不必反复触摸脉搏或者听心音;如果施救者为非专业人员,发现患儿呼叫无反应、无呼吸时,不需要进行大血管搏动或者心跳确认,立即开始心肺复苏。当住院或者手术患儿处于心电监护情况下时,则可以根据心电图和脉搏血氧饱和度波形直接作出判断。

第二节　小儿心搏呼吸骤停的急救与复苏

一、急救与复苏的不同阶段

为进一步提高 CPA 后患儿的生存率和生存质量,围绕 CPA 发生前后的预防、急救和后续治疗措施,美国心脏病学会(American Heart Association,AHA)提出了生存链(chain of survival)救治体系。根据小儿 CPA 发生地点的不同,生存链也可以分为院外心搏骤停(out-of-hospital cardiac arrest,OHCA)和院内心搏骤停(in-hospital cardiac arrest,IHCA)。OHCA 生存链包括:预防、启动应急反应系统、高质量心肺复苏、高级心肺复苏、CPA 恢复自主循环后治疗、康复 6 个阶段;IHCA 生存链包括:及早识别和预防、启动应急反应系统、高质量心肺复苏、高级心肺复苏、CPA 恢复自主循环后治疗和康复 6 个阶段(图 16-2-1)。

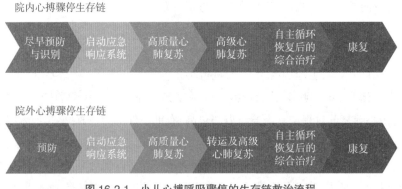

图 16-2-1　小儿心搏呼吸骤停的生存链救治流程

需要强调的是,无论是 OHCA 还是 IHCA 生存链,流程的各个环节均不是孤立的,而是前后承接,甚至可能相互重叠。例如,在启动应急反应系统的同时,即可开始高质量的心肺复苏,而高级心肺复苏手段在心肺复苏的同时就可能开始启动。在整个急救复苏流程中,如何整合团队的力量,在短时间内高质量地完成复苏流程是提高患儿生存率的关键。

二、小儿心搏呼吸骤停的预防

CPA 是非常严重的临床危急事件,患者预后较差,因此最佳的救治手段就是预防小儿 CPA 发生。

1. OHCA 的预防 如前所述,意外伤害已经成为导致我国年长儿童 OHCA 发生的主要原因。其中,交通意外、气管异物和溺水占据意外伤害的前 3 位。对于交通意外,最佳预防手段就是对家长积极进行交通安全意识宣教,推广儿童安全座椅;针对气管异物,医护人员要广泛开展健康宣教,使得家长、保育人员等对于气管异物产生足够的警惕,纠正小儿口中含物的不良习惯;要在幼儿园和学校积极开展防溺水、触电、高空坠落、烧伤、中毒等常见儿童意外伤害安全知识科普教育活动,最大限度地避免其发生。

2. IHCA 的预防　在日常临床工作过程中,麻醉医师必须熟知可能导致小儿 CPA 发生的危险因素,坚持规范操作,提前规避,并在危险发生时能够及时识别和处理。小儿麻醉过程中可能导致 CPA 发生的危险因素主要包括以下几方面。

(1)急性上呼吸道梗阻:急性上呼吸道梗阻经常出现于麻醉诱导及拔管期间,可能由如下原因导致。①喉痉挛:常由少量分泌物或者出血引起,或由麻醉过浅导致。②肥大的腺样体或扁桃体可能在麻醉诱导过程中完全堵塞上呼吸道。③舌后坠导致的通气障碍:由于小儿舌体较大,麻醉后未插管前或者过早拔管时,巨大的舌体容易导致呼吸道梗阻。④人工辅助通气不良:由于小儿身体小头大,麻醉后辅助通气过程中颈部后仰不足,从而导致通气障碍。⑤胃内容物反流误吸。针对上述特点,麻醉诱导前需要准备好吸痰管、口咽通气道、合适大小的肩垫、喉罩和气管插管设备;仔细进行麻醉前评估,做好麻醉预案。

(2)迷走神经反射:相对于成人而言,小儿迷走神经张力较高,在喉罩置入、气管插管、注射氯琥珀胆碱、某些手术操作过程中容易出现迷走神经反射,从而导致 CPA 发生。因此,小儿患者麻醉前,应常规给予阿托品,并在围麻醉过程中常备阿托品。

(3)低氧血症:小儿氧耗量大,氧储备少,其对于缺氧的耐受性较低。因此在小儿,尤其是婴儿麻醉诱导过程中应尽可能使用纯氧,以增加患儿的氧储备。麻醉医师在进行气管插管时尽可能快速完成,缩短通气暂停的时间。此外,麻醉诱导前应该仔细挑选合适尺寸的气管导管,防止导管过粗无法顺利置入,从而造成低氧血症。值得注意的是,小儿黏膜组织脆弱,容易受损,因此在插管过程中注意轻柔操作,防止不必要的损伤。

(4)机械通气受限:在麻醉诱导过程中,由于过度正压通气、哭闹等原因,小儿胃中会进入大量空气造成过度膨胀,阻碍膈肌运动从而限制肺通气。因此,在气管插管完成后,建议必要时利用吸痰管置入胃中吸引,以减少胃膨胀,防止通气受限和反流误吸。此外,在手术期间,铺单、吸引管、手术器械、外科医师肢体等均可能压迫小儿胸壁,造成机械通气受限,需要格外注意。

(5)低血容量或容量过负荷:由于小儿总血容量较小,故少量的失血即可导致生命体征的变化。快速输血或者输液可能导致小儿,尤其是新生儿血容量超负荷,引起心力衰竭。因此围麻醉期需要对液体管理特别关注。

(6)内环境紊乱:术中输血、输液可能会引起高钾血症、低钙血症、酸碱失衡等。因此,术中应常规进行呼气末二氧化碳分压($P_{ET}CO_2$)和动脉血气分析监测,必要时及时进行纠正。

(7)给药或仪器设置错误:小儿,尤其是新生儿在麻醉过程中所需药物剂量、潮气量很小。因此,在小儿麻醉过程中应及时对所用药物、呼吸机参数进行认真标注和设置,防止错误引起的不良后果。

(8)术后窒息:导致术后窒息的最常见原因通常为过早拔除气管导管。此外,术后过量或不恰当使用阿片类药物、出血或分泌物过多也是常见原因。因此,小儿手术后应该常规进入麻醉苏醒室,由有经验的麻醉医师或者麻醉护士进行监护。除非患儿无法耐受,一般不建议过早拔除气管导管。拔管时应该常规进行口腔分泌物清理,保持呼吸道畅通。对于进行扁桃体、腺样体手术,或者患有睡眠呼吸暂停综合征的患儿,应尽量避免使用阿片类药物进行术后镇痛,应持续吸氧、监测血氧饱和度,以防止术后窒息的发生。

(9)心律失常:小儿在围麻醉期发生心律失常比较罕见。最为常见的心律失常是室上性心动过速(supraventricular tachycardia,SVT)。需要注意的是,当患儿心率较快时,室上性心动过速与窦性心动过速有时候会混淆,但结合病史及心电图 P 波及 PR 间期形态可以鉴别诊断。一旦发生室上性心动过速,麻醉医师需要尽快处理,可以给予三磷腺苷(ATP)、胺碘酮静脉注射。必要时可以采用同步电复律(0.5~1J/kg),并请心内科医师会诊。其他恶性心律失常包括心动过缓、室性心动过速、心室颤动等，需要立即心肺复苏。

三、启动应急响应系统

无论是 OHCA 还是 IHCA，发现后需要第一时间启动应急响应系统。在院外，启动应急响应系统多数情况下是指拨打急救电话 120，并就近获取自动体外除颤器（automated external defibrillator，AED）。在院内时，启动应急响应系统通常是指通知相关医护人员，启动应急预案。

需要强调的是，在启动应急响应系统时，无论施救者是一人还是多人，都不要离开患儿。当施救者是两人以上时，一人立刻开始心肺复苏，另一人启动应急响应系统。如果只有一名施救者，需要视现场情况灵活处理。如果施救者附近有其他人存在时，应该在开始心肺复苏的同时呼救以寻求帮助。如果现场附近只有施救者一人且无法立刻获得帮助，那么施救者应该立刻开始心肺复苏。在完成 2 分钟心肺复苏后，施救者可以暂时中断，快速启动应急响应系统，再次开始心肺复苏，直到患儿自主心跳、呼吸恢复，或者其他救援人员抵达现场。

对于麻醉医师来说，可能大多数时候面对的都是 IHCA，此时患儿正在监护下进行治疗，周围也会有其他医护人员。麻醉医师可以立即对导致 CPA 发生的原因作出判断，开始针对性的复苏手段，同时启动应急响应系统。例如，插管过程中突然出现的心搏骤停，麻醉医师应该首先考虑迷走神经反射。这时应该立刻中断操作，静脉注射阿托品，并寻求帮助和准备心肺复苏。这几个流程往往会同时进行。

四、小儿基础生命支持

小儿基础生命支持（pediatric basic life support，PBLS）的适用年龄为 1 岁至青春期前的儿童。对于青春期及以上青少年，应该采用成人版基础生命支持方案。青春期的定义为：女性乳房开始发育；男性腋毛开始出现。

PBLS 的核心是高质量的心肺复苏。作为麻醉医师，应该经常进行实际操作训练，而不是仅在理论层面熟悉。一般而言，要求至少半年进行一次复习性训练，以巩固和熟悉心肺复苏的规范操作。

成人 CPA 往往由心室颤动或者无脉性室性心动过速引起，其心肺复苏成功的关键在于尽早采取胸外按压措施及尽快采取除颤措施。因此，从 2010 年起，AHA 将心肺复苏的顺序从原来的 A-B-C（airway-breathing-circulation，开放气道 - 人工呼吸 - 胸外按压）调整为 C-A-B（circulation-airway-breathing，胸外按压 - 开放气道 - 人工呼吸），以强调胸外按压的重要性。尽管导致小儿 CPA 的原因与成年人不同，多是由呼吸问题（如窒息）引起，但是许多目击者因不愿意对患儿施行人工呼吸，或未掌握开放气道的技巧，使许多 CPA 患儿失去被救治的机会。因此，目前将 PBLS 中的心肺复苏与成人心肺复苏策略进行了统一，操作顺序均为 C-A-B，这样既有利于记忆，又有利于施救者尽早对患儿开展心肺复苏，从而使 PBLS 的可操作性更强。

1. 胸外按压（C）

（1）部位：儿童胸外按压的部位为胸骨下 1/3，或剑突上一指。

（2）方法：将患儿平卧于硬板上，抢救者以手掌根部按压。根据实际情况，可以采用单手按压法（图 16-2-2）或者双手按压法（图 16-2-3）。单手按压时，可以用一只手固定患儿头部，以便通气，另一只手的手掌根部置于胸骨下半段，手掌根的长轴与胸骨的长轴方向一致。按压频率为 100~120 次 /min，按压深度大于胸部前后径的 1/3，约为 5cm，不超过 6cm。每次按压间隙手掌不要依靠在患儿胸壁上，保证胸廓完全回弹。注意，只有胸廓完全回弹才能保证充盈的回心血量，以及体循环血流量。应保持胸外按压的连续性，尽量减少中断（<10 秒）。胸外按压在整个心肺复苏过程中至少占 60%。

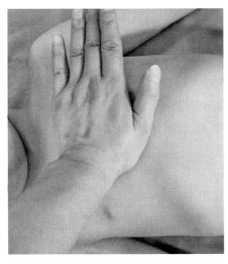

图 16-2-2　单手按压法

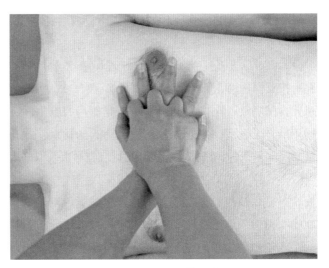

图 16-2-3　双手按压法

导致胸外按压质量下降的主要原因是疲劳,其可以造成按压的频率、深度及胸廓回弹幅度下降,造成冠状动脉、大脑及体循环灌注不足。因此胸外按压 2 分钟就应该进行人员轮替,防止疲劳造成的动作变形。如果施救者感觉疲劳,可随时替换。

2. **开放气道(A)**　小儿 CPA 主要为窒息性心搏骤停,因此开放气道和实施有效的人工通气是小儿心肺复苏成功的关键措施之一。在完成 30 秒的胸外按压后,清理口、咽、鼻腔内分泌物、异物或者呕吐物,如果在院内可以进行口、鼻等上呼吸道吸引清理。气道清理完成后迅速开放气道。开放气道有两种方法:仰头抬颏法(head tilt-chin lift maneuver)和托颌法(jaw thrust)。

(1)仰头抬颏法(图 16-2-4):此方法适用于大多数情况。用一只手的小鱼际部位置于患儿前额,另一只手的示指、中指置于下颏将下颌骨上提,使下颌角与耳垂的连线和地面垂直;注意手指不要压颏下软组织,以免阻塞气道。

(2)托颌法(图 16-2-5):对于怀疑有颈椎损伤者可以使用此种方法。将双手放置在患儿头部两侧,托住下颌角并向上托下颌,使头部后仰程度为下颌角与耳垂连线和地面成 60°;若托颌法不能使呼吸道通畅,应使用仰头抬颏法开放气道。

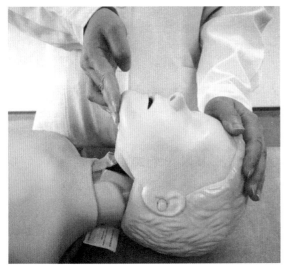

图 16-2-4　仰头抬颏法开放气道

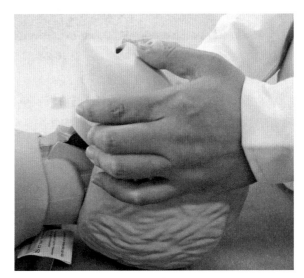

图 16-2-5　托颌法开放气道

3. **人工呼吸(B)**　施救者在完成气道开放后,应立即开始人工呼吸。根据现场情况,可采取口对口人工呼吸或者气囊-面罩通气。

(1)口对口人工呼吸:此法适合于现场急救。操作者首先深吸一口气,用口对口方法封住患儿口唇,拇指和示指紧捏住患儿鼻子,保持其头后倾,将气吹入,以患儿胸廓抬起为成功标志。停止吹气后,放开鼻孔,使患儿自然呼气,排出肺内气体。如果是较小的患儿,可以用口同时覆盖住患儿的口和鼻。口对口人工呼吸即使操作正确,患儿吸入的氧浓度也较低(<18%)。操作时间过长时施救者容易疲劳,也有感染疾病的潜在可能。如果条件允许,或在医院内急救,应尽快采取气囊-面罩通气。

(2)气囊-面罩通气:如果只需短期通气,气囊-面罩通气相对于气管插管而言更加有效,且相对更安全。常用的气囊通气装置为自膨胀球囊(婴儿和低龄儿童容积至少为450~500ml,年长儿童容积为1 000ml),可输入空气或氧气,在氧气流量为10L/min时,递送的氧浓度为30%~80%;当氧气流量为10~15L/min时,配有贮氧装置的气囊可以提供60%~95%的高浓度氧气。气囊通常配有压力限制活瓣装置,使得气道压不超过35~40cmH₂O。面罩应紧密盖在患儿面部,覆盖住口鼻,并托颌保证呼吸道通畅。可采用"EC"钳方式进行气囊-面罩通气:中指、环指、小指呈"E"字形向面罩方向托颌,拇指和示指呈"C"字形将面罩紧紧扣在患儿面部(图16-2-6)。在进行上述操作时应观察患儿的胸廓起伏以了解人工通气效果;如无有效通气(表现为胸廓起伏不明显)应考虑是否仍存在呼吸道梗阻(如气管异物未排除或开放气道不全)。

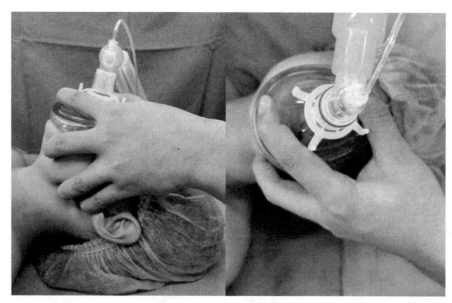

图16-2-6　"EC"钳方式面罩通气

4. **胸外按压(C)与人工呼吸(B)的协调**　单人进行心肺复苏时,首先进行胸外按压30次后,开放气道,随后立即给予2次有效人工呼吸,即胸外按压和人工通气的比率为30:2;若为双人复苏其比率调整为15:2。

当高级气道建立以后,胸外按压和人工呼吸不再进行协调,胸外按压以100~120次/min的频率不间断进行;呼吸频率为20~30次/min(即每2~3秒给予1次呼吸),注意避免过度通气。如果有2个或者更多的施救者,可每2分钟交换操作,防止施救者疲劳,导致胸外按压质量和效率降低。

5. **除颤(D)**　施行除颤的前提条件是在施救现场能够获取AED。因此,施救者在启动应急反应系统时,应该尽可能就近获取AED。由于心源性因素所造成的小儿CPA经常发生在院外(如运动场、学校操场等),及时获取AED并除颤对于改善患儿预后极为重要。如果暂时无法获取AED或者需要时间进行除颤准备工作,应首先给予 5 个周期的心肺复苏(约 2 分钟),然后使用 AED 除颤。若明确出现心室颤动或无脉性室性心动过速时,应尽快除颤。

目前很多型号的 AED 可以识别需要除颤的心律失常并自动除颤,同时配备儿童衰减器(pediatric attenuator)系统,以适用于小儿患者。然而,也有很多 AED 不具备这些功能。因此,经过训练的麻醉医师在对婴儿进行除颤时应首选手动型 AED,以方便识别心室颤动或者无脉性室性心动过速;如果没有手动型,那么装备有儿童衰减器的 AED 也可以用于婴儿。<8 岁的儿童首选带有儿童衰减器系统的 AED;如果上述两种 AED 都没有,那么也可以使用普通 AED。

首次除颤初始能量一般为 2J/kg,第 2 次除颤为 4J/kg,后续除颤大于等于 4J/kg,最高 10J/kg 或采用成人除颤能量。除颤后应立即恢复心肺复苏,以尽可能缩短电除颤前后胸外按压的中断时间(≤10 秒)。

使用 AED 进行除颤的操作顺序为:①启动 AED;②按照 AED 上指示进行准备;③停止心肺复苏,再次确认心跳节律;④所有施救者脱离患儿,电除颤;⑤立刻恢复心肺复苏,尽可能减少胸外按压的中断时间;⑥继续心肺复苏 2 分钟后重复评估,如果窦性节律未恢复,调整除颤能量至 4~10J/kg 再次除颤。

五、小儿高级生命支持

小儿高级生命支持(pediatric advanced life support,PALS)是指由专业的医护团队提供的有针对性的急救与复苏治疗。有效的 PALS 依赖于高质量的心肺复苏,尤其是正确的胸外按压和有效的人工呼吸。因此,在 PALS 团队完成准备并接手患儿复苏之前,PBLS 施救者应该继续坚持高质量的心肺复苏。

1. **团队工作协调**　PALS 团队由多位专业的医护人员组成。如何协调这些医护人员有条不紊、高质量、有效率地同时开展工作是急救过程中首先需要面对的问题。一般而言,至少需要 2 名专业人员负责高质量的心肺复苏,其中至少 1 人负责胸外按压,1 人负责准备建立高级气道。理想情况下,负责胸外按压的人员至少需要 2 名,以便每 2 分钟轮换 1 次,防止因人员疲劳导致的胸外按压质量下降。其他医护人员负责准备 AED、建立患儿生命体征监护、建立静脉输注通路、准备急救药品和计算药物剂量。这些工作一般是同时展开,因此团队中的每位成员需要充分的模拟训练,确保在紧张的抢救现场明白自己的分工。

2. **建立高级气道保护**　在小儿急救与复苏过程中,提高患者生存率的关键是高质量的心肺复苏。包括两点:①首先是规范胸外按压。只有持续不间断的胸外按压才能保证维持患儿重要器官灌注最低限度的心排血量和循环。②其次是保证足够的有效肺部通气。与成人患者不同,引起小儿 CPA 的主要因素是各种原因所导致的呼吸衰竭,因此开放气道并维持有效的肺部通气对于改善患儿预后具有至关重要的作用。在 PBLS 阶段,采用口对口人工呼吸或者气囊-紧闭面罩的方法虽然能够保证一定程度的肺部通气,但是在通气过程中需要中断胸外按压,可能影响患儿预后。因此,对于经过 PBLS 仍未恢复自主循环(return of spontaneous circulation,ROSC)的患儿,在 PALS 阶段一旦条件具备,应尽早建立高级气道保护,一方面可以保证适度的肺通气,另一方面可减少乃至消除对于持续胸外按压的影响,从而有利于改善患儿预后。常见的高级气道设备包括口咽或鼻咽通气道、喉罩、气管插管等,其中气管插管是最为常用,也是最可靠的。

(1)高级气道设备

1)口咽或鼻咽通气道:操作简单,能够挤开舌头和软腭,有利于短时间内维持气道开放。口咽通气道适合无咽反射者;鼻咽通气道适合有咽反射者。使用时注意选择合适的型号,太小无法发挥作用,太大则会阻塞气道。口咽或鼻咽通气道会导致患儿分泌物增加,使用过程中需要经常吸引。

2)喉罩:用于气囊-面罩通气不成功又未进行气管插管者。

3)气管导管:是 PALS 中最为常用的高级气道通气方式。对于需要进行气管插管的患儿,无论哪个年龄,都推荐使用带有套囊的气管导管,以减少漏气现象及换管风险。由于在转运过程中气管导管可能因为打折而阻碍通气,推荐使用带有加强丝的气管导管。应注意气管导管的尺寸、位置和套囊充气压力。气管导管内径可以根据患儿年龄估算(具体方法见第七章)。注意,在准备气管导管时,应同时准备小一号及大一号的气管导管各 1 根,以备不时之需。套囊充气压力通常 <25cmH_2O。

(2)气管插管:在小儿 CPA 急救过程中,很多情况下患儿已经进入深昏迷状态,进行气管插管时不需要麻醉。然而,也有很多患儿在进行插管前需要给予镇静、肌松药及其他抑制插管反应的药物。需要注意的是,小儿迷走神经张力较高,在没有足够镇静的情况下进行气管插管可能会导致严重的心动过缓。

由于没有明确的证据表明环状软骨加压可以降低反流误吸的风险,相反有可能阻碍气管插管,目前不再建议在插管时进行环状软骨加压。

气管插管完成后,可以通过观察双侧胸廓起伏、双肺及胃部听诊、$P_{ET}CO_2$ 监测等方法确定气管导管是否位于正确的位置。注意,如果 $P_{ET}CO_2$ 为零,不能简单认为气管导管被错误地放置于食管中,这是因为小儿 CPA 发生后,由于肺血流很低,即使导管位置正确,$P_{ET}CO_2$ 浓度也可能为零。因此,需要通过多种方法综合判断。

气管导管放置的深度以门齿为界,计算公式为:年龄 /2+12cm。通过听诊确定导管是否插入过深,必要时进行调整。气管插管完成后,注意将患儿头部恢复到自然体位,防止导管移位。可以连接气囊继续进行人工通气,或者连接呼吸机进行机械通气。

(3)环甲膜穿刺:如果患儿环状软骨以上位置存在严重的呼吸道梗阻,且尝试气管插管失败后,可以考虑紧急环甲膜穿刺后进行高频通气。但是这种方式仅能提供暂时氧合,会导致严重的 CO_2 潴留,因此应尽快建立更加安全、高效的人工气道,如进行气管切开。

(4)供氧:ROSC 前,推荐使用 100% 纯氧;ROSC 后,可以根据患儿动脉血氧饱和度情况逐步降低吸入的氧浓度,目标是将患儿血氧饱和度维持在 94% 或以上。

(5)吸引:在高级气道建立过程中,需要准备好合适大小的吸痰管和吸引器,以便清理呼吸道。进行气管内吸引时负压一般保持在 –120~–800mmHg。但进行口腔或者鼻腔吸引时,可以采用更低的负压。

3. 胸外按压与人工通气比例 PALS 过程中进行胸外按压的要求与 PBLS 一致,强调保持足够的按压频率和按压深度。

在未建立高级气道保护之前,胸外按压与人工通气比例为 30∶2。一旦高级气道建立,胸外按压次数仍然维持在 100~120 次 /min,但辅助通气频率应增至每 2~3 秒通气 1 次(20~30 次 /min),即按压 - 通气比率调整为 4∶1~5∶1。

4. 除颤 目前国内大多数医院配备的除颤仪都可以自动识别需要除颤的心律失常,并可以调节能量大小以适应儿童的需求。但是很多麻醉医师在抢救过程中仍然习惯使用手动模式进行除颤。需要注意以下几点。

(1)电极板大小:一般而言,除颤仪都会配备两种不同大小的电极板,分别适用于成人和婴幼儿。婴幼儿电极板常会隐藏在成人电极板内,使用前手动弹出。此外,还可以使用粘贴式电极片,其效果与传统电极板类似。成人电极板或电极片长度为 8~10cm,适用于 10kg 以上(大约 1 岁以上)的小儿或者成人;而婴幼儿电极板或电极片则适用于 <10kg 的小儿或新生儿。需要注意的是,除颤时电极板或者电极片之间尽量留出 3cm 左右间隔。

(2)导电糊:除颤前应该使用专用导电糊均匀涂抹在电极板或患儿体表电极板接触位置。紧急情况下可以使用生理盐水湿润电极板,但应避免不使用导电糊,或者使用超声耦合剂、乙醇作为导电糊的替代品。

(3)电极板位置:使用粘贴式电极片时应按照外包装上的说明书所示位置进行粘贴。使用电极板时应遵照除颤仪说明书所示位置。一般而言,推荐前 - 侧位,即一个电极置于右锁骨下方胸骨右缘,另一个电极置于左侧腋中线第 5 肋间心尖部。如果由于外伤、病变、心脏解剖位置变异等原因,上述部位不适合摆放电极,还有以下 3 种位置可以选择:①前 - 左肩胛位,一个电极板放在右前壁锁骨下,另一个电极板放在背部左肩胛下;②前 - 右肩胛位,一个电极板放在心尖部,另一个电极板放在患者背后右肩胛角,注意避开脊柱;③前后位,一个电极板放在左肩胛下区,另一个电极板放在胸骨左缘第 4 肋间。除颤时电极板应紧贴皮肤,不留空隙。

(4)能量选择:首次除颤初始能量一般为 2J/kg;随后除颤能量可升至 4J/kg;如果仍然无法恢复窦性心律,后续除颤能量应≥4J/kg,但不超过 10J/kg 或采用成人除颤能量。

5. 建立生命体征监测和给药通路 在进行胸外按压和建立高级气道保护的过程中,应尽快建立生命体征监测及给药通路。

(1)心电监测:需要首先建立。心电监测可以即时反映心脏节律,帮助医护人员识别需要除颤的心律失常,并对治疗效果进行反馈。

(2)脉搏血氧饱和度:需要迅速建立。小儿 CPA 发生后,由于体循环的低灌注,脉搏血氧饱和度经常不会显示数值和波形。但是,一旦 ROSC,脉搏血氧饱和度可以帮助了解患儿的氧合情况。

(3)$P_{ET}CO_2$:$P_{ET}CO_2$ 监测可以帮助反馈心肺复苏的质量,从而帮助施救者进行高质量的胸外按压。因此应该尽可能建立,尤其是在完成气管插管后。

(4)动脉血压:无创血压监测简单快捷,可以使用。有创动脉血压连续监测可以帮助提高胸外按压的质量,迅速进行血气分析,以及给予抢救药物。在施行心肺复苏过程中,如果婴儿的舒张压为 25mmHg 以上,儿童的舒张压为 30mmHg 以上,则可以明显改善患儿预后。如果患儿已经有动脉置管,则应该迅速建立有创动脉血压监测。如果患儿没有动脉置管,可以在不干扰心肺复苏的前提下尝试建立。

(5)超声心动图:超声心动图对于及时诊断心脏压塞、肺栓塞、休克导致的 CPA 具有重要意义。进行超声检查时应尽量缩短其对心肺复苏的干扰。

(6)静脉通路(IV):静脉通路可以进行药物注射、补充体液并获取血液标本。因此在进行急救过程中,应该尝试建立外周静脉通路。中心静脉通路建立耗时较多,不推荐在抢救过程中尝试建立。如果患儿发生 CPA 之前已经建立了中心静脉通路,推荐通过中心静脉给予抢救药物,如肾上腺素,以便药物更快地发挥作用。

(7)骨内通路(IO):在外周静脉通路不能快速建立(>90 秒)时,应建立骨内通路。骨髓腔有骨性结构支撑不会塌陷,且骨髓血窦中丰富的静脉血可通过骨髓静脉系统、营养静脉及穿支静脉进入体循环。因此骨内通路适用于任何年龄的小儿,是一种安全、可靠并能够快速建立(30 秒以内)的给药途径。所有经静脉通路的抢救用药,如肾上腺素、腺苷、儿茶酚胺、液体,甚至血制品都可以通过骨内通路给予,其起效时间甚至与外周静脉通路类似。

对于小儿来说,常用的穿刺点为胫骨近端,进针部位在胫骨粗隆下 1~3cm。针尖进入密质骨后有落空感,拔除针芯用注射器回抽,有骨髓后将静脉输液器连接到骨髓针上即可输液或给药。除了胫骨近端,胫骨远端、股骨远端和肱骨远端也可以作为穿刺部位。穿刺时使用骨髓穿刺针:15mm(通常为粉色)适合 3~39kg 患儿,而 25mm(通常为蓝色穿刺针)适合 40kg 以上的患儿。使用骨髓通路最长不超过 24 小时,一般在外周静脉通路建立后即可停止使用,以免增加感染的机会。

(8)气管通路(ET):如果静脉通路和骨内通路均未能及时建立,利多卡因、肾上腺素、阿托品、纳洛酮等脂溶性药物可经气管通路给药。气管内途径给药的最佳药物剂量尚未确定,一般利多卡因和纳洛酮的剂量为静脉用药剂量的 2~3 倍,肾上腺素剂量为静脉用药剂量的 10 倍(不同通路给药剂量见表 16-2-1)。如果在心肺复苏过程中进行气管内给药,可在短暂停止胸外按压后注入药物,用至少 5ml 生理盐水冲洗气道,然后立即给予连续 5 次正压通气。

表 16-2-1　小儿心肺复苏常见抢救用药及剂量

药物	剂量	备注
阿托品	0.02mg/kg，IV/IO；0.04~0.06mg/kg，ET。 必要时可重复给药 1 次。 最小单次剂量：0.1mg。 最大单次剂量：0.5mg	有机磷农药中毒时可以使用更大剂量
肾上腺素	0.01mg/kg（0.1ml/kg，1：10 000），IV/IO。 0.1mg/kg（0.1ml/kg，1：1 000），ET。 最大剂量：1mg，IV/IO；2.5mg，ET	每 3~5 分钟可重复给药 1 次
腺苷	首次：0.1mg/kg（最大 6mg），IV/IO。 第二次：0.2mg/kg（最大 12mg），IV/IO	使用时监测 ECG
胺碘酮	5mg/kg，IV/IO。 可重复给药 2 次，极量 15mg/kg。 最大单次给药剂量：300mg	监测血压和心率。 心搏骤停时可静脉注射；窦性心律时静脉泵注；使用前最好请心内科会诊
利多卡因	负荷量：1mg/kg，IV/IO。 维持量：20~50μg/（kg·min）	
普鲁卡因胺	15mg/kg，IV/IO	监测 ECG 和血压。 可能会导致 QT 间期延长
10% 氯化钙	20mg/kg，IV/IO（0.2ml/kg）， 最大单次剂量：2g	缓慢注射
葡萄糖酸钙	10~30mg/kg，IV/IO	缓慢注射
硫酸镁	25~50mg/kg，IV/IO 泵注（10~20 分钟）。 尖端扭转型室性心动过速可以快速注射。 最大剂量：2g	
葡萄糖	0.5~1g/kg，IV/IO	监测血糖
碳酸氢钠	每次 1mmol/kg，IV/IO 缓慢注射	保证足够通气
纳洛酮	<5 岁或≤20kg：0.1mg/kg，IV/IO/ET。 >5 岁或≥20kg：2mg，IV/IO/ET	可以滴定给药 每次增加 1~5μg/kg

注：IV. 静脉通路；IO. 骨内通路；ET. 气管通路；ECG. 心电图。

6. 抢救药物使用

（1）小儿体重估算：当小儿 CPA 发生在院外时，施救者通常不知道患儿的年龄和体重。根据经验估算往往存在很大的偏差，可能会影响患儿的抢救用药。因此，在 PALS 过程中，如果了解患儿体重时，应该根据实际体重计算药物用量。如果体重不详时，可以通过现场测量身高的方式利用公式进行估算（表 16-2-2）。如果配备有小儿紧急计算尺，如 Broselow Pediatric Emergency Tape 或 Luten Pediatric Emergency Tape，则可根据其直接查出估算体重。如果计算出药物剂量超过成人用量，则应采用成人剂量。

（2）肾上腺素：肾上腺素可以兴奋心脏血管上的肾上腺素 β_1 受体，使心肌收缩力加强，心率加快，心排血量增加；可兴奋支气管平滑肌上的肾上腺素 β_2 受体，舒张支气管平滑肌，改善通气功能，缓解支气管痉挛；肾上腺素还能激动小动脉及毛细血管前括约肌上的肾上腺素 α 受体，造成黏膜血管收缩，降低血管的通透性，抑制过敏介质的释放。

表 16-2-2　正常小儿体重、身高估计公式

年龄	体重 /kg	身长（高）/cm
出生	3.25	50
出生后 3~12 个月	［年龄（月）+9］÷2	75
1~6 岁	年龄（岁）×2+8	年龄（岁）×7+75
7~12 岁	［年龄（岁）×7−5］÷2	年龄（岁）×6+80

肾上腺素是抢救小儿 CPA 的首选药物。无论何种原因引起的小儿 CPA，推荐在开始胸外按压后 5 分钟内给予初始剂量的肾上腺素。静脉通路或骨内通路的给药剂量为 0.01mg/kg（1mg 肾上腺素稀释到 100ml，静脉注射为 0.1ml/kg），最大剂量为 1mg；气管通路的给药剂量为 0.1mg/kg，最大剂量为 2.5mg；必要时间隔 3~5 分钟重复一次。注意不能与碱性液体同管道输注。

（3）阿托品：阿托品可逆性拮抗胆碱能 M 受体，主要起抑制副交感神经兴奋的作用。副交感神经在心脏窦房结、房室结大量分布，可以负性变时、负性传导，因此阿托品阻滞副交感神经后可改善窦房结与房室结功能，从而提高心率、增强传导，改善心动过缓。

阿托品传统上被用作心室停搏或心动过缓，无脉心电活动抢救时的常规药物。静脉通路或骨内通路剂量为 0.02mg/kg，气管通路剂量为 0.04~0.06mg/kg，必要时可重复 1 次；最小单次剂量为 0.1mg；最大单次剂量为 0.5mg。需要注意的是，小剂量阿托品（<0.1mg）可能会减慢心率，大剂量时才会增快心率，因此阿托品不应该小剂量起始。抢救有机磷农药中毒时需要更大剂量的阿托品。

（4）腺苷：腺苷可以抑制窦房结和房室结活性，是终止有症状的室上性心动过速的有效药物。腺苷只能通过静脉通路或骨内通路给药，如果利用中心静脉通路输注效果更佳。首次给药 0.1mg/kg（最大剂量为 6mg），快速静脉注射，重复剂量为 0.2mg/kg（最大剂量为 12mg）。使用腺苷时应注意心电监护。因其可以导致心室颤动，腺苷不得用于预激综合征（WPW 综合征）和非规则宽 QRS 波群心动过速（QRS 波群时限 >0.09 秒）。

（5）胺碘酮：胺碘酮可以用于多种心律失常，如阵发性室性心动过速、阵发性室上性心动过速、阵发性心房扑动、心房颤动；经心肺复苏及 2~3 次电除颤无效的心室颤动，也可以使用胺碘酮。胺碘酮可经静脉通路或骨内通路给药，剂量为 5mg/kg，可重复给药 2 次至总剂量达到 15mg/kg；单次最大给药剂量为 300mg。

由于胺碘酮可以导致心动过缓、QT 间期延长、QRS 波幅增宽、尖端扭转型室性心动过速等多种心律失常，以及血压降低，因此用药时应注意监测心电图和血压。胺碘酮输注过程中如果出现 QRS 波幅增宽 >50%，或者出现低血压，需要停止给药；如果出现 QT 间期延长、传导阻滞或恢复窦性心律，就需要减缓输注速度；如果患者出现心室颤动或者无脉性室性心动过速，可以快速静脉注射。一般情况下，胺碘酮不能与可导致 QT 间期延长的其他药物（如普鲁卡因胺）合用。

（6）利多卡因：利多卡因为Ⅰb 类抗心律失常药，具有钠通道阻滞作用，适用于复发性室性心动过速、心室颤动和频发性室性期前收缩，以及电复律无效时。静脉通路或骨内通路负荷剂量为 1mg/kg，维持剂量为 20~50μg/（kg·min）。对于肾上腺素或电除颤无效的患者，利多卡因的治疗效果不如胺碘酮。

（7）普鲁卡因胺：普鲁卡因胺可以延长心房和心室细胞不应期，并抑制房室传导速度，可用于多种室性心律失常的治疗。普鲁卡因胺剂量为 15mg/kg，可通过静脉通路或骨内通路途径给药。普鲁卡因胺用于小儿心律失常治疗的经验很有限，因此应尽量慢速输注（30~60 分钟），并注意监测心电图和血压。普鲁卡因胺输注过程中如果出现 QT 间期延长或传导阻滞，就需要减缓输注速度；如果出现 QRS 波幅增宽 >50%，或者低血压，需要停止给药；一般情况下，普鲁卡因胺不能与导致 QT 间期延长的其他药物如胺碘酮合用。

（8）钙剂：在小儿急救复苏过程中，如果出现已经证实的低钙血症、钙通道阻滞剂过量、高镁血症或高钾血症时可以通过静脉通路或骨内通路给予钙剂：10% 葡萄糖酸钙 10~30mg/kg 或 10% 氯化钙 20mg/kg。

（9）葡萄糖：小儿糖原储备有限，代谢快，血糖变化较快。高血糖和低血糖均可导致脑损伤，因此应床旁监测血糖浓度。低血糖时应通过静脉通路或骨内通路给予葡萄糖 0.5~1.0g/kg。由于心肺复苏期间常出现应激性、一过性高血糖，因此在心肺复苏期间宜使用无糖液。心肺复苏后伴高血糖患儿预后较差。

（10）硫酸镁：硫酸镁常用于治疗低镁血症或尖端扭转型室性心动过速。小儿 CPA 过程中使用硫酸镁目前还缺乏足够的证据。可以通过静脉通路或骨内通路缓慢泵注 25~50mg/kg 硫酸镁（10~20 分钟）；当用于尖端扭转型室性心动过速治疗时可以快速给药。给药速度过快可能导致低血压。

（11）碳酸氢钠：由于在心肺复苏过程中动脉血气分析的结果可能无法准确地反映组织或者血管的酸中毒，而过量的碳酸氢钠反而可以阻碍组织内的氧运输，因此在给予碳酸氢钠过程中需注意防止过量，造成代谢性碱中毒。

（12）纳洛酮：纳洛酮可用于阿片类药物过量的拮抗治疗。可以通过静脉通路、骨内通路或气管通路给药。剂量为：患儿 <5 岁或 ≤20kg 时给予 0.1mg/kg；患儿 >5 岁或 ≥20kg 时给予 2mg。

7. PALS 抢救流程图　小儿 CPA 抢救过程中，前述多个环节之间的转换是一个连续、动态的过程。尽管有先后的区别，但是在很多情况下需要同时启动两个甚至多个环节。流程图可以将所有这些环节紧密地联结起来，形成一套有条不紊的实际操作流程，从而帮助医护人员进行实际临床操作。

（1）无脉性心搏呼吸骤停：小儿无脉性心搏呼吸骤停的抢救流程见图 16-2-7，图中黄色圆圈内数字与下文步骤对应。

步骤①：发现患儿没有呼吸、无意识后立刻呼叫帮助，启动应急系统，同时开始高质量心肺复苏。在心肺复苏过程中连接监护仪或 AED，并连接氧气。一旦监护仪或 AED 到位，即可对患儿心律进行判断。可以除颤的心律失常包括心室颤动或无脉性室性心动过速（步骤②）；不可除颤的心律失常包括心脏停搏、无脉性电活动（电 - 机械分离）、心动过缓（步骤⑨）。如果是前者，进入步骤③流程；如果是后者进入步骤⑩流程。

步骤③：按照标准除颤步骤进行操作。注意在除颤前应尽量减少对于高质量心肺复苏的干扰；除颤过程中应选择合适的电极板、导电糊和能量；除颤完成后立刻恢复心肺复苏，而不要等待观察心律是否发生变化。不要连续除颤，因为如果第一次电除颤后患儿未能恢复窦性心律，那么立刻进行第二次除颤成功的概率较低。此时应该进入步骤④。

步骤④：继续高质量心肺复苏，在此过程中建立静脉通路或骨内通路。2 分钟（约 5 个循环）心肺复苏完成后，再次判断心律，如果为可除颤心律，则进入步骤⑤；如果为不可除颤心律则进入步骤⑩。

步骤⑤：采用至少 4J/kg 能量进行电除颤。除颤后立刻恢复高质量心肺复苏。

步骤⑥：继续高质量心肺复苏 2 分钟（约 5 个循环）。在心肺复苏过程中，给予 0.01mg/kg 肾上腺素（1mg 肾上腺素稀释到 100ml，静脉注射 0.1ml/kg，最大剂量为 1mg）。必要时可 3~5 分钟重复一次。同时建立高级气道，并连接 $P_{ET}CO_2$ 监测；给 AED 充电，准备下一次除颤。再次判断心律，如果为可除颤心律，则进入步骤⑦；如果为不可除颤心律则进入步骤⑩。

步骤⑦：采用 4J/kg 或更高的能量进行除颤，最大能量不超过 10J/kg。除颤结束后立刻恢复心肺复苏。

步骤⑧：如果此时已经建立高级气道，按照 100~120 次 /min 频率不停歇地进行胸外按压（不要因为人工呼吸而中断）；人工呼吸按照 20~30 次 /min 频率连续进行。心肺复苏期间给予胺碘酮或利多卡因。首选胺碘酮，次选利多卡因。同时治疗可逆性病因。可逆性病因包括：低血容量、缺氧、酸中毒、低血糖、电解质紊乱、低体温、张力性气胸、心脏压塞、肺栓塞、心肌梗死等。在这一过程中如果出现不可除颤的心律失常，立刻进入步骤⑩。如果患儿继续出现可除颤心律，则准备再次除颤，并重复步骤⑧流程。如果患儿恢复窦性心律，或者出现明确 ROSC 体征，如 $P_{ET}CO_2$ 波形出现，则进入复苏后治疗流程。

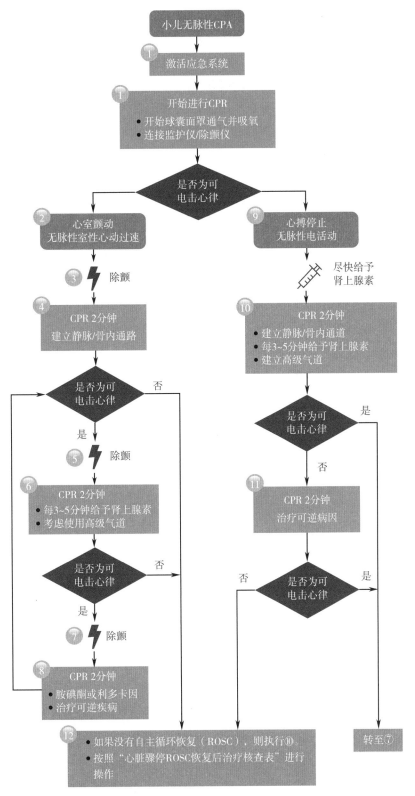

图 16-2-7 小儿无脉性心搏呼吸骤停抢救流程

（2）尖端扭转型室性心动过速：是较为严重的一种室性心律失常，发作时心室率高达 200~250 次/min，患儿因此会出现晕厥或者抽搐。常见诱因包括低钾血症、低钙血症、低镁血症等电解质紊乱，以及抗心律失常药如普鲁卡因胺、丙吡胺、奎尼丁、索他洛尔、胺碘酮及洋地黄类药物中毒。心电图表现为心动过速、QRS

波的尖端围绕基线扭转、QT 间期延长、T 波宽大畸形、可见单形或多形室性期前收缩等。尖端扭转型室性心动过速如果不及时处理,会迅速发展为心室颤动或无脉性室性心动过速。因此,一旦确诊,应立刻启动心肺复苏及后续的 PALS 抢救流程(无脉性心搏呼吸骤停)。如果已经发展为心室颤动,则应尽早电除颤。硫酸镁快速静脉注射被认为是一种安全有效的治疗手段,单次剂量为 25~50mg/kg,最大不超过 2g。

(3)心动过缓:不同年龄小儿正常心率见表 16-2-3。一般而言,0~3 岁婴幼儿心率 <100 次 /min;3~9 岁儿童心率 <60 次 /min;9 岁以上儿童 <50 次 /min 可诊断为窦性心动过缓。麻醉手术过程中突然发生的心动过缓多数情况下是由麻醉或手术相关的迷走神经反射引起的,需要立刻中止操作,并给予阿托品,很快就能缓解。但是,也有一些患儿心动过缓发生在病房,无法很快查明原因,此时需要遵循标准应急流程以防止其进一步恶化,造成心搏呼吸骤停。

表 16-2-3　不同年龄小儿的心率和呼吸频率　　　　　　　　　　单位:次 /min

年龄	心率	呼吸频率
0~3 个月	123~164	34~57
3~6 个月	120~159	33~55
6~9 个月	114~152	31~52
9~12 个月	109~145	30~50
12~18 个月	103~140	28~46
18~24 个月	98~135	25~40
2~3 岁	92~128	22~34
3~4 岁	86~123	21~29
4~6 岁	81~117	20~27
6~8 岁	74~111	18~24
8~12 岁	67~103	16~22
12~15 岁	62~96	15~21
15~18 岁	58~92	13~19

注:所有数据为 10%~90% 百分位数。

当发现心动过缓时,立刻触摸患儿大动脉搏动,并观察患儿的呼吸、循环情况,判断是否存在心肺功能受损表现,如脉搏血氧饱和度无法测出、发绀、低血压或急性意识的改变。如果无法触及大动脉搏动且有低灌注表现,立刻进入无脉性心搏呼吸骤停抢救流程(图 16-2-7);如果能够触及大动脉搏动,伴有低灌注表现,则进入有脉性心动过缓抢救流程(图 16-2-8)。如果心动过缓并非由迷走神经反射引起,且患儿正在进行严密的生命体征监测并保留有通畅的静脉通路,那么应首先怀疑气道问题。在保证足够通气的同时,应该立刻给予肾上腺素或阿托品。

(4)心动过速:患儿心动过速的同时如果出现低灌注表现,如发绀、脉搏血氧饱和度无法测出、急性意识改变、低血压,并伴有大动脉搏动无法触及,需立刻进入心搏呼吸骤停抢救流程(图 16-2-7)。

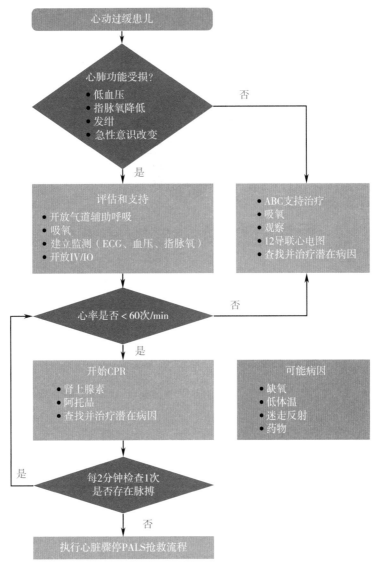

图 16-2-8　小儿有脉性心动过缓抢救流程

IV. 静脉通路;IO. 骨内通路。

如果大动脉搏动能够触及,那么进入有脉性心动过速抢救流程(图 16-2-9)。考虑到围麻醉期患儿绝大多数已经完成了气道保护、吸氧,并拥有较为全面的生命体征监护(ECG、血压和脉搏血氧饱和度监测)和静脉/骨内通路,这些措施的建立过程在流程中未显示。

同步直流电复律适用于除外心室扑动、心室颤动的其他异位快速性心律失常,为有症状的折返性室上性心动过速或室性心动过速患儿的首选治疗方案。同步直流电复律的能量选择应该从 0.5~1J/kg 开始;如果无效,则增加至 2J/kg。必要时可以给予患儿镇静药后采用同步直流电复律,但不能因此而耽误电复律时间。

腺苷静脉/骨内通路首次注射剂量为 0.1mg/kg,最大剂量为 6mg;如无效,则增大到 0.2mg/kg 快速推注,最大不超过 12mg。

8. 特殊患儿 PALS 注意事项

(1)感染性休克:进行目标导向的液体治疗时,应采用晶体溶液而不是胶体溶液;按照 10~20ml/(kg·h)进行液体复苏治疗并持续评估,随时调整。如果液体复苏治疗效果不明显,可以给予血管活性药物,以维持血压和组织灌注。首选肾上腺素或者去甲肾上腺素;如果无法使用或者效果不佳,可以考虑使用多巴胺。

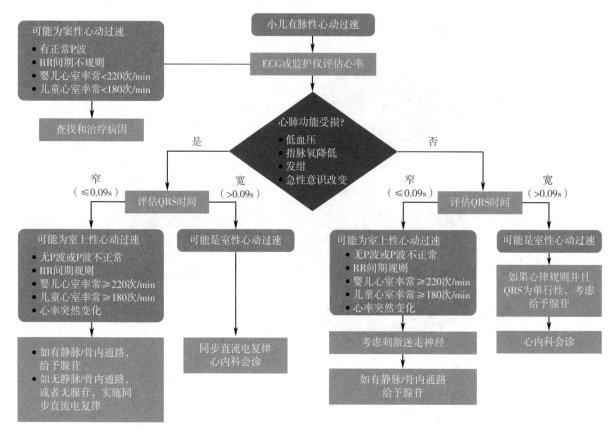

图 16-2-9　小儿有脉性心动过速抢救流程

The flowchart text:

小儿有脉性心动过速

ECG或监护仪评估心率

可能为窦性心动过速
- 有正常P波
- RR间期不规则
- 婴儿心室率常<220次/min
- 儿童心室率常<180次/min

查找和治疗病因

心肺功能受损?
- 低血压
- 指脉氧降低
- 发绀
- 急性意识改变

是

窄（≤0.09s）　评估QRS时间　宽（>0.09s）

否

窄（≤0.09s）　评估QRS时间　宽（>0.09s）

可能为室上性心动过速
- 无P波或P波不正常
- RR间期规则
- 婴儿心室率常≥220次/min
- 儿童心室率常≥180次/min
- 心率突然变化

可能是室性心动过速

可能为室上性心动过速
- 无P波或P波不正常
- RR间期规则
- 婴儿心室率常≥220次/min
- 儿童心室率常≥180次/min
- 心率突然变化

可能是室性心动过速

- 如有静脉/骨内通路，给予腺苷
- 如无静脉/骨内通路，或者无腺苷，实施同步直流电复律

同步直流电复律
心内科会诊

考虑刺激迷走神经

如有静脉/骨内通路
给予腺苷

如果心律规则并且QRS为单行性，考虑给予腺苷

心内科会诊

如果液体复苏无效且血管活性药物作用不明显,可以考虑补充皮质醇类药物。动态监测中心静脉血氧饱和度（$S_{CV}O_2$），如果 $S_{CV}O_2 \geq 70\%$，则有助于改善患儿预后。

（2）失血性休克:对于失血性休克的患儿,推荐早期输血,不推荐采用晶体溶液进行容量治疗。

（3）创伤:对于创伤尤其是多发伤或头颈部创伤的患儿,开放气道时采用托颌法而不是仰头抬颏法,以免加重可能的颈椎损伤。由于小儿"头大身体小"的特点,托颌法可能无法完全打开气道,可以尝试垫高肩部;如果失败,可以采用仰头抬颏法作为开放气道的最后选择;如果患儿有颅内损伤,可以采用过度通气,帮助减轻颅内压;警惕患儿可能存在的血气胸、腹内出血及胸腹联合伤,尤其是张力性气胸。

（4）局部麻醉药中毒:对于局部麻醉药中毒导致心搏呼吸骤停的患儿,除了常规的 PALS 措施外,应尽早使用 20% 脂肪乳静脉输注。应用 20% 脂肪乳治疗小儿局部麻醉药中毒的剂量目前尚不明确,可以考虑按照成人剂量的 1/3~1/2 尝试使用。推荐的成人剂量为:初始剂量 1~2ml/kg,注射时间 >1 分钟;随后按 0.25ml/(kg·min)持续输注。如果 5 分钟后,患儿的血液循环仍未恢复稳定状态,可以每隔 5 分钟重复注射初始剂量（1~2ml/kg）,注射时间 >1 分钟,持续输注速度可以升至 0.5ml/(kg·min),直至血液循环稳定。脂肪乳输注最大剂量为 12ml/kg。

（5）肺动脉高压:对于肺动脉高压的患儿,需要进行严密的呼吸管理和监测,避免缺氧和酸中毒造成肺动脉压力进一步升高,必要时可以尝试采用过度通气或给予碱性药物来维持碱血症。应尽早使用一氧化氮吸入以降低肺动脉压力。如果没有一氧化氮,可以雾化吸入前列环素或者静脉注射西地那非。患儿出现烦躁、人机对抗时应提供充分的镇痛药、镇静药和神经肌肉阻滞药。对于顽固性肺动脉高压的儿童,在使用最佳药物治疗后仍出现低心排血量综合征或严重呼吸衰竭症状的,可考虑使用体外生命支持（extracorporeal life support,ECLS）措施。

（6）阿片类药物过量:对于呼吸骤停的患儿,应维持人工呼吸或气囊 - 面罩通气,直到自主呼吸恢复;如果未恢复自主呼吸,应按照标准 PBLS 或 PALS 流程进行抢救。对于疑似阿片类药物过量的患者,如果有明显脉搏而无正常呼吸,或仅是濒死叹息样呼吸,除了按照标准 PBLS 或 PALS 流程抢救之外,应早期给予纳洛酮治疗。对于已知或疑似处于 CPA 状态的患儿,抢救重点应集中在高质量心肺复苏,而不是纳洛酮治疗。

六、心肺复苏后的综合治疗

心肺复苏后综合治疗的目的是尽可能保护脑功能,预防继发器官损伤,诊断和治疗原发病,为患儿安全转运到 ICU 创造条件。心搏骤停后综合征(post-cardiac arrest syndrome,PCAS)为心搏呼吸骤停患儿 ROSC 后数日内出现的严重缺血 - 再灌注反应,包括心搏呼吸骤停后脑损伤、心肌功能异常、全身缺血和再灌注损伤以后持续的致病因素。目前,对于 PCAS 的处理已经成为改善患儿 CPA 生存链的重要一环。2020 年 AHA 提出了小儿心肺复苏后综合治疗核查表(表 16-2-4),以帮助进一步预防和治疗患儿 PCAS。

表 16-2-4　小儿心肺复苏后治疗核查表

小儿心肺复苏后治疗要点	核查
氧合和通气	
监测血氧饱和度,目标值为 94%~99%(或正常血氧饱和度)	☐
监测并设定适合患儿病情的目标 $PaCO_2$,尽量避免出现严重高碳酸血症或低碳酸血症	☐
血流动力学监测	
设定具体的血流动力学目标,并每天核查	☐
利用监护仪监测生命体征	☐
监测动脉血压	☐
监测血清乳酸值、尿量、中心静脉血氧饱和度以帮助治疗	☐
通过肠外液体通路,如静脉注射正性肌力药物或血管升压素以维持收缩压在同年龄、同性别组患儿标准的第五百分位值以上	☐
目标体温管理(TTM)	
测量并持续监测核心温度	☐
在心跳停止后及复温期间防止和治疗发热	☐
如果患儿昏迷,依次进行 32~34℃ TTM 和 36~37.5℃ TTM,或仅进行 36~37.5℃ TTM	☐
预防寒战	☐
在复温期间,监测血压并及时治疗低血压	☐
神经监测	
如果患儿患有脑病且条件具备,进行持续脑电图监测	☐
治疗抽搐	☐
考虑早期进行脑成像检查以帮助诊断引起心搏呼吸骤停的病因	☐
电解质和葡萄糖	
监测血糖并避免低血糖发生	☐
维持电解质在正常范围内,避免电解质紊乱引起的心律失常	☐

小儿心肺复苏后治疗要点	核查
镇静	
利用镇静药和抗焦虑药进行镇静治疗	□
预后	
综合临床和其他因素判断预后,而不是依靠某项单一预后预测因素	□
TTM 或诱导性低温治疗可能改变预后评估结果	□
在心搏呼吸骤停后 7 天内综合脑电检查结果和其他因素判断预后	□
在心搏呼吸骤停后 7 天内考虑进行神经影像学检查,如磁共振成像	□

1. **呼吸系统** 在 PBLS 和 PALS 阶段,临床医师一般都会给予患儿 100% 的纯氧吸入以帮助维持血氧饱和度。虽然足够的氧供对机体是必需的,但越来越多的临床证据表明,在早期再灌注时,如果组织内氧浓度过高会损伤缺血的神经元。因此,在复苏后阶段,应使用较低的氧浓度以减轻组织的氧化损伤。为了减轻神经损伤,目前推荐的做法是:一旦观察到 ROSC,就可以尝试逐渐降低吸入氧浓度以维持患儿动脉血氧饱和度不低于 94%。同时监测 $P_{ET}CO_2$,防止过度通气及 CO_2 潴留。如果患儿出现人机对抗,则可以使用镇痛药、镇静药和肌松药。

2. **循环系统** 严密监测心率和血压,必要时应连接 12 导联心电图。如果在 PALS 阶段只建立了骨内通路,则应尽快建立静脉通路及有创动脉血压监测,并停止使用骨内通路。连续进行动脉血气分析(ROSC建立的初始阶段,检测间隔时间不超过 15 分钟),监测乳酸值、血糖水平,纠正电解质紊乱、酸碱失衡。同时监测尿量和中心静脉血氧饱和度。根据患儿生命体征情况使用血管活性药物,维持血压和组织灌注。常用血管活性药物使用剂量见表 16-2-5。

表 16-2-5 小儿常用血管活性药的剂量

药物	剂量	作用
氨力农	负荷量:0.75~1mg/kg,IV/IO 5 分钟,可重复 2 次;维持量:5~10μg/(kg·min)	正性肌力;扩张动脉
米力农	负荷量:50~75μg/kg,IV/IO 10~60 分钟。维持量:0.5~0.75μg/(kg·min)维持静脉滴注	正性肌力;扩张动脉
多巴酚丁胺	2~20μg/(kg·min),IV/IO	正性肌力;扩张血管
多巴胺	2~20μg/(kg·min),IV/IO	正性肌力;增加心率
肾上腺素	负荷量:0.01mg/kg。维持量:0.1~1μg/(kg·min),IV/IO	正性肌力;增加心率
去甲肾上腺素	负荷量:0.01mg/kg。维持量:0.1~2μg/(kg·min),IV/IO	收缩血管
硝普钠	1~8μg/(kg·min)	扩张动脉、静脉

注:IV. 静脉通路;IO. 骨内通路;药物注射速度计算公式如下:

$$注射速度(ml/h) = \frac{体重(kg) \times 剂量[μg/(kg·min)] \times 60(min/h)}{药物浓度(μg/ml)}$$

3. **神经系统**　心肺复苏抢救的首要目标就是保护脑功能。因此在复苏后治疗过程中,要注意以下几点,以减轻可能的二次脑损伤。

（1）防止过度通气:过度通气会导致脑灌注降低,从而加重脑损伤,因此需要尽量避免。但是,如果患儿出现颅内压增高甚至脑疝征象,则可以使用过度通气来帮助降低颅内压。

（2）亚低温治疗（32~34℃）:亚低温治疗理论上可以帮助昏迷患者保护脑、心脏及其他器官功能,不但可以降低死亡率,还可以改善神经功能。因此,对于 ROSC 后仍然处于持续昏迷的患儿可以尝试使用。亚低温治疗分为低温诱导、低温维持、复温、正常体温维持 4 个阶段。ROSC 后何时开始亚低温治疗目前尚存在争议。有文献报道,在心肺复苏期间或在 ROSC 后 15 分钟内开始降温可改善预后。也有研究认为,低温治疗开始的时间越早越好。因此,对于 ROSC 后持续昏迷的患儿,可以考虑尽早开始亚低温治疗。亚低温治疗时通常先降温至 32~34℃,进行目标体温管理（targeted temperature management,TTM）至少 24 小时,随后升温至 36~37.5℃进行 TTM。在进行复温时,温度上升速度每 2 小时不要超过 0.5℃。值得注意的是,亚低温治疗是否能够改善 PCAS 及患儿预后,目前缺乏循证医学证据支持。有研究发现,对 ROSC 患儿依次进行 32~34℃ TTM 和 36~37.5℃ TTM,相对于仅进行 36~37.5℃ TTM 的患儿来说并未改善患儿预后。

（3）防止体温过高:监测体温,通过物理降温或应用解热镇痛药,尽可能将患儿体温控制在 38℃以下,以减轻脑组织的缺血再灌注损伤。

（4）控制癫痫发作:建议持续进行脑电图监测,以便及时对非惊厥性癫痫发作作出诊断。尽快安排专科会诊,预防和控制癫痫发作。在 ROSC 后早期进行颅脑 MRI 检查。

七、患有心脏病婴幼儿的急救与复苏

美国的流行病学数据显示,罹患心脏病婴幼儿 CPA 的发生率为正常婴幼儿的 10 倍。此类患儿的心脏都会存在不同程度的解剖和病理生理方面的异常,从而影响心肺复苏,尤其是胸外按压的有效性。按照最乐观的估计,心脏正常患儿在进行胸外按压时,只能提供心脏常规灌注血流的 10%~30%,以及大脑常规灌注血流的 40%~50%。而在对罹患心脏病的患儿进行心肺复苏时,由于其心脏结构和功能的异常,会明显减少肺血流量、体循环血流量和脑血流灌注,从而导致心肺复苏成功率进一步降低。在急救与复苏过程中,需要针对不同的心脏结构、功能及血流动力学异常,采取不同的心肺复苏干预措施和药物治疗。因此,有必要对这一部分内容进行单独阐述。

1. **单心室先天性心脏病**　在正常的心脏,静脉血由静脉系统汇聚至上、下腔静脉,回流至右心房、三尖瓣、右心室、肺动脉瓣和肺动脉,进入到肺循环内,通过氧合作用变成动脉血,经由肺静脉、左心房、二尖瓣进入左心室。左、右心室由室间隔隔开,动、静脉血分离流动。当两个心室的发育不均衡,有一侧心室发育偏小,二尖瓣、三尖瓣的血流均进入另一侧心室时,就形成了单心室心脏畸形,又叫心室双入口。在两个大小不一的心室之间,是一个巨大的室间隔缺损,而心室中的血液则是动静脉混合血。因此,罹患单心室先天性心脏病的患儿往往存在发绀、体重增加缓慢等。

目前治疗单心室先天性心脏病主要通过手术的方式进行。由于患儿两侧心室先天发育的不均衡,因此无法通过"补窟窿"的方式重建两个完整的心室,一般先做"1 个心室"的姑息矫治。根据手术方式不同,姑息性手术分为体 - 肺动脉分流术和肺动脉环束术,分别通过增加和减少肺血流量改善患儿症状,为Ⅱ期手术赢得时间。

如果患儿的肺动脉发育正常,在出生后早期,由于肺动脉的压力低于体循环的压力,大量的动、静脉混合血涌入肺动脉,其血量远超过进入主动脉的血量。这些过量的血液经过肺循环,最终还会回到心脏,可能会引发充血性心力衰竭。此外,这些过量的血流可以造成肺血管阻力升高,形成肺动脉高压。对于这类患儿，经常采用肺动脉环束术来减少过多的肺血流量，降低肺动脉压力，为之后的后续手术创造条件。有些患儿的主动脉发育很差，直径远远小于标准值，在这种情况下，心室腔内的血液进入主动脉受阻，造成体循环灌注严重不足。为了能够改善这一状况，也需要一类特殊的手术进行矫治，把肺动脉的主干连接到主动脉上，借着这条"旁路"，将心室的血液输送到主动脉内。可能会采用的术式包括"Norwood Ⅰ期"或"Damus-Kaye-Stansel"手术。无论哪种手术，其目的都是改善体循环 - 肺循环血流比例，从而帮助改善症状，为后续治疗赢得时间。

罹患单心室畸形的患儿一旦出现 CPA，应立刻开始高质量心肺复苏。然而，由于存在肺循环分流，先天性单心室畸形患儿在心肺复苏过程中体循环获得的血流灌注明显降低；再加上动静脉混合血中含氧量低，患儿会出现严重且持久的重要脏器，如心脏、大脑的血流灌注不足；持久的心肺复苏并不能改善预后，反而可能会造成预后不良。因此对于这类患儿，应着重强调预防 CPA 的发生，必要时 ECLS 措施应提早介入。一旦发生 CPA，除了常规高质量心肺复苏的措施外，复苏过程中还需要注意以下几点：

（1）轻度高碳酸血症可以增加肺动脉压力，从而减少体 - 肺分流，扩张冠状动脉，增加心排血量和脑血流，在短期内对于增加体循环灌注有益。因此，对于肺循环高灌注、体循环低灌注及低 DO_2 的患儿，可以通过减少每分通气量的方式，改善体循环血流灌注。目标 $PaCO_2$ 值可以设为 50~60mmHg。

（2）对于接受 Norwood Ⅰ期手术的患儿，控制肺血管阻力作用不大，可以考虑采用全身性血管扩张药物（α- 肾上腺素受体拮抗药和 / 或Ⅲ型磷酸二酯酶抑制剂）降低体循环血管阻力和吸氧，从而帮助改善体循环灌注和 DO_2。

（3）对于姑息性手术后或准备接受紧急介入或手术干预的患儿，复苏期间可以考虑使用 50~100U/kg 肝素推注，以防止血栓发生。

（4）如果条件允许应通过直接（上腔静脉导管）和 / 或间接（近红外光谱）方法进行血氧饱和度监测，以帮助平衡肺循环和体循环灌注。

（5）对于已经接受了上腔静脉肺动脉吻合术或者 Fontan 手术的患儿，在不发生肺萎陷的前提下，机械通气时应采用尽可能低的气道压，或者采用负压通气，并允许轻度高碳酸血症，以帮助增加心排血量，维持大脑和全身重要脏器的氧合需求。

2. 右心衰竭 右心室流出道梗阻重建术是治疗先天性心脏病的常见术式，接受该手术的患儿在术后出现右心室充血性心力衰竭及低心排血量综合征的风险较高，需要术后严密观察监测。一旦发生 CPA，除了立刻进行常规高质量的心肺复苏外，还需要注意以下几点。

（1）可以给予适量的扩容治疗以增加右心室前负荷。

（2）尽早给予小剂量肾上腺素。需要注意的是，儿茶酚胺类药物会引起心动过速，增加心肌氧耗量。因此，在患儿 ROSC 后可以改用多巴酚丁胺、米力农等药物，其他可供选择的血管活性药物还包括垂体后叶激素和去甲肾上腺素。

（3）可以吸入一氧化氮帮助扩张肺动脉来改善右心衰竭。

（4）右心衰竭患儿在复苏过程中容易发生多种类型的心律失常。置入心脏临时起搏器可以帮助改善预后。

（5）如果患儿 CPA 在手术后即刻发生，可以考虑快速开胸行胸内心脏按压。

3. 左心衰竭 导致婴幼儿发生急性左心衰竭的心脏病往往与严重的二尖瓣 / 主动脉瓣病变或者肺静脉异位连接畸形有关。严重的二尖瓣狭窄 / 反流可以导致从左心房进入左心室的血流明显减少，影响胸外按压所产生的心排血量。严重的主动脉瓣狭窄 / 反流可以直接降低胸外按压时产生的主动脉根部压力，导致冠状动脉灌注压和心排血量的明显降低。肺静脉连接畸形往往伴随肺动脉高压及右心衰竭。因此，此类患儿一旦发生 CPA，胸外按压的效果往往很差，导致预后不佳。在心肺复苏过程中，如果条件许可应尽快建立 ECLS。此外,可以尝试使用正压通气(positive pressure ventilation,PPV)和米力农来降低后负荷,改善心排血量。对于存在肺动脉高压的患儿,可以尝试一氧化氮吸入。

4. 心肌病和心肌炎 无论是心肌病还是心肌炎,患儿一旦发生 CPA,心肺复苏成功的可能性都较低,预后较差。①扩张型心肌病患儿本身心室功能就很差,CPA 发生后急剧减少的冠状动脉和心肌灌注血流量会导致本身就很脆弱的心肌氧供和氧耗平衡彻底瓦解,使得 ROSC 发生率非常低。②对于肥厚型心肌病患儿而言,维持足够每搏输出量和心排血量的前提是较高的心室充盈压;此外,只有维持较高的冠状动脉灌注压和灌注时间才能满足肥厚心肌的血流灌注需求。在 CPA 发生时,这两个条件都无法满足,导致复苏成功的可能性较低。急性心肌炎患儿复苏期间会出现各种恶性心律失常、房室传导阻滞和严重心室功能障碍,导致心肺复苏效果不佳。因此,对于心肌病或心肌炎的患儿,主要强调预防 CPA 的发生,必要时应尽快采取 ECLS 措施(如体外膜氧合器支持)进行干预。

第三节　新生儿心搏呼吸骤停的急救与复苏

一、新生儿急救与复苏准备

新生儿娩出过程中随时可能需要进行急救与复苏,因此每次分娩时,现场至少应有一名有经验的专业人员(一般为新生儿科医师或者麻醉医师),专门负责照顾新生儿,以方便在必要时迅速启动新生儿急救与复苏流程(图 16-3-1)。多胎分娩时每名新生儿都应该由专人负责。复苏小组每个成员都应该有明确的分工,均应具备熟练的复苏技能。新生儿复苏的设备和药品应有专人负责,单独存放,准备充分。

二、新生儿急救与复苏的基本程序和流程

新生儿复苏过程中,评估、决策和措施这 3 项步骤构成了基本程序(图 16-3-1)。评估步骤基于 3 个体征:心率、呼吸和血氧饱和度。其中心率变化是最为敏感,也是最重要的体征。基本程序不断重复,完成新生儿急救与复苏的整体流程(图 16-3-2)。

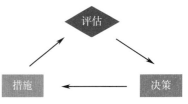

图 16-3-1　新生儿急救与复苏基本程序

三、新生儿娩出时的快速评估及决策

新生儿娩出时,临床医师应立即根据以下 3 点在数秒内完成快速评估。

(1)是否足月?

(2)肌力是否良好?

(3)是否啼哭或呼吸?

如果上述 3 项均获肯定答案,则该新生儿只需采取常规干预措施,包括保暖、必要时清理呼吸道、擦干皮肤、刺激自主呼吸和再次评估。如果任意一项为否定答案,就需要准备开始新生儿复苏流程,具体包括:吸氧、人工辅助呼吸、胸外心脏按压和肾上腺素和 / 或扩容治疗。

需要注意的是,对于是否进行羊水评估,国际和国内指南存在分歧。从 2015 年开始,国际指南就不再推荐评估羊水,主要原因是目前没有循证医学证据支持对于有羊水胎粪污染的新生儿常规行气管插管及胎粪吸引可以改善患儿预后。但是,中国 2016 版的《新生儿复苏指南》仍然推荐对羊水进行评估。当羊水胎粪污染时,仍首先评估新生儿有无活力:新生儿有活力时,继续初步复苏;新生儿无活力时,应在 20 秒内完成气管插管及用胎粪吸引管吸引胎粪。本章所涉及的复苏流程遵循国际指南。

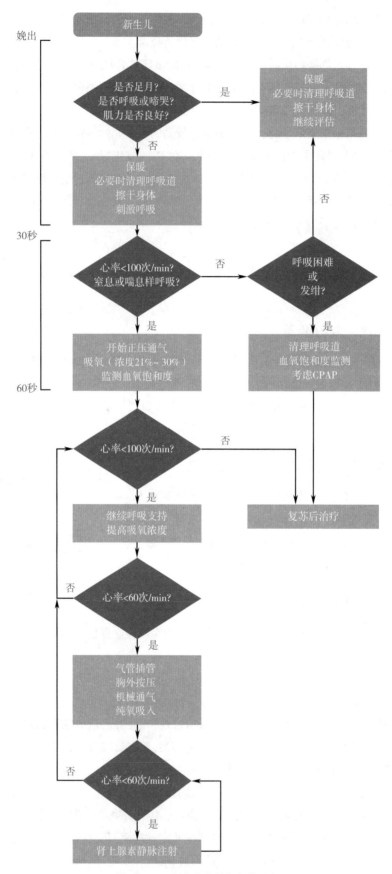

图 16-3-2 新生儿急救与复苏流程

四、新生儿娩出后采取的措施及复苏流程

（一）常规干预措施

新生儿娩出后的常规干预措施包括：保暖、清理呼吸道、擦干皮肤、刺激自主呼吸。此外，最近的循证医学证据鼓励新生儿出生后尽早与母亲进行密切接触。

1. 保暖 新生儿体表面积相对较大，皮下脂肪薄，血管多，易于散热，保温能力差；体温调节中枢发育未完善，体温调节能力差，因此容易发生新生儿低体温。低体温不仅可引起皮肤硬肿，并可使体内各重要脏器组织损伤，心率减慢，严重者可导致死亡。因此，需要常规对新生儿采取保温措施（如襁褓包裹）。

对于极低体重儿（<1 500g），常规的保暖措施无法满足需求，需要多种保温措施联合使用以防止低体温发生，具体包括：升高室温至 25~28℃、包裹以及使用电热毯、婴儿辐射保温台或者保温箱。胎龄 <32 周的新生儿可以将其头部以下躯体和四肢用保鲜膜包裹或者置入塑料袋内，一方面可以帮助保暖，还可以减少不显性失水。需要强调的是，保温措施要贯穿于新生儿急救与复苏的整个流程，以最大限度地减少低体温的发生。

2. 体位 置新生儿头轻度仰伸位（鼻吸气位），帮助开放气道。

3. 清理呼吸道 必要时（分泌物量多或有呼吸道梗阻时）利用吸引器按照先咽后鼻的顺序进行清理，解除呼吸道梗阻，促使新生儿开始自主呼吸。吸引时间应在 10 秒以内，吸引器负压不应超过 100mmHg。应避免吸引器插入过深、吸引时间过长。过度吸引可能会导致喉痉挛，引起迷走反射，导致心率降低。

目前尚无循证医学证据支持气管内吸引可以降低新生儿胎粪吸入综合征的发生率和死亡率。相反，反复吸引可能会延缓人工辅助通气，因此不推荐对在胎粪污染羊水中出生的新生儿（无论有无活力）常规进行气管内吸引。如果正压通气后发现疑似呼吸道梗阻，可以进行气管内吸引。

4. 擦干皮肤与刺激自主呼吸 快速彻底擦干头部、躯干和四肢皮肤。彻底擦干也是对新生儿的刺激，可以诱发自主呼吸。如仍无呼吸，可以轻弹新生儿足底 1~2 次或者手掌摩擦新生儿背部 1~2 次，以激发新生儿第一次自主呼吸。

5. 再次评估 再次评估的重点在于呼吸状态（窒息、喘息样呼吸、呼吸困难或正常呼吸）和循环状态（心率是否大于 100 次 /min）。

目前临床上常用的判断新生儿氧合水平的方法有两种：①脉搏血氧饱和度测量。采用脉搏血氧饱和度监测可靠性较高，但会有延后效应。因此如果预计到需要对新生儿进行急救和复苏时，应提前准备好新生儿专用的脉搏血氧探头，使用时将其置于右手腕处或者右侧手掌掌面。因为心脏、头颅、右上肢的血来源于主动脉的动脉导管前部分，称为动脉导管前血；左上肢和双下肢接受来自动脉导管后的主动脉血，其可能混有经动脉导管分流、含氧量低的肺动脉血，血氧饱和度常较低。为测量灌注心脏和颅脑血液的血氧饱和度，传感器应连至右手或右腕部。如果新生儿心率很慢或血液循环很差，脉搏血氧测量准确度会受影响。②心电图监护是可选的方法。2015 年新生儿复苏国际指南推荐采用 3 导联心电图测量心率，有条件的单位可以尝试使用。这是因为判断新生儿氧合水平最为灵敏的指标为心率。如果心率增加，说明通气有效，氧合情况开始好转。判断新生儿心率时也可采用心前区听诊或者脐动脉触诊的方式。沿胸部左侧听诊是检查新生儿心率最准确的物理检查方法。尽管在脐根部可以感觉到脐动脉搏动，但触诊是不准确的，可能低估真实心率。听诊时可以用手在床上按心跳的节拍拍打，以使团队的其他成员也了解新生儿的心率。计数新生儿的心率 6 秒，乘以 10 即得出每分钟心率的快速估计值。颈动脉、股动脉触诊监测耗时较长，可能会延误抢救时机。

一旦开始吸氧或者人工辅助呼吸，应持续对新生儿的心率、呼吸及氧合情况进行监测。

（二）吸氧

健康足月新生儿出生后在呼吸室内空气（氧浓度为21%）的情况下，达到血氧饱和度90%以上需10分钟（表16-3-1）。因此建议，初步复苏后不再评估肤色并常压给氧，如果新生儿有呼吸困难、持续发绀，可清理气道、监测血氧饱和度，如血氧饱和度低于标准值（参考表16-3-1），可常压给氧，并考虑正压通气。吸氧起始阶段不推荐采用纯氧，应使用空 - 氧混合气体。足月儿及晚期早产儿（孕周≥35周），推荐吸氧的起始浓度为21%；对于早产儿（孕周<35周），推荐起始氧浓度为21%~30%。可以根据患儿的氧合情况（脉搏血氧饱和度）逐步增加氧浓度，直至达到或者接近健康新生儿的氧合水平，最高可以给予纯氧。自然分娩的健康新生儿在娩出后脉搏血氧饱和度变化水平见表16-3-1。

表 16-3-1　健康新生儿出生后脉搏血氧饱和度水平变化情况

娩出后时间	健康新生儿脉搏血氧饱和度（自然分娩，海拔高度海平面）
1 分钟	60%~65%
2 分钟	65%~70%
3 分钟	70%~75%
4 分钟	75%~80%
5 分钟	80%~85%
10 分钟	85%~95%

（三）人工辅助呼吸

1. 正压通气

（1）正压通气的方法：新生儿复苏成功的关键是建立充分的通气。经过保温、清理呼吸道及吸氧等干预措施后，如果新生儿仍然存在喘息样呼吸，或者心率小于100次/min，应立刻开始正压通气。正压通气应在新生儿娩出后60秒内开始（"黄金1分钟"）。

正压通气起始阶段可以采用气囊 - 紧闭面罩进行。正压通气推荐频率为40~60次/min，起始峰值通气压力可以设定为20~25cmH$_2$O；少数病情严重的新生儿可采用2~3次高压力通气，设定为30cmH$_2$O甚至40cmH$_2$O。推荐使用T- 组合复苏器帮助通气。T- 组合复苏器是一种由气流控制、有压力限制的机械装置，能提供恒定的气道峰压及呼气末正压，对早产儿的复苏更能提高效率和安全性。

正压通气的首要目标是帮助新生儿进行肺部扩张和通气，判断标准为心率是否迅速增加、血氧饱和度是否改善，其中心率的变化是最为灵敏的指标。有效正压通气的主要判定标准为胸廓是否起伏良好。如胸廓有起伏，继续做正压通气30秒后再评估心率。

1）如果心率≥100次/min，可逐渐减少正压通气的压力和频率，同时观察是否具有有效自主呼吸，如心率持续>100次/min，有有效自主呼吸，则停止正压通气，如血氧饱和度未达到目标值，可常压给氧。

2）如果心率为60~99次/min，可评估通气技术，必要时进行矫正通气，可考虑气管插管。

3）如果经过30秒有效正压通气（胸廓有起伏），心率<60次/min，可评估通气技术，必要时进行矫正通气，如心率仍<60次/min，给予气管插管。

如胸廓无起伏，做矫正通气步骤。

（2）矫正通气：矫正通气（MRSOPA）可以分为以下5个步骤。

1）M（mask）：首先检查面罩和面部是否密封。重新放置面罩与面部形成良好的密闭，如果有漏气，略增加对面罩边缘的压力并向上抬起下颌。面罩最容易漏气的地方是面颊和鼻梁部，如果单手法达到密闭有困难,可改用双手法。

2)R(reposition airway):其次是调整体位,可重新摆正头、颈部的位置,使之处于轻度仰伸位,以便打开气道。

完成 M 和 R 步骤后尝试正压通气并观察胸廓是否有起伏。如胸廓有起伏,继续做正压通气 30 秒后评估心率。如胸廓仍无起伏,进行以下步骤。

3)S(suction):清理呼吸道分泌物。气道可能被黏稠的分泌物阻塞,如存在此情况,用吸球吸引口鼻。

4)O(open mouth):用手指打开新生儿的口腔重新放置面罩。

完成 S、O 步骤后尝试再次进行正压通气,并观察胸廓是否有起伏。如胸廓有起伏,继续做正压通气 30 秒后评估心率。如胸廓仍无起伏,可以尝试以下步骤。

5)P(increase pressure):增加通气压力。可用压力计指导吸气压力的调整,可每次增加 5~10cmH$_2$O (1cmH$_2$O=0.098kPa),直至每次呼吸时均能看到胸廓起伏。足月儿面罩通气最大的推荐压力是 40cmH$_2$O。如果用 T- 组合复苏器,助手需要调整气道峰压旋钮。

在完成 P 步骤后,尝试再进行正压通气,并观察胸廓是否有起伏,如果胸廓有起伏,继续有效正压通气 30 秒以后评估心率。如胸廓仍无起伏,建立高级气道,包括气管插管或喉罩通气。

2. 建立高级气道

(1)气管插管:如果有效正压通气不成功或时间较长或者新生儿心率改善不明显时,即可考虑进行气管插管,具体插管时机由现场负责的新生儿或者麻醉科医师决定。表 16-3-2 列出了根据新生儿出生体重和胎龄应选择的气管导管型号。2020 年更新的指南推荐使用带有套囊的气管导管,以减少漏气,帮助改善通气。进行气管插管时应注意不要插入过深,以免造成气胸。表 16-3-3 列出了不同出生体重新生儿气管导管插入的深度。

表 16-3-2　不同气管导管内径适用的新生儿出生体重和胎龄

导管内径 /mm	新生儿出生体重 /g	胎龄 / 周
2.5	<1 000	<28
3.0	1 000~2 000	28~34
3.5	2 000~3 000	35~38
3.5~4.0	>3 000	>38

表 16-3-3　不同出生体重新生儿气管导管插入的深度

出生体重 /kg	气管导管插入深度 /cm
0.5~0.6	5.5
0.7~0.8	6.0
0.9~1.0	6.5
1.1~1.4	7.0
1.5~1.8	7.5
1.9~2.4	8.0
2.5~3.1	8.5
3.2~4.2	9.0

如果插管位置不正确，心率很难得到改善。因此在插管完成后应立刻通过听诊、观察胸廓活动度及 $P_{ET}CO_2$ 监测等方法确定气管插管位置是否正确。胸廓运动正常和对称、胸廓两侧（腋下）呼吸音对称且无胃部扩张、呼气时见管壁有水蒸气、$P_{ET}CO_2$ 波形出现等均提示气管插管位置正确。值得注意的是，由于无自主呼吸的新生儿肺部血流较少，尽管气管插管位置正确，仍有可能出现 $P_{ET}CO_2$ 为零的情况，需要有经验的医师综合判断。

对于新生儿进行气管插管后是否应该采用呼气末正压（PEEP）通气，目前还缺乏循证医学证据。考虑到使用 PEEP 可以帮助肺部扩张，改善氧合，目前大多主张使用。

（2）喉罩：对于紧闭面罩通气困难，或者气管插管困难的新生儿，可以采用喉罩置入的方法保证通气。需要注意的是，对于体重过小及 <34 周的早产儿，喉罩通气成功率会降低。

（四）胸外按压

与儿童和成人不同，新生儿开始胸外按压前应首先保证足够的通气。如果在有效的人工辅助通气和纯氧吸入后（至少 30 秒）心率提升不明显（<60 次/min），可以考虑开始胸外按压。胸外心脏按压需配合进行气管插管正压通气。

单人胸外按压时采用双指按压法：将两手指置于乳头连线下方按压胸骨（图 16-3-3），或者双手环抱拇指按压法：用两手掌及 4 根手指托住两侧背部，双手大拇指按压胸骨下 1/3 处（图 16-3-4）。按压周期中，手指不能离开胸骨，胸骨压下前后径的 1/3，忌粗暴。

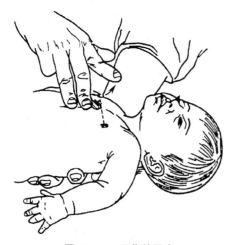

图 16-3-3　双指按压法

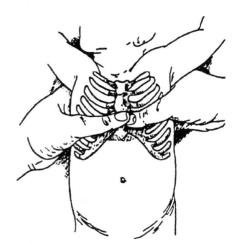

图 16-3-4　双手环抱拇指按压法

胸外按压频率为 90 次/min。胸外按压与人工通气应有节奏地交替进行，保持 3∶1 的比例，即每按压 3 次，人工呼吸 1 次。在 1 分钟内应完成 120 次复苏动作，每次 0.5 秒，由按压者数出声，以便通气者协调配合。每按压 45~60 秒后数心率，如果心率≥60 次/min 要停止按压，但继续通气。2020 年 AHA 指南推荐采用心电监护监测心率变化，以缩短心率评估时间。

（五）肾上腺素或扩容治疗

一般情况下，新生儿心率降低主要是由于通气不足造成的，不需要进一步的药物治疗。如果经过 45~60 秒有效的气管插管机械通气和胸外按压之后，心率仍然低于 60 次/min，可以考虑给予肾上腺素和/或扩容治疗。

1. **肾上腺素**　首选脐静脉给药。如果静脉通路不可行，可以使用骨内通路。静脉或骨内通路每次给药剂量为 0.01~0.03mg/kg，如果二者均不可行，可以考虑通过气管内给药，每次剂量为 0.05~0.1mg/kg。无论通过何种通路给药，推荐肾上腺素浓度均为 1∶10 000（0.1mg/ml，即将 1mg 肾上腺素稀释到 99ml 生理盐水当中）。静脉给药后用 1~2ml 生理盐水冲管；气管内给药后要给几次正压通气，迅速将药物送入肺内。

给予肾上腺素 1 分钟后评估心率，给药后继续正压通气（氧浓度为 100%）和胸外按压，如果首剂肾上腺素应用后心率仍 <60 次 /min，3~5 分钟可重复应用。如脐静脉或骨髓腔给肾上腺素后效果不满意，要考虑是否存在其他问题，如低血容量和张力性气胸。

2. 扩容治疗 当其他急救措施（正压通气、胸外按压及肾上腺素）对于心率提高不明显，有持续心率减慢、怀疑新生儿围生期 / 产前胎儿失血、血容量不足（皮肤苍白、低灌注、脉搏微弱）表现时，可以考虑给予扩容治疗。推荐剂量为 10ml/kg，可采用晶体溶液，如生理盐水或者血制品。在扩容过程中需注意速度（5~10 分钟经脐静脉或骨髓腔），不可过快，以免毛细血管压力过高，造成脑室内出血。

3. 其他药物治疗

（1）多巴胺：初始剂量为 2.5~5μg/（kg·min），可根据患儿情况酌情增加。由于新生儿动脉导管尚未闭合，因此新生儿休克治疗并不推荐大剂量使用多巴胺[>10μg/（kg·min）]，避免增加肺动脉压力。

（2）纳洛酮：新生儿母亲在过去 4 小时内有麻醉药应用史。初始剂量：0.1mg/kg，静脉注射，必要时每 2~3 分钟重复 1 次，用药前先保证通气。需要指出的是，新生儿母亲因用麻醉药而导致的新生儿出生后呼吸抑制，应首选正压通气，而不是给予纳洛酮。母亲麻醉药成瘾的婴儿，不使用纳洛酮。

（3）碳酸氢钠：碳酸氢钠（$NaHCO_3$）溶液可以纠正代谢性酸中毒，帮助改善心肺复苏过程中患儿对于肾上腺素的反应性。但是，新生儿酸中毒往往是呼吸性的，并且碳酸氢钠会引起高碳酸血症，如果通气不足，反而会增加细胞酸中毒，降低心排血量。因此，在保证足够通气的前提下，如果患儿心跳、呼吸停止时间长或对肾上腺素、扩容无效时可考虑谨慎应用。用法：将 1ml 5% 碳酸氢钠溶液加入注射用水稀释到 3.5ml，配制成 1.4% 碳酸氢钠溶液。用量可按照下列公式粗略估算：1.4% 碳酸氢钠（ml）=（-BE）× 1.75 × 体重，半量缓慢静脉注射。

五、复苏后治疗

新生儿复苏成功后，需尽快转入新生儿重症监护室进行严密的监护和后续治疗，以防止生命体征再次恶化。除了一般对症治疗措施外，需要格外注意监测新生儿的血糖及体温变化。纠正低血糖时，可以采用 10% 葡萄糖注射液 5~10ml/kg。

六、新生儿复苏取舍

在进行新生儿复苏取舍前，需要与患儿父母建立良好且充分的沟通，取得父母的同意。

一般而言，如果进行了 20 分钟有效急救复苏后，患儿仍无心率，可以考虑与医疗团队及患儿家属讨论是否停止复苏。

（李思远）

推荐阅读

[1] 王卫平,孙锟,常立文 . 儿科学 .9 版 . 北京:人民卫生出版社,2018.

[2] 叶鸿瑁 . 国际新生儿复苏教程更新及中国实施意见 . 中华围产医学杂志,2018,21（2）:73-80.

[3] 中国新生儿复苏项目专家组 . 中国新生儿复苏指南（2016 年北京修订）. 中华实用儿科临床杂志,2017,32（14）:1058-1062.

[4] AZIZ K,LEE C H C,ESCOBEDO M B,et al.Part 5:Neonatal resuscitation 2020 American Heart Association guidelines for cardiopulmonary resuscitation and emergency cardiovascular care.Pediatrics,2021,147（Suppl 1）:e2020038505E.

[5] BERG M D,SCHEXNAYDER S M,CHAMEIDES L,et al.Part 13:pediatric basic life support:2010 American Heart Association guidelines for cardiopulmonary resuscitation and emergency cardiovascular care.Circulation,2010,122(18 Suppl 3):862-875.

[6] FLEMING S,THOMPSON M,STEVENS R,et al.Normal ranges of heart rate and respiratory rate in children from birth to 18 years of age:a systematic review of observational studies.Lancet,2011,377(9770):1011-1018.

[7] KATTWINKEL J,PERLMAN J M,AZIZ K,et al.Part 15:neonatal resuscitation:2010 American Heart Association guidelines for cardiopulmonary resuscitation and emergency cardiovascular care.Circulation,2010,122(18 Suppl 3):909-919.

[8] KLEINMAN M E,CHAMEIDES L,SCHEXNAYDER S M,et al.Part 14:pediatric advanced life support:2010 American Heart Association guidelines for cardiopulmonary resuscitation and emergency cardiovascular care.Circulation,2010,122(18 Suppl 3):876-908.

[9] MARINO B S,TABBUTT S,MACLAREN G,et al.American Heart Association Congenital cardiac defects committee of the council on cardiovascular disease in the young;council on clinical cardiology;council on cardiovascular and stroke nursing;council on cardiovascular surgery and anesthesia;and emergency cardiovascular care committee.cardiopulmonary resuscitation in infants and children with cardiac disease:a scientific statement from the American Heart Association.Circulation,2018,137(22):691-782.

[10] SHIMODA-SAKANO T M,SCHVARTSMAN C,REIS A G.Epidemiology of pediatric cardiopulmonary resuscitation.J Pediatr(Rio J),2020,96(4):409-421.

本章要求

掌握：小儿加速术后康复的实施原则；腹股沟斜疝、腺样体、扁桃体及齿科加速术后康复的开展。

熟悉：胸外科、心脏外科手术加速术后康复，ICU 患儿及日间手术患儿快速康复的开展。

了解：小儿加速术后康复的发展历史和未来趋势。

加速术后康复（enhanced recovery after surgery, ERAS）是以循证医学证据为基础，外科、麻醉、护理、营养等多学科协作，通过优化围手术期处理的临床路径以减少手术患者的生理及心理创伤应激，实现外科术后充分镇痛、早期活动及促进器官功能恢复，从而减少术后并发症、促进患者康复、缩短住院时间及节省医疗费用。这一优化的临床路径包含了院前（家）、术前、术中、术后及出院后（回家）这一完整的治疗过程，并实现社会、医院、患者及医疗人员共赢，以及社会效益和经济效益最大化的目标。十余年来，加速术后康复的理念及其路径在我国得到快速普及和应用。ERAS 也已在儿科手术患者中得到广泛应用，但国内外尚缺乏统一的儿科 ERAS 共识和标准，仍然需要小儿 ERAS 的循证证据以推进指南及临床路径的制定。本章节将介绍小儿 ERAS 开展的原则及已有的小儿 ERAS 措施。

第一节　小儿加速术后康复的发展

ERAS 最早于 1990 由丹麦的 Kehlet 教授提出。随后成立的 ERAS 协会对其理念和 ERAS 措施不断进行优化与完善。ERAS 的内容包括术前宣教与评估、避免术前机械性胃肠道准备和长时间禁饮禁食、优化围手术期麻醉管理措施、术毕尽快气管导管拔管，术后尽快恢复进食、进饮及早期下地活动等。多项研究表明，在成人实施 ERAS 方案可显著缩短住院时间、降低围手术期并发症的发生率、加速患者术后生理和心理的快速康复、提高患者满意度、节约医疗费用。经过多年研究与临床实践，成人结肠外科最早于 2006 年发布了本专业的 ERAS 指南，随后妇科、骨科、心脏外科、泌尿外科等也纷纷颁布各专科或专病的 ERAS 指南。我国于 2016 年首次发布成人的《中国加速康复外科围手术期管理专家共识》。小儿 ERAS 的发展起步较晚，有关研究和实践是在借鉴成人 ERAS 方案的基础上加以调整而开展的。2007 年，德国汉诺威医学院 Reismann 团队首次发表了 ERAS 方案用于小儿普外科和泌尿外科手术的前瞻性研究，之后其他团队也陆续发表了 ERAS 在小儿脊柱外科、小儿胸外科、小儿心脏外科等专业应用的研究。这些研究表明在小儿实施 ERAS 有利于缩短其住院时间、提高家长满意度，但存在样本量较小、设计缺陷、非随机对照等缺点。以 Brindle 为代表的多名来自全球各地的专家共同起草了新生儿 ERAS 指南，发表在 2020 年的 *World Journal of Surgery* 杂志上，并在 ERAS Society 官方网站发布，这是第一部针对小儿的 ERAS 指南。由于儿童在生理发育、心理发育、手术种类、基础疾病状态等方面与成人存在较大差别，因此并非所有成人 ERAS 的措施和监测指标均适用于小儿患者，还需要大样本的前瞻性研究探讨小儿 ERAS 的循证证据，并制定小儿外科手术亚专业或专病的 ERAS 指南,以指导小儿 ERAS 的迅速开展。

第二节　小儿加速术后康复的特点

一、生理功能的加速康复

手术创伤与疼痛引起的一系列应激反应会造成患儿内分泌、免疫、代谢系统功能的改变,影响伤口愈合,并干扰消化系统、呼吸系统、泌尿系统等多个系统的功能。麻醉管理不当又会进一步影响上述系统功能的恢复,增加围手术期并发症,进而影响患儿的术后康复。与成人一样,小儿 ERAS 的核心目标是阻断或减少手术创伤与疼痛应激造成的伤害,但在具体方案上存在临床路径和管理策略的不同。

围手术期疼痛管理方面,小儿镇痛也适合采用中枢性镇痛药复合区域神经阻滞/局部麻醉药浸润镇痛的多模式抗应激方案,但小儿区域神经阻滞更适合选用超声引导下的单次神经阻滞,而非连续硬膜外镇痛或连续神经阻滞,尤其是 12 岁以下的患儿。因为患儿的术后活动自律性较差,容易造成术后镇痛导管移位、脱出和穿刺部位感染,因此留置镇痛导管的风险大于获益。随着超声引导技术的发展,神经阻滞的定位更精确、效果更好;局部麻醉药物佐剂(如右美托咪定、可乐定等药物)的添加可延长传统局部麻醉药物的作用时间,部分弥补了单次神经阻滞镇痛持续时间较短的不足。此外,非药物镇痛也是小儿围手术期镇痛的特点之一。非药物镇痛用于小儿术后镇痛效果好、安全性高,有利于缓解患儿术后的不良情绪。对于某些年龄段患儿的特定手术类型,非药物镇痛的效果甚至优于药物镇痛。

呼吸系统功能的恢复对于小儿术后康复也非常重要。与成人手术不同,所有儿科手术都需在全身麻醉下完成,且低龄患儿更易出现气管插管后气道损伤甚至气道狭窄。因此减少气道损伤、术后尽快恢复自主呼吸、早期拔除气管导管、降低术后再次插管率是小儿术后呼吸功能快速恢复的重要指标。具体措施包括根据手术时间选择合适时效的麻醉药物、合理使用拮抗药物以避免麻醉药物残留引起的拔管延迟。对于术后可能出现喉水肿的高危患儿(如插管损伤、反复插管、既往喉水肿史)应积极进行雾化治疗,避免拔管后再次插管。此外对于手术时间长、年龄小的患儿,还应做好术中的液体管理,避免术后组织水肿。

在促进胃肠功能恢复方面,成人已得到验证的措施包括缩短围手术期禁饮禁食时间、避免导致肠功能障碍的术前机械性肠道准备措施、避免使用中长效阿片类药物、不常规放置胃管及引流管等,这些措施同样有利于患儿术后胃肠功能的早期恢复。围手术期禁饮禁食时间过长会导致麻醉诱导后低血压、机体过早进入分解代谢、术后躁动、恶心呕吐等不良反应。成人 ERAS 术前禁饮时间已改为术前 2 小时可饮用 <400ml 糖类饮料。传统的小儿术前禁饮禁食规则为"8-6-4-2"规则,即禁止固体食物 8 小时,牛乳制品 6 小时,母乳 4 小时和清饮料 2 小时。2019 年起欧洲麻醉学会和欧洲小儿麻醉学会已明确推荐将全身麻醉前禁饮时间缩短为术前 1 小时。磁共振成像和胃部超声研究表明,儿童饮用清饮料后胃排空时间为 30 分钟左右。更有研究发现术前禁饮 2 小时、1 小时或不限制禁饮时间,误吸发生率并没有差别,因此也有医师建议术前不设置禁饮时间。进一步缩短小儿术前禁饮时间已成为小儿围手术期管理的趋势,也将成为小儿 ERAS 的措施之一,但其风险获益比还需要进一步研究。此外,成人研究显示术前口服糖类饮料有助于减少胰岛素抵抗、增加糖储备、降低蛋白质分解、维持肌张力,但是这些优势在儿童中并未得到证实。术前口服糖类饮料对患儿的最大优点是降低他们的口渴和饥饿感。

二、心理状态的加速康复

手术和麻醉均可能造成患儿和家属在围手术期的情绪障碍,如焦虑、恐惧、抑郁等,这些情绪障碍会使应激激素分泌增加,人体免疫系统受到抑制,进而影响伤口愈合,降低疼痛阈值,导致麻醉镇痛药物的用量增加,延长住院时间,影响术后康复进程。部分患儿还可能出现行为改变,影响之后的学习与生活。手术和麻醉所造成的心理创伤对患儿的影响甚至可能超过了生理创伤。

围手术期造成患儿情绪障碍的因素很多,包括既往不愉快的就医体验、内向型性格、社会适应能力差、父母的焦虑情绪等。不同年龄阶段的主要危险因素各有不同,因此对应的预防处理措施也有所不同。

婴幼儿时期,患儿通常不会有焦虑、抑郁的情绪,围手术期禁食禁饮时间过长是患儿哭闹与烦躁的最主要原因,因此缩短禁食禁饮时间有利于减少婴幼儿围手术期的哭闹。出生后 6 个月以内的患儿通常不会有分离焦虑,6 个月至 1 岁大的患儿则表现出明显的分离焦虑,需要进行适当的术前镇静。

学龄前儿童是最容易出现围手术期抑郁与焦虑的人群,因为这个年龄段的儿童已有很明确的情感表达,但又不能理解为什么要接受手术。手术麻醉过程中与家长分离、进入陌生环境、接触陌生人及手术疼痛与不适都会使他们遭受心理伤害。这个年龄段的患儿情绪容易受到他们所见所闻的影响,所以通过视觉和听觉刺激分散其注意力,如动画、游戏、医护人员夸张的语言动作等,以及提前让他们适应手术环境以消除陌生感能有效降低患儿的焦虑程度。

学龄期儿童(5~12 岁)已经有比较好的语言表达能力和逻辑思维能力,通常能理解手术的必要性并能适应手术期间短暂离开父母进入到陌生环境。他们产生情绪障碍的原因主要是对疾病或手术本身的担忧。因此,用适当的方法对疾病发展和手术流程进行解释说明,能有效地消除他们的焦虑和恐惧。对年龄小的儿童应解释得简单易懂,对年龄大的儿童可以解释得更详细一些,并充分给予他们提问的机会。

青少年患者(12~18 岁)已具备独立思考的能力,围手术期心理状态与成人相似。他们产生情绪障碍的主要原因是对疼痛、麻醉的担忧与对手术的无助感。像成人一样地进行术前沟通交流有利于消除他们的焦虑。这个年龄段的儿童可能处在叛逆期,在交流过程中应给予他们提问的机会,并认真听取他们的意见。

除了行为干预方法以外,一些术前镇静药物,如咪达唑仑、右美托咪定等也能有效减少患儿围手术期的焦虑与恐惧。

第三节 小儿加速术后康复的实施原则

儿童患者围手术期 ERAS 的实施原则和成人基本一致,其具体的措施是在成人 ERAS 措施的基础上,结合儿童的生理、心理特点加以改进和调整而来,可分为术前、术中和术后 3 个阶段(表 17-3-1)。

表 17-3-1 小儿 ERAS 核心内容

围手术期阶段	措施
术前	与年龄相匹配的健康教育 术前访视与评估 避免过长时间禁饮禁食 不常规进行术前机械性肠道准备
术中	预防性使用抗生素 全身麻醉复合区域神经阻滞 术中麻醉深度监测 术中体温管理 预防性给予止吐药
术后	多模式、非阿片类镇痛药 避免留置或早期拔除胃管、导尿管 术后尽快恢复进食进饮 术后早期下地活动

小儿 ERAS 方案与成人 ERAS 方案的重要区别是儿童手术不需要常规采取预防血栓的措施。小儿术后血栓发生率为 0.07/10 000,远远低于成人。主要危险因素为留置中心静脉导管、感染、恶性肿瘤、术前基础疾病和麻醉时间过长。青春期后(13 岁及以上)儿童发生静脉血栓的风险略有增加,当患儿存在上述危险因素时,再评估是否需要进行干预。有指南建议 10 岁以上儿童超过 60 分钟的手术应使用下肢加压装置预防血栓形成,但不推荐使用肝素等抗凝药物。不过该建议并没有在临床上得到推广。

不推荐常规使用目标导向液体治疗是小儿 ERAS 方案与成人方案的另一个区别。尽管在成人中目标导向液体治疗会加快胃肠功能恢复,缩短术后进食时间,减少术后恶心呕吐发生率,但是这些优势在儿童中并未得到证实。这可能与传统的小儿围手术期液体治疗已经采用了精确的计算和监测有关。此外目标导向液体治疗需要使用有创监测,如中心静脉压、心排血量等,会对接受短小手术的患儿造成额外创伤。因此,该措施是否适合常规用于小儿 ERAS 方案还需要进一步探讨。

一、术前宣教与准备

1. 术前宣教　小儿手术的术前健康教育需要针对儿童和家长两个不同的群体,其宣教内容、宣教方式及宣教的时机都有所不同。

针对家长的术前宣教方式与成人手术相似,以面对面谈话的方式直接交流为主。健康教育的主要内容为麻醉、手术过程、术后可能出现的常见病情变化和处理方法、ERAS 实施的具体措施,以及需要家长配合的项目。

针对儿童的宣教方案则根据其年龄阶段有很大区别。6 岁以下的学龄前儿童的宣教主要采用图片影像资料、现场互动等方式,如播放动画片、讲故事、同龄儿童间的小游戏等,宣教的内容主要为熟悉手术人员和手术室环境;6~12 岁儿童可采用少量文字 + 图片的方式,如带少量文字的卡通片或宣教漫画、面对面谈话等,宣教的内容以简单介绍疾病和手术过程为主;12 岁以上儿童的术前宣教可采用与成人相同的方式,但需要注意给予他们充分的提问机会。

不同年龄患儿健康教育的时机也不相同。①6 岁以上的学龄期儿童最好在术前 1 周左右进行健康教育,让他们有充分的时间理解和适应自己即将进行的手术。这个年龄段的儿童在术前 1 周左右接受健康教育,其焦虑程度最低,术前 1 天接受健康教育,焦虑程度最高,甚至高于完全不实施健康教育。②6 岁以下的儿童则应在接近手术日的时间接受健康教育,年龄越小时间越接近,以免他们遗忘健康教育的内容。这个年龄段儿童术前宣教的内容主要为熟悉医务人员、手术环境和麻醉诱导器械。

2. 术前准备

(1)术前评估:手术前应全面评估患儿的基本健康状况、呼吸系统和循环系统功能、是否合并其他畸形和基础疾病,完善所需的术前检查,将患儿的营养状况、内环境等调整至最佳状态,以降低围手术期严重并发症的发生率;评估患儿的麻醉、手术风险及耐受性。确定患儿是否适合进行 ERAS 方案,以及制订针对该患儿的个性化 ERAS 方案和相应应急预案。

(2)年龄相匹配的行为干预:在术前宣教的基础上还可以让患儿通过提前接触或玩耍医疗设备,如听诊器、面罩、血压袖带,模拟手术日当天的麻醉诱导过程等游戏方式减轻其恐惧与焦虑情绪。这些过程应该在家长的陪伴下完成,并且尽量还原手术日当时的情况,这样可使患儿避免暴露在陌生环境当中。

(3)术前禁饮禁食:目前国内指南推荐的术前禁饮禁食时间为固体食物 8 小时,牛奶 6 小时,母乳 4 小时,清饮料 2 小时,并鼓励患儿在术前 2 小时饮用糖类饮料。对于没有恶心呕吐高危风险的患儿,可以尝试鼓励他们在术前 1 小时饮用清饮料,同时密切观察和收集相关数据,以检验术前 1 小时禁饮方案的安全性和有效性。

(4)术前不进行机械性肠道准备:术前机械性肠道准备对患儿是非常痛苦的,而且可能增加脱水及电解质紊乱的风险,造成肠功能紊乱,不利于术后胃肠功能的恢复。针对小儿结肠造口术和扩大性膀胱成形术的研究显示,避免术前机械性肠道准备并不会增加伤口感染发生率和延长住院时间。因此,即使胃肠道手术也不推荐小儿术前常规进行机械性肠道准备。

二、环境场地的康复准备

1. 院内场地的康复准备　加速术后康复的患儿提倡早期拔管、早期进食、早期下床活动,但仍然存在着再次插管、恶心呕吐、肠梗阻、术后跌倒及其他风险,因此在院内康复区域应准备好全套的应急抢救措施与预案。

术前等待区域可设置游戏区、阅读区、手术模拟区域等场景,帮助患儿分散注意力,适应麻醉手术环境,减少术后焦虑。术后复苏室内家长的陪伴也有利于安抚患儿的情绪,减少患儿术后 2 周的负面行为。因此有条件的医疗机构可以在复苏室内设置家长陪伴的区域,但需要注意保护其他患者的隐私。

快速康复需要患儿及家属的积极参与,健康教育的信息较多。单次的术前宣教难以使患儿及家属掌握所有内容,可通过院内墙面宣传画、电视动画片、示范录像等形式循环展示宣教内容,以达到强化术前宣教的效果。为鼓励患儿术后早期下床活动,病房内可准备吸引患儿的玩具或游戏器械,吸引他们参与游戏达到早期活动的目的。

2. 家庭环境的康复准备　ERAS 的实施需要患儿及家长的积极参与和配合。由于缩短了住院时间,一部分医疗观察与干预都需要在家庭中完成,因此家庭的康复环境也非常重要。

家庭康复环境首先要保证患儿术后康复的安全。患儿家庭康复的环境需要保持干净与卫生,患儿活动的空间应做好防滑措施,预防术后跌倒。患儿康复的整个过程需要成人家属的陪伴,且陪伴者能掌握患儿回家后护理的基本技能,包括观察病情变化、评估疼痛程度及针对不同疼痛的处理方法,此外还需提前准备好患儿术后康复阶段所需的各种物品,如体温计、消毒液、敷料、口服镇痛药、结肠造口术后用的造口袋等。

患儿的家庭康复承担着从医疗活动到回归社会生活的桥梁作用,因此在家中应准备好正常生活场景,在不影响疾病康复的情况下让患儿能尽早参与正常的社会生活,如与同龄儿童的交流、线上融入学校的学习生活、参与兴趣活动等。

三、术中麻醉管理

（一）麻醉管理

麻醉方式的选择应既可满足外科手术的需求,拮抗创伤所致的应激反应,又能使患儿在手术结束后快速高质量苏醒,为术后加速康复创造条件。全身麻醉联合区域神经阻滞是 ERAS 麻醉方案的首选。

1. 全身麻醉

（1）术前用药:术前用药的主要目的是减轻患儿焦虑、阻断自主神经(尤其是迷走神经)反射、减少呼吸道分泌物、"顺行性"遗忘、预防胃内容物反流误吸、便于麻醉诱导,以及减少疼痛和应激反应。

小儿术前用药应个体化:对于情绪较稳定的患儿,轻度镇静即可;对于极度焦虑的患儿应进行深度镇静,使其顺利过渡到麻醉诱导。临床应根据患儿年龄、体重、既往史(过敏史)、伴随疾病、患儿和家庭的心理预期、焦虑程度及合作程度选择术前用药和给药途径(推荐剂量和给药途径见表 27-3-1)。

（2）全身麻醉诱导

1）吸入麻醉诱导:吸入麻醉诱导具有起效快、无痛苦及易被接受等优点。目前七氟烷是最佳的小儿吸入麻醉诱导药物,其药效平稳且对心血管影响轻微。对于年长可配合的患儿,可采用经典吸入药物递增法诱导,这种方法不会引起咳嗽和喉痉挛,但由于缓慢增加吸入麻醉药浓度将延长诱导时间,易导致患儿出现兴奋、躁动、呼吸道阻塞和呕吐等反应;对于婴幼儿或焦虑紧张的患儿,可采用深吸气高浓度负荷吸入麻醉诱导法。

2）静脉麻醉诱导：静脉麻醉诱导起效速度快、效果确切、不污染环境，但必须在有静脉通路的条件下进行。因此，对于已经开放静脉通路的患儿首选静脉麻醉诱导。丙泊酚是最常选用的静脉麻醉诱导药物，丙泊酚的全身麻醉诱导剂量随年龄增长而减少，小儿诱导剂量为2.5~3mg/kg，ASA分级3~4级的患儿应酌情减量。

（3）全身麻醉维持：短效的麻醉镇静药、阿片类镇痛药及肌松药的联合使用为小儿ERAS全身麻醉维持方案的首选。

吸入麻醉药七氟烷、地氟烷和静脉麻醉药丙泊酚均起效迅速，停药后体内清除快，苏醒具有可预测性，是比较理想的小儿ERAS的麻醉药。地氟烷"洗入"和"洗出"速度非常快，苏醒较七氟烷更迅速，更适合用于短时间小儿手术的麻醉维持。丙泊酚在婴幼儿应用仍属超说明书用药，但应用很广泛，其镇痛作用弱，需要与镇痛药或区域阻滞联合，因此更适用于镇痛要求不高手术的ERAS麻醉维持方案。

ERAS方案中肌松药应根据手术时间选择中效肌松药（如罗库溴铵和顺阿曲库铵）或短效肌松药（如米库氯铵），以减少术后肌松药残留，利于患儿术后尽早恢复自主呼吸。使用肌松监测有助于更精确地肌松管理，如术后存在肌松药物残留，可使用拮抗药物新斯的明或舒更葡糖钠。舒更葡糖钠可用于拮抗非去极化氨基甾类肌松药，与新斯的明相比可减少儿童术后恶心呕吐和分泌物增加等不良反应。

阿片类镇痛药可增加术后呼吸抑制和恶心呕吐等不良反应，还会抑制胃肠蠕动，影响胃肠功能的早期恢复。因此小儿ERAS镇痛方案应选择低剂量阿片类镇痛药复合区域神经阻滞或使用短效阿片类药物。长效阿片类药物可选择舒芬太尼或芬太尼，但应注意避免在手术结束前追加大剂量芬太尼或舒芬太尼。超短效阿片类药物瑞芬太尼由非特异性胆碱酯酶水解代谢，持续输注半衰期为3.2分钟，并且不受输注速度、患儿年龄和脏器功能的影响，用于小儿短小手术的术中镇痛有利于术后早期苏醒。

（4）呼吸道管理：在呼吸道管理方面，喉罩通气对气道损伤更小，可明显减少麻醉苏醒期喉痉挛、咳嗽、声音嘶哑等不良反应，更适用于四肢、下腹部及盆腔手术。但需要注意严密观察潮气量和气道压，以便早期发现喉罩移位等情况。气管插管后建议采用肺保护性通气策略，即低潮气量（7~10ml/kg），吸入气中的氧浓度分数（FiO_2）<60%，吸呼比为1:（2.0~2.5），呼气末二氧化碳分压为35~45mmHg。

2. **椎管内麻醉和区域阻滞**　随着超声引导技术的进步，区域阻滞和局部麻醉重新被广泛认可和推崇。区域阻滞不仅能提供满意的镇痛，还具有抗感染作用、减少分解代谢、改善组织灌注、保护消化道功能、减少膈肌麻痹、减少慢性疼痛、有利于早期活动及早期进食等优点，已成为安全和快速康复的麻醉方法，也是许多成人ERAS指南中所推荐的麻醉方式。

全身麻醉复合椎管内麻醉或区域阻滞是ERAS推荐的麻醉方法，其优点是既能提供较好的术中、术后镇痛和抑制应激反应，又能减少围手术期全身麻醉药和阿片类药物的使用。在这种麻醉方案中，区域阻滞推荐使用镇痛剂量而非麻醉剂量的局部麻醉药。小儿患者实施区域阻滞应在超声和神经刺激仪引导下进行操作，有助于减少局部麻醉药的剂量，同时可降低全身毒性反应和心血管意外的风险。

骶管阻滞是小儿麻醉应用最多的椎管内麻醉技术，其操作简单，可留置导管做连续骶管阻滞或单次注射，适应证包括下肢、会阴、腰部、下腹部及低胸位节段的手术。罗哌卡因用于小儿骶管阻滞时，其镇痛效果、起效时间、持续时间均与布比卡因相似，但较少产生运动阻滞。硬膜外阻滞常用于中、上腹和胸部手术的麻醉及不适应连续骶管阻滞的患儿，但硬膜外穿刺风险较大，不建议用于8岁以下儿童。

3. **术中抗应激管理**　小儿手术中ERAS抗应激管理首选小剂量阿片类药物复合区域阻滞的方案。阿片类药物可选择舒芬太尼0.2~0.3μg/kg或芬太尼2~3μg/kg作为诱导剂量；轻度疼痛的短小手术，如腹股沟斜疝修补术等可使用纳布啡0.3mg/kg，如复合了区域阻滞，术中则不需要追加阿片类药物。根据手术部位选择合适的区域阻滞类型，如头面部手术可根据手术部位选择眶下神经阻滞、下颌神经阻滞和头皮神经阻滞;躯干及四肢手术选择相应部位的周围神经阻滞或椎管内麻醉。神经阻滞药物选择长效局部麻醉药0.1%~0.2% 罗哌卡因 0.1~0.4ml/kg,骶管阻滞推荐使用 0.2% 罗哌卡因 1ml/kg,既能达到较好的镇痛效果,又不会产生明显的运动阻滞。局部麻醉药中加入右美托咪定 1~2μg/kg 作为辅助药物,有利于延长术后镇痛时间至 16~20 小时,并降低局部麻醉药最低有效浓度。局部伤口浸润推荐使用 0.5% 罗哌卡因,根据切口长度 0.5~1ml/cm,至皮肤起橘皮样改变,但需注意控制局部麻醉药总量不超过最大剂量。

4. 麻醉深度监测 ERAS 推荐的术中监测至少包括心电图(ECG)、无创血压、脉搏血氧饱和度、体温和呼气末二氧化碳分压监测。术中进行麻醉深度监测有利于更好地调控麻醉深度,减少术后苏醒延迟和其他麻醉后并发症。脑电双频指数(BIS)是目前最常用的麻醉深度监测手术,适用于静脉麻醉的麻醉深度监测,其用于出生后 6 个月以上儿童的敏感性好。动态监测呼出末麻醉气体浓度并结合生命体征和不同年龄段 MAC 值,适用于吸入麻醉的麻醉深度监测。

5. 术中氧供需平衡的监测 所有手术术中都应常规监测脉搏血氧饱和度,对进行有创动脉监测的患儿及手术时间较长、术中出血较多、血液循环波动大或对呼吸功能干扰较大的手术还应进行动脉血气分析,通过监测动脉氧分压、乳酸值等了解氧供及组织耗氧情况。此外还可通过监测脑氧饱和度了解脑组织的氧供需情况。

6. 术后早期拔管和相关并发症的预防 术中根据手术时间长短选择时效合适的麻醉药物进行麻醉维持是术后早期拔管的关键。使用喉罩通气代替气管插管、采用区域镇痛以减少阿片类药物的剂量及选择短效肌松药和适当进行肌松拮抗均有利于术后早期拔管。手术结束前 30 分钟内应避免追加长效肌松药、阿片类药物,以免延迟患儿呼吸功能的恢复。

患儿拔管期间较常见的并发症是喉痉挛和拔管期躁动,其主要原因是浅麻醉下拔管或其他刺激性操作。预防喉痉挛和拔管期躁动的方法包括:①尽量避免浅麻醉下拔管或气道口腔内吸引操作,如患儿已出现呛咳的情况下需要进行气道或口腔内吸引,则应静脉注射丙泊酚 1mg/kg 镇静后再行气道吸引;②充分镇痛,减少复苏期间的疼痛刺激;③气管导管外侧涂抹利多卡因乳膏,增加对气管导管的耐受;④如留置导尿管,则使用利多卡因乳膏进行润滑,减少尿管刺激。

(二)液体管理

1. 小儿 ERAS 围手术期液体管理的目的 ERAS 液体管理的目标是保持终末器官灌注与足够的循环血容量。低血容量可导致器官低灌注、脓毒症和多器官衰竭的风险增加;血容量过多则会导致组织水肿和肺水肿,增加术后肠梗阻的发生率。麻醉药物的血管扩张作用可能导致循环血容量相对不足,出现术中低血压,增加肠道吻合口瘘、急性心肌损伤、急性肾损伤及术后肠梗阻的发生率。推荐在使用平衡液维持出入量平衡的基础上,辅助应用血管收缩药以维持术中血压,血管收缩药推荐使用 α 肾上腺素受体激动药,如去氧肾上腺素或低剂量去甲肾上腺素等。

ERAS 的围手术期液体管理策略包括缩短患儿的禁食时间、早期恢复进食、缩短补液时间及限制性液体治疗。在进行围手术期液体管理过程中,应依据患儿一般情况、疾病种类、手术类别、麻醉状况制订个性化方案并动态调整。

2. 液体管理需要注意的问题

(1)液体管理推荐:对于接受低风险手术的低风险患儿可采用零平衡的液体管理方案,通常被称为"限制性"液体策略,旨在通过维持血管内正常血容量减少术后体重增加。

近年来,成人 ERAS 方案越来越提倡以目标导向液体治疗的理念实施个体化精准液体治疗,其优势在于靶向补液优化心排血量,改善组织灌注,增加组织供氧,同时避免液体过多,最终达到减少并发症的目的。该方案需要监测有创血流动力学指标,包括心排血量、每搏输出量、每搏输出量变异率(SVV)、脉搏变异指数(PVI)、脉压变异率等。因此建议该方案仅用于需要进行有创监测的患儿。

（2）小儿术中循环管理策略：小儿术中应常规监测心率、无创血压作为循环管理的指标，维持术中波动不超过基础值的 30%。手术时间 >2 小时、术中出血多或循环波动较大的手术还应监测尿量、有创血压及中心静脉压等，有条件还可根据每搏输出量变异率、脉搏变异指数等在术中实施目标导向液体治疗。

围手术期补液应根据患儿的需要，并考虑液体的电解质、含糖量和渗透压、浓度选择相应的液体。如果患儿没有大量失血，则用晶体溶液进行液体治疗即可。因为晶体溶液为等张溶液，液体渗透压接近儿童生理渗透压，更有利于维持患儿术中内环境的稳定。术中补液量按照术前禁饮禁食丢失量 + 生理需要量 + 术中蒸发量的原则进行计算。如补液后仍存在低血压，则使用血管收缩药多巴胺[3~10μg/（kg·min）]、肾上腺素[0.01~0.1μg/（kg·min）]或去甲肾上腺素[0.01~0.1μg/（kg·min）]维持血压。

（3）术后进饮进食与输液的原则：术后进饮进食目前尚无明确指南或专家共识。麻醉医师可依据麻醉苏醒程度结合手术类型判断患者术后的进饮时机和进饮量。行非胃肠道手术的健康患者，麻醉苏醒后且无外科或其他禁忌证情况下，术后 2 小时内允许进饮；胃肠道手术的患者术后 24 小时内可允许进饮。进饮时，以清水作为首试液体，以 0.5~1ml/kg 为起始量，如无呛咳、呕吐等不适，可逐渐增加，但应避免一次大量饮水，以防发生呕吐。患儿未恢复进饮时，原则上给予维持性液体治疗，避免过度液体治疗。有条件可连续动态监测患儿血容量的反应性指标，以指导术后液体治疗。一旦患儿恢复正常进饮，可停止静脉补液。

（三）术后镇痛管理

术后疼痛会导致各种生理和心理的应激反应，延长恢复时间和术后住院时间。如术后镇痛方案过度依赖阿片类药物可导致很多不良反应，如过度镇静、术后恶心呕吐、尿潴留、肠梗阻和呼吸抑制等，致使出院延迟。所以 ERAS 的术后镇痛应采用多模式镇痛方案，即联合不同作用机制的镇痛药物或镇痛措施，通过多种机制的协同作用，以达到完善的镇痛。围手术期联合非甾体抗炎药（NSAID）、局部麻醉或区域阻滞及静脉使用阿片类药物的多模式镇痛，是目前 ERAS 最常用的疼痛管理模式，也被众多的临床证据证实适用于儿童。

1. **疼痛评估**　合理有效的小儿疼痛管理第一步取决于有效、可靠的评估和测量。患者自我报告工具作为成人术后疼痛评估的"金标准"，但在婴幼儿、小儿和无认知能力的儿童中不具有可行性。对不能自我评估疼痛的婴幼儿和儿童，有许多评估急性和诊疗操作性疼痛的观察性、行为性量表可供选择，其有效性已经得到证实。表 17-3-2 摘录了不同年龄和临床情况下，最常用的疼痛评估工具。

表 17-3-2　依据年龄和 / 或环境的疼痛评估工具

应用场景	自我报告量表	观察者评估量表
年龄		
早产儿和婴儿	不适用	PIPP-R、COMFORT
<6 岁	不适用	FLACC
>6 岁	面部表情、扑克牌评分法、VAS、NRS	FLACC、CHEOPS
使用环境		
PACU 或病房	VAS、扑克牌评分法、NRS	FLACC、CHEOPS
PICU 或 NICU	VAS、面部表情、扑克牌评分法、NRS	FLACC、CHEOPS、COMFORT
有特殊需求的孩子	不适用	m-FLACC、NCCPC-PV
在家	VAS、NRS（>6 岁）	PPMP（>2 岁）

注：PIPP-R. 修订版早产儿疼痛量表；COMFORT. 新生儿舒适量表；VAS. 视觉模拟评分法；NRS. 数字分级评分法；（m-）FLACC.（改良）表情、肢体活动、行为、哭闹、可安慰性评分量表；CHEOPS. 东安大略省儿童医院疼痛量表；NCCPC-PV. 无法沟通儿童疼痛检查表（术后版）；PPMP. 父母术后疼痛测量。

2. ERAS 中的镇痛技术

（1）药物全身镇痛

1）阿片类药物：阿片类药物是预防和治疗儿童中、重度疼痛的主要药物。强效阿片类药物镇痛作用强，能有效控制术后爆发性疼痛，但可能会导致术后恶心呕吐、瘙痒、呼吸抑制和抑制胃肠蠕动，不利于患儿术后快速康复。因此在 ERAS 镇痛方案中，阿片类药物应与其他非阿片类药物镇痛方法联合使用，以使镇痛效果最优化和阿片类药物不良反应最小化。

2）非阿片类镇痛药：非阿片类镇痛药可单独用于治疗轻度疼痛，也可作为中到重度疼痛治疗的辅助药。与阿片类药物联合使用可以增强其各自的效应，并明显减少阿片类药物的用量。小儿术后镇痛常用的非阿片类镇痛药包括：对乙酰氨基酚、非甾体抗炎药和 α_2 受体激动剂。非阿片类镇痛药的剂量和用药途径见表 17-3-3。

表 17-3-3 非阿片类镇痛药的剂量和用药途径

药物	用药途径、用量、用药间隔	每日最大剂量
对乙酰氨基酚	口服：10~15mg/kg，q.4~6h.	儿童 <100mg/（kg·d）
	直肠：20~40mg/kg，q.6h.	婴儿 <75mg/（kg·d）
布洛芬	儿童：口服/直肠，5~10mg/kg，q.6~8h.	儿童 <40mg/（kg·d）
	新生儿：口服，5mg/kg，q.2~24h.	新生儿 <30mg/kg.d
酮咯酸	静脉：0.5mg/kg，q.6~8h.	<2mg/（kg·d），连续用药 <5 天
萘普生	口服：5~7mg/kg，q.8~12h.	<10mg/（kg·d）
地塞米松	静脉：0.1~0.15mg/kg	单次给药
蔗糖	早产儿：口服，24% 溶液 0.5ml	<10ml/d
	足月儿：口服，24% 溶液 1ml	
加巴喷丁	静脉：10~15mg/kg，q.8h.（术前 30 分钟第 1 次给药）	<600mg，持续 2~4 周
右美托咪定	口服：4μg/kg；经鼻滴入：1~2μg/kg；经颊黏膜吸收：2.5μg/kg；肌内注射：2.5μg/kg；静脉：1μg/kg，术前或诱导前给药	

注：右美托咪定用法多为单次使用，若长时间使用多选择持续泵注而非反复多次给药，因此未列出每日最大剂量。

3）自控镇痛：患者自控镇痛（PCA）为可安全用于 6 岁以上患儿的疼痛管理措施。幼儿小于 6 岁或不能自行控制机器的患儿（特殊需求儿童或身体受限儿童）可由监护人（责任护士或家长）控制。需要注意的是需对监护人进行严格培训，提供清晰明确的书面操作指南，对患儿进行密切关注和充分的监护以保证安全。标准监护包括脉搏血氧饱和度和呼吸频率，更高级的监测包括连续二氧化碳或呼吸音监测。

（2）局部镇痛：术后局部镇痛有 3 种方法，包括切口局部浸润、周围神经阻滞和椎管内给药。可采用单独给局部麻醉药、联合非甾体抗炎药或联合阿片类镇痛药等多模式镇痛。

1）切口局部浸润：切口局部浸润简单易行，适用于各种手术，如阑尾切除术、疝修补术、心脏手术、胸科手术、骨科手术等。可选择长效局部麻醉药单次注射，如 0.5%~0.75% 罗哌卡因（单次最大剂量为 3mg/kg）或 0.5%~0.75% 布比卡因（单次最大剂量为 1.5mg/kg）。切口局部浸润方法严重依赖外科操作，且有影响伤口愈合、导致感染、水肿等并发症，因此限制了其推广。

2）区域麻醉:虽然连续硬膜外阻滞是成人 ERAS 方案术中和术后镇痛最常用的区域麻醉技术,但在儿科的应用仍存在局限性。临床上多采用骶管阻滞代替硬膜外阻滞进行小儿术中镇痛,技术安全有效,但通常术后不建议留置导管进行连续镇痛。区域阻滞可降低围手术期应激,防止术后疼痛,明显减少阿片类药物用量及其相关不良反应。目前的众多循证证据强烈支持将周围神经阻滞技术用于儿科患者的围手术期镇痛。联合使用局麻药佐剂(右美托咪定、可乐定等)可延长单次给药后药效的持续时间,也增强了持续给药的药效。留置导管容易出现导管脱落和穿刺部位感染,因此连续周围神经阻滞不适用于小儿术后镇痛。

（四）其他

1. **术中体温管理**　有多项荟萃分析及 RCT 研究显示,术中避免低体温可以降低伤口感染、心脏并发症的发生率,降低出血和输血需求,提高免疫功能,缩短苏醒时间。婴幼儿低体温的发生率比成人高,婴幼儿体表面积相对大,缺少隔热的皮下脂肪,容易丧失热量。成人和较大的儿童,产热主要靠肌肉寒战反应及肝等内脏器官产热。婴儿依赖非寒战机制产热,主要靠燃烧棕色脂肪组织,在麻醉期间,婴儿对冷刺激的正常温度调节反应丧失,皮肤血管收缩受抑制,散热加快,因此更需要关注体温管理。

围手术期应常规监测体温直至术后,采用保温和减少散热的措施,如使用变温毯、辐射床和增加手术室环境温度等方法,维持患儿中心体温不低于 36℃。

2. **预防性抗生素应用**　预防性应用抗生素有助于降低择期胸腹部手术尤其是大切口手术的术后感染发生率。使用原则:①预防用药应同时包括针对需氧菌及厌氧菌;②应在切开皮肤前 0.5~1 小时输注完毕;③单一剂量与多剂量方案具有同样的效果,增加的药物剂量应该根据使用药物的半衰期而定,允许在手术过程中给药。

3. **术后恶心呕吐的预防**　年龄小是术后恶心呕吐的高危因素,因此所有患儿都需要常规采用预防恶心呕吐的措施。这些措施包括:术前避免长时间禁饮禁食;术中术后使用多模式镇痛方案以减少阿片类药物的使用;术中采用零平衡液体管理以减少肠道水肿;胃肠道手术中避免挤压肠管等操作造成机械性损害;术后早期进饮进食;术后充分镇痛;术后早期活动促进胃肠功能恢复。此外,手术结束前常规使用 5-羟色胺受体拮抗剂,如托烷司琼、格拉司琼等可以预防术后恶心呕吐的发生;使用镇痛泵的患儿在镇痛泵中常规加入 5-羟色胺受体拮抗剂,可以预防镇痛药造成的恶心呕吐。

4. **鼻胃管留置、引流管和尿管的使用**　有越来越多的证据表明,中下腹手术中鼻胃管的使用对术后并无益处,而且可能会延长胃肠麻痹时间和引起误吸。建议择期胸腹部手术不常规放置鼻胃管减压,可降低术后肺不张及肺炎的发生率。如果在气管插管时有气体进入胃中,术中可留置鼻胃管以排出气体,但应在患儿麻醉清醒前拔除。

引流管也会延缓肠功能的恢复和增加疼痛,不推荐常规放置引流管。对于存在吻合口瘘的危险因素,如血运、张力、感染、吻合不满意等情形时,可留置引流管,术后根据患儿恢复情况尽早拔除。

早期的尿管拔除可降低尿路感染的风险,并减少了患儿卧床时间,减少患者的不适。尿管在术后 24 小时以内尽早拔除,盆腔及下腹部手术尽可能在 72 小时内拔除尿管。患儿即使有使用硬膜外连续镇痛,临床也已证实其不干扰膀胱功能,不需要延后拔除尿管时间。

5. **术后早期下床活动**　早期下床活动可促进呼吸、胃肠、肌肉、骨骼等多系统功能恢复,有利于预防肺部感染、压疮和下肢深静脉血栓形成。实现早期下床活动应建立在术前宣教、多模式镇痛及早期拔除鼻胃管、尿管和腹腔引流管等基础之上。推荐患儿术后清醒即可半卧位或适量在床上活动,不需要去枕平卧 6 小时;术后第 1 天即可开始下床活动,还无法行走的患儿可逐步恢复术前的活动状态,建立每日活动目标,逐日增加活动量。

第四节　小儿术后快速康复的开展

一、腹股沟斜疝的加速术后康复的开展

1. 疾病特点及诊疗发展　腹股沟斜疝是小儿外科的常见病,随着腹腔镜手术的广泛开展,以及外科医师和麻醉医师的经验积累,越来越多的小儿腹股沟斜疝修补术均可在腹腔镜下进行,腹腔镜手术具有创伤小和术后康复快等特点,且多以日间手术形式开展。

2. ERAS 麻醉管理要点

(1)麻醉管理的目标:麻醉过程平稳迅速;术后恢复快而完全,醒后无意识障碍;无麻醉后并发症,如延迟性呼吸抑制及恶心、呕吐、尿潴留等;术后镇痛良好。在麻醉药物的选择上,一般遵循快速起效、快速代谢、可控性强的原则。

(2)麻醉方法:可选择喉罩通气下全身麻醉联合髂腹下、髂腹股沟、腹横肌平面(TAP)神经阻滞或骶管阻滞,术中注意观察血流动力学和 $P_{ET}CO_2$ 变化。

(3)尽量避免使用肌松药,如需使用肌松药,应选择中短效肌松药,术后必须正确判断是否存在肌松残余作用,必要时可用新斯的明拮抗。麻醉中给予右美托咪定,可减少患儿术后躁动的发生。

(4)采用多模式镇痛法进行术后疼痛管理。术中使用的神经阻滞或骶管阻滞在术后仍然起到镇痛作用,术后可使用非药物镇痛联合口服或静脉注射非阿片类镇痛药,如对乙酰氨基酚、非甾体抗炎药。阿片类药物仅用于补救镇痛。

(5)不需要使用引流管、胃管、尿管,鼓励患儿术后早期下床活动和早期饮食。

二、腺样体、扁桃体加速术后康复的开展

1. 疾病特点及诊疗发展　扁桃体切除术(伴或不伴腺样体切除术)是小儿五官科最常见的手术。扁桃体和腺样体肥大可引起幼儿上呼吸道阻塞,常因鼾症就诊。可出现阻塞性睡眠呼吸暂停低通气综合征、复发性感染,长期的张口呼吸最终影响面部的正常发育,形成"腺样体面容"。在欧洲许多国家,大多数小儿腺样体和扁桃体手术都以日间手术的形式实施。之前国内的诊疗流程是需术后住院观察 2~3 天,观察是否出现原发性出血、呼吸系统并发症等问题;最近 5 年来,逐步开展 ERAS 路径,细化术前评估,优化麻醉管理,术式不断改良,使得小儿扁桃体切除术多以日间手术的形式实施。但对于 3 岁以下同时伴重度阻塞性睡眠呼吸暂停综合征(obstructive sleep apnea syndrome,OSAS)、OSAS 所致的心脏疾病、发育迟缓、肥胖、颅面部畸形、神经肌肉疾病,以及近期呼吸道感染的患儿,建议术后住院观察。

2. ERAS 麻醉管理要点

(1)麻醉前评估应特别注意评估阻塞性睡眠呼吸暂停、出血性疾病、近期呼吸道感染的可能性及严重性。若急性感染伴有发热、咳痰、下呼吸道症状及其他并存疾病或年龄小于 1 岁,应考虑推迟手术或需送术后监护室观察,而不适合日间手术的形式。

(2)麻醉管理的目标:包括平稳无创的麻醉诱导、术中气道保护、有效的术后镇痛、预防术后恶心呕吐,以及平稳迅速苏醒,避免呼吸道梗阻和呼吸抑制。

(3)因为手术经口鼻操作,围手术期需要做好气道保护。术后应确保外科止血彻底,严格把握拔管指征,谨慎拔管,避免血液、痰液误吸。低风险的患儿可以在清醒状态或深麻醉下拔管,对于有严重 OSAS 的患儿则应待其肌力完全恢复时行清醒拔管。

(4)术后疼痛管理采用多模式镇痛方法,即药物镇痛联合非药物镇痛。OSAS 患儿对阿片类药物的镇

静和呼吸抑制副作用非常敏感,因此减少阿片类药物的使用对于此类手术患儿术后快速康复有特别积极的意义。对乙酰氨基酚、地塞米松、非甾体抗炎药和右美托咪定都可以有效减少阿片类药物的使用。在扁桃体窝进行局部麻醉药浸润有较好的术中、术后镇痛效果,术后进食冷饮或雪糕也能有效缓解患儿术后疼痛。

(5)术后恶心呕吐通常是由咽部黏膜刺激和吞咽血性分泌物引起的,应进行预防性治疗,如使用 5- 羟色胺受体拮抗剂或胃肠促动药,如甲氧氯普胺。术中单次给予地塞米松,也可减少术后 24 小时内呕吐的发生率。

(6)扁桃体、腺样体切除手术患儿术后躁动发生率较高,可达 40%~80%。预防性使用右美托咪定或咪达唑仑可以有效减少术后躁动的发生。

三、齿科加速术后康复的开展

1. 疾病特点及诊疗进展 近些年小儿牙科日间手术治疗需求快速增加,随着舒适化医疗的开展,越来越多的患儿牙科手术需要在镇静、镇痛或在气管插管全身麻醉下进行,尤其是智力障碍患儿。随着 ERAS 的开展,小儿牙科治疗多以日间手术形式实施,保障患儿安全的同时也可让术后恢复良好,尽早离院。

2. 麻醉管理要点

(1)麻醉管理的目标包括:平稳无创的麻醉诱导、术中气道保护、预防术后恶心呕吐,以及平稳迅速苏醒,避免呼吸道梗阻和呼吸抑制。选用快速起效、快速代谢、可控性强的麻醉药物。

(2)学龄期及以下的患儿中度镇静下通常不能很好合作,需要使用气管插管下全身麻醉。气管插管选择经鼻气管插管,选用内置金属丝且带套囊的加强型气管导管或 RAE 导管(Ring-Adair-Elwyn,预塑形带套囊的经口异形气管导管)可降低导管弯折的风险。需注意提前润滑鼻腔和导管或局部使用血管收缩药以尽量减少出血。

(3)由于手术操作部位与麻醉科气道相互干扰,因此术前必须充分考虑到围手术期气道的安全性。松动的牙齿、增大的扁桃体和腺样体或唇疱疹都会影响呼吸道管理。预测可能有困难气道的患儿建议按照困难气道预案实施麻醉,且术后至少在病房留观一晚。

(4)龋齿治疗手术,手术时间长但疼痛程度较低,因此术中单纯使用吸入麻醉药可进行麻醉维持。术后采用非阿片类药物联合非药物镇痛的方案能达到较好的镇痛效果。如拔除多颗牙齿时,联合运用局部麻醉药行牙神经阻滞可减少镇痛药的需求。

(5)手术结束后确保无异物遗留在气道(特别是咽部填塞物),清点咽部填塞物是最基本的手段,拔管前必须确保气道的通畅,拔管动作应轻柔,避免损伤鼻黏膜。

(6)离院标准:通常要求患者反应灵敏,对时间和地点有定向力,生命体征平稳,疼痛已得到控制,恶心或呕吐已得到控制,能行走,不伴头晕,手术创面无渗血,可进食液体及排尿,有麻醉医师和外科医师出院指导意见和医嘱,接受并准备出院,身边有监护人陪同。针对智力障碍患儿的术后观察需更细致,以术前发育精神状态为参照。

四、胸外科加速术后康复的开展

1. 疾病特点及诊疗进展 胸外科存在术前伴随疾病多、术中麻醉、单肺通气和肺挫裂伤等使术后并发症发生率高的情况,但近年微创技术、精准切除、损伤控制和流程优化的现代外科理念为 ERAS 的施行奠定了理论和实践基础。2019 年 1 月,欧洲胸外科医师协会公布了肺手术后加强恢复的指导方针,内容涉及:术前咨询、营养筛查、戒烟、高危患者康复、最少时间的禁食及糖类摄入负担、避免术前镇静药、静脉血栓栓塞预防、预防低温、短效药物以促进早期复苏、区域麻醉、恶心和呕吐控制、术后尽量避免使用阿片类药物镇痛、最佳液体管理、微创手术、胸腔引流管尽早去除、避免导尿器、导管、手术后早期活动。近年来开展的非气管插管胸腔镜手术麻醉（TUBELESS）是胸科手术 ERAS 的一项尝试，但其安全性还有待临床进一步验证。虽然国内尚未发布统一的针对胸科手术的 ERAS 方案来指导临床实践，但近些年国内多家医院已开始在成人及小儿胸科手术患儿中施行 ERAS，并取得了一定的临床效果。

2. ERAS 麻醉管理要点

（1）术前详细的肺功能检测，有助于预测手术结果和肺部并发症，并选择合适的手术类型及范围。术前需进行气道准备及肺康复训练，包括药物治疗和物理康复。

（2）无论是否使用 TUBELESS，术中均可采用全身麻醉联合区域麻醉（硬膜外阻滞或神经阻滞），全静脉麻醉和吸入麻醉都是合适的麻醉方案。

（3）术中建议采取保护性肺通气策略，在血流动力学可耐受的情况下允许高碳酸血症，并积极排除引起患儿 $PaCO_2$ 升高的其他疾病，可适当采用肺隔离技术、单肺通气模式。术中尽可能采取精准血容量管理，既要避免因循环血容量较少所致的缺氧和组织灌注不足，也要避免液体过负荷所致的肺水肿。推荐使用 FD、Flotrac、Vigileo 等设备，监测 CO、CI、ΔSV 等指标实时动态监测术中血容量状态。虽然大多数研究证实应用 ERAS 模式联合目标导向液体治疗带来了明确益处，但在儿童胸科手术中的应用还需要进一步大数据的临床验证。

（4）术毕拔管是非常重要的，因此需要注意选择患儿苏醒前的最佳拔管条件：维持最高的脉搏血氧饱和度、确保充分镇痛、使用类固醇激素、雾化吸入支气管扩张药、避免低体温引起的寒战等。

（5）术后疼痛管理在实现肺功能的快速改善中起着关键作用，有效的术后镇痛措施可以促进早期膈肌运动、咳嗽和咳痰，从而减少对肺功能的损害，减少肺部感染。根据 ERAS 原则，应尽量避免静脉注射阿片类药物，建议使用硬膜外、椎旁神经节阻滞或竖脊肌平面阻滞进行术后镇痛。镇痛药物选择罗哌卡因合并阿片类药物或单独使用罗哌卡因，既可显著改善术后肺功能，又无明显中枢神经抑制。

五、心脏外科加速术后康复的开展

1. 疾病特点及诊疗进展　20 世纪 90 年代 Verrier 等在华盛顿大学首次提出快通道心脏麻醉（fast-track cardiac anesthesia，FTCA），选择合适的麻醉方法和药物，保证术中无痛、肌肉松弛和血流动力学稳定，达到术后 6 小时拔除气管导管，理念与 ERAS 不谋而合。后续又进一步提出超快通道心脏麻醉（ultra-fast track cardiac anesthesia，UFTCA），通过优化手术和麻醉方案，达到术毕即刻气管拔管或术后 1 小时内拔管。FTCA、UFTCA 在成人心脏手术中较为普遍，成功率高，国内阜外医院最早于 1996 年开始不停跳冠状动脉搭桥手术（off-pump CABG）手术室内拔管，现已开展到各类成人心脏手术，最高年龄 84 岁。近些年来虽没有形成统一的指南或专家共识，但国内外儿童医院麻醉科都成功地在婴幼儿先天性心脏病 CPB 心内直视手术中实施 UFTCA，缩短了术后带管时间、缩短了术后住院时间、降低了医疗费用、减少了正性肌力血管活性药的应用，血流动力学更平稳，这与 ERAS 管理目标一致。

2. 心脏外科加速术后康复麻醉管理要点

（1）术前应进行详细评估，确保患儿符合进入 ERAS 的条件：年龄 > 出生后 6 个月、体重 >5kg、发育好及无其他系统、器官畸形（尤其是气道畸形），以及 ASA Ⅰ~Ⅲ级、先天性心脏病手术分级 RACHS 1~4 级。

（2）麻醉药物的使用：减少阿片类药物的使用。小剂量阿片类药物（芬太尼剂量≤50μg/kg 或舒芬太尼≤5μg/kg）与吸入性麻醉药进行平衡麻醉，能有效预防围手术期的应激反应，特别是转流前、中、后联合吸入七氟烷、地氟烷等，具有可控性强、麻醉深度适宜、器官保护、抑制炎症反应等优点。使用双侧椎旁神经节阻滞有利于提供更好的术中镇痛效果和减少阿片类药物的使用。椎旁神经节阻滞选择 T_4~T_5 节段，使用 0.5% 罗哌卡因 0.3~0.5ml/kg 即可使阻滞平面达穿刺点上下 3~4 个节段。

（3）术后镇痛采用静脉自控镇痛复合局部镇痛的方式。静脉自控镇痛选择小剂量阿片类药物联合右美托咪定的方案,能达到良好的镇痛、镇静效果,减少术后并发症。局部镇痛可选择椎旁神经节阻滞、肋间神经阻滞或伤口浸润。

第五节　特殊小儿加速术后康复的开展

一、ICU 患儿加速术后康复的开展

1. ICU 患儿加速术后康复的特点　ICU 的患儿通常存在全身系统性疾病或者因手术重大创伤会造成术后生命体征不稳定,需要对某一器官系统和多个器官系统进行长期的支持治疗和严密监护。因此,ICU 患儿的快速康复,其目标与其他患儿的快速康复有所区别。ICU 患儿的快速康复通常不能在短时间内达到所有器官功能完全恢复到正常状态,更多的是追求部分器官系统,特别是与手术创伤和疾病无关的器官系统,能尽快恢复到术前甚至是正常状态,从而促进整体的康复。

2. ICU 患儿加速术后康复的实施　ICU 患儿的快速康复,更需要根据其手术种类和自身基础疾病情况,制定更加个性化的快速康复策略。开展 ICU 患儿的快速康复,首先需要评估和确定该患儿是否适合进行快速康复流程,以及快速康复所针对的系统和目标;其次在实施快速康复过程中应动态评估患儿的病情变化,如有必要应及时退出快速康复流程。

例如先天性心脏病患儿术后由于手术造成的应激疼痛反应及心肌损伤等原因,可能在术后出现心脏功能受损、血液循环不稳定等情况,因此需要在 ICU 监护与观察。既往传统方法是使用大剂量阿片类药物,在术后进行充分的镇静、镇痛,以减少手术刺激所引起的心血管系统反应,避免术后出现心力衰竭等情况,这些患儿通常需要长时间进行呼吸机支持。目前,在应用复合超声引导下区域阻滞镇痛及非阿片类镇静、镇痛药物的情况下,可以避免超大剂量阿片类药物的使用,做到术后早期拔管,早期恢复自主呼吸和自主进食。这类患儿虽然不能达到整个身体功能快速恢复到正常生理状态(特别是复杂先天性心脏病患儿的循环系统还需要血管活性药的支持),但其呼吸系统和消化系统功能可以早期恢复到正常状态。自主呼吸的恢复有利于自主咳嗽反射的恢复,有利于肺部分泌物的排出,减少术后肺部感染及呼吸系统并发症;消化系统功能的早期恢复,有利于自主进食,加强营养,而且能减少消化系统感染及消化系统细菌移位所造成的其他感染情况。

口腔皮 - 罗综合征术后的患儿通常在术前存在呼吸道梗阻及困难气道的情况。既往考虑到气管插管可能造成的声门气道水肿会加重患儿呼吸道梗阻及困难气道的情况,易出现拔管失败或再次插管,因此,这类患儿通常在术后带管时间长达 1 周以上甚至长达 1 个月。在带管期间需要反复调整椎弓根钉直至下颌延长,经评估认为困难气道状况改善之后再进行拔管。其实对于术前不需要气管插管的患儿可以尝试术后早期拔管。术中采用可视下气管插管、避免反复插管、选择合适导管型号等方法减少呼吸道损伤;术后采用积极雾化、充分镇静镇痛、控制液体平衡等方法减轻气道水肿,均可以有效避免拔管失败及再次插管的发生。早期拔管有利于自主呼吸功能的恢复,促进咳嗽反射的恢复,减少肺部感染及其他与机械通气相关的各种并发症,并且拔管后早期恢复正常喂养也有利于此类患儿术后营养状况的改善。

需要特别注意的是,并非所有进入 ICU 的患儿都适合 ERAS 方案,快速康复的最终目的并不只是为了早期拔管和早期进食,而是为了患儿的各系统功能快速恢复正常。因此,对于 ICU 患儿术后快速康复的开展,需要在术前、术中及术后对患儿进行充分、连续地评估,以判断该患儿是否适合实施快速康复的策略,以及快速康复策略的安全性及获益的情况,而不能只是强行地早期拔管或者强行地进行喂养,这样反而不利于患儿的围手术期安全。

二、日间手术加速术后康复的开展

1. 日间手术患儿加速术后康复的特点　日间手术患儿大部分身体健康,手术创伤小,器官系统功能恢复较快,对其术后恢复影响最大的主要是麻醉相关并发症及术后疼痛。对于日间手术患儿,除了生理功能的快速恢复之外,医师更需要兼顾其心理状态的快速恢复,以及快速回归社会。手术伤口愈合以后,手术所带来的焦虑、恐惧感及相关并发症,可能会在相当长的一段时间内影响患儿的正常社会生活。此外,家长的烦躁与焦虑也可能会传给患儿,进而影响患儿的心理恢复,因此,在日间手术过程中,对家长的健康教育也是术后快速恢复不可忽视的一个环节。

2. 日间手术患儿加速术后康复的实施

(1)术前准备:术前宣教通常需要采用现场宣教与互联网移动终端相结合的方式。术前宣教的内容除了介绍手术麻醉的目的、实施过程、可能存在的并发症风险及处理措施外,还应特别告知术前禁食禁饮的要求、术后并发症与疼痛的观察与处理方法,并确保监护人能正确理解和掌握这些内容。

术前评估应详细了解患儿的病情,判断患儿是否适合接受日间手术。术前禁食仍采用传统的"8-6-4-2"原则,也可尝试将术前清饮料禁饮时间缩短到术前 1 小时。所有患儿术前均不需要进行胃肠道准备。

(2)术中管理:麻醉方式首选喉罩通气下的全身麻醉,以减少对气道的损伤;口腔内手术则采用气管插管全身麻醉。气管插管的患儿术后常规进行雾化,避免出现喉水肿,导致拔管失败或术后再次插管。麻醉药物以短效的为主,尽量避免使用肌松药。有条件时可复合超声引导下神经阻滞,以减少全身麻醉药物的使用和达到更好的镇痛效果,神经阻滞选择短效局部麻醉药或低浓度长效局部麻醉药(<0.2% 的罗哌卡因或左布比卡因),可在术后 2 小时内观察到运动功能的恢复。

术中持续监测体温,并使用暖风机、保温毯维持体温,避免低体温造成术后苏醒延迟。

(3)术后管理:术后镇痛方式以非药物镇痛联合口服非阿片类药物的多模式镇痛方案为主。非阿片类镇痛药可选择对乙酰氨基酚或非甾体抗炎药。常规使用 5- 羟色胺类镇吐药预防术后恶心呕吐。常规不使用胃管和导尿管。即使隐匿性阴茎、单纯性尿道下裂手术术后也可不使用导尿管或导尿支架,并不会增加术后尿道狭窄及尿漏等风险。鼓励患儿术后早期进食,早期活动,进食顺序为苏醒后先饮用 <5ml/kg 清水,观察 15 分钟无恶心呕吐则可进食流质食物,观察 15 分钟如无恶心呕吐则可正常饮食。

第六节　小儿加速术后康复的前景展望

成人 ERAS 的开展已经取得了理想的成绩,而小儿 ERAS 的开展时间较短。目前小儿 ERAS 的大部分措施都是借鉴成人 ERAS 的成功方案经调整和改进而来的。由于儿童各器官系统尚处于生长发育阶段,生理和心理特点与成人不尽相同,在不同的发育阶段,还会呈现出不同的特点,因此成人 ERAS 的措施是否完全适用于儿童患者还有待进一步验证。现有的小儿 ERAS 研究存在样本量较小、研究设计不严谨、ERAS方案不完整等缺点,证据等级较低,还需要大样本前瞻性的临床随机对照研究来探讨更适合儿童群体的ERAS 方案。此外,小儿术后肠梗阻、术后恶心呕吐发生的机制,以及神经系统、免疫系统、内分泌系统对手术创伤的应激反应机制尚不清楚。对这些机制的进一步基础研究也将有利于改进小儿 ERAS 的干预措施。小儿 ERAS 的开展还需要在基于高质量临床证据的基础上形成更多针对亚专科或专项疾病的指南和共识,用以指导和规范围手术期的管理。

病例

患儿,男,5 个月。因"回肠造口术后拟行封瘘术"入院。5 个月前因"胎粪性肠梗阻"行"剖腹探查+

肠活检＋回肠双腔造口术",术程顺利,术后逐渐开奶、回流灌肠,患儿病情逐渐好转。出院后予普通配方喂养并逐渐增加奶量,奶量最多时达 600ml/d,造口液 100~150ml/d,体重增长良好,今拟行"回肠造口封瘘术"收入院。既往史、过敏史无。特殊体格检查:体温 36.6℃,脉搏 156 次/min,呼吸 45 次/min,血压 85/42mmHg,体重 7.3kg。患儿精神反应好,营养状态良好,心肺检查无异常。腹部不胀,触诊软,可见一肠造口,外露肠管血运正常,肠鸣音正常。辅助检查:胸腹正位片中胸部未见异常,双膈下未见游离气体,腹稍胀,腹部肠管见网格状充气,右侧腹见造瘘口密影,全腹未见异常扩张肠管,肠间隙未见增厚。心电图:大致正常心电图。血常规:WBC 14.5×10^9/L,Hb 110g/L,CRP 0.09mg/L,PLT 544×10^9/L,HCT 33%。生化检查:ALT 69U/L(升高),AST 68U/L(升高)。凝血四项均正常。

【思考】

1. 术前准备

(1)术前应如何对患儿及家属进行宣教?

(2)此类手术术前如何进行胃肠道准备?

(3)该手术的术前准备还需要注意哪些内容?

2. 术中管理

(1)该手术应选择何种麻醉方式?

(2)该手术术中应如何进行液体管理?

(3)该手术的术中管理还需注意哪些内容?

3. 术后管理

(1)该患儿术后何时可以进食?

(2)该患儿的术后疼痛如何管理?

(3)该患儿的术后管理还需要注意哪些内容?

解析

1. 术前准备

(1)术前如何宣教?

术前宣教主要针对患儿的家长,目的是减轻家长的焦虑,使之能更好地配合 ERAS 的实施。宣教的方式以面对面谈话的方式直接交流为主,辅助多媒体动画或宣传漫画能帮助家长更好地理解宣教的内容。术前宣教的内容包括术前禁食要求;麻醉、手术的过程及可能存在的风险,医师可能采取的处理措施;术后常见并发症,如恶心呕吐、腹泻和便秘、术后发热、疼痛及相应的处理措施;术后如何帮助患儿早期进食和早期活动;与 ERAS 团队的有效沟通方式等。出生后 5 个月的患儿通常没有明显的分离焦虑,减少其烦躁最主要的措施是尽量缩短术前禁食时间,避免长时间饥饿。

(2)术前如何进行胃肠道准备?

手术前几天正常饮食,不进行机械性肠道准备。手术当天按照固体食物 8 小时,牛奶 6 小时,母乳 4 小时,清饮料 2 小时的要求进行禁食准备,避免术前禁食时间过长。鼓励患儿在术前 2 小时饮用清饮料 <5ml,如清水、葡萄糖水均可。

(3)术前准备还需要注意哪些内容?

1)预防性使用抗生素:切皮前 30 分钟使用抗生素。根据手术安排和诱导时间长短,提前在病房或入手术室后使用抗生素,确保使用抗生素后 30 分钟开始切皮。

2)术前用药:如患儿术前不哭闹,无明显分离焦虑可不使用术前镇静药;如患儿术前明显烦躁,可使用右美托咪定 2μg/kg 滴鼻或口服咪达唑仑 0.5mg/kg 进行镇静。

2. 术中管理

（1）选择何种麻醉方式？

麻醉方式选择气管插管全身麻醉复合区域阻滞。麻醉诱导采用静脉麻醉诱导或吸入麻醉诱导均可。麻醉维持首选具有镇静、镇痛、肌肉松弛作用的吸入麻醉药，如七氟烷或地氟烷。肌松药使用中短效的药物，如罗库溴铵或顺阿曲库铵，术中使用肌肉松弛检测仪监测肌肉松弛效果，并根据肌肉松弛监测结果追加肌松药。避免在手术结束前使用大剂量肌松药。

术中充分镇痛有利于减少术后谵妄的发生。镇痛方式首选多模式联合镇痛方案以减少阿片类的使用，避免其造成术后胃肠蠕动的抑制。多模式镇痛方案为小剂量阿片类药物 + 区域阻滞 + 非甾体抗炎药。术前使用 7mg 氟比洛芬酯进行超前镇痛。诱导时使用舒芬太尼 0.2~0.3μg/kg，如区域阻滞镇痛效果好，术中可不追加阿片类药物。如术中需使用瑞芬太尼维持，则在停止使用前，追加中长效的阿片类药物，如舒芬太尼 0.1μg/kg 或芬太尼 1μg/kg。因结肠造瘘口位于右下腹，区域阻滞可选择右侧腹横肌平面阻滞或腰方肌阻滞，在超声引导下以 0.2% 罗哌卡因 1~2ml 行右侧腹横肌平面或腰方肌阻滞。如患儿没有实施区域阻滞，也可在手术结束时切口周围局部麻醉药浸润注射。骶管阻滞也可用于该患儿的术中镇痛，但是其可能导致术后下肢运动神经阻滞，影响术后活动，在 ERAS 方案中不推荐使用。

（2）术中液体如何管理？

术中液体管理采用限制性液体治疗方案，避免补液过多造成术后肠道水肿，影响伤口愈合和胃肠功能恢复。补液类型选择晶体溶液。术中补液量按照术前禁饮禁食丢失量 + 生理需要量 + 术中蒸发量的原则进行计算。补液后如果仍存在低血压，则使用血管收缩药维持血压。如有条件可建立有创动脉监测，根据每搏输出量变异率、脉搏变异指数、脉压变异率等参数在术中实施目标导向液体治疗。

（3）术中管理还需注意哪些内容？

1）体温管理：在结肠封瘘手术过程中，肠管长时间裸露在外，热量散失较快，术中易出现低体温。术中应全程监测体温，并使用暖风机、保温毯、静脉输液加热、术中温水冲洗等，维持中心体温在 36.5~37℃。

2）避免使用胃管：患儿术中常规不留置胃管，如术前已放置胃管则在出手术室前拔除胃管。

3）避免挤压肠管：嘱外科医师在手术过程中动作轻柔，避免挤压肠管进行排气或排出肠腔内容物。

4）预防术后恶心呕吐：患儿手术后恶心呕吐发生率较成人高，因此手术结束前常规使用 5- 羟色胺受体拮抗剂，如托烷司琼、格拉司琼等以预防术后恶心呕吐的发生。术后静脉镇痛泵配方中也可加入 5- 羟色胺受体拮抗剂以减少恶心呕吐的发生。

3. 术后管理

（1）术后何时进食？

术后当天患儿苏醒后可饮用清饮料，以 1ml/kg 为起始量，遵循少量多次、逐渐增量的原则。如无恶心呕吐等胃肠道反应，术后第 1 天可开始进食母乳、牛奶等乳制品。如患儿已开始添加辅食，如米汤、米糊等，则在进食母乳、牛奶后开始进食辅食，尽早恢复正常饮食。

（2）术后疼痛如何管理？

术后镇痛采用多模式镇痛方案，尽量减少阿片类药物的使用，避免其对胃肠蠕动的抑制。本患儿选择静脉 PCA 复合非药物镇痛的方法。静脉镇痛选择小剂量阿片类药物（或阿片受体激动 - 拮抗剂，如纳布啡、布托啡诺等）与非甾体抗炎药联合的配方。非药物镇痛可选择母亲怀抱、抚触、音乐玩具分散注意力等适合 5 个月患儿的方法。由于患儿术后自主活动不受控制，连续神经阻滞导管或硬膜外导管易出现脱落、穿刺部位感染等情况，不适合作为该患儿 ERAS 术后的镇痛方案。

（3）术后管理还需要注意哪些内容？

1）早期拔除尿管：患儿苏醒后出复苏室前即可拔除导尿管，以促进膀胱功能恢复。如患儿接受了骶管阻滞，可能出现尿潴留，可以推迟到术后 3~4 小时拔除导尿管。

2）术后早期活动：术后当天起不限制患儿的活动，可鼓励或引导其在床上翻身、踢腿，或做按摩操帮助其肢体运动。

推荐阅读

[1] 梁廷波.加速康复外科理论与实践.北京:人民卫生出版社,2018.

[2] 玛丽内拉,巴勃罗.小儿麻醉与围术期医学.张马忠,王炫,张建敏,译.上海:世界图书出版公司,2018.

[3] 中华医学会外科学分会.加速康复外科中国专家共识及路径管理指南(2018版).中国实用外科杂志,2018,38(1):1-20.

[4] KYLE K O,JOHN J C,MEGAN M A.Enhanced recovery after surgery in children:promising,evidence-based multidisciplinary care.Paediatr Anesth,2018,28(6):482-492.

[5] PETER J,FRANKLYN P.Smith's anesthesia for infants and children.9th ed.Philadelphia:ELSEVIER,2017.

■ **本章要求**

掌握：小儿腹部手术常用麻醉方法的选择；术中麻醉管理要点；小儿腹腔镜手术麻醉管理要点。

熟悉：小儿腹部手术术前评估和术前准备；腹腔镜气腹对小儿呼吸系统和循环系统的影响，小儿腹部常见疾病病理生理。

了解：小儿腹部常见疾病术后疼痛管理。

第一节　小儿腹部手术术前评估与准备

小儿腹部疾病包括先天畸形、腹部肿瘤、急腹症及腹外伤等，年龄跨度从新生儿到接近成人，有些疾病还伴随合并症及治疗过程中出现的并发症，麻醉医师只有充分了解这些疾病的特点，才能制订出合理有效的麻醉方案。

一、术前评估

术前评估是通过病史、体格检查、实验室检查及影像学检查等相关信息，判断手术条件和存在的风险，并根据患儿的不同情况做好相应的术前准备。

先天性巨结肠及胆总管囊肿等腹部先天畸形、术前病程较长或病情较重的患儿易存在贫血、低蛋白血症及水电解质紊乱和酸碱失衡等，术前应给予足够重视。

腹部肿瘤要了解肿瘤的性质及是否有分泌功能；对于腹部生长较快的恶性肿瘤、恶性淋巴瘤等，尤其近期有化疗史的，实验室检查出现高尿酸血症、高钾血症、高磷血症、低钙血症和急性肾衰竭等代谢异常时，应考虑肿瘤溶解综合征的可能。

阑尾炎、肠套叠及腹外伤等急腹症，对待这类患儿要考虑到呕吐和误吸的风险，术前要了解患儿最后一次用餐的时间和食物性质；对于反复呕吐和术前禁食时间较长的患儿，要注意水电解质紊乱和循环情况；腹外伤要了解是否有肝脾损伤及其严重程度。

有些患儿存在系统性疾病，如糖尿病、肾衰竭等，要了解病情、病程和是否有并发症，以及是否有特殊用药。

二、术前准备

腹部疾病手术术前除了常规药物和非药物准备外，还应根据疾病和病程的特点做相应的准备。

对确诊或疑似肿瘤溶解综合征的患儿，术前应给予恰当的静脉补液以增加肾小球滤过率，防止尿酸等结晶的沉积，液体治疗原则上不加入钾离子，治疗高钾血症、高磷血症和低钙血症，监测血电解质、肾功能和心电图；有分泌功能的肿瘤，如肾母细胞瘤可以分泌过量的肾素、嗜铬细胞瘤分泌过量的儿茶酚胺，术前应对症治疗;存在肿瘤瘤栓的患儿,如肾母细胞瘤下腔静脉内瘤栓,要避免血压剧烈波动,以防栓子脱落造成肺栓塞,术前可以考虑给患儿适当镇静。

疑似急腹症饱胃的患儿术前可行胃超声评估,对饱胃的患儿术前可以留置胃管实施胃肠减压;对于无肠梗阻的患儿可以给甲氧氯普胺促进胃排空;应用 H_2 受体拮抗剂和抗酸药,减少胃酸分泌或中和胃酸。小儿清醒气管插管的可能性较小,因此快速诱导气管插管仍是急腹症患儿的首选,去极化类肌松药氯琥珀胆碱因起效快、作用时间短,可用于快速诱导气管插管,对已有高钾血症的患儿和肾衰竭致血钾升高时,以及在大面积烧伤、严重腹腔感染、脑血管意外、软组织和神经损伤时,应考虑到高钾血症带来的风险而不再选用氯琥珀胆碱;非去极化类肌松药罗库溴铵起效也较快,可以在用药后 1 分钟行气管插管,但其作用时间长,尤其是对没有预料到的困难气道患儿存在一定风险,在其拮抗药舒更葡糖钠(布瑞亭)应用于临床后,这些顾虑可以解除。

患有糖尿病的小儿术前要控制血糖,避免低血糖,纠正水电解质紊乱。胰岛素使用方法:20U 胰岛素加入 500ml 5% 葡萄糖林格液中,以 1.5ml/(kg·h)滴速静脉滴注;或者 50U 胰岛素加入 50ml 生理盐水,以 0.05U/(kg·h)滴速静脉滴注控制血糖。肾衰竭的患儿术前应注意水肿和高血压,控制水和电解质平衡。

第二节 小儿腹部手术常用的麻醉方法

小儿腹部手术麻醉方法的选择应根据患儿年龄、身体状况、疾病性质、手术部位及手术方式综合考虑。全身麻醉是小儿常用的麻醉方法,短小手术可以选择静脉全身麻醉或静脉麻醉复合椎管内麻醉及神经阻滞;手术时间长、创伤较大、上腹部及腹腔镜手术等应选择气管插管全身麻醉,对使用喉罩无风险的手术可以代替气管导管,全身麻醉复合神经阻滞或椎管内麻醉可以减少术中阿片类药物用量,改善术后镇痛效果;对于能够合作儿童的下腹部短小手术可以选择蛛网膜下腔阻滞或硬膜外阻滞。腹部手术椎管内麻醉、腹部手术周围神经阻滞及全身麻醉基本方法分别见表 18-2-1~ 表 18-2-3。

表 18-2-1 椎管内麻醉的基本方法及适应证

阻滞方式	穿刺点	阻滞节段	药物		适用手术
硬膜外阻滞	L_2~L_3/L_3~L_4	T_{10} 以下	0.7%~1.0% 利多卡因 8~10mg/kg		下腹部及下肢手术,如疝修补术
	T_{11}~T_{12}	T_8~L_2			中腹部手术,如阑尾切除术
	T_8~T_9	T_6~T_{12}			上腹部手术,如胆总管囊肿切除术
蛛网膜下腔阻滞	L_3~L_4	T_{10} 以下	0.5% 等比重或重比重布比卡因	0.12mg/cm×L	会阴部及下肢手术,如疝修补术
		T_6 以下		0.15mg/cm×L	下腹部手术,如睾丸下降固定术
骶管阻滞	骶管裂孔	骶神经根	0.75%~1.0% 利多卡因或 0.2%~0.25% 罗哌卡因	0.5ml/kg	包皮环切术
		T_{10} 以下		1.0ml/kg	疝修补术
		T_8 以下		1.0~1.25ml/kg	睾丸下降固定术

注:L. T_7 棘突至骶管裂孔的长度(cm)。

表 18-2-2　腹部手术周围神经阻滞的基本方法及适应证

神经阻滞方式	入路	阻滞范围	药物	适用手术
腹横筋膜阻滞	外侧入路	$T_9 \sim T_{12}$ 支配的前腹壁	0.2% 罗哌卡因 0.3~0.5ml/kg	中、下腹部手术,如阑尾切除术、结肠造口术
	肋缘下入路	$T_7 \sim T_{11}$ 支配的前腹壁		上腹部手术,如胆总管囊肿切除术、胆管闭锁 Kasai 术
	后侧入路	$T_7 \sim L_1$ 支配的腹壁		下腹部手术,如腹腔镜手术、肾盂成形术
腹直肌鞘阻滞	脐上外侧入路	腹直肌及脐部	0.2% 罗哌卡因 0.2~0.5ml/kg（每侧）	脐部、腹中线切口手术,以及新生儿幽门切开术
髂腹下、髂腹股沟神经阻滞	髂前上棘上入路	腹股沟区及阴囊部	0.2% 罗哌卡因 0.1~0.15ml/kg	腹股沟区及阴囊手术,如腹股沟疝修补术、睾丸固定术
腰方肌阻滞	外侧及后侧阻滞	$T_7 \sim L_1$ 支配的腹壁	0.2% 罗哌卡因 0.5ml/kg	下腹部手术,如腹腔镜手术、肾盂成形术
	前侧阻滞	$T_{10} \sim L_4$ 支配的腹壁及髋部		下腹部及髋部手术,如股骨截骨术

表 18-2-3　全身麻醉的基本方法

术前用药	麻醉诱导		麻醉维持	麻醉药物	
	静脉诱导	吸入诱导			
咪达唑仑 0.5mg/kg 口服或右美托咪定 2μg/kg 滴鼻	静脉注射镇静、镇痛、肌松药后气管插管或置入喉罩	1. 潮气量法　七氟烷挥发罐调至 6%~8%,新鲜气流量 3~6L/min,通过密闭面罩平静呼吸 2. 肺活量法　七氟烷挥发罐调至 6%~8%,新鲜气流量 3~6L/min,嘱用力深呼吸 3. 浓度递增诱导法　新鲜气流 3~6L/min,由低到高逐步增加吸入七氟烷浓度	吸入七氟烷,泵注或间断静脉注射镇痛、肌松药等,并根据 BIS、肌松监测结果调整麻醉深度	咪达唑仑	0.1mg/kg
				丙泊酚	诱导:2~3mg/kg; 维持:4~12mg/(kg·h)
				右美托咪定	负荷:0.3~1μg/kg; 维持:0.2~0.7μg/(kg·h)
				芬太尼	1~5μg/kg
				舒芬太尼	0.1~0.5μg/kg
				瑞芬太尼	诱导:0.5~1μg/kg; 维持:0.1~2μg/(kg·min)
				苯磺顺阿曲库铵	诱导:0.1~0.2mg/kg; 维持:0.1~0.2mg/(kg·h)
				罗库溴铵	诱导:0.6mg/kg; 维持:0.3~0.6mg/(kg·h)
				七氟烷	1%~3%

第三节 小儿腹腔镜手术的麻醉

腹腔镜手术与传统开腹手术相比,有着手术切口小且更加美观、术后疼痛轻、术后能够早期活动、进食早及住院时间短等优势,随着腹腔镜手术技术和设备的不断进步,越来越多的小儿外科手术和诊断选择腹腔镜手术这种方式进行。腹腔镜手术过程中要求气腹,由此引起的腹内压升高、CO_2吸收及手术过程中患者体位改变等会产生相应的病理生理学变化,麻醉医师只有充分了解手术过程中的变化,才能更加合理地选择并实施麻醉。

一、小儿腹腔镜手术的特点

腹腔镜手术需要建立一个便于操作的良好气体充盈空间,但小儿腹腔小,胃多呈水平方向横跨于上腹部,且由于哭闹或梗阻等原因易致胃积气;膀胱常从盆腔延伸至下腹部;术前需要置胃管和导尿,以利于手术操作。

小儿腹壁肌肉比较松弛,较低的压力即可使腹壁隆起而满足手术要求;CO_2是人工气腹最常用的气体,通常术中CO_2压力不超过12mmHg,婴幼儿压力不超过9mmHg,CO_2的主要缺点是被吸收后会产生生理效应,而且小儿吸收CO_2较成人明显。同时小儿腹壁薄,切口处容易漏气,过快的气体交换会带走患儿的热量。

二、气腹对小儿生理的影响

1. **呼吸系统** 气腹和腹内压(IAP)的增加会导致膈肌向头部方向移位,使功能残气量(FRC)和肺顺应性降低,气道阻力增加,而头低位时这种现象更加明显,这会导致肺内分流和低氧血症的发生。婴儿由于FRC降低引起的肺泡塌陷、静脉血混合增加和血氧饱和度降低比成人发生得更快。一项针对婴幼儿腹腔镜手术不同气腹压力的研究表明,呼吸参数变化的程度与腹内压力直接相关,当采用最大气腹压力(P_{max})12mmHg(小于5kg)/15mmHg(大于5kg)时,吸入气压力峰值(PIP)增加了18%,潮气量(V_T)下降33%,呼气末二氧化碳分压($P_{ET}CO_2$)上升13%,顺应性下降48%,有41%的患儿出现不同程度的血氧饱和度下降;另一项针对出生后8个月至11岁的儿童腹腔镜手术研究发现,气腹压力维持在10~12mmHg时,吸入气压力峰值增加26.6%,气道阻力增加20.2%,肺顺应性下降了38.9%。体位对呼吸功能也会产生影响,头低位可导致肺顺应性平均下降17%,气腹使肺顺应性进一步下降27%,气道峰压分别增加了19%和32%,$P_{ET}CO_2$从33mmHg增加到42mmHg,气腹结束后$P_{ET}CO_2$恢复到气腹前水平。

二氧化碳通过腹膜被迅速吸收可导致全身CO_2含量的增加,如果不调节呼吸机参数,$PaCO_2$将上升达基础值的125%左右。CO_2的吸收增加了呼吸系统的负荷,大多数患儿通过增加每分通气量降低$PaCO_2$。气腹很少对术后呼吸功能有不良影响。成人的研究表明,与开腹手术相比,腹腔镜手术对肺功能的损害更小,恢复更快。

2. **心血管系统** 气腹可对心血管系统功能产生不利影响,主要影响因素有气腹产生的腹内压、体位和神经内分泌血管活性物质,其中腹内压水平是影响心血管功能的主要决定因素,可引起外周血管阻力、后负荷和心肌收缩力等的变化。

腹内压增加对静脉血回流和心排血量具有双向影响。成人的研究表明,当腹内压小于10mmHg时,由于腹腔静脉血回流增加,使心排血量增加。随着腹内压增加,静脉血回流受阻,由于平均动脉压由心排血量和外周动脉阻力决定,在腹内压不超过20mmHg时,尽管心排血量下降,但外周血管阻力的增加可能超过心排血量的减少,动脉平均血压可正常或较高;腹内压再增加,心排血量的继续下降可导致平均动脉血压下降。对儿童的研究也得出类似的结果,一项经食管超声的研究发现,健康儿童腹内压为12mmHg时左心室收缩功能减弱,心脏指数(CI)下降约13%,腹内压降低到6mmHg时CI恢复到基线水平。腹内压在10~12mmHg时患儿左心室收缩功能减弱,并伴有室间隔壁运动异常,CI下降,当停止气腹后CI恢复到气腹前的值。腹内压小于10mmHg时,超声心动图显示左心室功能、前负荷或后负荷指标没有明显变化;对于出生后6~30个月的婴儿,腹内压为10mmHg时,主动脉血流量下降67%,每搏输出量下降68%,外周血管阻力增加162%。

腹腔镜手术时体位可影响心血管系统。头高位可进一步减少静脉血回流和心排血量,而头低位可使静脉血回流增加。

腹腔镜手术中肾上腺素和去甲肾上腺素的水平明显升高;血浆肾素和醛固酮水平也同开腹手术一样明显增高,这些儿茶酚胺和抗利尿激素的释放对外周血管阻力增加起重要作用。

3. **颅压(ICP)** 一项针对婴幼儿腹腔镜手术的研究表明,腹内压为12mmHg时,维持$P_{ET}CO_2$不变,脑血流速度可从68cm/s增加到81cm/s。另有临床报道,脑室-腹腔分流患儿术后行腹腔镜手术期间的颅压显著增加。腹腔镜手术时,腹内压、外周血管阻力和$PaCO_2$的增加及头低位等因素都可以增加颅内压。因此,对存在颅内压增高风险或存在脑室-腹腔分流的小儿,行腹腔镜手术前必须仔细评估。

三、小儿腹腔镜手术

腹腔镜技术在小儿腹部疾病诊治中的适应证越来越广泛,目前80%的小儿腹部手术可在腹腔镜下完成,包括择期手术和急诊手术。禁忌证主要包括:患儿有严重心肺疾病、无法纠正的凝血功能障碍、存在手术区域腹壁感染、腹腔内广泛粘连等。

四、小儿腹腔镜手术的麻醉管理

1. **术前评估** 术前应详细了解病史、体格检查和术前实验室检查,同时应考虑到患儿能否耐受由于腹内压升高、CO_2吸收和手术过程中体位改变等引起的心肺功能变化。

2. **术前准备**

(1)术前可以口服镇静药。

(2)术前应用阿托品可以预防腹内压增加引起的反射性心动过缓,并减少气道分泌物。

(3)腹腔镜手术失血量通常很少,但必须牢记有发生腹腔脏器和血管损伤的可能,要开放较大的静脉通路。

(4)对创伤较大的手术要考虑到备血。

(5)有些患儿术前需要放置胃管和导尿。

3. **麻醉方法** 短小手术可以采用喉罩全身麻醉,大多数腹腔镜手术需要选择气管插管全身麻醉,可以根据手术性质和部位复合椎管内麻醉或神经阻滞。

4. **术中麻醉管理**

(1)术中常规监测心电图、血氧饱和度、无创血压、$P_{ET}CO_2$、气道压和体温监测,必要时行有创动脉和中心静脉监测。

(2)控制气腹压:新生儿和婴幼儿腹内压为6~8mmHg,儿童为10~12mmHg。

(3)根据$P_{ET}CO_2$和血气分析调节通气,使用PEEP增加FRC。

(4)新生儿$P_{ET}CO_2$并不能准确反映$PaCO_2$,需要定期进行血气分析指导通气。

(5)高碳酸血症会增加术中心动过速及心动过缓的发生率。

(6)人工气腹期间不能使用N_2O。

(7)长时间手术建议使用肌松药。

（8）注意保暖，尤其是低年龄儿，注意预防低体温发生。

5. 术后镇痛 腹腔镜手术后的疼痛源于多种原因，包括切口部位、腹腔残余气体、膈肌的牵引性疼痛和特殊体位对神经的拉伸。可以在术前或术后实施神经阻滞，以防止术后切口疼痛；其他原因引起的疼痛可采用静脉自控镇痛、给予对乙酰氨基酚或非甾体抗炎药等方法治疗。

五、腹腔镜手术并发症

腹腔镜手术术中和术后可能出现的并发症包括：高碳酸血症、内脏或大血管损伤、腹壁血肿、皮下气肿、体温下降及恶心呕吐等，应积极对症治疗。

第四节 常见小儿普外科手术的麻醉实施

儿童普外科手术虽种类较多，但按病因基本可分为先天畸形、肿瘤、感染、外伤四大类型，其麻醉的实施具有相通性，具体麻醉方案需因病例不同精准制订。本章节对以肥厚性幽门狭窄、胆管闭锁、先天性巨结肠及肝肿瘤为代表的病例展开讨论。

一、肥厚性幽门狭窄

> **病例**
>
> 患儿，男，2个月10天，体重4.5kg。因"呕吐1个月余"入院。呕吐多发生在进食后半小时，呕吐物为奶汁或奶块，不伴胆汁，呕吐后食欲仍较强。体格检查：腹软、无压痛，未见胃肠型，腹部未触及明显包块。
>
> 实验室检查：血常规基本正常。生化DBIL 10μmol/L，TBIL 26μmol/L，转氨酶、白蛋白基本正常，钠132mmol/L，氯91mmol/L。凝血功能正常。
>
> 影像学检查：
>
> 胃超声+胃充盈及排空检查：幽门肌层肥厚，考虑肥厚性幽门狭窄征象。
>
> 胃肠钡餐检查（GI）：幽门管呈线状改变，考虑幽门肥厚改变。
>
> 术前诊断：肥厚性幽门狭窄。
>
> 拟施手术：腹腔镜下幽门肌层切开术。
>
> 麻醉及手术过程：麻醉方式采取静吸复合全身麻醉+神经阻滞。入手术室后常规监测心电图、血氧饱和度、无创血压，采用静脉麻醉诱导，给予阿托品0.01mg/kg，芬太尼1μg/kg，咪达唑仑0.1mg/kg，罗库溴铵0.6mg/kg，丙泊酚3mg/kg，1分钟后采用ID 3.5mm导管行气管内插管，压力控制模式控制呼吸，50%空气氧气混合气体2L/min，维持$P_{ET}CO_2$在35~45mmHg，吸入2%七氟烷，随后进行神经阻滞，采用腹直肌鞘阻滞，局部麻醉药采用0.2%罗哌卡因每侧0.2ml/kg。
>
> 麻醉成功后患儿取仰卧位，常规消毒、铺巾。取脐旁及双侧肋下各约3mm切口（图18-4-1），置

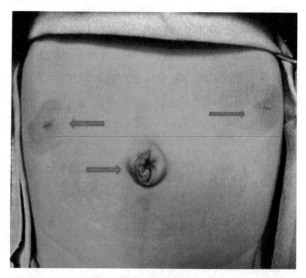

图18-4-1 腹腔镜手术术后切口展示（箭头所指为切口位置）

3mm 鞘壳、CO_2 气腹 7mmHg。行腹腔镜下幽门肌层切开术。术中呼吸参数设定:PCV 模式,最大压力 <40cmH_2O,PEEP 4cmH_2O,呼吸频率设定为 25~30 次/min,维持 $P_{ET}CO_2$ 在 35~55mmHg,麻醉及手术时间持续 40 分钟。补液为复方电解质液 40ml。术毕给予常规肌松拮抗药(新斯的明及阿托品),在手术室拔管后送 PACU。

【思考】

1. 疾病诊断及病理生理

(1)肥厚性幽门狭窄的临床表现及其病理生理特点是什么?

(2)肥厚性幽门狭窄应选择何种治疗方法?

2. 术前评估及准备

(1)该类患儿术前应做哪些麻醉相关检查?

(2)该类患儿术前应如何准备?

3. 术中管理

(1)应选择何种麻醉方式?

(2)该手术如何进行诱导及插管?

(3)术中应如何进行监护?

(4)该手术过程中应注意哪些问题?

4. 术后管理

如何进行镇痛及管理?

解析

1. 疾病诊断及病理生理

(1)肥厚性幽门狭窄的临床表现及其病理生理特点是什么?

肥厚性幽门狭窄常见的临床表现及其对全身的影响包括:①呕吐,多在出生后 2~4 周出现,逐日加重并呈喷射性,呕吐物不伴胆汁,且吐后食欲仍旺盛。②消瘦、脱水及电解质紊乱,呕吐初期因大量胃酸及钾离子的丢失,易出现低钠、低氯、低钾、代谢性碱中毒,血中游离钙水平下降,可出现喉痉挛及手足抽搐;晚期脱水加重,产生高乳酸血症、肾功能下降,可合并代谢性酸中毒。③黄疸,较少发生,多因胆管受压迫引起,或与热量不足致肝葡糖醛酸转移酶活性低下有关。

(2)肥厚性幽门狭窄应选择何种治疗方法?

肥厚性幽门狭窄明确诊断后,应积极术前准备,尽早行手术治疗,目前手术方式包括开腹手术(传统右上腹横切口或脐上弧形小切口入路)和腹腔镜手术。近年来,腹腔镜下幽门环肌切开术已被广泛应用。

2. 术前评估及准备

(1)该类患儿术前应做哪些麻醉相关检查?

该类患儿应重点关注术前营养状况及有无贫血、脱水。肥厚性幽门狭窄手术为非急诊手术,术前必须纠正脱水和电解质紊乱。监测电解质水平,如患儿合并低钠、低氯、低钾、代谢性碱中毒,应首先给予扩容,见尿后开始补钾,并注意血钙水平,避免发生喉痉挛。另外需注意血常规中的血红蛋白水平,若贫血严重,可考虑术前输血纠正。术前常规进行胸部 X 线检查,排除呕吐、误吸导致的吸入性肺炎。另外可行心脏彩超检查。

(2)该类患儿术前应如何准备?

肥厚性幽门狭窄患儿麻醉过程中有呕吐和反流的风险,因此,术前需禁食并放置胃肠减压。因该疾病常见低钠、低氯、低钾、代谢性碱中毒,而脱水易致围手术期低血压和继发性酸中毒,低钾血症可能导致术中心律失常,代谢性碱中毒是术后呼吸暂停的危险因素。因此手术前需纠正脱水、酸碱失衡和电解质紊乱。脱水的纠正中,液体复苏的目标为:血氯$\geq$106mmol/L,血钠$\geq$135mmol/L,血$HCO_3^-\leq$26mmol/L,尿氯>20mmol/L,尿量>1ml/kg。有尿时补钾。必要时补充血钙。

3. 术中管理

（1）应选择何种麻醉方式?

麻醉选择静吸复合全身麻醉。开腹手术一般选择脐上弧形切口入路,切口小且美观,麻醉相对应可联合骶管阻滞或硬膜外阻滞,麻醉平面需达T_9水平。而腹腔镜手术切口一般选择双侧肋下及脐旁小切口,位置较高,推荐肋缘下腹横筋膜平面+腹直肌鞘阻滞,效果确切,且损伤较小,局部麻醉药可选择1%利多卡因或0.2%罗哌卡因,每侧各0.3~0.5ml/kg;麻醉维持选择吸入麻醉药七氟烷。

（2）该手术如何进行诱导及插管?

尽管肥厚性幽门狭窄患儿一经确诊后即开始禁食、补液,术前准备完善后尽快行手术治疗,但仍有83%的患儿在手术前胃液量>1.25ml/kg,而该类患儿胃液量与禁食时间和术前胃管吸引无关。因此,诱导时误吸风险较大,麻醉诱导一般按饱胃处理。如有条件,在麻醉诱导前,麻醉医师可通过胃超声检查判断是否为饱胃。胃超声检查前、后需抽吸胃管,当仰卧位及右侧卧位胃窦内均无液体时判断为"空胃"。对于饱胃患儿可采用静脉快速顺序诱导或七氟烷吸入麻醉诱导,可保留自主呼吸将患儿置于头高位行气管插管,诱导前再次抽吸胃管。确定胃排空的患儿可选择静脉或吸入麻醉诱导,因该手术时间较短,麻醉可选择气管插管或喉罩全身麻醉。

（3）术中应如何进行监护?

入手术室后除常规给予心电、血氧、血压监护外,该类患儿年龄较小,需注意保温并监测体温;腹腔镜手术开始后需特别注意监测潮气量、$P_{ET}CO_2$、吸气峰值压力和腹腔镜气腹压力,可采用小潮气量加PEEP肺保护性通气策略;手术时间通常较短,对于术前脱水已纠正的患儿,术中注意补液速度不宜过快,术中应监测血糖。

（4）该手术过程中应注意哪些问题?

患儿入手术室后,诱导前再次抽吸胃管,排空胃,并确认胃管位置;对于脱水未完全纠正的患儿,手术开始前即给予适当液体复苏,避免围手术期低血压及灌注不足,监测血气分析,调节电解质、血糖及酸碱平衡。营养不良合并低蛋白血症的患儿术中可给予白蛋白1~2g/kg,维持胶体渗透压。根据手术时间给予肌松药,当切开幽门管浆肌层及撑开肌层时,要确保肌松完全,避免体动可能引起的黏膜穿孔。手术结束后,常规给予肌松拮抗药,待自主呼吸恢复良好,可将患儿置于侧卧位下拔管,至PACU严密监测至完全清醒。

4. 术后管理

如何进行镇痛及管理?

肥厚性幽门狭窄手术创伤较小,对于疼痛评分较高的患儿可给予对乙酰氨基酚栓肛塞或术后切口局部浸润麻醉;术后24小时内给予心电监护,警惕术后可能出现的呼吸抑制,术后6~12小时可喂糖水,继续补液,监测血糖,防止低血糖。

二、胆管闭锁

病例

患儿,男,2个月6天,体重6.6kg。因"皮肤黄染2个月,加重2周"入院。病程中,患儿无发热,胃纳佳,小便色深,大便颜色逐渐变浅。体格检查:全身皮肤巩膜黄染,有散在出血点。全腹膨隆,未见腹壁静脉显露,肝肋下 5cm,质韧,脾肋下 3cm,全腹无压痛,未触及包块,墨菲征(Murphy 征)(−),移动性浊音(−)。

实验室检查:血常规示 Hb 107g/L,炎症指标正常。

排除遗传代谢性疾病,TORCH 和巨细胞病毒检查均为阴性。

生化:DBIL 261.18μmol/L,TBIL 329.65μmol/L,ALT 494U/L,AST 997U/L,γ-GT 185U/L,白蛋白及电解质正常。凝血功能 PT、APTT 基本正常。

影像学检查:腹部超声提示小胆囊,肝脾大。

术前诊断:梗阻性黄疸;胆管闭锁? 肝脾大。

拟施手术:腹腔镜检查 + 肝门空肠吻合术(Kasai 术)+ 胆管病损切除术 + 胆囊切除术 + 肝活检术。

麻醉及手术过程:麻醉方式采取静吸复合全身麻醉 + 神经阻滞。入手术室后常规监测心电图、血氧饱和度、无创血压,采用静脉麻醉诱导,给予阿托品 0.01mg/kg,芬太尼 1μg/kg,咪达唑仑 0.1mg/kg,顺阿曲库铵 0.1mg/kg,丙泊酚 3mg/kg,ID 3.5mm 导管行气管内插管,压力控制模式控制呼吸,50% 空气氧气混合气体 2L/min,维持 $P_{ET}CO_2$ 在 35~55mmHg,吸入 2% 七氟烷。全身麻醉后给予桡动脉穿刺并置管,以及右颈内静脉穿刺并置管,监测有创血压及中心静脉压,后进行右侧肋缘下腹横筋膜平面阻滞,局部麻醉药采用 0.2% 罗哌卡因 0.5ml/kg。

麻醉成功后患儿取仰卧位,常规消毒、铺巾、留置导尿。手术切皮前追加芬太尼 1μg/kg,术中瑞芬太尼 0.02μg/(kg·min)开始泵注,根据心率及血压调节泵注速度和七氟烷吸入浓度,顺阿曲库铵 0.1mg/(kg·h)维持。取脐旁及右上腹肋缘下及右侧腹置入 3mm 腹腔镜穿刺器,开始手术。腹腔镜下行胆管探查,证实胆管闭锁(Ⅲ型)。转开腹行 Kasai 术。扩大右上腹切口至 8cm,充分游离暴露肝门部纤维块,将胆囊、条索状胆管及肝门部纤维块一并切除。取距 Treitz 韧带 15cm 的小肠行空肠肝门 Roux-en-Y 吻合术。并行肝组织活检。术中呼吸参数设定:PCV 模式,最大压力 <40cmH_2O,PEEP 4cmH_2O,呼吸频率设定为 20~30 次 /min,维持 $P_{ET}CO_2$ 在 35~55mmHg,麻醉及手术时间持续 3 小时,术中出血约 8ml。补液为乙酸钠林格注射液 120ml,20% 白蛋白 50ml,抗生素 30ml,术中尿量 60ml。术毕给予常规肌松拮抗药(新斯的明及阿托品),在手术室拔管后送外科监护室。

【思考】

1. 疾病诊断及病理生理

(1)胆管闭锁的病理生理特点有哪些?

(2)胆管闭锁手术时机如何选择?

2. 术前评估及准备

(1)该类患儿术前应重点关注哪些检查?

(2)术前应做哪些准备?

3. 术中管理

(1)胆管闭锁患儿应使用何种麻醉药物? 应选择哪种麻醉方式?

(2)术中应如何进行监护?

(3)该麻醉过程中还需注意哪些问题?

4. 术后管理

术后如何进行镇痛?

解析

1. 疾病诊断及病理生理

（1）胆管闭锁的病理生理特点有哪些？

胆管闭锁以肝内和肝外胆管进行性炎症和纤维性梗阻为特征，从而导致胆汁淤积及进行性的肝纤维化和肝硬化。出生后病情发展迅速，出现肝脾大，晚期肝功能严重受损，出现腹腔积液、严重的凝血功能障碍、门静脉高压，一般出生3个月后发展为不可逆的胆汁性肝硬化，如不治疗，则发展为肝硬化、肝衰竭，甚至死亡。

（2）胆管闭锁手术时机如何选择？

普遍认为，胆管闭锁患儿手术年龄越大，手术效果越差。经手术探查和/或术中胆囊穿刺造影确诊为胆管闭锁的患儿需开腹行Kasai术。目前认为Kasai术的最佳年龄应在出生后60天左右，最迟不能超过90天。Kasai术后效果不佳或就诊时已超手术时机的患儿应行肝移植手术。

2. 术前评估及准备

（1）该类患儿术前应重点关注哪些检查？

约20%的胆管闭锁患儿合并其他系统畸形，最常见的是胆管闭锁脾畸形综合征，如多脾、十二指肠前门静脉、奇静脉引流的下腔静脉缺失、内脏转位、肠旋转不良、心脏畸形、肝动脉异常等。术前需关注腹部超声及心脏彩超报告。其次，术前还须重点注意凝血功能是否异常、血浆蛋白水平及血细胞比容。

（2）术前应做哪些准备？

术前按腹部外科的常规准备，术前2天行肠道准备，口服抗生素；合并凝血功能异常的患儿术前应肌内注射叶绿基甲萘醌，必要时补充凝血酶原复合物；血浆蛋白必须补充至正常水平；术前常规备血。

3. 术中管理

（1）胆管闭锁患儿应使用何种麻醉药物？应选择哪种麻醉方式？

胆管闭锁患儿均存在肝功能异常，麻醉药物的选择以不加重肝负担及造成肝损害为原则。肝功能异常患儿易发生药物蓄积，应选择在体内较少或不经过肝代谢的药物；七氟烷因血/气分配系数低，大部分经呼吸道排出体外，是目前小儿首选的吸入麻醉药；静脉麻醉药可选择丙泊酚、瑞芬太尼等药物，其对肝依赖小，无明显肝损害，如术中使用舒芬太尼、芬太尼，剂量可酌情减量；顺阿曲库铵通过Hofmann消除降解，体内消除不依赖肝、肾功能；肝功能异常患儿体内罗哌卡因代谢明显减慢，血药浓度会升高；术中避免使用N_2O，防止肠胀气。

麻醉选择气管插管静吸复合全身麻醉，凝血功能无显著延长的患儿可联合硬膜外阻滞，或肋缘下腹横筋膜平面阻滞；术中吸入七氟烷维持，可以泵注瑞芬太尼镇痛，术中泵注或间断给予顺阿曲库铵，根据心率、血压变化调整麻醉深度。

（2）术中应如何进行监护？

术中除常规监测心电、血氧饱和度、无创血压、呼吸参数外，有条件时可监测中心静脉压及有创血压；少数患儿术中胆囊造影可发生造影剂过敏反应，需严密监测血压、心率并及时判断；文献报道，术中由于肝后下腔静脉扭曲和静脉回流受阻，约50%的患儿可出现中度低血压，此时可通过加快补液来维持动脉血压，轻度头低位可减轻血压下降的幅度，必要时可给予多巴胺或去甲肾上腺素等血管活性药或输注20%白蛋白1~2g/kg等胶体溶液维持血压，以保证重要脏器的灌注，术前存在贫血的患儿可考虑输注少浆血；术中监测血糖，必要时给予1%~5%含糖液，避免发生低血糖；Kasai手术患儿年龄小，术中肝及肠暴露在腹腔外，热量散失快，易发生低体温，术中应注意监测体温，可使用加温毯保温、输血输液加温等。

（3）该麻醉过程中还需注意哪些问题？

胆管闭锁患儿年龄较小、手术时间较长、术中渗出液较多，以及可能合并较多量的腹腔积液使血浆蛋白水平下降、术中补充晶体溶液过多等因素均可导致术后肺部并发症的发生。术中除使用小潮气量 PEEP 通气的肺保护策略外，如腹腔积液过多或术前血浆蛋白未补充至正常水平，术中还需注意白蛋白的补充，避免围手术期肺水肿的发生；对于合并其他器官、系统衰竭（特别是败血症、胆管炎和肺炎）、术后低体温（<35℃）或出血较多的患儿，可以考虑延迟拔管。

4. 术后管理

术后如何进行镇痛？

该年龄的患儿术后疼痛评估较困难，可通过视觉模拟量表评估，个体化制订镇痛方案。可使用硬膜外镇痛、术后超声引导下神经阻滞、切口局部浸润麻醉、肛塞对乙酰氨基酚等方式镇痛，吗啡在该年龄段的使用也是安全的，但使用时需注意呼吸抑制的风险。

三、先天性巨结肠

病例

患儿，男，18 个月，体重 11kg。因"排便困难 8 个月，全身水肿、腹胀 2 天"入院。既往有胎粪排出延迟史。体格检查：营养不良，全身水肿，腹膨隆，腹壁可见静脉曲张，右下腹可触及包块。直肠指诊：直肠壶腹空虚，拔指后有"爆破样"气体排出。

入院后实验室检查：血常规 WBC 12.37×10^9/L，Hb 93g/L，HCT 29.8%，CRP 32mg/L。生化检查：总蛋白 42.1g/L，白蛋白 19.36g/L，肝肾功能基本正常，电解质基本正常。

影像学检查：钡剂灌肠示先天性巨结肠（常见型），见图 18-4-2。

直肠全层活检病理：齿状线上 2.5cm、3.5cm 处肌间神经丛内及黏膜下神经丛内均未见神经节细胞。

术前诊断：巨结肠、低蛋白血症、轻度贫血、营养不良。

拟施手术：腹腔镜巨结肠根治术。

麻醉及手术过程：麻醉方式采取静吸复合全身麻醉＋骶管阻滞。入手术室后常规监测心电图、血氧饱和度、无创血压，采用静脉麻醉诱导，给予阿托品 0.01mg/kg，舒芬太尼 0.1μg/kg，咪达唑仑 0.1mg/kg，罗库溴铵 0.6mg/kg，1% 丙泊酚 3mg/kg，1 分钟后采用 ID 4.0mm 导管行气管内插管，压力控制模式控制呼吸，50% 空气氧气混合气体 2L/min，维持 $P_{ET}CO_2$ 在 35~45mmHg，吸入 2% 七氟烷，随后采用右侧卧位，进行骶管阻滞，局部麻醉药选用 0.25% 罗哌卡因 1ml/kg。

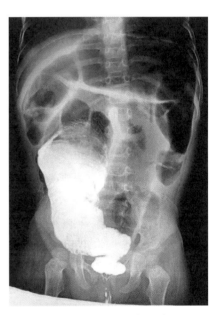

图 18-4-2　钡剂灌肠影像

麻醉成功后患儿取仰卧位，常规消毒、铺巾、留置导尿。手术划皮前追加舒芬太尼 0.1μg/kg，术中瑞芬太尼 0.02μg/（kg·min）开始泵注，根据心率及血压调节泵注速度和七氟烷吸入浓度，罗库溴铵 0.6mg/（kg·h）维持。取脐轮及右侧上下腹切口切开皮肤 0.5cm，置入腹腔镜穿刺器开始手术。术中冰冻提示降结肠远段神经节细胞发育可，遂在腹腔镜下处理降结肠中段系膜至腹膜反折水平，处理完成后，术野转至肛门，取截石位暴露肛门，黏膜下向上剥离直肠至腹膜反折水平进全层，腹腔镜辅助下于活检处向上 5cm 切断结肠，经肛门缝合结肠及直肠。术中呼吸参数设定：PCV 模式，最大压

力 <40cmH$_2$O，PEEP 4cmH$_2$O，呼吸频率设定为 20~30 次 /min，维持 P$_{ET}$CO$_2$ 在 35~45mmHg，麻醉及手术时间持续 7 小时，术中出血约 10ml。补液为复方电解质液 400ml，抗生素 100ml，术中尿量 400ml。术毕给予常规肌松拮抗药（新斯的明及阿托品），在手术室拔管后送外科监护室。

【思考】

1. 疾病诊断及病理生理

（1）先天性巨结肠的病理生理是什么？

（2）该疾病的临床表现有哪些？

2. 术前评估及准备

（1）该类患儿术前与麻醉相关的检查有哪些？ 应如何评估？

（2）术前应做哪些准备？

3. 术中管理

（1）该手术应选择哪种麻醉方式？

（2）术中应如何进行监护？

（3）该手术过程中可能出现哪些问题？ 应当如何处理？

4. 术后管理

如何进行苏醒及镇痛？

解析

1. 疾病诊断及病理生理

（1）先天性巨结肠的病理生理是什么？

先天性巨结肠又称 Hirschsprung 病或无神经节细胞症。其基本病理改变为病变肠管壁缺乏神经节细胞，失去正常蠕动处于痉挛状态，病变肠段近端异常扩大。

（2）该疾病的临床表现有哪些？

新生儿可表现为呕吐、腹部膨胀。婴幼儿期表现为顽固性便秘、腹胀、肠梗阻、呕吐、不同程度的消瘦、贫血、发育延迟和低蛋白血症。其并发症可出现肠梗阻、肠穿孔、腹膜炎和小肠结肠炎及全身抵抗力下降、易感染等。60% 的死因为小肠结肠炎。严重者致全身症状、败血症和凝血机制改变。

2. 术前评估及准备

（1）该类患儿术前与麻醉相关的检查有哪些？ 应如何评估？

先天性巨结肠患儿的病程长短、缓急及肠梗阻程度不同，术前易存在贫血、低蛋白血症及水电解质紊乱和酸碱失衡。合并小肠结肠炎的患儿应注意是否合并脓毒血症。术前须了解患儿的出生史、既往史、家族史及全身状况，常规检查心电图、X 线胸片、血常规、凝血功能、肝肾功能、电解质及血气分析等。综合患儿一般情况、实验室检查、影像学检查评估麻醉风险，重点关注患儿营养及电解质情况。

（2）术前应做哪些准备？

对于疾病本身，肠梗阻程度较重的患儿术前通常需要禁食补液，开塞露通便，必要时给予胃肠减压。结肠扩张严重的患儿通常需要较长时间的清洁灌肠治疗。对于术前访视要点，麻醉医师应重点关注术前是否已纠正电解质紊乱、低蛋白血症、中重度贫血等。营养状况较差、低白蛋白血症的患儿术前给予白蛋白支持治疗。合并中重度贫血及凝血功能障碍的患儿必要时给予输注血液制品治疗，注意补充血容量。合并小肠结肠炎的患儿给予抗感染治疗。术前 3 天给予肠道准备，口服抗生素。术前 1 天备血。

3. 术中管理

（1）该手术应选择哪种麻醉方式？

麻醉选择气管插管静吸复合全身麻醉,可以联合硬膜外阻滞,婴幼儿可联合骶管阻滞,腹腔镜手术中腹壁神经阻滞可选择腹横筋膜阻滞或腰方肌阻滞并联合腹直肌鞘阻滞,局部麻醉药可选用罗哌卡因或利多卡因;麻醉诱导可以选择吸入麻醉诱导或静脉麻醉诱导,由于手术时间长,肌松药常泵注维持。

（2）术中应如何进行监护？

腹腔镜先天性巨结肠根治术中的呼吸管理是关键,术中要监测潮气量、$P_{ET}CO_2$、吸气峰值压力和腹腔镜气腹压力;调节吸气压力和呼吸频率维持 $P_{ET}CO_2$ 在 35~45mmHg,可以采用小潮气量加 PEEP 保护性通气策略,减少肺不张的发生;小儿由于腹壁薄,切口处容易漏气,过快的气体交换会带走热量使患儿体温下降,因此术中要保温并监测体温;有条件时进行有创动脉监测并定期监测血气。

（3）该手术过程中可能出现哪些问题？应当如何处理？

腹腔镜手术常出现少尿,但不应被视为即将发生的肾功能不全的早期指标,一般腹腔镜手术结束后,尿量可恢复正常;腹腔镜手术与开腹手术相比不显性失水减少,需适当减少补液量;术中补液注意晶体溶液和胶体溶液的比例,术前存在低白蛋白血症未纠正的患儿,可在术中补充白蛋白。

4. 术后管理

如何进行苏醒及镇痛？

术毕通常在手术间拔管,在拔管前常规给予肌松拮抗药。该类患儿通常年龄较小,较长时间的腹腔镜手术会增加肺不张的发生。术前存在低蛋白血症、术中腹腔渗出较多、围手术期胶体溶液补充不足及大量补晶体溶液等因素使该类患儿更容易出现肺水肿。围手术期的肺部并发症可能使患儿术后呼吸长时间不恢复,因此应待患儿潮气量恢复良好时谨慎拔管,必要时带管送至外科重症监护室继续治疗。术后常用静脉自控镇痛或硬膜外留置导管镇痛,必要时泵注阿片类药物(ICU 内),以减轻切口疼痛、肠腔胀气、腹腔渗液等刺激。

四、肝母细胞瘤

病例

患儿,女,2 岁 3 个月,体重11kg。因确诊肝恶性肿瘤 5 个月余入院。患儿 5 个月前检查发现肝占位入普外科,腹部增强 CT 示肝右叶巨大占位,AFP 1 169.69ng/ml,骨扫描示右侧第 7 后肋骨质改变。颅脑 MRI、胸部 CT、骨髓穿刺未见明显转移性病变。经肿瘤 MDT 讨论,考虑肝母细胞瘤可能。行无病理化疗。化疗 5 个疗程后肿瘤明显缩小。本次入院评估后准备手术治疗。

本次入院时实验室检查:血常规 WBC $0.64 \times 10^9/L$(危),Hb 90g/L,HCT 27.1%,PLT $42 \times 10^9/L$,CRP≤5mg/L。生化检查肝肾功能基本正常,蛋白质水平及电解质正常。凝血功能正常。

影像学检查见图 18-4-3、图 18-4-4。

术前诊断:肝母细胞瘤、化疗后骨髓抑制、恶性肿瘤治疗后的随诊检查。

拟施手术:肝肿瘤切除术。

麻醉及手术过程:麻醉方式采取静吸复合全身麻醉＋神经阻滞。入手术室后常规监测心电图、血氧饱和度、无创血压,采用静脉麻醉诱导。

给予阿托品 0.01mg/kg,舒芬太尼 0.1μg/kg,咪达唑仑 0.1mg/kg,顺阿曲库铵 0.1mg/kg,1% 丙泊酚 3mg/kg,1 分钟后采用 ID 4.0mm 导管可视喉镜下行气管内插管,压力控制模式控制呼吸,50% 空气氧气混合气体 2L/min,维持 $P_{ET}CO_2$ 在 30~40mmHg,吸入 2% 七氟烷。插管后行超声引导下肋缘下右侧

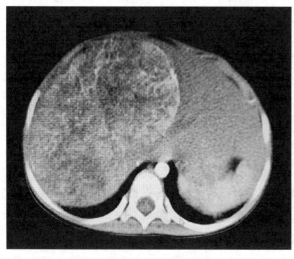

图 18-4-3 化疗前腹部增强 CT

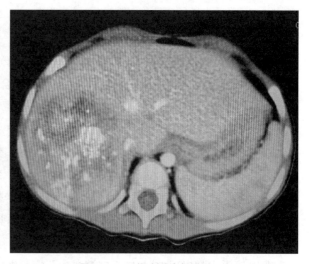

图 18-4-4 化疗后腹部增强 CT

腹横筋膜平面阻滞，局部麻醉药采用 0.2% 罗哌卡因 0.5ml/kg。随后超声引导下右颈内静脉穿刺置管，左桡动脉穿刺并置管，监测中心静脉压及有创血压。

麻醉成功后患儿取仰卧位，季肋部垫高，常规消毒、铺巾、留置导尿。手术划皮前追加舒芬太尼 0.1μg/kg、顺阿曲库铵 0.1mg/kg。取右侧上腹部肋缘下和剑突下弧形切口，长约 15cm。进腹后见肿瘤位于肝右后叶和部分右前叶（即Ⅶ段，及部分Ⅵ段和Ⅷ段），约 5cm×5cm×6.5cm 大小。第一肝门结构用橡胶导尿管环形牵拉，以备阻断第一肝门使用。分离肝后下腔静脉。距肿瘤边缘 1cm 预计切除的肝表面做标记，并沿标记处以 2-0 丝线间断缝合。于标记处开始切除肿瘤。将肝右叶肿瘤完整切除，术中未阻断第一肝门。术中间断追加舒芬太尼及顺阿曲库铵。麻醉及手术时间约持续 5 小时，术中出血约 200ml，输少浆血 200ml。补充复方电解质液 650ml，羟乙基淀粉氯化钠注射液 100ml，抗生素 100ml，术中尿量 250ml。术毕给予常规肌松拮抗药（新斯的明及阿托品），在手术室拔管后送外科监护室。

【思考】

1. 疾病诊断及病理生理

（1）肝母细胞瘤的病理生理及流行病学特点是什么？

（2）肝母细胞瘤的临床表现有哪些？

2. 术前评估及准备

（1）该类患儿术前应如何评估？

（2）术前化疗后可能存在哪些问题？应如何术前准备？

3. 术中管理

（1）该手术应怎样选择麻醉方式？

（2）术中应如何进行监护？

（3）肝肿瘤术中血管阻断方式有哪些？

（4）该手术过程中还需注意哪些问题？

4. 术后管理

术后如何进行管理及镇痛？

解析

1. 疾病诊断及病理生理

（1）肝母细胞瘤的病理生理及流行病学特点是什么？

肝母细胞瘤是儿童最常见的肝原发性恶性肿瘤，占肝原发性恶性肿瘤的50%~60%。其中60%为小于1岁的婴儿，<3岁者占85%~90%。

（2）肝母细胞瘤的临床表现有哪些？

发病初期多不典型，偶然发现上腹部肿块。后期出现上腹部或全腹膨隆、恶心呕吐、食欲缺乏、体重减轻、腹泻、腹壁静脉曲张、发热、黄疸等表现。

另外，少数男性患儿由于肿瘤细胞合成人绒毛膜促性腺激素（HCG）而出现性早熟症状。肝母细胞瘤还可产生胆固醇、血小板生成素等，使少数患儿出现骨质疏松，几乎1/3的患儿存在血小板增多症。肝母细胞瘤可转移至肺、脑等处。

2. 术前评估及准备

（1）该类患儿术前应如何评估？

术前评估要了解患儿的临床治疗过程。病史咨询还应包括既往手术麻醉史、家族史、过敏史及并存的疾病史；了解患儿目前的一般状态、有无类癌综合征，如高血压等；了解其实验室检查结果，包括全血细胞计数、血红蛋白水平、凝血功能、肝肾功能、电解质及营养状况；阅读患儿的影像学资料，详细了解肿瘤的部位、大小、与周围血管的关系、有无远处转移及有无瘤栓，提前预估术中可能会出现的问题，做好相应的麻醉准备；详细告知患者家属手术的麻醉风险。

（2）术前化疗后可能存在哪些问题？应如何术前准备？

对于术前化疗后的患者，应了解其化疗疗程及化疗药物，评估化疗药物引起的全身毒性反应，尤其关注骨髓抑制、心脏毒性和肺损害。对于骨髓抑制引起的全血细胞减少、中性粒细胞减少的患儿应注意隔离保护，必要时术前使用升白药物；严重贫血及血小板减少的患儿术前应给予纠正，并做好术中输血的准备；术前检查应包含心脏超声及X线胸片或胸部CT，以评估化疗后对心功能的影响、有无肺部感染及化疗后肺纤维化的程度。

3. 术中管理

（1）该手术应怎样选择麻醉方式？

肝母细胞瘤切除术应选择气管插管静吸复合全身麻醉；无凝血功能障碍的患儿可联合硬膜外阻滞；实施肋缘下腹横筋膜平面阻滞可以减少切皮时阿片类药物的用量，操作时应注意进针紧贴肋缘，在超声引导下边进针边给药，避免把所有药物注射在一点上，引起手术切口水肿。

麻醉药物应选择对肝功能影响小和对肝代谢依赖较小的药物。临床剂量的七氟烷对肝功能没有影响，顺阿曲库铵通过Hofmann代谢、瑞芬太尼主要被血液和组织液中的非特异性酯酶代谢，可选择应用于肝手术的麻醉。

（2）术中应如何进行监护？

术中除常规监测外，需要监测有创动脉血压和中心静脉压，肝肿瘤常需阻断肝门静脉或下腔静脉，以及术中搬动或牵拉肝、扭曲下腔静脉会导致回心血量突然减少，可致血压骤降，严重者可发生心搏骤停。出现血压下降时应加快补液，也可使用多巴胺等血管活性药物，严重者应立即停止手术，将肝置于原位；手术操作造成肝静脉破裂，特别是下腔静脉破裂时，易吸入空气，形成气栓，也可致心搏骤停，应加强监护。术中注意监测体温、尿量、血气分析及电解质。由于手术时间较长，补液时须注意晶体溶液和胶体溶液比例，必要时输注血浆或给予白蛋白支持。

（3）肝肿瘤术中血管阻断方式有哪些？

了解肝肿瘤术中血管阻断方式及其对血液循环的影响，对麻醉术前准备及术中管理、评估非常重要。常用的阻断方式包括：① Pringle 法（第一肝门阻断），阻断门静脉及肝动脉，以此阻断入肝血流。此种方法适用于大部分肝脏肿瘤，除外侵犯下腔静脉及肝门部位的肿瘤。②全肝血流阻断，其阻断包括下腔静脉阻断，它会导致相当大的全身血流动力学障碍。③选择性肝血管阻断，除 Pringle 法阻断的肝门静脉外，根据肿瘤部位，肝右静脉、肝左静脉主干或所有肝静脉都被阻断。研究表明，正常肝实质甚至伴肝硬化的肝可安全耐受持续常温缺血长达 90 分钟和间断缺血长达 120 分钟。但也有专家建议，对非肝硬化的肝可进行 30 分钟的 Pringle 连续操作，而对肝硬化的肝则使用 15 分钟阻断 / 灌注 5 分钟的间歇阻断。在阻断过程中，麻醉医师应关注血流动力学变化及阻断时间，短时间内可允许低中心静脉压。心排血量下降超过 50% 或平均动脉血压下降超过 30%，常被认为是血流动力学不耐受。任何方法阻断的手术过程中，如有血流动力学不稳定的情况，如血压过低，麻醉医师应及时告知手术医师，停止阻断并待血流动力学稳定后再进行手术。

（4）该手术过程中还需注意哪些问题？

麻醉医师在围手术期需要注意的主要问题包括开腹手术的液体平衡、体温调节、向膈肌方向牵拉肝暴露肿瘤时呼吸管理、下腔静脉受压对循环功能的影响、可能出现的大出血及术中是否需要血管阻断、是否有瘤栓等。手术时间较长的患儿应注意血气分析，注意纠正酸碱平衡及水电解质紊乱。

4. 术后管理

术后如何进行管理及镇痛？

手术时间长，肺部感染或纤维化程度较重、一般情况较差的患儿，术后可带气管插管转至重症监护室。术后还需特别注意循环情况、肝功能情况及凝血功能，尤其是术中进行肝血管阻断的患者，由于缺血再灌注损伤，术后转氨酶指标可较术前明显升高，应注意保肝治疗。此外，肝肿瘤合并肝功能较差的患儿还需补充白蛋白、凝血酶原复合物等，可适当给予高糖液体，必要时给予血浆支持治疗。

术毕可给予外侧 / 后侧腹横筋膜平面阻滞进行镇痛，必要时可在 ICU 内给予持续泵注阿片类药物或静脉 / 硬膜外自控镇痛，病房内可给予对乙酰氨基酚、非甾体抗炎药等药物镇痛，避免疼痛引起的血压增高，降低患儿的不适主诉，有利于快速康复。

（任璐璐　魏　嵘）

推荐阅读

[1] 蔡威，张潍平，魏光辉，等 . 小儿外科学 .6 版 . 北京：人民卫生出版社，2020.

[2] BANNISTER C F, BROSIUS K K, WULKAN M.The effect of insufflation pressure on pulmonary mechanics in infants during laparoscopic surgical procedures.Paediatr Anaesth, 2003, 13（9）: 785-789.

[3] BERGESIO R, HABRE W, LANTERI C, et al.Changes in respiratory mechanics during abdominal laparoscopic surgery in children.Anaesth Intensive Care, 1999, 27（3）: 245-248.

[4] FU S Y, LAU W Y, LI A J, et al.Liver resection under total vascular exclusion with or without preceding Pringle manoeuvre.Br J Surg, 2010, 97（1）: 50-55.

[5] GAGEY A C, DE QUEIROZ S M, DESGRANGES F P, et al.Ultrasound assessment of the gastric contents for the guidance of the anaesthetic strategy in infants with hypertrophic pyloric stenosis: a prospective cohort study.Br J Anaesth, 2016, 116（5）: 649-654.

[6] GOMEZ D B, KARANIK E, GLUER S, et al.Anuria during pneumoperitoneum in infants and children: a prospective study.J Pediatr Surg, 2005, 40（9）: 1454-1458.

[7] GREEN D W, HOWARD E R, DAVENPORT M.Anaesthesia, perioperative management and outcome of correction of

extrahepatic biliary atresia in the infant：a review of 50 cases in the King's College Hospital series.Paediatr Anaesth,2000,10（6）:581-589.

[8] GUEUGNIAUD P Y,ABISSEROR M,MOUSSA M,et al.The hemodynamic effects of pneumoperitoneum during laparoscopic surgery in healthy infants：assessment by continuous esophageal aortic blood flow echo-Doppler.Anesth Analg,1998,86（2）:290-293.

[9] HUETTEMANN E,TERBORG C,SAKKA S G,et al.Preserved CO_2 reactivity and increase in middle cerebral arterial blood flow velocity during laparoscopic surgery in children.Anesth Analg,2002,94（2）:255-258.

[10] JACOB R.Anaesthesia for biliary atresia and hepatectomy in paediatrics.Indian J Anaesth,2012,56（5）:479-484.

[11] KASHTAN J,GREEN J F,PARSONS E Q,et al.Hemodynamic effect of increased abdominal pressure.J Surg Res,1981,30（3）:249-255.

[12] MANNER T,AANTAA R,ALANEN M.Lung compliance during laparoscopic surgery in paediatric patients.Paediatr Anaesth,1998,8（1）:25-29.

[13] ORTEGA A E,PETERS J H,INCARBONE R,et al.A prospective randomized comparison of the metabolic and stress hormonal responses of laparoscopic and open cholecystectomy.J Am Coll Surg,1996,183（3）:249-256.

[14] SAKKA S G,HUETTEMANN E,PETRAT G,et al.Transoesophageal echocardiographic assessment of haemodynamic changes during laparoscopic herniorrhaphy in small children.Br J Anaesth,2000,84（3）:330-334.

[15] SMYRNIOTIS V E,KOSTOPANAGIOTOU G G,CONTIS J C,et al.Selective hepatic vascular exclusion versus Pringle maneuver in major liver resections：prospective study.World J Surg,2003,27（7）:765-769.

[16] YEMEN T A.Pediatric anesthesia handbook.New York：The MeGraw-Hill Companies,2002.

[17] ZHANG J,LAI E C,ZHOU W P,et al.Selective hepatic vascular exclusion versus Pringle manoeuvre in liver resection for tumours encroaching on major hepatic veins.Br J Surg,2012,99（7）:973-977.

第十九章

小儿骨科手术麻醉

■ **本章要求**

掌握：小儿骨科手术术前评估与准备、小儿骨科手术常用麻醉方法及术中管理、小儿骨科手术术中输血补液原则及术中监测、小儿骨科手术术后镇痛方法。

熟悉：小儿骨科手术术后并发症、常见小儿骨科疾病手术的麻醉方法。

了解：小儿脊髓功能监测。

小儿骨科手术年龄跨度大，手术部位广泛，涉及骨、关节、肌腱和肌肉组织等，几乎涵盖了身体的每个部位。主要涉及的疾病包括创伤、先天畸形、生长代谢障碍、神经肌肉疾病和骨肿瘤，部分患儿可能合并有先天性或遗传性疾病。手术种类繁多且复杂，除大多数一期手术外，部分患儿可能需长时间多次手术以矫正畸形。因此，小儿骨科手术麻醉方式更多地取决于患儿年龄、手术部位、病情的紧急程度及围手术期镇静和镇痛的需求。本章将从小儿骨科手术麻醉特点、术前评估与准备、术中麻醉管理要点及术后管理等方面进行探讨。

第一节　小儿骨科手术麻醉特点

骨科手术患儿涵盖从出生到青春期所有发育阶段，患儿的一般情况可能相对健康，或合并有多种先天畸形、神经肌肉疾病或代谢紊乱等。

小儿骨科手术除创伤修复外，大多数为畸形矫正手术，可分为脊柱手术和四肢手术两大类。麻醉方式的选择主要取决于：①手术因素，包括手术种类、手术部位、手术方式、创伤大小等；②患儿因素，包括年龄、生长发育状况、ASA 分级、生理功能、并存疾病和器官系统功能状况等；③麻醉因素，包括麻醉药物、麻醉设备、监测设备和麻醉医师等。

术前应详细询问病史，尤其注意患儿是否合并神经肌肉系统疾病。如果患儿合并有神经肌肉系统疾病，麻醉药物的选择上需要谨慎考虑吸入麻醉药的使用，必要时避免去极化类肌松药，如氯琥珀胆碱的使用。如需术中神经电生理监测的患儿，应尽量避免使用干扰监测结果的全身麻醉药物。恶性高热的发生虽较为罕见，但多见于儿童骨科手术特别是特发性脊柱侧弯矫正术患儿，因此，术中需监测核心体温，根据患儿体温调节室内温度、使用充气式加温装置、输血输液加温装置等，避免术中低体温的发生。这类手术患儿麻醉时应避免使用吸入性麻醉药和去极化类肌松药，如氯琥珀胆碱；同时，从麻醉诱导开始应密切观察呼气末 CO_2 浓度和体温，对恶性高热的早期迹象保持警惕。

对于创伤较大的脊柱矫形手术，手术范围大，术中出血量多，应做好术中大量输血的准备。术前应积极备血、开放多条静脉通路，选择术前等容性血液稀释和术中自体血回输，减少异体血液输注。同时合理使用止血药物可减少手术出血量。

四肢骨折,特别是肱骨髁上骨折、前臂骨折或胫骨骨折患儿,可能并发骨筋膜隔室综合征。术后有效的镇痛措施可能会掩盖骨筋膜隔室综合征的临床表现(即疼痛加重)。如患儿术后出现对镇痛需求的不断增加、暴发痛或非手术部位的疼痛时,应直接测量腔室压力以排除骨筋膜隔室综合征的发生。当患儿肢体固定于石膏中不易进行查体时,更应警惕该情况的发生。通常对术前已经存在骨筋膜隔室综合征或者术后发生概率很高的患儿,不考虑实施神经阻滞,避免对病情观察的延误。

婴幼儿或者手术时间长的骨科手术,术中容易发生低体温。术中体温过低会导致伤口感染的风险增加及术后苏醒时间延长。此外低体温可抑制血小板功能,干扰凝血因子活性并减缓血管收缩,从而导致出血量增加。因此,术中需监测核心体温,根据患儿体温调节室内温度、使用充气式加温装置或输血输液加温装置等,避免术中低体温的发生。

四肢手术可能会在术中使用充气止血带以减少创面出血并保持手术视野的清晰。为防止神经及软组织损伤,止血带的宽度、充气压力和充气持续时间非常重要,宽度以相应肢体长度的 2/3 或大于相应肢体直径的 1/2 为宜;充气压力按上肢压力为患儿收缩压的 1.5 倍、下肢压力为收缩压的 2 倍计算;一次充气持续时间以 1 小时为限,若手术时长大于 1 小时,需每间隔 1 小时放气 10 分钟后重复充气。

第二节 术前病情评估与术前准备

小儿骨科手术首要步骤是做好术前评估,应充分了解手术及相关疾病情况,最大限度地为患儿做好术前准备,降低围手术期并发症。

一、术前病史评估

应详细了解患儿病史及目前治疗措施、既往麻醉史、是否有恶性高热病史及家族中有无神经肌肉系统疾病和遗传代谢病。通过对患儿父母或监护人仔细询问病史可以对患儿病情有较为全面的了解,对于有一定理解能力的患儿,与其进行必要的沟通可以消除其恐惧感及不必要的担忧。

脊柱侧弯的患儿,应重点对心肺功能进行评估。重度脊柱侧弯患儿可伴有心脏移位、肺发育不良和呼吸功能不全。术前应关注患儿的活动耐量、肺功能及有无肺部感染史,尤其是智力低下或患有神经肌肉疾病的患儿。

术前评估和充分的术前准备是减少术中输注异体血的关键之一,基础措施包括择期手术前诊断并治疗贫血。多数情况下术前常规筛查和治疗贫血,术前补充铁剂对矫正贫血有益,可能避免围手术期输血,此干预措施对营养不良的患儿尤为重要。相较于口服铁剂治疗,静脉途径补铁在 2~3 周可获得满意效果。

二、体格检查及实验室检查

麻醉医师应系统地进行体格检查,着重检查重要脏器。①呼吸系统:上呼吸道有无解剖畸形、气道受压、是否存在头后仰及张口度受限、是否存在上呼吸道感染;②心血管系统:是否存在心脏杂音、是否存在心界变大。关注患儿体重,并与理想体重[1~6 岁体重(kg)=年龄 ×2+8,7~10 岁体重(kg)=年龄 ×3+2]比较,了解患儿的发育、营养状况,有无体重过低或超重。此外,应注意有无牙齿松动,以及扁桃体肿大、发热、贫血、脱水等情况。脱水程度可从皮肤张力、囟门、眼球、神志、血压等体征进行评估。

气道评估是体格检查中最重要的部分。评估气管插管难易程度;了解颈部活动度,有无小颌畸形、张口困难、巨大舌等。颈椎损伤与颈椎不稳可能与外伤或颈椎先天性综合征,如唐氏综合征、软骨发育不全或其他罕见的颅面综合征有关。

术前需要常规行血清电解质、肌酐、凝血功能及血糖测定。脊柱侧弯患儿术前应做肺功能检查以测定肺活量,如果不可行,应做动脉血气分析检查。

对于出生后 6 个月以内的婴幼儿或既往存在系统性疾病、贫血、创伤及预计术中出血量较大的患儿术前需关注血红蛋白值。对于未停用抗凝血药、阿司匹林或其他抗血小板药物的患儿(如马方综合征),术前需关注凝血功能、凝血时间、血小板计数等指标的测定。对于四肢创伤、急性骨髓炎或既往长期卧床的患儿,术前需行超声引导下四肢深静脉血栓筛查。

三、术前准备及用药

1. 术前禁食　在完成病史询问及体格检查后,麻醉医师要根据患儿的年龄、全身情况及手术安排等决定术前禁食禁饮时间。尽管大多数骨折可以等待足够的禁食时间,但开放骨折及骨折后动脉搏动消失时应及早手术,不能因为禁食禁饮而延误手术时机,必要时按照饱胃处理,应积极采用措施以降低反流误吸的风险。当禁食禁饮时间不明确或者怀疑胃排空有问题时,可使用床旁超声行胃内容物评估,有助于麻醉医师决策麻醉诱导方法。

2. 术前用药　围手术期充分镇静、镇痛可显著降低应激反应。术前用药应避免肌内注射,首选口服、经鼻或肛塞等途径。口服咪达唑仑、鼻喷右美托咪定能获得较为满意的镇静效果,不影响苏醒时间,麻醉恢复平稳,术后谵妄发生率低。长期接受糖皮质激素治疗的患儿,术前应给予适量氢化可的松。糖皮质激素经常用于杜氏肌营养不良症患儿,对这类患儿麻醉医师术前应仔细询问病史。

第三节　常用麻醉方法

小儿骨科手术麻醉方式多样,包括全身麻醉、区域麻醉、全身麻醉复合区域麻醉,需根据外科疾病种类、患儿手术类型、手术部位等确定。

一、全身麻醉

全身麻醉可依据患儿年龄及手术类型选择全凭静脉麻醉(持续输注及靶控输注等)和静吸复合麻醉。大多数情况下,小儿骨科手术多采用气管内插管或喉罩全身麻醉。部分手术可选择全身麻醉联合周围神经阻滞,以保障呼吸道通畅以利于呼吸道管理,同时为手术创造良好条件。

对于特殊骨科手术患儿,如小儿寰枢关节脱位、颈胸段脊柱畸形及脊柱畸形头部不能后仰的患儿,全身麻醉插管应尽量保护颈椎,防止头过度后仰对颈椎的损伤,可选择纤维支气管镜引导气管插管。

全身麻醉手术中要关注患儿手术体位,防止体位相关的并发症。体位不当容易导致接触部位直接受压缺血,从而引发神经损伤和皮肤压疮。脊柱手术涉及椎体融合,常需要特殊的操作台,且患儿处于俯卧位,术中心肺功能可能受影响。俯卧位患儿体重需要分散支撑,应避免加重腹部受压,减少对静脉的压迫,同时避免眼球直接受压。上肢自然外展或拉伸不应超过 90°,同时手臂力量应均匀分布于前臂,避免肘部尺神经受压。

二、区域麻醉

通常小儿依从性差,实施区域麻醉多需要与全身麻醉或深度镇静联合应用。区域神经阻滞在围手术期的镇痛作用充分,在术后镇痛方面也发挥着积极的作用。神经刺激仪和超声技术的广泛应用,使区域阻滞技术在小儿中的应用更加精准。

1. 蛛网膜下腔阻滞　蛛网膜下腔阻滞镇痛效果确切、肌肉松弛良好,能满足下肢骨科手术的需求。与成人相比,小儿蛛网膜下腔阻滞血流动力学相对较为稳定。

值得注意的是,婴幼儿的椎骨较成人平坦且较为狭窄,新生儿脊髓下端在 L_3 水平,直至 1 岁方达成人水平(L_1~L_2)。为了避免穿刺损伤脊神经,新生儿实施蛛网膜下腔阻滞时应选择 L_4~L_5 或 L_5~S_1。婴幼儿脑脊液量与体重的比例较成人高,与成人相比,婴幼儿每千克体重需要更大剂量的药物才能达到满意的蛛网膜下腔阻滞效果。小儿脑脊液流速较成人快,因此蛛网膜下腔阻滞时间相对较短。蛛网膜下腔阻滞药物的选择、浓度和剂量请参照本书第十一章。

2. 硬膜外(骶管)阻滞 根据骨科手术需要,选择骶管、腰部等硬膜外途径,主要用于加强镇痛作用,减少术中全身麻醉用药,有利于术后疼痛管理。

硬膜外阻滞主要用于下肢手术麻醉,局部麻醉药物的持续作用可为患儿提供良好的镇痛。小儿硬膜外阻滞技术与成人相似。患儿年龄越小,硬膜外腔越窄,为了安全置入硬膜外针与硬膜外导管,4 岁以上患儿选择 18G 穿刺针和 20G 硬膜外导管,4 岁以下患儿选择 19G 穿刺针和 21G 硬膜外导管,为了减少脊髓损伤,常选择 L_3~L_4 或 L_4~L_5 间隙进行穿刺。胸腰部位硬膜外局部麻醉药剂量:罗哌卡因、布比卡因不得超过 1.7mg/kg。

骶管阻滞可为患儿围手术期提供良好的镇痛,其主要用于下肢及骨盆手术。小儿骶管阻滞局部麻醉药剂量与骶管腔的容量有关,而非药物浓度。计算局部麻醉药的浓度除了考虑满足术中麻醉及术后镇痛之外,还应考虑局部麻醉药中毒的可能。

骶管阻滞常用药物为 0.125%~0.25% 布比卡因或 0.1%~0.375% 罗哌卡因,目前指南建议罗哌卡因的剂量不应超过 2mg/kg,布比卡因不应超过 2.5mg/kg。罗哌卡因引起的术后运动阻滞比布比卡因少,它从骶管、硬膜外腔的全身吸收使得作用时间延长,且可加入 1 : 200 000 的肾上腺素进一步延长作用时间。

硬膜外(骶管)阻滞麻醉或镇痛的并发症主要包括局部麻醉药误入血管、全脊椎麻醉及异常广泛阻滞、硬膜外血肿、神经损伤或感染等。

3. 周围神经阻滞 周围神经阻滞可作为全身麻醉的辅助技术,也可单独实施完成手术,且有利于术后镇痛。在小儿骨科手术中,可选择臂丛神经阻滞以实施上肢手术,下肢手术可选择股神经阻滞或腰丛阻滞等。

(1)局部麻醉药的选择:常用药物有利多卡因、布比卡因及罗哌卡因等。局部麻醉药的作用持续时间,取决于药物的浓度、总剂量、给药部位和患儿年龄(6 个月内的婴儿剂量应减少 30%)。

超声引导下使用推荐剂量 0.25% 布比卡因或 0.25% 罗哌卡因(0.5~1.5mg/kg)可以成功和安全地实施儿童上肢周围神经阻滞。

(2)神经刺激仪的应用:神经刺激仪可安全有效地应用于清醒、全身麻醉状态及镇静状态的小儿周围神经阻滞,有助于减少因寻找异感导致对神经的损伤。机制是通过电流刺激外周神经,引发相应肌肉的收缩,并以此作为定位的标志。

(3)超声引导下的神经阻滞:超声引导下的周围神经阻滞可精确定位,具有明显的阻滞效果且减少局部麻醉药用量及浓度。超声探头平面内能够清楚地显示神经结构和重要的邻近解剖结构(如血管、胸膜、腹膜等)及阻滞针尖的位置。解剖结构可视化可避免因盲穿所致阻滞针误入血管或损伤神经等导致的并发症或不良事件的发生,同时精准定位可减少为达到阻滞效果所需局部麻醉药的药量容积。对新生儿、婴幼儿实施神经阻滞时,由于体表定位不如成人准确,使用超声引导下神经阻滞可以获得更加安全、准确的阻滞效果。

(4)周围神经阻滞方法:上肢手术可以选择臂丛神经阻滞,可以选择经腋路、锁骨上及肌间沟神经入路。小儿臂丛神经阻滞多采用腋路法,因其操作简单,不良反应发生率低而被广泛应用于上肢的手术。下肢手术可以选择股神经阻滞或腰丛阻滞等。

(5)周围神经阻滞的并发症

1)局部麻醉药的毒性反应:由于腋路血管丰富,局部麻醉药中毒发生率较高,反复回抽和缓慢、分次给药可减少药物入血的风险。

2）神经并发症：腋路臂丛阻滞后神经损伤多为短暂的神经功能障碍（持续时间小于3个月）。神经损伤的机制分为机械性创伤、神经缺血和药物的毒性。

第四节　术中容量治疗

先天性髋关节脱位和脊柱侧弯等手术出血多，术中对输血需求相应增加。小儿对失血耐受能力差，麻醉医师在手术前应估计患儿血容量和可接受的最大失血量，并预计术中可能的失血量，对于手术中可能出现的急性大出血要做好充分的准备，以保证围手术期血液循环的稳定和生命安全。

一、术中输血

1. **输血适应证**　当机体组织的氧供不足时，可根据患儿术前血红蛋白水平、术中失血量和心血管反应等进行成分输血。术中血细胞比容（HCT）对指导输血有很大的临床意义（表19-4-1）。正常情况下，循环血容量维持良好、身体状况良好的患儿可较好地耐受25%~30%的血细胞比容，术中应维持在25%以上。对于婴幼儿和伴有心肺疾病的患儿术中HCT一般应维持在30%以上。

表19-4-1　小儿正常HCT和可接受的HCT　　　　　　　　　　　　单位：%

	正常HCT		可接受的HCT
年龄	正常HCT均值	范围	
早产儿	45	40~45	35
新生儿	54	45~65	30~35
出生后3个月	36	30~42	25
1岁	38	34~42	20~25
6岁	38	35~43	20~25

最大允许失血量（MABL）=（初始HCT–目标HCT）/初始HCT×估计血容量（EBV）。如果失血量<MABL的1/3时，可输注晶体溶液（2~3倍失血量）；如果失血量>MABL的1/3时，可输注胶体溶液（如羟乙基淀粉或5%的白蛋白），胶体溶液与失血量的比为1∶1。当出血量超过最大允许失血量时，应输注红细胞，同时应用晶体溶液作为维持液。

2. **血液保护**　输血可能会给小儿带来输血并发症，包括传染性疾病、免疫抑制、输血相关急性肺损伤、溶血性或非溶血性输血反应等。骨科手术大量临床研究发现，异体血液制品可能与术后感染有关，应通过血液保护措施来尽量减少或避免输血。

（1）减少失血：可采取调整适当体位、应用止血带、控制性降压、使用止血药、微创外科技术等手段来减少出血。

（2）术前自体贮血：美国血库协会规定，自体供血可不受年龄、体重限制，但每次采血前患儿血红蛋白含量不可低于110g/L或血细胞比容不低于33%。对适合行自体贮血的患儿，术前每隔4~5天抽血贮存，即使年龄较小的患儿也可在术前贮存相当血容量的血液以备术中使用。同时，可在术前服用铁剂、红细胞生成素等增加红细胞生成的药物。

（3）急性等容血液稀释：对于较大年龄的患儿，可在麻醉诱导后手术开始前进行取血，并以3倍容量的晶体溶液或胶体溶液补充抽血量,使血液稀释,同时得到相当数量的自体血,同时减少了血液内有形成分的丢失。对于一般情况良好的患儿血液稀释程度应保持 HCT 在 20% 以上。

（4）自体输血技术：适用于脊柱畸形矫治手术,能够减少异体血的使用,可随时获得与患儿最为匹配的血液,又具有良好的携氧能力,减少病毒感染的风险。回收的洗涤红细胞不含功能性血小板和凝血因子,血清蛋白也明显减少,因此,自体血液回输有导致凝血功能障碍的可能。可使用血栓弹力图监测凝血功能的变化,以此指导输注血浆、凝血因子。

（5）血液保护的药物应用：包括术前使用红细胞生成素或维生素 K、预防性应用抗纤溶药（氨基己酸、抑肽酶）、应用重组因子Ⅶ激活物等。大出血时可考虑使用去氨加压素或伤口表面止血药（如纤维蛋白胶、凝血酶胶等）。

二、术中补液

小儿围手术期输液是保障骨科手术安全的重要措施,液体治疗的主要目标是满足两类需求：维持性输液和补充性输液,以提供基础代谢的需要,补充术前禁食水和术中丢失量,从而达到维持血容量和电解质平衡,维持心血管系统稳定、组织器官灌注和组织氧合（详见本书第九章）。

术前失水量在各种情况下变化很大,择期手术患儿因术前禁食多有轻度液体不足。有证据表明,患儿术前 2 小时口服清饮料对麻醉诱导时胃内容物的容量和 pH 无影响。缩短禁食时间可让患儿更舒适并减少机体缺水的情况发生,这对于婴幼儿更为重要。手术期间,如出现血流动力学波动,如少尿、心动过速、轻度低血压或末梢灌注不良等,应首先考虑扩容治疗。

维持性输液在于补充生理需要量,包括补充隐性失水（呼吸道、皮肤）、尿液及粪便排出的液体量,可根据体重、热量消耗和体表面积来计算。当患儿出现以下情况时维持液量需要增加：发热、多汗、呼吸急促、代谢亢进。骨科部分手术创伤较大,术中应激常导致高血糖,血糖过高常与缺氧性脑损伤有关,因此应尽量减少高浓度含糖液的使用。判断液量是否合适最好是持续监测血流动力学指标和尿量,如尿量小于 0.5~1ml/(kg·h)时,应加快补液速度。

第五节 术中监测

小儿骨科监测项目除了常规监测外,还有一些特殊监测,包括神经肌肉功能监测、麻醉深度监测、脊髓功能监测和局部脑氧饱和度监测,可以及时发现脊髓和神经根损伤、脑部缺血缺氧,降低术后神经系统并发症的发生率。

一、常规监测

1. **一般项目监测** 一般项目监测包括脉搏血氧饱和度、无创血压、心电图、呼气末二氧化碳分压和体温。另外,尿量监测可用于评估患儿血容量是否足够,足够的尿量排出表明肾灌注良好。围手术期体温监测可及时发现低体温或者异常高热。

2. **有创动脉血压监测** 对于手术时间较长、预计术中出血量大或无法测量无创血压需持续观察血压变化的骨科手术,可行术中有创动脉血压监测。穿刺部位常选择桡动脉。术前 Allen 试验能够评价桡动脉和尺动脉在手腕部位的相对血流分布情况,但并不能准确预测桡动脉穿刺的并发症。

3. **常用呼吸功能监测** 利用麻醉机的呼吸功能测定装置可监测潮气量、气道压、呼吸频率、吸呼比等,呼气末二氧化碳分压的监测可反映通气量是否合适,并及时发现异常情况（如恶性高热、肺栓塞等）。

二、特殊监测

1. 神经肌肉功能监测

（1）骨骼肌功能监测：可直接测定随意肌的肌力，如抬头、握力、睁眼、伸舌；间接测定呼吸运动，如潮气量、肺活量、每分通气量和吸气产生的最大负压。

（2）神经刺激的种类及应用：见表19-5-1。

表19-5-1 神经刺激的种类及应用

刺激种类	围手术期应用
单刺激	确定超强刺激（1.0Hz） 气管插管时肌肉松弛程度监测（0.1Hz）
4个成串刺激	气管插管时肌肉松弛程度监测 手术期维持肌肉松弛和肌肉松弛恢复期监测 术后苏醒时肌肉松弛消退监测
强直刺激后单刺激肌颤搐计数	肌肉松弛无效应期维持深度肌肉松弛 预测单刺激和4个成串刺激肌颤搐出现时间
双短强直刺激	术后测定肌肉松弛消退及苏醒时判断残余肌肉松弛

2. 麻醉深度监测（depth of anesthesia monitoring）

麻醉深度监测主要反映患者脑组织中皮质结构的功能状态，能客观评价镇静深度，并将其以数字分值的形式反馈给临床医师，反映给予镇静药后患儿大脑皮质的抑制程度。使用麻醉深度监测可以调控术中镇静药的使用，加快术后苏醒恢复时间及作为术中唤醒试验的参考值，降低术中知晓的发生率，在一些只能采用全凭静脉麻醉的小儿骨科手术中很有必要。

3. 脊髓功能监测

在没有神经电生理监测的情况下，脊柱手术后神经功能损伤的发生率可高达3.7%~6.9%，随着术中神经功能监测的普及，手术导致的神经损伤发生率明显降低。脊髓功能监测包括唤醒试验、运动诱发电位（motor evoked potential，MEP）和躯体感觉诱发电位（somatosensory evoked potential，SEP）等。

（1）唤醒试验：是降低麻醉深度直至可唤醒，并要求患儿对口令作出反应，但神经受损后可能需要一段时间才能在唤醒试验中表现出来，进而延误脊柱器械的及时调整；因此，唤醒试验的实用性受限，存在一定的风险。患儿俯卧在手术台上，无意或突然活动可能导致受伤、气管插管或血管管路脱落、血压升高伴出血加重。目前仅在神经电生理监测出现问题时才进行唤醒试验。

（2）神经电生理监测：对脊髓功能监测有指导性作用，需要特定的麻醉方案和麻醉药物，BIS监测在维持麻醉深度监测方面非常重要。吸入麻醉药和大部分静脉麻醉药可显著抑制躯体感觉诱发电位和运动诱发电位。监测运动诱发电位过程中不可使用神经肌肉阻滞药，特别是术前存在神经肌肉功能障碍的儿童。

1）躯体感觉诱发电位：主要是监测上行感觉神经传导系统功能。刺激胫、腓、正中神经，并分别记录刺激后大脑皮质、脊髓反应的波形。优点是可重复性好、可连续监测、远离术野、对手术影响小、可操作性好；缺点是影响因素较多，无法消除吸入麻醉药、体温、平均动脉压、电刺激等的干扰。术前经皮置入双极硬膜外电极，尤其在前路脊柱手术中脊髓躯体感觉诱发电位监测十分有意义。术中若躯体感觉诱发电位下降超过50%和/或潜伏期延长10%，异常性改变持续10分钟以上提示有神经损伤的危险，应提醒外科医师警惕，可能需要松解或去除内固定物。躯体感觉诱发电位反映脊髓损伤的时间较运动诱发电位滞后。

2）运动诱发电位：主要是监测下行运动神经传导系统功能。优点是能够即刻直接反映传导通路的功能状态，可以持续监测脊髓运动通路，而唤醒试验只能监测有限的次数；缺点是重复性比躯体感觉诱发电位差，且可能受到肌松药或吸入麻醉药的影响，术中麻醉管理需全凭静脉麻醉。预警标准目前有一定的争议，全或无标准：只有当运动诱发电位全部消失才预示术后的运动障碍。波幅标准：一般认为至少6次中有1次的波幅降低80%视为阳性变化。也有人认为波幅降低50%提示有风险。因为个体差异极大，所以最好有一个参照通道。

3）肌电图（electromyogram，EMG）：EMG的功能是在脊柱手术中主要监测神经根的情况，分为自发EMG和诱发EMG。自发EMG是指术中神经受刺激后在该神经所支配的肌肉上记录到的电活动，持续记录的信息可以及时反映对神经根的刺激。诱发EMG的基本原理是如果螺钉靠近一个神经根，在比较低的电流下螺钉将刺激附近的神经根而出现复合动作电位。其主要优点是能对神经根进行实时监控，同时辅助判断椎弓根钉的位置；主要缺点是敏感性与特异性均不高。预警标准是爆发性电活动：连续长时间的电活动，持续几秒到几分钟。此外，诱发EGM还可以在术中评估椎弓根螺钉的位置：刺激电量≤10mA时引出EMG波形，说明椎弓根钉穿破椎弓根皮质；当10~20mA时引出EMG波形，说明椎弓根钉可能穿破皮质；当刺激电量>20mA时引出EMG波形，说明椎弓根钉位于椎弓根皮质内。

如果唤醒试验和神经电生理监测都证实存在神经功能受损，则考虑使用甲泼尼龙（第1小时的负荷剂量为30mg/kg，接下来的23小时内以每小时5.4mg/kg的速度输注），必要时考虑取出脊柱外科器械。

4. 局部脑氧饱和度（regional cerebral oxygen saturation，$rScO_2$） 有文献报道，血压、心率、SpO_2和$P_{ET}CO_2$可影响术中$rScO_2$水平。脊柱侧弯多在俯卧位下进行，出血量多，通过连续监测$rScO_2$，有利于早期发现脑部缺血缺氧，及时调控改善全身和脑的氧供需平衡，可减少术后神经系统并发症的发生。

第六节　术后镇痛及围手术期常见并发症

小儿骨科手术术后疼痛剧烈，单一模式镇痛往往不能满足患儿的需求。成功的术后镇痛可以实现从手术室到病房或ICU的平稳过渡，并减少围手术期并发症，对术后快速康复非常重要。

一、术后镇痛

疼痛是小儿骨科手术中的一个主要问题，疼痛大多是由截骨和切除大范围的软组织造成的（表19-6-1）。手术产生的剧烈疼痛若不能积极处理，短期内会影响患儿术后的肢体活动、咳嗽及呼吸，导致术后肺部并发症增加。部分患儿会发展为慢性疼痛，甚至产生持久的疼痛记忆和行为障碍。因此，良好的镇痛是骨科手术围手术期管理的一个重要环节。此外，疼痛康复理疗中如果实施恰当的疼痛控制，也有利于康复锻炼的实施。

表 19-6-1　常见骨科手术的术后疼痛程度

疼痛程度	骨科手术类型
轻度疼痛（1~3分）	关节清洗术、局部软组织手术、内固定取出术
中度疼痛（4~7分）	关节韧带重建、脊柱融合术、椎板切除术等
重度疼痛（8~10分）	骨肿瘤手术、关节置换术、骨折内固定术、截肢术等

以往的术后镇痛药主要为阿片类药物，可经3个途径应用，即静脉内、鞘内及硬膜外给药。静脉持续输

注阿片类药物可提供良好的术后镇痛。复合使用非甾体抗炎药可减少阿片类药物使用剂量和相关的不良反应。

目前多模式镇痛方案的应用越来越广泛,包括椎管内阻滞(骶管或硬膜外阻滞)、周围神经阻滞、局部阻滞和静脉泵注(间断或持续)麻醉性镇痛药物及局部麻醉、经口或直肠给予镇痛药。不同种类的镇痛药物联合应用能提供较好的镇痛效果,药物包括镇痛药(对乙酰氨基酚、非甾体抗炎药、氯胺酮和阿片类药物)、抗焦虑和缓解肌肉痉挛的药物等。

相比全身用药,区域麻醉在小儿围手术期疼痛管理中有许多优点。对于手术恢复期的患儿,区域麻醉良好的镇痛效果可减少躁动和焦虑。术后实施连续周围神经阻滞可用于复合性局部疼痛综合征、患肢痛、血管痉挛等的治疗。罗哌卡因是最常用的局部麻醉药,连续输注浓度为0.2%,剂量范围为0.2~0.4mg/(kg·h)。连续治疗的适应证包括四肢骨折、畸形足矫正、肢体延长、慢性肿瘤疼痛、膝关节韧带成形术后等。连续周围神经阻滞由于采用低剂量药物且持续输注,其效果优于单次神经阻滞。连续周围神经阻滞可行自控镇痛,有研究表明,与连续输注相比,患儿使用0.2%罗哌卡因负荷剂量自控镇痛,镇痛效果好,局部麻醉药血浆药物浓度较低。并且,使用低剂量局部麻醉药可预防全身毒性反应等潜在并发症。

单一硬膜外阻滞或骶管阻滞均能极大地减轻疼痛,但同时存在一定的问题:硬膜外置管后患儿需绝对卧床,导致下床运动受限,住院时间延长;硬膜外镇痛可能会引起反跳痛,在重建手术(如截肢术)后,停止硬膜外镇痛后24~48小时,患儿可能出现难以控制的疼痛。

二、围手术期常见并发症

1. **术中并发症** 手术长时间未变动体位可给患儿带来许多问题,如受压部位出现压疮、视神经缺血造成失明、外科手术施压造成心排血量减少、气道受压、乳酸性酸中毒、脂肪栓塞和静脉空气栓塞等。

(1)脂肪栓塞综合征(fat embolism syndrome,FES):发生在严重外伤、骨盆或长骨骨折等24~48小时后,是在骨科手术中出现的急性呼吸困难伴有头面部瘀斑的严重并发症,表现为呼吸困难、烦躁、瘀斑三联征(表19-6-2)。骨科手术中发生的脂肪栓塞,多见于髓内钉手术、全髋整形术、全膝整形手术,与髓腔内压力改变及周围血管的破坏有关,主要原因是手术部位的脂肪滴进入破损的血窦内,引起肺、脑脂肪栓塞。儿童的发生率明显低于成人。

表19-6-2 脂肪栓塞综合征的诊断标准(Gurd)

主要标准(至少1项)	次要标准	实验检查特点
呼吸功能不全	发热	脂肪巨球蛋白血症(必要的标准)
大脑受损	心动过速	贫血
瘀点性皮疹	视网膜改变	血小板减少症
	黄疸	红细胞沉降率高
	肾功能改变	

(2)神经损伤:术中止血带充气时间过长或充气压力过大,可损伤外周神经,同时导致缺血及代谢性产物堆积。止血带充气后30~50分钟可引起静脉pH、PO_2降低及乳酸堆积等;止血带松开后无氧酵解产物进入血液循环,可导致短暂的反应性高血压和混合型呼吸性酸中毒和代谢性酸中毒。此外,止血带引起的疼痛与肿胀常与压迫时间过长导致的潜在神经肌肉损伤等因素有关,放气后大多可自行消除。表19-6-3列举了小儿肢体手术应用止血带的建议。

表 19-6-3　小儿肢体手术中应用气压止血带的建议

| 1. 选择适合患肢、袖带最宽的弧形止血带,以适应肢体的外形 |
| 2. 选择专为所选袖带设计的四肢保护套;若无保护套可包裹两层弹性绷带,弹性绷带压力应低于静脉压(20mmHg) |
| 3. 止血带袖带外覆盖一层袖套,避免袖带、袖套和患儿皮肤之间产生积液 |
| 4. 用袖带测试阻断压力(LOP)并设定止血带压力。在 LOP<130mmHg、131<LOP<190mmHg 和 LOP>190mmHg 三种情况下,设定袖带压力在 LOP 的基础上分别增加 50、75 和 100mmHg。手动测量 LOP,首先确定止血带远端的动脉脉搏位置,袖带缓慢充气直到脉搏停止并维持数次心跳的时间,随后放气并确认脉搏恢复 |
| 5. 通过抬高患肢和弹力绷带驱除肢体血液 |
| 6. 若动脉血流超过止血带压力,每次袖带压力增加 25mmHg 直到动脉血流消失 |
| 7. 尽量缩短血流阻断时间 |

2. **术后并发症**　绝大多数并发症涉及呼吸系统,特别是实施经前路脊柱手术及非特发性脊柱侧弯的患儿。并发症主要包括肺不张、血气胸、拔管延迟、胸膜渗出、肺炎、肺水肿、上呼吸道梗阻、胃扩张、低血容量、弥散性血管内凝血和麻痹性肠梗阻,以及由于长时间卧床及手术体位引起的下肢静脉血栓和术后失明等。

(1)深静脉血栓形成:是膝关节、髋关节置换术后及下肢骨髓炎患儿中常见的并发症,并可继发为危及生命的肺栓塞。深静脉血栓形成的三大原因为静脉血流滞缓、静脉内皮受损、血液高凝状态。主要表现为疼痛、肿胀、浅静脉曲张及皮温皮色变化及随之带来的全身反应,如体温升高、心率快、白细胞计数升高等。下肢血管超声检查是临床最常用的辅助检查手段。

(2)坠积性肺炎:脊柱矫形、下肢手术等可导致患儿长期卧床,使呼吸道分泌物难以咳出,淤积在中、小气道,极易导致肺部感染。此外,T_4 以上的脊髓损伤可造成肋间肌瘫痪,呼吸肌麻痹,加重肺底的分泌物蓄积,从而加剧肺炎的发生。临床表现为患儿出现发热、咳嗽、咳痰,肺部出现湿啰音;白细胞计数升高;X 线胸片显示肺部炎症浸润性病变。

(3)术后失明:俯卧位时头部位置摆放不当,可造成眼部内容物的压力增高和灌注不足,引发围手术期失明。可发生于单眼或双眼,临床表现为无痛性视力下降、视野缺损、偏盲甚至完全失明。多中心研究数据表明,俯卧位脊柱融合术后缺血性视神经病变的发生率为 0.017%~0.100%,是脊柱手术术后失明最常见的原因。此外,眼压随手术时间延长而增高,在小儿俯卧位手术中监测到眼压可以 2mmHg/h(1mmHg=0.133kPa)的速度增高。麻醉时间的长短常代表手术时间及手术的复杂程度,随着脊柱手术俯卧位时间的延长,眼压会不断升高,对患儿生理功能的干扰也越大,是造成术后失明的重要诱因。

第七节　常见小儿骨科手术的麻醉管理

小儿骨科手术多为脊柱、髋部、四肢的畸形矫正,脊柱侧弯、先天性髋脱位和先天性马蹄足最为常见,小儿创伤骨科手术和骨肿瘤近年来也在逐年增加,麻醉医师应熟悉相关疾病的病理生理、手术入路和过程,掌握麻醉与围手术期的管理策略。

一、脊柱侧弯

病例

患儿,女,11 岁,体重 40kg,身高 145cm。2 年前无明显诱因出现背痛、背部突出畸形,当地医院就诊后,诊断为特发性脊柱侧弯,给予支具固定,定期复查。患儿近1年逐渐出现双肩不等高,脊柱侧弯进行性加重。体格检查:双肩基本等高,脊柱于主胸段向右弯曲,脊柱区无明显红肿,全身未见咖啡牛奶斑。脊柱区无明显压痛、叩击痛。脊柱活动无明显受限,Adam 征(+)。双下肢基本等长,Allice 征(-)。四肢肌力、肌张力正常,感觉正常,双侧腱反射对称引出,病理征(-)。X 线检查显示脊柱侧弯明显,侧弯 Cobb 角约 45°(图 19-7-1)。入院后完善血常规、肝功能、血生化、凝血功能、ECG、肺功能等相关检查。

【思考】

1. 该疾病的临床特点有哪些?
2. 该疾病术前评估须注意哪些问题?
3. 该疾病术中管理主要关注点有哪些?
4. 患儿术后何时拔管? 该疾病如何进行术后疼痛管理?

解析

1. 该疾病的临床特点有哪些?

脊柱侧弯包括脊柱向侧方畸形和旋转。该疾病为进行性加重性疾病,畸形越严重,偏离中心越多,脊柱侧弯越严重。该疾病分类和相关情况见表 19-7-1。先天性脊柱侧弯主要由于椎体结构缺陷造成,常合并泌尿生殖系统畸形、先天性心脏病及染色体异常等。70% 的患儿为特发性脊柱侧弯,这是一种遗传调控的生长异常。特发性脊

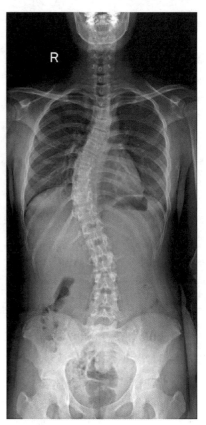

图 19-7-1 脊柱侧弯(正位)

T_6~T_{12} 节段以 T_8 为中心向右侧弯曲,侧弯角度约 45°,T_2~T_5 及腰椎向左侧代偿性弯曲。

柱侧弯通常分为 3 型:婴幼儿型、少年型和青少年型。婴幼儿型中,左侧发病率为右侧的 2 倍;青少年型多见于女孩,尤以胸椎右侧弯最为常见;小于 5 岁发病的患儿其肺部(肺血管与肺泡)发育较差,在侧弯弧度最大处可见肺萎陷现象;大于 5 岁发病的患儿,对心肺的影响相对较小。发病时间与疾病进展有关,婴幼儿型患儿骨骼发育呈进行性畸形且影响肺的发育,部分患儿或伴有独立发病的心脏或肺部疾病。脊柱侧弯患儿的胸腔均较为狭窄,表现为阻塞性通气功能障碍,潮气量低下,功能潮气量减少,肺总量降低。潮气量降低与胸廓变形程度呈正相关,随着畸形的加重,气体交换的异常,通气/血流比逐渐降低。

表 19-7-1 脊柱侧弯分类和相关情况

脊柱侧弯分类	相关情况
特发性	70%,有遗传倾向;
	分 3 型:婴幼儿型(0~3 岁)、少年型(4~10 岁)、青少年型(>10 岁)
先天性	脊柱畸形:脊柱裂、半椎体、先天性肋骨融合;
	肾畸形;
	先天性心脏病;
	染色体异常:马方综合征(Marfan 综合征)、侏儒征(Dwarfism 综合征)、先天性短颈综合征(Klippel Feil 综合征)

脊柱侧弯分类	相关情况
神经肌肉性	上下运动神经元病:脑瘫、脊髓性肌萎缩;
	肌病:Duchenne 病;
	神经纤维瘤病:咖啡牛奶斑
创伤	脊柱骨折

脊柱侧弯治疗的主要手段是手术矫形,大出血及心肺并发症风险与患儿畸形严重程度相关。术前须特别关注肺功能、Cobb 角、椎体融合的数目等,有助于预测术后早期预后效果;术后肺不张、气胸、麻痹性肠梗阻及感染是最常见的并发症。

2. 该疾病术前评估须注意哪些问题?

评估准备接受脊柱手术的患儿时,应重点评估原发病对呼吸道和颈椎稳定性的影响。颈椎稳定性是指脊柱在正常生理负荷下抵抗移位的能力。颈椎手术尤其是外伤患儿,可能存在颈椎不稳定,或当颈部屈伸时存在半脱位风险,并可能因此导致脊髓损伤。脊柱侧弯或脊柱后凸的患儿即使无相关临床症状,受累颈椎也可能存在限制性运动障碍,因此存在气管插管或体位摆放困难的风险。考虑到这些因素的存在,颈椎评估应作为此类患儿术前准备的必需部分。此外,体格检查还需排除患儿是否存在颈部疼痛及颈部运动(屈曲、伸展和侧方旋转)受限。当存在既往史或临床症状时,应辅以 X 线检查(屈 / 伸位)或计算机断层扫描。如果在评估过程中发现存在可能的风险,可以在麻醉、镇静或清醒状态下采用多种方式进行气管插管。

重度脊柱侧弯的患儿可伴有心脏移位、肺发育不全、呼吸功能受损,临床表现有心率增快、呼吸幅度减小,心电图波形改变,脉搏血氧饱和度下降,部分患儿可出现肺动脉高压。

部分患儿可同时合并中枢、外周神经系统相关并发症及肌肉相关并发症,这类患儿可能伴有脑瘫、癫痫、静止性脑病或神经肌肉疾病。术前评估和记录神经及神经肌肉功能,有助于分辨围手术期和手术过程中神经肌肉损伤及损伤发生部位,并有利于区分术中损伤与术前病理情况。术前评估时,应了解患儿抗惊厥药的使用剂量,并告知家长在当日术前给予常规剂量的抗惊厥药。术中可通过静脉给予抗惊厥药,维持围手术期药物的治疗浓度。许多抗惊厥药具有较弱的神经肌肉阻滞作用,可导致乙酰胆碱受体上调。因此,即使对顺阿曲库铵这类不经肝途径代谢的药物,也需要增加术中剂量。

除了对全身情况的常规评估,还应对脊柱侧弯的严重程度、手术适应证的把握及疾病对患儿的损害程度进行详细了解。

(1)对脊柱畸形的评估:通常对患儿的 X 线胸片先做 Cobb 角测量(图 19-7-2)。如果 Cobb 角≤25°,可随访观察脊柱侧弯的进展,Cobb 角在 25°~45° 时,一般采用支具固定治疗,当 Cobb 角 >45° 则需要手术矫形。通过 Cobb 角测量值还可对肺功能进行评估,并对术后恢复进行预测。手术治疗方案大多通过脊椎后路入路,如果畸形较为严重,需要先进行前路松解术,再进行后路融合手术,以获得更好的矫正效果。

(2)对心肺功能的评估:根据脊柱侧弯程度和伴随症状,患儿可能存在一定程度的限制性通气功能障碍。退行性脊柱侧弯在不改变残气量的同时,可引起肺活量、总肺活量和用力呼气量减少。呼吸功能受损的严重程度与脊柱侧弯的角度、受累椎体节段数、发生侧弯位置、生理

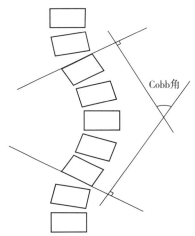

图 19-7-2　Cobb 角的测量方法
对脊柱侧弯的最高一个椎体的上缘与最低一个椎体的下缘做延长线,这两点分别与此线做垂线而测得 Cobb 角。

性胸椎后凸弧度受损情况具有相关性。术前随访时须特别注意患儿活动后的耐受情况、咳嗽能力及有无肺部感染。肺功能评估包括胸部 X 线检查、肺功能测定（FVC、FEV 及 PEFR）和血气分析等，肺功能检测值应在正常范围 ±20% 内。凡肺活量≤正常值的 30%；每分钟最大通气量≤正常值的 25%，时间肺活量≤正常值的 50%，存在 PaO_2 降低和 $PaCO_2$ 升高时，提示肺功能不全，术后需考虑延迟拔管。

儿童脊柱手术术前心功能不全可明显增加患儿麻醉期的风险。患儿心功能不全可能是由原发病引起的心肌营养不良，或较罕见的限制性肺疾病和肺源性心脏病产生的慢性低氧血症。较为常见的神经肌肉疾病包括肌营养不良、强直性肌萎缩等，可导致心肌收缩功能障碍或传导异常，这类疾病能够增加围手术期并发症的发生率，甚至增加死亡率。为了评估心肌受累程度，术前评估中应包括经胸超声心动图和 12 导联心电图，术前可通过 X 线胸片和心电图综合检查结果以判断是否存在心肌功能障碍。

（3）婴幼儿型脊柱侧弯发育到青少年或青年时期可发生肺动脉高压。如果心电图提示高 P 波（>2.5mm），V_1 和 V_2 导联 R 波高于 S 波则为肺动脉高压晚期征象。任何边缘性的肺功能不全及肌营养不良患儿都必须行心脏超声检查，探查心室壁厚度、心室壁运动情况及射血分数以进一步评估心脏功能。

3. 该疾病术中管理主要关注点有哪些？

（1）麻醉方法：行脊柱侧弯后路矫形内固定手术的患儿需取俯卧位。该手术切口长，创伤大、出血量多且手术时间长。无困难气道的患儿，通常选择静脉麻醉诱导气管插管，对于 Cobb 角较大伴有 / 不伴有困难气道的患儿，可在一定镇静深度保留自主呼吸下行纤维支气管镜引导气管插管。气管插管应固定牢固，防止因俯卧位或术中唤醒导致脱管的发生。麻醉诱导和维持应尽量避免使用氯琥珀胆碱或吸入麻醉药等可能引起恶性高热的药物。

麻醉诱导药物和诱导方式应取决于是否存在基础疾病、评估气管插管的困难程度和人群特征（如患儿的年龄和认知功能）。脊柱前路或后路手术，可使用加强型气管导管，防止手术操作或颈部极度屈曲导致意外造成的管腔受压变形所致气道阻塞。固定好气管导管后，需将牙垫放入口中，以防止运动诱发电位刺激期间发生咬管，甚至舌咬伤。

选择麻醉诱导药物时，需在不影响循环系统稳定的前提下完成患儿的麻醉诱导和维持。可以静脉给予镇静、镇痛药诱导，面罩通气达到足够的潮气量时，可使用非去极化类肌松药（nondepolarizing muscle relaxant），包括中效的维库溴铵、罗库溴铵、顺阿曲库铵、阿曲库铵或短效的米库溴铵。考虑到横纹肌溶解、高钾血症和心搏骤停等风险，各种神经肌肉疾病患儿禁用氯琥珀胆碱，此外对脊髓损伤 48~72 小时的患儿禁用氯琥珀胆碱。肌松药应通过对四个成串刺激 TOF 进行监测以指导使用剂量。单次给予满足气管插管需求的小剂量非去极化类肌松药（罗库溴铵 0.3~0.4mg/kg），如果术中需要进行运动诱发电位监测脊髓功能，通常情况诱导剂量的肌松药不会对术中监测造成影响。但极少数情况下，可能会出现维库溴铵或罗库溴铵的药效延长，如怀疑肌松药罗库溴铵干扰运动诱发电位监测，可以使用新型肌松拮抗药舒更葡糖钠注射液逆转肌松药引起的肌肉松弛效应。

由于部分脊柱侧弯患儿常合并神经肌肉疾病，故术中使用吸入麻醉药可能诱发恶性高热并对神经电生理监测产生一定影响。因此，麻醉维持可以采用全凭静脉麻醉，如瑞芬太尼复合丙泊酚。术中应常规监测 ECG、SpO_2、$P_{ET}CO_2$ 及尿量、中心体温，同时连续监测 BIS、有创动脉压、血气分析和脑氧饱和度等。对于存在心肌损害的患儿可能需要监测肺动脉楔压、心排血量及经食管超声实时心功能等。同时，需行脊髓功能监测，包括术中唤醒试验、躯体感觉诱发电位及运动诱发电位。唤醒试验应在术前训练并告知患儿被唤醒事宜，准备唤醒前应停止使用除镇痛药以外的其他麻醉药物，唤醒过程中应严密观察患儿肢体活动情况，一旦达到唤醒试验要求，立即加深麻醉。诱发电位监测较唤醒试验能更早发现脊髓受累的征象，但易受吸入麻醉药及肌松药的干扰，当突然监测到电位消失，应尽快找出原因予以纠正。当突然发现监测信号消失，疑似术中脊髓受损时，首先，在没有禁忌证的情况下，将平均动脉压提升到 90mmHg 以上，可以通过减少麻醉药用量,增加血容量或使用血管活性药来改善脊髓灌注;其次,将血细胞比容和其他生理因素(温度、酸碱平衡、氧分压和二氧化碳浓度)调节到最佳水平。当血压在内的生理参数达到正常值时,应重新评估运动诱发电位和躯体感觉诱发电位是否得到改善,若无改善迹象,应按照流程行唤醒试验。

(2)体位:体位取决于手术类型,脊柱后路融合手术采用俯卧位,前路手术采用侧卧位,表19-7-2列出了俯卧位手术麻醉的主要问题及关注点)。俯卧位手术时,如果术野包括颈椎和上段胸椎,则需要将头部摆放在中间位置,使用硅胶直趴头圈使头部固定于正中位并防止颜面部受压,保护气管导管同时注意防止眼部受压。对于不涉及颈下段或胸上段的脊柱后路融合术或单纯腰椎手术,患儿可以俯卧并将头转向一侧,避免压伤眼睛和面部。脊柱手术因时间较长,所以无论采用何种体位,都需要仔细检查、缓冲受力位置。通过放置拱形架从胸部到骨盆下方使腹部悬空,可避免压迫腹腔内下腔静脉,降低静脉压,缓解由于膈肌运动而导致的腹压升高。使用特制手术床,如 Jackson 手术台摆放头高足低位,可以降低脊柱手术术野的静脉压,以免硬膜外腔充血而加剧术中出血。在手术床上将患儿摆放在合适体位:双手臂置于头两侧支架上,肘关节屈曲成90°,远端关节低于近端关节;双髋双膝关节屈曲20°,膝关节以下垫软垫,踝部背屈,足趾悬空以防止压疮。小角度头高足低位有助于预防面部、舌头和上呼吸道水肿,并减轻俯卧位可能出现的眼压(intraocular pressure,IOP)升高。

表 19-7-2　俯卧位麻醉的特殊问题

部位	特殊问题
呼吸道	气管导管扭曲或移位。 长时间手术后上呼吸道水肿,引起术后呼吸道梗阻
血管	上肢动静脉闭塞。 髋关节极度屈曲引起股静脉扭曲,术后深静脉血栓形成。 腰椎板切除术中腹压增加可升高硬膜外静脉压,易导致术中出血
神经	臂丛牵拉或受压。 鹰嘴内侧受压,造成尺神经压迫。 腓骨头受压,造成股外侧皮神经受损
头颈部	颈部过度屈曲或伸展过度。 眼部受压可引起视网膜受损。 眼部干燥或缺乏保护可导致角膜擦伤。 头部硅胶直趴头圈可引起眶上神经的压迫损伤。 过度旋转可致臂丛受损和椎动脉扭折
腰椎	过度脊柱前凸可导致神经受损

(3)体温:脊柱手术由于时间长、切口创面大及环境温度低等因素均可造成患儿术中体温难以维持。低体温在脑瘫和体脂较低的患儿中尤为常见,且进展迅速。除外其他生理干扰外,围手术期低体温是增加术中出血的重要因素。维持正常体温的措施包括保持适宜的手术室环境温度、术中在患儿身体下方铺垫加温毯、输注液体及血液制品时使用液体加温装置。可在患儿鼻咽、食管或肛门放置体温探头对患儿实施持续核心温度监测。

(4)血液保护:脊柱手术术中失血量多少与体位、Cobb 角、融合的椎体数、手术时间及血压偏高等因素有关。减少输血的方法包括:肾上腺素浸润手术野、控制性降压、血液回收和自体输血技术等。

(5)控制性降压:人为将基础平均动脉压降低30%,可以减少术中出血量,提高手术视野的清晰度,从而缩短手术时间。控制性降压策略可以通过使用一些方案或药物来实现,主要方案包括使用蛛网膜下腔阻滞和硬膜外阻滞的区域麻醉技术,以及使用吸入麻醉药(氟烷、异氟烷、七氟烷)、硝基血管扩张药(硝普钠、硝酸甘油)、前列腺素 E_1 和腺苷。此外,可以选择钙通道阻滞剂、肾上腺素受体拮抗药以及血管紧张素转换酶抑制药和非肾上腺素受体激动药可乐定等药物进行控制性降压。虽然控制性降压可以有效减少术中出血,但必须警惕过度降低血压,以免增加脊髓缺血的风险。神经电生理监测时必须仔细评估低血压的影响,如果在低血压时诱发电位降低,应立即升高血压。

4. 患儿术后何时拔管?该疾病如何进行术后疼痛管理?

术毕若患儿神志清楚、反射恢复、咳嗽有力,可在手术室内拔除气管导管,而后送至 PACU 继续观察以确保血流动力学及呼吸稳定。由于长时间俯卧位,患儿可能出现喉水肿并导致术后上呼吸道梗阻,术后严重喉水肿需要持续机械通气。手术结束待患儿神志反应恢复到一定水平后,再进行神经系统检查,确认上肢和下肢功能正常。

若患儿术前肺功能较差或合并循环或呼吸系统疾病,或存在其他合并症(肌营养不良),术后需要转入PICU 选择性地进行机械通气 12~24 小时,有利于患儿整体生理状况逐渐恢复至平稳。术后是否需要机械通气与患儿自身情况(神经肌肉障碍、术前肺功能障碍)及手术过程(失血量大于血容量的 30%)有关。对于术前一般情况较差的患儿,术后机械通气 2~4 小时有利于维持呼吸、循环系统稳定,恢复凝血功能和纠正代谢异常。患儿情况稳定后在 PICU 内拔除气管导管,大多数该类患儿术后能够早期拔除气管插管。对于合并神经肌肉疾病的患儿,则考虑在气管拔管后采用无创通气技术辅助,后者能够预防肺不张或呼吸功能不全。

脊柱手术因切口长度不一、手术过程中不同程度剥离骨组织和软组织,都会产生明显的术后疼痛。有效的术后镇痛通常需要联合应用多种药物,包括镇痛药、抗焦虑药和缓解肌痉挛的药物。脊柱手术引起的肌挛缩,可能对术前患有脑瘫和神经肌肉功能异常的患儿产生特殊影响。术后镇痛可采用静脉给药和 / 或区域麻醉技术。静脉给药时,倾向于使用 PCA 模式,年龄较小或发育障碍的患儿可能无法自己使用该装置,此时可以由护士或家长辅助镇痛。PCA 模式下护士可以随时为疼痛的患儿提供安全剂量的阿片类药物进行镇痛。在实施 PCA 之前,必须严格把控阿片类药物用量以维持适当的镇痛水平,这一般在手术结束时于手术室内完成。不同患儿之间术后镇痛存在显著个体差异,借助年龄相关疼痛反应量表,可根据患儿对疼痛的反应来把控 PCA 药物剂量。

脊柱手术后可辅助其他非阿片类药物进行术后镇痛以减少阿片类药物剂量,从而有效减少阿片类药物引起的不良反应。由于非甾体抗炎药是否影响骨形成仍存在争议,因此许多医疗机构在选择小儿脊柱术后镇痛用药时,不考虑此类药物,或在术后 24 小时内限制此类药物的使用,如选择每 4~6 小时静脉注射 1 次对乙酰氨基酚。考虑到患儿可能会出现肌痉挛,还可能需要配合抗焦虑治疗,术后镇痛方案中可以根据需求或按固定时间间隔给予地西泮等苯二氮䓬类药物。此外,α_2 受体激动剂也可以提供抗焦虑和缓解肌肉痉挛的作用。右美托咪定对呼吸功能的影响较小,并能够增强阿片类药物的镇痛作用,同时可应用于创伤较大手术患儿术后抗焦虑治疗。

二、先天性髋关节脱位

病例

患儿,女,2 岁,体重 14kg。主诉:发现左下肢跛行 2 个月余。体格检查:左下肢跛行,双下肢不等长,Allis 征阳性,左下肢较右侧短缩约 1.0cm,左下肢轻度外旋,皮肤无红肿。左髋屈曲位外展受限,最大外展 60°。血常规:Hb 107g/L,RBC 4.7×10^{12}/L,WBC 6.39×10^9/L,PLT 231×10^9/L。ECG:窦性心律不齐。X 线胸片:大致正常。诊断为左侧髋关节脱位(图 19-7-3)。

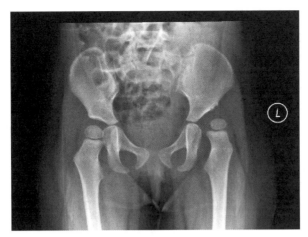

图 19-7-3 左侧髋关节脱位

左侧髋臼发育不良,左侧股骨头向外、向上移位,右侧股骨头较对侧减小,Shenton 线不连续。

【思考】

1. 该疾病的病因及临床特点有哪些?

2. 该患儿术前评估须注意什么?

3. 该疾病麻醉术中管理主要的关注点有哪些?

4. 该疾病如何进行术后疼痛管理?

解析

1. 该疾病的病因及临床特点有哪些?

先天性髋关节脱位(congenital dislocation of hip joint,CDH)又称发育性髋关节脱位,是指出生或出生后不久股骨头从髋臼脱出的一种畸形,病变累及髋臼、股骨头、关节囊、髋关节周围的肌肉和韧带,表现为髋关节松弛、脱位。单侧脱位较双侧脱位常见,单侧脱位者又以左侧脱位常见。

(1)病因:主要由于患儿存在髋臼发育不良及关节囊、韧带松弛,在母体内胎位异常或承受不了正常机械压力,使得正常的髋关节结构受到破坏所致。部分患儿与遗传因素、生活环境及习惯有关。

(2)临床表现:早期表现为一侧下肢活动减少,蹬踩力量低于另一侧;双侧大腿内侧皮肤褶皱不对称,患侧皮纹较健侧深陷;活动时髋关节部位可闻及弹响声;下肢伸直或屈髋位时,髋关节外展受限。学步后表现为单侧脱位主要以患侧跛行为主,双侧脱位则以左右摇晃,呈"鸭步"步态;患病初期无疼痛,随着年龄的增长易出现疲乏、髋部酸痛;双下肢逐渐出现不等长、髋关节部位增宽及外展受限。辅助检查:超声检查是出生后 0~6 个月患儿髋关节脱位筛查的"金标准"。常规骨盆正位 X 线检查适用于 6 个月以上的患儿。CT 及 MRI 适用于大龄儿童。

(3)治疗:出生后 6 个月内是治疗的最佳时期,主要应用外展支具,如 Pavlik 吊带治疗。6~18 个月常在静脉或吸入麻醉下行闭合复位、髋"人"字石膏固定治疗;为确定复位后的稳定性,常同时行经皮内收肌腱切断术;为防止体动,麻醉应维持至石膏干燥成形。患儿 >18 个月则需手术治疗,选择经髋关节前外侧入路切开复位与 Salter 或 Pemberton 骨盆截骨,该手术创伤大,需大范围截断骨盆与股骨,致使骨松质大面积暴露,出血较多且不易止血,因而手术麻醉风险极高。

2. 该患儿术前评估须注意什么?

术前应详细了解患儿营养状况、发育情况,有无贫血及上呼吸道感染。详细检查患儿心肺功能,术前应交叉配血并备血。术前需开放外周静脉通路,对于与父母分离困难的患儿,可提前给予镇静药物待患儿入睡后带离父母。

3. 该疾病麻醉术中管理主要的关注点有哪些?

麻醉方法首选气管插管全身麻醉,可复合硬膜外阻滞,如骶管阻滞,术中必要时可采取控制性降压以减少术中失血。麻醉诱导使用非去极化类肌松药,必要时可行深静脉置管。术中体位变动频繁,需注意气管导管的保护。同时术中完善各项监测管理,准确估计失血量,合理进行液体管理。小儿呼吸和循环系统对椎管内麻醉代偿良好,且骨盆截骨手术不需要麻醉平面过高,T_{10} 以下即可满足手术要求,因此,椎管内麻醉是该类手术良好的适应证。小儿行椎管内麻醉应注意局部麻醉药的浓度和剂量。全身麻醉下的椎管内阻滞,麻醉平面不易测出,要求麻醉医师有熟练的椎管内麻醉操作经验和管理技术。

为了减少术中出血量,可行控制性降压处理,良好的控制性降压和手术医师的积极止血可使手术出血量减少 50% 以上。为了术中及时补液、输血,应至少开放两条静脉通路。为了减少手术早期切口和组织暴露、剥离带来的出血,防止发生严重低血容量或失血性休克,麻醉诱导后可快速补液,同时给予止血药。术中应密切监测脉搏、有创动脉压,同时注意观察尿量,以指导输血、补液。对于髋关节囊外手术,患儿情况良好且手术顺利时,可不输血,囊内手术出血较多者必要时需输血,同时还应考虑补充手术后的继续出血量。

4. 该疾病如何进行术后疼痛管理?

小儿髋关节手术创伤大,术后镇痛需求高。术后镇痛可使用硬膜外或静脉持续镇痛,常规使用阿片类药物、非甾体抗炎药。术后 48 小时可停用阿片类镇痛药,若患儿出现疼痛反应,CRIES 评分达 4 分以上,可继续给予阿片类药物镇痛。阿片类药物连续使用 4 天后,患儿活动肢体仍感到疼痛时,应考虑到长时间使用阿片类药物的副作用,可给予曲马多或非甾体抗炎药镇痛。

三、小儿骨肿瘤

病例

患儿,男,1 岁,10kg。发现右侧腹股沟肿物 5 个月余。体格检查:右侧腹股沟可见一圆形肿物,局部皮肤未见红肿、破溃。触诊肿物大小约 3cm×3cm,质硬,活动度差,与周围组织分界不清。患儿髋关节后伸、内收、内旋受限,其余肢体活动无异常。关节无红肿、变形,双下肢无水肿。CT 及 X 线检查提示:右股骨近端外生骨疣,双侧髂骨、股骨远端及胫骨近端见多发小骨性突起,考虑为多发软骨瘤(图 19-7-4)。

【思考】

1. 该类疾病的临床特点有哪些?
2. 该类疾病的术前准备及麻醉选择是什么?
3. 该类疾病术中麻醉管理要点及术后镇痛需注意哪些问题?

解析

1. 该类疾病的临床特点有哪些?

骨肿瘤是儿童肿瘤疾病中需重要关注的一类疾病,尤其是恶性骨肿瘤,往往需要根治手术,因此早期诊断及治疗十分重要。患儿多因触及肿物或感觉疼痛而就诊。良性肿瘤大多不以疼痛为主要表现,偶可引起

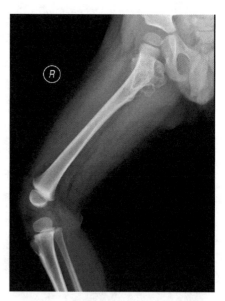

图 19-7-4　右股骨近端内侧多发软骨瘤
右股骨近端可见多发不规则骨密度影,与正常骨组织界限不清,周围软组织未见明显肿胀。

活动不便及病理性骨折。恶性骨肿瘤往往伴有疼痛,其特点是间歇性或持续性疼痛,且多在活动后或睡眠时加重,疼痛的产生和加重与肿瘤的生长有关,肿瘤生长快、生长空间受限或发生出血时疼痛加重,此类患儿常伴有无力、跛行和运动受限,以及低血容量、低蛋白血症及贫血等。

骨肿瘤手术特点是创伤大、出血量多、出血速度迅猛因而失血性休克发生率高。骶骨、半骨盆和脊柱骨肿瘤手术及近端长骨的骨肿瘤手术,在肿瘤刮除时极易发生大量失血造成严重的低血压,如不能及时输血可由于全身脏器灌注不足导致脏器功能损害,甚至衰竭。

2. 该类疾病的术前准备及麻醉选择是什么?

(1)术前准备:对于骨肿瘤患儿,疼痛并由此导致的体液和电解质紊乱、发热是大部分患儿常见的表现,围术期需给予足够的镇痛,必要时经静脉通路补液、输血,以改善患儿的全身状况。预计术中出血量大的患儿术前需准备足量的库存血。

(2)麻醉选择:肢体手术体积较小的上肢骨肿瘤,可选择喉罩全身麻醉下行臂丛神经阻滞。如肿瘤体积较大或位于肩部,且与深层组织粘连较重,以及实施肿瘤切除、肿瘤细胞灭活再移植术和需要假体植入的手术,需选择气管插管全身麻醉。对于下肢骨肿瘤手术,应考虑止血带使用和骨黏合剂导致的并发症,以及出于对患儿循环和呼吸管理的综合考虑,需选择全身麻醉。与全身麻醉相比,硬膜外麻醉在减轻机体分解代谢和抑制机体应激反应等方面,均优于单纯全身麻醉,因此采用全身麻醉结合控制性降压或全身麻醉联合硬膜外麻醉更为合适。

躯干、骨盆和肩胛骨部位的骨肿瘤手术,对肌肉和血管的损伤较大,故出血量与输血量都大。全身麻醉下行控制性降压可减少出血,利于循环管理。肩胛部位的骨肿瘤手术,如已侵犯胸壁甚至侵入胸腔,可行全身麻醉下单肺通气。

脊柱部位(包括椎体和骶骨部位)的骨肿瘤,均应选择全身麻醉,并实施术中控制性降压。骶骨肿瘤是骨肿瘤手术中出血量最多的手术,需全身麻醉下行控制性降压或结扎一侧髂内动脉,以减少术中失血。

3. 该类疾病术中麻醉管理要点及术后镇痛需注意哪些问题?

(1)在麻醉诱导期,部分患儿可能由于长期卧床、疼痛等身体不适使得术前液体摄入不足,存在血容量相对不足,故麻醉诱导时应选用对循环影响小的静脉全身麻醉药。因部分患儿术前已使用过大量的镇痛药,可能会对阿片类药物产生耐药性,麻醉诱导可适当加大阿片类药物的用量。

(2)大量出血时应注意全身器官的保护。术中出血量较大时,及时迅速有效地输血、补液是防止持续性低血压的根本措施。在输血、补液后,需关注大量补液、输血带来的并发症,包括低钙血症、类过敏反应,以及由于低灌注引起的代谢性酸中毒。

(3)麻醉监测:除常规监测和有创动脉压力监测外,还需行凝血功能监测、血气分析、麻醉深度监测、脑氧监测及体温监测等,根据监测数值给予适当调节。

(4)术后管理:术后疼痛非常剧烈,一般可经静脉、硬膜外、鞘内应用阿片类药物镇痛,较大患儿可选用静脉自控镇痛。术后 3~5 天可由静脉内或硬膜外镇痛,改为口服阿片类药物或非甾体抗炎药。

四、马蹄内翻足

> **病例**
>
> 患儿,男,1 岁,9kg,出生即发现足内翻。体格检查:右侧踝部跟腱挛缩,背屈困难,踝部活动可,足内翻明显,双下肢等长(图 19-7-5)。患儿曾于出生后 10 天石膏矫形治疗,以"右侧马蹄内翻足"收入院。

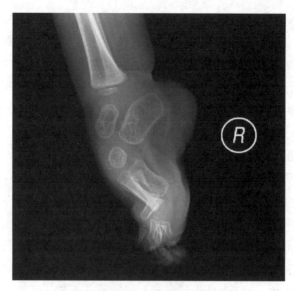

图 19-7-5　马蹄内翻足

右前足内收内翻、高弓,右侧各趾间关节屈曲,跖趾关节背伸,右足跟骨减小,内翻。

【思考】

1. 该疾病的临床特点有哪些?

2. 该疾病的治疗方案有哪些?

3. 该疾病的麻醉处理及注意事项有哪些?

解析

1. 该疾病的临床特点有哪些?

马蹄内翻足是一种先天复杂畸形,发病率约为 1‰,男性多于女性。该疾病主要表现为足下垂,前足内收、内旋,后足内翻、踝关节屈曲,形似马蹄。病因尚未明确,可并发其他先天畸形,如神经管缺陷、泌尿系统和消化系统畸形及其他骨骼肌肉疾病。出生后 3 个月的患儿行超声检查可诊断该疾病。患有该疾病的家族,其子代发病率是正常人群的 30 倍。该疾病越早治疗,效果越好。

2. 该疾病的治疗方案有哪些?

依据不同年龄、不同类型选择不同的治疗方案。出生后 6 个月内的婴幼儿可接受手法矫正治疗;当手法矫正治疗效果不理想且患儿大于 6 个月,在手法按摩、连续石膏固定的基础上行经皮跟腱切断术,部分患儿在 3~5 岁时可行胫前肌转移。对于大于 5 岁且畸形严重的患儿,需行手术治疗,包括足内侧、后侧软组织松解及跟骨截骨术。

3. 该疾病的麻醉处理及注意事项有哪些?

术前访视需关注患儿心血管、呼吸、血液及神经系统是否存在相关疾病。术前实验室检查可提早发现异常。麻醉方式主要选择气管插管或喉罩全身麻醉。由于骨科医师术后需评估患儿的神经功能,因此应避免选择周围神经阻滞。

五、创伤(骨折及手外伤)

病例

患儿,男,5 岁,20kg,左肘部摔伤 13 小时。X 线检查提示左侧肱骨髁上骨折(图 19-7-6)。体格检查:左肘关节肿胀,皮肤无明显损伤,左手各指远端皮肤颜色可,无苍白。左肘关节活动受限,左手及各指活动可。左上肢感觉未见明显异常。入院后诊断为左侧肱骨髁上骨折。术前完善实验室检查,血常规及凝血功能未见异常,于入院第2天行肱骨髁上切开复位髓内针固定术。

【思考】

1. 该类疾病的临床特点有哪些?

2. 对于骨折患儿术前注意事项有哪些?

3. 小儿骨折手术麻醉要点有哪些?

解析

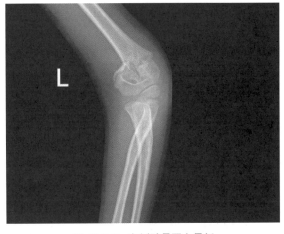

图 19-7-6　左侧肱骨髁上骨折
左肱骨远端骨皮质不连续,肱骨远端向前方移位,骨折端对位对线不佳。

1. 该类疾病的临床特点有哪些?

骨折占小儿所有创伤的15%,不同年龄段的骨折类型不同,如婴儿时期多为股骨干骨折,儿童时期多为干骺端骨折,青少年期多发生骺损伤。上肢骨折多于下肢。通常因意外或车祸引起,严重者可导致脊柱、骨盆骨折或并存颅脑外伤等多发伤。小儿对应力有较强的弹性,骨膜肥厚,愈合时间短,可塑性强,对愈合后的畸形可重新塑形。

儿童软组织疏松,筋膜富有弹性,骨折后肿胀早、范围广、常有瘀斑。小儿骨折后体温升高较成人明显,可达38℃以上,持续3~5天。骨折后X线检查是不可缺少的诊断方法,不仅可以确定诊断,而且可以明确诊断类型、移位情况。对于无移位的上肢骨折,可单纯采取石膏固定。伤后48小时内抬高患肢,伤后3~7天X线拍片复查有无再移位。有移位的Ⅱ型骨折,通常采取闭合整复石膏固定即可使骨折复位,或经皮克氏针固定。完全移位骨折首选的是闭合复位经皮克氏针固定,应警惕骨折断端之间可能嵌入软组织,甚至神经束、血管。

2. 对于骨折患儿术前注意事项有哪些?

入院后首先对病情迅速作出判断和评估,解决致命损伤的部位和器官。对于严重昏迷、呼吸微弱的患儿,首先需要立即行气管插管确保呼吸道通畅;有休克表现的患儿积极抢救休克,开放静脉通路,进行液体治疗;对于颅内出血、肝脾等内脏破裂者需在抗休克的基础上立即手术。

对于大多数单纯骨折的患儿,可以等待足够的禁食水时间,但开放性骨折、骨折后出现骨筋膜隔室综合征及骨折后动脉搏动消失者应立即手术。

3. 小儿骨折手术麻醉要点有哪些?

儿童对于疼痛的有害应激反应是成人的3~5倍,而神经阻滞麻醉能有效降低这些应激反应,但由于大部分患儿不能合作,增加了操作的困难。因此,麻醉方法常选用全身麻醉复合周围神经阻滞镇痛,可减少全身麻醉药物的使用,同时可提供良好的术后镇痛,有利于患儿术后恢复。麻醉术前准备,需详细了解患儿病史并进行体格检查,应特别注意神经阻滞的禁忌证,如抗凝治疗。小儿神经距皮肤距离较短,故进针需缓慢而准确。如遇穿刺部位感染、败血症、凝血功能异常或进行抗凝治疗及患侧出现神经损伤的患儿,不考虑实施神经阻滞。因镇静药和全身麻醉可能会掩盖小儿局部麻醉药中毒的早期征象,因此,阻滞实施前须精准计算药物剂量,采用超声引导下完成神经阻滞,降低神经阻滞不良事件的发生风险。部分骨折手术在患儿能配合的情况下可单独实施周围神经阻滞,从而减少全身麻醉药物用量。较大患儿单纯行下肢手术可采用腰麻或硬膜外麻醉。对于有开放骨折的急诊患儿,以饱胃处理,应采用快速诱导插管。对于严重创伤的患儿,伴随头部外伤者常有呼吸道梗阻,入院后应立即给予面罩吸氧,通常需要 MDT 会诊和治疗。

(李多依　张建敏)

推荐阅读

[1] FERMANDEZ B A,FRENDL G,SPRUNG J,et al.Postoperative pulmonary complications,early mortality,and hospital stay following noncardiothoracic surgery:a multicenter study by the perioperative research network investigators.JAMA Surg, 2017,152(2):157-166.

[2] GUAY J,OCHROCH E A,KOPP S.Intraoperative use of low volume ventilation to decrease postoperative mortality, mechanical ventilation,lengths of stay and lung injury in adults without acute lung injury.Cochrane Database Syst Rev,2018,7 (7):CD011151.

[3] REN Y,LIU J,NIE X L,et al.Association of tidal volume during mechanical ventilation with postoperative pulmonary complications in pediatric patients undergoing major scoliosis surgery.Paediatr Anaesth,2020,30(7):806-813.

[4] SNEHALATA H D,NANDINI M D.Principles and practice of pediatric anesthesia.New Delhi:The Health Sciences Publisher, 2017.

[5] SURESH S,ECOFFFEY C,BOSENBERG A,et al.The European Society of Regional Anaesthesia and Pain Therapy/American Society of Regional Anesthesia and Pain Medicine recommendations on local anesthetics and adjuvants dosage in pediatric regional anesthesia.Reg Anesth Pain Med,2018,43(2):211-216.

[6] WEBER F,SCOONES G P.A practical approach to cerebral nearinfrared spectroscopy(NIRS)directed hemodynamic management in noncardiac pediatric anesthesia.Paediatr Anaesth,2019,29(10):993-1001.

[7] WIEGELE M,MARHOFER P,LÖNNQVIST P A.Caudal epidural blocks in paediatric patients:a review and practical considerations.Br J Anaesth,2019,122(4):509-517.

第二十章

小儿胸科手术麻醉

本章要求

掌握：小儿开胸后的病理生理特点、开胸手术的术前评估与术前准备、小儿常用双腔管和封堵器的使用方法、单肺通气对小儿呼吸和循环系统的影响、单肺通气技术中的注意事项、常见胸科手术的麻醉和围手术期管理。

熟悉：纤维支气管镜的使用、术前有创监测的建立。

了解：心包剥脱术的麻醉管理、脓胸手术的围手术期管理。

小儿胸科手术的麻醉对一名麻醉医师来讲可以说是一种挑战，这体现在术前评估、术前准备、麻醉的诱导和维持、术中特殊情况的处理和术后处理等各个阶段。患儿可能处于多种复杂的病理生理状况，也可能存在着不同程度的肺损伤，因此术前检查评估要详细、准确。小儿的胸腔狭小，这对既要为手术提供充分操作空间的同时又必须维持患儿的氧供和血流动力学稳定造成了困难。因此全面了解小儿病理生理特点，深刻理解小儿麻醉原理及熟练掌握单肺通气技术对安全实施麻醉非常重要。

第一节　开胸对患儿正常生理功能的影响

胸部是由胸壁、胸膜、胸膜腔和胸内脏器组成的，胸腔内含有人体最为重要的呼吸和循环器官，这对保持正常的呼吸、循环功能具有十分重要的生理意义。开胸使胸腔对外开放、内外压平衡发生了改变，从而对患儿正常的生理功能产生了明显的影响。

一、反常呼吸和摆动气

当一侧胸腔被剖开后，如果患儿采用自主呼吸，则由于外界空气进入开胸侧的胸腔内，可使该侧的胸腔内负压消失并与外界大气压保持一致。吸气时对侧肺内压降低至小于外界大气压，而使开胸侧肺内气体顺压力梯度随主气道吸入的气体一起进入对侧肺内，使该侧肺进一步缩小。而当呼气时，对侧肺内的压力升高至大于外界大气压，其呼出气体的一部分又流回到开胸侧的肺内，使该侧肺膨胀。这样就造成开胸侧回缩和膨胀的时相与正常呼吸时相反，称为"反常呼吸"。这部分往返于两肺之间的气体被称为摆动气，摆动气不能与外界进行气体交换，致使无效腔气体增加，可导致患儿缺氧和二氧化碳蓄积。摆动气量的大小与上呼吸道阻力成正比，当上呼吸道阻力增大时，摆动气量增多，反常呼吸亦随之加重。因此保持患儿的上呼吸道通畅对抑制反常呼吸至关重要。

二、肺内静动脉血分流

一侧开胸后，该侧胸腔内负压消失，该侧肺在弹性回缩力的作用下发生部分萎缩，导致肺通气和气体交换的面积急剧减少,可高达 50%,使流经该侧肺内的血流不能进行充分的气体交换,导致肺内静动脉血分流(肺内分流)的增多。虽然缺氧性肺血管收缩(hypoxic pulmonary vasoconstriction)可轻微减少萎缩肺的血流量,但该代偿作用有限,而且一些麻醉药和血管活性药的应用及碱血症和低碳酸血症均可抑制缺氧性肺血管收缩,使其作用减弱。开胸患儿往往需要采用侧卧位,在全身麻醉的状态下,下侧肺(依赖侧肺)的通气量虽也有所增多,但由于膈肌上抬的影响,通气的增加小于血流的增加,最终导致通气 / 血流比值(V_A/Q)失调加重,即下侧肺的分流增多,并且在使用肌松药进行控制呼吸的情况下这一现象更为严重。

三、纵隔移位和摆动

一侧开胸后,由于两侧胸腔内压力的不等,纵隔移向健侧,在采用侧卧位时更加明显。当患儿呼吸时,由于开胸侧胸腔内压力保持不变(与大气压相等)而健侧胸腔内的压力呈现升高或降低的交替变化,这种压力差的变化使纵隔可随呼吸相的改变而在开胸侧和健侧间来回摆动。吸气时,健侧胸腔内负压增大,纵隔移向健侧;呼气时,健侧肺内压力升高、胸腔内负压减小,纵隔移向开胸侧。如此来回摆动称为"纵隔摆动"。

四、对血液循环的影响

开胸对血液循环的影响主要表现为心排血量的减少。主要原因是:开胸侧的胸内负压消失,减少了腔静脉的回心血量,同时萎陷的肺使得该侧肺血管受压,导致流入左心房的肺静脉血减少;当患儿呼吸时,剧烈的纵隔摆动可使腔静脉在心脏的入口处发生扭折,使回心血量减少。纵隔摆动还可刺激纵隔周围丰富的神经感受器,引起不良反射,严重时可导致心搏骤停。

五、其他

开胸可导致患儿热量的散失和体液的蒸发增多,因此对患儿采取保温措施和进行适量的液体补充非常必要。

第二节 小儿胸科手术麻醉的术前评估和准备

需做开胸手术的患儿往往存在较严重的肺部、纵隔部位或气道的疾病,导致不同程度的生理功能受损。肺部疾病大多引起呼吸功能障碍,患儿多表现为缺氧和酸碱平衡失调等,若病变累及肺血管亦可造成循环功能障碍;气道疾病常有阻塞性呼吸困难的表现;纵隔部位的肿瘤可压迫大血管及气道而造成对呼吸、循环系统的双重影响。以上情况均可对患儿的围手术期安全造成不利的影响,同时也不利于术后并发症的预防。因此麻醉前对患儿进行详细的评估和充分的准备非常重要。

一、病史

在进行术前访视时需通过家长充分了解患儿的病史,除了要知道现病史、既往史、有无变态反应史、出血倾向、肾上腺皮质激素使用史及有无麻醉史外,还应着重关注呼吸道管理,充分了解呼吸及心血管系统的并发症,如患儿有无呼吸困难、吞咽困难、心悸、气短、发绀、咳痰、咯血及晕厥等情况。如患儿有气道受压的情况,应注意体位性呼吸困难的症状和体征、静止与活动时气道塌陷的情况及低氧血症的表现。

二、体格检查

除了要对患儿身高、体重等一般情况进行检查外,还要对患儿的呼吸及循环系统进行重点检查,注意患儿有无发绀和杵状指,以及胸壁运动情况和有无气管移位等。通过胸部听诊可对有无肺部炎症和各肺叶的通气情况作出初步判断;通过胸部叩诊可发现有无胸腔积液、肺不张和气胸等;通过 X 线胸片、CT 和 MRI 等可对病变部位及范围作出较为准确的估计。此外,经食管超声心动图检查(trans esophageal echocardiography,TEE)对判断心脏结构和功能状态有所帮助。

三、实验室评估

除一般的血液学及肝肾功能检查外,还应对患儿的心肺功能进行重点检查,对有呼吸功能障碍的患儿应进行血气分析,并依据检查结果作出相应的处理。肺功能的检查包括呼吸力学、肺实质功能及肺和心脏的相互作用 3 个方面。呼吸力学指标中常用的指标包括第 1 秒用力呼气容积(FEV_1)、用力肺活量(FVC)、最大自主通气量(MVV)和残气量/肺总量比值等,其中术后 FEV_1 预测值($_{PPO}FEV_1\%$)对预测开胸术后的呼吸并发症最为有效,其计算公式为:$_{PPO}FEV_1\%=$ 术前 $FEV_1\% \times$(1- 切除的功能性肺组织所占的百分数)。当 $_{PPO}FEV_1\%<40\%$ 时,患儿发生严重呼吸系统并发症的风险加大;当 $_{PPO}FEV_1\%<30\%$ 时则存在高风险。在肺实质功能方面,如果 $PaO_2<60mmHg$,或 $PaCO_2>45mmHg$,术中风险及术后并发症的发生率将会升高。正规的实验室运动试验是评估心肺功能的"金标准",最大氧耗量(VO_{2max})则是判断患儿预后的最好预测指标,其值可通过 6 分钟步行距离除以 30 来估算。当 $VO_{2max}<10ml/(kg \cdot min)$ 时,患儿术后的死亡率会非常高;当 $VO_{2max}>20ml/(kg \cdot min)$ 时,患儿术后并发症的发生率较低。对于处于分界线的患儿单侧肺功能放射性核素扫描和放射性肺通气/灌注扫描可以确定单肺或单个肺区域的功能。

四、术前准备

所有开胸手术患儿均需做气管插管全身麻醉的准备,并向家长交代麻醉过程和注意事项,以取得他们的配合。对于有肺内感染和气道痉挛的患儿尽量推迟手术,待控制感染后再进行。对于存在气道压迫症状的纵隔肿瘤患儿,最好选择保留自主呼吸的麻醉诱导方案,并对插管的困难程度进行准确地评估。抗胆碱药虽然可以减少腺体分泌,但也可以使气道分泌物变得黏稠,不利于其排出,故术前不主张使用抗胆碱药,但可以在术中必要时给予。

第三节 围手术期的麻醉管理

胸科手术麻醉的特点主要是解决开胸和侧卧位对呼吸和循环系统的影响,而且胸腔内存在丰富的神经感受器,手术操作的刺激会引起较强的应激反应,此外一些肺部的手术容易引起感染的扩散或呼吸道梗阻。这就要求麻醉医师在实施麻醉时要保证一定的麻醉深度,以便于气管插管和抑制不良的应激反应;同时应密切观察患儿呼吸道情况,必须保证其通畅,避免发生缺氧和二氧化碳蓄积。关于血流动力学方面最好做连续的有创动脉压的监测,以便于及时发现患儿循环系统功能的变化,一旦有因手术牵拉或压迫血管而造成的血压过度下降或剧烈波动要及时和外科医师沟通,避免造成严重后果。

一、麻醉方法和药物

开胸手术的患儿最好选用气管插管全身麻醉,麻醉诱导可根据患儿病情选择静脉麻醉诱导、吸入麻醉诱导和静吸复合诱导的方式。除一些特定的可能出现困难气道的情况(肿瘤压迫主气道、气管食管瘘等)外,一般均采用常规麻醉诱导。静脉麻醉联合胸段硬膜外阻滞或椎旁神经节阻滞也是不错的选择,这样不仅可以加强术中的镇痛作用,减少麻醉药用量,而且还有利于术后镇痛,加快患儿术后恢复。麻醉维持也可选用静脉、静吸复合麻醉的方法。肌松药的使用可使肌肉充分松弛,降低气管插管的难度和避免手术操作时不利的肌肉收缩。麻醉药物的选择方面,吸入性麻醉药一般使用七氟烷,因其具有刺激性小、起效较为迅速、能够抑制气道应激反应等特点。对于肺囊肿、肺大疱等患儿,禁止使用氧化亚氮,因其可以导致肺囊肿或肺大疱的破裂,造成严重后果。镇静药可以选择咪达唑仑、丙泊酚,这两种药物的临床应用已经相当成熟。近年来右美托咪定在小儿麻醉中也多有应用,其有效性和安全性也得到证实。关于镇痛药最好选择短效药物或中效药物,也可以两种药物联合应用。总之麻醉药应用的主要宗旨是,保持适当的麻醉深度、抑制不良反射、为外科手术提供必要的条件,同时又要维持患儿呼吸、循环系统的稳定,保障患儿安全。

二、术中监测及管理

患儿术中除了常规监测 SpO_2、ECG、$P_{ET}CO_2$ 及体温外,最好做连续有创血压监测,因为胸腔内手术时如果压迫心脏和大血管会产生严重的低血压,所以在术中进行实时的体循环血压监测是非常必要的。对于大多数开胸手术,可在任一手臂进行桡动脉穿刺置管。尽管中心静脉压(central venous pressure,CVP)读数作为血容量状态的监测指标并不十分可靠,但在预计术中血容量丢失较多时仍需经颈内静脉置入中心静脉导管,导管最好选用双腔,以便能够快速给予患儿血管活性药和及时快速扩容。如无特殊需要很少应用肺漂浮导管,因其测量数据的准确性易受到内源性或外源性 PEEP、侧卧位及开胸等因素的影响。对于有肺动脉高压的患儿可采用 TEE 监测。术中要随时关注气道压的变化,以便能及时发现有无气道受压梗阻或痉挛的情况,一旦出现气道压过高要及时查明原因并与手术医师沟通,必要时停止手术操作,待问题解决后再继续手术。当患儿出现缺氧或二氧化碳蓄积时要进行血气分析监测,并根据血气结果分析原因,作出相应处理。胸科手术的患儿输入过多液体与术后急性肺损伤相关,侧卧位时输入过量液体会导致下侧健肺液体过多而造成该侧肺的水肿,这可能在术中,尤其是在单肺通气中造成肺内分流增加。

三、术后疼痛治疗

对开胸手术的患儿而言,良好的术后镇痛是非常必要的。如果镇痛不足会导致患儿不敢用力呼吸和咳嗽,不能有效清除气道分泌物,最终导致气道堵塞、肺不张、肺内分流和低氧血症。此外控制不佳的急性疼痛还可发展成难治的术后慢性疼痛。目前常用的小儿术后镇痛方法有:静脉镇痛、胸段硬膜外镇痛(TEA)、胸椎旁神经阻滞(TPB)、肋间神经阻滞、经皮椎旁神经阻滞、经皮神经电刺激等。各种镇痛方法均有自身的优缺点,如静脉镇痛操作简单,效果也比较明确,患儿的接受度相对较高,但是其呼吸抑制和恶心、呕吐的发生率较高;TEA 和 TPB 的镇痛效果明确,对运动性疼痛(深呼吸或咳嗽的时候)的镇痛效果要优于静脉镇痛,能够改善呼吸和心血管的预后,降低术后慢性疼痛的发生率,但是 TEA 需要基础设备来管理和调整剂量,需要有凝血状态的监测和易发生感染等缺点。近年来,多模式镇痛日益受到麻醉医师的青睐,多模式镇痛为作用于中枢或外周的、镇痛机制不同的多种方法的联合应用,同时结合非药理学的干预措施,可以减少阿片类药物的使用,促进患儿快速康复,具有镇痛效果更好而副作用更少的优点,从而更多地用于小儿胸科手术的术后镇痛。

第四节　单肺通气技术

肺隔离技术最初的目的是保护健侧肺,可以使健侧肺免受患侧肺引流出的分泌物或血液的污染。随着单肺通气技术的不断进步,外科医师对充分暴露术野的要求越来越高,尤其是胸腔镜手术的开展,往往需要手术侧肺野萎陷或相对静止,这也促进了单肺通气技术的应用。为了获得小儿满意的术野和单肺通气效果,常采用以下几种方法。

一、二氧化碳人工气胸

小儿胸腔镜手术中为了有足够的术野往往需要人工气胸,该方法一般为向患儿术侧胸腔内注入 4~6mmHg 的二氧化碳气体。需要注意的是:人工气胸的压力作用可影响心脏的前负荷和后负荷,降低患儿的血压和心排血量。在吹入二氧化碳气体时,可因充气时的直接损伤或外界气体通过破损的肺间质血管进入血液循环,造成空气栓塞或纵隔及皮下气肿。空气栓塞的危害程度受栓塞气体类型、容量、进入血液循环的速度及患儿心血管功能的影响。一般情况下进行二氧化碳人工气胸时,由于胸腔内二氧化碳的吸收,患儿的 $P_{ET}CO_2$ 会有所增加。如果发现突发的不伴气道阻力增高的 $P_{ET}CO_2$ 降低及循环抑制,应排除空气栓塞的发生。此时应立即停止人工气胸和气体吹入。二氧化碳会很快被人体吸收,对循环功能的影响可很快恢复。当进入血液循环的气体量较大时,可采用左侧头低位;如已置入中心静脉导管,可经该管将位于右心室顶部的气体抽出。

二、单侧主支气管插管

单侧主支气管插管是实现单肺通气技术最简单的方法,该方法是先将普通的单腔气管插管插入患儿健侧的主支气管,而使患侧肺隔离。有经验的麻醉医师可以单独通过听诊法来完成操作,纤维支气管镜也可以帮助定位导管。表 20-4-1 提供了常见的小儿纤维支气管镜规格及它们在单腔、双腔导管中的应用。一侧主支气管插管的方法操作比较简单,适用于紧急情况下的单肺通气(气道内出血、张力性气胸),但是它也存在较大的缺点,如果选用带套囊的气管插管时,导管尖端到套囊末端的距离必须要小于对应侧肺的主支气管的长度,否则将会堵塞该侧的肺上叶入口,造成缺氧。当选择不带套囊的气管插管时,导管的外径如果过小,则会造成漏气,术侧肺不能充分萎陷,同时也可能出现健侧肺被患侧肺引流出的分泌物污染,而且术中不能对健侧肺进行吸引。

表 20-4-1　常见的小儿纤维支气管镜规格

纤维支气管镜	外径 /mm	单腔管外径 /mm	双腔管
LFP	2.2	3.0 及以上	26~28F
DP	3.1	3.5 及以上	32F 及以上
GP	4.1	4.5 及以上	37F 及以上

三、双腔气管插管

双腔气管插管本质上是塑形在一起的两个不等长导管,较短导管终止于主气道,较长的导管进入一侧肺的主支气管。用于成人或较大儿童的双腔气管的两个末端具有套囊,当短管上的套囊充气时可以进行正压通气,当长管上的套囊充气后可以保护健侧肺免受污染,同时可进行患侧肺的吸引。目前最小双腔气管的规格为 26F,一般只可用到 8 岁的儿童。小儿患者双腔气管插管的尺寸选择见表 20-4-2。

表 20-4-2　小儿患者双腔气管的规格选择

年龄 / 岁	双腔气管大小
8~12	26F
10~12	26~28F

年龄 / 岁	双腔气管大小
12~14	32F
14~16	35F
16~18	35~37F

儿童应用双腔气管插管的方法与成人相同,当导管的前端通过声门到达主气管中段后即撤回导丝,将导管向插入侧旋转 90° 后继续插入到达相应的主支气管(此时将患儿头部偏向对侧有助于操作)。对于成人而言,插入的适宜深度与身高相关,而对于小儿而言没有恰当的评估标准,所以在这种情况下使用纤维支气管镜可以提高插管效率。因为左主支气管的长度大于右侧,因此置入左侧支气管时堵塞肺上叶入口的概率要小一些。双腔气管插管的套囊属于高容低压气囊,其在不过度充气的情况下对气道造成挤压的程度较小。使用双腔气管的普遍问题与麻醉医师的经验有关,常见的并发症为插管位置不当、管腔阻塞,以及气管、支气管水肿。插管位置不当可造成患侧的肺萎陷不足和健侧肺部分萎陷而缺氧。

Marraro 医师在 1985 年设计出了一种可用于 5 岁以下患儿的双腔气管,它是由两个长度和内径不等的塑料无气囊气管导管合并在一起组成的。墨菲孔设置在较长的导管上,以防阻塞肺上叶入口。该管的缺点是由于缺乏适宜管径的纤维支气管镜,所以使用该双腔气管定位困难,而且由于该管的两个管腔均非常细,管腔阻塞的概率很大。在尺寸选择不精确时也很容易产生漏气,因此现已基本不用。

四、支气管封堵器

该技术的优点是可以适合隔离一侧任何大小的独立气道。当患儿由于体型过小或插管困难而无法置入双腔管时,可考虑置入支气管封堵器,最小可用到出生后 2 个月的婴儿单肺通气。目前常用的支气管封堵器是阿恩特(Arndt)支气管封堵器和福格蒂(Fogarty)取栓导管。

1. **阿恩特支气管封堵器** 封堵器的生产规格有 5.0F/50cm 和 7.0F/65cm。当使用 5.0F/50cm 或 7.0F/65cm 规格封堵器时,推荐气管内导管的内径分别为 4.5cm 和 6.0cm,气道峰压分别不能超过 $20cmH_2O$ 和 $25cmH_2O$。较高的气道峰压或呼气末二氧化碳分压的缺失提示支气管封堵的位置不佳;不能通气提示封堵器向近端移位,导致气管堵塞,应立即将气囊放气。该封堵器的放置方法依小儿气管内径不同而异。

(1)导管外放置:适合于气道内径为 3.5~4.5mm 的支气管封堵,当年龄(新生儿至 3 岁)较小患儿的气道直径不能使用 4.5mm 以上的气管导管时,可用以下步骤将 5.0F/50cm 的封堵器置入右主支气管:①选择合适的气管内导管;②依据气管内导管的大小选择合适的支气管镜;③利用喉镜将封堵器置入气管直至遇到阻力,这通常比气管中部深 3~5cm;④将大小适当的气管内导管置入气管中部(型号选择可比预测值小 1/2);⑤保证双肺通气充足;⑥采用柔软的支气管镜确定支气管封堵器准确放在右主支气管,然后退封堵器直至可以看到套囊,向套囊内充入 0.5ml 至最大 2ml 的气体使右主支气管完全阻塞,固定封堵器并记录理想位置时的深度;⑦如出现严重的低氧血症时,要求立即实施双肺通气,必要时可在手术侧肺放置动脉夹以减少分流。当需要置入左主支气管时,采用上述步骤① ~ ⑤将封堵器推至预估的气管中部,然后利用支气管镜确定封堵器和气管隆嵴的位置,头转向右侧,尽量向前推进封堵器至左主支气管。如果置入困难,将支气管镜穿过引导环后置入左主支气管,再将封堵器推入,然后轻推支气管镜至气管隆嵴上方,直视下微调封堵器深度,最后注入 0.5ml 至最大 2ml 的气体,并确认支气管是否完全阻塞。

(2)气管导管内放置:适合于气道内径为 4.5mm 以上的支气管封堵。当 3~12 岁的小儿需要单肺通气时,一般需要使用 4.5mm 以上的气管导管,选择 5.0F/50cm 的封堵器,如气道内径大于 6.0mm 的支气管封堵时,则可选择 7.0F/65cm 的封堵器,经以下步骤置入:①选择合适的气管内导管和支气管镜;②利用喉镜将气管导管置入气管中部,并确认可正常通气;③将阿恩特多端口连接器连接气管导管;④润滑支气管镜和支气管封堵器;⑤将支气管封堵器从连接器封堵器端口置入;⑥将支气管镜通过支气管镜端口的隔膜,直至可以看到引导环;⑦用支气管镜引导封堵器进入目标主支气管,拧紧封堵器螺旋帽防止漏气,并在连接器上固定好封堵器。

2. 福格蒂取栓导管　该导管可作为阿恩特系统的替代品,尤其适用于非常小的气道。介于 2.0~7.0F 的型号通常可用于小儿单肺通气。2.0F/60cm 导管可充入气体的最大容积为 0.1ml,3.0F/80cm 和 4.0F/80cm 导管的最大容积分别为 0.2ml 和 0.75ml。该导管也可放置于气管内或气管外。导管中央有可塑管芯,可使前端弯曲 45° 角以便于支气管镜引导下的转向。取栓导管也可通过气管导管前端或墨菲孔在其前端弯曲 30° 角。通过推进气管导管与取栓导管组件向气管隆嵴靠近,然后旋转近端气管导管/取栓导管/连接器组件,在支气管镜引导下进入目标主支气管。

无论采用何种阻塞导管,均存在阻塞导管定位不准确或术中发生移位的可能性,甚至阻塞导管可能会脱出而堵塞总气管,导致无法进行有效通气,因此须密切监测呼吸变化,及早发现此类问题。患儿在任何体位变动后,均应用纤维支气管镜检查阻塞导管的位置,以利于患儿安全。

五、Univent 气管导管

Univent 气管导管是指在单腔气管导管的侧壁内,有一根可活动的支气管阻塞导管的气管导管。支气管阻塞导管为中空,可进行吸引或吹入氧气,支气管阻塞导管的置入需要支气管镜的引导。最小内径为 3.5mm 型号的该导管外径为 8mm(表 20-4-3),因此只适用于 6 岁以上的小儿。优点是阻塞导管可牢固地连接在主气管插管上,使用时发生术中移位的概率要小于其他装置。但是,由于气管导管大部分的横截面,被阻塞导管的通道占据,尤其是较小型号的 Univent 管,因此会产生较高的气流阻力。此外,其封堵导管的气囊为低容高压型,容易损伤气道黏膜。

表 20-4-3　Univent 气管导管的内外径对照　　　　单位:mm

内径	外径
3.5	7.5/8.0
4.5	8.5/9.0
6	10.0/11.0
6.5	10.5/11.5
7	11.0/12.0
7.5	11.5/12.5
8	12.0/13.0
8.5	12.5/13.5
9	13.0/14.0

第五节　常见小儿胸科手术的麻醉

小儿麻醉的不断发展为胸科手术提供了安全可靠的保障,手术领域不断扩大,然而胸科手术中的病理生理变化较其他部位的手术为甚,同时患儿病情复杂也增加了麻醉管理的难度。先天性膈疝、食管闭锁或气管食管瘘等手术的麻醉管理已在其他章节详细论述,本节中将不再重复涉及,而仅就其他常见小儿胸科手术的麻醉管理加以探讨。

一、食管裂孔疝

患儿,男,4 岁。主因呕血 2 天就诊,呕吐物为胃内容物,伴柏油样便,患儿既往经常反酸、腹痛,且易患上呼吸道感染。胸部 X 线检查显示左下肺片状致密影,左侧膈肌显示不清。进一步 CT 检查显示胃及脾自扩大的食管裂孔凸入左侧胸腔,左肺明显受压。拟行腹腔镜下食管裂孔疝修补术及胃底折叠术。

【思考】

1. 疾病诊疗及病理生理

(1)该疾病的病理生理是什么?

(2)该疾病的临床特点有哪些?

(3)临床上该疾病如何分类?有何种手术治疗手段?

2. 麻醉期准备及评估

(1)该患儿术前需要进行哪些检查?

(2)该患儿应该做怎样的术前准备?

3. 麻醉及术中管理

(1)该手术进行麻醉诱导和气管插管时需要注意什么?

(2)术中需要如何进行监测?

(3)该手术过程中可能出现哪些问题?应该如何处理?

(4)术中的液体如何管理?

4. 术后管理

(1)患儿术后何时拔管?

(2)术后如何进行疼痛管理?

解析

1. 疾病诊疗及病理生理

(1)该疾病的病理生理是什么?

食管裂孔疝(hiatus hernia)是指胃通过发育异常宽大的食管裂孔凸入胸腔内,可分为食管裂孔疝和食管旁疝。本病儿童可以发生在各年龄组,往往以食管下端病损为主。大多数新生儿及婴儿的裂孔疝为滑动性疝,但在较大儿童中可出现一些可变类型。一般形成裂孔疝须有 3 个因素:膈肌及裂孔周围组织薄弱、先天性或后天性食管缩短、腹腔压力增加。儿童裂孔疝多为先天性膈裂孔发育不全所致。疝内容物可为胃或其他腹腔脏器,如肝、脾等。患儿一般多表现为胃食管反流,严重的可出现肺因挤压而导致的发育不良。最多见的是小裂孔疝,且不伴有腹膜囊,占 70%,一般不需要手术,大多可以采取内科治疗,而非常大的疝(多见于女婴),由于保守治疗达不到满意的效果而往往需要手术治疗。

（2）该疾病的临床特点有哪些？

轻症的食管裂孔疝症状并不明显，往往只存在轻度的胃食管反流，但重度的巨大食管裂孔疝会出现很多相关的临床症状。首先，典型病史是自出生后即出现呕吐，其中80%的病例是在出生后第1周内出现，另约15%是在出生后1个月内，一般呕吐量大、剧烈，大多数病例可呕吐出含血性物质，这主要是食管黏膜因炎症出血而导致的；其次，由于巨大疝内容物的压迫致使患儿出现肺发育不良，加之吸入反流胃液的刺激，患儿的肺功能可能受到很大的影响。如果压迫纵隔可出现低血压、低心排血量的循环系统功能障碍。长期的胃食管反流可导致患儿食管下端因炎症增生而狭窄，造成吞咽困难。

（3）临床上该疾病如何分类？有何种手术治疗手段？

食管裂孔疝主要分为4型：①Ⅰ型为滑动性食管裂孔疝，该型患儿先天性膈食管膜薄弱，食管裂孔扩大，在腹内压和胸腔负压的双重作用下，使部分胃底经裂孔进入纵隔，导致His角消失，胃内容物反流，贲门可能位于膈上。②Ⅱ型为食管旁疝，为部分胃或胃底经扩大的裂孔，于食管的右前方进入胸腔，并沿横轴轻度扭转至心脏后方，可导致贲门或幽门部梗阻，胃和食管扩张，纵隔移位。③Ⅲ型是Ⅰ型和Ⅱ型的混合型疝，胃食管连接部和胃底一起通过食管裂孔疝入胸腔，胃食管连接部和胃底均位于膈肌上方。④Ⅳ型疝的特点是除了胃以外，还有腹腔内其他脏器，如横结肠、大网膜、小肠或肝、脾等可同时疝入胸腔。

目前小儿食管裂孔疝的主要手术治疗手段多为经腹腔镜下疝修补术和胃底折叠术，也有经胸裂孔疝修补术，但现在较少应用。

本例患儿为食管裂孔疝Ⅳ型，拟行腹腔镜下疝修补术和胃底折叠术。

2. 麻醉期准备及评估

（1）该患儿术前需要进行哪些检查？

首先要完善影像学检查，确定疝的大小、位置及对患儿肺和纵隔的挤压程度，结合听诊对患儿的呼吸、循环功能作出初步判断。CT多层扫描可明确疝入脏器、肺发育情况，以及有无肿物和其他并发症。超声心动图检查可了解有无严重的先天性心脏病。其次要进行血常规、凝血时间、肝肾功能和血液生化的检查。该患儿术前有明显的呕血、便血史，应明确是否存在贫血、凝血异常，以及其他的一般状况。该患儿左下肺有片状致密影，左肺明显受压，如果患儿存在缺氧、咳痰等肺部症状时，应做血气分析以确定其肺功能状态。最后还要排除患儿是否合并其他系统脏器的畸形。

（2）该患儿应该做怎样的术前准备？

首先，根据患儿有无贫血及贫血的程度对其进行补血治疗，一般输注悬浮红细胞即可，对于因营养不良而造成低蛋白血症的患儿应输入白蛋白，存在凝血功能障碍的患儿术前应补足相应的凝血因子（血浆和/或血小板）；其次，如果患儿肺功能差，手术麻醉的风险会大大提高，此时应不急于手术，先对患儿呼吸系统障碍进行相应的治疗，待症状好转后再行手术。若患儿术前有频繁呕吐的症状，注意可能存在脱水、电解质紊乱及酸碱失衡等情况，应积极给予治疗和纠正。患儿术前禁食要充分，必要时行胃管引流减压，以防止发生反流误吸。术前常规给予抗胆碱药，以抑制腺体的分泌。

3. 麻醉及术中管理

（1）该手术进行麻醉诱导和气管插管时需要注意什么？

该患儿在充分胃肠减压的基础上进行麻醉诱导，体位采用头高足低位。诱导期间可按压环状软骨，面罩辅助通气时采用低潮气量（6~8ml/kg）、低气道压（峰压≤15cmH$_2$O）的手法，以防止反流和气体进入胃内。气管插管时注意置管深度不宜过深，如果选用带套囊的气管插管则以套囊刚刚越过声门即可，因为气腹会使膈肌上抬，肺也可能随之上移，而且小儿的气管比较短，容易造成插管进入一侧肺内，出现单肺通气，且对于小儿的支气管内插管又不容易被听诊发现，这种非预期的单肺通气很容易造成术中缺氧。

（2）术中需要如何进行监测？

患儿术中的标准监测包括：SpO_2、ECG、$P_{ET}CO_2$、无创血压（NIBP）、体温和尿量。对于血流动力学不稳定或患有其他合并症的患儿，术中要进行严密的有创监测（中心静脉压和有创血压），并做血气分析。麻醉气体浓度和呼吸机性能的监测对麻醉安全也是很有必要的。需置入膀胱导尿管和胃管以减少膀胱和胃内的压力，避免放置穿刺器时造成损伤。注气装置必须在视野范围内，麻醉医师应严密观察注气压力。对于儿童尤其是小婴儿，血糖监测有助于指导术中的输液管理。$P_{ET}CO_2$ 是腹腔镜手术中最常用的一种非侵入性替代 $PaCO_2$ 的监测指标，可用于评估患儿通气是否充分。然而，需要注意的是，由于通气/血流比值不匹配，$P_{ET}CO_2$ 可能与 $PaCO_2$ 有很大差异。

气腹对呼吸机制的影响可表现为气道阻力增高，这种阻力的增高是由于上移的膈肌和胸壁之间的压力及大气道的变窄和扭曲所致。随着手术时间的推移，膈肌向上移位可导致肺容积减少，使肺相关部位有肺不张倾向，所以持续监测气道压力有助于发现动态的肺过度膨胀或肺不张的形成。

（3）该手术过程中可能出现哪些问题，应该如何处理？

患儿术中需严密监测 SpO_2、ECG 和 $P_{ET}CO_2$，并根据这些参数变化分析原因并作出相应的处理，对于突然发生的 $P_{ET}CO_2$ 降低、SpO_2 下降而气道压又无明显上升时，应考虑气体栓塞的可能，此时应对患儿的循环功能进行检查（血压、心率、脉搏），尽快确定原因，一旦确诊立即停止气腹，并按照空气栓塞的处理原则进行紧急治疗。由于此类患儿往往并存肺组织的发育不良，气道压力的增高可能对患侧肺造成损伤，严重的可导致气胸，因此术中需要严密监测气道压的变化，避免压力过高。术中一旦出现气胸应立即通知手术医师，暂停手术操作，并进行相应的处理。

（4）术中的液体如何管理？

患儿术中一般输注等渗的乳酸林格液即可，对于术前存在循环血容量不足的患儿应适量补充胶体溶液。对于年龄较小的婴儿和新生儿，术中液体以 5% 的葡萄糖溶液[4ml/(kg·h)]作为基础量，为防止围手术期低钠血症的发生，可酌情补充电解液溶液。对伴有肺发育不良的患儿术中的补液量不宜过多，以防原本发育不良的肺出现水肿。

4. 术后管理

（1）患儿术后何时拔管？

该患儿肺发育的程度尚可，术后呼吸通气良好，血气分析结果满意，待其完全苏醒后即可拔除气管插管，送监护室后继续充分供氧，以维持 PaO_2 达到 60~80mmHg。如果患儿的腹腔发育较差，术中当疝内容物回纳至腹腔后，如腹壁缝合过紧可使腹内压增高，使膈肌上升而造成功能残气量减少、腔静脉受压而影响气体交换。若关腹时应用了少量肌松药，术后常需要较长时间的机械呼吸。若患儿存在肺发育不良，疝复位后不能使用高压力通气，不要急于使不张的肺叶很快膨胀，一般术后 1 周能恢复。这类患儿术后不应拔管，而仍需呼吸机支持呼吸并延迟至患儿情况稳定后再拔管。

（2）术后如何进行疼痛管理？

可采用多模式镇痛的方法，此患儿经皮肤切口局部浸润复合静脉持续小剂量阿片类药物输注，达到了良好的术后镇痛效果。另外，若采用椎旁神经节阻滞联合阿片类药物也可为患儿提供满意的术后镇痛。

二、肺隔离症及先天性肺支气管畸形

病例

患儿，男，13 个月。其母在常规孕检时发现肺发育异常，出生后 CT 检查诊断为肺隔离症，定期随访，患儿出生 6 个月以后经常发生肺部感染，需要抗生素治疗，最后一次肺部感染于 2 个月前，现感染控制良好,拟择期行隔离肺切除术。

【思考】

1. 肺隔离症的定义是什么? 临床如何分型?
2. 小儿肺隔离症的病理生理特点有哪些?
3. 目前针对肺隔离症的治疗方法有哪些?
4. 该类患儿术前应做好怎样的准备?
5. 该手术的麻醉注意事项有哪些?
6. 患儿术后需要哪些方面的关注?

解析

1. 肺隔离症的定义是什么? 临床如何分型?

肺隔离症(pulmonary sequestration)是一种先天性肺发育畸形,指肺在发育过程中形成无功能的肺组织肿块,和正常的气管、支气管不相通或偶相通,单独发育并接受体循环系统动脉供血,不具备肺的功能。依据其所处部位分为叶内型和叶外型。叶内型存在于肺叶内,与正常肺组织由同一胸膜包裹,异常动脉多来自主动脉或肋间动脉(可不止 1 支),静脉大多回流到肺静脉。叶外型与正常的肺组织分离,有自己独立的胸膜包裹,大多位于左肺下方,也有少数位于膈肌或膈下,动脉血供多来自胸主动脉或腹主动脉,静脉回流至奇静脉、半奇静脉和门静脉系统,也有少数回流至肺静脉。

该例患儿术前影像学检查提示隔离肺为叶内型,异常动脉来肋间动脉,静脉回流到肺静脉。

2. 小儿肺隔离症的病理生理特点有哪些?

大多数患儿出生时可无症状,但在后期生长过程中可出现反复的难治性肺部感染。巨大的隔离肺可压迫正常的肺组织而导致患儿缺氧。一般肺隔离症与支气管不相通,但反复感染的叶内型隔离肺可因炎症侵袭而与支气管相通,除造成感染播散外还可能形成病损部位的气肿,加重对正常肺组织的压迫。如果它的滋养动脉粗大会使心排血量过高而造成心功能受损。叶外型肺隔离症常与其他先天畸形并存,如其他的肺畸形、心脏畸形、结肠畸形等。

3. 目前针对肺隔离症的治疗方法有哪些?

手术切除是有症状患儿的治疗标准,但无症状的患儿是否需要手术目前仍存在争论。由于早期手术不但可减少远期并发症的风险,还能够促进手术侧正常肺组织的代偿性生长,所以大多数学者认为无论有无症状,均应手术治疗,建议以出生后 2~6 个月为宜,不应超过 2 岁。目前,电视胸腔镜手术(video-assisted thoracoscopy, VATS)是治疗肺隔离症患儿的主要选择,具有切口小、术中出血少、恢复快、术后住院时间短等优点,是一种安全可靠的手术方式。如果患儿之前存在反复的肺部感染,预计病变部位与周围组织粘连严重,剥离困难;或其供血动脉粗大,术中破裂大出血的概率高,最好选择开胸手术。通过栓塞供血动脉的介入治疗可使隔离肺组织缺血、坏死、纤维化,进而消退,但血管栓塞可能出现术后线圈偏移、栓塞不彻底及复发咯血、感染等并发症,目前不作为主流的治疗方案。

4. 该类患儿术前应做好怎样的准备?

首先,除了要进行常规的术前检查外,还要做好术前访视,认真了解病情,明确病变所在部位及病变大小。通过影像学检查(强化 CT 和 MRI)可以了解供血动脉的位置、数目、回流静脉情况,以及病变与周围组织的关系,如果供血动脉粗大,病变与邻近组织粘连明显,应做好术中输血的准备。其次,对于呼吸功能受损的患儿,术前应做血气分析,根据结果调整好患儿的内环境。如患儿存在肺部感染的情况,要积极抗感染治疗,待感染控制后再择期手术。对有咯血病史的患儿需排除近期再咯血的可能。最后还要与外科医师沟通,确定手术方式并根据手术方式选择麻醉方法,做好麻醉前准备。必要时做肺功能检查。

5. 该手术的麻醉注意事项有哪些?

麻醉时的注意事项包括:①常规监测患儿的SpO_2、ECG和$P_{ET}CO_2$,注意气道压和压力/容量环的变化;②面罩吸纯氧增加氧储备;③可选择吸入麻醉诱导或静脉麻醉诱导,诱导要充分,避免气管插管时出现呛咳;④根据病情和术式来选择通气方式,如有必要,采用单肺通气技术;⑤建立可靠的静脉通路,确保术中快速输血/补液的需要;⑥最好进行有创动脉血压的监测;⑦做好氧供,如果行单肺通气,SpO_2最好维持在90%以上,允许一定程度的高碳酸血症;⑧患儿变换体位后要再次确定气管导管尖端位置,必要时做好调整;⑨气道分泌物要及时吸引;⑩术后肺膨胀时要控制好压力,关闭胸腔后要确保引流管通畅。

该患儿在病房已开放外周静脉通路,因此入室后即进行常规监测,采用静脉麻醉诱导,给予咪达唑仑、丙泊酚、舒芬太尼、顺阿曲库铵后,在纤维支气管镜引导下顺利插入支气管导管及支气管封堵器,开放中心静脉并行桡动脉置管测压。术中持续泵注丙泊酚及瑞芬太尼维持麻醉,行单肺通气并采用保护性肺通气措施,手术顺利,麻醉平稳,监测指标除呼气末二氧化碳分压及气道压力有所增高,而采取相应的措施外,其他指标均正常。术毕患儿送入苏醒室,麻醉恢复及苏醒顺利,拔出气管导管后安返病房。

6. 患儿术后需要哪些方面的关注?

患儿术后需要关注的内容:①提供充分的镇痛,可以选择胸段硬膜外阻滞镇痛、椎旁神经节阻滞、肋间神经阻滞和静脉镇痛泵;②确保胸腔闭式引流管处于开放状态并与引流瓶连接;③必要时做血气分析以了解患儿通气情况;④做胸部影像学检查以判定有无气胸及肺不张;⑤做血常规检查以明确患儿是否需要补充红细胞。

三、纵隔肿瘤

病例

患儿,男,6岁。主因发热,咳嗽3天来院就诊。患儿既往易患呼吸道感染。胸部X线检查显示左侧胸腔占位性病变,当即行胸部CT检查,结果显示"纵隔肿瘤,凸向左侧胸腔,左肺上叶部分不张,双肺肺炎"。经过1周的抗感染治疗和术前准备,现各项指标达到手术要求的标准,拟行经左侧开胸纵隔肿瘤切除术。

【思考】

1. 纵隔的解剖结构如何描述?
2. 小儿纵隔肿瘤的病理生理特点有哪些?
3. 该患儿术前需要进行哪些检查?
4. 该类患儿应该做怎样的术前准备?
5. 该手术进行麻醉诱导和插管时需要注意什么?
6. 该类手术术中可能出现哪些问题?应该如何处理?
7. 患儿术后拔管需要注意什么?

解析

1. 纵隔的解剖结构如何描述?

纵隔按上下可分为上纵隔和下纵隔,上纵隔又以气管分叉为界分为前后两部分;下纵隔分为3个部分:心包、心脏和气管分叉所在部位为中纵隔,其前方到胸骨为前下纵隔,其后方到胸椎为后下纵隔。纵隔内包含心脏、心包、大血管、主气管、食管等器官和丰富的神经、淋巴和结缔组织。

2. 小儿纵隔肿瘤的病理生理特点有哪些?

在小儿的纵隔肿瘤中最常见的是神经源性肿瘤,其次是胸腺肿瘤、畸胎瘤和囊肿、淋巴血管源性肿瘤、肠源性囊肿、支气管囊肿和心包囊肿。纵隔肿瘤可以发生在纵隔的任何位置,该类肿瘤除了肿瘤本身对患儿的综合性损害外,最需要关注的是其对呼吸和循环系统的压迫造成的严重并发症,尤其是前纵隔的肿瘤。虽然许多成年前纵隔肿瘤患者大多无症状,但是在儿童,70% 的患儿有明显的症状,典型的症状包括呼吸困难、咳嗽和喘鸣。患儿睡眠时可以表现为侧卧位呼吸和半坐位呼吸,严重者需要直立位呼吸。端坐呼吸、上肢和 / 或颈面部水肿等症状与麻醉时的危险并发症密切相关。

3. 该患儿术前需要进行哪些检查?

术前仔细询问病史,对患儿进行评估,明确有无潜在的呼吸道和心血管风险。夜间咳嗽和端坐呼吸是上呼吸道梗阻的典型特征,这种患儿可能在围手术期发生灾难性的后果。询问患儿有无呼吸困难随体位的改变而缓解及哪种姿势可以缓解的情况。查看患儿是否存在上腔静脉梗阻或上肢水肿的情况,对于比较严重的患儿应推迟手术,应用放射治疗或类固醇激素治疗,一般 24~48 小时可以使瘤体减小,但这种治疗可影响组织学的诊断。也有研究表明在开始治疗后的 72 小时内进行活体组织检查(活检),并不影响组织学诊断。

影像学检查包括 X 线检查和 CT 检查,正位 X 线片可以诊断气管受压、偏离和"鞘"状气管的情况。CT 检查非常重要,它可以检查出肿瘤的大小及气管和大血管的受压情况,如果受压气道的直径小于正常的50% 时,提示麻醉风险很大。表 20-5-1 说明了小儿前纵隔肿瘤的风险评级方法。超声心动图检查可以评估心脏结构(右心房或肺动脉受压)和心包受累(心包积液和缩窄性心包炎)的情况。

表 20-5-1　前纵隔肿瘤患儿的风险评估

	低风险	中等风险	高风险
体征	无气道受压	气管压缩 <70%	气管压缩 >70%
	无心血管受压	无支气管受压	气管压缩 <70% 但伴支气管受压
			大血管受压
			超声显示心脏压塞
症状	无	呼吸时需要适当的体位	端坐呼吸
			喘鸣或发绀

肺功能检查效果目前尚存在争议,许多临床研究并没有发现肺功能检查结果与气道狭窄存在显著相关,而且术前肺功能状态与术后并发症也无明显关联,不过肺功能检查可以评估出 CT 不能做到的气道受压的动态改变。

4. 该类患儿应该做怎样的术前准备?

麻醉方法的选择要根据手术方法而定,对风险等级较高的患儿,如果只做诊断性手术(骨髓活检及 CT或超声引导下的外周淋巴结活检),尽量选择局部麻醉或轻度镇静。若必须全身麻醉时应充分做好处理呼吸困难的准备,准备好各型号的气管导管、喉镜及硬支气管导管,必要时备好体外循环装置。对有术中出血倾向的患儿,术前一定要备血充足。另外,胸腺瘤的患儿可能合并重症肌无力,应予以重视。

5. 该手术进行麻醉诱导和插管时需要注意什么?

有呼吸道梗阻的患儿尽量选择清醒插管,如果选择全身麻醉诱导插管,应保留自主呼吸。可以选择吸入麻醉(七氟烷),辅助 CPAP 可以帮助维持气道的开放状态以防止肺不张,插管深度以越过狭窄或压迫部位为宜。由于气道肌张力的减弱可能导致完全的呼吸道梗阻,所以避免应用肌松药。对于存在上腔静脉受压的患儿,诱导时要防止发生呛咳,避免加重充血、水肿及颅内压增高。对于需要开胸进行肿物切除或组织检查的患儿,采用胸段硬膜外阻滞或椎旁神经节阻滞可以提供良好的镇痛效果,并减少阿片类药物的用量,利于维持自主呼吸。术前需要被迫体位的患儿,诱导时最好采用其舒适体位。麻醉后变换体位引起呼吸、循环明显改变或压迫症状加重的患儿,应立即恢复原有体位或俯卧位,并与手术医师协商在原体位下进行手术。对明显呼吸道梗阻和血管受压严重的高风险患儿,又必须进行手术时,应提前准备好体外循环,是对麻醉和手术安全的最大保障。

如果对患儿术前风险评估的情况许可、患儿无明显呼吸道梗阻和血管受压情况或在胸腔镜下手术、对患儿施行单肺通气,可根据患儿年龄特点及具备的导管条件,选用单侧主支气管插管、双腔气管插管、支气管封堵器或 Univent 气管插管。无论采用何种方法,支气管插管均需在纤维支气管镜引导下进行,以确保单肺通气的准确性和有效性。同时,尚需密切监测呼吸变化,如发现异常情况,及时处理。麻醉诱导下支气管插管完成后,如患儿发生体位变动,均应再次确认导管的位置,以利于患儿安全。

6. 该类手术术中可能出现哪些问题? 应该如何处理?

如果肿物较大或与周围组织粘连,术中大量出血的可能性很大,则对患儿要建立有创血压监测以实时了解血液循环情况,通过中心静脉或下肢深静脉置入静脉导管,以便及时快速地输血、补液。术中可能会出现因体位改变或手术牵拉造成的呼吸、循环功能紊乱,一旦出现应立即与手术医师沟通,停止不利的操作,解除危险因素。

若对患儿实施单肺通气,建议采用保护性肺通气策略,即应用小潮气量并增加呼吸频率,以提供所需的每分通气量,防止气道压过高造成的肺损伤。术中虽尽量保持呼气末二氧化碳分压在正常范围,但也可有目的地允许一定程度的高碳酸血症,以使肺损伤降到最低。如果在单肺通气期间,患儿出现低氧血症,PaO_2 持续降低时,应立即吸入 100% 纯氧,并重新确定阻塞器或导管的位置是否正确,必要时吸引呼吸道内的分泌物;也可开放无通气侧肺,给予压力 2~5cmH$_2$O 的 CPAP,健侧肺加入最小有效的 PEEP,当然也可给予周期性人工双肺通气,患儿缺氧情况大多会迅速改善;若采取上述措施仍无效,可对无通气侧的肺动脉进行阻断,以改善通气/血流比值,减少肺内分流,往往会收到很好的效果。

7. 患儿术后拔管需要注意什么?

无术前气管受压的患儿,手术结束后当呼吸和咳嗽反射恢复满意时,患儿完全清醒后即可拔管。存在气管受压或可疑气管软化的患儿,应试验性拔管,先将导管退至压迫部位以上,观察几分钟,如通气良好可待患儿完全清醒后拔出插管,如果出现气道受压状况应立即将插管插入原来位置。因气管软化而需要留置气管导管的患儿,一般需要 3~7 天,长者可达 2 周。

四、漏斗胸

病例

患儿,男,7 岁。因胸骨凹陷来院就诊。体格检查:患儿胸骨凹陷约 3cm,呼吸音粗。CT 扫描示胸骨内陷,无明显肺发育异常表现,心脏偏向左侧。超声心动图进一步检查显示患儿无明显心脏结构异常,右心室流出道压力尚可。患儿拟在全身麻醉下行漏斗胸矫治术(Nuss 手术)。

【思考】

1. 请你从病理生理学角度谈谈对该病有哪些认识?

2. 漏斗胸患儿常并存哪些疾病?

3. 外科治疗该病可选择哪些手术方式?

4. 该类患儿术前应做怎样的术前评估和准备?

5. 该类患儿术中麻醉的要点有哪些?

6. 漏斗胸手术有发生何种术后并发症的风险?

7. 漏斗胸手术术后镇痛的方法怎样选择?

解析

1. 请你从病理生理学角度谈谈对该病有哪些认识?

漏斗胸(pectus excavatum)是胸骨、肋软骨及部分肋骨向脊柱呈漏斗状凹陷的一种畸形,一般由第3肋软骨至第7肋软骨向内凹陷。大多数患儿出生后即出现浅的凹陷,并随年龄的增长进行性加深。漏斗胸的发生率为0.1%~0.3%,占先天性胸廓畸形的90%,男性多于女性(4∶1)。依据Haller指数(凹陷最低点的胸廓横径/凹陷最低点到椎体前的距离)分为三度,指数<3.2为轻度,3.2~3.5为中度,>3.5为重度。该例患儿Haller指数为3.4,为中度漏斗胸。若为严重的漏斗胸,由于凹陷的胸壁会对心、肺造成挤压,影响肺的膨胀,造成肺活量和功能残气量均下降,使气体交换受限,肺内分泌物滞留。心脏受压可发生移位、每搏输出量降低、可闻及功能性杂音及肺内分流增加等。患儿的运动耐量降低,容易发生肺部感染。由于存在胃部受压可导致患儿食欲缺乏、体重减轻。

2. 漏斗胸患儿常并存哪些疾病?

该病可能并存的疾病有:①马方综合征;②神经纤维瘤;③糖胺聚糖病;④先天性脊柱侧弯;⑤先天性肺囊性腺瘤样畸形;⑥先天性心脏病(二尖瓣脱垂)等。该例患儿未见上述并存疾病。

3. 外科治疗该病可选择哪些手术方式?

手术方式有很多种,传统的手术方法有胸骨翻转法和胸骨上举法,手术需切除3~6对肋软骨并截除部分胸骨,加或不加胸骨后克氏针固定(目前只针对特殊类型的患儿采用)。1998年Nuss医师发明了一种革命性的手术方法,该方法不切除肋软骨,不截骨,在两侧胸壁各切一个2cm左右的切口,在胸腔镜的引导下置入一条弧形金属支架将凹陷矫正。

该例患儿拟行漏斗胸矫治术,即上述所说的Nuss手术。

4. 该类患儿术前应做怎样的术前评估和准备?

评估的重点是关注患儿有无运动耐量减低和其他提示心肺功能受损的症状,如是否易患肺部感染,以及是否存在右心室流出道梗阻、心律失常和通气/血流比值失调等。一般检查包括:① X线检查,可显示胸骨下部和相邻肋软骨明显下降、脊柱和胸骨间距离缩短,也可显示是否有心脏移位和肺纹理的改变等;② CT扫描,效果要优于X线检查,可发现是否合并肺气肿、肺隔离症、肺囊性腺瘤样畸形和右胸主动脉等;③心电图,多见窦性心律不齐、P波双向或倒置、右束支传导阻滞,心脏受压转位时可表现为电轴右偏;④对心肺功能严重下降的患儿应该进行心肺功能的检查;⑤必要时做心脏超声检查,明确是否有心脏结构变异,如二尖瓣脱垂。

对于轻度漏斗胸的患儿无特殊的术前准备,而对于重度的患儿要依据病情做好相应的处理。如果患儿营养不良,术前要补充营养,提高手术耐受力,这也有利于患儿的术后恢复。对于存在二尖瓣脱垂的患儿,应重点防治感染性心内膜炎。对于存在肺部感染的患儿,术前应积极治疗,待感染得到良好控制后再行手术。

该例患儿呼吸音粗,但无明显肺部异常表现,心脏虽偏向左侧,但无明显心脏结构异常,右心室流出道压力尚正常,总体心肺功能尚可,经常规术前准备后拟行手术。

5. 该类患儿术中麻醉的要点有哪些?

一般采用气管插管全身麻醉,气管插管的置入难度一般不大,采用快诱导和慢诱导的方式均可。对于较大一些的患儿,气管插管全身麻醉复合胸段硬膜外阻滞或椎旁神经节阻滞表现出更好的镇痛和循环稳定的效果。在 Nuss 手术中,为增加术野,减少钢板支架置入过程中对胸内脏器或组织造成损伤的概率,当手术进行至胸骨与心包间进行钝性分离时,可选择低潮气量控制呼吸,适当提高呼吸频率,必要时采用手控呼吸。当内置钢板固定后,退出胸腔镜时要充分膨胀肺并维持气道正压约 5 秒。术中常规监测患儿 SpO_2、ECG、无创血压监测和 $P_{ET}CO_2$,实时注意患儿生命体征,特别是在低潮气量和 / 或手控呼吸时,一旦出现缺氧及 $P_{ET}CO_2$ 过高,应及时作出调整。对于术前存在心肺功能障碍的患儿,术中需行有创血压监测,必要时做血气分析。

该例患儿采用气管插管全身麻醉,给予静脉麻醉药物快速诱导,术中采用静吸复合麻醉药物维持。在钢板支架置入过程中,患儿出现室性期前收缩,改手控呼吸,并静脉给予利多卡因,钢板支架置入后,室性期前收缩消失。其余时间手术顺利,麻醉平稳,未见明显异常。

6. 漏斗胸手术有发生何种术后并发症的风险?

该手术术后可能发生连枷胸、肺不张、皮下气肿、心包积液和胸腔积液、心肌穿透伤、膈肌穿透伤和固定钢板移位等,尤其是术前畸形较复杂而采用传统术式的患儿术后发生连枷胸的风险较大,需要格外关注。传统手术由于胸骨、肋软骨截骨和胸骨翻转,以及手术剥离面大、止血不充分或脂肪液化等原因易有较多的渗出。

7. 漏斗胸手术术后镇痛的方法怎样选择?

对于漏斗胸的患儿,无论是传统手术还是 Nuss 手术,术后疼痛都是非常剧烈的。患儿会因疼痛而不敢深呼吸和咳嗽,这将不利于肺内分泌物的排出,严重时可致术后肺不张,所以良好的术后镇痛是非常必要的。根据患儿的情况,可采用多模式镇痛方案,如选择静脉持续镇痛、胸段硬膜外阻滞镇痛;也可选用区域神经阻滞,如胸椎旁神经阻滞、肋间神经阻滞等;还可在切口部位给予长效局部麻醉药浸润,这样多模式的镇痛方法,一般可以提供满意的镇痛效果。

该例患儿给予静脉镇痛联合胸段硬膜外阻滞,术后镇痛效果明显。

五、食管手术

病例

患儿,男,5 岁,体重 17kg。因出生后哺乳呕吐,且进行性加重,进食困难入院。患儿发育尚可,营养差,贫血貌。心肺腹检查未见明显异常。上消化道钡剂造影显示,食管中下段狭窄,狭窄段长 1.5cm。近一年半进行了 5 次球囊扩张术,效果不理想,此次住院欲行外科手术治疗。

【思考】

1. 小儿食管狭窄的病因有哪些? 会有怎样的病理生理改变?
2. 目前该病的治疗方法包括什么?
3. 该患儿应做怎样的术前评估和准备?
4. 该患儿术中的麻醉注意事项有哪些?
5. 该类患儿术后有哪些值得注意的地方?

解析

1. 小儿食管狭窄的病因有哪些? 会有怎样的病理生理改变?

小儿食管狭窄的病因比较复杂,包括先天性和后天性两类。先天性食管狭窄常在添加辅食后开始发病,病理分型包括肌层肥厚性狭窄、气管源性残余和膜蹼3种类型,患儿常合并食管闭锁、食管裂孔疝、气管软化和食管重复畸形等;后天性食管狭窄是指各种因素导致食管壁损伤后管壁增厚和纤维组织增生,引起吞咽困难和进食障碍,损伤因素包括强酸或强碱的腐蚀(强碱尤为严重)、长期严重的胃食管反流和食管术后吻合口狭窄等。

食管狭窄的病理生理改变依据其狭窄的严重程度有所不同,轻度的狭窄可仅表现为进食固体食物困难、异物感等。严重的食管狭窄可因长期的进食困难造成患儿营养不良,经常性的呕吐呛咳可能导致患儿呼吸道感染。长期的胃食管反流可导致食管黏膜水肿、炎症细胞浸润、长期反复的咳嗽、迁延不愈的肺炎等。

2. 目前该病的治疗方法包括什么?

小儿食管狭窄的治疗方案包括:①药物治疗。类固醇可以抑制基质蛋白基因转录,减少胶原合成,减轻纤维化和慢性瘢痕的形成;丝裂霉素是一种成纤维细胞生长抑制药,可减少胶原合成和瘢痕形成,但对正常食管黏膜有潜在致癌风险。②食管狭窄处连续扩张(可伴食管内支架置入)。该方法最为简单、有效,但该方法有食管穿孔的风险,治疗时应格外小心,注意有无皮下气肿或气胸的发生。球囊扩张主要依靠径向力,相对作用比较温和,通过调节球囊直径的大小实现逐级扩张,而探条扩张有径向力和向前的剪切力,扩张者需要有一定的"手感"。多数患儿通过多次扩张在1年内可达到治疗效果,严重狭窄的患儿可能需要3年的扩张才能达到相对稳定的状态。③手术治疗。对于难治性狭窄的患儿往往需要手术治疗。手术方法依狭窄的部位和长短而定,对狭窄段位于食管下端,狭窄长度在2~3cm的患儿可经腹手术,同时抗反流。对于食管中上段的狭窄可经胸手术,如果狭窄段较短(长度<3cm),可切除狭窄段食管后做端 - 端吻合,如果狭窄较长则需要考虑食管替代术。④近些年来对反复扩张效果不理想的患儿,采用经纤维内镜下对食管内狭窄部分做放射状切开术也取得了不错的治疗效果,但该方法也存在穿孔和再狭窄的可能。

3. 该患儿应做怎样的术前评估和准备?

首先对患儿的营养状态进行评估,如果营养状态差,术前应加强营养,提高患儿对手术的耐受能力。患儿可经鼻饲、胃造口术补充营养,或应用静脉高营养,纠正一般情况,并做好肠道准备。进行全面的体格检查,特别关注患儿有无合并其他先天性疾病,尤其是先天心脏畸形,这也是影响患儿预后的主要原因。术前要与外科医师沟通,了解手术方式,确定麻醉方法。如果选择经胸手术要做好进行单肺通气的准备;如果进行食管替代手术,要充分备血。由于该类患儿食管狭窄上段压力较高,且往往存在食物或液体存留,当患儿接受全身麻醉药物后,上段食管松弛,存留的内容物容易反流而导致误吸,所以患儿术前要充分禁食水,放置胃肠减压管以防麻醉诱导时出现反流误吸。

4. 该患儿术中的麻醉注意事项有哪些?

该患儿的食管狭窄段位于中上1/3处,故一般选择经胸入路。为了术中能够为手术医师提供更充足的操作空间,最好采用单肺通气技术。麻醉诱导时要格外小心反流误吸,因为严重食管狭窄的患儿在刚刚给予镇静药后就可能因食管上端的紧张度下降而出现食管滞留物的反流。在诱导前应准备好吸引设备,一旦出现反流立即清理,以防误吸。按压环状软骨也可以起到一定的防反流作用。手术过程中严密监测患儿呼吸及血液循环状况,当手术牵拉或分离组织时,可能对呼吸和血液循环造成较重的影响,此时应及时提醒外科医师。该患儿术前检查确定食管狭窄段长度不大,约1.5cm,故手术切除狭窄部分后行端 - 端吻合,术中出血量应该不多,但术中还应严密观察,如出现因手术操作造成的大出血需立即补充血容量。

5. 该类患儿术后有哪些值得注意的地方?

该类患儿如果术后自主呼吸恢复良好,胸腔闭式引流通畅且出血不多,一般不需要术后继续带管,可在充分膨胀肺、吸痰后拔除气管导管。术后镇痛可选择静脉镇痛、硬膜外阻滞镇痛和椎旁神经节阻滞等,也可采用多模式镇痛。该患儿术后需注意有无吻合口瘘的发生,如果瘘口微小一般可自行愈合,但要延长术后禁食时间;如果瘘口较大则需要再次手术。

六、脓胸手术

病例

患儿,男,3岁。发热1周,体温38.6~39.5℃,咳嗽、咳痰,口服抗生素治疗效果不佳,3天前出现胸痛。X线检查显示左侧胸膜增厚,肋间隙变宽。CT显示左胸腔包裹性积液。经胸腔穿刺抽出少量脓液,细菌培养为肺炎球菌。复查CT示胸腔积液量未见明显减少,现拟在全身麻醉下行胸腔镜脓液清除术。

【思考】

1. 小儿脓胸的主要成因是什么?
2. 小儿脓胸是怎样分期的?
3. 小儿脓胸的治疗方法包括哪些?
4. 小儿脓胸外科治疗时的麻醉注意事项包括哪些?

解析

1. 小儿脓胸的主要成因是什么?

脓胸又可称之为化脓性胸膜炎,是指患者的胸膜腔存在大量积脓的现象。多发生于婴幼儿,发生在小儿的脓胸也被称为小儿脓胸。脓胸往往继发于肺炎、肺部手术、胸部外伤、食管破裂和纵隔脓肿穿破等,病原体以金黄色葡萄球菌、肺炎球菌和流感嗜血杆菌多见。

2. 小儿脓胸是怎样分期的?

小儿脓胸的病程进展非常快,一般分为3期:第一期为渗出期,在病程的1~3天,胸膜毛细血管的通透性增加,有少量渗液,渗出液稀薄、无菌,含有中性粒细胞,可自愈。第二期为纤维化脓期,发病第3~7天,渗出液被细菌感染,炎症加重,积液变混浊,可形成分隔或粘连,纤维组织积存,胸膜增厚成膜状。第三期为机化期,发病第2~3周或6周以上,由于治疗不当或不及时,积液变浓稠,胸膜表面形成纤维板,可包裹肺组织,造成肺功能受限。

根据该患儿病史及临床表现,其脓胸已进展为第二期。

3. 小儿脓胸的治疗方法包括哪些?

小儿脓胸的治疗手段主要可分为两种:手术治疗和非手术治疗。非手术治疗中主要是通过药物(注入抗生素、链激酶等)进行治疗。手术治疗的指征:①1周以上的脓胸,分泌物多、脓液增长迅速者;②小儿急性脓胸经胸腔穿刺术抽脓或者胸腔闭式引流,临床症状改善不明显者;③急性脓胸病程迁延已转变为慢性脓胸,或者形成包裹性脓胸;④经胸腔穿刺术抽脓或胸腔闭式引流肺膨胀不满意、纤维板已形成,需手术解除肺的束缚,改善肺功能。手术方式有胸腔闭式引流术、纤维板剥脱术、开胸脓腔清创术等。目前,医学界对于手术与非手术治疗的优势一直存在争议。近年来,电视胸腔镜手术的治疗效果逐渐明确,因此被大力推行。从整体来看,小儿脓胸治疗经历了从非手术治疗到大胆的手术治疗,最后到减少创伤的微创手术的过程。

目前小儿脓胸的治疗方法一般依据病程进展而定。在发病的前3天,此阶段的脓液一般较稀薄,容易引流,只需要在胸腔穿刺术抽脓和/或胸腔闭式引流的基础上,结合抗生素治疗,就能取得一定的效果;脓胸发生后4~11天就会进入纤维脓性期,按照最新的研究观点,此时期最适合使用电视胸腔镜手术进行处理,且电视胸腔镜手术最好在1周之内进行,一旦有黏着力较强的纤维素沉积时,胸膜脏、壁层就会粘连,这时再进行胸腔镜清除就会比较困难,而不得不转为开胸手术;脓胸发生的2~4周就会进入机化期,此时患儿的胸膜腔粘连,纤维板形成,手术的操作难度大大增加。尽管开胸手术具有创伤极大、危险性高及并发症多等不利因素,但对于病程较长的慢性机化性脓胸来说,开胸手术可能是唯一可行的办法。

4. 小儿脓胸外科治疗时的麻醉注意事项包括哪些?

术前准备要充分,包括抗感染、完善术前检查、纠正患儿低蛋白血症和贫血。详细了解病史,确定患儿所处的病程阶段,根据病情和手术方式选择麻醉方法。如果患儿发病时间短(1~3天),还处在渗出期阶段,只需做胸腔穿刺术抽脓和胸腔闭式引流,且患儿一般情况尚可,那么选择局部浸润麻醉或局部麻醉复合轻度镇静即可。

该例患儿已经度过渗出阶段,胸腔渗液已经感染细菌而变得浓稠,甚至纤维板形成而选择胸腔镜手术,那么就需要选择气管插管全身麻醉。

单肺通气技术由于可以提供良好的术野和对健侧肺的保护作用而往往被采用。对于感染较重或伴有支气管胸膜瘘的患儿,选择双肺通气时要及时对气管导管进行吸引,降低对侧肺被污染的概率。有支气管胸膜瘘或纤维板剥离过程中有脏胸膜受损者,会有不同程度的漏气,应适当加大氧流量。如果剥离面大且有炎症而导致出血量大时,应及时补血、补液,以防止发生休克。

患儿术后需要良好的镇痛措施,这有利于术后充分的肺复张。对于那些非感染性疾病(败血症等)的患儿可以选择椎旁神经节阻滞或胸段硬膜外阻滞。

七、心包剥离

病例

患儿,男,5岁。主因经常发热、胸痛、疲乏无力,近期症状持续加重就诊。体格检查:颈静脉充盈、肝大。超声显示有少量腹腔积液。胸部CT检查显示弥漫性心包增厚,上腔静脉扩张,左右心房增大。诊断为缩窄性心包炎。

【思考】

1. 缩窄性心包炎的病理生理是什么?
2. 缩窄性心包炎的患儿在行外科手术治疗前应做怎样的准备?
3. 心包剥脱术的麻醉要点包括什么?
4. 该类患儿术后该做怎样的处理?

解析

1. 缩窄性心包炎的病理生理是什么?

缩窄性心包炎的患儿在急性阶段多隐匿,不易被觉察,所以病因不易被确定。早年结核性心包炎为主要病因,而现在随着结核病在我国已经得到有效控制,其发病率已明显下降。如今缩窄性心包炎的病因可能是病毒性心包炎、化脓性心包炎及结缔组织病心包炎等。

缩窄性心包炎的主要生理改变是心脏和腔静脉入口受纤维化的心包压迫,限制了心腔的舒张期充盈,静脉血回流受限,外周及中心静脉压升高,心排血量下降,同时也可导致肾的水钠潴留,从而进一步使静脉压升高。静脉回流障碍可导致肝淤血、肿大,以及下肢水肿、胸腔积液、腹腔积液。由于胸腔积液或者腹腔积液伴膈肌升高会引起肺容量减少,静脉血回流受限又使肺血容量增多,引起肺活量降低,致通气和换气功能均受影响,患儿多会出现呼吸困难。由于大量胸腔积液或腹腔积液的产生而导致低蛋白血症,患儿大多存在营养不良。如果未得到积极有效的治疗,其预后多不良,最终可因循环衰竭而死亡,患儿的自然生存时间一般为 5~10 年,甚至更短。目前治疗该疾病唯一有效的措施是确诊后尽早手术。

2. 缩窄性心包炎的患儿在行外科手术治疗前应做怎样的准备?

该病患儿大多全身情况差,术前应针对具体情况进行全面积极的治疗。对于肝功能受损的患儿术前应适当补充维生素 K 以避免术中凝血功能障碍。对于胸腔积液、腹腔积液量大的患儿需适量补充 B 族维生素、维生素 C 等,并及时补充白蛋白和血浆。由于患儿术前治疗中采用低盐饮食和使用利尿药,常引起血钾、血钠、血氯等离子的丢失而导致电解质紊乱,术前应做好相应的调整。如需术前抽吸胸腔积液、腹腔积液,注意单次的抽吸量不能过多、过快,以避免血压的急剧下降。对于结核性心包炎的患儿术前要经过系统的抗结核治疗,待体温及红细胞沉降率恢复后再行手术。值得注意的是,缩窄性心包炎要与限制型心肌病相鉴别,因为限制型心肌病可能会被误诊为缩窄性心包炎,或者缩窄性心包炎和限制型心肌病同时存在,这样的患者在心包剥脱手术后很难存活,并不适合该种手术治疗。

3. 心包剥脱术的麻醉要点包括什么?

麻醉诱导对缩窄性心包炎患儿是极其重要的环节,无论采用何种麻醉方法,首先是尽可能减轻对循环的抑制。必须在严密监测血压、心电图的情况下实施缓慢的诱导,并准备好急救药。诱导前应充分吸氧,选择对循环影响最小的药物剂量缓慢给药,避免血压严重下降和心动过缓。值得一提的是缩窄性心包炎的患儿,由于体循环、肺循环时间均延长,因此诱导时麻醉药达到峰值的时间会延迟,注意不要在短时间内加深麻醉。对于腹压高的腹腔积液患儿,应按饱胃处理。术中除了进行 SpO_2、ECG、无创血压、$P_{ET}CO_2$、潮气量和气道压等常规监测以外,还需做桡动脉穿刺,实时监测动脉血压,并间断进行动脉血气分析。除此之外,还需做中心静脉穿刺置管,以监测中心静脉压,通过了解心脏的前负荷及对比手术前、后的变化来评估上腔静脉入口松解的效果,同时在术中可提供及时、快速的给药和补血。

麻醉维持应采用对心脏抑制小的药物,可选用静吸复合或全凭静脉麻醉。机械通气时潮气量不宜过大,以防减少回心血量而引起血压下降。出现通气不足、缺氧和二氧化碳蓄积时,可适当增加吸入氧的浓度和呼吸频率。胸腔积液的患儿如果术中放水过快,萎陷的肺迅速膨胀,可能会出现复张性肺水肿,应实时观察呼吸参数,一旦出现气道压突然增加到 $30cmH_2O$ 以上,SpO_2 下降到 90% 以下时,应怀疑有急性肺水肿的可能,要立即处理。采用持续正压通气或呼气末正压通气,力争使动脉血氧分压维持在正常水平。同时应快速利尿,应用血管扩张药降低心脏前、后负荷。低血压时应用强心药以增强心排血量。

要做好术中循环管理,麻醉医师必须清楚手术的步骤,在锯开胸骨后心包可能因牵拉而绷紧,心脏充盈进一步受限,使回流受阻,血压下降,此时要提醒手术医师注意,同时积极处理低血压。心包剥离过程中,手术刺激可诱发心律失常,当出现严重心律失常时,应暂停手术,并静脉注射利多卡因治疗。松解腔静脉入口时,可采用头高位,以防止松解后的静脉回血骤增,突然增加的血容量会使已萎缩的心肌失代偿而发生急性心力衰竭。随着心包的剥离,回心血量增加,如果心肌收缩无力,应及时给予强心药物,同时利尿以减少心脏负荷。

由于患儿术中常大量利尿,往往会出现电解质紊乱,其中最常见的是低钾血症和低镁血症。在尿量排出比较快时,应及时补充钾和镁,并查动脉血气分析,分析电解质和酸碱平衡状态,对异常情况进行相应的处理。患儿术中一般出血量不多,除急性大出血外(心房、腔静脉破裂或心肌、冠状动脉损伤),输血、输液的速度不宜过快,否则可因心包剥脱后心脏受压解除、腔静脉回心血量骤增而引起心脏扩大,甚至诱发急性心脏扩张、肺水肿或心力衰竭。心包剥离术后亦应限制入量,因为此时淤积在外周的血液回流量增加,外周水肿的液体开始移向血管内,所以最好在强心的同时给予利尿药,加快液体的排出,控制血容量,力求达到出量大于入量,即欠量输血(液)。

4. 该类患儿术后该做怎样的处理？

手术结束后患儿保留气管插管送 ICU 继续行机械通气,控制输液、输血量,继续强心、利尿,维护心脏功能,并防止低钾、低钠血症,待患儿心肺功能稳定后再行拔管。

由于心包长期缩窄引起心脏收缩和舒张受限,心肌发生失用性萎缩,而心包剥离后静脉压下降,大量组织液进入血液循环,可导致充血性心力衰竭,术后很容易出现低心排血量综合征。因此,术后患儿补液量不宜过多,并注意维持电解质及酸碱平衡。术后 12~48 小时可应用多巴胺等正性肌力药物,如药物治疗效果差,低心排血量综合征不能纠正,可使用主动脉内气囊反搏来减轻心脏负担。在患儿清醒后行气管拔管前要判断其是否有膈神经的损伤(如不协调的胸腹式呼吸),避免出现拔管后呼吸严重抑制。

（刘金柱　袁志浩）

推荐阅读

[1] 陈煜,连庆泉.当代小儿麻醉学.北京:人民卫生出版社,2011.

[2] 连庆泉,张马忠.小儿麻醉手册.2版.上海:世界图书出版公司,2017.

[3] 张建敏.小儿手术麻醉典型病例精选.北京:人民卫生出版社,2015.

[4] ANDROPOULOS D B,GREGORY G A.Gregory's pediatric anesthesia.6th ed.Hoboken:Wiley-Blackwell,2020.

[5] LERMAN J,COTE C J,STEWARD D J.Manual of pediatric anesthesia.7th ed.Cham:Springer International Publishing Switzerland,2016.

本章要求

掌握：小儿心血管生理及先天性心脏病的基本病理生理——分流；体外循环麻醉管理的一般原则；房间隔缺损、室间隔缺损、动脉导管未闭、法洛四联症患儿行根治性介入或外科手术的麻醉及围手术期管理原则。

熟悉：特殊分流中的循环间双向分流；完全型大动脉转位、心内膜垫缺损、左心室流出道梗阻的病理生理，以及此类患儿的麻醉及围手术期管理原则。

了解：特殊分流中的单心室生理；机械辅助装置在小儿中的应用；肺动脉闭锁、右心室双出口、肺静脉异位引流、功能单心室的病理生理及此类患儿的麻醉及围手术期管理原则。

第一节　小儿心血管生理

要做好小儿心血管手术麻醉需要在掌握小儿心血管生理的基础上理解先天性心脏病的病理生理。从胎儿期到婴幼儿期的生理学有巨大变化，对胎儿循环及出生后早期发生的正常及异常变化的理解是掌握小儿心血管生理的基础。本节主要讲述小儿心血管生理与成人的最主要差异。

一、胎儿循环

胎儿的呼吸器官是胎盘，而胎肺中充满了羊水，流经胎肺的血流很少。出生后，正常情况下，人体血液循环是串联的：左、右心分别支持体、肺循环，并串联在一起形成连续流动；而在胎儿中，左、右心是以平行的方式起作用，按不同比例共同控制着总血流量。胎儿循环的维持有赖于三种重要的分流：静脉导管、卵圆孔和动脉导管（图 21-1-1）。

经过胎盘的富含氧气的脐静脉血在进入肝时分流成两半，约 50% 通过静脉导管绕过肝实质直接进入下腔静脉，这部分充分氧合的血液以较高的速度到达右心房，并优先通过卵圆孔分流到左心房，继而通过左心室进入冠状动脉和大脑的血液循环。另 50% 通过肝后也流入下腔静脉，与其他下腔静脉的低速、低氧血流混合后流入右心房，除少部分通过卵圆孔外，大部分流入右心室；且上腔静脉回流的上半身静脉血流入右心房后，只有极少部分血液流经卵圆孔，大部分流入右心室。这样的血液循环导致左心的血氧饱和度明显高于右心（图 21-1-1）。右心室是胎儿的主要功能心室，其心排血量较左心室高。右心室将这些氧合稍差的血液泵入主动脉、肺动脉，其中大部分通过动脉导管流入降主动脉，为腹腔脏器、下半身和脐动脉供氧并在胎盘处复氧。

由于胎儿的体循环动脉血氧分压较低（氧合最好的脐静脉血氧分压为 28~33mmHg），无法得到充分氧合，因此只有采用加大亲和力的方式从母体获取氧：胎儿血红蛋白的氨基酸结构不同，与氧亲和力更高（即血红蛋白 - 氧解离曲线左移），致其血红蛋白氧饱和度（或在相同血红蛋白饱和度下的氧含量）高于成人。另外，胎儿的氧耗量小，得益于子宫内的体温调节做功少且没有呼吸做功。

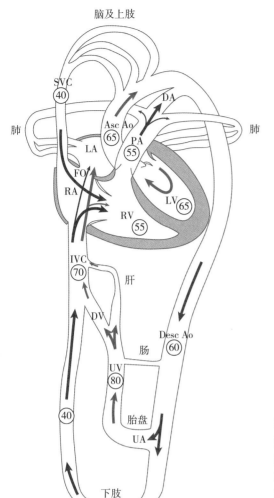

脑及上肢

SVC
(40)

DA

肺   Asc Ao
(65)   PA
LA   (55)

肺

FO

RA

LV
(65)

RV
(55)

IVC
(70)   肝

DV

Desc Ao
(60)

肠

UV
(80)

(40)   胎盘

UA

下肢

图 21-1-1　胎儿的血液循环

圆圈内数字代表血氧饱和度。Asc Ao. 升主动脉;DA. 动脉导管;Desc Ao. 降主动脉;DV. 静脉导管;FO. 卵圆孔;IVC. 下腔静脉;LA. 左心房;LV. 左心室;PA. 肺动脉;RA. 右心房;RV. 右心室;SVC. 上腔静脉;UA. 脐动脉;UV. 脐静脉。

胎儿血液循环的模式有利于充分氧合的血液从胎盘流向冠状动脉和大脑;而含氧量较低的血液则流入脐动脉,最后流回胎盘。

二、过渡和持续的胎儿循环

过渡胎儿循环是指循环模式从胎儿的"平行型"转变为成人的"串联型"(顺序循环)这一时期。出生时,各种体液、生化和生理改变突然发生,便开始了过渡胎儿循环。这些改变提高了氧合和供氧的效率,可以满足呼吸和体温调节等做功增加导致的氧耗量增加。首先,脐带夹闭可增加外周血管阻力(systemic vascular resistance,SVR);其次,肺泡液体清除、肺扩张到正常的功能残气量使得肺微血管达到最佳几何关系;最后,进入肺部的空气使肺泡二氧化碳分压降低,肺泡氧分压升高。这些因素协同作用可显著升高外周血管阻力、降低肺血管阻力(pulmonary vascular resistance,PVR)和肺动脉压,其净效应是显著增加肺血流量,增加肺静脉回流至左心。随着胎盘和低阻力脐带血液循环的消失,左心室的前、后负荷突然增加,而右心室在此过渡时相对负荷降低。压力也会在动脉导管上反转,在其关闭之前,会建立反向的左向右流动。

胎儿的三种重要分流(动脉导管、静脉导管和卵圆孔)在出生后的不同时期闭合。动脉导管在正常足月儿出生后 12 小时内发生初始功能性(非解剖性)闭合,出生第 4 天,有 98% 的新生儿动脉导管闭合。尽管许多物质参与了动脉导管的闭合,但最初的功能性收缩可能主要是由于动脉氧分压增加和胎盘分离后循环前列腺素减少所致。新生儿对氧的反应取决于年龄:足月儿暴露于氧气时导管组织中的平滑肌通常会发生有效收缩,而早产儿对氧气的反应差,常需要药物(如吲哚美辛)甚至手术。另外,儿茶酚胺引起的肺血管阻力和外周血管阻力的变化及乙酰胆碱等其他物质也有助于动脉导管闭合。在 2~3 周,动脉导管功能性收缩后会出现导管的纤维化过程,形成动脉韧带。

脐静脉结扎后,门静脉压力下降,可触发静脉导管功能性关闭。这个过程往往在 1~2 周完成;3 个月后只剩下纤维组织,即静脉韧带。

随着肺血流量的增加,肺静脉回流到左心房的血流增加,再加上胎盘(脐静脉)回流停止,流向右心房的下腔静脉血流减少,从而逆转左心房和右心房之间的压差,功能性关闭卵圆孔。但是,在大多数 1 岁以内的婴儿、50% 的 5 岁以下儿童和 20%~30% 的成人中,卵圆孔在解剖学上仍然是开放的。

约 90% 的婴儿都能在分娩后自行顺利完成从胎儿循环到成人循环的过渡。无法顺利过渡的即为持续性胎儿循环,这将导致出生后肺血管阻力持续性增高,肺动脉压甚至超过体循环动脉压,引起心房或动脉导管水平的右向左分流,从而出现严重的低氧血症等。

三、肺血管变化

胎儿肺血管阻力高是由于小分支血管中较厚的中层平滑肌收缩所致。随着妊娠期的延长,新生动脉增多,血管床横截面积增加,肺血管阻力下降,肺血流量略有增加。缺氧、酸血症和白三烯是主要的血管收缩因子,而缓激肽、组胺、乙酰胆碱、前列腺素和儿茶酚胺等多种血管活性物质可通过内皮细胞释放一氧化氮使得胎儿和产后新生儿的肺血管扩张。

出生时,通气性拉伸、肺泡氧张力增加、局部一氧化氮和前列环素产生的共同作用,使肺血管阻力急剧下降,肺血流量显著增加。通气诱导的局部肥大细胞脱颗粒及组胺和前列腺素 D_2 的释放可能也是导致出生后肺血管扩张的原因。由于肺小动脉平滑肌层的退变,肺血管阻力在出生后前 3 个月持续下降,肺动脉压也会随着肺血管阻力的下降而下降。新生儿期的急性生理应激,如低氧或酸血症,可增加肺血管阻力和肺动脉压。

四、心脏功能和血流动力学变化

正常新生儿和婴儿的左心室功能受限,其原因包括心脏 β 肾上腺素受体数量不足、血液循环中儿茶酚胺水平高、每搏输出量受限、钙转运系统不成熟和心室顺应性低下。

新生儿心肌与成人心肌在结构和功能上差异巨大。成人心肌细胞呈杆状,而新生儿心肌细胞小、光滑、圆整,排列欠佳且细胞质含水量较多。新生儿肌原纤维数量占比较成人低 50%,且这些肌原纤维多是非线性的无序排列而并非都与细胞轴平行排列。因此,新生儿心肌收缩力及心室顺应性更差。

在低心房充盈压(1~7mmHg)下,Frank-Starling 机制在新生儿中是完整的,前负荷的增加可增加心排血量,但是在较高的心房压(7~10mmHg 或更高)下,心排血量对前负荷的依赖程度较低,而对心率的依赖性更大。

新生儿心肌钙转运系统发育不全。横小管系统缺失,负责储存和释放钙的肌质网体积小、效率低。因此,新生儿的心肌比成人更依赖细胞外的钙水平。由于细胞内钙浓度在心肌收缩性中起着重要作用,正常或升高的血浆游离钙水平可能是维持或增加每搏输出量的必要条件。

新生儿心室的这些特征在整个新生儿和婴儿早期都持续存在,在麻醉及围手术期管理中需要考虑。

第二节　小儿先天性心脏病的病理生理

小儿先天性心脏病的病理生理学需要考虑分流、梗阻和反流,在复杂病变中,这些可能同时发生。反流性病变很少作为单纯的原发性先天性缺陷存在（埃布斯坦综合征除外）。反流性病变产生容量超负荷，伴有进行性心室扩张和衰竭，常见于心内膜垫缺损相关的反流、伴肺动脉瓣缺如的法洛四联症（tetralogy of Fallot，TOF）等。大部分先天性心脏病的病理生理可以通过分流的性质和大小及分流与梗阻性病变的相互作用加以理解。

许多先天性心脏病会有心内分流，并继发肺血流改变，由此导致一定程度的体、肺静脉血混合，从而产生不同程度的低氧血症，这些病理生理机制影响了心脏的压力和容量负荷及心血管发育。另外，原发性先天性心脏病往往继发其他病理生理改变，这些后天发育异常可能是适应性的，但它们也可能进一步加重原发性先天性心脏病。由此产生的心肺血管结构改变可能与原发性先天性心脏病的病理生理一样重要，如继发于主动脉缩窄的左心室严重肥厚，继发于 TOF 的右心室肥厚伴进行性流出道梗阻等。

先天性心脏病的麻醉过程中除需要考虑心内分流、肺血流量改变以外，还需要考虑到影响肺血管阻力和外周血管阻力的因素及导致心肌缺血的因素，这些问题使得在麻醉过程中维持正常心排血量和全身氧供需平衡变得更为复杂。本节将主要讲述先天性心脏病最为重要的病理生理——分流及相关的特殊分流（单心室生理及血液循环间双向分流）。

一、分流

1. **分流的基本概念**　先天性心脏病最重要的病理生理改变就是分流。病理情况下，血液不经过肺循环，而是从体循环静脉直接流向主动脉导致体循环血液再循环；或者不经过体循环，而是从肺静脉直接流向肺动脉导致肺循环血液再循环。这样的静脉血流回原循环系统的动脉进行再循环的过程就是分流。肺静脉血再循环产生生理性左向右（left-to-right，L-R）分流，而体循环静脉血再循环产生生理性右向左（right-to-left，R-L）分流。生理性分流最常见于解剖分流。在解剖分流中，血液通过心腔（心房或心室）或大血管水平的交通从一个循环系统流向另一个循环系统。生理性分流也可在没有解剖分流的情况下存在。

2. **分流的病理生理**　要理解分流的病理生理，需要了解有效循环血流量和总循环血流量，以及两者的关系。有效循环血流量是指一个循环系统中（体循环或肺循环）的静脉血到达另一个循环系统中（肺循环或体循环）的动脉血流量，即有效肺循环血流量是指到达肺动脉的体循环静脉血流量，而有效体循环血流量是指到达体循环的肺静脉的血流量。有效体、肺循环血流量是维持生命所必需的。无论病变有多复杂，有效肺循环血流量和有效体循环血流量总是相等的。有效循环血流量通常通过心脏的正常通路产生，但也可能是解剖分流的结果。总肺循环血流量（pulmonary flow quantity，Qp）是有效肺循环血流量和再循环肺血流量之和。总体循环血流量（systemic flow quantity，Qs）是有效体循环血流量和再循环体循环血流量之和。Qp 和 Qs 不一定相等。可以将再循环血流（如分流导致的额外血流）视为叠加在正常有效循环血流上的无效血流。

3. **解剖分流病变的分型**　解剖分流病变可以分为简单分流和复杂分流型病变。

（1）简单分流型病变：在体肺循环系统之间存在异常血液分流，分流可以在心房或心室水平，也可以在大血管水平。血液分流的方向和程度，取决于分流口的大小和远端对血流的阻抗。心房和心室水平的分流是由于房间隔和室间隔存在缺损，大血管水平分流主要是由于动脉导管未闭（patent ductus arteriosus，PDA）。大部分先天性心脏病都伴有房间隔缺损（atrial septal defect，ASD）或室间隔缺损（ventricular septal defect，VSD）。小缺损也称为限制性缺损，在缺损两端存在较大的压差，分流量受缺损影响相对固定，分流远端血流阻抗的改变对分流量的影响不大。较大的缺损又称为非限制性缺损，缺损两端的压差常较小，分流量很大程度上取决于血流阻抗。对于较大的 VSD，肺血管阻力和外周血管阻力之比决定了 L-R 的分流量。当缺损非常大时，血流在共同心腔内完全混合，就形成双向分流，也形成了共同心腔（如单心室），体肺循环的血流完全取决于远端血流阻抗间的平衡（详见本节单心室生理）。

（2）复杂分流型病变：在简单分流基础上伴有梗阻即为复杂分流型病变，梗阻部位常见于瓣膜、瓣膜上或瓣膜下。血液分流的程度和方向决定于交通口的大小和远端血流阻抗的比率，包括心室顺应性、流出道梗阻形成的阻力和血管阻力。以 TOF 为例，梗阻的可变程度（如继发于漏斗部痉挛的功能性梗阻）和肺血管阻力与外周血管阻力的相对比例，控制着体、肺循环血流量。

二、特殊分流

1. **单心室生理**　体、肺循环的静脉血在心房或心室水平完全混合，心室随后将混合后的血液分别输出到体循环和肺循环即为单心室生理。这种生理学的结果是：心室输出量是 Qp 和 Qs 的总和；体循环和肺循环的血流分布取决于流入两个平行循环的相对阻力；体、肺循环动脉血氧饱和度相等。这种生理往往出现两个心室中一个发育良好而另一个发育不良，但也有双心室均发育良好的情况。

在仅单个解剖心室发育良好的情况下，由于发育不良心室的流入道和 / 或流出道完全或近乎完全梗阻，使得体循环或肺循环的血流完全或大部分受阻。在这种情况下，患儿要存活就必须有体循环和肺循环血流的来源。有时，主动脉和肺动脉之间通过 PDA 的直接连接是体循环血流（如左心发育不全综合征）或肺循环血流（如室间隔完整的肺动脉闭锁）的唯一来源，这些被称为导管依赖性循环。也有的依赖心内通路提供体循环或肺循环血流，而不需要 PDA，如大血管发育正常、非限制性 VSD 并且无肺动脉狭窄的三尖瓣闭锁。

当双侧解剖心室均发育良好时也可形成单心室生理，此时一侧心室流出道完全或近乎完全梗阻。这种情况见于永存动脉干及合并 VSD 的肺动脉闭锁且肺循环血流是导管依赖性或肺循环血流完全由体、肺循环侧支供应，以及新生儿主动脉重度狭窄和主动脉弓中断等。

单心室生理患者如果合并一侧心室发育不良则最终均需要行 Fontan 手术矫治。单心室生理患者如果双侧心室均发育良好则有可能行双心室矫治手术。

2. **循环间双向分流**　循环间双向分流是一种见于完全型大动脉转位（TGA）的独特情况。在 TGA 中，由于房室连接一致（右心房 - 右心室，左心房 - 左心室）而心室动脉连接不一致（右心室 - 主动脉，左心室 - 肺动脉），导致产生两个平行循环而非正常情况下的顺序循环。在这种情况下，血流将分别在肺循环和体循环中平行流动，体、肺循环的再循环血流量都是 100%，即两个循环的有效血流量均为 0，导致体、肺循环均为完全无效循环。因此，在平行循环之间往往存在一个或多个交通（如 ASD、VSD、PDA 等）以允许循环间混合，从而产生有效循环血流，否则患儿无法存活。

对于这种血液循环，有效肺循环血流有赖于解剖 R-L 分流，而有效体循环血流有赖于解剖 L-R 分流。有效肺循环血流量、有效体循环血流量和循环间混合量始终相等。再循环血液占整个体 / 肺循环血流量的绝大部分，有效血流量仅占总血流量的一小部分，尤其是在肺循环中，Qp 和肺循环容积（包括左心房、左心室和肺动脉）比 Qs 和体循环容积（包括右心房、右心室和主动脉）大 2~3 倍。最终结果是导致 TGA 典型病理生理学改变，肺动脉血氧饱和度大于主动脉血氧饱和度。

动脉血氧饱和度（arterial oxygen saturation，SaO_2）将由到达主动脉的体循环再循环血流量和有效循环血流量的相对体积和饱和度决定。有效体循环血流量（来自循环间分流）相对于再循环血流量越大，SaO_2 就越高。当循环间双向分流量和 Qs 一定时，体静脉或肺静脉的血氧饱和度降低，将导致 SaO_2 降低（见本章第五节中完全型大动脉转位的相关内容）。

第三节　术前评估和准备

先天性心脏病患儿围手术期麻醉管理的成功始于完整的术前评估和充分的准备。麻醉医师参与先天性心脏病患儿的术前准备和术后早期管理将有助于提高围手术期管理水平。术前常规的临床和实验室检查应与手术期间和早期恢复阶段的持续监测信息相结合。麻醉医师必须了解对先天性心脏病围手术期预后特别重要的体格检查和辅助检查。

一、一般状况

术前访视要了解患儿的现病史和既往史，进行体格检查，除了基本的手术和麻醉相关信息外，针对心脏病患儿还要注重代表心脏病变严重程度的相关因素评估。对先天性心脏病患儿术前全面评估是保证围手术期安全的重要环节，应该注意以下几个方面。

1. **缺氧发作** 发绀患儿由于应激刺激、哭闹、活动和脱水等原因，可诱发缺氧发作，表现为发绀加重、意识消失或惊厥等。缺氧发作的频率与疾病的严重程度相关。

2. **呼吸状态** 发绀患儿呼吸潮气量较同龄患儿增大，对进一步低氧的通气反应不敏感，因此术前镇静药要避免引起呼吸抑制。病情严重的患儿，活动耐力明显减低。

3. **充血性心力衰竭** 小婴儿如果喂养困难，生长发育迟缓，往往存在心功能不全。术前患儿反复肺炎和呼吸道感染、呼吸急促、哭声弱和易出汗等都提示心功能异常，体格检查可能发现肝大、腹腔积液、水肿、心动过速等。麻醉过程中要避免左向右分流进一步增加，加重心、肺的无效循环，加重心功能异常。上呼吸道感染与心力衰竭有类似症状，有时难以准确区分。

4. **合并其他畸形的评估** 先天性心脏病常伴发其他先天异常，与围手术期管理密切相关的如气道狭窄发生率尚不清楚，但文献报道的新生儿插管时发生率为0~2%。CT检查可以看清气管的结构，评估是否存在气管狭窄。先天性心脏病患儿常合并其他综合征，如TOF、主动脉弓中断等患儿可能合并迪格奥尔格综合征（DiGeorge综合征或22q11.2微缺失综合征），心内膜垫缺损患儿可能合并唐氏综合征等，这需要更多相关评估，以及个体化制订麻醉及围手术期管理方案。

5. **术式对麻醉监测部位的影响** 术前评估时也需注意评估动脉、深静脉置管位置是否受限。如锁骨下动脉-肺动脉吻合术（Blalock-Taussig shunt，B-T分流术）后患儿，分流侧上肢血压较低，不宜选为术中动脉血压监测部位。如果患儿拟行B-T分流术，需提前评估，应选择下肢或手术对侧上肢进行动脉血压监测。

二、辅助检查

1. **实验室检查** 术前使用洋地黄类药物和利尿药的患儿需常规筛查电解质水平。对于迪格奥尔格综合征的患儿，需要注意是否有低钙血症。缺氧患儿如果合并贫血，则发绀不明显；当毛细血管中还原血红蛋白含量大于50g/L时，则出现发绀。发绀患儿血细胞比容的高低与缺氧的程度有关，但在营养不良患儿可能会掩盖这种相关性。过高的血细胞比容提示外科手术时机的选择，必要时（血细胞比容大于60%~65%）需要换血疗法来防止血栓形成等并发症的发生，这对采用非体外循环方式行姑息性手术的患儿更为重要。此外，这类患儿往往伴有血小板减少或功能异常、低纤维蛋白原血症、原发性纤溶亢进及凝血因子生成减少等，导致术后易出血，需提前备好术中所需的血液制品。

2. **影像学检查** 超声心动图是小儿先天性心脏病首选的影像学检查方法，由于儿童患者的声窗不受影响，经胸超声心动图可得到较成人更好的图像。超声心动图尤其是经食管超声心动图检查（transesophageal echocardiography，TEE）可以很好地评估各个瓣膜的结构功能。心脏计算机断层扫描（computed tomography，CT）、心脏磁共振成像（cardiac magnetic resonance imaging，CMR）和造影等其他影像学检查可作为超声心动图的补充。CMR可提供心室容积、瓣膜反流和心脏血流的精确定量分析，在先天性心脏病诊断中的应用越来越广泛，与超声心动图相比，它还可以评估组织特征，如瘢痕、肿瘤性质等，也可更好地描绘心外血管解剖结构。相对于CMR，心脏CT可以更好地显示钙化、气道、冠状动脉和金属内植物，但有电离辐射风险。在其他相对无创的影像学检查无法明确诊断或评估病情,或者需要精确测压或评估冠状动脉时需要选择心脏造影/心导管检查。

三、术前准备

1. **术前禁食禁饮**　心脏手术患儿术前禁食禁饮同其他手术患儿。目前大多数医院仍采纳美国麻醉医师协会 2017 年指南的标准:术前 2 小时禁食清水或含糖类的无渣液体饮料(简称清饮),4 小时禁食母乳,6 小时禁食奶粉或牛奶以及淀粉类固体食物,8 小时禁食油炸、脂肪、肉类等固体食物。由于过于担心误吸风险和手术不确定性的增加,很多医院禁食水时间比指南要求更长,尤其是对于接台手术患儿,甚至有长达 16 小时的禁食时间。长时间禁食水会产生酮体等负面生理代谢性物质,从而不利于患儿术后恢复。禁食水也会导致患儿饥渴烦躁,麻醉诱导期更难以配合。而对于血液黏滞度增高的发绀型先天性心脏病患儿,长时间禁食更易导致栓塞性事件。研究表明水在儿童胃里的排空时间大约半小时,其他清饮在胃内一小时也几乎排空。欧洲的大规模研究发现,即使是包括了术前不禁食的急诊手术患儿,误吸的发生率也仅为 0.093%,且大多数误吸都不会导致严重后果,也有研究发现误吸与禁食水可能并不相关。也有文献支持了患儿术前 1 小时前不禁清饮并不会增加围手术期误吸的风险。近期,英国和爱尔兰小儿麻醉医师协会、欧洲小儿麻醉医师协会和法国小儿麻醉医师协会发布联合声明,对于 0~16 岁患儿,术前禁食水方案为:术前 1 小时禁水和清饮,4 小时禁食母乳,6 小时禁食固体食物和奶粉。如果采用 1 小时禁饮清饮的方案,大多数患儿不需要静脉输液。

2. **术前用药**　通常情况下,出生后 6 个月以内的患儿不需要术前镇静,6 个月以上的患儿可选用静脉或口服咪达唑仑镇静。静脉咪达唑仑用量一般为 0.1~0.25mg/kg,口服则是 0.5mg/kg,15~20 分钟起效,经鼻用药量一般为 0.2mg/kg,10~15 分钟起效。此外,右美托咪定和氯胺酮也可用于术前镇静,右美托咪定常用方法有静脉、滴鼻、喷鼻等,氯胺酮可静脉或肌内注射。

对于复杂先天性心脏病,尤其是危重症患儿的术前药物使用需要根据患儿病理生理及术前状态进行个体化处理。

第四节　麻醉管理一般原则

由于先天性心脏病的严重程度和病理生理学改变差异巨大,麻醉医师应根据患儿不同的病理生理改变制订个体化的麻醉管理方案。此外,小儿心脏麻醉医师还需要了解各种监测手段、麻醉药及血管活性药、体外循环及机械辅助装置,并熟悉患儿术前、术中和术后可能经历的事件及应对策略。

一、术中监测

术中常用的监测包括心电图、脉搏血氧饱和度、无创血压、有创血压、中心静脉压、左心房压、核心体温、麻醉深度、组织氧饱和度等。根据需要行血气分析,根据结果及时判断和调整呼吸、循环功能。TEE 对于术中评估外科手术效果和监测心脏功能有重要意义。

二、麻醉诱导

患儿入手术室后没有外周静脉通路时,可以选择吸入七氟烷或肌内注射氯胺酮让患儿入睡,然后开放外周静脉。在外周静脉开放后,经静脉给予诱导药物后行气管插管机械通气,并确认导管位置。

诱导期间,在面罩供氧辅助通气时,肺动脉高压患儿较易出现屏气或气管、支气管痉挛现象,导致气道阻力增高,通气困难时,要加深麻醉同时进行有效的面罩控制通气,尽早行气管插管;心率减慢的患儿要及时提高心率,可静脉给予阿托品、山莨菪碱等;发绀患儿诱导期间可能会诱发缺氧发作,尤其在麻醉后外周血管阻力降低时,因此麻醉诱导时应避免或减少使用降低血管外周阻力的药物,及时补充血容量和给予升高血管外周阻力的药物,以终止恶性循环。

先天性心脏病患儿可能伴有气道狭窄,在遭遇声门下狭窄时,不要反复强行插管。根据心脏畸形的复杂程度和手术团队技术水平,如果气道狭窄不需要外科处理,可在喉罩通气道全身麻醉下完成手术。TEE可在心肺转流术(cardiopulmonary bypass,CPB)辅助循环时,临时拔出喉罩,使用窥镜用面罩适当给予通气,TEE探头经窥镜插孔放入食管进行检查,这样检查时可以维持经肺回到左心血液的血氧含量,以保障经冠状动脉供给心肌血的氧含量。也有报道直接在喉罩后方放置TEE探头,也可在不影响通气的情况下进行超声检查,麻醉医师需在TEE过程中注意气道保护。

根据手术情况,麻醉诱导后可建立有创血压监测及中心静脉置管,必要时放置单腔静脉导管,在体外循环后期由外科医师经房间隔置入左心房行左房压监测。

三、麻醉维持

术中麻醉维持多采用间断给予阿片类药物(如芬太尼或舒芬太尼)和镇静药(如咪达唑仑),间断或持续泵入肌松药(如罗库溴铵或顺阿曲库铵),持续泵入镇静药(如右美托咪定或丙泊酚),以及吸入麻醉药(如七氟烷)维持麻醉。

间断给予麻醉性镇痛药,使药物的浓度在刺激最强的时候(如切皮、劈胸骨、体外循环开始和复温时)达到较高水平,减少机体应激反应。

四、体外循环

在行心脏手术时,采用CPB技术可以替代心脏和肺功能,从而保证机体的氧供。一般术中需使心脏停搏,或在辅助心脏循环的情况下完成手术。CPB前中心静脉给予肝素400U/kg,5分钟后测定全血激活凝血时间(activated clotting time,ACT),采用白陶土法测得的ACT大于400~410秒时即可开始CPB,而采用硅藻土法测得的ACT则通常需要大于450~480秒。CPB预充液中一般要加入肝素1 000~2 000U,CPB期间需间断监测ACT。

CPB期间血液稀释对于血液是一种保护,但血红蛋白含量应高于70g/L,过低将导致组织氧供不足。CPB期间为降低机体氧耗量、减少CPB期间的组织灌注不足,常需要降低体温,根据手术种类不同一般最低温度在24~32℃,目前较少使用深低温停循环,如果需要深低温则更多采用选择性脑灌注。复温过程要缓慢,直肠温度不应超过37℃,一般在接近35.5℃时停止复温。由于脑血流量相对于其他脏器的血流量较丰富,因此降温和复温时鼻咽温的改变均先于直肠温。低温时麻醉药的代谢减慢,在复温时需要加深麻醉。CPB期间或CPB后,常采用常规超滤和改良超滤以排除机体多余的水分、减少脏器水肿、改善心肺功能。

在机体逐渐脱离体外循环的过程中,常需要使用一些正性肌力药和/或其他血管活性药辅助心、肺功能,维持血液循环稳定,满足机体代谢需求。CPB后血红蛋白含量需维持在100g/L以上,一般需要将体外循环机余血在CPB停止后逐渐还回。未经自体血液回收机洗涤的血还回时要及时补充鱼精蛋白。鱼精蛋白中和肝素的比例(1mg鱼精蛋白∶100U肝素)是1.0~1.3∶1,过多的鱼精蛋白可影响血小板功能从而引起凝血功能异常。如果ACT仍高或者给予患儿回输体外循环余血,则可能需额外补充10%初始剂量的鱼精蛋白并重新检查ACT,牢记导致ACT升高的原因不仅是残留肝素,也可能与其他因素有关(如血小板数量减少或功能异常、纤维蛋白原水平低下等)。

五、机械辅助装置

小儿可以采用的机械辅助装置有体外膜氧合(extracorporeal membrane oxygenation,ECMO)和心室辅助装置(ventricular assist device,VAD)。

1. 体外膜肺氧合 体外膜肺氧合(ECMO),也称为体外生命支持,是一种用于为心力衰竭、呼吸衰竭和心肺衰竭患者提供呼吸循环(静脉-动脉 ECMO)或呼吸支持(静脉-静脉 ECMO)的技术。随着技术进步,ECMO 已可在所有年龄阶段的患者使用。

在小儿,ECMO 可在各种情况下提供呼吸循环支持,包括呼吸衰竭、心力衰竭(如病毒性心肌炎、心肌病、心脏手术后)、新生儿持续性肺动脉高压、胎粪吸入综合征、呼吸窘迫综合征、窒息、先天性膈疝、败血症等。ECMO 还用于辅助心肺复苏,以及作为器官移植和 VAD 放置前的桥接治疗等。

ECMO 的相对禁忌证包括原发性疾病终末期、严重神经系统损伤、颅内出血、早产儿(胎龄小于 34 周)、无法控制的内脏出血、低出生体重儿(小于 2kg)及患者或家属拒绝。

典型的 ECMO 回路包括机械泵、膜肺氧合器、静脉和动脉插管、储液器、热交换器、管道,以及压力、流量和血氧饱和度监测仪等。

ECMO 有两种不同的模式,即静脉-动脉 ECMO(VA-ECMO)和静脉-静脉 ECMO(VV-ECMO)。

VV-ECMO 一般通过颈内静脉放置,用于呼吸衰竭而心功能完好的患者长期肺支持。血液从静脉循环中引出,在膜肺内进行氧气和二氧化碳交换后回输至静脉循环。

VA-ECMO 可以通过颈内静脉和颈动脉经皮放置,但通常需要手术切开以显露血管。在心脏手术后,尤其是低体重患儿中,通常直接通过右心房和主动脉插管。VA-ECMO 可用于长期心肺支持。血液从静脉循环引出,经过热交换及氧气和二氧化碳交换后泵入动脉循环。心排血量由自然心脏射血和 ECMO 流量相加而成。因此,当静脉血通过肺循环时,需要适量的肺泡通气。当所有静脉血均经 ECMO 引出,VA-ECMO 与全流量 CPB 非常相似。当部分静脉血经 ECMO 引出时,VA-ECMO 类似于部分 CPB。

ECMO 的安装和管理需要专业团队。ECMO 管理需要考虑凝血、输血、药物代谢的改变、血管活性药物支持、呼吸调节等诸多问题。此外,ECMO 期间还可能发生一些机械并发症,如血栓形成、氧合器故障、管路破坏或栓塞等,也可能导致患者出现血栓栓塞、出血、溶血、感染、神经系统并发症等。

2. 心室辅助装置 心室辅助装置(VAD)在儿科患者中使用最早的报道是在 1967 年,自此以后,技术取得了重大进展,预后也有所改善。近十年来,随着设备技术的进一步成熟,专门为较小患儿设计的 VAD 设备已经用于临床,但我国小儿 VAD 使用经验严重不足。

在儿科实践中,选择 VAD 时,需重点考虑患儿的大小、适应证和预期的支持时间。按照预期支持时间长短,VAD 可分为短期和长期支持设备;按照支持的心室可分为左心室辅助装置和右心室辅助装置,最常使用的是左心室辅助装置,一般情况下,右心室辅助装置仅在左心室辅助装置放置后出现难治性右心衰竭时使用,此时又称双心室辅助装置。

VAD 的使用适应证为:①作为功能恢复的桥接治疗。在这种情况下,使用适合短期支持的设备,目的是让患者脱离设备支持,并在心肺功能恢复后移除设备。如心肌炎和心脏手术后的患者。②作为决定进一步治疗方案的桥接治疗。在这种情况下,使用适合短期支持的设备,目的是随着时间的推移,确定疑似严重终末器官(如神经系统)功能障碍的患者是否适合康复、长期支持或心脏移植。③作为移植的桥接治疗。在这种情况下,使用适合长期支持的设备,目的是在心脏移植之前提供心脏支持。也有从短期设备转换为长期设备以等待移植。④终末期治疗。在这种情况下,使用适合长期支持的设备,目的是为不适合心脏移植的患者提供永久性支持。

VAD 的相对禁忌证出现在复杂的情况下,如合并呼吸衰竭、肺动脉高压和心内残余分流等。VAD 最常见的并发症包括感染、出血、血栓及卒中等栓塞性疾病。

需要安装 VAD 的患儿心功能储备有限,增加前负荷对心排血量影响有限,对后负荷急性增加或减少的反应能力也不足。因此需要平稳诱导,既减少喉镜置入和气管插管时的血流动力学反应,又不会过度抑制心肌、扩张血管导致低血压。开始正压机械通气时可能会引起明显的脉压变化,尽量在最低的气道压下提供适当的通气。需注意,通气不足和肺不张也会增加肺血管阻力。

这些患儿除了心脏功能不全外,还会出现其他器官功能障碍。VAD 期间的管理需要专业的团队合作。

第五节 不同先天性心脏病手术的麻醉

一、房间隔缺损

病例

患儿,女,6 岁,行常规入学体检。身高 115cm,体重 20kg,生命体征:血压 82/55mmHg,心率 102 次 /min,呼吸 16 次 /min,吸空气时 SpO$_2$ 99%。听诊时在胸骨左缘第 2 肋间可闻及柔和的收缩期杂音、第 2 心音亢进且呈固定分裂。经进一步询问,母亲说女孩在剧烈活动后偶有呼吸急促。

X 线胸片显示肺血管纹理增粗,右心轮廓轻度增大。心电图显示电轴右偏和右心室肥大。超声心动图显示房间隔连续性中断,10mm 的第二房间孔(继发孔)房间隔缺损。

【思考】

1. 疾病及病理生理

(1)该疾病的临床特点有哪些?

(2)该疾病的病理生理是什么?

(3)该疾病如何分型? 可能相关的疾病有哪些?

(4)手术适应证是什么? 如果不手术,自然病程如何?

2. 术前评估及准备

(1)该患儿术前需要做哪些检查?

(2)该疾病可能的手术方式有哪些?

3. 术中管理要点

(1)介入封堵术的麻醉管理要点是什么?

(2)外科手术的麻醉管理要点有哪些?

4. 术后管理

解析

1. 疾病及病理生理

(1)该疾病的临床特点有哪些?

患儿超声心动图可以基本明确诊断为房间隔缺损(ASD),ASD 的发病率为 0.05%~0.1%,女性稍多于男性(性别比例为 2∶1)。大多数病例为散发,也有家族遗传的报道。此外,ASD 也可能是复杂先天性心脏病的组成部分,并且可能成为体、肺循环间至关重要的分流部位,如全肺静脉异位引流(total anomalous pulmonary venous drainage)、TGA 等。

ASD 的发病年龄可能很晚,出现症状时往往已到中老年,仔细听诊可以早期提示并进一步评估,从而发现 ASD。如果缺损较大,或者合并其他先天性心脏病,往往早期即有临床表现,从而在进行心脏评估时被发现。胎儿超声心动图的普及可以在产前诊断中发现 ASD。

（2）该疾病的病理生理是什么?

ASD 往往导致 L-R 分流,分流程度取决于缺损的大小、左右心室相对舒张顺应性、是否存在肺动脉瓣狭窄及肺血管阻力。分流以舒张期为著,导致与分流量相关的双心房和右心室容量负荷加重。慢性容量超负荷导致肺血管床肌化和肺血管阻力升高。随着时间的推移,肺血管阻力升高会导致右心室压力升高和右心室肥大。在严重病例中,肺血管阻力过高将导致 ASD 的分流逆转(R-L 分流),这种情况被称为艾森门格综合征。

（3）该疾病如何分型? 可能相关的疾病有哪些?

根据缺损位置不同,ASD 可以分成 5 种类型:原发孔型、继发孔型、静脉窦型、冠状静脉窦型、卵圆孔未闭(patent foramen ovale,PFO)。

1）原发孔型 ASD:是由于原发隔发育异常所致,往往合并心内膜垫缺损,尤其是部分性心内膜垫缺损。

2）继发孔型 ASD:较为常见,其位于卵圆窝内,是由于原发隔吸收或继发隔发育异常所致,当两者同时出现时可形成较大缺损。

3）静脉窦型 ASD:是由于继发隔或静脉窦发育异常所致,最常见于上腔静脉开口附近,与部分肺静脉异位引流相关。

4）冠状静脉窦型 ASD:也称为无顶冠状静脉窦综合征,较为罕见,是由于胚胎发育时期左心房静脉皱襞形成不完全,造成冠状静脉窦顶部及其相对应的左心房后壁(即冠状静脉窦间隔)部分或完全缺损,从而使冠状静脉窦与左心房直接交通,这种畸形与永存左上腔静脉有关。

5）PFO:是由于原发隔与继发隔未能粘连融合留下一小裂隙所致,其在正常成年人中的发病率为 20%~30%。

大多数 ASD 为孤立性疾病,但也有合并其他遗传性综合征的患者,如唐氏综合征、努南综合征等。

（4）手术适应证是什么? 如果不手术,自然病程如何?

小于 5mm 的继发孔型 ASD 往往可以自行闭合,原发孔型、大的继发孔型、静脉窦型、冠状静脉窦型 ASD 均需手术。

尽管已存在右心室负荷加重,孤立性 ASD 在幼儿时期往往无症状。由于右心室负荷逐渐加重,在 20~30 岁后往往出现充血性心力衰竭。10 岁以下患儿仅有少数出现肺动脉压增高,却极少进展到艾森门格综合征。未经治疗的 ASD 出现心律失常的概率与分流量和心房扩大有关。有时可在反常栓塞引起的短暂性脑缺血发作或卒中患者的神经系统检查中发现 ASD。

2. 术前评估及准备

（1）该患儿术前需要做哪些检查?

该患儿术前需要进行超声心动图检查,全面评估是否存在其他心内畸形,以及其他心脏手术常规检查评估。

（2）该疾病可能的手术方式有哪些?

闭合 ASD 最常采用的方式有介入封堵和外科手术缝合。

1）介入手术:总体安全性良好,可以缩短术后住院时间、无手术瘢痕,也没有 CPB 相关的风险,麻醉药物使用剂量小。但仅有 PFO 和继发孔型 ASD 适合在介入下行 ASD 封堵术。在介入术前,需要超声心动图评估缺损边缘及相关的心内结构。介入封堵术可以在 X 线下进行,也可在经胸超声心动图或 TEE 引导下进行。术中超声心动图可评估封堵器位置及是否残存缺损,也可评估周围结构是否受累。

2）外科手术:需要在 CPB 下进行,常规切口是正中开胸劈开胸骨。但目前"美容切口"手术已可做到胸骨部分劈开的正中开胸小切口和胸骨不劈开的侧切口手术,以及更为微创的胸腔镜或者机器人辅助的心脏手术。经典的 ASD 修补术需切开右心房并用自体心包补片修补,手术可以矫治所有类型的 ASD 并对合并畸形进行矫治。此外,外科手术也可作为介入治疗失败的补救方式。

3. 术中管理要点

（1）介入封堵术的麻醉管理要点是什么？

对介入治疗的麻醉具有一定挑战性,因为这里通常远离手术室,然而麻醉的要求与在手术室内是一致的。麻醉医师可能会遇到以下几方面的问题。

1）对介入导管室的环境不熟悉。

2）麻醉机、监护仪和抢救设备的空间受限。

3）由于放射设备、介入手术台、厚重的铅衣和铅屏及放射线的潜在危害,接触患者受限,并因此增加了麻醉回路移位和气道意外的风险。

4）由于环境温度相对较低及在介入过程中注入较多冷盐水冲洗,患儿存在体温过低的风险。

ASD 介入封堵术的麻醉管理与介入治疗的麻醉管理一致,术中除了常规风险以外,主要的风险还包括对房间隔的损伤或导致 ASD 扩大、封堵器移位、导致栓塞或梗阻、损伤主动脉瓣等。在介入封堵之前,应先行超声心动图评估主动脉后边缘,边缘不足与主动脉瓣长期侵蚀有关。介入治疗的长期并发症包括:局部组织侵蚀、心律失常、心内膜炎和封堵器原位血栓形成等。

（2）外科手术的麻醉管理要点有哪些？

一般来说,ASD 患儿没有症状、没有肺动脉高压。如果出现明显的肺淤血,可以用利尿药治疗。这些患儿的术中麻醉管理与一般心脏手术一致。并发症与体外循环心脏手术基本一致,冠状静脉窦型 ASD 修补术可能损伤传导系统。

4. 术后管理

大部分患儿恢复顺利,ASD 患儿介入术后往往可早期出院,体外循环心脏手术后也可早期拔除气管插管。

二、室间隔缺损

病例

患儿,男,3 个月。因"发汗、呼吸急促"就诊。身高 58cm,体重 4.6kg,生命体征:血压 70/40mmHg,心率 153 次 /min,呼吸 50 次 /min,吸空气时 SpO_2 为 93%。双肺听诊可闻及啰音,心尖稍移位,心脏听诊未闻及杂音。男婴出生史无异常,出生体重 3.5kg。喂养较差,近 1 个月体重不增。

超声心动图显示:膜周部室间隔缺损,大小约 10mm,左向右分流;左心房增大,左心室中度扩张,右心室轻度肥大、扩张;瓣膜结构和主动脉正常;未发现房间隔缺损。

【思考】

1. 疾病及病理生理

（1）该疾病的临床特点有哪些？

（2）该疾病的病理生理是什么？

（3）该疾病如何分型？可能相关的疾病有哪些？

（4）手术适应证是什么？如果不手术,自然病程如何？

2. 术前评估及准备

（1）该患儿术前需要做哪些方面的检查？

（2）该疾病可能的手术方式有哪些？

3. 术中管理要点

（1）介入封堵术的麻醉管理要点是什么？

（2）外科手术的麻醉管理要点有哪些？

4. 术后管理

解析

1. 疾病及病理生理

（1）该疾病的临床特点有哪些？

患儿超声心动图可以基本明确诊断为室间隔缺损（VSD），VSD 是最常见的先天性心脏病，50% 的先天性心脏病患儿有 VSD，20% 的先天性心脏病为孤立性 VSD。文献报道的发病率为 0.16%~5.3%。

VSD 患者的临床表现差异巨大，可以没有任何症状，也可以以不同程度的充血性心力衰竭就诊。临床表现的差异取决于患者年龄、缺损大小及 L-R 分流的程度。

（2）该疾病的病理生理是什么？

孤立性 VSD 在心室水平产生 L-R 分流，分流主要发生在收缩期。与 ASD 不同，VSD 分流引起的容积负荷可影响双侧心室。VSD 可以是限制性的，也可以是非限制性的，取决于缺损大小。很难明确定义非限制性缺损，通常考虑缺损大小与主动脉瓣口横截面之比、缺损大小与体表面积之比或分流的流速。

除了与 L-R 分流相关的病理生理之外，还可能与分流无关的继发性心脏结构异常及由此产生的容积负荷增加有关，如主动脉瓣附近的 VSD 常伴有主动脉瓣脱垂，导致主动脉瓣关闭不全。

（3）该疾病如何分型？可能相关的疾病有哪些？

根据缺损位置不同，VSD 可分为 4 种类型：流出道、膜周部、流入道、肌部。

1）流出道 VSD（动脉干下、主动脉瓣下、肺动脉瓣下、双动脉瓣下、室上嵴上、邻近大动脉型、圆锥或漏斗部 VSD）：位于主动脉瓣下、肺动脉瓣下、室上嵴上方。由于缺损的位置接近主动脉瓣，高速通过 VSD 的血流可能产生文丘里效应，导致主动脉瓣右冠瓣或无冠瓣向缺损处脱垂，从而导致主动脉瓣关闭不全。

2）膜周部 VSD（膜部、室上嵴下 VSD）：缺损位于室间隔膜部，室上嵴以下、毗邻心脏纤维三角区，是最常见的 VSD 类型，约占 VSD 的 80%。

3）流入道 VSD（隔瓣后、房室管型 VSD）：位于右心室流入道，三尖瓣隔瓣后方。

4）肌部 VSD（小梁部 VSD）：位于室间隔肌部，此处多发缺损常见。

VSD 与多种遗传病相关，包括 13-、18- 和 21- 三体综合征，以及 VACTERL 联合征［这是一组联合异常的英文首字母缩写，包括脊椎异常（vertebral anomalies）、肛门闭锁（anal atresia）、心脏缺陷（cardiac defects）、气管食管瘘（tracheo-esophageal fistula）、肾脏缺陷（renal defects）和肢体缺陷（limb defects）］和 CHARGE 综合征［眼缺损（coloboma of the eye）、心脏异常（heart anomalies）、鼻后孔闭锁（choanal atresia）、发育迟缓（growth retardation）、生殖器和耳异常（genital and ear anomalies）］。

（4）手术适应证是什么？如果不手术，自然病程如何？

通常小于 5mm 的 VSD 如果生长发育正常且无症状、无肺动脉高压和心内结构受累可以随访。干下 VSD 如果出现主动脉瓣反流则需要外科修复以避免瓣膜进一步受累。手术修复的时机取决于患者的年龄、体征和症状的严重程度。小于出生后 6 个月的患儿表现出无法控制的充血性心力衰竭和生长发育迟缓，则应该早期进行修复。6~24 个月的患儿如果有肺动脉高压或充血性心力衰竭的症状也可及时手术。大于 24 个月的患儿如果肺血流量过多，也需要进行修复。虽然 VSD 很小的无症状患儿发生感染性心内膜炎的风险很小，但如有担心，也可以进行修复。

较大的非限制性 VSD 婴儿通常在出生后 3 个月时出现充血性心力衰竭的症状,这是因为出生后早期肺血管阻力的生理性下降导致 L-R 分流增加所致。非限制性 VSD 患者肺动脉高压较重,如果不治疗,15%的患儿在 20 岁时会发展为肺血管阻塞性疾病,从而出现分流方向逆转和发绀(艾森门格综合征)。导致艾森门格综合征的不可逆变化可能在 2 岁后发展,因此在 2 岁以内关闭大的非限制性 VSD 非常重要。然而,有些大的缺损可以在第 1 年内缩小,变成限制性缺损和相对无症状,因此,在这种情况下可以通过严密随访避免手术。约 50% 的膜周部 VSD 和肌部小 VSD 可自发性闭合,这些患者通常无症状。

2. 术前评估及准备

(1)该患儿术前需要做哪些方面的检查?

对于无合并症的 VSD 患儿,术前检查包括超声心动图及心脏手术常规检查评估,须注意评估患儿是否有肺动脉高压或充血性心力衰竭的症状、体征。

对于 2 岁以上的患儿,如果合并严重肺动脉高压,需要心导管检查评估肺血管阻力和 Qp/Qs,再根据患儿具体情况进行下一步治疗。

(2)该疾病可能的手术方式有哪些?

同 ASD 手术方式一样,闭合 VSD 也有两种,介入和外科手术,但外科手术更为多见。

介入手术可用于肌部 VSD 和部分膜周部 VSD,需要超声心动图评估 VSD 位置及大小,放置封堵器后是否会影响瓣膜或其他心内结构等。

体外循环心脏手术是治疗 VSD 更为常规的术式。常规切口是胸骨正中切口,但对于多种类型的 VSD 均可行正中小切口或者侧切口等微创切口,胸腔镜或者机器人辅助的心脏手术也可用于处理 VSD。

3. 术中管理要点

(1)介入封堵术的麻醉管理要点是什么?

一般行介入封堵术的患儿术前无充血性心力衰竭,也无重度肺动脉高压。介入手术的并发症包括可能输血、导致三尖瓣关闭不全及栓塞等,膜周部 VSD 介入封堵术后需注意有无传导阻滞。围手术期管理与 ASD 介入封堵术类似。

(2)外科手术的麻醉管理要点有哪些?

VSD 患儿外科手术的麻醉管理与 ASD 相似。需注意,VSD 患儿早期即可发生肺动脉高压,尤其是合并唐氏综合征的患儿,这些患儿可能需要在 CPB 终止前吸入一氧化氮并持续至术后一段时间。如果术后重度肺动脉高压,导致右心衰竭并影响心排血量时,可能需要使用多巴胺、多巴酚丁胺、米力农、异丙肾上腺素或者肾上腺素等。

VSD 术后永久房室传导阻滞发生率曾经大于 10%,但随着外科技术的进步,现在已低于 1%。如果出现三度房室传导阻滞,术中即应该缝合临时心房、心室起搏导线,以房室顺序起搏,术后可能需要永久起搏器。对于 1 岁以内的患儿,VSD 术后出现室上性心动过速较为常见,如有心房起搏导线,采用起搏器行超速抑制可恢复窦性心律。

术中 TEE 可以指导排出心脏内气体、评估心脏功能及负荷,也可明确是否有残余 VSD。同时合并较小的 VSD 在术前超声心动图检查时常难以被发现,因为较大病变的影响会使其无明显分流。如果残余 VSD 较小且血流动力学意义不大,随着时间的推移有可能自然闭合,不需要额外的处理。修复一个具有潜在血流动力学意义的较大残余 VSD 的获益必须与体外循环时间增加带来的风险进行权衡,体外循环时间增加可能导致凝血功能障碍、心功能不全和加重炎症反应。

4. 术后管理
大部分 VSD 患儿术后恢复顺利,体外循环手术后可以考虑早期拔除气管插管。术前有严重肺动脉高压的患儿,术后可能出现肺动脉高压危象,对于此类患儿应考虑减少应激,采用深镇静下拔除气管插管。

三、动脉导管未闭

病例

患儿,女,出生后3周(早产儿,胎龄34周)。于出生后4天诊断为"新生儿肺炎",因"低氧、气促"行气管插管。超声心动图诊断为"先天性心脏病,动脉导管未闭,肺动脉高压",给予抗感染、呼吸机辅助呼吸及强心、利尿等对症支持治疗,5天后拔除气管插管,改为无创呼吸机辅助通气。患儿身高50cm,体重2.5kg,生命体征:血压58/18mmHg,心率144次/min;呼吸频率在平静时40次/min,喂养后增加到55次/min,吸空气时SpO_2为95%。胸骨左缘第2肋间可闻及连续性机械样杂音。

X线胸片显示肺纹理增粗、部分肺纹理聚拢。超声心动图在降主动脉与左肺动脉之间可探及漏斗状未闭的动脉导管,长度5mm,肺动脉侧内径4.5mm,主动脉侧内径6mm。彩色多普勒血流成像显示以左向右分流为主的双向分流、肺动脉高压。

【思考】

1. 疾病及病理生理

(1)该疾病的临床特点有哪些?

(2)该疾病的病理生理是什么?

(3)该疾病如何分型?可能相关的疾病有哪些?

(4)手术适应证是什么?如果不手术,自然病程如何?

2. 术前评估及准备

(1)该患儿术前需要做哪些方面的检查?

(2)该疾病可能的手术方式有哪些?

3. 术中管理要点

(1)介入封堵术的麻醉管理要点是什么?

(2)外科手术的麻醉管理要点有哪些?

4. 术后管理

解析

1. 疾病及病理生理

(1)该疾病的临床特点有哪些?

患儿的临床表现和超声心动图都符合动脉导管未闭(PDA)的表现。孤立性PDA的发病率为0.02%~0.04%,在早产儿中发病率更高,PDA在女性中的发病率是男性的2~3倍。PDA也常是其他复杂先天性心脏病的组成部分,在手术前,它通常是某些患者肺循环或体循环血流的重要来源。

动脉导管是胎儿时期重要的心内分流,正常情况下在出生后自然闭合。

(2)该疾病的病理生理是什么?

该疾病L-R分流的程度取决于几个因素,包括PDA的大小和肺血管阻力与外周血管阻力的比值。PDA的大小包括直径和长度,较重要,直径越大,长度越短,阻力越小,有可能产生更大的血流量。在PDA大的患者中,心脏舒张期的血液流入肺动脉,可导致舒张压降低,脉压增大,这可能会增加心肌缺血的风险,尤其是在贫血或外周血管阻力降低的情况下。

（3）该疾病如何分型？可能相关的疾病有哪些？

根据 PDA 的形状不同，可以大致分为 5 型：管型、漏斗型、窗型、哑铃型、动脉瘤型。

1）管型：动脉导管外形如圆管或圆柱，最为常见。

2）漏斗型：动脉导管的主动脉侧往往粗大，而肺动脉侧则较细，因而呈漏斗状，较多见。

3）窗型：动脉导管的管腔较粗大但很短，较少见。

4）哑铃型：动脉导管中间细，两侧扩大，很少见。

5）动脉瘤型：动脉导管本身呈瘤样膨大，容易破裂，极少见。

PDA 可能与其他早产有关的疾病相关，如新生儿肺透明膜病、支气管肺发育不良、坏死性小肠结肠炎和颅内出血等。

（4）手术适应证是什么？如果不手术，自然病程如何？

对于早产儿，PDA 的初始治疗通常是使用环氧合酶抑制剂（如布洛芬或吲哚美辛）进行药物闭合，药物治疗失败的患儿通常需要手术治疗。经导管 PDA 封堵术是目前大多数足月儿、儿童甚至成人 PDA 的首选治疗方法。由于受限于器械及可能的股动脉损伤风险，对于无症状患儿的介入治疗通常可推迟至儿童期。对于应用环氧合酶抑制剂无效（通常是 2 个治疗周期）或使用有禁忌的新生儿或婴幼儿，在患者无法安全转运的情况下，外科手术闭合 PDA 仍然是首选的治疗方法；而对于较大的或动脉瘤型 PDA，无法介入闭合时，也需要外科手术。

未经治疗的 PDA 其临床后果取决于多种因素，分流量小的 PDA 可能在血流动力学上表现不明显而无法识别。PDA 越大、L-R 分流量越大，则越容易进展为充血性心力衰竭和肺动脉高压，这类患儿会出现喂养后呼吸困难、生长发育迟缓、肺血流量增加导致的肺血管扩张等，慢性和 / 或极端情况下，可能出现分流逆转。在早产儿中，PDA 可能会增加呼吸窘迫综合征、坏死性小肠结肠炎和颅内出血的发生率。肺循环过度导致的体循环血流量减少可能导致肾等内脏的灌注减少，从而导致肾衰竭、坏死性小肠结肠炎等。

2. 术前评估及准备

（1）该患儿术前需要做哪些方面的检查？

术前需详细了解患儿病史，并了解患儿拟行的手术方式。手术方式往往取决于患儿病情是否稳定，以及根据超声心动图评估是否可以行介入封堵术。

（2）该疾病可能的手术方式有哪些？

同 ASD、VSD 手术方式一样，闭合 PDA 也有介入和外科手术两种方法。

对于病情稳定的患儿，首选的手术方式是介入治疗，用于闭合 PDA 的器械可依据 PDA 的形状进行选择，包括多种线圈或封堵器。与外科手术相比，介入治疗同样有效，且更安全经济。介入手术的风险包括心律失常、栓塞和闭合不完全。此外，虽然较新的器械可能允许在解剖结构良好的情况下对体重小于 5kg 的患儿进行封堵，但也受限于封堵器大小及患儿的体型。

外科手术选择结扎或切开 PDA 的后外侧开胸术、电视胸腔镜手术和机器人辅助全内镜闭合术，这些方法的死亡率接近 0，早产儿的死亡率略高。外科手术治疗的并发症包括出血、乳糜胸、声带麻痹（喉返神经损伤）、气胸、肺不张、PDA 再通、肺动脉或降主动脉意外结扎等。电视胸腔镜外科手术因其可减少疼痛、降低住院费用（与住院时间减少相关）和避免开胸术后综合征（肋骨融合、胸壁畸形、脊柱侧弯和肺功能受损等）而日益流行。电视胸腔镜外科手术的缺点包括术中血氧饱和度降低和高碳酸血症，以及在手术学习曲线期间的高并发症。使用机器人辅助可获得类似的结果，但由于复杂性增加，手术时间会更长。

3. 术中管理要点

（1）介入封堵术的麻醉管理要点是什么？

随着新技术的出现，PDA 患者的主要治疗方式已从最初的外科治疗过渡到介入治疗。麻醉管理必须考虑患儿的病理生理状态。麻醉管理可参考外科手术麻醉。较大的婴儿和儿童可能需要使用术前药,首选气管插管全身麻醉技术,因其不仅可以控制通气,确保气道安全,而且在手术的关键时期可保证患儿绝对静止不动。最初的诊断性血管造影可用来评估 PDA 的严重程度。诊断性血管造影和血流动力学研究包括测量心内和血管内压力、Qp/Qs 等。血流动力学计算时尽量采用呼吸空气进行。如果病情稳定,术后即可拔管。心脏内科医师可能会要求平稳苏醒,以避免股动脉穿刺处血肿,这可能需要阿片类药物的精细化使用及经静脉给予右美托咪定等辅助深镇静拔管技术,以尽量减少呛咳和躁动。

(2)外科手术的麻醉管理要点有哪些?

外科手术时,一般患儿均采用气管插管全身麻醉方式。麻醉药物的选择取决于多种因素,如患儿情况、是否早产、出生体重、合并症和手术方式等。对于充血性心力衰竭或病重的患儿,可考虑使用小剂量吸入麻醉药、肌松药和阿片类麻醉药(通常为芬太尼或舒芬太尼)。除了手术要求的常规监测外,还应监测导管前(主动脉与动脉导管相连之前的近心端供血区域)、后(主动脉与动脉导管相连的远心端供血区域)的 SpO_2,建议于导管前(通常采用右上肢)和导管后(通常采用下肢)的肢体同时进行血压监测,可根据情况采用无创或有创血压监测。对于有其他并存疾病和充血性心力衰竭的患儿,可以考虑中心静脉穿刺置管。

结扎导管后,舒张压应升高。如果导管后血压下降或消失、导管后 SpO_2 波形消失,可能是结扎了降主动脉。导管前后出现新的压力阶差可能提示手术造成了主动脉缩窄。其他可能的并发症包括:如果结扎了单侧肺动脉,术中可能会出现低氧及呼气末二氧化碳分压降低;术中如果出现动脉导管破裂出血,则需给予大量输血等抢救措施;若单侧喉返神经损伤,术中难以发现,术后会出现声音嘶哑等表现。

在婴儿病情不稳定,无法安全转运至手术室的情况下,可以在监护室的床旁手术。在这种情况下,面临的挑战类似于手术室外麻醉,需要特别考虑相关的并发症,通常首选在阿片类药物为基础的全身麻醉下复合神经阻滞麻醉。

4. 术后管理 如果患儿病情稳定,无任何并发症,手术结束后可早期拔管。对于病情不稳定的患儿,可考虑在监护室内拔除气管插管。术后须注意及时发现可能的手术相关并发症。

四、法洛四联症

病例

患儿,男,出生后 4 个月,足月儿。于胎儿期检查时发现有先天性心脏病,胎儿超声心动图检查诊断为 TOF。出生时 SpO_2 为 90%。患儿喂养尚可,身高 60cm,体重 6.8kg,生命体征:血压 90/65mmHg,心率 110 次/min,呼吸 25 次/min,吸空气时 SpO_2 为 75%。虽然父母从未注意到他有"缺氧发作",但在近期一次发热时,发现他嘴唇发紫加重,SpO_2 下降到 60%。

复查超声心动图显示 TOF,膜周部室间隔缺损为 12mm,伴有严重的右心室流出道肌性肥厚狭窄和肺动脉瓣膜轻度增厚粘连,开放受限。经多普勒测定,心室水平双向分流,右心室流出道压力梯度峰值约为 85mmHg。

【思考】

1. 疾病及病理生理

(1)该疾病的临床特点有哪些?

(2)该疾病的病理生理是什么?

(3)与该疾病可能相关的疾病有哪些?

(4)手术适应证是什么?如果不手术,自然病程如何?

2. 术前评估及准备

（1）该患儿术前需要做哪些方面的检查？

（2）该疾病可能的手术方式有哪些？

3. 术中管理要点

（1）姑息性手术的麻醉管理要点有哪些？

（2）根治性手术的麻醉管理要点有哪些？

4. 术后管理

解析

1. 疾病及病理生理

（1）该疾病的临床特点有哪些？

法洛四联症（TOF）占所有先天性心脏病的 10%，是最常见的发绀型先天性心脏病。典型的 TOF 包括四种心内结构异常（"四联征"）：VSD、右心室流出道梗阻、主动脉骑跨于右心室流出道上方、右心室肥大。

TOF 中 VSD 是非限制性的膜周部大缺损，通常与主动脉直径相同。在修复 VSD 过程中可能损伤或牵拉行走在 VSD 边缘的传导束，产生一过性或永久性的房室传导阻滞。除了膜周部 VSD 以外，也可能同时存在肌部 VSD。主动脉骑跨于 VSD 之上，因此主动脉可接收来自双心室的血流，其比例取决于右心室流出道梗阻的程度。此外，所有 TOF 患者都有一定程度的肺动脉发育不良，主肺动脉和左、右肺动脉也可能存在局部狭窄。

TOF 的体格检查可能并无特异性。心脏听诊可在胸骨左侧上缘闻及收缩期渐强 - 渐弱的杂音，由于肺血流量的减少，在缺氧发作时杂音的强度会降低。在慢性发绀型患者中，杵状指是一个相对晚的表现。心电图常表现为右心室肥大和电轴右偏。X 线胸片显示一个特征性的"靴形"心脏，反映右心室肥大和肺动脉发育不良。一般需超声心动图确诊，超声心动图的重要信息包括：右心室流出道梗阻程度、VSD 的大小和位置、冠状动脉解剖及心脏的其他病变（如异位主动脉弓和 ASD、双心室功能、肺动脉发育情况等）。

（2）该疾病的病理生理是什么？

TOF 的临床表现差异巨大，是由于其病理生理改变不同造成的。右心室流出道梗阻严重者 R-L 分流量巨大，可导致极度发绀，而右心室流出道梗阻轻微的患者血氧饱和度往往正常。由于没有发绀，后者被称为"粉喘型"，甚至可能因肺循环淤血而表现出充血性心力衰竭的征象。症状的严重程度主要与右心室流出道梗阻程度有关，因为其决定了将非饱和血液分流到体循环中的量。在 TOF 中，右心室流出道梗阻通常可分为动态成分和固定成分，动态成分主要由肥厚的漏斗部和肌束纤维构成，固定成分主要发生在瓣膜和瓣膜上水平。右心室肥大是对后负荷增高的反应，其有害影响包括：右心室舒张功能障碍，需要高充盈压力来维持心排血量；由于心室增厚、僵硬，VSD 的外科修复和右心室流出道肌束的切除难度增加；主动脉阻断期间，保护肥大右心室的能力减弱，可能导致术后右心室功能障碍。为了限制心室肥大的进展，许多中心现在是在婴儿早期进行手术矫正。

在非限制性 VSD 导致左、右心室压力均衡的情况下，发绀及分流程度的主要决定因素是外周血管阻力和肺血管阻力的平衡。外周血管阻力下降（低血容量、酸中毒、缺氧）和 / 或肺血管阻力增加（漏斗部痉挛）将加重 R-L 分流，导致发绀加重。急性严重右心室流出道梗阻可导致极度发绀或"缺氧发作"，甚至导致晕厥或卒中。缺氧发作可以自发产生，但通常是在哭闹、激动、疼痛、排便、受伤或惊吓等刺激后由于交感神经兴奋和心脏收缩力增加时诱发漏斗部痉挛而产生，如果不积极治疗，由此产生的缺氧和酸中毒将进一步降低外周血管阻力，增加 R-L 分流。如果无静脉通路，则麻醉诱导可能具有一定的挑战性和危险性，麻醉医师必须随时准备好处理缺氧发作。清醒患儿的"缺氧发作"通常伴有因低氧血症和代谢性酸中毒而引起的过度通气。未治疗的年长 TOF 患儿会在一段时间内采取蹲踞来缓解不适,下蹲可增加腹内压,从而增加右心室前负荷,使右心室流出道打开并增加肺血流量;下蹲也增加外周血管阻力,可减少通过 VSD 的 R-L 分流。

（3）与该疾病可能相关的疾病有哪些？

TOF 的两个重要变异形式是合并 VSD 的肺动脉闭锁和肺动脉瓣缺如综合征。在合并 VSD 的肺动脉闭锁中,右心室流出道完全闭塞,中央和周围的肺动脉发育不良,主肺动脉可能缺失,双侧肺动脉可能不汇合或狭窄,肺的供血通常通过体肺侧支,这种病变的病理生理与 TOF 相似但是手术矫正与传统的 TOF 却有很大的不同。肺动脉瓣缺如综合征的特征是肺静脉瓣环狭窄和肺动脉瓣反流,其产生原因是在于胎儿时期,肺动脉内搏动性血流量增加,反复冲刷导致肺动脉瓣缺如、主肺动脉及左右肺动脉瘤样扩张。因此,这种疾病的特征包括气道受压性狭窄和气管、支气管软化。

其他可能与 TOF 相关的病变包括肺动脉瓣二瓣化、左肺动脉狭窄、肺静脉异位引流、永存左上腔静脉、心内膜垫缺损、PDA、ASD 或 PFO（有时称为法洛五联症）和下腔静脉中断等。

约有 20% 的 TOF 患儿同时有遗传综合征,最为常见的是迪格奥尔格综合征,此外,也有的合并 VACTERL 联合征、唐氏综合征和 Alagille 综合征（累及肝、心脏、骨骼、眼睛和颜面）等。

（4）手术适应证是什么？如果不手术,自然病程如何？

所有诊断 TOF 的患者都需要某种形式的手术干预。

手术时机和完全或分期修复一直是争论的焦点,目前很多中心都主张在出生后 1~3 个月时即早期进行完全修复。同时必须考虑到该中心能为复杂先天性心脏病和特殊解剖特征的患儿提供围手术期重症监护的能力。不利的解剖结构包括冠状动脉异常（如左前降支冠状动脉由右冠状动脉发出并穿过右心室流出道）、多发 VSD 及肺动脉发育不良。在这些情况下,合理的做法是先行姑息性手术以缓解症状并允许患儿成长,以利于最终对较大的患儿进行完全矫治。但是,分期修复的患儿将接受多次外科手术,风险和并发症均会增加。

尸检和临床结果显示,未矫治的 TOF 患者 5~10 年的生存率仅为 50%。在未经治疗的患者中,罕有存活至 40 岁以上者。死因通常是低氧血症及其血液学后果所致,如心内膜炎、脑脓肿和脑血管意外等。

2. 术前评估及准备

（1）该患儿术前需要做哪些方面的检查？

术前应详细了解患儿病史,尤其是与发绀和缺氧发作相关的病史。术前超声心动图检查需明确右心室流出道梗阻程度、双侧肺动脉发育程度、是否有大的体肺侧支、VSD 的大小及位置、冠状动脉解剖是否有变异、双心室功能,以及是否合并其他心内、心外解剖畸形（如 ASD、PDA、异位主动脉弓、永存左上腔静脉）等。

（2）该疾病可能的手术方式有哪些？

几乎所有诊断 TOF 的患儿均需外科手术治疗。根据患儿症状（右心室流出道梗阻严重程度）、年龄、体重、肺动脉发育情况,可以分为姑息性手术和根治性手术。

3. 术中管理要点

（1）姑息性手术的麻醉管理要点有哪些？

需要外科姑息治疗的患儿往往由于肺血流量严重不足而病情危重,部分患儿术前可能需机械通气和输注前列腺素 E_1 以保持动脉导管通畅。如果可以静脉麻醉诱导,可采用氯胺酮和阿片类药物联合麻醉,并用低浓度的挥发性药物维持麻醉,保持足够的外周血管阻力可以限制经 VSD 的 R-L 分流,七氟烷对外周血管阻力的影响最小,因此是较好的选择,挥发性药物的心肌抑制作用也有助于限制漏斗部痉挛。外周血管阻力降低可以通过输注液体和去氧肾上腺素治疗,最好避免正性肌力药物,因其会增加心率和心肌收缩力,从而加重漏斗部痉挛。如果没有静脉通路,可以用七氟烷快速平稳地进行诱导。对于无法耐受吸入麻醉药的不稳定患者,可以肌内注射氯胺酮和罗库溴铵。常规放置中心静脉导管用于输注液体和血管活性药物。血压的监测部位可选择股动脉或 B-T 分流术对侧上肢的动脉。

B-T 分流术可以通过侧切口(也可以正中切口)进行。如果预期患者无法耐受肺动脉侧夹或侧开胸所致的肺压缩、有可能需要体外循环、拟行中心分流术等,则应采用胸骨正中切口。分流术前应给予低剂量肝素(100U/kg)。在吻合血管时因部分钳夹或阻塞主肺动脉发生的低氧血症通常需要补充血容量、使用血管收缩药和调整通气,以降低肺血管阻力。中心分流术需要部分阻断升主动脉,当左心室功能不全时患儿耐受较差,此时可以采用小剂量肾上腺素或多巴胺缓慢滴注,以尽量避免引起右心室漏斗部痉挛。一旦分流手术完成,血氧饱和度往往立即改善,然而,由于舒张期分流,血压会显著下降,需要补充血容量和输注升压药物。此时,PDA 仍然是开放的,采用右侧切口入路则不容易结扎 PDA。如果舒张压变得很低,冠状动脉血流量就会减少,血管收缩药(如去氧肾上腺素、去甲肾上腺素和血管升压素)可能需一直使用至 PDA 闭合,以保障足够的冠状动脉灌注压力。术中需调整吸入氧的浓度和通气模式,以尽量模拟自发的、非麻醉下的血氧和二氧化碳水平,从而准确评估分流量。分流术后理想的 SpO_2 是 80%~85%,这预示着体循环和肺循环血流量大致平衡,SpO_2 高意味着肺循环过度,可能需要减小分流管道;相反,SpO_2 低表明肺血流量不足,可能需要更大直径的分流管道。

TOF 的姑息性手术除了以 B-T 分流术为代表的体肺分流术外,还有右心室肺动脉连接术、肺动脉瓣球囊扩张术等,其术前管理及麻醉诱导与体肺分流术相似,术后管理稍有差异。

(2)根治性手术的麻醉管理要点有哪些?

根治性手术的麻醉诱导与姑息性手术一样。根治性手术需要体外循环,在复温期需要为平稳脱离体外循环做好准备,术中可能出现的问题如下。

1)右心室功能异常:TOF 根治术中右心室功能不全发生率较高,尤其是术中广泛切开右心室游离壁而行跨环补片时,往往需要一定剂量的正性肌力药物,常用的有多巴胺、多巴酚丁胺、肾上腺素和米力农等。

2)房室传导阻滞:传导束在 VSD 边缘走行,因此,术中牵拉或损伤传导束较为常见。传导阻滞大多为一过性的,往往于开放后 30 分钟内逐渐恢复,如未恢复就需要临时起搏,术后 7~10 天仍未恢复则需考虑安装永久起搏器。

3)心律失常:最为常见的是室上性心动过速,多见于术后 12~24 小时。

4)术后出血:常见于长时间体外循环导致的血小板和凝血功能异常。术前严重发绀的患儿,由于血液中红细胞增多,导致血浆中凝血因子减少也是术后出血的常见原因,往往需要补充相应的凝血因子。术中使用抗纤溶药可以减少体外循环后的出血。

5)右心室压力过高:一般 TOF 根治术后,右心室压力 / 左心室压力应小于 0.5~0.75。右心室压力过高往往是由于右心室流出道疏通欠佳所致,如果不处理,可能导致三尖瓣反流,而患者很难耐受三尖瓣反流。

6)残余 VSD 如果大于 3mm 或有血流动力学异常,往往需要再次处理。

7)TOF 患儿常合并冠状动脉异常,如果在手术修复中造成冠状动脉受损可能会严重影响预后。最常见的异常是左前降支起源于右冠状动脉,横跨右心室流出道,当行跨环补片时,不能行右心室流出道切口,否则可能损伤前降支。

4. 术后管理 B-T 分流术后,患者转运至心脏重症监护室,肺血流量增加可导致患者因肺水肿或肺出血而使病情不稳定,术后早期往往需要观察 12~24 小时后再拔出气管插管。舒张性低血压可引起心肌缺血,需要密切监测和治疗。其他并发症包括膈神经和喉返神经损伤、霍纳综合征、乳糜胸和分流血栓形成等。由于分流管道有血栓形成的风险,通常避免输注血小板。当确定术后没有过多出血时,需输注低剂量肝素,以维持分流通畅,经口进食后,需持续口服阿司匹林直至完成根治性手术。

根治性手术后,如果矫治满意、血流动力学稳定且出血少的患者可以在手术室内或重症监护室早期拔除气管插管。需注意做好镇痛、镇静。

五、完全型大动脉转位

完全型大动脉转位（TGA）是较为常见的发绀型先天性心脏病，最常伴发的心脏畸形是 VSD，合并其他心内、心外畸形或遗传综合征者罕见。由于 TGA 的心室-动脉连接不一致，故导致体循环和肺循环是平行循环，不是正常的顺序循环。主动脉转位，起自右心室，使得来自腔静脉的低氧血直接从主动脉流向体循环；肺动脉则从左心室发出，将来自肺静脉的氧合血再次打入肺循环。两个循环间的交通，如 PFO 或 ASD、VSD 和 PDA 是患儿得以存活的必要条件。

患儿出生后如果室间隔完整，仅有 PDA 和 PFO 维持体循环和肺循环之间的交通，则血液混合不够，患儿可表现为代谢性酸中毒，此时需静脉泵入前列腺素 E_1 维持 PDA 开放，直到行动脉转位术体外循环开始为止。如果术前使用前列腺素 E_1 超过 2 周，矫治手术后应该低剂量输注至少 3 天，以免发生停药后的反跳性肺动脉高压；条件允许的情况下，可紧急行球囊房间隔造口术，通过促进经房间隔交通增加氧合血与非氧合血的混合，改善全身状况。

外科常用术式是动脉转位术，如果手术及时，患儿预后良好。对于合并 VSD 和左心室流出道梗阻的患儿需采用 Rastelli 手术等其他手术方式。

TGA 患儿的手术时机选择依据是否伴有 VSD 而有所不同。室间隔完整的 TGA 患儿，心脏手术需要在出生后 1~3 周完成，否则由于出生后肺血管阻力降低，与肺动脉连接的解剖左心室将退行性变。在动脉转位术后，如左心室不能承担体循环的阻力，会导致心脏功能衰竭，因此一旦过了最佳的手术时机，在动脉转位术前就需要先采用肺动脉环束术行左心室功能锻炼。伴有 VSD 的 TGA，一般可在出生后 6~8 周完成动脉转位术，但目前主张尽早完成手术，避免出现难治性心力衰竭或肺血管阻塞性疾病。

麻醉以阿片类药物为主，在新生儿应注意全心功能的维护。左心功能异常主要继发于冠状动脉移植后不通畅和升主动脉阻断时间过长。正性肌力药主要为多巴胺、多巴酚丁胺、肾上腺素和米力农。

六、肺动脉闭锁

肺动脉闭锁是一种较少见的先天性心脏病，发病率占先天性心脏病的 1%~3%。室间隔完整的肺动脉闭锁常伴有不同程度的右心室或三尖瓣发育不良，而大动脉关系正常。室间隔完整的肺动脉闭锁患儿肺动脉血供来源于动脉导管。伴有 VSD 的肺动脉闭锁，可认为是 TOF 中最严重的类型，由于肺动脉瓣闭锁或缺如，右心室和肺动脉之间没有通道，肺动脉干本身亦可能闭锁或发育不良。肺血流来源于动脉导管和体肺侧支。

室间隔完整的肺动脉闭锁合并右心室依赖型冠状动脉循环的不能进行肺动脉瓣的处理，只能进行功能单心室矫治手术；而非右心室依赖型冠状动脉循环的患儿，可以采取肺动脉切开、球囊扩张和体肺分流等手术。麻醉管理按功能单心室生理进行通气和循环调整，维持体循环和肺循环的血流平衡。右心室依赖型冠状动脉循环是指合并有冠状动脉-右心室瘘且在瘘口近端的冠状动脉存在梗阻（如严重狭窄、中断或闭锁等），瘘口远端的冠状动脉由右心室灌注，对于此类患儿，如果行右心室减压术（如根治术）就可能造成瘘口远端冠状动脉灌注区域的心肌缺血。

伴有 VSD 的肺动脉闭锁则根据肺血管发育情况决定双心室矫治的时机，麻醉管理与 TOF 类似。

七、右心室双出口

右心室双出口（double outlet of right ventricle，DORV）是一种心室-动脉连接异常，主动脉和肺动脉均起源于右心室，大的 VSD 是左心室的唯一出口。DORV 实际上是一组复杂的疾病谱，根据病变不同，其病理生理及临床表现可以与 TOF、VSD、TGA 类似,相应的麻醉管理见前文对应内容。

DORV 的解剖特征对于理解其生理后果及确定姑息或矫正手术方式至关重要。解剖学的完整特征包括:VSD 与大动脉的关系、大动脉之间的关系、心室及其流出道的形态,以及相关异常的存在(如肺动脉瓣狭窄等)。根据 VSD 与大动脉的关系,分为四种不同的 DORV 解剖类型:主动脉瓣下 VSD、肺动脉瓣下 VSD、双动脉相关 VSD 和双动脉无关(远离型)VSD。

八、肺静脉异位引流

肺静脉异位引流是指全部或部分肺静脉血(氧合血)通过直接或间接的途径回流到右心房,然后通过心房间的交通进入左心房和左心室,再进入主动脉。当全部肺静脉血均异位引流时称为全肺静脉异位引流(total anomalous pulmonary venous connection,TAPVC);仅有部分肺静脉血异位引流时称为部分肺静脉异位引流。部分肺静脉异位引流的病理生理及临床表现与 ASD 类似。

TAPVC 一般分为四种类型。①心上型 TAPVC:肺静脉经过垂直静脉一同引流入上腔静脉;②心内型 TAPVC:肺静脉全部汇入右心房,或肺静脉形成共干后直接引流至冠状静脉窦,然后进入右心房;③心下型 TAPVC:肺静脉血汇合至下行垂直静脉,穿过膈肌进入下腔静脉、门静脉或静脉导管;④混合型 TAPVC:肺静脉分别经不同部位引流进入体循环静脉系统,最后进入右心房。

术前评估最重要的是了解是否存在肺静脉引流梗阻。心下型 TAPVC 易伴发肺静脉回流梗阻,心上型次之,心内型较少见。一旦存在梗阻,病情将极为严重,需急诊手术治疗。此类患儿易出现肺动脉高压,形成不可逆的肺血管病变。

外科手术是在低温体外循环、心脏停搏的条件下,将所有肺静脉与左心房连接,闭合 ASD。

对于存在肺静脉回流梗阻的低龄患儿,麻醉药耐受差,麻醉诱导期间应避免应用对心肌抑制明显和扩张外周血管的药物。对于重症患儿应维持一定的心率和外周血管阻力,才能维持满意的血液循环,从而避免心律失常的发生。此类患儿的左房室较小,存在肺动脉高压,所以在脱离体外循环过程中要适当给予正性肌力药和降低肺动脉压的药物。此外,此类患儿易发生肺动脉高压危象、室上性心律失常等,在术后管理中应注意预防,并及时处理。

九、心内膜垫缺损

心内膜垫缺损也称为房室间隔缺损或房室通道缺损。心内膜垫形成心脏中心的部分,心内膜垫缺损涉及房间隔下部和室间隔上部,以及二尖瓣和三尖瓣。缺损可以是部分的,是指房间隔下部缺损(原发孔型 ASD)或仅是一个 VSD,通常存在二尖瓣裂;完全性心内膜垫缺损是指整个心内膜垫中心部分是缺失的,仅有一个房室瓣。该病常与一些综合征相关,如唐氏综合征、努南综合征和埃利伟综合征,合并这些遗传综合征的患儿围手术期风险更高。

完全性心内膜垫缺损会导致较大的 L-R 分流,并伴发肺循环超负荷和充血性心力衰竭,易发生肺血管不可逆的改变,因此一般患儿多在出生后 6 个月内实施外科手术治疗。

由于手术矫治较复杂,一般需监测左房压。麻醉诱导期后注意避免肺循环过负荷,可通过降低吸入氧浓度和维持正常偏高的呼气末二氧化碳浓度增加肺血管阻力,减少肺血容量。

手术矫治后的主要问题是处理肺动脉高压,可通过吸入高浓度氧、适当过度通气、碱化血液、吸入一氧化氮、加深麻醉等方法降低肺血管阻力。体外循环后常需要使用正性肌力药,以维护心脏功能。此类患儿较易发生心律失常,建议安装心外膜临时起搏器,以维持满意的心律和心率。TEE 可评估心脏功能,并评估畸形矫治情况。

十、左心室流出道梗阻

先天性左心室流出道梗阻可在不同部位发生，根据梗阻部位不同，一般分为三种：主动脉瓣下、主动脉、主动脉瓣上。也有部分患儿可有多个部位梗阻，如 Shone 综合征。根据病变程度不同，可无明显血流动力学异常（如主动脉二瓣化），也可严重影响血流动力学（如左心发育不良综合征）。大多数左心室流出道梗阻的患儿并无明显症状，仅在体检时发现心脏杂音或活动后偶有气短、心悸，极少部分患儿可能出现心绞痛甚至晕厥的症状。

根据梗阻部位，患儿麻醉手术期间可能有肺动脉高压和 / 或冠状动脉供血不足的风险。因此，术前必须明确患儿的梗阻部位及梗阻程度。

十一、功能单心室

功能单心室是一种相对罕见的复杂先天性心脏病，从解剖上来说，两个心室发育极不均衡，其中一个心室发育不良。功能单心室无法行解剖根治手术，只能进行 Fontan 手术（全腔静脉 - 肺动脉吻合术）矫治：将发育较好的心室当作功能左心室使用，将回心的静脉血经管道直接引入肺动脉，而不进入右心，实现单心室的生理矫治，这种手术可以减少单个心室的压力和容量负荷，并能改善全身的氧合。

Fontan 手术的术前评估和围手术期管理至关重要。由于肺动脉缺乏右心室的泵功能，要保持肺循环稳定及维持心排血量，必须降低肺血管阻力。正压机械通气可导致血液循环恶化，因此此类患儿适合早期拔除气管插管。Fontan 类手术的围手术期风险较高，但患儿远期预后多良好。

（贾　爱　晏馥霞）

推荐阅读

[1] ANDROPOULOS D B,GREGORY G A.Gregory's pediatric anesthesia.6th ed.Hoboken：Wiley-Blackwell,2020.

[2] ANDROPOULOS D B.Anesthesia for congenital heart disease.3rd ed.Hoboken：John Wiley & Sons Inc,2015.

[3] DAVIS P J,CLADIS F P.Smith's anesthesia for infants and children.9th ed.Philadelphia：Elsevier Inc,2017.

[4] MAVROUDIS C,BACKER C.Pediatric cardiac surgery.4th ed.Oxford：Blackwell Publishing Ltd,2013.

第二十二章

小儿神经外科手术麻醉

■ 本章要求

掌握：神经外科手术特点、麻醉前评估特点、麻醉前准备特点、麻醉管理特点、围手术期常见并发症与麻醉管理。

熟悉：小儿颅脑手术的麻醉与围手术期管理、小儿脊柱脊髓手术的麻醉与围手术期管理。

了解：小儿介入治疗的麻醉与围手术期管理、小儿微创神经外科手术的麻醉与围手术期管理。

麻醉医师必须了解小儿与神经外科手术相关的生理特点、患儿的疾病状态及术前治疗情况、手术的主要步骤及相关风险，并且熟练掌握各种监测方法。只有术前做好充足准备，术中精确监测患者各项重要的生理参数并作出及时、准确的处置，才可能最大限度地减少围手术期并发症的发生，提高患儿术后转归的质量。

第一节 小儿神经外科手术麻醉总论

一、神经外科手术特点

1. **小儿脑血流量的特点** 婴幼儿头颅占全身体表面积的 19%，而成人只占 9%，所以婴幼儿供应脑的血流量占心输出量的比例较大，脑血容量也较大。新生儿及婴儿脑血流量为 40ml/（100g·min），出生后 6 个月至 3 岁的小儿脑血流量为 90ml/（100g·min），3~12 岁的小儿脑血流量为 100ml/（100g·min），远高于成人的 55ml/（100g·min）。成人脑血管自主调节的血压范围为 50~150mmHg，小儿的脑血管自主调节的血压范围低且窄，并且在血压超出范围时，脑血流量变化剧烈。有文献指出足月新生儿的脑血管自主调节血压范围为 20~60mmHg，更容易发生脑缺血或脑出血。二氧化碳可直接扩张脑血管，高碳酸血症，动脉二氧化碳分压在 40mmHg 以上时每升高 1mmHg 可增加 6% 的脑血流量；而低碳酸血症，动脉二氧化碳分压在 40mmHg 以下时每降低 1mmHg 可减少 3% 的脑血流量。因此过度通气可能导致脑缺血发生，尤其在新生儿更容易发生。动脉氧分压低于 50mmHg 或者动脉血氧饱和度低于 85% 时脑血流量会显著增加，从而导致颅压增加。

2. **小儿神经外科手术的特点** 与成人相比，小儿神经外科手术时间更长，出血量占血容量的比例更大，更容易发生失血性休克、稀释性或消耗性凝血病等严重并发症；小儿体位摆放时更容易发生气管导管扭曲引起气道压力增加，或气管导管移位，进入一侧主支气管或脱出；体位摆放期间小儿更容易发生快速体温下降；神经外科手术术中常需要神经电生理监测。

（1）颅脑手术的特点：手术一般创伤大、时间长、出血量多，可有多种手术体位。脑血管手术可能会导致脑缺血或者脑过度灌注，脑干附近的手术可能发生心动过缓或心搏骤停；下丘脑垂体附近的手术，术中即可能发生中枢性尿崩症；颅脑手术术后可能发生苏醒延迟、意识障碍、呼吸功能受损或其他神经功能受损，术后患儿可因颅内压改变而恶心、呕吐。特殊区域手术术中需要行神经电生理监测。

（2）脊柱脊髓手术的特点：手术创伤、时间及出血量随疾病和手术的不同而不同。手术体位为俯卧位，术后可能发生眼球受压导致视力受损甚至视力丧失，口舌水肿导致拔管后出现上呼吸道梗阻；若手臂过伸可造成臂丛神经损伤。术中多需要行神经电生理监测。

（3）介入治疗的特点：小儿血管造影术具有创伤小、刺激小、手术时间短等特点。小儿介入治疗的手术创伤小，手术时间及刺激强度则依据疾病部位及病理生理改变的不同而不同。脑血管畸形栓塞术的患儿术后可能发生脑过度灌注甚至脑水肿、脑出血等危及生命的严重并发症。

（4）微创神经外科手术的特点：小儿微创神经外科手术多为立体定向下的治疗，术中需要保证患儿完全制动。该类手术与开颅手术相比具有创伤小、刺激小、时间短、出血量少等特点。

二、麻醉前评估特点

1. **麻醉前评估重点**　神经外科患儿多合并有认知、行为、沟通、视觉、听觉、呼吸系统、循环系统、内分泌系统、消化系统的异常，以及代谢障碍、发育迟缓、多发畸形等多方面的问题，因此麻醉前评估时应仔细询问相关病史，进行相应的体格检查，关注相关实验室和神经学检查结果，评估麻醉风险，尤其应注意心血管系统、呼吸系统、内环境及营养状态等评估。表22-1-1列出了神经外科患儿围手术期常见的合并疾病和异常情况，以及对应的麻醉并发症。

表22-1-1　神经外科患儿围手术期常见合并疾病和异常情况及麻醉并发症

患儿合并疾病和异常情况	麻醉并发症
先天性心脏病	缺氧、循环系统崩溃
早产儿	术后呼吸暂停
上呼吸道感染	喉痉挛，术后缺氧/肺炎
颅面畸形	困难气道
去神经损伤	氯琥珀胆碱后高钾血症；非去极化类肌松药抵抗；神经刺激异常反应
长期服用抗癫痫药	肝功能及血液学异常
动静脉畸形	充血性心力衰竭
神经肌肉疾病	恶性高热、呼吸衰竭、心源性猝死
寰枕畸形	呼吸暂停、吸入性肺炎

2. **病史评估**　神经外科小儿尤应关注是否存在张口呼吸、打鼾、哮喘、肺炎及近期上呼吸道感染病史。术前频繁呕吐、合并有尿崩症、厌食或胃肠道功能障碍的患儿，尤其应注意评估水、电解质及营养状况。丙戊酸钠类抗癫痫药可致凝血功能异常，应注意相关病史的采集。

3. **体格检查**　需要特殊关注神经学检查，包括意识水平、运动和感觉功能、正常反射和病理反射、脑神经功能的完整性及高颅压的体征。应观察患儿是否存在呼吸系统畸形；听诊两肺是否有干、湿啰音；心脏是否有杂音等。还需注意患儿有无腹胀、胃排空障碍和胃食管反流等增加反流误吸的危险因素。气道保护功能受损的患儿术前即可能合并吸入性肺炎，应仔细评估。

4. **实验室和神经学检查**　长期服用抗癫痫药者应关注血小板及凝血功能检查。着重注意神经学相关检查，包括影像学检查、神经电生理检查、内分泌检查等，了解患儿疾病的特点、部位、大小及对神经功能的影响。

5. **手术相关** 术前应与术者充分沟通,了解手术目的、部位、范围、难易程度、预计手术时间及出血量、手术备血情况,术中是否需要神经电生理监测,手术操作可能引起的特殊情况(包括但不限于颅内压改变、脑神经反射、脑缺血、脑过度灌注、尿崩症、术后苏醒延迟、术后呼吸功能或神经功能受损等)。术毕是否需要拔除气管导管、导尿管及术后患儿去向等问题亦需要提前与术者沟通并明确。

三、麻醉前准备特点

1. **肠道准备** 小儿神经外科手术一般不需要常规进行肠道准备。

2. **麻醉前禁食禁饮** 术前合并高颅压、颅脑损伤、胃肠道动力障碍的患儿,需延长禁食禁饮时间,如有条件可使用床旁超声行胃内容物评估,以排除饱胃状况。

3. **麻醉前用药** 颅内压正常的患儿是否需要麻醉前用药可与患儿的家长沟通后决定。如患儿具有分离焦虑或者认知功能改变,预先给予镇静药有助于患儿安静入室(药物及用法见第六章的相关内容)。颅内压增高的患儿对镇静药异常敏感,少量药物即可导致呼吸抑制或呼吸道梗阻,从而引起二氧化碳蓄积,进一步加重颅内压增高,因此颅内压增高的患儿应避免麻醉前使用镇静药。

4. **输液通路建立** 根据术前预计出血量,在上肢建立合适的静脉通路,外周静脉留置针宜首选20G套管针。颅脑手术及预计出血量较大的脊柱脊髓手术,可建立2条外周静脉通路或中心静脉通路加外周静脉通路。

5. **麻醉用具准备** 麻醉机、监护仪、吸引设施、保温设施、呼吸道管理相关用具的准备见第六章的相关内容。术前应与主刀医师沟通,根据病变性质及预计出血量决定是否准备自体血回输机。自体血回输机需提前调至小儿模式,并准备相应小儿自体血回输耗材。

6. **麻醉药物准备** 麻醉药物包括拟用的吸入麻醉药、镇静药、麻醉性镇痛药和肌松药等。

7. **特殊用药准备** 介入及微创神经外科手术应常规准备血管活性药,其余药物可根据手术创伤及刺激大小按需准备。颅脑及脊柱脊髓手术建议常规准备以下药物。

(1)血管活性药:肾上腺素(1~2μg/ml)、阿托品(0.05~0.1mg/ml)。

(2)抗炎药:甲泼尼龙(1mg/kg)、乌司他丁(5 000U/kg)。

(3)抗应激药:右美托咪定。

(4)非甾体抗炎药:帕瑞昔布钠(1mg/kg,年龄 >3 个月)。

(5)镇吐药:地塞米松(0.15mg/kg)、昂丹司琼(0.05mg/kg)。

(6)切口局部浸润用麻醉药:罗哌卡因(浓度:0.1%~0.2%;极量:婴儿为 2mg/kg,儿童为 2.5mg/kg)。

(7)抗纤维蛋白溶解药:氨甲环酸[tranexamic acid,TXA;15 分钟内给予 TXA 负荷量 10mg/kg,此后以 TXA 5mg/(kg·h)持续输注,总量 ≤1.0g]。

8. **其他** 血气分析仪器及耗材、血栓弹力图检测仪器及耗材、床旁超声等。

四、麻醉方法及麻醉药物选择

1. **麻醉方法选择** 除个别微创神经外科手术 / 介入治疗可以选择神经安定镇痛麻醉外,小儿神经外科手术 / 介入治疗均应选择全身麻醉。仰卧位时间在 3 小时以内并且刺激较小的手术可选择喉罩,其余神经外科手术均应选择气管导管。需要注意,即使选择喉罩,依旧需要提前准备好气管插管所需的插管用具。

2. **麻醉药物选择** 小儿神经外科手术麻醉药物选择应遵循如下原则:①不增加脑血流量、脑代谢和颅内压;②不影响术毕时的快速拔管;③术中所用的麻醉药物,在拔管后无残余镇静、残余阿片及残余肌松效应;④不影响小儿术后的神志、自主呼吸和血液循环。

(1)麻醉诱导药物选择:麻醉诱导的方式及药物取决于患儿的神经学状态及并存疾病。如患儿已成功建立静脉通路,或具有误吸风险,则应实施快速顺序诱导;若患儿不配合则可使用七氟烷吸入麻醉诱导,需注意,七氟烷能够扩张脑血管,有可能增加颅内压,轻度过度通气(呼气末二氧化碳分压在 30~35mmHg)能够抵消此作用,但是如果患儿伴有脑疝风险,应避免使用高浓度七氟烷诱导;若患儿不配合且不宜使用七氟烷,可肌内注射氯胺酮 5~7mg/kg 或艾司氯胺酮 2~4mg/kg,氯胺酮/艾司氯胺酮可升高颅内压,颅脑手术患儿术前可能合并无症状的高颅压,应谨慎使用,术前已明确有高颅压的患儿应禁止使用。

(2)麻醉维持药物的选择:能够用于麻醉维持的药物较多,只要正确使用,选择不同的药物维持麻醉并不影响神经外科手术的预后。吸入麻醉药优点为调整其吸入浓度能迅速改变麻醉深度,其局限性在于能够剂量依赖性地扩张脑血管、增加脑血流量和颅内压,超过 1MAC 时此作用尤其明显,用于神经外科麻醉时应维持在 1MAC 以下;另外由于其具有肌松效应,可能影响术中神经电生理监测的结果。因此,极少将吸入麻醉药单独用于儿童神经外科手术的麻醉维持。静脉麻醉药主要包括丙泊酚及阿片类药物,两者均能降低脑代谢,但不引起脑血管扩张及脑血流量增加,是比较理想的麻醉维持药物。丙泊酚可呈剂量依赖性地抑制脑电活动,如术中需要监测皮层脑电图,则应注意调整其用量。阿片类药物对脑电也有抑制作用,但不如镇静催眠药作用强,对术中神经电生理监测结果无明显影响。芬太尼是其中最常用的药物,芬太尼及舒芬太尼的时量相关半衰期随着重复给药次数增加及输注时间延长而延长,因此,使用这些药物维持麻醉时,术毕应警惕呼吸抑制及过度镇静的情况。瑞芬太尼属于时量相关半衰期最短的短效阿片类药物,术中维持用量在 0.3μg/(kg·min)以上时,能够很好地防止体动,并且不影响术中神经电生理监测及术毕拔管时间,但应注意瑞芬太尼突然停药可能引起爆发性疼痛,术毕停药时应逐渐减量至 0.03~0.05μg/(kg·min),以预防拔管期间躁动和呛咳的发生。目前尚无羟考酮用于小儿神经外科麻醉的经验。非去极化类肌松药对脑循环的影响较小,用于麻醉维持的主要目的是防止体动,可根据手术需求酌情应用。术中使用肌松药者应注意术后的残余效应。抗癫痫药可能会诱导肝酶代谢,从而导致长期服药的患儿产生对阿片类药物及非去极化类肌松药的抵抗,需引起注意。

五、麻醉监测

术中需常规监测的项目包括心电图、血压、脉搏血氧饱和度、核心体温、尿量及呼吸功能(具体项目详见第八章的小儿围手术期呼吸功能监测章节)。颅脑手术及脊柱脊髓手术需常规进行有创血压监测,如手术创伤大、时间长或出血量多还应监测血管内容量、氧供需平衡、水电解质和酸碱平衡,以及凝血功能等(具体项目详见第八章的小儿围手术期血容量监测、氧供需平衡监测、水电解质及酸碱平衡监测、凝血功能监测等章节)。坐位的神经外科手术需常规行心前区多普勒超声及经食管心脏超声监测空气栓塞情况。若手术可能导致患儿重要神经功能受损,还应行神经电生理监测(具体项目详见第八章的小儿神经监测技术章节)。

六、麻醉管理特点

1. 镇静、镇痛及肌肉松弛管理

(1)镇静管理:因多数镇静药能够抑制脑电活动,小儿神经外科手术中的镇静管理依据术中是否需要神经电生理监测而不同。苯二氮䓬类药物对皮质的脑电抑制较强,如术中需要监测皮层脑电图,应避免使用。丙泊酚呈剂量依赖性地影响皮质脑电活动,文献报道丙泊酚输注使脑电双频指数在 50±5 时,对术中皮层脑电图监测的影响较小。

(2)镇痛管理:可采取多模式镇痛控制外科创伤与麻醉应激。需要注意的是,环氧合酶-1 受体拮抗剂具有抑制血小板聚集的作用,不建议用于颅脑手术及脊柱脊髓手术。术中应加强抗炎管理,避免脑组织外科创伤相关的过度炎症反应。研究表明,在小儿神经外科手术中,瑞芬太尼以 0.2~1.0μg/(kg·min)持续输注时,停药后其作用亦能快速消除,避免了阿片类药物长时间输注导致的时量相关半衰期延迟相关的阿片类药物残余效应,但应注意进行有效镇痛的衔接,避免爆发性疼痛发生。麻醉维持过程中过多使用芬太尼或舒芬太尼时应警惕术后阿片类药物残余效应导致的拔管后镇静及呼吸暂停的风险,并可能影响神经外科术后的外科效果及颅内手术并发症的判断。

（3）肌肉松弛管理:在多数小儿神经外科手术中,手术操作对肌肉松弛的程度并无特殊要求,因此,术中不需要常规维持肌肉的松弛效果。如术中需要监测运动诱发电位,需确保监测时肌肉松弛药已无显著影响。

2. 呼吸道管理　鼻后孔狭窄、基底颅骨骨折、经蝶骨手术者应禁忌经鼻插管路径。经口插管时应将导管固定于口腔开颅侧,以便于口腔内分泌物流出且不会浸湿胶带导致其松动。小儿气管较短,头部转动或前屈时气管导管容易进入一侧主支气管,体位变化则可导致气管导管打折或脱出。因此插管时必须确保气管导管位置正确,体位变化后需及时听诊双肺呼吸音以再次确认导管位置正确并且通畅。如行清醒开颅手术,患儿可因镇静、癫痫发作、体位等原因导致通气不足或气管导管脱出,术中需暴露患儿面部,以利于随时控制气道和处置。

3. 循环及血容量管理

（1）循环管理:术中应防止心输出量下降导致的脑低灌注性缺血缺氧。颅脑疾病患儿的脑血管自主调节功能可能受损,血压降低与升高可能导致脑缺血或脑过度灌注甚至脑出血的发生,应维持在患儿基础水平。脑血管疾病的患儿应根据不同手术步骤的要求相应调控血压,以防止发生脑缺血或脑过度灌注。

（2）血容量管理:术中应维持患儿正常的血容量,保持正常的脑组织灌注。液体种类应首选等渗晶体溶液或胶体溶液,以防止脑水肿。正常血浆渗透压为285~290mmol/L。乳酸林格液渗透压稍低(273mmol/L),能促进脑水肿的发生。生理盐水渗透压稍高(308mmol/L),通常可作为神经外科手术的首选液体,但快速、大量地输入生理盐水可导致高氯性酸中毒。因高血糖可加重脑损伤,一般不使用葡萄糖溶液,但如果患儿有可能发生低血糖,如衰弱、营养不良、早产儿、新生儿及小于出生后3个月的患儿,可以适当输注含糖溶液。输液方案可根据生理维持量、术前累积缺失量、第三间隙丢失量、尿量及出血量(详见第八章小儿围手术期血容量监测章节的尿量监测及失血量监测部分)进行程式化计算。围手术期血容量变化较大的手术,如使用甘露醇脱水降低颅内压的手术、术前及术中有水电解质紊乱的手术、时间超过6小时的手术或大出血的手术等,更推荐使用动态前负荷指标行目标导向液体治疗(详见第八章的小儿围手术期血容量监测章节的动态前负荷监测指标部分)。小儿动态前负荷指标值随其心、肺及血管顺应性不同而变化较大,术中关注趋势比绝对值更有意义,应维持其值与手术切皮前一致。术中是否需要补血应根据失血量决定,需时刻关注手术进展,与手术医师沟通失血情况,根据出血速度、预计继续失血量,以及实际取血所需时间综合判断取血时机,需维持患儿血红蛋白不低于80g/L。预计大出血的手术,可以适当提前取血,以防止在术中突发大出血时不能及时输血。

4. 呼吸管理　推荐使用压力控制容量保证模式及肺保护性通气策略。婴儿对过度通气的反应(低$PaCO_2$)敏感,极低的$PaCO_2$($<20mmHg$)有导致脑缺血的风险。应根据动脉血气分析结果调整呼吸参数,维持正常的$PaCO_2$。

5. 抗炎管理　术中可采用药物治疗与非药物手段联合的综合抗炎策略控制围手术期的过度炎症(具体见第十章小儿全身麻醉章节相关内容)。

6. 凝血管理及血液保护　血栓黏弹力监测能够对患儿的凝血因子、纤维蛋白原、血小板聚集功能及纤维蛋白溶解等方面进行全面的监测,帮助麻醉医师准确判断凝血功能异常的类型并加以及时处理。TXA是一种抗纤维蛋白溶解药物,能保护纤维蛋白不被纤溶酶降解和溶解,从而达到止血的效果。在儿童心脏外科、脊柱外科及颅缝早闭症等手术中使用TXA能够明显减少术中失血量及输血需求。对于预计出血量大的手术,可联合应用血栓黏弹力监测及TXA。

7. 颅内压管理 新生儿(2~6mmHg)和儿童(<15mmHg)的颅内压正常值低于成人。硬脑膜在颅骨内不易扩张,因此未骨化的囟门对急性颅内压的增加并无缓冲作用。急性高颅压如处理不及时,很短时间内可发展到濒死状态。围麻醉期颅内压管理的主要任务是防止颅内压增高及降低颅内压。防止颅内压增高的措施包括:麻醉诱导平稳、确保呼吸道通畅、避免缺氧和二氧化碳蓄积、避免大量补充低渗透压液体引起脑水肿等。降低颅内压的措施包括:术中给予甘露醇(0.5~1g/kg)或袢利尿药脱水、适当过度通气收缩脑血管、选用合适的麻醉药物、适当限制性输液管理策略、控制性降压、适当抬高头位、调整呼吸参数降低胸膜腔内压、优化心脏功能等,体位摆放时应防止颈部过度屈曲与旋转,保证颏部与胸骨至少两指宽的距离,以防止静脉回流受阻引起颅内压增高。在硬脑膜打开后,颅内与大气相通,颅内压降低为大气压。以上降低颅内压的措施能够减少脑水肿,降低脑静脉压,减少脑出血。需要注意:甘露醇脱水有可能导致患儿低血容量;过度通气及控制性降压均有可能导致脑缺血发生;抬高头位可能引起静脉空气栓塞;通过调整呼吸参数降低胸膜腔内压,应防止患儿出现缺氧或二氧化碳蓄积;术前即有高颅压的患儿在打开硬脑膜后会因为颅内压骤降而出现血压骤降,应给予关注。

8. 术中唤醒 切除运动或语言功能区附近的病灶时常需要进行术中唤醒,通过各种技术对患儿的评估和反馈可判断皮质切除的安全界限。术中唤醒的麻醉宜使用"睡眠-清醒-睡眠"技术,即在开颅前及病灶切除后使患儿处于麻醉状态,切除病灶时患儿保持清醒合作。术中唤醒对患儿的主动性和合作要求极高,一般10岁以下的小儿或任何年龄的不合作患儿都不能耐受术中唤醒,在麻醉访视时必须向患儿说明术中要求及期望。通气工具宜选择声门上通气设备,利于唤醒时拔除及重新诱导时再次置入。手术切皮前必须沿切口逐层浸润长效局部麻醉药物。在唤醒期间可给予小剂量镇静及镇痛药,但应注意避免过度镇静、呼吸抑制及影响神经电生理监测结果。唤醒期间患儿可因皮质刺激发作癫痫,癫痫发作时术者应首先给予冰盐水冷敷脑表面,如无效可静脉给予小剂量丙泊酚,同时应仔细观察患儿,如出现呼吸抑制应立即面罩加压辅助呼吸。在术中唤醒或重新诱导时,由于头部被头架固定,患儿咳嗽或突然活动会导致颈椎损伤或头皮裂伤。

9. 体温管理 由于婴儿头部占体表面积的比例较大,术中患儿颅脑长时间暴露可使体温明显降低。所以,在小儿神经外科手术中尤应注意保温。但是,当无菌单覆盖过于严密妨碍散热,下丘脑附近的手术操作或保温过度时,患儿可能发生体温升高。核心体温在37.5℃以上时,每升高1℃,脑代谢率增加5%~7%,需氧量也随之增加。因此,术中应进行核心温度的严密监测,以防止患儿出现低体温或体温升高(具体见第十章小儿全身麻醉的相关内容)。

10. 眼部保护 麻醉期间患儿泪液分泌减少,若术中眼睑闭合不严,患儿角膜可因干燥发生角膜溃疡。因此,术中应保持患儿双眼睑紧闭。行颅脑手术的患儿可用防水敷料覆盖双眼睑以防止消毒液流入眼内造成角膜损伤。非仰卧位的手术均可能导致患儿眼部受压。术后缺血性视神经病变可致视力丧失,其已被证明与俯卧位有关,多发生于长时间麻醉、失血及静脉补液等情况。体位摆放时应注意避免眼睑部皮肤接触头托,避免颈部过度屈曲与旋转,保证颏部与胸骨至少两指宽的距离,以防止静脉回流受阻导致眼部水肿。术中麻醉应维持稳定的血流动力学,如手术床有非水平位的调动时,巡回护士应随时检查患儿眼部是否受压。仰卧位颅脑手术时,患儿眼部被覆盖在无菌单之下,应避免在患儿眼部位置放置手术器械导致眼部受压损伤。

七、苏醒期管理

术前应与手术医师沟通术毕是否需要拔除气管导管、导尿管及术后去向等问题。行颅脑手术者苏醒期应维持稳定的脑血流量及脑灌注压,避免颅内动静脉压力的剧烈波动。头部包扎绷带应在麻醉状态或拔除气管导管之后进行,避免浅麻醉时活动患儿头部使之呛咳导致颅内静脉压升高引起颅内出血。术毕应使患儿快速自然苏醒,尽早拔除气管导管,以利于术者尽早进行神经学检查,明确任何可能的神经功能受损。在拔除气管导管之前需要准备好插管用具,时刻警惕误吸、呼吸道梗阻等全身麻醉苏醒期并发症的发生。拔管时应务必保证患儿意识、呼吸及保护性反射功能完全恢复。如术后不需监测尿量可在拔除气管导管后拔除导尿管以减少刺激。

八、术后管理

术后患儿常因为颅内压的改变而出现恶心、呕吐,联合使用镇吐药比单独使用更有效。昂丹司琼可作为其他镇吐药失效时的补救药物。术后镇痛的原则是镇痛完善并对患儿的呼吸及意识无影响,可联合使用多模式术后镇痛方法。无背景剂量的患儿自控型阿片类药物镇痛泵联合切口长效局部麻醉药浸润,可以最大限度地避免阿片类药物的过度镇静、恶心、呕吐及呼吸抑制等不良反应。需要注意,患儿自控型镇痛泵多为陪护人员按压给药,因此需要谨慎设定按压给药的时间间隔及单位时间的最大给药剂量,并做好宣教工作,避免出现多次重复按压导致给药过量,从而引发严重不良事件。

九、神经外科围手术期常见并发症与麻醉管理

1. **空气栓塞**　表现为呼气末二氧化碳分压、脉搏血氧饱和度及血压的快速下降和心率的快速增加。只要手术时切口高于右心水平,均有发生空气栓塞的潜在风险,多见于颅骨重建术及椎板切除术,空气可经破裂的静脉窦或骨创面的静脉进入体内。坐位手术时因头部显著高于右心水平,空气更容易从开放的静脉进入体内,空气栓塞是坐位手术的主要并发症之一。小儿坐位手术时静脉空气栓塞的发生率与成人无显著差别,但是,小儿低血压的发生率更高且血管内的空气更难排除。如有心内分流,如卵圆孔未闭、房间隔或室间隔缺损或其他先天性心脏缺陷还可能使气泡进入体循环引起反常性空气栓塞,可致大脑或冠状动脉阻塞并发脑或心肌缺血。因此,术前需对所有拟行坐位手术的患儿行超声心动图筛查排除以上问题。麻醉诱导后在心内心电图引导下行颈内静脉穿刺置管,将导管尖端置于上腔静脉与右心房连接处(此时心内心电图 P 波最高),并在经食管心脏超声下通过颈内静脉导管行右心房超声造影。存在心内分流或反常空气栓塞者应禁止行坐位手术。坐位时头部的各种有创操作均可能发生静脉空气栓塞,因此,将患儿摆至坐位后,在上头架之前即应开始监测心前区多普勒超声,经食管心脏超声及进行呼气末二氧化碳分压监测以检测静脉空气栓塞,直至患儿恢复至仰卧位。已检测出或高度怀疑静脉空气栓塞时,麻醉医师应立即告知外科医师,同时吸入纯氧,压迫双侧颈内静脉,通过预先置入的颈内静脉导管抽吸气体,外科医师应立即用生理盐水冲洗创面,在暴露的颅骨边缘敷上骨蜡,寻找静脉出血点进行止血。如以上措施仍不能阻止静脉空气栓塞的发生,应将患儿置于垂头仰卧位或左侧卧位,以增加脑静脉的压力,阻止空气进入。

2. **气颅**　手术过程中空气进入颅内脑脊液流失所造成的空间,漂浮在额顶部位可导致气颅,常见于坐位或半坐位手术中,颅内气体主要集中在前额部的硬膜下。所有增加开颅后脑与颅骨之间腔隙的操作,如使用脱水药、过度通气收缩脑血管及切除肿瘤等均可加重气颅的严重程度。氧化亚氮吸入可增加已有气腔的容积,应避免用于坐位或半坐位手术中。

少量积气可在几天至几周内完全吸收,一般并不引起明显的临床症状和体征,症状多以头痛为主,可伴有恶心、呕吐及头晕。极少部分特别是张力性气颅可导致脑疝的发生,一旦发生应尽快钻孔排气。由于坐位或半坐位手术普遍会发生气颅,术后需常规行颅脑 CT 扫描以确定积气的位置、容量及对脑组织的压迫程度。为避免气颅对意识的影响,术后患儿宜带气管导管返回监护室,在麻醉镇静、镇痛状态下等待气体吸收。纯氧吸入可能有利于加速积气的吸收,但长时间纯氧吸入容易引起肺损伤,一般只有在出现张力性气颅或积气吸收不良时才考虑吸入纯氧。

3. **苏醒延迟**　神经外科小儿常见引起苏醒延迟的因素包括肥胖、术前即有脑功能受损、发育迟缓、代谢障碍、肝肾功能障碍、甲状腺功能减退等;颅脑手术、术中发生严重并发症(如大出血、严重心律失常、脑出

血、脑梗死等）、手术时间过长（≥6小时）等亦可导致苏醒延迟。苏醒延迟的处理详见第十五章儿童围手术期麻醉并发症的相关内容。如患儿术前合并导致苏醒延迟的因素（如脑功能受损），则应在麻醉期间即对麻醉药物及辅助用药作出相应调整，并做好对脑的保护措施，维持良好的脑氧供需平衡及微环境；如为手术因素导致，则应与外科医师沟通下一步的治疗措施及患儿去向。

4. 严重过敏反应 抗生素、非去极化类肌松药、造影剂及乳胶为神经外科小儿手术室内常见的过敏原，发生严重过敏反应时的处理详见第十五章儿童围手术期麻醉并发症的相关内容。

5. 舌咬伤 若术中监测运动诱发电位，患儿可因咬肌及颞肌收缩发生舌咬伤。需在插入气管导管后于两侧磨牙间放置纱布牙垫，术毕取出。

6. 瞳孔不等大 术毕患儿出现瞳孔不等大的可能原因包括：①术前即存在瞳孔不等大，如阿迪瞳孔（Adie瞳孔）；②颅内出血或占位性病变导致的动眼神经受压；③支配瞳孔的神经受体在双眼分布不均或双眼受体对药物的反应性不同；④血流动力学不稳定，颈内动脉夹层等可能引起虹膜、睫状神经节缺血病变，致瞳孔不等大；⑤头颈部静脉回流障碍；⑥由于体位变化或面罩压迫等原因导致一侧动眼神经麻痹或瞳孔括约肌麻痹。

小儿颅脑手术在术前访视时、麻醉诱导后及术毕均应检查患儿瞳孔，及时发现异常。术毕发现患儿瞳孔不等大时，首先应考虑严重的神经系统病变，如脑出血、脑缺血等，并与外科医师沟通；麻醉医师应了解麻醉用药、手术情况、患儿中枢状态、眼疾病史及其他各种可能引起瞳孔改变的病理生理因素，并逐一排除。术毕瞳孔不等大多为良性事件，如无法排除颅内因素，应带气管导管返回监护室，并及时进行颅脑 CT/磁共振成像等检查，以免延误诊断，造成临床不良结局。

7. 心动过缓或心搏骤停 小儿神经外科手术中突发心动过缓最常见的原因是外科刺激，尤其在脑干区域的手术中更容易发生。发生心动过缓时，首先应当叫停手术，呼叫并寻求帮助。外科刺激导致的心动过缓，可给予阿托品 0.01~0.02mg/kg 静脉注射。若患儿发生心搏骤停，应立即启动心肺复苏及胸外按压，同时给予肾上腺素 2~10μg/kg 静脉注射。其他引起心动过缓及心搏骤停的原因及处理详见第十五章儿童围手术期麻醉并发症的相关内容。

8. 尿崩症 由抗利尿激素缺乏导致，是邻近垂体或下丘脑部位手术的预期并发症，可发生于术中及术后，原因是对垂体柄的牵拉或操作引起局部水肿或损伤，水肿多在术后 1~7 天减轻或消失。应记录患儿每小时尿量，监测血容量及电解质水平，及时补充血容量或电解质，防止出现水、电解质紊乱。若患儿术中因尿崩症出现难以纠正的水、电解质紊乱，可根据尿量滴定给予垂体后叶激素。

9. 低钠血症 是小儿神经外科常见的电解质紊乱，其原因可能为抗利尿激素分泌异常或脑性盐耗综合征，常于术前即存在。前者是由于患儿分泌大量抗利尿激素，使肾小管对水的重吸收增加，引起稀释性低钠血症，需要限制液体，必要时可辅以呋塞米并补充钠离子；后者是由于下丘脑内分泌紊乱导致肾脏排钠过多引起以低钠血症和脱水为主要特征的综合征，应积极补充血容量、积极补钠，并补充肾上腺皮质激素。

第二节 小儿颅脑手术的麻醉与围手术期管理

一、颅内肿瘤切除术

病例

患儿，女，4个月，身长75cm，体重10kg。以"发现头部向左偏斜4个月、颅内占位2周余"收入院。家长在4个月前发现患儿学会抬头，但头部向左偏斜，未给予重视，约2周前常规体检时就诊医师给予患儿行头颅磁共振检查,发现脑干占位。

【思考】

1. 疾病诊断及病理生理

（1）诊断、流行病学及临床特点是什么？

（2）病理生理是什么？

2. 麻醉前评估及准备

（1）麻醉前评估重点有哪些？

（2）术前患儿应该做的治疗有哪些？

3. 术中管理

（1）术中麻醉管理要点有哪些？

（2）手术过程中可能出现的问题及处理有哪些？

4. 术后管理

解析

1. 疾病诊断及病理生理

（1）诊断、流行病学及临床特点是什么？

该患儿被诊断为脑干肿瘤。儿童颅内肿瘤发病率占儿童肿瘤的第2位,仅次于白血病,是最常见的儿童实体肿瘤。临床表现与肿瘤的增长速度和部位有关。幕下肿瘤可表现为头痛、恶心和呕吐、步态不稳和共济失调,以及脑神经功能障碍的相关症状、脑积水和高颅压等。幕上肿瘤症状因病变所在部位不同而表现各异,癫痫、感觉及运动障碍多见于大脑半球肿瘤;视路损害及下丘脑-垂体轴内分泌异常可见于鞍区肿瘤;绝大多数的松果体区肿瘤首发症状为高颅压,部分有尿崩症。

（2）病理生理是什么？

病理生理与肿瘤所引起的临床症状有关。因癫痫发作而服用抗癫痫药的患儿,可能合并凝血功能异常导致术中出血量增加;尿崩症的患儿,常伴有低血容量及电解质紊乱;长期呕吐的患儿可合并营养不良、水及电解质紊乱,对麻醉及手术耐受差;内分泌功能低下的患儿对手术的应激反应减弱;合并饮水呛咳的患儿,术前可能存在吸入性肺炎。该患儿术前除头部偏斜无其他症状。

2. 麻醉前评估及准备

（1）麻醉前评估重点有哪些？

包括手术评估和患儿肿瘤相关生理状态的评估。术前应行颅脑影像学检查,如CT、磁共振成像、脑血管造影等,评估肿瘤的位置、大小、血供是否丰富、与重要血管和组织的关系等,以预测手术的难易程度、出血情况及术后可能发生的神经功能损伤。颅内肿瘤患儿应评估是否合并高颅压、水及电解质紊乱、营养不良、内分泌功能低下,以及肿瘤对脑干呼吸、循环中枢的影响。脑干实质及邻近区域病变可致呼吸中枢功能不全,咳嗽反射减弱,易发生通气不足或呼吸停止。强迫头位或颈部抵抗的患儿在头位变化时可因为牵拉或压迫脑干引起呼吸及心搏骤停,应根据肿瘤对患儿生理功能的影响,进行相应的检查,如电解质、激素水平、视野及眼底、声带活动情况等。该患儿肿瘤来源为延髓,术前对生理功能无明显影响。

（2）术前患儿应该做的治疗有哪些？

术前应根据患儿的症状进行相应的对症治疗。患儿如合并营养不良及水、电解质紊乱,应在术前积极纠正;因脑积水而合并高颅压的患儿常在术前先行脑室腹腔分流术或脑室外引流术,使临床症状缓解后再行肿瘤切除术,或手术当天于肿瘤切除术前先行脑室外引流术;内分泌功能低下的患儿常在术前即开始补充甲状腺激素及糖皮质激素。该患儿术前无特殊治疗。

3. 术中管理

（1）术中麻醉管理要点有哪些？

术中麻醉管理应格外注意血容量的管理、颅内压管理、凝血管理及血液保护。该患儿术中使用了脉压变异度导向的血容量管理，根据血栓弹力图进行凝血管理，给予 TXA 实施血液保护。

（2）手术过程中可能出现的问题及处理有哪些？

多需要两路大内径的外周静脉通路，或者一路外周加一路中心静脉通路。血供丰富的脑肿瘤术中可能发生大出血，应积极补血、补液并维护凝血功能。垂体或下丘脑部位的手术可能出现尿崩症，脑干及附近区域的手术可能出现心动过缓或心搏骤停，处理见本章第一节的相关内容。该患儿术中心率持续在 110 次 /min 以上，未发生心动过缓或心搏骤停。术中出现了大出血，血压下降，经积极处理后生命体征平稳。

4. 术后管理　颅内肿瘤切除术的患儿常见苏醒延迟。脑干及附近区域的肿瘤切除术可引起延髓损伤或水肿，导致呼吸功能受损，术后多需带气管导管返回监护室，确认呼吸功能恢复后再拔除气管导管。该患儿术中切除了延髓外肿瘤组织，术毕在全身麻醉镇静、镇痛状态下确认自主呼吸可恢复后，带气管导管返回监护室，给予抗炎、补液、激素、脱水等对症治疗。术后第 6 天拔除气管导管。

二、颅内血管疾病手术

（一）颅内动脉瘤

病例

患儿，男，3 岁，身高 95cm，体重 15kg。以"体检时发现颅内动脉瘤 4 周"收入院。患儿 4 周前因颅脑外伤行头颅磁共振检查，结果提示：右侧大脑中动脉走行区、基底核异常信号，动脉瘤可能。

【思考】

1. 疾病流行病学及临床特点
2. 麻醉前评估重点
3. 麻醉管理要点

解析

1. 疾病流行病学及临床特点　小儿颅内动脉瘤少见，主要为外伤性动脉瘤、夹层动脉瘤、梭形动脉瘤和感染性动脉瘤。小儿巨型动脉瘤（>2.5cm）的发生率高，不同文献报道为 20%~45%。有报道，小儿动脉瘤可合并主动脉狭窄、多囊肾等其他疾病。常见的临床症状是蛛网膜下腔出血，也可有脑积水、癫痫发作、慢性头痛、卒中、占位效应，包括脑神经麻痹或脑干压迫综合征等不典型症状。该患儿无明显临床表现。

2. 麻醉前评估重点　术前多需行脑血管造影检查，以明确动脉瘤的位置、大小，从而确定手术方式。麻醉医师访视时需要与外科医师确认具体的手术方式（动脉瘤夹闭术、动脉瘤孤立术、颅内外血管旁路移植术、非夹闭性搭桥和切除术等）及主要手术步骤，预估手术创伤及出血量，充分备血。若手术需取桡动脉作为桥血管，术前应与外科医师明确所取桡动脉的侧别，避免该侧行有创血压监测。患儿方面应明确其基础血压范围，是否合并其他先天性异常。若患儿表现为不典型临床症状，应评估其对症支持治疗的情况及相关麻醉风险。脑干压迫的患儿需特别注意有无强迫头位，防止头位变化加重压迫。该患儿入院后行脑血管造影提示右侧颈内动脉床突段以上巨大动脉瘤，拟行颈内动脉 - 桡动脉 - 大脑中动脉旁路移植术及动脉瘤孤立术。入院后基础血压为 100~125/55~97mmHg，未合并其他异常。

3. **麻醉管理要点** 至少需两路大内径的外周静脉通路,或者一路外周加一路中心静脉通路,以应对急性或大量失血。麻醉管理应特别关注循环及血容量的管理。应保证足够的麻醉深度,避免血压剧烈升高引起动脉瘤破裂,防止颅内血管痉挛及血压降低引起脑缺血。若术中行血管阻断,阻断期间必须严格计时并避免脑缺血的发生。若患儿术前意识状态及呼吸良好,术毕应快速苏醒拔除气管导管,尽早进行神经学评估;若患儿术前即有意识障碍或呼吸功能受损,则应带气管导管返回监护室,待患儿苏醒并恢复自主呼吸后再拔除气管导管。该患儿术中有两路 20G 外周静脉通路,术中使用脉压变异度导向的血容量管理,给予TXA 进行血液保护,术中成功夹闭动脉瘤瘤颈,未实施血管搭桥及动脉瘤孤立术,夹闭前临时阻断了右颈内动脉的 M1 和 A1 段,阻断时间 <2 分钟,血压 110/60mmHg。手术时间 349 分钟,出血量为 150ml。术毕10 分钟患儿苏醒,拔除气管导管,未见明确神经功能障碍,返回监护室。

（二）动静脉畸形

病例

患儿,男,4 岁,身高 117cm,体重 23kg。因"发现脑血管畸形 7 个月余"收入院。患儿约 7 个月前突发脑出血,行脑内血肿清除术,术后左侧肢体抖动 1 次,右侧肢体力弱,经康复治疗后可下地行走,脑血管造影术提示脑动静脉畸形。

【思考】

1. 疾病病理生理学、流行病学及临床特点
2. 麻醉前评估重点
3. 麻醉管理要点
4. 术后管理

解析

1. **疾病病理生理学、流行病学及临床特点** 脑动静脉畸形是先天性疾病,为直接动静脉短路而没有中间的毛细血管网,导致静脉管腔内的压力增高,从而引起管腔膨胀和管壁薄弱,随时可能破裂。脑动静脉畸形最常见的临床表现为颅内血肿,出血事件伴随 25% 的死亡率;其次是癫痫。该患儿首发症状为颅内血肿,后继发癫痫发作。

2. **麻醉前评估重点** 术前需要明确病灶大小及部位,以预测手术创伤及出血量,充分备血。若患儿发生颅内出血或癫痫发作,应评估其对症支持治疗的情况及相关麻醉风险。除此之外,动静脉畸形的患者常处于临床静息状态,麻醉前评估详见本章第一节的相关内容。该患儿脑内血肿清除术后 7 个月,经康复治疗后病情稳定,癫痫发作共 1 次,未给予特殊处理。

3. **麻醉管理要点** 至少需两路大内径的外周静脉通路,或者一路外周加一路中心静脉通路,以应对急性或大量失血。麻醉管理需特别注意循环管理、血容量管理、凝血管理及血液保护(详见本章第一节的相关内容)。若切除范围大或者大脑无法代偿新的血流动力学,患儿可能发生脑过度灌注,从而出现脑水肿甚至脑出血。因此在病灶切除后应尽量降低脑灌注压,术毕宜带气管导管返回监护室。该患儿建立了颈内静脉通路及一路 20G 外周静脉通路,术中使用脉压变异度导向的血容量管理,给予 TXA 行血液保护,开颅钻孔时发生严重心动过缓,给予阿托品后恢复。手术时间 311 分钟,出血 100ml,术毕带气管导管、中心静脉导管及动脉导管返回监护室。

4. **术后管理** 术后拔管时间依赖于大脑对新的血流动力学的代偿能力,需明确患儿无脑过度灌注,呼吸功能恢复后再拔除气管导管。该患儿手术当天行颅脑 CT 示术后改变,术后第 1 天停用镇静药后,无恶

心及呕吐,可遵嘱睁眼及握手,遂拔除气管导管。

（三）烟雾病

患儿,女,4岁,身高102cm,体重15kg。因"一过性右侧肢体无力10个月"收入院。患儿10个月前无明显诱因出现右侧肢体无力,表现为不能行走,右上肢不能持物,持续30分钟自行缓解。因患儿无法配合,于当地医院未做检查,未给予治疗。1个月前再次出现右侧肢体无力,症状同前,伴流涎,不能吞咽,约30分钟后恢复。就诊于当地医院行头颅磁共振、脑电图等检查,考虑烟雾病。

【思考】

1. 疾病流行病学及病理生理
2. 麻醉前评估要点
3. 麻醉管理要点
4. 术后管理要点

解析

1. **疾病及病理生理** 烟雾病又称进行性阻塞性脑血管病,是一种动态的缓慢进展性疾病,主要累及前循环,后循环系统很少受累。病变可由一侧开始,最终均累及双侧。主要病理生理改变为颈动脉分叉处进行性狭窄、阻塞,血流降低,异常的侧支血管在颅底部狭窄段动脉附近形成,脑表面软脑膜动脉接受侧支供血而扩张,异常血管网形成。晚期颅底异常血管减少。发病形式多样:短暂性脑缺血发作最常见;一部分6岁以下的患儿可表现为癫痫发作;还可表现为固定的神经功能缺失、头痛、不自主舞蹈症样动作,或出血等。过度通气可诱发疾病发作,如不及时治疗,发病率和死亡率均很高。该病非手术治疗无效,阿司匹林可降低短暂性脑缺血发作的发生频率。手术治疗的目的是增加侧支循环,改善缺血与预后。手术方式包括颞浅动脉-大脑中动脉旁路移植术、颞肌贴敷术/脑-肌肉融合术、脑-硬膜-动脉融合术、脑-硬膜-动脉-肌肉融合术、脑-帽状腱膜融合术、脑-帽状腱膜-颞肌融合术、多点钻孔术,以及联合术式。该患儿主要表现为短暂性脑缺血发作。

2. **麻醉前评估要点** 患儿方面应着重评估平时的血压水平、波动范围,以确定术中血压维持范围,术前应做血气分析以确定术中动脉血二氧化碳的维持基线。疾病方面需要评估患儿的症状及持续时间,尤其应注意近期是否有进行性加重。若患儿合并脑梗死,则需评估脑梗死的部位、时间,是否导致神经功能的改变或缺失,尤其应注意有无吞咽困难、饮水呛咳等可能导致患者发生围手术期误吸的神经功能损害;若患儿表现为癫痫发作,应评估其对症支持治疗的情况及相关麻醉风险。手术方面应提前与术者沟通具体的手术方式,预计手术难度及出血量等。该患儿入院后血压水平为80~95/40~61mmHg,术前血气分析二氧化碳分压为27.7mmHg。近期症状无进行性加重,手术方式为颞浅动脉-大脑中动脉旁路移植术,预计手术时间4小时,预计出血量30ml。

3. **麻醉管理要点** 低血压可导致患者发生脑缺血;通气不足高碳酸血症时,缺血脑组织周边的正常小动脉扩张,而缺血区脑血管因失去自主调节功能而对高碳酸血症无反应,致使缺血脑组织血流量进一步降低("窃血综合征"或"reverse Robin-Hood综合征")。因此术中应维持血压与血二氧化碳分压在基础水平,防止低血压及通气不足导致脑缺血,术中需持续行有创血压监测及呼气末二氧化碳分压监测。若行血管旁路移植术,则在桥血管开放后应防止发生脑过度灌注。该患儿术中使用脉压变异度导向的血容量管理,血压及动脉二氧化碳分压维持在基础水平以上,手术时间203分钟,出血量20ml。

4. 术后管理要点 术毕应尽快拔除气管导管,以便行神经学检查明确是否有神经损害,苏醒期应无血压波动及哭闹。术后疼痛控制十分关键,有研究报道,术后死亡原因与术后镇痛不足导致的哭泣、过度通气,以及最终导致脑缺血和死亡有关。该患儿使用长效局部麻醉药沿切口浸润及非甾体抗炎药控制术后疼痛,术毕5分钟患儿清醒,拔除气管导管,未诉不适,神经学检查未见神经功能损害。

三、癫痫手术

病例

患儿,女,3岁,身高103cm,体重17.5kg。以"发作性意识丧失,四肢抽搐2年"收入院。患儿2年前曾患"病毒性脑炎"。目前口服抗癫痫药,包括左乙拉西坦及奥卡西平,控制不满意。

【思考】

1. **疾病诊断及病理生理**

(1)诊断及临床特点是什么?

(2)病理生理特点是什么?

2. **麻醉前评估及准备**

(1)麻醉前评估重点有哪些?

(2)术前患儿应该做的治疗有哪些?

3. **术中管理**

(1)麻醉药物与癫痫发作的关系是什么?

(2)手术方式及麻醉管理要点有哪些?

解析

1. **疾病诊断及病理生理**

(1)诊断及临床特点是什么?

该患儿被诊断为药物难治性癫痫,继发于病毒性脑炎。癫痫是指大脑神经元突发异常放电,导致短暂的大脑功能障碍的疾病。原发性癫痫与遗传因素有关,又称为特发性癫痫。继发性癫痫与脑病(如脑外伤、脑肿瘤、卒中、颅内感染等)及代谢障碍(如血糖 <2mmol/L、血钠 <120mmol/L、血清钙 1.07~2.3mmol/L、肝性脑病等)相关,又称症状性癫痫。小儿症状性癫痫常见的相关疾病包括海马硬化与皮质发育畸形。大多数的癫痫患儿起病年龄在18岁以前,发作表现可分为全面发作及部分性发作。在全面发作中,强直-阵挛性发作(大发作)是小儿癫痫最常见的发作形式,多无先兆,发作包括强制期、阵挛期及痉挛后期,表现为突然昏迷、全身抽搐、口吐白沫,常伴大小便失禁。部分性发作分为单纯部分性发作及复杂部分性发作。单纯部分性发作可有先兆,为局灶性发作,不伴有意识障碍,表现为肌肉不自觉抽搐,或局部感觉混乱;复杂部分性发作伴随有不同程度的意识障碍。癫痫的临床治疗以药物为主,药物难治性癫痫指经过规范的2种抗癫痫药治疗(单用或联用)情况下,仍每月发作超过2次,持续2年以上者。灾难性癫痫是药物难治性癫痫的一种,主要见于婴幼儿,多为症状性癫痫,对于抗癫痫药效果差,生存质量低下,致死致残率高,死亡率约1/3。若癫痫不能良好控制,患儿会出现进行性认知、行为、记忆等功能损害。除非有绝对的手术禁忌证,所有药物难治性癫痫均应考虑手术治疗。

(2)病理生理特点是什么?

1)抗癫痫药对麻醉的影响:最常见的影响表现为患儿对非去极化类肌松药抵抗,可能与抗癫痫药影响乙酰胆碱释放并上调其受体数量,诱导肝代谢非去极化类肌松药,增加急性期反应蛋白从而改变非去极化类肌松药的分布容积等有关。患儿还可能产生阿片类药物抵抗,具体原因尚不明确,可能与改变阿片受体的数量或诱导肝代谢阿片类药物有关。

2)抗癫痫药的不良反应:长期口服抗癫痫药可能诱导肝酶生成,影响麻醉药物代谢;卡马西平可能引起 QT 间期延长,干扰下丘脑、垂体对甲状腺素的合成,导致甲状腺激素水平降低;丙戊酸钠类的抗癫痫药可能导致肝细胞坏死,影响肝功能,4% 服用此类药物的患儿会出现凝血功能异常,表现为血浆纤维蛋白原含量降低、血小板减少等;奥卡西平可致低钠血症、白细胞减少等。

3)患儿合并疾病:可能合并退行性病变、结节性硬化、脑瘫、脊柱侧弯、先天性呼吸系统疾病、代谢障碍等其他合并症。结节性脑硬化可累及心、肾、肺等其他器官。多数结节性脑硬化患者可并发心脏横纹肌瘤、心脏流出道梗阻、心律失常及希氏束传导异常等;肾的病变可导致高血压及氮质血症。术前进行生酮膳食治疗的患儿一般较肥胖,并且容易发生代谢性酸中毒。癫痫患儿还可能存在中枢神经系统功能障碍及气道保护性反射受损。该患儿术前纤维蛋白原 1.94g/L,未合并其他异常。

2. **麻醉前评估及准备**

(1)麻醉前评估重点有哪些?

1)癫痫相关疾病评估:需重点评估患儿是否合并癫痫相关疾病,是否有基因学改变及代谢障碍,后者可能引起其他器官的功能异常。对拟行手术创伤较大的患儿,可根据其近期疾病的发病时间及严重程度决定是否推迟手术。合并心脏疾病的患儿术前需常规行心电图及心脏超声检查;合并肺部及肾病的患者,术前需行相应检查以了解患儿目前疾病的状态;合并气道保护性反射受损的患儿应注意术前可能合并吸入性肺炎;服用丙戊酸钠类抗癫痫药的患儿应关注凝血功能及手术备血情况;使用含糖溶液可能使生酮膳食患儿发生严重酸中毒,需注意患儿术前是否使用含糖溶液、酸碱平衡状态及血糖水平。该患儿未合并其他系统性疾病。

2)癫痫评估:需了解癫痫发作的类型及促发因素,并了解患儿是否有惊厥、智力低下及认知功能损害等。患儿术前常需做神经电生理检查(脑电图、视频脑电图)、影像学检查(磁共振、SPECT 及 PET 等),以及脑磁图等项目来记录其发作频率及类型,精确定位病灶并明确其与重要功能区的关系。应注意患儿近期是否有发作特征及频率的改变,以及病灶与大血管及重要功能区的关系。该患儿术前脑电图示左枕后叶慢波、尖波,右中央尖波、慢波,头颅磁共振示双侧半球软化灶,左侧明显。

3)手术评估:术前需要与外科医师充分沟通以确认手术方式,术中是否需要行皮层脑电图监测,预计手术时间及出血量,根据手术需要充分备血。该患儿拟行左侧颞叶、顶叶及枕叶切除术,术中剪硬膜后需行皮层脑电图监测,以便再次确认病灶范围。

(2)术前患儿应该做的治疗有哪些?

若患儿合并抗癫痫药有严重不良反应,如白细胞明显降低、纤维蛋白原减少等,应在术前给予对症治疗。合并心、肺、肾等疾病的患儿术前应给予相应的对症支持治疗。代谢障碍的患儿术前应积极纠正血糖及电解质紊乱。该患儿术前未做特殊治疗。

3. **术中管理**

(1)麻醉药物与癫痫发作的关系是什么?

多数麻醉药物具有抗癫痫发作的作用,适用于希望减少或避免癫痫发作的情况。有些麻醉药同时还可诱发癫痫发作,但一般呈剂量依赖性,在临床常用剂量下很少发生。需注意高浓度的七氟烷诱导可能诱发癫痫样发作,目前尚无文献提出七氟烷不适用于癫痫患儿的麻醉诱导,因此临床上用于癫痫患儿时,麻醉医师可根据实际情况权衡其诱发癫痫发作的利与弊,合理使用。癫痫发作较少发生于麻醉状态,但可见于严重的难治性癫痫患者或浅麻醉状态。表 22-2-1 列出了临床常见麻醉药对癫痫发作的影响。

表 22-2-1　不同麻醉药的诱发癫痫及抗癫痫作用

麻醉药	诱发癫痫作用	抗癫痫作用
一氧化氮	+	−
氟烷	+	++
恩氟烷	+++	+
异氟烷	++	+++
七氟烷	++	/
地氟烷	−	/
硫喷妥钠	++	+++
美索比妥	+++	+++
依托咪酯	+++	+++
苯二氮䓬类	/	+++
氯胺酮	++	+
丙泊酚	++	++
阿片类	+++	/

注：/. 表明此药物对癫痫发作的影响尚不明确。

（2）手术方式及麻醉管理要点有哪些？

1）迷走神经刺激器放置术：是小儿难治性癫痫的主要治疗手段之一。手术方法是在左侧胸锁乳突肌区域的迷走神经放置刺激电极，将发生装置埋于胸肌下。一项关于此术式的荟萃分析表明，此手术可使 50% 的患者癫痫发作的频率及强度减少 50%。该术式的作用机制尚不明确，可能与激活孤束核及其他脑干核团，使其发布下调脑神经元兴奋的信号有关，也可能与激活边缘系统、去甲肾上腺素能神经递质系统，或脑干觉醒系统有关。手术时低龄及结节性硬化症的患者预后较好。此手术最严重的并发症包括大血管及气管的损伤，另外术中及术后还可能出现心动过缓、面肌麻痹、吞咽困难、呼吸困难、误吸等并发症。术前合并睡眠呼吸暂停综合征的患儿可能会出现病情加重。术中应密切观察患儿心率的变化，术毕苏醒期注意呼吸情况并防止误吸。

2）癫痫病灶切除术：是儿童最常见的手术治疗之一。尤其对合并内侧颞叶硬化的患儿手术预后较好，癫痫治愈率可达 72%，而口服抗癫痫药者治愈率仅为 23%。术中大失血较少见，一般需要两条静脉通路，如果切除范围大，需要置入中心静脉导管、术中监测凝血功能等。因脑损伤的早期征兆可能反映为血压的变化，因此术中需要进行有创血压监测以早期发现可能的脑损伤。如术中需要进行皮层脑电图监测，则术前及术中应避免使用镇静药，术中需提前调整麻醉用药以免影响神经电生理监测的结果。术毕应尽快苏醒并拔除气管导管以便尽早进行神经学检查，明确任何可能的神经功能受损。如病灶在功能区附近，病灶切除期间需要行术中唤醒。该患儿建立一条 20G 外周静脉通路及颈内静脉通路。术中使用脉压变异度导向的血容量管理，给予 TXA 行血液保护，血栓弹力图指导下间断补充纤维蛋白原，总量 0.5g。手术时间 445 分钟，出血量 400ml，输注红细胞 300ml，自体血回输 200ml，术毕 10 分钟患儿清醒，拔除气管导管，神经学检查未见异常，拔除导尿管返回病房。

3）胼胝体切开术：切断了癫痫信号在脑内的传递，属于对症治疗，适用于不适合病灶切除术的患儿，其主要的并发症是智力下降。有文献报道此手术可使强直 - 阵挛性发作及非强直发作减少 80%~100%。多数患儿术前可伴有跌倒摔伤、擦伤、割伤或骨折，摆放体位时应注意避免加重患儿损伤。这类患儿术前可能合并不同程度的认知功能障碍，术前访视时应与家长充分沟通，对患儿认知损害的程度、与患儿交流的技巧、患儿对疼痛的反应及术前是否需要镇静等方面加以明确。手术操作在矢状窦附近，术中可因损伤血管发生大量失血及空气栓塞，因此，应进行有创血压监测及中心静脉置管。术毕可因嗜睡引起误吸或呼吸道梗阻，苏醒期应注意气管导管拔管的并发症，如有条件可带气管导管回监护室，等患儿完全清醒再拔除气管导管。

（3）大脑半球切除术：是癫痫外科中创伤最大、死亡率最高的手术。适用于半球弥漫性病变引起的癫痫，其手术特点及麻醉管理要点见本节大脑半球切除术相关内容。

四、大脑半球切除术

病例

患儿，男，7 岁，身高 131cm，体重 43kg。因"反复抽搐 2 年 10 个月，癫痫病灶切除术后 2 年余"收入院。患儿 2 年前因难治性癫痫行左额、顶叶癫痫病灶切除术，病理提示脑膜脑炎改变。术后患儿仍癫痫频繁发作。本次入院拟行大脑半球切除术。

【思考】

1. 疾病及手术特点
2. 麻醉前评估重点
3. 麻醉管理要点

解析

1. **疾病及手术特点**　大脑半球切除术适用于已明确病变在患侧大脑半球但病灶难以定位，或一侧大脑半球有弥漫性、特定病理改变的难治性癫痫患者，可控制 40%~79% 的癫痫发作。经典的、适合此术式的诊断包括大脑半球巨脑回、多脑叶皮质发育不良、拉斯马森综合征（Rasmussen 脑炎）、斯德奇 - 韦伯综合征、围生期卒中等。术后并发症常见肢体偏瘫及视野缺损，但多数拟行手术的患儿术前即已存在这些功能障碍，或可被预测到将成为疾病进展的结果。手术最大的风险是大量失血，以及其引起的凝血功能异常、血液循环衰竭、低体温等严重并发症。该患儿被诊断为 Rasmussen 脑炎，此病罕见，症状严重，是由免疫介导的脑功能障碍致使单侧脑半球萎缩，同时合并进行性神经系统功能障碍及难治性癫痫。大脑半球切除术是目前能根治本病的唯一有效方法。

2. **麻醉前评估重点**　癫痫相关疾病及癫痫评估见本节癫痫手术的相关内容。此手术失血量常超过患儿血容量，术前应加强备血。拟行此手术的患儿术前常需做瓦达试验，该试验于 1949 年由瓦达博士提出，是在颈内动脉注射异戊巴比妥，用于检测单侧大脑功能。在此之后注射的药物及血管经过改进，目前用于功能区的定侧和定位。本患儿术前脑血管造影未见异常，瓦达试验使用 0.1% 的丙泊酚，左侧大脑中动脉 M1 段注射 3mg，A2 段注射 2mg，右侧颈内动脉注射 5mg，结果表明右侧大脑半球功能部分代偿。

3. **麻醉管理要点**　应注意血管活性药物的准备，监测有创动脉压并进行中心静脉置管，术中关注体温、血液循环、血容量及凝血功能的监测与管理，停用任何可能影响凝血功能的药物，可给予 TXA 等行血液保护，使用自体血回输，必要时输异体血。术毕可能发生苏醒延迟，有条件时术毕应带气管导管回监护室，等患儿意识完全清醒并呼吸恢复后再拔除气管导管。该患儿建立了一条 18G 外周静脉通路及颈内静脉通路。术中使用脉压变异度导向的血容量管理,血栓弹力图指导下补充纤维蛋白原0.5g,给予TXA行血液保护,术中鼻咽的温度维持在36℃以上。手术时间392分钟,出血量550ml,输注红细胞600ml,自体血回输252ml,术后10分钟患儿呼吸恢复,嗜睡状态,与外科医师沟通后拔除气管导管,返回监护室。

五、颅骨重建术

病例

患儿,女,4个月,身长70cm,体重8kg。因"发现头型异常4个月"收入院。患儿出生后家长发现其头型异常,表现为右额扁平、左额突出、右眼较大、双耳位置不对称。外院颅脑CT示右侧冠状缝早闭。

【思考】

1. 疾病及手术特点
2. 麻醉前评估重点
3. 麻醉管理要点

解析

1. **疾病及手术特点** 该患儿被诊断为颅缝早闭,表现为前斜头畸形。颅缝早闭分为单纯颅缝早闭和复杂颅缝早闭。绝大多数患儿为单纯颅缝早闭,包括矢状缝、额缝、单侧或双侧的冠状缝或人字缝早闭等,其中矢状缝早闭最常见,约占50%。很少一部分单纯颅缝早闭伴高颅压和/或脑积水,大于1岁的双侧冠状缝或人字缝早闭及矢状缝+冠状缝早闭的患儿可能并发明显的智力发育异常。常见的复杂颅缝早闭包括克鲁宗综合征、阿佩尔综合征及Pfeiffer综合征,多伴有多个系统的先天畸形,为单基因缺陷,常染色体显性遗传,患儿常合并困难气道、脑积水及先天性心脏病。该疾病治疗以外科手术为主,最佳手术时机在出生后4~8个月,1岁以后手术效果欠佳,发生颅骨缺损的概率高。手术特点为时间长,处理颅骨时容易快速、大量出血且难以回收。为减少失血,术中头部常抬高20°~30°,但发生空气栓塞的风险增加。患儿的硬脑膜及静脉窦可能会在矢状缝、冠状缝、人字缝等部位有粘连,处理这些部位容易导致静脉窦出血或空气栓塞。

2. **麻醉前评估重点** 所有患儿均应评估是否合并高颅压,以及其治疗情况及麻醉风险。术前需确认患儿血红蛋白水平、凝血功能,并充分备血。颅缝早闭的患儿需另外着重评估是否存在困难气道及心脏疾病。该患儿为单纯颅缝早闭,未合并高颅压等。

3. **麻醉管理要点** 麻醉应重点关注循环管理、血容量管理、凝血管理及血液保护,若术中术者要求头部抬高,应警惕可能发生空气栓塞的风险。合并高颅压的患儿应尤其关注颅内压的管理。复杂颅缝早闭的患儿可能合并困难气道,应关注呼吸道管理并警惕苏醒期急性并发症,必要时术毕应带气管导管返回监护室,等患儿自然清醒且呼吸恢复后再拔除气管导管。该患儿建立了两条20G外周静脉通路,术中使用脉压变异度导向的血容量管理,血栓弹力图指导下补充纤维蛋白原共0.5g,给予自体血回输及TXA行血液保护,术中鼻咽的温度维持在36℃以上。处理颅骨时出血量大,导致血压明显下降,给予快速输血、补液治疗。手术时间278分钟,出血量700ml,输注红细胞600ml,血浆200ml,自体血回输140ml。术毕10分钟患儿呼吸恢复,40分钟苏醒,拔除气管导管,与外科医师沟通后返回监护室。

六、脑积水手术

患儿,男,5个月,身长90cm,体重10kg。以"头围增大半月余"收入院。患儿半个月前无明显诱因出现头围增大,伴有干呕、呛奶,对外界反应迟钝、头部不能抬起。颅脑CT及磁共振均提示脑积水。

【思考】

1. 疾病诊断及病理生理

(1)诊断及临床特点是什么?

(2)病理生理特点是什么?

2. 麻醉前评估及准备

(1)麻醉前评估重点有哪些?

(2)术前患儿应该做的治疗有哪些?

3. 手术方式及麻醉管理要点

(1)内镜下第三脑室底造瘘术的手术特点及麻醉管理要点。

(2)脑室-腹腔分流术的手术特点及麻醉管理要点。

(3)其他术式有哪些?

解析

1. 疾病诊断及病理生理

(1)诊断及临床特点是什么?

该患儿被诊断为脑积水。小儿脑脊液梗阻、吸收障碍或过度分泌均可导致脑积水。病因中肿瘤性脑积水约占1/3,非肿瘤性脑积水的病因包括脊髓脊膜膨出、脑出血、原发性中脑导水管狭窄、感染后脑积水、外伤后脑积水,以及相关各种畸形导致的脑积水。临床表现在婴儿及儿童有所差异,婴儿可表现为头围增大、前囟扩大张力高、颅缝分离、头皮静脉曲张、落日眼、喂养困难、发育迟缓、肌张力增加等;儿童可表现为视力下降、视乳头水肿(8岁以上常见)、上视困难、展神经麻痹、颈部疼痛、步态不稳、癫痫等。该患儿表现为头围增大、发育迟缓。

(2)病理生理特点是什么?

脑积水是小儿高颅压的主要病因。婴儿高颅压表现为头围增大、呕吐及前囟膨隆;儿童高颅压表现为头痛、呕吐、嗜睡或意识障碍。合并高颅压的小儿可因频繁呕吐导致脱水及电解质紊乱。喂养困难的婴儿可出现营养不良。原发疾病导致的脑积水可存在与原发疾病相关的病理生理特点,如肿瘤性脑积水患儿可存在脑神经功能障碍的相关症状,如吞咽困难、饮水呛咳、吸入性肺炎等;脊髓脊膜膨出的患儿可伴有Chiari畸形;脑出血的患儿可伴有卒中、癫痫发作等。

2. 麻醉前评估及准备

(1)麻醉前评估重点有哪些?

主要针对脑积水的病理生理特点进行评估。首先需要评估患儿是否合并高颅压,高颅压患儿需评估是否合并脱水、电解质紊乱及营养不良。存在原发疾病的患儿需评估与原发疾病相关的病理生理状态,重点应关注患儿的意识、营养状态、呼吸系统、循环系统及血液系统。使用抗癫痫药的患儿需注意其对麻醉的影响。术前需要与外科医师沟通以确认手术方式、预计手术时间及出血量。该患儿术前未合并高颅压,无营养不良,拟行脑室-腹腔分流术。

（2）术前患儿应该做的治疗有哪些?

如患儿合并脱水、电解质紊乱或营养不良,应在术前积极纠正。合并呼吸系统及循环系统异常的患儿,术前宜应积极治疗,以降低围手术期的相关风险。

3. 手术方式及麻醉管理要点　如果脑积水由明显病变引起,如颅后窝囊肿等应首先处理原发病变,然后选择内镜治疗。如果引起脑积水的病因是可逆的,如出血,则首选临时性处理方法,如脑室外引流术、脑室-帽状腱膜下分流术等。不符合以上情况者,应实施脑室-腹腔分流术。不论何种手术方式,颅内压管理均应是术中麻醉管理的重点,术中应防止颅内压增高,并根据需要降低颅内压。

（1）内镜下第三脑室底造瘘术的手术特点及麻醉管理要点。

该手术使脑脊液的流动更符合自身的生理特点,可治愈 50% 以上的脑积水,从而避免分流,尤其适用于中脑导水管狭窄导致第三脑室扩大的梗阻性脑积水。禁忌证包括脑脊液吸收障碍或过度分泌引起的交通性脑积水及小于 6 个月的患儿(再狭窄发生率高)。手术相关风险包括基底动脉损伤导致的严重出血、内分泌障碍,以及下丘脑、丘脑或中脑损伤。手术特点为时间短、创伤小、出血量少。术中可建立一条外周静脉通路,根据术前患儿生理状态决定是否行有创血压监测,若患儿合并高颅压、营养不良、脱水、电解质紊乱、呼吸系统及循环系统异常,则应行有创血压监测,应放置导尿管以评估患儿尿量。需要注意的是,术中应保证患儿严格制动,以防止因体动而损伤基底动脉、下丘脑、丘脑或中脑等重要组织而出现严重并发症。术毕应尽快苏醒,拔除气管导管。可给予非甾体抗炎药及长效局部麻醉药控制术后疼痛。

（2）脑室-腹腔分流术的手术特点及麻醉管理要点。

脑室-腹腔分流术适用于包括交通性脑积水在内的各种脑积水。手术体位为侧头仰卧位,须注意呼吸道管理,防止侧头后气管导管的移位、扭曲或打折。手术时间短、出血量少,建立皮下隧道为该手术刺激最强的操作。术中可建立一条外周静脉通路,根据术前患儿生理状态决定是否行有创血压监测,应放置导尿管以评估患儿尿量。术毕应尽快苏醒拔除气管导管。可给予非甾体抗炎药、长效局部麻醉药及术后镇痛泵控制术后疼痛。该患儿术中建立一条 20G 外周静脉通路及有创血压监测,术中使用脉压变异度导向的血容量管理,手术时间 43 分钟,出血量 5ml,术毕 30 分钟患儿苏醒且自主呼吸恢复,拔除气管导管及导尿管后返回病房。

（3）其他术式有哪些?

其他术式包括:内镜导水管成形术,用于中脑导水管梗阻或狭窄的患者;内镜脉络丛电灼术,用于脉络丛过度增生的患者;内镜透明隔造瘘术,用于孤立性脑室积水的患者;脑室-心房分流术,用于腹部有异常情况(如腹膜炎等)不适合行脑室-腹腔分流术的患者;腰大池-腹腔分流术,用于其他方法失败的交通性脑积水患者;脑室-帽状腱膜下分流术,是一种临时方法,多用于婴儿脑室出血的患者。

第三节　小儿脊柱脊髓手术的麻醉与围手术期管理

一、椎管内血管疾病手术

病例

患儿,男,12 岁,身高 170cm,体重 43kg。以"发现脊髓动静脉畸形 2 年,介入栓塞治疗 3 次"收入院。患儿 2 年前无明显诱因出现大小便失禁及左下肢无力,当地医院检查发现脊髓动静脉畸形,栓塞治疗后症状好转,后间断出现双下肢肌张力增高,做过 2 次栓塞治疗。

【思考】

1. **疾病诊断以及病理生理**

（1）诊断及临床特点是什么？

（2）病理生理特点是什么？

2. **麻醉前评估及准备**

（1）麻醉前评估重点有哪些？

（2）术前患儿应该做的治疗有哪些？

3. **手术及麻醉管理要点**

解析

1. **疾病诊断以及病理生理**

（1）诊断及临床特点是什么？

该患儿被诊断为脊髓动静脉畸形。儿童常见的脊髓血管畸形包括脊髓动静脉畸形、髓周动静脉瘘及科布综合征（Cobb 综合征）。病理机制包括出血、压迫、动脉窃血（俗称"盗血"）及静脉高压。多数患儿急性起病，可表现为运动障碍、疼痛、感觉障碍、大小便障碍及头痛等。脊髓动静脉畸形多见于青少年，常位于颈膨大、腰膨大处。根据血管结构可分为紧凑型（或称血管球型）及弥散型（或称幼稚型），前者可通过手术切除，后者手术难以治愈，可能需要多次部分栓塞。多数儿童的髓周动静脉瘘为高流量瘘，以急性出血起病。Cobb 综合征是复杂的畸形血管团，按照脊椎节段胚胎发生分布，可累及同一胚胎节段的皮肤、肌肉、骨、椎管、脊髓、神经根等，累及两个器官即可诊断，约 50% 的患儿急性发病，疼痛和运动障碍最常见。Cobb 综合征无法治愈，治疗目标以椎管内畸形为主，主要通过栓塞降低再次出血风险、减轻占位效应、减少盗血、缓解静脉高压，从而缓解症状。对于有明显脊髓压迫者可通过手术减压。该患儿症状为出血导致大小便障碍及左下肢无力。

（2）病理生理特点是什么？

病变部位在颈髓的患儿可表现为中枢性呼吸困难，术前可能合并肺部炎症；疼痛剧烈的患儿可因服用镇痛药而发生与药物相关的不良反应；小儿合并深静脉血栓者少见，但长时间卧床、近期行血管造影术等存在深静脉血栓高危因素的患儿，可能合并深静脉血栓。

2. **麻醉前评估及准备**

（1）麻醉前评估重点有哪些？

需重点评估患儿呼吸系统，是否存在呼吸功能受损及肺部炎症；术前服用镇痛药的患儿应了解其服用镇痛药的种类及剂量，以及是否合并药物不良反应；下肢运动障碍的患儿应评估患儿合并深静脉血栓的风险。麻醉前需与手术医师沟通，明确手术方式、预计手术时间及出血量，术中是否使用神经电生理监测，并确认备血情况及术后患儿去向。该患儿术前无呼吸系统并发症，表现为双下肢肌力下降，深静脉血栓风险为低危。

（2）术前患儿应该做的治疗有哪些？

患儿术前常需做脊髓血管造影以明确病变类型及特点。合并肺炎或镇痛药不良反应的患儿应积极治疗。发生深静脉血栓风险为高危的患儿需行下肢静脉超声检查，若合并深静脉血栓，应请血管外科医师协助处理，以降低围手术期肺栓塞的风险。该患儿术前无特殊治疗。

3. **手术及麻醉管理要点**　根据患儿病变特点的不同，手术可分为介入栓塞、手术切除及杂交手术三种方式。介入栓塞术的特点及麻醉管理要点见本章第四节的相关内容。杂交手术是在麻醉诱导之后，首先，取仰卧位经股动脉置入动脉导管鞘,然后俯卧位行手术切除,术中常在充分暴露病灶后行脊髓血管造影以明确供血动脉、引流静脉及穿通血管,在病灶切除后再次行脊髓血管造影以验证病灶是否完全切除及其他通道血管是否开放。手术切除的患儿在病灶切除后可用吲哚菁绿行显微镜下血管造影。脊柱脊髓手术特点详见本章第一节的相关内容。术中处理血管时有可能发生大出血者,尤其是 Cobb 综合征的患者,需要至少两条外周静脉通路或一条外周静脉及一条中心静脉通路,以应对术中的突发出血,根据需要使用自体血回输装置。术中需要进行有创血压监测,应关注循环及血容量管理。术中使用神经电生理监测者需注意麻醉药对监测结果的影响,提前调整药物,监测运动诱发电位者应防止出现舌咬伤。术毕应尽快苏醒,拔除气管导管,尽早进行神经功能评估。苏醒期需避免血液循环剧烈波动。可给予非甾体抗炎药、长效局部麻醉药及术后镇痛泵控制术后疼痛。该患儿实施的是杂交手术,建立一条 16G 外周静脉通路及颈内静脉通路,术中行有创血压监测,使用脉压变异度导向的血容量管理,手术时间 603 分钟,出血量 200ml,自体血回输108ml,术毕 15 分钟患儿苏醒且自主呼吸恢复,拔除气管导管,返回监护室。

二、椎管内肿瘤切除术

病例

患儿,男,8 岁,身高 145cm,体重 28kg。以"右下肢疼痛 3 周"收入院。患儿 2 年前无明显诱因出现右下肢疼痛,以右大腿后侧明显,行胸腰段磁共振检查示 T_{12}~L_1 椎管内占位。

【思考】

1. **疾病诊断及病理生理**
(1)诊断及临床特点是什么?
(2)病理生理特点是什么?
2. **麻醉前评估及准备**
(1)麻醉前评估重点有哪些?
(2)术前患儿应该做的治疗有哪些?
3. **手术及麻醉管理要点**

解析

1. **疾病诊断及病理生理**
(1)诊断及临床特点是什么?
该患儿被诊断为椎管内肿瘤(T_{12}~L_1)。小儿椎管内肿瘤最常见的临床症状为疼痛和肢体无力,其次为大小便功能障碍、尿频、尿失禁、反复尿路感染,还可伴有脊柱侧弯、发育迟缓等。根据肿瘤与脊髓及硬脊膜的关系,可分为硬脊膜外肿瘤、髓外硬膜下肿瘤及髓内肿瘤。硬脊膜外肿瘤可起源于骨、硬脊膜、软组织等,多为恶性,以神经母细胞瘤、肉瘤及转移瘤常见。手术难以完全切除,以化疗为主。对于手术可切除大部分者、脊髓严重受压者、放疗过程中神经功能进行性恶化者及脊柱不稳者,可行手术治疗,手术目的为缓解剧烈疼痛、缓解脊髓压迫、获得病理诊断及保护脊柱稳定性。髓外硬膜下肿瘤多为良性,以神经鞘瘤和脊膜瘤为主,应积极手术切除。髓内肿瘤中星形细胞瘤最常见,多数是低级别肿瘤,外科切除为主要治疗手段。该患儿为髓外硬膜下肿瘤,临床症状为右下肢疼痛。
(2)病理生理特点是什么?
颈段肿瘤可表现为中枢性呼吸困难,术前可能合并肺部炎症;疼痛剧烈的患儿可因服用镇痛药而发生与药物相关的不良反应;卧床患儿可能合并深静脉血栓;脊柱侧弯的患儿可合并相关的病理生理改变。

2. 麻醉前评估及准备

（1）麻醉前评估重点有哪些?

需重点评估患儿的呼吸系统,是否存在呼吸功能受损及肺部炎症;术前服用镇痛药的患儿应了解其服用镇痛药的种类及剂量,以及是否合并药物不良反应;卧床的患儿应评估患儿合并深静脉血栓的风险;颈段肿瘤患儿应评估颈椎活动度,明确患儿是否有强迫头位及合并困难气道;转移瘤的患儿应评估与原发疾病相关的病理生理状态。麻醉前需与手术医师充分沟通,明确手术的目的、主要步骤、创伤、预计时间及出血量,术中是否使用神经电生理监测,并确认备血情况及术后患儿去向。该患儿为胸腰段肿瘤,除下肢疼痛外,无其他症状,预计手术时间 3 小时,出血量 50ml,术中不需要神经电生理监测。

（2）术前患儿应该做的治疗有哪些?

应根据患儿的症状行对症支持治疗。合并肺炎或镇痛药不良反应的患儿应积极治疗。发生深静脉血栓风险为高危的患儿需行下肢静脉超声检查,若合并深静脉血栓,应请血管外科医师协助处理,以降低围手术期肺栓塞的风险。硬脊膜外肿瘤术前可能行肿瘤血管造影,以明确肿瘤是否有供血动脉及肿瘤与重要血管的关系,若有明显的供血动脉,可于介入下行肿瘤血管栓塞术,以减少术中出血。手术切除应于肿瘤血管栓塞术后 1 周内进行,以防肿瘤侧支血管生成。该患儿术前无特殊治疗。

3. 手术及麻醉管理要点

根据疾病及手术不同,手术时间及出血量差异较大。术中使用神经电生理监测者需注意麻醉药对监测结果的影响,提前调整药物;监测运动诱发电位者应防止出现舌咬伤。硬脊膜外肿瘤术中可能发生大出血,需要至少两条外周静脉通路或一条外周静脉通路加一条中心静脉通路,术中重点关注循环、血容量、凝血管理及血液保护。术毕是否拔除气管导管及患儿去向应与手术医师沟通后共同决定。颈段肿瘤可能合并困难气道,需关注呼吸道管理并警惕苏醒期急性并发症,应常规在气管插管后及术毕行漏气试验,必要时术毕带气管导管返回监护室,等患儿自然清醒、呼吸恢复且确认无声门及声门上水肿后再拔除气管导管。颈段肿瘤若行后路前路联合手术,术中需要变换体位,体位改变后应再次确认气管导管位置,变换体位期间注意维护体温,防止出现低体温。可给予非甾体抗炎药、长效局部麻醉药及术后镇痛泵控制术后疼痛。该患儿建立一条 18G 外周静脉通路,术中行有创血压监测,使用脉压变异度导向的血容量管理,手术时间 193 分钟,出血量 50ml,术毕 10 分钟患儿苏醒且自主呼吸恢复,拔除气管导管后返回病房。

三、选择性脊神经背根切断术

> **病例**
>
> 患儿,女,5 岁,身高 120cm,体重 24kg。以"出生后双下肢活动困难 4 年余"收入院。患儿出生时为早产伴缺氧窒息,抢救后出院。1 岁余家长发现患儿不能站立及行走,双上肢活动可,语言及智力发育可,当地医院诊断为"脑瘫",行康复治疗后好转,停止康复治疗后,双下肢活动障碍逐渐加重,现站立不稳,双侧足跟不能着地。

【思考】

1. 疾病诊断及病理生理

（1）诊断及临床特点是什么?

（2）病理生理特点是什么?

2. 麻醉前评估及准备

（1）麻醉前评估重点有哪些？

（2）术前患儿应该做的治疗有哪些？

3. 手术及麻醉管理要点

（1）手术适应证及禁忌证有哪些？

（2）手术的主要步骤及特点是什么？

（3）麻醉管理要点有哪些？

解析

1. 疾病诊断及病理生理

（1）诊断及临床特点是什么？

该患儿被诊断为痉挛型脑瘫,跟腱挛缩（双侧）。脑瘫是指未成熟的大脑由于各种原因导致的发育不全,这种损伤是静态的,非进行性损伤。临床表现可因大脑受损的部位不同而不同,且可随时间发生改变,患儿可出现不同程度的发育延迟、癫痫发作、感觉及运动功能障碍等。痉挛型脑瘫指大脑皮质损伤导致患儿肌张力显著增高,该病一般需要药物、手术及康复等综合治疗。选择性脊神经背根切断术为康复治疗前的辅助治疗,目的是通过降低肌张力,增加下肢独立自主运动来改善肢体的活动,对于因早产导致的痉挛性脑瘫患儿最有效。该患儿双下肢运动异常,跟腱挛缩,未合并其他异常。

（2）病理生理特点是什么？

痉挛型脑瘫表现为肌群的肌张力显著增高,可累及 1~4 个肢体,可伴有智力障碍、语言障碍、视听觉障碍,以及由于面部及舌部肌肉痉挛导致的吞咽困难、口腔无法闭合及流涎。

2. 麻醉前评估及准备

（1）麻醉前评估重点有哪些？

评估患儿是否合并智力障碍、发育延迟、感觉障碍,以及是否服用抗癫痫药、是否合并吞咽困难等。该患儿未合并以上问题。

（2）术前患儿应该做的治疗有哪些？

术前需要行头颅磁共振检查以确保颅内未合并其他病变或损伤。服用抗癫痫药的患儿应关注凝血功能检查;吞咽困难的患儿应注意是否合并吸入性肺炎;营养不良的患儿术前应给予对症支持治疗。该患儿术前未做特殊治疗。

3. 手术及麻醉管理要点

（1）手术适应证及禁忌证有哪些？

适应证包括:①患儿具有认知能力,术后能够完成康复训练;②因早产所致的双侧痉挛瘫而出现的运动缺陷;③有较长时间步行的潜力;④在肌张力降低后躯干和下肢有足够的肌力可保持直立;⑤术后可接受康复治疗。

禁忌证包括:①术后无法进行康复治疗者;②存在其他病因或伴随严重的躯干及上肢疾病的脑瘫患儿。

（2）手术主要步骤及特点是什么？

体位为俯卧位,暴露圆锥及神经背根,通过电极刺激定位 $L_2 \sim S_1/S_2$ 的每根神经根,将每根神经根分为多个条束,对每一条束进行刺激,切断产生最多电信号的条束,切断比例为该神经束的 60%。手术时间短、出血量少、疼痛刺激强。

（3）麻醉管理要点有哪些？

可建立一条外周静脉通路,根据患儿术前生理状态决定是否行有创血压监测。术中应重点关注俯卧位手术管理,注意眼睛保护、呼吸道管理及体温管理,需保证刺激神经根时肌松药的作用已消失,保证足够镇痛,切忌因减浅麻醉导致患儿的气管导管脱出。术毕应尽快苏醒,拔除气管导管。术后24~36小时疼痛明显,可给予非甾体抗炎药、长效局部麻醉药及术后镇痛泵控制术后疼痛。该患儿建立一条18G外周静脉通路,手术时间170分钟,出血量30ml,长效局部麻醉药及术后镇痛泵控制术后疼痛,术毕10分钟患儿苏醒并恢复自主呼吸,拔除气管导管后返回病房。

四、马尾神经松解术

病例

患儿,女,7岁,身高126cm,体重21.5kg。以"小便失禁4个月余"收入院。患儿4个月前无明显诱因小便失禁,家长称患儿可自行排尿,排尿不尽。尿动力学检查示充盈期膀胱逼尿肌尚可,顺应性差,有大量残余尿,腰椎磁共振示脊髓腰膨大位置低,达L_4水平,脊髓栓系。

【思考】

1. 疾病诊断及病理生理

(1)诊断及临床特点是什么?

(2)病理生理特点是什么?

2. 麻醉前评估及准备

(1)麻醉前评估重点有哪些?

(2)术前患儿应该做的治疗有哪些?

3. 手术及麻醉管理要点

解析

1. 疾病诊断及病理生理

(1)诊断及临床特点是什么?

该患儿被诊断为原发脊髓栓系综合征。该疾病特点为从脊髓至皮肤间存在不同层次的连续组织,形成栓系带,脊髓被栓系带牵拉。栓系带以囊肿、脂肪瘤、皮毛窦、纤维组织、瘢痕等多见。脊髓栓系综合征的临床表现包括腰骶部皮肤异常、下肢无力、步态不稳、感觉减退、背部疼痛、大小便功能异常、反复尿路感染、脊柱侧弯、足部畸形等。无症状的脊髓栓系不需要治疗,有症状的应当手术治疗。该患儿表现为排尿障碍。

(2)病理生理特点是什么?

脊髓圆锥因栓系带牵拉低于L_2水平。若存在皮肤至脊髓间的窦道,则脊髓感染、脑膜炎的风险大。脊柱侧弯患儿可合并消化及呼吸功能异常。若患儿合并其他畸形,则存在其他系统畸形的病理生理特点。该患儿圆锥在L_4水平。

2. 麻醉前评估及准备

(1)麻醉前评估重点有哪些?

评估患儿的活动情况、是否使用镇痛药、镇痛药的种类及剂量、是否发生药物不良反应。脊柱侧弯的患儿应评估消化及呼吸功能,合并其他畸形的患儿,需评估与畸形相关的麻醉风险。麻醉前需与手术医师沟通,明确患儿脊髓栓系的病变类型,预计手术的难度及时间,并确认术中是否使用神经电生理监测。该患儿术前未合并其他系统的疾病。

（2）术前患儿应该做的治疗有哪些？

根据患儿的症状行对症支持治疗,存在感染的患儿应积极控制感染。术前患儿常需做腰椎磁共振检查以判断脊髓圆锥的位置并发现栓系的原因;做腰椎 CT 可判断是否合并脊柱裂;行尿动力学检查并测量残余尿量。该患儿术前未给予特殊治疗。

3. **手术及麻醉管理要点**　手术体位为俯卧位,出血少,根据导致栓系的原因不同,手术难度及时间差异较大。术中使用神经电生理监测者需注意麻醉药对监测结果的影响,应提前调整药物。可建立一条外周静脉通路,根据预计手术时间与术前患儿生理状态决定是否行有创血压监测。术中应关注呼吸道管理、体温管理、眼睛保护。预计手术时间超过 3 小时者需关注血容量管理。术毕应尽快苏醒拔除气管导管。可给予非甾体抗炎药、局部麻醉药及术后镇痛泵控制术后疼痛。该患儿建立一条 20G 外周静脉通路,术中行有创血压监测,使用脉压变异度导向的血容量管理,手术时间 260 分钟,出血量 15ml,长效局部麻醉药物控制术后疼痛,术毕 10 分钟患儿苏醒且自主呼吸恢复,拔除气管导管后返回病房。

五、脊髓脊膜膨出修补术

病例

患儿,男,33 天,身长 55cm,体重 5kg。以"发现腰骶部膨出物 33 天"收入院。患儿出生时即发现腰骶部膨出物,直径约 2cm,紫红色,无破溃,无下肢畸形。后来患儿家长发现膨出物逐渐增大,约 5cm。查脊髓磁共振提示"骶段脊柱裂,脊髓栓系,脊髓脊膜膨出"。

【思考】

1. **疾病诊断及病理生理**

（1）诊断及临床特点是什么？

（2）病理生理特点是什么？

2. **麻醉前评估及准备**

（1）麻醉前评估重点有哪些

（2）术前患儿应该做的治疗有哪些？

3. **手术及麻醉管理要点**

解析

1. **疾病诊断及病理生理**

（1）诊断及临床特点是什么？

该患儿被诊断为先天性脊髓脊膜膨出、骶部脊柱裂、脊髓栓系综合征。脊髓脊膜膨出的病因为基因突变和叶酸缺乏。胚胎在 3~4 周由于神经管闭合不全,导致神经管背侧的硬膜、脊髓组织、肌肉、筋膜及皮肤均闭合失败。脊髓的非神经节部分通过纤薄的上皮组织与环形皮肤缺损的边缘连接,在背部形成典型的隆起于皮肤表面的脊膜膨出囊性病变。若膨出囊破裂,则暴露的神经组织及脑脊液漏可导致脑膜炎和 / 或室管膜炎的发生风险明显升高,因此最理想的手术时机应在出生后 24~48 小时,超过 72 小时则膨出囊破裂致感染的概率显著增加。患儿可能表现为头围增大、下肢畸形、下肢感觉及运动异常、大小便障碍,或脑干功能障碍(喂养困难、反复鼻腔呛奶、呛咳、喘鸣、窒息发生)等。脑干功能障碍者约 1/3 死亡。该患儿虽错过新生儿期的最理想手术时机,但膨出囊未破裂,患儿亦无明显系统性症状。

（2）病理生理特点是什么？

50% 以上的患儿合并脑积水，几乎所有的患儿合并 Chiari Ⅱ 型畸形及脊髓栓系综合征，约 1/3 会发展为有症状的脊髓栓系综合征。该患儿合并脊柱裂及脊髓栓系综合征。

2. 麻醉前评估及准备

（1）麻醉前评估重点有哪些？

应评估患儿是否合并脑积水、高颅压、脑干功能障碍及感染。若患儿为新生儿，术前应进行新生儿评估，具体评估内容见本书第三十一章相关内容。术前应与外科医师沟通，预计手术难度、时间及出血量，确认术中是否使用神经电生理监测。该患儿未合并相关症状，预计手术时间 2 小时，预计出血量小于 10ml，术中需使用神经电生理监测。

（2）术前患儿应该做的治疗有哪些？

术前患儿多需要做腰骶段及头颅磁共振以评估脊髓脊膜膨出局部的解剖结构，明确患儿是否合并脑积水及其他畸形。合并高颅压的患儿应行相应治疗，膨出囊破裂的患儿术前常规应用抗生素治疗。该患儿术前未做特殊治疗。

3. 手术及麻醉管理要点　手术的目标是重建硬膜囊的密闭性，达到背部伤口的良好愈合，预防感染。体位为俯卧位，根据患儿局部解剖结构异常的不同程度，手术难度、时间及出血量差异较大。术中使用神经电生理监测者需注意麻醉药对监测结果的影响，应提前调整药物。该疾病患儿容易对乳胶过敏，静脉通路的数量决定于预计手术时间及出血量，根据预计手术时间与术前患儿生理状态决定是否行有创血压监测。因最佳手术时机为出生后 24~48 小时，所以行该手术的患儿绝大多数为新生儿，麻醉管理要点同新生儿麻醉，见本书第三十一章相关内容。术中应着重关注呼吸道管理、体温管理及眼睛保护。预计出血量多或手术时间长（>3 小时）的患儿还应关注循环、血容量和 / 或凝血管理。术毕应尽快苏醒，拔除气管导管。可给予长效局部麻醉药控制术后疼痛。该患儿建立一条 22G 外周静脉通路，手术时间 106 分钟，出血量 5ml，术毕 15 分钟患儿恢复自主呼吸，术毕 30 分钟苏醒后拔除气管导管，返回病房。

第四节　小儿介入治疗的麻醉与围手术期管理

一、颅脑血管疾病介入治疗

（一）颅内动脉瘤

该疾病的流行病学及临床特点、麻醉前评估重点见本章第二节的相关内容。若患儿动脉瘤形态简单、不合并宽颈、介入栓塞术后可以保证栓塞效果的持久性，则栓塞治疗为首选方法。该手术特点为时间短、刺激小、创伤小、出血少。可建立一条外周静脉通路，通气设备可选择喉罩或气管导管。若选择喉罩，术中需关注呼吸道管理，防止喉罩漏气。术中须警惕出现造影剂过敏，应常规准备血管活性药。术中应关注颅内压管理，维持动脉瘤跨壁压的稳定，保证足够的麻醉深度，避免血压剧烈升高引起动脉瘤破裂，防止颅内血管痉挛及血压降低引起脑缺血。术毕应快速苏醒，拔除通气设备。一般不需要行术后镇痛治疗。

（二）脑动静脉畸形

该疾病病理生理学、流行病学及临床特点、麻醉前评估重点及术后管理见本章第二节的相关内容。脑动静脉畸形的栓塞治疗常作为手术之前的辅助治疗，以减少术中出血。对于多支供血动脉、高流量和大型的脑动静脉畸形，多需要分期分次进行栓塞。该手术出血较少，手术时间及创伤因患儿疾病特点不同而不同。若栓塞范围大或者大脑无法代偿新的血流动力学，患儿可能发生脑过度灌注，从而出现脑水肿甚至脑出血。术前应与手术医师充分沟通栓塞范围，手术对患儿脑血流量的影响，并确认术后患儿去向。可建立一条外周静脉通路,根据栓塞对患儿脑血流量的影响及手术时间决定是否行有创血压监测。通气设备根据手术时间长短、拟栓塞范围及患儿术后去向来选择气管导管或喉罩。在栓塞后应尽量降低脑灌注压,有发生脑过度灌注风险的患儿应带气管导管返回监护室。

(三)大脑大静脉动脉瘤样畸形

病例

患儿,女,1岁,身高80cm,体重9.5kg。以"发现大脑大静脉动脉瘤样畸形1年余"收入院。患儿母亲妊娠32周产检时发现胎儿颅内血管畸形,于妊娠39周剖宫产,过程顺利,患儿出生后发育正常。半年前行头颅磁共振检查提示大脑大静脉动脉瘤样畸形。1个月前患儿出现不能行走,伴言语不利,复查头颅磁共振提示大脑大静脉动脉瘤样畸形,较前增多、迂曲,保守治疗后未见明显好转。

【思考】

1. 疾病诊断及病理生理
2. 麻醉前评估及准备
3. 手术及麻醉管理要点

解析

1. 疾病诊断及病理生理 该患儿被诊断为大脑大静脉动脉瘤样畸形,又称Galen静脉动脉瘤样畸形、正中前脑静脉畸形。是最常见的产前血管畸形,可于妊娠晚期诊断,绝大多数病例在2岁前可诊断。病理生理是脉络膜裂内的动静脉瘘,根据瘘口的部位,可分为壁型及脉络膜型。壁型供血动脉为单侧丘脑穿支或脉络膜后动脉,瘘口位于前脑背侧静脉壁,可伴静脉窦的狭窄或缺失、颈静脉孔狭窄,常伴有脑积水和智力发育迟缓;脉络膜型有多个供血动脉,包括双侧丘脑穿支、脉络膜动脉和胼周动脉,集中于前脑背侧静脉前方,形成多个瘘口,常因静脉回心血量大量增加导致心力衰竭。心力衰竭可发生于新生儿期,伴或不伴肺动脉高压。病情进展可能导致肝功能障碍、肾前性氮质血症、代谢性酸中毒,甚至多器官功能障碍综合征。由于动脉血未经正常脑组织循环而直接经动静脉瘘口流入脑静脉窦,患儿可表现为脑缺血。长期血流动力学损害可致患儿发育迟缓、癫痫和头痛。少数患儿可无症状。血管内栓塞为其主要的治疗方式,50%以上的患儿经过成功治疗后预后良好,预后差的主要因素包括严重心力衰竭及新生儿脉络膜型。该患儿症状为不能走,伴言语不利,未合并心力衰竭、脑积水等症状。

2. 麻醉前评估及准备 应根据相应检查评估患儿是否合并心力衰竭、肺动脉高压、肝肾功能异常、凝血功能异常、酸碱失衡,以及是否合并脑积水、高颅压、癫痫及发育迟缓等。若合并以上情况,需积极对症支持治疗。麻醉前应与外科医师沟通确认预计手术难度及时间,以及患儿术后去向。该患儿未合并以上系统的疾病,未给予特殊治疗。

3. 手术及麻醉管理要点 栓塞治疗应在患儿出生5~6个月之后,栓塞的目标为堵塞动静脉分流,使患儿恢复正常发育,消除神经功能缺损。壁型可通过1~2次栓塞达到完全堵塞;脉络膜型则需要在数年内多次阶段式栓塞。治疗间隔一般为3~6个月。栓塞可经股动脉通路阻塞供血动脉,或经股静脉通路阻塞引流静脉,或两者结合。应避免在股静脉通路同侧的下肢建立外周静脉通路。手术刺激较小,出血量少,可建立一条外周静脉通路,常规准备血管活性药物,根据患儿术前生理状态决定是否行有创血压监测。通气设备可根据患儿生理状态、手术预计时间及患儿术后去向选择喉罩或气管导管。术中应着重关注循环管理。若患儿术前生理状态较差、栓塞对患儿脑血流动力学影响大,术后应带气管导管返回监护室。该患儿建立了一条22G外周静脉通路,通气设备使用气管导管,手术时间128分钟,出血5ml,术毕5分钟患儿苏醒恢复自主呼吸并拔除气管导管,返回病房。患儿于3个月后行第2次栓塞,1岁后复查脑血管造影提示瘘口完全闭塞。

二、脊髓脊膜血管疾病介入治疗

该疾病的病理生理、麻醉前评估及准备见本章第三节的相关内容。介入栓塞术特点为时间短、创伤小、出血量少。可建立一条外周静脉通路,通气设备可选择喉罩或气管导管。若选择喉罩,术中需关注呼吸道管理,防止喉罩漏气。术中须警惕出现造影剂过敏,应常规准备血管活性药物。术中为防止呼吸引起的伪影可能需要短暂暂停通气,需提前调整吸入氧浓度,防止患儿缺氧。术中注射栓塞胶时,需严密监测患儿的循环系统,微小胶栓子进入静脉系统可引起肺血管收缩导致心率减慢,可提高吸入氧的浓度,给予阿托品0.01~0.02mg/kg静脉注射等对症处理。术毕应快速苏醒,拔除通气设备。一般不需要行术后镇痛治疗。

第五节　小儿微创神经外科手术的麻醉与围手术期管理

一、立体定向脑电图引导下癫痫病灶射频热凝治疗

癫痫的病理生理、麻醉前评估及准备、麻醉药物与癫痫发作的关系见本章第二节的相关内容。

立体定向脑电图可同时对多个脑区、脑深部结构、脑沟回内皮质或脑深部病变进行神经电生理监测,且具有手术时间短、创伤小、术后恢复快等优点。其引导下的射频热凝毁损,为传统的切除性外科治疗提供了二线方案,在下丘脑错构瘤、脑室旁结节状灰质异位症等特殊类型癫痫中有望成为一线治疗方案。

该治疗分为两步,首先使用立体定向技术将脑深部电极植入颅内,电极植入后第2天开始进行神经电生理监测,分析发作间期及发作期的电活动。立体定向技术为放置脑深部电极的关键技术,术中需保证患儿头部严格制动,避免因麻醉过浅导致患儿体动。可建立一条外周静脉通路,根据患儿术前生理状态决定是否使用有创血压监测。常见手术体位为仰卧位头部前屈,通气设备宜选择气管导管。可给予非甾体抗炎药控制术后疼痛。第二步为通过脑深部电极对病灶行射频热凝毁损,毁损后拔除电极,此步骤时间短、刺激小,毁损时患儿可因热吸收而发热,去除固定电极的导向螺钉时可有疼痛刺激。成年患者此步骤多为局部麻醉;小儿可行神经安定镇痛麻醉,麻醉目标为患儿安静,无哭闹。

二、微电极引导的脑深部电刺激术

微电极引导的脑深部电刺激术(deep brain stimulation,DBS)最常用于治疗药物难治性的肌张力障碍及抽动障碍。

肌张力障碍是一种运动障碍性疾病,特征为持续性或间歇性肌肉收缩引起的异常运动和/或姿势。异常的运动及姿势呈现重复性、扭曲及模式化的特点。该病常需要心理、康复、口服药物、肉毒毒素注射及手术等综合治疗,以药物治疗为主。DBS适用于药物难治性的、遗传性或特发性全身型、阶段型及局灶型肌张力障碍。病程较长者可能合并骨骼畸形、疼痛、肢体挛缩、伤残及抑郁等,术前需仔细评估其麻醉相关的风险。

抽动障碍是一种起病于儿童时期,以抽动为主要表现的神经精神疾病。该病临床表现多样,其中抽动秽语综合征是以反复发作的不自主多部位抽动、声音(语言)抽动为主要特点。该病发病机制不明,无特效治疗方法,治疗为多种措施综合的对症治疗,包括健康教育、药物治疗、心理行为治疗及手术治疗等,其中健康教育是首选疗法,药物治疗为主要手段。DBS适用于12岁以上的药物难治性病例。

手术步骤分为两步,首先使用立体定向技术将脑深部电刺激导线植入颅内靶点,此步骤时间短、刺激

小、出血量少。患儿为仰卧位，头部抬高约 30°。微电极记录可通过记录细胞电生理信号来证实靶点定位的准确性，但并不是电极植入的必需操作。第二步是放置 DBS 装置，将延长线埋于皮下隧道，脉冲发生器埋于胸肌下。两步可在同一天实施，亦可分期实施。

在第一步中，如需要进行微电极记录，则可选择神经安定镇痛麻醉，提前调整麻醉药物用量，以防影响微电极记录质量；若不使用微电极记录，则可选择气管插管全身麻醉。立体定向技术为该步骤的关键技术，术中需保证患儿头部严格制动，并关注可能发生的空气栓塞。第二步需要全身麻醉，因需在颈部建立皮下隧道，所以通气设备宜选择气管导管，若选择喉罩则需特别关注呼吸道管理，防止漏气等不良事件发生。术中可建立一条外周静脉通路，术毕应快速苏醒并拔除气管导管。放置颅内电极可给予非甾体抗炎药控制术后疼痛；放置 DBS 装置可给予局部麻醉药物、非甾体抗炎药联合术后镇痛泵控制术后疼痛。

（冯　华　王天龙）

推荐阅读

[1] 郭曲练,姚尚龙.临床麻醉学.4 版.北京:人民卫生出版社,2016.

[2] 霍尔兹曼,曼库索,博尔纳.小儿麻醉实践方法.2 版.李超,译.上海:世界图书出版公司,2020.

[3] 科恩.儿童神经外科学.史航宇,译.西安:世界图书出版公司,2019.

[4] 马挺,张婷,金迪,等.半坐位后颅窝手术后颅内积气一例报告.北京医学,2019,41(3):249-251.

[5] 中国医师协会神经外科医师分会功能神经外科专家委员会,中华医学会神经外科学分会功能神经外科学组,中国医师协会神经调控专业委员会,等.肌张力障碍脑深部电刺激法中国专家共识.中华神经外科杂志,2018,34(6):541-545.

[6] 中华医学会儿科学分会神经学组.儿童抽动障碍诊断与治疗专家共识(2017 实用版).中华实用儿科临床杂志,2017,32(15):1137-1140.

[7] 中华医学会麻醉学分会.2017 版中国麻醉学指南与专家共识.北京:人民卫生出版社,2017.

[8] 中华医学会神经病学分会帕金森病及运动障碍学组,中华医学会神经外科学分会功能神经外科学组,中国神经科学学会神经毒素分会,等.肌张力障碍治疗中国专家共识.中华神经科杂志,2020,53(11):868-874.

[9] ANDROPOULOS D B,GREGORY G A.Gregory's pediatric anesthesia.6th ed.Hoboken:Wiley-Blackwell,2020.

[10] BINDRA A,CHOUHAN R S,PRABHAKAR H,et al.Comparison of the effects of different anesthetic techniques on electrocorticography in patients undergoing epilepsy surgery-a bispectral index guided study.Seizure,2012,21(7):501-507.

[11] BUCHHALTER J R,JARRAR R G.Therapeutics in pediatric epilepsy,part 2:epilepsy surgery and vagus nerve stimulation. Mayo Clin Proc,2003,78(3):371-378.

[12] CHIARETTI A,PIETRINI D,PIASTRA M,et al.Safety and efficacy of remifentanil in craniosynostosis repair in children less than 1 year old.Pediatr Neurosurg,2000,33(2):83-88.

[13] DHAYAGUDE S H,DAVE N M.Principles and practice of pediatric anesthesia.New Delhi:Jaypee Brothers Medical Publishers(P)Ltd,2017.

[14] ENGLOT D J,CHANG E F,AUGUSTE K I.Vagus nerve stimulation for epilepsy:a meta analysis of efficacy and predictors of response.J Neurosurg,2011,115(6):1248-1255.

[15] GERMAN J W,ANEJA R,HEARD C,et al.Continuous remifentanil for pediatric neurosurgery patients.Pediatr Neurosurg, 2000,33(5):227-229.

[16] GERSTNER T,TEICH M,BELL N,et al.Valproate-associated coagulopathies are frequent and variable in children.Epilepsia, 2006,47(7):1136-1143.

[17] GOOBIE S M,MEIER P M,SETHNA N F,et al.Population pharmacokinetics of tranexamic acid in paediatric patients undergoing craniosynostosis surgery.Clin Pharmacokinet,2013,52(4):267-276.

[18] GRATRIX A P,ENRIGHT S M.Epilepsy in anaesthesia and intensive care.Contin Educ Anaesth Crit Care Pain,2005,5(4): 118-121.

[19] GUELI S L,LERMAN J.Controversies in pediatric anesthesia:sevoflurane and fluid management.Curr Opin Anaesthesiol, 2013,26(3):310-317.

[20] KOH J L,EGAN B,MCGRAW T.Pediatric epilepsy surgery:anesthetic considerations.Anesthesiol Clin,2012,30(2):191-206.

[21] KUMLIEN E,DOSS R C,GATES J R.Treatment outcome in patients with mesial temporal sclerosis.Seizure,2002,11(7):413-417.

[22] NOACHTAR S,BORGGRAEFE I.Epilepsy surgery:a critical review.Epilepsy Behav,2009,15(1):66-72.

[23] REIKVAM H,STEIEN E,HAUGE B,et al.Thrombelastography.Transfus Apher Sci,2009,40(2):119-123.

[24] SOLOMON C,SORENSEN B,HOCHLEITNER G,et al.Comparison of whole blood fibrin-based clot tests in thrombelastography and thromboelastometry.Anesth Analg,2012,114(4):721-730.

[25] SORIANO S G,BOZZA P.Anesthesia for epilepsy surgery in children.Childs Nerv Syst,2006,22(8):834-843.

第二十三章

儿童眼耳鼻喉科和口腔科手术麻醉

本章要求

掌握：①小儿眼科手术麻醉前评估重点和麻醉管理要点。②小儿耳鼻喉科手术麻醉前评估重点；掌握气管插管和喉罩在小儿耳鼻喉科手术中的管理要点；掌握各种通气方式（保留自主呼吸、间断通气、喷射通气）在不同耳鼻喉科手术中的应用；掌握小儿耳鼻喉科手术苏醒期管理要点；掌握常见耳鼻喉科手术的麻醉管理方法。③口腔颌面外科手术的呼吸道管理特点，颌面外科常见手术的种类，小儿先天性颅颌面畸形、唇裂、腭裂及脉管畸形手术的麻醉和围手术期管理，儿童齿科治疗常见麻醉方式，术中及术后管理要点。

熟悉：①眼部解剖结构和术中外科医师操作要点。②小儿耳鼻喉科急症（气道异物、喉乳头状瘤）的麻醉处理方法；熟悉气道激光手术的麻醉管理要点。③小儿先天性颅颌面畸形、唇裂、腭裂及脉管畸形手术的常见术式和预后，牙科焦虑症及分级。

了解：①眼科疾病的病理生理。②术中面神经监测与麻醉管理的配合。③小儿先天性颅颌面畸形、唇裂、腭裂及脉管畸形的病理生理和分型，儿童齿科疾病诊断。

第一节　儿童眼科手术的麻醉

一、小儿眼科手术麻醉特点

1. 眼部解剖

（1）眼球：眼球位于眼眶内，呈球形，周围为结缔组织和脂肪。

眼球壁分三层，最外层是角膜和巩膜。角膜透明，位于眼球外壁前端；巩膜不透明，呈白色（小儿有少量小团块蓝色属正常），位于眼球后部；两者以角膜缘为界。结膜从眼睑的深面返折覆盖于巩膜前部，与角膜上皮相连续。

中间层为富含血管的葡萄膜层（虹膜、睫状体、脉络膜），富含血管，由前向后依次为虹膜、睫状体和脉络膜。虹膜位于葡萄膜层的最前部，中间为瞳孔，通过改变瞳孔大小可调节进入眼内光线的量。睫状体位于脉络膜前部，环绕晶状体，有生成房水的作用。房水的功能是营养晶状体及角膜内皮。房水经瞳孔到小梁网，通过巩膜静脉窦（Schlemm管）流向巩膜表层的静脉系统到达中央静脉池。睫状肌的功能主要是参与调节，通过舒缩可以使悬韧带紧张或放松从而改变晶状体的形状，调整屈光状态，可使人看清近处和远处的物体。脉络膜占葡萄膜层的5/6，与巩膜紧密连接，为视网膜外层提供营养。

最内层为视网膜，它包含十层神经感觉层，将光信号转变成神经冲动。黄斑位于视网膜后极部中央的旁边，是视网膜最敏感的部分，中央部有一小凹陷称为中心凹，是视力最敏锐的地方。从晶状体后到视网膜充满了玻璃体。玻璃体外层是一层很薄的透明玻璃样膜，内部由胶冻样透明的玻璃体基质组成（图23-1-1）。

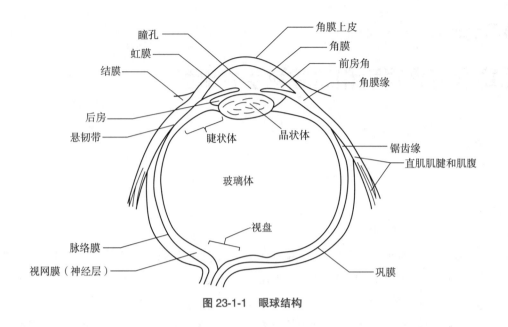

图 23-1-1 眼球结构

（2）眼球附属结构：眼球附属结构有睫毛、眼睑、泪器、眼外肌，这些结构可保护眼球免受损害。眼睑的瞬目作用可保护眼睛免受异物损伤，且其有规则地自主运动可使泪液膜状散开，保持角膜湿润。眼睑包括四层组织结构，由外向内依次为皮肤、肌层、睑板和睑结膜。其中，眼睑皮肤包含皮脂腺和汗腺。泪器包括生成泪液的泪腺和排泄泪液的泪道（图 23-1-2）。

眼外肌共有 4 条直肌和 2 条斜肌，分别为内直肌、外直肌、上直肌、下直肌、上斜肌和下斜肌。内直肌由动眼神经下支支配，使眼球发生内转。外直肌由展神经支配，使眼球发生外转。上直肌由动眼神经上支支配，主要作用是使眼球上转，次要作用是产生内转和内旋。下直肌由动眼神经下支支配，主要作用是使眼球下转，次要作用是产生内转和外旋。上斜肌受滑车神经支配，主要作用为收缩时产生内旋，次要作用为下转、外转。下斜肌受动眼神经下支支配，其主要作用为收缩时产生外旋，次要作用为上转和外转。6 条眼外肌协同作用产生眼球转动，并使两眼的视轴在各方向保持一致（图 23-1-3）。

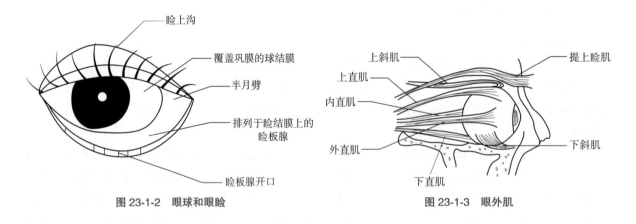

图 23-1-2 眼球和眼睑　　　　　　　图 23-1-3 眼外肌

2. **术前评估**　小儿眼科疾病多为先天性疾病，部分患者常合并特殊的先天性综合征，如马方综合征（Marfan syndrome）、戈尔登哈尔综合征（Goldenhar syndrome）、唐氏综合征等。在访视患儿时，除了应知晓其患病部位以外还需评估全身情况，对于患有特殊综合征的患儿，需要检查其复合的其他器官系统的疾病，如马方综合征需评估心脏及骨骼系统；戈尔登哈尔综合征需评估面部发育和气道等。

3. **麻醉管理**　眼科操作多为显微镜下的精细操作，因此全身麻醉过程中绝对制动是眼科手术的基本要求,应保持眼位居中,避免眼球运动。有研究指出,与麻醉相关的眼睛损伤中有 30% 与麻醉过程中发生体动有关。因此,在眼科全身麻醉过程中,无论采用静脉全身麻醉还是吸入全身麻醉,均需密切关注手术操作和患者的麻醉深度,避免发生体动。

眼压是影响眼疾患者预后的重要因素,因此围手术期需尽量避免眼压的波动。在全身麻醉实施过程中,无论是麻醉操作还是麻醉药物都会对眼压产生影响。全身麻醉药物中,咪达唑仑、静脉麻醉药、吸入麻醉药、阿片类药物均可降低眼压;氧化亚氮、非去极化类肌松药几乎不影响眼压;而去极化类肌松药琥珀胆碱和氯胺酮可升高眼压。麻醉操作也会对眼压产生影响,麻醉诱导过程中的气管插管及苏醒期的屏气、呛咳会引起眼压明显升高。有研究表明,喉罩相较于气管导管,无论是在麻醉诱导期还是苏醒期,对眼压的影响均更轻微,因此目前在眼科手术中喉罩的应用越来越普遍。

对于合并其他系统疾病的各种综合征患儿,由于全身情况常较差,麻醉耐受性低,常需选择简单、可控性强的麻醉药以减少对心血管及其他系统的损害。静脉麻醉药物多经肝、肾排泄,小儿由于药物代谢相关的酶系统发育不全,肝、肾功能发育不完善,因此药物的血浆半衰期较长,药物代谢慢,麻醉恢复时间长。吸入麻醉药经患儿的肺部排出,可以极大地减轻药物代谢对肝、肾功能的依赖,因此比静脉麻醉药更加安全、有效。由于七氟烷和氧化亚氮还适合做麻醉诱导,因此目前是小儿眼科麻醉最常用的全身麻醉药物。

二、儿童常见眼科手术的麻醉

(一)先天性青光眼手术的麻醉

病例

患儿,女性,2 个月,胎龄 35 周,体重 5kg。因"双眼瞳孔增大,角膜混浊"收入院,左眼眼压 48mmHg,右眼眼压 52mmHg,拟行"双眼检查及双眼小梁切开"手术。左侧颜面部大片血管瘤,激光术后多处结痂,颅内磁共振检查示左侧颞叶血管瘤。

【思考】

1. 该患儿的可能诊断是什么?该疾病的病理生理及临床特点有哪些?
2. 对于诊断该疾病的患儿,术前还需要进行哪些方面的筛查?
3. 该患儿的预后如何?
4. 该患儿术前需要进行哪些检查?
5. 术前该患儿应该做怎样的治疗?
6. 该手术如何进行诱导和气管插管?
7. 麻醉药物应如何选择?
8. 该手术过程中可能出现哪些问题?应该如何处理?
9. 患儿术后何时拔管?

解析

1. 该患儿的可能诊断是什么?该疾病的病理生理及临床特点有哪些?

患儿双眼眼压高,诊断为先天性青光眼。该类青光眼为胎儿发育过程中虹膜角发育异常,小梁网 -Schlemm 管系统不能发挥有效的房水引流功能,从而使眼压升高。患儿伴有左侧颜面部大片血管瘤,且颅内左侧颞叶有血管瘤,因此可以考虑诊断为斯德奇 - 韦伯综合征(Sturge-Weber syndrome)。斯德奇 - 韦伯综合征又称脑面血管瘤病,是以眼部、皮肤及脑血管瘤为主要表现的先天性遗传病。颜面皮肤毛细血管瘤位于三叉神经第一支或第二支分布的区域,常为单侧性,约10%为双侧性,累及前额、上睑,可伴青光眼和神经系统并发症。脑膜葡萄状血管瘤由位于蛛网膜下扩张的静脉组成,常累及大脑的枕叶及颞叶。血管瘤也可累及舌、喉、鼻、腭、齿龈及气管,患者也可合并气道畸形。

2. 对于诊断该疾病的患儿,术前还需要进行哪些方面的筛查?

对于怀疑斯德奇-韦伯综合征的患儿,需要常规做头颅磁共振,查看颅内血管瘤范围及严重程度,应关注是否有癫痫病史。此类患儿常为低龄,伴早产者较多,还需做心血管及呼吸系统疾病筛查。

3. 该患儿的预后如何?

由于血管瘤会反复增生,使房角闭合,房水引流不畅,所以此类患儿抗青光眼手术治疗后复发率高,需长期随访眼压并可能需再次行手术治疗。

4. 该患儿术前需要进行哪些检查?

术前需了解眼部以外血管瘤的位置,有无出血史。对于有颅内血管瘤的患儿需了解智力水平、交流程度,以及是否有癫痫病史及病程、症状和服药情况。此外,应详细评估有无气道畸形,仔细检查患儿口腔、舌根有无血管瘤,必要时采用影像学检查排除气道内血管瘤存在的可能。对于早产儿,还需评估心血管系统,查看有无先天性心脏疾病。

5. 术前该患儿应该做怎样的治疗?

术前常规禁饮禁食,注意低龄患儿的低血糖事件。该患儿术前面部做过激光祛红斑手术,留下结痂瘢痕,术前需面部敷纱布保护。

6. 该手术如何进行诱导和气管插管?

人工气道可选择气管导管或喉罩。该患儿为低月龄、低体重,因此应选择对气道刺激较小的喉罩麻醉较为合适。该患儿眼压高,需避免浅麻醉下置入喉镜、气管插管等,以免操作引起眼压升高。麻醉诱导以七氟烷吸入麻醉诱导为主,可以保留自主呼吸,在一定麻醉深度下(通常提下颌或挤压斜方肌无体动时)置入喉罩。面罩通气时应避免用力压迫眼睛。

7. 麻醉药物应如何选择?

该患儿被诊断为青光眼,眼压较高,因此需避免使用升高眼压的药物。常用的吸入麻醉药七氟烷、地氟烷和氧化亚氮及静脉麻醉药中的丙泊酚、苯二氮䓬类和阿片类药物等都可降低眼压;非去极化类肌松药可不影响或轻度降低眼压;氯琥珀胆碱及氯胺酮会增加眼压。在手术开始前一般禁忌使用阿托品,待外科医师开放房角后若确实需要使用可根据外科情况来决定(征询外科医师意见)。

8. 该手术过程中可能出现哪些问题? 应该如何处理?

此类手术时间较长,一般需3~4小时,需要维持一定的麻醉深度。由于头面部被覆盖,因此整个麻醉过程中需关注喉罩的管理,防止喉罩被外科医师压迫移位。通常情况下,当置入喉罩后判断位置满意、术中麻醉深度维持良好,喉罩"移位"极为罕见。

9. 患儿术后何时拔管?

等待患儿潮气量达到6~10ml/kg,呼吸频率在25~40次/min,呼气末二氧化碳分压在40mmHg时,待患儿有体动后可以考虑拔除喉罩或气管导管。若为气管插管拔管,则拔管更加谨慎,且在拔管前需吸净口腔分泌物,但同时又要避免发生呛咳。可提前使用镇吐药,因为呛咳和术后恶心呕吐都会升高眼压。

（二）斜视纠正手术的麻醉

病例

患儿,男性,4岁,体重21kg。因"双眼复视"收入院,拟行"双眼斜视矫正"手术。

【思考】

1. 该患儿的可能诊断是什么？术前还需要进行哪些筛查？

2. 该手术如何进行诱导？

3. 麻醉药物应如何选择？

4. 该手术过程中可能出现哪些问题？应该如何处理？

5. 如何预防术后恶心呕吐？

解析

1. 该患儿的可能诊断是什么？术前还需要进行哪些筛查？

患儿双眼视物复视，诊断为斜视。斜视手术是小儿眼科最常见的手术，儿童发生率为 2%~7%，往往从 1~4 岁开始出现典型表现。大部分斜视手术患儿为先天性斜视，没有其他合并疾病，近 50% 的患儿有斜视家族史。如果在较大儿童或成人时才出现新发斜视表现，则需要考虑进行神经学检查，排除脑外伤引起的神经损伤、脑瘫、脑积水、多发性神经纤维瘤、癫痫等。

2. 该手术如何进行诱导？

患儿为 4 岁学龄前儿童，对手术的依从性和配合度较差，因此术前需与患儿进行言语及肢体交流，与患儿联络感情。对于言语交流后能够配合的患儿，可以考虑直接带入手术室；而对于无法友善交流沟通的患儿，可以考虑在父母安抚下开放静脉通路，给予镇静药入睡后再进入手术室，或者以右美托咪定 2~3μg/kg 滴鼻入睡后进入手术室。入室后进行常规静脉麻醉诱导或吸入麻醉诱导，置入喉罩或气管导管。

3. 麻醉药物应如何选择？

以前有学者认为斜视患者在全身麻醉时发生恶性高热及咬肌痉挛的概率会增加，然而迄今为止并没有足够的证据支持这一观点。目前斜视手术使用吸入麻醉药也并没有发现恶性高热的发生率增加，但对于由神经肌肉疾病引起的斜视患儿还需警惕，应尽可能避免使用氯琥珀胆碱、吸入麻醉药和非去极化类肌松药，同时术前需详细询问麻醉家族史。

4. 该手术过程中可能出现哪些问题？应该如何处理？

眼心反射是斜视矫正术中最常见的不良反应，术中发生率为 14%~90%。它的定义为眼肌受牵拉时引起的心率降低超过基础值的 20%，同时还可以引起多种心律失常，如窦性心动过缓、交界性心律、房室传导阻滞、心房异位心律和室性异位心律，甚至发生心搏骤停。

眼心反射属于三叉神经迷走反射，由三叉神经传入通路和迷走神经传出通路构成。眼肌有着丰富的神经支配，敏感性高，当外科医师在术中牵拉眼外肌时常会发生眼心反射。其中牵拉内直肌发生眼心反射的概率最高，外直肌次之。外科医师的操作方式也与眼心反射的发生率有关，如果突然用力牵拉肌肉或持续进行牵拉，反射会很快发生而且也比较严重。浅麻醉、缺氧、迷走神经张力增加等都会增加眼心反射的发生率。

为防止发生眼心反射，必须维持足够的麻醉深度。术前可以预防性应用抗胆碱药（如阿托品）来防止眼心反射的发生，但术后易发生口干、面色潮红、尿潴留等不良反应，因此并不推荐作为常规的预防性用药，有青光眼病史的患者更要禁用。术前需提醒外科医师操作轻柔，术中一旦发生心率减慢，应让手术医师停止操作，松开眼肌，在确认无麻醉深度和氧合问题后，待患者心律恢复正常再进行操作，正常健康患儿往往会在停止操作后自行缓解，对血液循环也没有太大影响。一般眼肌在进行第二、三次牵拉时会出现反射疲劳，如在数次牵拉后仍旧心率减慢，则可暂停手术操作，静脉注射阿托品 10μg/kg，待心率上升后再手术。

5. 如何预防术后恶心呕吐?

患儿术后发生恶心呕吐可导致脱水及电解质紊乱,甚至诱发哭闹而引发伤口崩裂和感染。斜视矫正术是术后恶心呕吐的独立危险因素,如果不给予任何预防措施,其术后恶心呕吐的发生率在 37%~90%。其他独立危险预测因素还有大于3岁、手术时间长于30分钟、患儿及其兄弟姐妹或家长有术后恶心呕吐的病史。当患儿有2、3、4个危险因素时,其对应的术后恶心呕吐的发生率分别为 30%、55% 和 70%。因此对于斜视矫正术这类高风险的手术,可以常规联合使用 5-HT$_3$ 受体拮抗剂和糖皮质激素。对于有2个或以上危险因素的患儿,可以增加氟哌利多行三联镇吐治疗。

第二节　儿童耳鼻喉科手术的麻醉

一、小儿耳鼻喉科手术麻醉特点

1. **麻醉前评估**　耳鼻喉科有很多先天性疾病需要手术治疗,对先天性疾病患儿要特别关注气道评估和全身其他系统的评估。先天性喉蹼、先天性喉囊肿、先天性喉软化症、先天性喉软骨畸形、先天性后鼻孔闭锁等疾病的病变部位就在气道,患儿常表现为呼吸、发音、吞咽保护功能障碍,术前要了解患儿安静时和活动时呼吸困难的程度及与体位的关系,结合影像学和内镜检查结果来评估是否存在困难气道(困难面罩通气/困难气管插管);还应了解喂养和营养状况、是否有反流误吸和吸入性肺炎等。一些会厌畸形的患儿同时还伴有声门下狭窄、手足畸形、下丘脑错构瘤或垂体功能减退。还有一些先天性疾病虽然病变部位不在气道,但是常同时伴有困难气道和其他系统的发育缺陷。小耳畸形可能是 Goldenhar 综合征等全身性疾病的局部表现,常伴有困难气道,还可能有心脏异常及脊柱和神经系统的异常。先天性内耳畸形患者常伴有口、齿、肢体和内脏畸形。因此,对这类患儿除了关注气道问题,还需要重点关注全身各系统的状况。

其他耳鼻喉科的非先天性疾病患儿也常因疾病本身累及气道而成为可疑的困难气道患儿。术前要根据病史、症状、体征和影像学检查进行气道评估,与耳鼻喉科医师共同讨论建立气道的方式。

一些需要口腔内操作的手术要在麻醉前仔细检查患儿的牙齿有无松动,在插管前后、手术后、拔管后再次检查,避免脱落的牙齿进入食管或者气道。

2. **麻醉前准备**　患儿术前哭闹将会使气道分泌物增加,从而增加术中呼吸道管理的困难,因此在麻醉前要做好患儿的心理安抚,针对不同患儿的情况选择合适的术前镇静方案(如咪达唑仑口服或静脉注射、右美托咪定滴鼻或静脉滴注等),使患儿能安静地与家长分离,随后进行吸入或静脉麻醉诱导。需要注意的是术前有呼吸困难的患儿、有睡眠呼吸暂停的患儿及其他有可疑困难气道的患儿要避免使用术前镇静药。

有听力障碍的患儿需要在术前用唇语、文字或绘画等方式与患儿建立沟通方式,告知其与麻醉相关的注意事项。

鼻科手术结束后常需要填塞鼻腔,由此引起的窒息感可能导致患儿术后躁动,术前应对患儿进行宣教,告知其术后需要用口呼吸,必要时进行呼吸训练。

3. **麻醉管理**　耳鼻喉科手术困难气道多见,部分手术中麻醉医师和外科医师需要共用气道,术中麻醉医师远离气道,手术过程可能导致气道水肿等新的气道问题,以上种种特点使得呼吸道管理成为耳鼻喉科手术麻醉管理中的重点和难点。

可弯曲喉罩适用于大多数耳科和鼻科手术,如鼓膜置管术、鼓室成形术、耳廓成形术、鼻窦炎手术、鼻腔异物取出术等。在一些咽喉部手术,如扁桃体手术、腺样体手术中可弯曲喉罩也是适用的,但是需要麻醉医师和外科医师都有相应经验并密切配合。由于麻醉医师远离气道,术中无法重新放置喉罩或调整喉罩位置,因此在术前必须确认喉罩位置良好,可通过通气参数、呼气末二氧化碳分压波形、听诊等方法判断,特殊情况时也可以用纤维支气管镜来确认。术中要保证足够的麻醉深度以免发生喉罩移位。在外科医师调整患儿头位、放置或取出张口器等操作时，必须密切监测通气参数的变化，确认喉罩位置良好、通气满意。与气管导管相比，位置正确的喉罩并不会增加血液和分泌物污染气道的概率，反而能更好地保护气道。

对需要气管插管的手术，如果患儿经评估不存在困难气道，可直接快诱导插管；对可疑的困难气道患儿，由于小儿多无法配合实施清醒气管插管或清醒气管切开，可以采用七氟烷吸入或其他静脉用药（如右美托咪定、瑞芬太尼等）保留自主呼吸的方式来建立气道。可弯曲气管导管和异形气管导管都可用于耳鼻喉科手术。插管成功以后要仔细确认导管深度并妥善固定。术中要注意是否有气管导管脱出、过深、被折弯、被分泌物阻塞等。

在一些咽、喉部手术中，因气管导管可能影响外科操作常需要插入较细的气管导管或者采用"无插管"技术。"无插管"技术可以通过间断通气方式（即间断拔出气管导管然后再插入）、声门上或声门下喷射通气、经鼻高流量氧疗（high-flow oxygen therapy）及保留自主呼吸等方法来实现。

气道激光手术可用于喉软化症、喉血管瘤、喉乳头状瘤、喉囊肿等耳鼻喉科疾病的治疗。气道激光手术最大的风险是气道燃烧，此外对手术室工作人员和患者还有意外辐射、眼部损伤、烟雾吸入等其他危害。除了气道激光手术以外，气管切开术及其他咽喉部手术中，只要存在火源（电刀、电凝等）、易燃物（气管导管、敷料等）和助燃剂（氧气、氧化亚氮），都有气道燃烧的风险。外科医师、麻醉医师和手术室护士都需要接受预防和处理气道燃烧的相关培训，提高警惕并共同采取防范措施。

为避免医源性面神经损伤，耳科手术（如电子耳蜗植入术、鼓室成形术等）常需实施术中面神经监测来判断面神经的走行和完整性，面神经监测依赖于神经肌肉接头功能的完好，因此在小儿的这类手术中应避免使用神经肌肉阻滞药，一般使用较深的吸入麻醉和瑞芬太尼来维持麻醉深度并避免体动。如已经使用神经肌肉阻滞药，可在面神经监测时用拮抗药逆转神经肌肉的阻滞作用。

4. 苏醒期管理　耳鼻咽喉头颈外科手术常因手术操作导致气道水肿、出血等改变，加重原来的气道困难或使原来没有困难的气道成为困难气道，也可能因填塞止血材料或包扎敷料而加重呼吸道梗阻或导致术后难以再建立气道，因此拔管前需要仔细评估拔管风险，谨慎实施拔管操作。对涉及气道的手术推荐在患儿完全清醒、肌张力完全恢复、咽喉部反射恢复的条件下拔管。对耳科等其他不涉及气道的手术，可以在患儿处于镇静状态下拔除喉罩或气管导管。

除了需要警惕上述困难拔管问题以外，苏醒期的呛咳、躁动和血流动力学波动会影响某些特殊手术的效果，如呛咳可能造成内耳压力的剧烈变化从而导致植入物移位或其他耳内重建结构的改变；呛咳、躁动和血压波动可能导致出血。完善的术后镇痛有利于平稳苏醒，静脉注射利多卡因和咽喉部表面麻醉都有助于减少苏醒期呛咳。与气管导管相比，喉罩麻醉的优势主要体现在苏醒期呛咳和躁动更少，以及血流动力学更加平稳。内耳手术、扁桃体手术等耳鼻喉科手术都是术后恶心呕吐发生率较高的手术，采取各种措施积极预防术后恶心呕吐也有助于平稳苏醒。此外，合适的体位、保温等措施都可以提高患者的舒适度，减少苏醒期躁动的发生。

二、儿童常见耳鼻喉科手术的麻醉

（一）儿童扁桃体 - 腺样体手术的麻醉

病例

患儿，女，6 岁，体重 22kg。因"慢性扁桃体炎、分泌性中耳炎"入院，拟行"扁桃体切除术、腺样体切除术"。无夜间睡眠憋醒。两肺听诊呼吸音清晰。血常规、凝血功能、胸部 X 线检查均正常。患儿行"扁桃体切除术、腺样体切除"，手术完毕，返回病房 3 小时后出现口内活动性出血，紧急入手术室行止血术。入室时患儿烦躁、面容苍白,心率 130 次 /min、血压 75/40mmHg、呼吸 22 次 /min。

【思考】

1. 慢性扁桃体炎、腺样体肥大、分泌性中耳炎和阻塞性睡眠呼吸暂停在病理生理上有何联系?

2. 该患儿围手术期主要风险有哪些?

3. 该患儿术前应做哪些评估、检查和准备?

4. 应选择喉罩还是气管导管? 呼吸道管理和其他麻醉管理需要注意哪些方面?

5. 怎样判断拔管时机?

6. 怎样预防和处理喉痉挛?

7. 患儿术后因出血需要再次入手术室止血时需重新进行术前评估,此时患儿主要存在哪些问题和风险? 需要如何处理?

解析

1. 慢性扁桃体炎、腺样体肥大、分泌性中耳炎和阻塞性睡眠呼吸暂停在病理生理上有何联系?

腺样体增生肥大常见于儿童,多由于急慢性鼻咽炎的反复发作而引起,扁桃体的炎症也常波及鼻咽部,刺激腺样体组织增生,所以腺样体肥大常合并慢性扁桃体炎或扁桃体肥大。腺样体肥大可压迫咽鼓管咽口,咽鼓管被阻塞时,中耳腔逐渐形成负压,黏膜内的静脉扩张,血管通透性增加,漏出的血清在中耳形成积液,造成“分泌性中耳炎”,因此腺样体切除术常作为儿童分泌性中耳炎的一种治疗方法。腺样体肥大和扁桃体肥大可导致呼吸气流受限而出现睡眠打鼾,严重时可造成呼吸暂停,是儿童阻塞性睡眠呼吸暂停综合征(OSAS)最常见的病因之一。

2. 该患儿围手术期主要风险有哪些?

部分扁桃体肥大和腺样体肥大的患者有 OSAS,伴有 OSAS 的儿童术后呼吸系统并发症的发生率增加。患者因鼻咽腔和口咽腔狭小在诱导期可能发生面罩通气困难,但多数患儿气管插管困难不大。由于手术在口咽部进行,术中有可能发生气管导管脱出、过深、被折弯、被分泌物阻塞等危险,使用可弯曲喉罩时有喉罩被动移位的危险。扁桃体 - 腺样体手术拔管后喉痉挛的发生率高于其他非咽喉部手术,使用可弯曲喉罩时喉痉挛的发生率低于气管导管。

3. 该患儿术前应做哪些评估、检查和准备?

该年龄段的儿童术前应关注是否合并上呼吸道感染、有无哮喘或其他过敏史;是否有松动牙及是否有术前焦虑;合并 OSAS 的患者应评估其严重程度。术前检查应包括凝血功能指标。术前可口服咪达唑仑(0.2~0.5mg/kg)等镇静药,但要避免在无监测条件的 OSAS 患者中使用。

4. 应选择喉罩还是气管导管? 呼吸道管理和其他麻醉管理需要注意哪些方面?

人工气道可以选择可弯曲气管导管、异形气管导管或可弯曲喉罩(flexible laryngeal mask airway,FLMA)。使用可弯曲喉罩时,麻醉医师需要和外科医师密切合作,并需要有一定的喉罩管理经验,还需要有合适的开口器(图 23-2-1,图 23-2-2)。使用可弯曲喉罩的优势主要体现在苏醒期,如气道刺激小、患者更容易耐受、喉痉挛和支气管痉挛的发生率较低;在患者完全清醒之前可以更好地保护下呼吸道,避免血液和分泌物污染气道。

气管插管成功后要仔细判断导管深度并妥善固定,术中要注意是否有气管导管脱出、过深、被折弯、被分泌物阻塞等;使用可弯曲喉罩时要避免因人为因素导致的喉罩移位,特别是在放置和取出开口器的过程中。

术中需要有足够的麻醉深度和完善的镇痛,严重 OSAS 患者对阿片类药物的需求量降低。使用一些辅助药物,如对乙酰氨基酚、非甾体抗炎药、右美托咪定、氯胺酮等可以减少阿片类药物的用量以减少术后恶

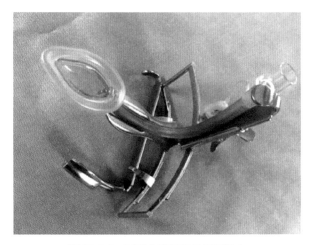

图23-2-1 可弯曲喉罩置于开口器内

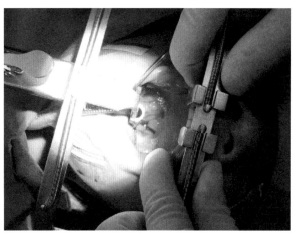

图23-2-2 术中可弯曲喉罩不影响术野

心呕吐等不良反应。非甾体抗炎药的使用尚有争议,目前还没有证据表明会增加术后出血的风险。由术者在扁桃体窝注射局部麻醉药可以有效减轻术后疼痛。

扁桃体-腺样体切除术后恶心呕吐的发生率较高,已证实有效的预防措施包括:避免使用氧化亚氮、减少禁食时间、使用多模式镇痛等。联合使用5-羟色胺受体拮抗剂昂丹司琼0.1~0.2mg/kg和地塞米松0.05~0.15mg/kg可降低术后恶心呕吐的发生率。

5. 怎样判断拔管时机?

等待患儿肌张力完全恢复、潮气量和呼吸频率达到理想值、完全清醒后拔管是稳妥的策略,深麻醉下拔管可能会增加呼吸道梗阻和喉痉挛的发生率。

6. 怎样预防和处理喉痉挛?

气管导管插入之前行咽喉部和声门下表面麻醉有助于预防拔管后的喉痉挛和呛咳。与气管导管相比,使用喉罩的患儿在苏醒期喉痉挛的发生率较低。苏醒期预防喉痉挛的措施包括:将患儿置于侧卧位,防止分泌物流入气道;在深麻醉下吸尽口腔内的分泌物和血液;避免在浅麻醉状态下进行吸痰、放置口咽通气道等操作,并避免其他(如声音、振动等)不良刺激;拔管前静脉注射1mg/kg利多卡因。

拔管后发生喉痉挛时立即托起下颌、以纯氧行正压通气通常可以缓解;小剂量的琥珀胆碱(0.1mg/kg)可以缓解喉痉挛,同时保留自主呼吸;完全喉痉挛不能缓解时,以静脉麻醉药(丙泊酚)加深麻醉,给予琥珀胆碱(0.5~1mg/kg)后再次插管。

7. 患儿术后因出血需要再次入手术室止血时需重新进行术前评估,此时患儿主要存在哪些问题和风险?需要如何处理?

术后出血主要发生在术后6小时以内。因出血需要紧急行止血术时要重新对患者做术前评估,重点是血容量问题和气道问题。该患儿目前有低血容量、低灌注的表现,需要快速补液治疗并进一步检查评估出血量和贫血的情况。患儿有咽下血液和分泌物的可能性,诱导时有反流误吸的风险,应被视为"饱胃"患者,可实施"快速序贯麻醉诱导",前一次手术未发现困难气道的患者此时也可能成为"困难气道"患者,要有应对准备。

(二) 小儿气管异物手术的麻醉

病例

患儿,男,13个月,体重11kg。3天前吃花生时跌倒,当时剧烈呛咳,无发绀,就诊时仍有咳嗽,呼吸急促,鼻翼略有扇动,听诊右肺呼吸音低,X线胸片提示右肺下叶有渗出和斑片状阴影,左肺透亮度增高。

【思考】

1. 该患儿可能的诊断是什么？可以进一步做哪些检查来帮助诊断？
2. 异物进入气道以后会发生哪些病理生理改变？
3. 支气管镜手术麻醉有哪些难点和风险？
4. 麻醉前评估需要关注哪些内容？
5. 术中可以采用的通气方式有哪些？如何选择？
6. 实施控制通气和保留自主呼吸分别要注意哪些要点？
7. 术中可能发生的并发症有哪些？如何处理？

解析

1. 该患儿可能的诊断是什么？可以进一步做哪些检查来帮助诊断？

异物吸入史（目击误吸异物后剧烈呛咳）是气管异物最重要的诊断依据，根据该患儿的病史、症状、体征和胸部 X 线检查提示，该患儿的诊断可能是"气管异物"。CT 三维重建检查可以准确地识别异物，检查结果与传统硬支气管镜检查结果的符合率较高。纤维支气管镜检查是一种微创的诊断方法，对可疑患儿进行纤维支气管镜检查可以使很多没有异物的患儿避免硬支气管镜检查所带来的创伤和风险。该患儿有异物吸入史，气管异物的可能性较大，可进一步做 CT 三维重建检查来明确诊断并定位异物。

2. 异物进入气道以后会发生哪些病理生理改变？

异物吸入气道造成的损伤可分为直接损伤和间接损伤。直接损伤又包括机械损伤（如黏膜损伤、出血等）和机械阻塞。异物吸入后可能嵌顿在肺的各级支气管，若气体不能进入阻塞部位以下的肺叶或肺段，则发生肺不张；若因阀门效应气体能进不能出或进大于出，则发生阻塞性肺气肿。间接损伤是指存留的异物导致炎症反应、感染、肉芽组织形成等。该患儿 X 线胸片提示的右肺渗出和炎症为异物存留的间接征象。

3. 支气管镜手术麻醉有哪些难点和风险？

小儿的气道本身非常狭小，其中又有异物阻塞，外科医师和麻醉医师要共用该狭小的气道进行手术操作和通气管理，因此手术和麻醉的风险都极大。气道内的异物本身可引发各种气道问题，如窒息、肺炎、肺不张、肺气肿、气道高反应性等，给麻醉管理带来困难。手术操作也可引发各种气道问题，如喉水肿、出血、气道损伤、气胸、纵隔气肿、喉痉挛、支气管痉挛等，麻醉医师要时刻警惕术中出现的各种并发症并做好应对的准备。

4. 麻醉前评估需要关注哪些内容？

除了少数患者有窒息、发绀、意识不清等需要紧急处置以外，大多数患者一般情况比较平稳，应进行详细的麻醉前评估。重点是异物的情况（位置、种类、大小、形状、存留时间）及术前是否有合并症（上呼吸道感染、哮喘）和异物相关的并发症（肺炎、肺不张、肺气肿、气道高反应性等）。还应关注气管异物的诊断是否明确，如重症肺炎、哮喘、喉炎患儿被误诊为气管异物行支气管镜手术将给麻醉带来极大的困难和挑战。还应询问是否有取异物的手术史，如为再次手术风险也将增大。此外，还需评估外科、麻醉、护理团队的技术经验及所在医疗机构的设备情况。

5. 术中可以采用的通气方式有哪些？如何选择？

气管异物术中常用的通气方式有控制通气和保留自主呼吸两种，其中控制通气又可分为经支气管镜侧孔通气（图 23-2-3）和手控喷射通气（图 23-2-4）两种。通常术前无明显呼吸窘迫、考虑异物在一侧支气管内时，可以使用神经肌肉阻滞药来控制呼吸；术前有明显呼吸困难或高度怀疑异物嵌顿在声门下或声门周围时,应尽可能保留自主呼吸。此外,对术前有严重的合并症或并发症的患儿,推荐采用保留自主呼吸的通气方式。

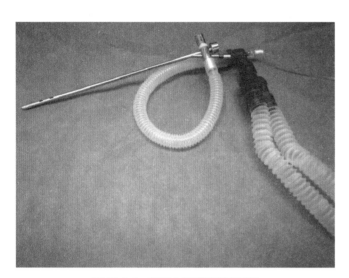

图 23-2-3　经硬支气管镜侧孔通气

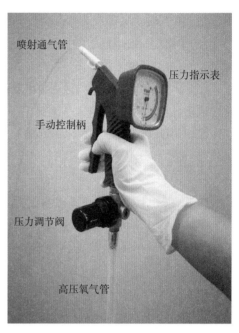

图 23-2-4　手动喷射通气装置

6. 实施控制通气和保留自主呼吸分别要注意哪些要点?

采用控制通气方式时,必须强调要维持足够的麻醉深度,浅麻醉会导致体动、喉痉挛、支气管痉挛等并发症。钳取较大异物通过声门时应暂停通气,以免呼出气体受阻而产生过高的气道压,造成气压伤、气胸等医源性并发症。经硬支气管镜侧孔通气过程中发生低氧时需将支气管镜从支气管退出至气管,待通气和氧合改善以后继续手术。实施喷射通气时需控制好驱动压,保证良好的肌肉松弛,并调整好喷射导管的深度,避免其过深而进入一侧支气管。

保留自主呼吸的麻醉方法是既要有足够的麻醉深度以避免发生喉痉挛、支气管痉挛等并发症,又要保留自主呼吸以避免气道丢失,实施的难度要高于控制呼吸。可以采用右美托咪定或瑞芬太尼来保留自主呼吸。以 1%~2% 的利多卡因(3~4mg/kg)行完善的气管内表面麻醉有助于保持麻醉平稳。需要注意的是实施表面麻醉必须在足够的麻醉深度下完成,否则表面麻醉操作本身很容易引起屏气、喉痉挛等不良事件。

7. 术中可能发生的并发症有哪些? 如何处理?

(1)喉痉挛:喉痉挛常由于在浅麻醉下进行气道操作而诱发。部分喉痉挛时托起下颌,以纯氧行正压通气通常可以缓解;完全喉痉挛时,气道完全梗阻,可以通过吸入或静脉给予麻醉药加深麻醉,给予神经肌肉阻滞药以后经面罩或插入气管导管行正压通气。

(2)支气管痉挛:支气管痉挛常因气道处于高敏状态而受到刺激或缺氧、二氧化碳潴留等因素而诱发。除了祛除这些因素以外,可以吸入麻醉药加深麻醉,给予沙丁胺醇、异丙托溴铵喷雾治疗,经静脉给予氢化可的松、氯胺酮、氨茶碱、小剂量肾上腺素或硫酸镁都可以起到治疗作用。

(3)气胸:气胸可以因手术操作损伤支气管壁、正压通气压力过高、患者屏气导致胸腔压力增高等因素而诱发。发生气胸后要尽快使患者恢复自主呼吸,避免正压通气,请胸外科医师评估以后行保守治疗或行胸腔闭式引流术。张力性气胸导致呼吸、循环不能维持时,要及时果断地在患侧第 2 肋间肋骨上缘行胸腔穿刺减压术。

（4）肺不张：肺不张多由于异物取出后肺叶没有复张或分泌物（残留异物）堵住了支气管开口所致，有时会导致比较明显的低氧血症。在取出异物以后耳鼻喉科医师应常规检查有无异物残留并吸尽分泌物。如果发生肺不张，在明确诊断并排除气胸以后，可以以 20~30cmH$_2$O 的气道压力进行肺膨胀，促使萎陷的肺泡复张。必要时再次置入支气管镜将分泌物吸除。

（5）声门水肿：声门水肿可以因多次置入支气管镜、操作粗暴或取出较大异物时异物擦伤声门所致。除氧疗外，可给予激素治疗。

（6）异物嵌顿：钳取异物过程中可能发生异物脱落，嵌顿于声门下造成窒息等紧急情况，此时如果难以快速取出异物，可将异物推入一侧支气管，待通气状况改善以后再行支气管镜检查。

（三）小儿喉乳头状瘤手术的麻醉

病例

患儿，女，4 岁。因"呼吸困难 2 周，加重 3 天"入院。患儿安静时和活动时都有呼吸困难，进食不佳，不易入睡。体格检查：略烦躁，三凹征明显，两肺呼吸音清。既往已有十余次喉乳头状瘤手术史，此次急诊入院行喉乳头状瘤摘除术。

【思考】

1. 小儿喉乳头状瘤的病因是什么？有什么临床特点？

2. 喉阻塞的轻重程度如何分级？该患儿的喉阻塞程度如何？

3. 对喉乳头状瘤的患儿如何进行麻醉前评估和准备？

4. 怎样安全地建立气道？

5. 术中需要处理声门下肿瘤时，如何进行通气管理？

6. 如何安全地拔管？

解析

1. 小儿喉乳头状瘤的病因是什么？有什么临床特点？

喉乳头状瘤是喉部最常见的良性肿瘤，由人乳头状瘤病毒（human papilloma virus，HPV）引起，在 HPV 的各个亚型中，HPV-6 和 HPV-11 是喉乳头状瘤的主要致病因素。喉乳头状瘤好发于 10 岁以下的儿童，常为多发性，生长较快，易复发，许多患儿在初次手术后通常间隔 1~2 个月即因复发而导致严重的呼吸困难而再次入院手术，青春期后有自行消退的倾向。肿瘤多位于声带上方，呈菜花样生长，向喉前庭或声门下腔蔓延，重者可侵犯整个喉部、气管和支气管。临床表现为进行性声音嘶哑、失声、喘鸣、咳嗽和呼吸困难。

2. 喉阻塞的轻重程度如何分级？该患儿的喉阻塞程度如何？

喉阻塞的临床表现为吸气性呼吸困难，主要表现为吸气费力、喉喘鸣和三凹征，根据轻重程度可分为Ⅰ~Ⅳ度，其临床表现如下：①Ⅰ度，安静时无呼吸困难，活动时有轻微吸气性呼吸困难。②Ⅱ度，安静时即有轻微的吸气性呼吸困难，活动后加重，但不影响睡眠和进食，无发绀。③Ⅲ度，安静时和活动时都有明显的呼吸困难，伴烦躁不安、不愿进食、不易入睡、口唇发绀等缺氧症状。④Ⅳ度，呼吸极度困难，由于严重缺氧和二氧化碳潴留出现明显发绀、意识改变、冷汗、脉搏细弱、血压下降、大小便失禁等。该患儿安静时和活动时都有呼吸困难，进食不佳，不易入睡，三凹征明显，为喉阻塞Ⅲ度。

3. 对喉乳头状瘤的患儿如何进行麻醉前评估和准备？

术前评估的重点在于了解呼吸道梗阻的程度。喘鸣症状、三凹征都提示有严重的呼吸道梗阻，颈侧位片、CT 等影像学检查可以提示气道狭窄的程度。小儿大多不配合行纤维喉镜检查，这类患儿在术前应避免使用镇静药以免加重呼吸困难。

4. 怎样安全地建立气道？

大多数患儿都是因呼吸困难而入院手术,声门部位的肿瘤往往非常多,既有面罩通气困难,也有气管插管困难。小儿通常无法配合实施清醒纤维支气管镜插管,比较安全的气道建立方法是采用浓度递增法实施七氟烷吸入慢诱导,始终保留患儿的自主呼吸。一般先将小儿置于坐位,预给氧 5 分钟后吸入 1% 七氟烷,每 3 次呼吸增加 0.5% 的吸入浓度,直至达到需要的麻醉深度,然后将小儿置于平卧位,用喉镜暴露声门,在自主呼吸存在的情况下,可以看到气流进出的缝隙随着呼吸一张一合,可帮助判断声门所在位置,采用管芯类探条辅助可以提高插管成功率。

5. 术中需要处理声门下肿瘤时,如何进行通气管理？

气管导管会妨碍外科医师处理声门下的肿瘤,此时可以采用间断通气的方式,即短时间拔出气管导管,由外科医师进行声门下的操作,其间严密监测 SpO_2,当低于 95% 时由外科医师在直视下重新插入气管导管恢复通气。一般 3~4 岁的小儿可以耐受 3~4 分钟的呼吸暂停,不会引起缺氧和二氧化碳潴留。

6. 如何安全地拔管？

喉乳头状瘤患者对阿片类药物比较敏感,术中宜适当减少用量。手术结束后在深麻醉下吸尽口腔内的分泌物和血液,将患儿置于侧卧位,安静地等待患儿自主呼吸恢复、完全清醒、咽喉部反射恢复后拔管。由于长期呼吸道梗阻,高 CO_2 对呼吸中枢的刺激阈值上调,通常苏醒时间比较长,还需警惕拔管后再次呼吸抑制。

（四）喉软化症手术的麻醉

病例

患儿,男,15 个月,体重 7.5kg,足月剖宫产儿。出生后即出现呼吸困难、吸气性喉鸣。平时多有上呼吸道感染,喂养困难,生长发育滞后,无发绀、晕厥等,喜侧卧位。体格检查可见三凹征,可闻及吸气性喉鸣音。颈胸部 CT:双侧真、假声带略增厚,导致相应喉腔变窄。诊断"喉软化症、喉阻塞Ⅲ度"。拟在全身麻醉下行"显微喉镜下喉及气管内镜检查 +CO_2 激光声门上成形术"。

【思考】

1. 喉软化症如何诊断？
2. 怎样实施保留自主呼吸的麻醉？
3. 怎样预防喉部激光手术时发生气管导管燃烧？
4. 如果术中发生气管导管燃烧,应该采取哪些紧急措施？
5. 激光对于患者和手术室工作人员的危害分别有哪些？
6. 声门上喷射通气和声门下喷射通气各有什么优缺点？
7. 喷射通气有哪些并发症？

解析

1. 喉软化症如何诊断？

喉软化症是婴儿先天性喉喘鸣最常见的原因,占先天性喉发育异常的 50%~75%。喉软化症的特征性表现包括两方面:一是极度松弛的声门上软组织坠入喉入口引起喘鸣,二是由于呼吸障碍导致患儿喂养困难、呛咳、肺部感染和发育迟缓等。根据纤维或电子喉镜检查结果可将喉软化症分为 3 型:Ⅰ型——杓状软骨黏膜脱垂;Ⅱ型——杓会厌皱襞缩短;Ⅲ型——会厌后移。外科医师在喉镜下直接观察患儿吸气相和呼气相的喉部运动,确定喉喘鸣的发生始终与声门上结构塌陷相关,是直接的诊断依据。因此,在检查和诊断时要求不插管,保留自主呼吸,排除麻醉因素对喉部运动的影响,准确地观察到声门上阻塞的性质对手术方案的选择极为重要。

2. 怎样实施保留自主呼吸的麻醉?

小儿保留自主呼吸的麻醉方法有多种。可以采用吸入七氟烷的方法,经面罩吸入 8% 七氟烷,氧流量为 8L/min,根据呼吸幅度和频率来调整七氟烷的浓度和氧流量。喉镜检查时间比较短,吸入七氟烷的方法是可行的。但其他气道手术时间比较长时,因为吸入药物浓度会逐渐降低导致麻醉深度不稳定,而持续吸入又有空气污染的顾虑,所以一般采用全凭静脉麻醉方案,可以采用丙泊酚复合右美托咪定或丙泊酚复合瑞芬太尼来实施。无论采用哪种方案,以 1%~2% 的利多卡因(3~4mg/kg)行完善的气管内表面麻醉都有助于保持麻醉平稳。

3. 怎样预防喉部激光手术时发生气管导管燃烧?

气道激光手术时,为了避免激光损伤操作靶点以外的正常组织,要保证患儿绝对制动,可以采用气管插管或喷射通气来管理通气。当存在气管导管或喷射通气导管时,都应考虑气道燃烧的风险。燃烧必须同时具备火源、易燃物和助燃剂 3 个要素。在喉部激光手术中,火源即为高能量的激光;易燃物可以是气管导管、喷射通气导管、油性润滑剂,也可以是术野的脑棉、棉片、纱布片等;助燃剂有氧气和氧化亚氮,预防气道燃烧应从控制三要素着手。

(1)控制火源:外科医师要尽量降低激光能量,把握激光束发射角度,避免打到病灶以外的导管和敷料等易燃物上,操作时要密切注视显微镜下的激光照射野,及时发现局部点燃征象。

(2)控制易燃物:①采用声门上喷射通气技术或保留自主呼吸技术,避免使用气管导管;②采用抗激光导管可以降低导管燃烧的风险,但一般的抗激光导管内层和套囊部分还是有易燃材料,不能完全避免燃烧;③气管导管尽可能放置深,使套囊远离声门,可以减少套囊被击穿的风险;④气管导管套囊注入染色的生理盐水,染色液体可以警示套囊被击破而及时终止手术;⑤外科医师要对激光靶点的邻近部位做好严密防护,用湿脑棉覆盖暴露于视野的导管;⑥避免使用油性润滑剂;⑦术野的脑棉、棉片、纱布片等敷料都要保持湿润。

(3)控制助燃剂:①尽可能降低吸入氧的浓度至可接受的最低值,至少要低于 30%;②避免使用氧化亚氮;③确认气管导管套囊不漏气,避免因漏气造成导管外高氧环境,严密观察气道压力变化有助于及时发现套囊被击穿。

4. 如果术中发生气管导管燃烧,应该采取哪些紧急措施?

术中一旦发生气管导管燃烧,应立即采取“4E”措施。① Extract(拔除):拔除所有可燃物,如气管导管、棉片等;② Eliminate(清除):清除所有助燃剂,如立即断开供氧管;③ Extinguish(灭火):立即在气道内注入冷生理盐水熄灭余火;④ Evaluation(评估):立即在直接喉镜和硬支气管镜下评估上、下呼吸道的损伤情况,如有明显损伤应重新插管,严重病例需要气管切开,并立即请相关专家会诊治疗。

5. 激光对于患者和手术室工作人员的危害分别有哪些?

激光对患者的危害有:激光可能伤及病变周围的正常组织;可能造成患者眼部损伤,因此患者的眼睛要用湿纱布覆盖;可能发生气管导管燃烧和头面部敷料燃烧。气道燃烧是喉部激光手术最危险和最严重的并发症。

激光对手术室工作人员的危害有:可能造成医护人员眼部损伤,工作人员要配戴与所用激光波长相配的特殊眼镜;偏离的激光束可能直接或通过金属表面反射损伤医护人员;偏离的激光可能点燃敷料危及医护人员安全;激光烟雾可刺激医护人员的呼吸道,带有病原体的烟雾还可能造成医护人员感染。

6. 声门上喷射通气和声门下喷射通气各有什么优缺点?

喷射通气就是将高压气源连接于一根硬质狭窄导管,可以喷出高速气流,每一次喷射通气时都使周围的空气一起被卷入气道,显著增加了气体流量(文丘里效应),也稀释了喷射口的氧气浓度。

声门上喷射通气可以采用一根金属的喷射通气导针置于支撑喉镜上进行,也可以用专用的喷射鼻咽通气道置于鼻咽部进行。本法的优点是手术野没有导管干扰;金属喷射通气导针有抗激光能力,置于鼻咽部的喷射鼻咽通气道也远离激光手术野,不易点燃。缺点是喷射管对位不佳或患者胸肺顺应性较差时容易发生通气不足;气体容易进入食管而引起胃扩张;气体反流也可能引起耳气压伤;术中血和异物容易随喷射气流进入气管;气流通过声门时有时会引起声带震动,可能影响外科医师的精细操作。

声门下喷射通气最初是将声门上的金属喷射通气导针延伸至声门下来实施,由于金属导针损伤较大、容易贴附气管壁,目前多用塑料软管作为喷射管,置于声门和气管隆嵴之间来实施。该方法的优点是通气效果比声门上喷射通气稳定;在整个呼吸周期中都有气体持续从声门流出,可阻挡血液、分泌物和组织碎片进入气管;不影响声带手术的精细操作。缺点是气压伤的发生率较声门上喷射通气高,如果存在上呼吸道梗阻、气体流出受限则更容易发生气压伤;塑料喷射导管位于激光手术野内,存在燃烧的风险。

7. 喷射通气有哪些并发症?

喷射通气最严重的并发症是气压伤,表现为肺间质气肿、纵隔气肿、气胸等,常发生于气道完全或部分梗阻的情况,在喷射通气过程中保持气体流出道的畅通非常重要,对流出道梗阻的患者(如喉乳头状瘤)禁忌使用喷射通气。预防气压伤的措施主要是掌握适应证、麻醉过程中保证足够的麻醉深度和维持良好的肌肉松弛状态、控制好喷射压力、避免喷射导管进入一侧支气管。其他并发症有黏膜干燥、喷射导管对位不佳会导致通气氧合不足、胃扩张、耳气压伤等。

第三节　儿童口腔手术的麻醉

随着颌面外科及小儿齿科的发展,越来越多的基层医院和口腔医院开始开展颌面外科手术和齿科全身麻醉治疗,其中儿童患者也越来越多。本节通过几个代表性疾病来阐述小儿颌面外科手术和儿童齿科治疗的麻醉方案和注意事项。

一、小儿颌面外科与口腔治疗麻醉的特点

1. **颌面外科与口腔治疗患儿的特点**　口腔颌面外科主要涉及面部、口腔及唾液腺,以及某些颈部疾病的手术。面颅由 15 块骨构成,包括泪骨、鼻骨、上颌骨、颧骨、腭骨及下鼻甲各一对及犁骨、下颌骨、舌骨各一块。口腔包括唇、颊黏膜、上颌骨和下颌骨的附着物(牙槽嵴、牙齿和牙龈)、口底、硬腭、磨牙后三角区和舌的前部。与普通小儿外科相似,小儿颌面外科疾病最常见的是先天畸形及唇腭面裂等出生缺陷,其次为肿瘤等疾病。由于近年来妊娠期检查逐渐普及,先天性发育畸形有所减少。肿瘤与类肿瘤疾病中,胚胎性、发育性及遗传性肿瘤最为多见。

小儿口腔治疗多为龋齿治疗,据《第四次全国口腔健康流行病学调查报告》显示,全国 3~5 岁年龄组的乳牙患龋率为 62.5%,在世界上处于较高水平。随着人民生活水平的提高,越来越多的家长认识到口腔健康的重要性,接受口腔治疗的儿童越来越多。然而,大多数儿童,尤其是低龄儿童,无法配合常规口腔治疗。

2. **颌面外科与口腔治疗的麻醉要求**　由于颌面部神经血管丰富,但较大的手术难以通过神经阻滞充分镇痛,因此在手术中需要充分镇痛,并注意观察神经反射的情况。三叉神经受到牵拉或压迫时,可诱发三叉神经 - 心脏反射,表现为心律失常,如异位起搏、房室传导阻滞和心动过缓,以及晕厥和呕吐,严重时可致心搏骤停。当手术医师在眼球周围、颧骨颧弓、上下颌骨体部及颞下颌关节操作时,应警惕此反射的发生。

对于先天发育畸形的小儿，术前可能伴有喂养困难，体重轻，发育差，术前需要充分评估患儿的全身状况，并警惕可能伴有的其他先天畸形，如心血管畸形等。

口腔齿科治疗的麻醉要综合考虑患儿配合能力、操作复杂程度等因素，选择从初级的行为学管理、口服镇静、吸入镇静到不同深度的静脉镇静甚至全身麻醉等。深度镇静是口腔齿科治疗的各种麻醉方法中，相对风险较高的一种。完善的麻醉前评估、舒适的麻醉中管理、全面的风险防范是保障此类麻醉安全、有效、舒适实施的关键。

3. 颌面外科与口腔治疗的呼吸道管理　颌面外科手术前需要充分评估患儿的气道情况，除观察患儿气道情况以外，还需要详细询问家属患儿是否有呼吸道梗阻的症状，并通过影像学检查确定患儿气道是否通畅。一些颌面外科手术的患儿术前已有气道问题，如颅颌面畸形，但由于小儿多不能像成人一样配合清醒插管，麻醉医师必须掌握保留自主呼吸下的气管插管技术，保证整个诱导过程中不发生严重的呼吸道梗阻。口内手术术后患儿的气道情况已发生改变，应与外科医师确认手术涉及区域及肿胀情况，评估拔除气管导管是否安全，对于不确定的患儿应考虑留置气管导管至肿胀消退。腭裂手术等口内手术术后出血风险较高，且患儿常感觉口内不适，应给予充分镇痛，避免哭闹导致伤口渗血，甚至可能出现误吸或呛咳。

小儿口腔齿科治疗时，如使用深镇静技术，应密切关注患儿的通气情况，使用呼气末二氧化碳分压监测及听诊器等设备，同时备好气管插管物品及药物。使用牙钻等器械时一般需要喷水，可使用橡皮障技术，隔绝操作区域与气道，也可在口腔内填塞纱布，同时要求口腔医师减少喷水量，注意吸引口内水分及分泌物。通气不佳或患儿发生舌后坠时可以由麻醉医师提下颌以开放气道，必要时停止操作，给予面罩加压通气，紧急情况下行气管插管。

二、小儿先天性颅颌面畸形手术麻醉

病例

患儿，男，5 岁。以"下颌发育不良 5 年"收入院。体格检查：患儿下颌后缩明显，张口度 1.5cm，腭弓高，伴有腭裂，已于 2 年前行"腭裂修补术"。患儿家长诉其自出生起即有仰卧位时打鼾症状，需侧卧或俯卧睡眠，于 1 岁后逐渐有所好转。

【思考】

1. 术前评估和准备
（1）该患儿的诊断是什么？其病理特点有哪些？
（2）小儿还有哪些先天性颅颌面畸形？可能还有哪些并存畸形？
（3）小儿先天性颅颌面畸形的治疗方案有哪些？
（4）小儿先天性颅颌面畸形对麻醉手术有哪些影响？
（5）这类患儿的麻醉访视需要注意哪些问题？还需完善什么检查？

2. 麻醉诱导和术中管理
（1）本例患儿的气道可能有哪些问题？其他先天性颅颌面畸形的患儿可能面临哪些气道问题？
（2）对于困难气道的小儿如何进行呼吸道管理？
（3）这类手术过程中可能出现哪些问题？
（4）这类手术术中液体的管理需要注意什么？

3. 苏醒期管理和术后镇痛

（1）术后如何管理气道？有什么风险？

（2）术后如何管理疼痛？

解析

1. 术前评估和准备

（1）该患儿的诊断是什么？其病理特点有哪些？

该患儿考虑诊断为皮埃尔·罗班综合征（Pierre Robin syndrome）。皮埃尔·罗班综合征由法国口腔学家 Pierre Robin 于 1923 年命名，发病率为 1∶（8 000~13 000），是由于胚胎时期下颌发育不良所致，表现为小颌畸形、舌后坠和腭裂三联征。主要是由于发育期间下颌发育不良，导致舌骨和舌肌侵占咽腔，腭部不能正常关闭，发生腭裂，并引起呼吸道梗阻。在新生儿期可发生呼吸道梗阻、喂养困难，也可与其他畸形并存。

（2）小儿还有哪些先天性颅颌面畸形？可能还有哪些并存畸形？

其他可在颌面外科接触到的颅颌面畸形还包括克鲁宗综合征（Crouzon syndrome）、特雷彻·柯林斯综合征（Treacher Collins syndrome）等。克鲁宗综合征是颅缝早闭综合征之一，由于颅骨骨缝过早骨化闭合引起，本病系常染色体显性遗传，表现为眼球突出（眼眶浅所致）、眼距宽、上颌骨发育不全、颅骨畸形，可伴有青光眼等视力问题。特雷彻·柯林斯综合征又名下颌颜面发育不全，为常染色体遗传病，主要包括颧骨及下颌骨发育异常、下眼睑缺损及睑裂外倾、外耳缺损伴听力障碍等。其他可能伴有颅颌面畸形的综合征包括阿佩尔综合征、Pfeiffer 综合征、唐氏综合征等。

因此，先天性颅颌面畸形的患儿可能伴有的其他畸形包括：眼部畸形和视力缺损、外耳及中耳畸形和听力缺损、手足畸形、智力低下、心血管畸形等，术前访视时需注意排查相关问题。

（3）小儿先天性颅颌面畸形的治疗方案有哪些？

皮埃尔·罗班综合征患儿在新生儿期即可出现呼吸困难，对于调整体位不能改善通气者，传统治疗方案为气管切开术，以保证患儿的正常通气。也可行舌唇粘连术，通过将舌肌缝合于口轮匝肌上，牵引舌肌及颏舌肌开放气道。对于年龄稍长的患儿，可行牵张成骨术，截开双侧下颌骨后，在断端安装骨牵张器，以约 1mm/d 的速度牵拉，使下颌骨在张力作用下伸长，最终改善通气状况及面型。

克鲁宗综合征患儿的手术方式通常更复杂，需行额眶前移、Le Fort Ⅲ型截骨、上颌/下颌牵张成骨等，由于手术涉及颅底、颅骨，手术风险更高。

（4）小儿先天性颅颌面畸形对麻醉手术有哪些影响？

小儿先天性颅颌面畸形多为困难气道，本例患儿体格检查时可见明显的小下颌、高腭弓，均为困难气道的指征，睡眠呼吸阻塞症状随发育可逐渐好转，但麻醉后可能发生面罩通气困难，小下颌及高腭弓均可能导致插管困难，以及苏醒期的上呼吸道梗阻。克鲁宗综合征由于面中部凹陷、鼻咽腔缩窄，严重者还可出现上呼吸道梗阻。

（5）这类患儿的麻醉访视需要注意哪些问题？还需完善什么检查？

首先需详细评估气道情况，访视时向患儿家属确认患儿睡眠期间是否有呼吸道梗阻、是否在睡眠时保持特殊体位等。注意观察患儿的生长发育情况，如果患儿未行腭裂手术，则应关注是否有饮水或进食呛咳。由于颅颌面畸形也可伴有其他畸形，还需询问是否有活动后的气短或发绀，听诊心脏和肺部以确认是否有心血管畸形及肺部感染。

除常规检查外，对于发育较差的患儿，应行心脏彩超，查头颈部 CT 以明确气道情况，夜间打鼾明显的患儿建议行睡眠呼吸监测以确认梗阻程度。

2. 麻醉诱导和术中管理

（1）本例患儿的气道可能有哪些问题？其他先天性颅颌面畸形的患儿可能面临哪些气道问题？

本例患儿的气道经评估后发现，下颌明显后缩，腭弓较高。下颌后缩可能使患儿吸入麻醉诱导后面罩通气困难，高腭弓则会使喉镜置入时暴露较困难，且下颌后缩会导致舌骨和舌肌发育异常，使咽腔狭窄加重。已经完成腭裂手术的患儿相较未手术者咽腔空间稍缩小。

克鲁宗综合征的患儿可能有鼻咽部狭窄，导致面罩通气困难及经鼻插管困难；面中部发育不良也会导致上颌牙列拥挤，或牙齿异位萌出，导致喉镜置入困难。

（2）对于困难气道的小儿如何进行呼吸道管理？

麻醉前需准备好不同型号的气管插管、口咽通气道及鼻咽通气道、可视喉镜及纤维支气管镜，吸入麻醉诱导时应避免麻醉过深打断呼吸，如果患儿术前有明显仰卧位通气困难，可在侧卧位下吸入麻醉诱导，需要插管时再摆正体位。有困难插管的可能性时，均应考虑保留自主呼吸插管。对于通气/插管困难风险极高的患儿，应备有气管切开包并要求经验丰富的外科医师在场。

本例患儿入室后给予6%七氟烷吸入麻醉诱导，保留自主呼吸，随麻醉加深出现三凹征，放入口咽通气道后通气明显好转，可视喉镜尝试暴露声门尚可，遂加深麻醉后成功插管。

（3）这类手术过程中可能出现哪些问题？

先天性颅颌面畸形的患儿行手术时，大多需要截断颅面部的骨骼，调整位置后重新固定。由于颌骨血供丰富且难以结扎止血，术前准备时必须备血，术中截断上颌骨时，需控制性降压以减少出血量，并及时计算出血量。牵拉上、下颌骨及颞下颌关节均可能诱发迷走反射，导致心率下降，甚至心搏骤停，故术中应密切关注心率变化，出现心率明显下降时，应暂停操作，给予阿托品降低迷走神经张力。术后仍可能会有缓慢渗血，也可积聚于上颌窦内或咽腔，应综合评估吸引量、纱布和血细胞比容等指标。由于颌面部手术多为经鼻腔插管，术中口内操作时可能损伤气管导管，麻醉医师应特别关注。

本例患儿行全身麻醉下下颌牵张器置入术，术中需从双侧颌下切口，截开双侧下颌骨体后安置牵张器，术中出血量不多，咽腔积血的可能性不大。

（4）这类手术术中液体的管理需要注意什么？

此类患儿术前必须评估其营养和发育情况，尽量减少禁食时间，术中根据其体重确定输液量，同时密切关注出血情况，及时补充红细胞和血浆。

3. 苏醒期管理和术后镇痛

（1）术后如何管理气道？有什么风险？

术后的呼吸道管理方案取决于手术方式和术中情况，若行面中部前徙、下颌骨前徙或舌唇粘连术等，术后气道情况会有明显改善；牵张成骨术则对术后即刻的气道情况改善不大。口内操作后咽腔常有积血，可由外科医师在开口器直视下清理咽腔，避免误吸。此类患儿大部分可以在完全清醒后直接拔除气管导管，深麻醉下拔管造成误吸的风险极高，尤其是在口内切口可能渗血时。

本例患儿手术结束后待完全苏醒，呼吸、反射及肌力恢复后给予拔除气管插管。

（2）术后如何管理疼痛？

颅颌面畸形手术的镇痛是以患者自控镇痛为主，也可复合使用非甾体类药物及阿片类药物。

三、唇裂手术麻醉

患儿，女，3个月5天，身高60cm，体重7kg。以"双侧Ⅱ度唇裂"收治入院。患儿出生后发现唇裂，喂养时有吮吸困难。

【思考】

1. 术前评估及准备

（1）唇裂的成因是什么，是如何分型的？

（2）唇裂的手术方案有哪些？预后如何？

（3）唇裂患儿的术前评估有哪些注意事项？还需完善什么检查？

2. 麻醉诱导和术中管理

（1）唇裂患儿手术麻醉管理的特点是什么？

（2）唇裂患儿的麻醉诱导和插管方案是什么？

3. 苏醒期管理和术后镇痛

（1）唇裂手术后拔管期需要注意哪些问题？

（2）术后管理有哪些要求？

解析

1. 术前评估及准备

（1）唇裂的成因是什么，是如何分型的？

胎儿在发育过程中，特别是胎儿发育成形的前 12 周，若受到某种因素的影响而使各胚突的正常发育及融合受到干扰时，就有可能使胎儿发生各种不同的相应畸形。

国际上常用的分类法：①单侧唇裂，包括单侧不完全性唇裂（裂隙未裂至鼻底）、单侧完全性唇裂（整个上唇至鼻底完全裂开）；②双侧唇裂，包括双侧不完全性唇裂（双侧裂隙均未裂至鼻底）、双侧完全性唇裂（双侧上唇至鼻底完全裂开）、双侧混合性唇裂（一侧完全裂，另一侧不完全裂）。

国内常用的分类法：①单侧唇裂。Ⅰ度唇裂——仅限于红唇部分的裂开；Ⅱ度唇裂——上唇部分裂开，但鼻底尚完整；Ⅲ度唇裂——整个上唇至鼻底完全裂开。②双侧唇裂。按单侧唇裂分类的方法对两侧分别进行分类，如双侧Ⅲ度唇裂、左侧Ⅲ度右侧Ⅱ度混合唇裂等。

此外还有隐性唇裂，是指皮肤和黏膜无裂开，但其下方的肌层未能联合或错位联合，出现浅沟状凹陷及唇峰分离等畸形。

（2）唇裂的手术方案有哪些？预后如何？

国际上普遍认同外科手术是修复唇裂的最有效手段，初次唇裂修复手术后，遗留的鼻、唇部继发畸形，还应根据继发畸形的轻重，择机行二期整复术。唇裂整复术最合适的年龄为 3~6 个月，体重达 5kg 以上。早期进行手术，可以尽早地恢复上唇的正常功能和外形，并可使瘢痕组织减少到最小。

（3）唇裂患儿的术前评估有哪些注意事项？还需完善什么检查？

术前评估应行全面的病史采集和体格检查。对首次手术的患儿，应重视其吮吸困难所致的进食不佳、有无发育不良、体格差等，而对于广泛唇裂、下颌后缩、年龄小于 6 个月及合并其他综合征的患儿更应警惕出现困难气道。需要进行详细的体格检查，了解患儿是否有其他先天畸形。此外还应关注患儿胸腺是否已退化，如尚未退化，手术时应给予重视。

除常规术前检查外，术前还需要进行心脏超声的检查，以排查患儿是否同时合并严重的先天性心脏病，如法洛四联症。先天性心脏病的患儿可能发生反复的肺部感染，对于肺部症状较重的患儿需要进行动脉血气分析的检测，了解患儿的呼吸功能。

2. 麻醉诱导和术中管理

（1）唇裂患儿手术麻醉管理的特点是什么？

应注重患儿的呼吸道管理，在外科操作期间保证呼吸道通畅，通气量充足，牢固固定气管导管。术时取仰卧位，垫高双肩使头部稍后仰，这样不仅有利于手术操作，还可以使出血时的血液积聚在鼻咽腔内，不致流入肺部，但调整体位时可能会改变气管导管位置，应重新听诊双肺。

（2）唇裂患儿的麻醉诱导和插管方案是什么？

唇裂整复术均采用全身麻醉，经口气管插管或置入喉罩。无困难气道的患儿，可采用吸入麻醉诱导，能够配合或危重患儿可使用浓度递增法诱导。单纯使用吸入麻醉诱导，麻醉偏浅时气管插管可能诱发喉痉挛。建议在建立静脉通道后，联合静脉药物，快速序贯诱导后行可视喉镜下气管插管。对存在困难气道的患儿，可选择吸入麻醉诱导保留自主呼吸下行气管插管，不使用肌松药。诱导期间可以滴定给予小剂量的阿片类药物或者丙泊酚，但应注意保持患儿的自主呼吸。

3. 苏醒期管理和术后镇痛

（1）唇裂手术后拔管期需要注意哪些问题？

在患儿苏醒前，应确保取出咽腔填充物，充分清理咽腔。严禁浅麻醉下拔管，建议待其完全清醒、呼吸功能恢复以后再拔管，同时拔管前需做好能立即再次气管插管的准备。拔管后应立即行面罩给氧，关注患儿呼吸运动的频率及动度，必要时辅助呼吸。尽量使苏醒期间患儿保持平静，除频繁的咳嗽、干呕可能导致喉痉挛等气道紧急情况发生外，患儿剧烈挣扎或哭泣也可能导致唇部伤口裂开，应监护至患儿平稳后再转运。

（2）术后管理有哪些要求？

术后对疼痛的评估是发现和治疗疼痛的前提，但目前各种量表均有所缺陷，主要是通过患儿的行为和生命体征进行判断。由于上呼吸道狭窄、水肿、残余麻醉药物的作用，术后应有必要的呼吸监测，以帮助及时发现急性上呼吸道梗阻。镇痛药可选择非甾体抗炎药（如对乙酰氨基酚、布洛芬等）及阿片类药物，也可联合眶下神经阻滞以减少药物的使用。情感抚慰、分散注意力和催眠心理等非药物治疗对患儿术后疼痛的治疗也有积极的影响。蔗糖溶液可以用于新生儿和小婴儿的术后镇痛，被认为是目前最有效的新生儿辅助镇痛手段。

四、小儿腭裂手术麻醉

> **病例**
>
> 患儿，女，1岁2个月，身高73cm，体重9kg。以"Ⅱ度腭裂，房间隔缺损"收治入院。患儿出生后发现有腭裂，房间隔缺损2mm，吮吸、喂养有困难，偶有鼻溢食。

【思考】

1. 术前评估及准备

（1）腭裂的成因是什么，是如何分型的？

（2）腭裂的手术方案有哪些？预后如何？

（3）腭裂患儿的术前评估有哪些注意事项？

2. 麻醉诱导和术中管理

（1）腭裂患儿手术麻醉管理的特点是什么？

（2）腭裂患儿的麻醉诱导和气管插管方案是什么？

3. 术后管理

（1）腭裂手术后拔管期间需要注意哪些问题？

（2）术后管理有哪些要求？

解析

1. 术前评估和准备

（1）腭裂的成因是什么，是如何分型的？

腭裂是口腔颌面部最常见的先天畸形，胎儿在妊娠前12周，硬腭、软腭未能正常地发育、融合，以致出生时遗留有长裂隙而形成腭裂。腭裂可以单独发生，也可以伴发唇裂。部分腭裂患儿还可伴有不同程度的骨组织缺损和畸形，以及全身系统畸形。

至今在国内外尚未见统一的腭裂分类方法，但根据硬腭和软腭部的骨质、黏膜、肌层的裂开程度和部位，临床多分类如下：①软腭裂，为软腭裂开，但有时只限于腭垂；②不完全性腭裂，亦称部分腭裂；③单侧完全性腭裂；④双侧完全性腭裂。

（2）腭裂的手术方案有哪些？预后如何？

腭裂整复手术是腭裂综合序列治疗中的关键部分，其主要目的是恢复腭部的解剖形态，改善腭部的生理功能，重建良好的腭咽闭合功能，为患儿正常吸吮、吞咽、语音、听力等生理功能恢复创造必要条件。手术大致可分为两大类：一类手术方法是以封闭裂隙、保持和延伸软腭长度、恢复软腭生理功能为主的腭成形术；另一类手术是缩小咽腔、增进腭咽闭合为主的咽成形术。幼儿患者一般只需行腭成形术，待以后有必要时二期再行咽成形术。因此本例中患儿此次拟行腭成形术。

（3）腭裂患儿的术前评估有哪些注意事项？

术前病史采集、体格检查及相关术前检查，与唇裂患儿关注点相似。同时应注意张口程度、舌体大小、能否显示咽后壁结构及是否有扁桃体肥大。术后因术区水肿导致鼻后孔阻塞，再合并扁桃体肥大，上呼吸道梗阻的可能性大大增加，可建议外科医师同期行扁桃体摘除术。本病例中患儿合并房间隔缺损，因此术前行心脏听诊和心脏超声，能更准确地评估相关风险。还应注意观察患儿口唇颜色，询问患儿日常活动能力，以便更直观地评估患儿心功能。对于存在慢性鼻溢液的患儿，应与鼻腔感染相鉴别，鼻腔急性感染时建议延期手术。

2. 麻醉诱导和术中管理

（1）腭裂患儿手术麻醉管理的特点是什么？

腭裂整复术常规需要使用压舌开口器，手术过程中若压舌时间过长，拔管后患儿易出现因局部肿胀而导致的呼吸困难，因此压舌持续40分钟以上者，应松解压舌板0.5~1分钟。如果出现上述症状，轻者可给予地塞米松静脉注射后，严密观察呼吸，必要时再次气管插管，当天建议保留气管导管；重者应及时行气管切开，以免因咽喉水肿而致严重并发症或死亡。

（2）腭裂患儿的麻醉诱导和气管插管方案是什么？

腭裂整复术麻醉诱导方案与唇裂整复术大体一致。腭裂整复术宜行气管插管全身麻醉，以避免血液和口内的分泌物流入气管，还可以在咽部填塞纱条来增加预防效果。经鼻气管插管可借助鼻孔固定，也避免了干扰手术操作，但是对于行咽后壁组织瓣转移的手术，则应采用经口气管插管，将其固定于口角或下唇的一侧，也可用缝线在口角处缝合一针加强固定，以防导管移动或滑脱。有牙槽突裂的患儿，应注意裂隙的大小，尤其是牙齿未萌出的患儿，可能发生喉镜片卡在裂隙处，影响气管插管操作。

3. 术后管理

（1）腭裂手术后拔管期间需要注意哪些问题？

腭裂整复术较唇裂整复术对咽腔的影响更大，术后咽腔缩窄，术中出血相对唇裂整复术稍多，可能积聚于咽腔,再加上婴幼儿的生理解剖特点,致深麻醉下拔管更易发生上呼吸道梗阻。但完全清醒拔管期间又可能产生屏气、支气管痉挛、胸壁强直等反应,因此麻醉医师应综合考虑患儿的合并症、气道情况及手术操作的影响来决定拔管时机。拔管后可留置口咽或鼻咽通气道,待患儿完全清醒、状态稳定后再拔除。不论在何种状态下拔管,都应对口内充分吸引,确保口内切口无活动性出血。同时拔管前需要做好立即再次插管的准备。

（2）术后管理有哪些要求？

术后应严密观察患儿的生命体征;体位宜取平卧位,头侧位或头低位,以便口内血液、唾液流出,并可防止呕吐物逆行性吸入。对小下颌或手术时间过长的患者应严密注意观察气道的变化。如发现患儿哭声嘶哑,提示有咽喉水肿的可能,应严密观察呼吸,也可以联合激素治疗。注意术后出血,量多、异常者应及时送回手术室探查,彻底止血。不应盲目观察、等待。

五、儿童颌面部脉管性疾病的治疗及麻醉管理

病例

患儿,男,3岁。因"双侧面部不对称2年"入院。体格检查:患儿左侧面部明显凸起,质软,稍发绀。拟于全身麻醉下行硬化剂注射治疗。

【思考】

1. 术前评估和准备

（1）该患儿的诊断是什么？病理生理特点是什么？

（2）脉管性疾病的分类及各自的病理生理特点是什么？

（3）脉管性疾病的治疗方案和可能的并发症有哪些？

（4）脉管性疾病患儿可能存在的气道问题有哪些？

（5）脉管性疾病患儿的麻醉评估要注意哪些问题？需要完善哪些检查？

2. 麻醉诱导和术中管理

（1）儿童颌面部脉管性疾病的硬化剂注射治疗如何管理气道和麻醉诱导？

（2）儿童颌面部脉管性疾病的切除手术中有哪些可能发生的情况？如何处理？

3. 苏醒期管理

（1）脉管性疾病术后患儿的气道是如何变化的？

（2）儿童颌面部脉管性疾病术后应何时拔管？

解析

1. 术前评估和准备

（1）该患儿的诊断是什么？病理生理特点是什么？

该患儿为面部静脉畸形。静脉畸形(venous malformation)是临床常见的脉管畸形,由大量充满血液的血窦构成。散发病例多呈单病灶,而遗传性病例常呈多病灶。

（2）脉管性疾病的分类及各自的病理生理特点是什么？

脉管性疾病(vascular anomalies)是婴幼儿常见的良性肿瘤和发育畸形,头颈部是最常见的罹患区域。脉管性疾病可被分为血管瘤和脉管畸形,血管瘤的特点是内皮细胞增生,有时伴有周细胞增生;脉管畸形则是静脉、动脉、微静脉或淋巴管的发育异常。

血管瘤是婴幼儿最常见的良性肿瘤之一,足月婴儿的发病率为 1%~4%,出生时体重 <1kg 的患儿发病率可达 23%,约 60% 发生于头颈部。

脉管畸形分为 4 组,即单纯畸形、混合畸形、知名血管畸形及合并其他异常的脉管畸形。单纯脉管畸形分为毛细血管畸形、淋巴管畸形、静脉畸形、动静脉畸形及动静脉瘘。静脉畸形是临床上最常见的脉管畸形,由大小不等的扩张静脉组成,好发于头颈部,常见于颊黏膜、舌、口角区、上下唇、腮腺及颈部。静脉压增加时病变增大,体位试验阳性。

(3)脉管性疾病的治疗方案和可能的并发症有哪些?

血管瘤的一线治疗方案是口服普萘洛尔或激光治疗。脉管畸形的主要治疗方式包括手术、硬化剂注射和激光治疗。常用的硬化剂有平阳霉素、聚桂醇、无水乙醇、鱼肝油酸钠等,巨大动静脉畸形也可行弹簧圈介入血管栓塞复合手术治疗。硬化治疗的并发症包括无水乙醇导致的皮肤黏膜坏死,平阳霉素诱发的急性过敏反应,聚桂醇等泡沫硬化剂误入血管导致的肺栓塞等。硬化剂注射及激光治疗会导致术后局部肿胀。手术切除脉管畸形时常出血量较多。

(4)脉管性疾病患儿可能存在的气道问题有哪些?

由于面部脉管性疾病可以发生在任何位置,当其发生在口底、舌部、颈部时可能压迫气道导致通气困难。静脉畸形会在静脉血回流增加时体积变大,卧位时梗阻会加重。有麻醉诱导后发生静脉畸形突然膨胀,导致严重气道阻塞须行气管切开的病例报道。

本例患儿静脉畸形位于颊部,口内、舌体及咽腔均未发现,对气道影响不大。

(5)脉管性疾病患儿的麻醉评估要注意哪些问题?需要完善哪些检查?

术前访视此类患儿时应详细询问病灶部位,详细观察病灶范围,触诊质地,部分患者口内血管瘤有出血史。向患儿家长确认哭闹、睡眠时是否发现病灶体积增大,有无打鼾或发绀,应记录梗阻最明显和最轻时的体位。

病灶多发或位置较深的患儿应完善增强 CT 或 MRI,确认病灶位置及体积,可通过气道三维重建评估狭窄情况。鼻咽喉镜检查可以有效评估病灶对气道的影响。

2. 麻醉诱导和术中管理

(1)儿童颌面部脉管性疾病的硬化剂注射治疗如何管理气道和麻醉诱导?

硬化剂注射治疗一般不超过 15 分钟。对于有呼吸道梗阻风险的患儿,应在梗阻较轻的体位下进行麻醉诱导,若可以配合,应行清醒气管插管,不能配合的小儿应在保留自主呼吸下插入喉罩或气管插管以保证通气。对于声门下有病灶的患儿,应根据术前 CT 或 MRI 选择可通过最狭窄处的气管导管。部分患儿在平卧位有瘤体增大的症状,应在插管前维持半卧位或坐位,在麻醉诱导前备好气管切开包,必要时行紧急气管切开。

本例患儿由于气道较通畅,给予七氟烷麻醉诱导后,再给予少量丙泊酚及芬太尼后插入喉罩。

(2)儿童颌面部脉管性疾病的切除手术中有哪些可能发生的情况?如何处理?

手术的主要目的一般是改善畸形,切除注射治疗后残留的瘤体等。由于病灶血运丰富,多有分支血管供血,术中可能会大量出血,创面渗血常难以控制,术中应监测动脉血压及中心静脉压,小心管理输血、输液。若瘤体包绕颈部大血管或位于上、下颌骨,操作时可能会刺激颈动脉窦或迷走神经导致心率减慢甚至心搏骤停,可预防性给予阿托品降低迷走神经张力。

3. 苏醒期管理

(1)脉管性疾病术后患儿的气道是如何变化的?

患儿行硬化剂注射治疗后,由于硬化剂可破坏组织和血管壁,注射区域会肿胀,特别是采用聚桂醇注射治疗的患儿,肿胀高峰期为术后第 2~3 天。行切除手术的患儿一般梗阻情况会较术前稍减轻,但颈部或面部加压包扎也可能导致上呼吸道梗阻。当创面渗血较多时,外科医师可能会在局部填塞纱条止血,在术后数天内分次取出,此时术后病灶区体积甚至可能大于术前。

（2）儿童颌面部脉管性疾病术后应何时拔管？

病灶不影响呼吸道的患儿在术后可以正常拔管。已有呼吸道梗阻症状的患儿在术后症状可能会加重,最好在镇静下带管,直至肿胀高峰期之后再拔管,以免发生呼吸道梗阻导致窒息。手术结束后若拔管,则应持续在病房观察室监护至肿胀消退,床旁备气管切开包,必要时行紧急气管切开。

六、儿童齿科治疗麻醉管理

病例

患儿,男,4岁,体重16kg。主因右侧下颌后牙疼痛2天,夜间加重,影响睡眠,于儿童口腔科初诊,#84龋坏。患儿哭闹,无法配合在常规椅位治疗,拟于深度镇静下行单颗乳牙治疗。

【思考】

1. 疾病诊断及麻醉方式选择

（1）该患儿的诊断是什么？

（2）该类患儿如何分级？

（3）临床上该类人群的麻醉方式有哪些？

2. 术前评估及准备

麻醉评估要注意哪些问题？

3. 术中管理

（1）麻醉如何诱导？

（2）麻醉管理注意事项有哪些？

（3）麻醉中可能出现哪些问题？应该如何处理？

4. 术后管理

术后管理要点及离院注意事项有哪些？

解析

1. 疾病诊断及麻醉方式选择

（1）该患儿的诊断是什么？

根据该患儿的临床表现及检查,该患儿可以诊断为#84急性牙髓炎。急性牙髓炎可能由牙髓充血发展而来,也可能由慢性牙髓炎急性发作而来,其主要临床症状是剧烈疼痛,痛的性质是自发性阵痛。炎症早期阵痛间隔时间较长,夜间较剧烈,冷热刺激都会引起发作,加剧疼痛。待到炎症晚期牙髓坏死、化脓时,典型的症状为冷的刺激可能使疼痛缓解,而热的刺激会使疼痛加剧。这是由于牙髓组织坏死产生的气体热胀冷缩的缘故。儿童的乳牙和年轻恒牙都可能发生急性牙髓炎。除了牙科疾病诊断外,该患儿也可诊断为牙科焦虑症(dental anxiety,DA),又称牙科畏惧症(dental fear,DF),牙科焦虑症儿童多表现为治疗前紧张不安、哭闹挣扎,导致治疗无法进行。以往对于此类"不合作"儿童,多采用束缚捆绑下强制治疗,儿童哭闹挣扎,对其心理造成负面影响,治疗风险大大增加,治疗效果也差强人意。

（2）该类患儿如何分级？

牙科焦虑症是一种心理状态,要对其焦虑水平进行定量分析难度较大,尤其是儿童。儿童临床常用测量方法包括行为分级法和心理测试法。行为分级法最常用的为 Frankl 治疗依从性评价量表,该量表将儿童分为四级。Ⅰ级:拒绝治疗;Ⅱ级:勉强接受治疗,不配合;Ⅲ级:接受治疗、紧张,但能配合治疗;Ⅳ级:积极配合治疗。心理测试法常以问卷方式进行测试。以改良儿童畏惧调查表 - 牙科分量表较为常用。

(3)临床上该类人群的麻醉方式有哪些?

1)口服用药:咪达唑仑口服溶液是最常用的口服镇静药,口服剂量为 0.5~0.75mg/kg,口服用药由于首关效应,个体差异性大。口服咪达唑仑适用于刺激性小、短时的操作。该药常作为术前用药,缓解患儿与父母的分离焦虑。

2)黏膜用药:右美托咪定是常用的经鼻黏膜用药。单纯鼻内给予原液 0.01% 右美托咪定 1.5~3.0μg/kg 能达到 85% 以上的镇静成功率。适用范围同口服咪达唑仑。

3)吸入用药:氧化亚氮(笑气)常用于口腔门诊镇静。因其起效与恢复迅速,对呼吸、循环系统影响小,故安全性较高。可根据患儿配合程度采用滴定法或冲击法达到满意的镇静效果。在使用过程中需注意出现弥散性缺氧的风险。有肠梗阻、中耳炎或阻塞性肺疾病等的患儿禁用。

4)七氟烷:血/气分配系数低,麻醉深度和清醒速度更易于调控,肝、肾副作用小,血流动力学稳定,镇痛效果好,具有一定的肌肉松弛作用,但七氟烷刺激性气味不利于儿童配合吸入。

5)静脉用药:咪达唑仑静脉给药剂量为 0.05~0.1mg/kg,起效时间为 2~3 分钟,维持时间为 45~60 分钟。

丙泊酚起效快、作用时间短、苏醒快、术后烦躁发生率低,非常适用于儿童。静脉麻醉剂量为 2~3mg/kg,维持剂量为 2~3mg/(kg·h)。对疼痛刺激不强的口腔操作可以单纯使用丙泊酚,疼痛刺激较强的操作可以采用丙泊酚复合阿片类药物。在使用过程中需注意可能出现短暂的呼吸抑制。

6)使用喉罩的全身麻醉:口腔治疗中,使用喉罩的全身麻醉适用于额外牙拔除、龋齿治疗等短时间操作(<1 小时)。该方法常干扰口腔操作,不适合复杂全口口腔治疗。

7)气管插管全身麻醉:气管插管全身麻醉常用于严重婴幼儿龋齿治疗(>1 小时),可以确保无分泌物或血液流到咽腔引起气道痉挛或窒息。无论是吸入麻醉诱导还是静脉麻醉诱导,都需要通过行为或药物管理,提高麻醉诱导的配合能力。

2. 术前评估及准备

麻醉评估要注意哪些问题?

详细询问病史,进行体格检查,重点关注气道评估,近 2 周内是否有上呼吸道感染史,是否存在打鼾、呼吸暂停、呼吸困难症状;扁桃体、腺样体情况,以及呼吸道梗阻症状、呼吸音异常等;牙齿松动情况。

3. 术中管理

(1)麻醉如何诱导?

该患儿入诊室立即表现出焦虑,为保证麻醉诱导舒适平稳,采用行为管理和看卡通片分散患儿注意力,鼻腔给予右美托咪定 40μg(2.5μg/kg)。20 分钟后,患儿在父亲怀里入睡。父母陪伴入室进行麻醉诱导,50% 氧化亚氮吸入,后逐渐增加七氟烷浓度至 8%,麻醉深度加深,开通静脉通路。丙泊酚 24mg(1.5mg/kg)缓慢注射,3mg/(kg·h)持续泵注。

(2)麻醉管理注意事项有哪些?

深度镇静下口腔治疗麻醉管理关键在于呼吸道管理。除常规监测外,呼气末二氧化碳分压、呼吸音(胸部固定听诊器)等监测都有助于呼吸道管理。务必使用橡皮障隔湿技术以降低牙钻喷水及残渣落入气道的风险,除此之外,咽腔填塞纱布及配合护士及时负压吸引均可减少水进入气道。通过鼻导管持续吸氧,可调整丙泊酚浓度,保证患儿达到理想镇静标准(Ramsay 评分≥4 分)。口腔局部麻醉完毕,应操作轻柔,减少刺激。麻醉医师必要时可辅助托下颌保持呼吸道通畅。深度镇静应常规准备气管插管及急救药品、急救设备。

（3）麻醉中可能出现哪些问题？应该如何处理？

1）体动：局部麻醉不完善、试戴金属预成冠等刺激性操作可能会导致患儿发生体动。发生体动时，立即嘱口腔科医师停止操作，给予小剂量丙泊酚 1mg/kg，补充局部麻醉药。待确认生命体征平稳后，继续开始操作。

2）呛咳：呛咳多由于患儿咽腔分泌物或水从橡皮障中渗入咽腔所致。若发生呛咳，立即停止治疗，将咽腔填塞取出，通过吸引器清除咽腔分泌物及水。待呼吸平稳后，更换咽腔填塞，并确认橡皮障是否完好。若橡皮障存在渗漏，可重新放置橡皮障。

3）一过性低氧血症：下颌后牙区治疗，多需要口内放置开口器利于操作。患儿大张口或舌后坠常导致呼吸道梗阻，发生一过性低氧血症。通过呼气末二氧化碳分压及呼吸动度监测，可确保呼吸道通畅。若出现一过性血氧饱和度下降，应立即停止操作，通过提高吸入氧浓度、托下颌等处理，改善呼吸道梗阻。

4）呼吸抑制：当镇静较深时可能出现呼吸抑制，应立即停止操作并及时面罩给氧辅助通气直到呼吸恢复。如不能恢复，立即拆除橡皮障，置入喉罩辅助通气。

5）喉痉挛：喉痉挛多由咽腔分泌物等刺激导致。轻度痉挛时，处理同呛咳处理；中到重度痉挛时，需立即拆除橡皮障，面罩加压给氧，静脉给予丙泊酚或去极化类肌松药缓解痉挛。

4. 术后管理

术后管理要点及离院注意事项有哪些？

术后管理首先是疼痛管理，口腔局部麻醉＋对乙酰氨基酚栓剂（150mg）联合应用，用于术后镇痛。

除此之外，父母陪伴苏醒，尽早进饮均可降低患儿苏醒期的不适感，选择清水、含糖清饮料均可。至少观察 1 小时，达到离院标准后准予离院。

离院后注意事项包括：离院乘车需有家长陪同，切勿让儿童独自坐在车上入睡；不做剧烈活动，避免危险及精细活动；可能会出现疲乏、犯困等情况，若睡觉时出现打鼾，请家长协助调整姿势。

（蔡一榕　谭　放　李文献　张　惠）

推荐阅读

[1] 孔维佳，周梁 . 耳鼻咽喉头颈外科学 .3 版 . 北京：人民卫生出版社，2015.

[2] 张志愿 . 口腔颌面外科学 .7 版 . 北京：人民卫生出版社，2012.

[3] 朱也森，姜虹 . 口腔麻醉学 . 北京：科学出版社，2012.

[4] ABDELMALAK B，DOYLE D J.Anesthesia for otolaryngologic surgery.New York：Cambridge University Press，2013：321-336.

[5] HAGBERG C A，ARTIME C A，AZIZ M F.Hagberg and Benumof's airway management.4th ed.Philadelphia：Elsevier，2018.

[6] HEARD C，WANAMAKER C.Dental sedation in children.Current Anesthesiology Reports，2015，5（2）：115-124.

[7] MITTAL N，GOYAL A，JAIN K，et al.Pediatric dental sedation research：where do we stand today？ J Clin Pediatr Dent，2015，39（3）：284-291.

[8] NELSON T M，XU Z.Pediatric dental sedation：challenges and opportunities.Clin Cosmet Investig Dent，2015，7：97-106.

第二十四章

小儿泌尿外科手术的麻醉

■ **本章要求**

掌握：小儿泌尿外科手术的麻醉特点。

熟悉：常见小儿泌尿外科手术的麻醉方法。

了解：小儿肾脏生理学、小儿泌尿外科疾病和手术。

泌尿外科手术占儿科所有外科手术的 40%。大多数小儿泌尿外科手术都是择期手术,手术前患儿可通过充分的术前准备,调整至个人的最佳状态。少数紧急情况包括睾丸扭转、耻骨上膀胱造瘘术治疗急性尿潴留、经皮肾造瘘术治疗泌尿系统感染等,则需要急诊手术治疗。

与其他专科一样,了解泌尿外科疾病的病理生理和手术步骤,对麻醉医师选择合适的麻醉策略有很大帮助。本章回顾了小儿常见的泌尿生殖系统疾病的病理生理学特点和手术方法,探讨了围手术期的麻醉相关问题及麻醉管理方案,以期为小儿麻醉专科医师的学习和实践提供参考。

第一节　小儿泌尿外科手术麻醉相关问题

一、小儿的肾脏生理学

1. **肾脏的生长发育**　人类肾脏系统的早期生长发育,大约是在妊娠第 28 天出现输尿管芽;肾单位在第 8 周出现;妊娠 20 周时,肾单位总数的 1/3 已发育成熟;35~36 周时,肾单位总数已出现;超过 60% 的肾单位形成于妊娠后 1/3,在此期间,肾脏生长与胎龄直接相关。因此,妊娠晚期是正常肾脏发生的关键。早产儿出生后会继续发育新的肾单位,但仅持续 40 天左右。因此,25 周的早产儿,在纠正胎龄为 31 周时,肾脏将停止生长。与妊娠 36 周或之后出生的婴儿相比,超低出生体重儿的肾单位更少。除了出生后 40 天之后没有肾单位生成外,约 18% 的肾小球也会出现异常(如囊性、体积增大、血管化不良)。

2. **肾小球滤过率**(glomerular filtration rate,GFR)　除了肾脏大小,GFR 也与胎儿生长有关。GFR 是肾脏每分钟过滤的血浆体积,约为 125ml。早产和宫内生长受限预示着婴儿早期的肾容积和 GFR 较低。虽然早在妊娠的第 3 个月,胎儿已经能产生尿液,但维持宫内代谢稳定和电解质稳态绝大部分还是依赖于胎盘功能。胎儿和新生儿肾功能的特点是肾血流量少和 GFR 低。足月新生儿 GFR 低,早产儿的 GFR 更低,故不能有效排出过多的水和电解质。随着动脉血压和肾毛细血管压的增加,肾血管阻力降低,GFR 在 2 周内迅速升高,2 岁可达成人水平。发育过程中 GFR 的变异,意味着主要通过肾脏滤过排出的药物可能会随着孕龄和产后年龄的不同而以不同速率被清除。低温、低氧、低血压、感染、心力衰竭、贫血、麻醉及腹腔手术等因素均会进一步降低 GFR。

3. **血清肌酐水平**　肌酐是骨骼肌代谢的最终产物。由于肌酐是完全滤过,不会被再吸收,并且婴儿

（不包括早产儿）、儿童和成人肾小球可分泌微量的肌酐,因此血清肌酐浓度通常被认为是对肾功能的一个相对准确的估计。足月新生儿出生时血浆肌酐值反映的是母体水平,几天后降低。早产儿的血清肌酐水平往往高于母体水平,是因为未成熟的肾小管重新吸收肌酐,且早产儿血清肌酐浓度下降速率较慢。整个儿童期,正常血浆肌酐值随着年龄增长而升高,男孩高于女孩。当 GFR 降低 50% 时,血清肌酐升高。血清肌酐的值与个体的骨骼质量有关,所以血清肌酐的变化趋势很重要。如果患儿术后的血清肌酐值升高,高于术前的血清肌酐值,则需要考虑围手术期有肾损伤的发生。

4. 水和电解质代谢 由于髓袢短、尿素形成少及抗利尿激素分泌不足,新生儿及婴幼儿的尿液浓缩功能较差。足月新生儿有足够能力保钠,但处理高浓度溶液的能力相对较差,如输入过多的钠,容易发生水钠潴留。早产儿的保钠能力不足,容易发生低钠血症。新生儿的钾代谢与成人有很大的不同,新生儿远端肾单位分泌钾的效率远低于成人,血清钾浓度超过 5mmol/L 在新生儿中相对常见,尤其是早产儿。在新生儿,高钾血症是指血钾浓度超过 6.5mmol/L。早产儿肾小管的泌酸能力较低,肾脏对酸中毒的调节能力下降。新生儿及婴幼儿保留碳酸氢盐的能力也不足,碳酸氢盐的肾阈低,故容易发生酸中毒;新生儿的葡萄糖肾阈较成人低,静脉输入或口服大量葡萄糖时容易出现糖尿;氨基酸的肾阈也低。

5. 肾脏的内分泌功能 肾脏不仅是许多激素的靶器官,还可分泌肾素、肾素血管紧张素与醛固酮、促红细胞生成素、前列腺素和激肽、1,25- 二羟胆钙化醇等,对心血管系统、造血系统、骨骼系统功能有重要影响。

（1）肾素和血管紧张素:肾脏球旁细胞分泌的肾素,可将血液中的血管紧张素原转变为无生理活性的血管紧张素Ⅰ,后者在血管紧张素转换酶的作用下形成血管紧张素Ⅱ和血管紧张素Ⅲ。血管紧张素维持机体血压和血容量平衡的作用显著,尤以血管紧张素Ⅱ活性最强。血管紧张素Ⅱ通过促使全身小动脉平滑肌收缩,刺激肾上腺皮质分泌醛固酮,促进肾小管对水、钠的重吸收,兴奋交感神经升高血压,是目前已知最有效的升压物质。

（2）促红细胞生成素:是调节骨髓红细胞生成的重要活性物质,其分泌量受机体需氧量及供氧量的控制。肾脏严重疾病时,促红细胞生成素生成减少,可致贫血。

（3）前列腺素:肾髓质间质细胞可分泌前列腺素 E_2 和前列腺素 A_2。前列腺素 E_2 的作用限于肾内,作用短暂,可使肾皮质血管舒张,血液流向皮质,从而增加肾小球滤过率,同时抑制水、钠的重吸收,增加水、钠排泄;前列腺素 A_2 作用较前列腺素 E_2 持久而广泛,除可使肾皮质血管舒张外,还可进入血液循环使全身血管舒张导致血压下降。

（4）激肽释放酶和激肽:由肾皮质肾小管生成,作用于肾组织和血浆内的激肽原产生激肽。激肽可扩张肾血管,增加肾血流量,抑制肾小管对水、钠的重吸收,促进肾脏分泌前列腺素和肾素,从而促进水、钠排泄,减少血容量,降低血压。

二、小儿泌尿外科疾病和手术

1. 小儿泌尿外科疾病和手术特点 泌尿生殖系统的生长发育由遗传因素和激素因素决定。泌尿外科疾病分为两大类:先天性和后天性。

（1）先天性疾病:小儿泌尿生殖系统的异常通常以胚胎或胎儿在子宫内发育异常所引起的先天畸形为主,常需要手术修复。

（2）后天性疾病:小儿常见的泌尿生殖系统后天性疾病包括肿瘤、创伤和感染。小儿泌尿系统的肿瘤往往发病较早、恶性程度高、转移早,常伴有全身一般情况差及贫血等。小儿泌尿生殖系统创伤主要是由车祸导致的尿道断裂、肾挫伤等。小儿单纯的泌尿生殖系统感染少见,较多是由泌尿生殖系统畸形导致的反复感染。

2. 小儿泌尿外科的多学科交叉与协作 泌尿生殖系统畸形常可合并其他畸形,如先天性心脏病。胚胎期畸形发生越早越严重，某些畸形不仅影响肾脏，也可能影响其他器官、系统，如胎儿早期的尿路梗阻可导致患儿肾脏发育不良，尿量减少，从而使羊水生成减少，最终影响肺的发育。泌尿生殖系统的疾病还可能是某种综合征的一部分，因此麻醉和手术需要考虑到各个器官、系统的条件，如梨状腹综合征（prune belly syndrome，PBS），临床表现除了有腹壁肌肉发育不良、膀胱扩大、双侧隐睾外，还可有严重肾病并伴有肺发育不良；罹患膀胱外翻的患儿常可累及骨骼肌系统和胃肠道系统。终末期肾病（end-stage renal disease，ESRD）的患儿通常需要放置腹膜透析管进行透析，这一操作由肾内科医师来实施，透析的时间也常需咨询肾内科医师。

三、小儿泌尿外科手术的麻醉特点

（一）麻醉前评估和准备

麻醉风险取决于患儿的肾功能状态及合并的其他疾病。麻醉前评估必须明确患儿是否患有综合征、是否合并其他先天畸形，以及是否伴有潜在的肾功能不全。大多数来行下尿路检查或手术的儿童肾功能良好；许多需要肾活检的儿童可有轻度肾功能不全（通常不足以影响麻醉风险）；所有肾衰竭的儿童病情都非常严重，将给麻醉医师带来多重问题；肾脏疾病可能是综合征的一部分，因此需要考虑疾病的各个方面；泌尿生殖器的手术可能会对幼儿产生明显的心理影响，有效的术后镇痛可将这些影响降至最低。

泌尿生殖系统的疾病，尤其是肾脏疾病常导致水、电解质和内分泌等系统的紊乱。术前访视时，需了解患儿的一般情况，包括精神反应；饮食情况，是否有厌食或喂养困难、恶心呕吐；运动情况，是否有精神不济、嗜睡或头痛、头晕的病史等。体格检查时，应注意患儿是否有贫血和高血压。术前检查除尿量、尿比重、尿素氮和肌酐外，还应包括血细胞比容、凝血时间及电解质。

1. 心理准备和禁食 无论是疾病本身还是手术均会对患儿的心理造成不良的影响。患儿会表现出焦虑、恐惧，年长儿还会表现出自卑。因此，在麻醉前，麻醉医师需评估患儿的心理状态，积极地与患儿和家属沟通，缓解他们的紧张和焦虑情绪。除了加强心理方面的支持，一些镇静药也有助于减轻患儿的术前焦虑（口服或静脉注射咪达唑仑）。一般可按常规来禁食（详见第六章小儿麻醉前评估和准备），但对于肾功能不全的患儿，由于细菌在胃肠道可分解尿素氮，患儿的胃肠功能常紊乱，表现为恶心、呕吐和食欲缺乏等，可能会加剧水电解质紊乱和酸碱失衡，胃排空延迟，因此在行择期手术时，术前需要充分禁食。

2. 肾功能异常 有肾脏疾病时，要重点评估患儿的肾功能情况，重视任何与肾功能不全有关的症状与体征，因为只有当50%以上的功能性肾单位受损时，实验室的生化指标才会出现异常。肾功能测试（renal function tests，RFT）可显示肾功能受损程度，新生儿正常血清肌酐值为27~44μmol/L（0.3~0.5mg/dl）。通常，对于梗阻性尿路疾病的患儿，术前一段时间的导尿有助于降低血肌酐和稳定电解质水平。

3. 水和电解质的代谢异常

（1）水代谢：对于肾功能不全的患儿，建议监测每日液体出入量和体重，有助于个体化地制订静脉输液计划。5%葡萄糖溶液是这些儿童常用的维持液。接受透析（尤其是血液透析）的儿童可能存在轻微的血容量不足。最近一次透析的时机选择非常重要，因为透析后的低血容量状态使得患儿在应用吸入或静脉麻醉药时可能出现严重的低血压，所以术前需从病历中了解最后一次透析的时间和透析时脱水的量，可帮助麻醉医师判断患儿术前的血容量状态。透析通常在手术前12~24小时进行，有利于维持患儿内环境的稳定和肝素作用完全消失。透析后，除血常规外，还需复查患儿的尿素氮、肌酐和电解质。

（2）血钠：患有肾小球肾炎的儿童通常有钠潴留、高血压及水肿，容易发生心力衰竭。多囊肾或严重肾盂肾炎的儿童通常"钠丢失或不足"，表现为正常或轻度低血压，部分低钾血症，水肿不常见，增加水钠摄入可以改善肾功能，限制钠的摄入可以迅速出现严重的低钠血症。

（3）血钾：可伴有高钾血症或低钾血症。酸中毒时，H^+置换出细胞内的K^+，出现高钾血症，可抑制肌肉和神经的兴奋，尤其当 K^+ 突然急剧升高时（如使用氯琥珀胆碱），使心肌受到影响，可导致心搏骤停。如患儿的血清钾过高，手术应推迟到血液透析完成以后进行。紧急情况下，静脉快速应用葡萄糖加胰岛素（0.5g/kg 葡萄糖，每 5g 葡萄糖加 1U 胰岛素）可迅速降低血钾。

（4）血清负离子：碳酸氢根离子（HCO_3^-）下降，硫酸根离子（SO_4^{2-}）、磷酸氢根离子（HPO_4^{2-}）和氯离子（Cl^-）增加。

4. 酸碱失衡　儿童较成人容易生成更多的酸。当尿氨生成减少，易出现代谢性酸中毒，血浆碳酸氢盐常下降 12~15mmol/L，可通过呼吸性碱中毒来代偿。肾衰竭病程较长时，H^+ 可从骨骼中置换出 Ca^{2+} 并从细胞内液中置换出 K^+。pH>7.32 是可以接受的，必要时，即使血清 Na^+ 水平升高，也可选择使用碳酸氢钠来纠正酸中毒。如果 Ca^{2+} 长时间被 H^+ 取代，可能导致骨质疏松症。纠正酸碱失衡时，必须谨慎，逐步纠正。如果血 Ca^{2+} 水平过低，突然纠正酸中毒可能引发手足抽搐或惊厥。

5. 贫血　患儿可能合并贫血（通常为正色素、正细胞性贫血）。贫血（Hb>70g/L）在 ESRD 中是可以接受的。肾衰竭时贫血的原因常见于：促红细胞生成素生成减少；红细胞生存率降低和溶血增加；毛细血管脆性增加，增加了瘀斑和出血；铁和／或叶酸缺乏；血液中尿素氮的增加所致的骨髓生成抑制等。贫血可引起机体代偿性的改变，如心排血量增加、红细胞 2,3- 双磷酸甘油酸（2,3-DPG）增加，但后者变化小，P_{50}（在 pH 7.40、动脉二氧化碳分压 40mmHg 和体温 37℃ 的条件下，血红蛋白氧饱和度为 50% 时的氧分压）接近正常儿童。术前促红细胞生成素治疗和补充铁剂可增加血红蛋白的浓度。输血不仅能提高血红蛋白的浓度，还可以提高肾移植后移植物的存活率，如果术前有必要输血，移植前可给予采集好的浓缩红细胞。

6. 凝血功能障碍　泌尿外科手术中常实施椎管内麻醉，所以术前检查应包括以凝血酶原时间（prothrombin time，PT）、活化部分凝血活酶时间（activated partial thromboplastin time，APTT）、国际标准化比值（international normalized ratio，INR）和血小板计数等凝血功能的检查。部分患儿合并凝血功能紊乱，常见原因为毛细血管脆性增加、血小板的功能缺陷（黏附性下降）、骨髓抑制所致的血小板减少症、药物（如肝素、阿司匹林等）的应用，此时凝血功能轻度的异常，通常并不是留置硬膜外导管的禁忌证。新生儿 PT 延长时，可注射维生素 K，有助于凝血因子的成熟。

7. 高血压

（1）常见原因：可由细胞外液调节异常、体液超负荷、肾素 - 血管紧张素 - 醛固酮系统紊乱所致；许多患有 ESRD 的儿童可能会因服用多种药物而合并高血压；膀胱输尿管反流也可能是高血压的原因。许多患有高血压继发于水钠潴留的儿童，可以通过适当限制盐的摄入来进行控制；透析期间，一些儿童的血压可以通过钠水含量来进行调节；必要时可以在术前使用利尿药和血管扩张药进行治疗，因为高血容量是高血压的一个重要原因。少数患儿由于肾素产生过多引起高血压，即使是使用了大剂量的抗高血压药，也无法控制血压水平，造成视网膜病变和脑病，最终可能需要行双侧肾切除术。由于长期服用抗高血压药来控制血压的患儿，其心血管功能常不稳定。

（2）合并临床情况：由于高血压、容量负荷过重、贫血、电解质紊乱和动静脉瘘的形成，这类患儿在疾病初期可有明显的左心衰竭，在疾病的晚期还可能出现右心衰竭。急进性肾衰竭可能引发充血性心力衰竭，故术前应评估超声心动图，以排除心包积液和心脏功能障碍，对于这种类型的心力衰竭，洋地黄治疗效果较差。患儿还可能合并心包积液、心脏压塞和心肌细胞脂肪变性。水钠潴留、左心衰竭和低蛋白血症可使患儿的肺发展为"尿毒症肺"，常见肺淤血、肺泡 - 动脉血氧分压差（A-aDO$_2$）增大，可伴有胸腔积液。

（3）处理：手术当天早晨应测量血压。术前抗高血压药通常需要服用至手术当日，但应避免服用长效药物，因为大多数情况下，麻醉诱导后，患儿的血压会下降。抗高血压药和区域麻醉合用有助于在手术中很好地控制血压。血管紧张素转换酶抑制药可导致术中严重的低血压，最好避免应用。手术中对肾脏或肾上腺的操作会引起血压的显著波动。在围手术期，患儿可能会出现高血压危象，目前首选拉贝洛尔静脉注射。

8. 术前药物治疗对麻醉的影响

（1）糖皮质激素：因先天性肾上腺皮质增生症（congenital adrenal hyperplasia,CAH）或肾脏内科疾病需长期接受糖皮质激素药物治疗的儿童，多有骨营养不良、库欣综合征及糖尿病，所以在手术期间需要补充糖皮质激素，直到恢复口服药物。在大手术中，应激剂量的糖皮质激素是正常口服氢化可的松剂量的5~10倍，如孩子平时服用10mg氢化可的松，则应在手术前一晚、麻醉诱导期和术后8小时，给予50mg氢化可的松静脉注射。随后，持续应用3~5倍正常剂量的氢化可的松2天，直到孩子恢复口服药物。CAH的患者在手术当天也应进行血清电解质的检查，帮助判断是否有电解质紊乱发生。

（2）洋地黄和利尿药：可导致钾离子的耗竭，从而增加围手术期心律失常的发生率。

（3）抗生素：某些抗生素（如庆大霉素）等，可能会延长非去极化类肌松药的效果。

（4）其他：硫唑嘌呤等抗代谢药，由于本身蛋白结合率高，可竞争并置换其他低蛋白结合率药物的血浆蛋白，使药物的游离型增多，药物生物利用度增加。

（二）围手术期的麻醉管理

正常肾功能患儿接受泌尿外科手术时，麻醉类似于其他类型手术的麻醉。肾功能不全的患儿则需要制订详细的麻醉计划。

1. 肾功能健全的儿童

（1）泌尿生殖系统的短小手术的麻醉管理：儿童需要在全身麻醉下进行小手术，如膀胱镜检查、逆行肾盂造影、包皮环切术或尿道下裂修补术，健康儿童进行简短的检查或治疗几乎都可以在门诊完成。

1）采用七氟烷或静脉麻醉药行麻醉诱导。

2）采用 N_2O、O_2 和七氟烷或异氟烷通过面罩、喉罩（LMA）或气管插管进行麻醉维持。

3）尽可能实施区域神经阻滞控制术中和术后的疼痛（详见第十二章儿童周围神经阻滞）。如果神经阻滞在手术开始前进行，则术中需要的麻醉药物会更少，苏醒也会更加迅速而且无痛。

4）按需求给予辅助镇痛。那些成功实施区域神经阻滞的儿童几乎不需要额外用药。门诊患者通常在恢复后1小时出院。因为神经阻滞作用逐渐消失，预计在家可能需要额外的镇痛药，为了达到最佳的镇痛效果，可指导父母在患儿疼痛发生前给予适量的镇痛药（如对乙酰氨基酚）。

（2）泌尿生殖系统大手术的麻醉管理：除以下几项外，其他与短小手术相似。

1）使用肌松药，行全身麻醉气管插管控制通气。

2）开放一条或两条可靠的静脉通路，便于输液和输血；根据手术特点，必要时增加有创血压监测。

3）如手术在内镜下进行，麻醉实施需达到腹腔镜手术的麻醉要求。

4）在手术前实施区域神经阻滞可缓解术后疼痛，如单次骶管阻滞能提供术后最初几小时内的镇痛；如留置硬膜外导管能提供术后3天的镇痛；肋间神经阻滞或腰段硬膜外阻滞能为肾区的手术术后提供良好的镇痛。了解泌尿生殖系统的感觉神经支配对麻醉计划的制订至关重要。泌尿生殖系统的神经支配和区域阻滞见表24-1-1。

表 24-1-1　泌尿生殖系统的神经支配和区域阻滞

神经	作用	阻滞方法
盆腔神经丛发出的盆腔副交感神经（S_2~S_4）	兴奋逼尿肌，抑制膀胱内括约肌，尿道、膀胱的疼痛和扩张传入神经纤维	椎管内麻醉
下腹神经丛（骶前神经）发出的盆腔交感神经	抑制逼尿肌、膀胱内括约肌运动（引起疼痛性反射痉挛）	椎管内麻醉

神经	作用	阻滞方法
$T_{10} \sim L_1$	肾脏	椎管内麻醉 椎旁神经节阻滞
$T_{11} \sim L_1$	输尿管	椎管内麻醉 椎旁神经节阻滞
T_{10}	睾丸	椎管内麻醉 椎旁神经节阻滞
阴囊前 1/3 的皮肤由髂腹股沟神经(L_1)支配；后 2/3 的皮肤由会阴神经(S_2)支配；外侧由大腿后侧皮神经(S_3)支配	阴囊	髂腹股沟神经阻滞 + 局部浸润麻醉 椎管内麻醉

2. 肾功能不全或肾衰竭的儿童

（1）围手术期影响肾功能的因素：各种因素均可导致外科患儿发生急性肾损伤（acute kidney injury，AKI），如术前脱水、败血症、发热、术中失血和第三间隙体液丢失等。通过肾脏自身调节机制，GFR 可在较大的血压波动范围内保持恒定，各种药物和麻醉可以干扰这种自动调节而导致 AKI 或急性肾衰竭。

1）麻醉用药：除氯胺酮等，大多数的麻醉药均可降低血压。异氟烷和七氟烷等挥发性麻醉药还会释放肾毒性氟化物，理论上对肾脏有害，但鲜有证据表明临床上应避免使用这些药物。吸入麻醉药通常会降低 GFR 和尿量，主要是由于肾外效应，术前适当的补液可以减少这种影响；阿片类药物、巴比妥类药物和苯二氮䓬类药物也能降低 GFR 和尿量。

2）麻醉方法：与成人相比，椎管内麻醉对小儿血流动力学的影响似乎更小，因为交感神经系统在 12 岁以下的儿童中发育尚不成熟。围手术期，这些因素引起肾功能的改变通常是短暂的，对于肾功能正常的患儿无明显影响，但对于肾功能不全的患儿，这些影响就变得很重要。

3）其他药物：非甾体抗炎药是一种对肾功能有显著影响的镇痛药。这类药物抑制了前列腺素介导的肾小球传入小动脉扩张，从而抑制肾血管的自身调节，其目的是在全身血管收缩时维持有效的肾血流量，如低血容量时。非甾体抗炎药还能引起间质性肾炎，对肾功能不全的患者必须谨慎使用；血管紧张素转换酶抑制药和血管紧张素受体阻滞药可抑制缓激肽的局部作用，后者又会影响肾脏的自我调节，这些药物在手术当天应停止使用，以保护肾脏和防止低血压。大剂量氨基糖苷类抗生素（庆大霉素）对肾小管具有毒性反应，在肾功能不全的患者中应避免使用；应用青霉素、头孢菌素和喹诺酮等抗生素也可能会诱发急性间质性肾炎；静脉造影剂可导致高危患者出现严重的血管收缩，应谨慎使用，应用药物的最低有效剂量和适当的扩容可有效预防。

（2）围手术期管理

1）麻醉方法的选择：短小手术时，对于情绪稳定、能够配合的患儿，可以采用局部麻醉（1%~2% 利多卡因，不加肾上腺素，最大剂量为 3mg/kg）。对于其他情况，则应该选择全身麻醉。

2）麻醉药物的选择：对于肾功能不全的患儿，肾毒性的药物应该慎用。经肾脏分泌和排泄的麻醉药的代谢也与肾功能正常时有所不同，通常需要减少药物的使用剂量。

肾衰竭儿童对阿片类药物的反应不尽相同，需谨慎使用。吗啡和哌替啶由于其代谢产物（吗啡 -6- 葡糖醛酸和去甲吗啡）具有药物活性，故作用时间较长。相比之下，经肝脏代谢的芬太尼、阿芬太尼和舒芬太尼更加安全，瑞芬太尼可能是术中最为合适的药物。

应减少丙泊酚和巴比妥类药物的剂量,白蛋白的结合受点减少可使得药物游离部分的活性增加。在肾功能不全的患者中,氯胺酮和依托咪酯很少导致低血压。吸入麻醉药通过肺呼出,较少通过肾代谢,对于此类患者较为合适。

去极化类肌松药氯琥珀胆碱禁用于高钾血症患者。在非去极化类肌松药中,可选择顺阿曲库铵和维库溴铵,因为顺阿曲库铵经霍夫曼消除途径水解代谢,维库溴铵仅20%经肾脏排泄。罗库溴铵起效稍慢,但在肾衰竭的患儿中应用不会出现作用时间明显延长。泮库溴铵大部分经肾脏排泄,应避免使用。

局部麻醉药在肾衰竭患儿中应用的临床研究数据不多,其应用多采用在正常剂量内的"单次"给药。由于药物的消除作用延迟,局部麻醉药多次重复给药或输注是不安全的。

3)术中需监测心电图、血氧饱和度、血压、呼吸、脉搏、体温和尿量,有条件时应监测有创血压、血红蛋白、血细胞比容、电解质和血气分析,必要时可监测呼气末七氟烷浓度,进行麻醉深度监测和肌肉松弛监测。

4)确定静脉通路或动静脉瘘管的位置(很多定期接受血液透析的患儿在手臂上有动静脉瘘或分流),在围手术期应避免受压。不在有动静脉通路或瘘管的一侧肢体测压。

5)术中可输注平衡盐溶液以补偿术前的液体丢失和进行术中的液体维持(但应避免所有含钾溶液,如乳酸林格液)。患儿常不能耐受不精确地输注血液及补液,液体的管理应满足血容量能维持一个满意的血压、良好的灌注和动静脉瘘管分流的功能。对于失血量较少者,用维持液即可;对于严重失血,应输注洗涤红细胞和白蛋白,但应避免过度输血,需维持血细胞比容低于30%。

6)术中须行控制通气,以确保通气良好,氧合正常。适当的过度通气可补偿代谢性酸中毒并促使K^+运动回细胞内。但通常情况下,对于儿童,控制通气能保持动脉二氧化碳分压($PaCO_2$)在正常水平即可。

7)强调无菌操作。患儿免疫力下降,感染的风险增加,围手术期需要严格执行无菌操作。

8)手术结束,可给予肌松拮抗药。注意围手术期阿片类药物的使用剂量,需考虑药物及其代谢产物蓄积引起的术后苏醒延迟。注意监测镇痛效果,如有必要可谨慎给予补充剂量。

(三)泌尿外科术中的特殊体位及注意事项

小儿泌尿外科手术常需要特殊体位或术中变化体位,因此,麻醉医师除了熟悉小儿泌尿外科疾病的解剖和生理变化及手术操作外,还应了解患儿体位对麻醉的要求。

1. 截石位 许多泌尿外科手术都是在患儿处于截石位进行的。截石位的姿势需要腿部外展,膝盖弯曲,大腿支撑,小腿置于腿托上。如果手术耗时较长,则小腿受压迫会导致骨筋膜隔室综合征,特点是疼痛剧烈、感觉异常、脉搏消失和下肢苍白,应用镫骨托住脚后跟,抬高双腿可以防止这种并发症的发生。除了引起短暂的静脉血回流增加外,截石位还会导致小腿灌注和压力的降低,容易导致下肢静脉血栓的形成;双腿抬高会压迫腹部脏器,并导致腹式呼吸受限,使患儿的潮气量和肺活量下降,如果头低位,影响会更加明显。在摆放体位时,受压的部位必须用棉絮或商用凝胶垫进行铺垫,当把腿放在马镫上时,四肢必须对称地同时向外移动,以防止腰痛。股神经病变可发生于大腿过度外展和髋关节外旋后,髋关节脱位少见,但须警惕。

2. 侧卧位 如要求患儿处于侧卧位/半俯卧位(通常见于肾盂成形术),须固定和支撑其头部和颈部,使头部、颈部与身体保持中立。放置一个软垫在腋窝的尾端(上胸部下方),可以防止腋下的神经、血管受压。臀部和大腿膝盖弯曲,而小腿保持伸展状态,在两腿之间也需要放置软垫,使身体在重力作用下倾向一侧。患儿通常使用约束带固定,一条位于腋下,另一条位于髂嵴上方,应注意避免约束带过紧而影响呼吸。手术台在患儿的髂嵴上方弯曲(成角)以获得肾脏位置。这种侧卧或半俯卧姿势,应给予充分的衬垫和支撑,以保持手臂弯曲,防止耳、眼和面神经压伤。气管导管可能向气管隆嵴移动,也可以随着颈部位置的变动而移出0.9~1.7cm。在腋窝没有旋转的情况下,肩部和手臂位于胸部下方,臂丛神经可能会受到压迫。如果体位垫支撑不充分,患儿的腓总神经和坐骨神经也很容易因压迫而受伤。

3. 头低足高位 一些泌尿外科的腹腔镜手术需要不同程度的头低足高位。虽然静脉回流增加,心排血量增加,但这种影响是短暂的(大约10分钟)。在这个体位应该进行控制呼吸,因为如果保留自主呼吸,呼吸做功会增加,且肺容积减少易导致肺不张。头低位本身并不容易引起胃食管反流,但在有胃食管反流的患儿中,这个问题会更为复杂。

第二节 小儿常见泌尿外科手术的麻醉

一、膀胱镜检查

膀胱镜检查可用来判断患儿是否有输尿管、膀胱和尿道的异常。

1. 术前评估和准备 详见本章第一节。

2. 麻醉诱导和术中管理 麻醉方式可采用经静脉、吸入全身麻醉或骶管阻滞。气道可应用面罩、喉罩或气管插管来管理。膀胱镜检查时需维持足够的麻醉深度,以防止膀胱镜置入时诱发患儿出现喉痉挛、呛咳或体动而影响手术操作,严重者可能造成膀胱穿孔。冷的膀胱冲洗液常造成患儿的体温下降,术中需注意保温,监测患儿的体温。

3. 苏醒期管理和术后镇痛 术后不需要镇痛处理。

二、睾丸下降固定术

隐睾也称睾丸未降或睾丸下降不全,是指睾丸未按照正常发育过程从腰部腹膜后下降至阴囊,隐睾可导致睾丸退化、生育能力受损,并增加生殖细胞睾丸肿瘤的风险。治疗可能涉及激素替代或外科探查和修复。

1. 术前评估和准备 部分隐睾患儿还可能伴有其他先天性异常,如腹肌发育缺陷综合征(prune-belly syndrome)、后尿道瓣膜、神经管缺损或畸形、胃裂和小头畸形等。

2. 麻醉诱导和术中管理 根据睾丸的位置可行睾丸下降固定术或睾丸探查术。睾丸位于腹股沟管深环以下者,婴幼儿可选择在基础麻醉下行骶管阻滞,学龄期儿童可选择椎管内麻醉;对于未触及睾丸的隐睾患儿,目前多采用腹腔镜手术,故常选择气管插管的全身麻醉;牵拉精索时如引发心动过缓,可暂停手术,静脉注射阿托品(0.01~0.02mg/kg)。

3. 苏醒期管理和术后镇痛 详见本章第一节。

三、包皮手术

包皮环切术是世界上最常见的外科手术。包皮环切术的绝对适应证很少,尤其是新生儿。新生儿如果有肾积水,那么包皮环切术可能有助于降低发生尿路感染的可能性。对于较大的儿童,持续性包茎和复发性龟头炎是包皮环切术的适应证。

1. 术前评估和准备 详见本章第一节。

2. 麻醉诱导和术中管理 新生儿包皮环切术通常在床边进行,可采用七氟烷或异氟烷复合氧化亚氮和氧面罩吸入的全身麻醉。如采用阴茎背神经阻滞能显著减慢新生儿的心率、减少哭闹时间、减少血氧饱和度下降和对疼痛的心血管反应。

许多泌尿科医师将手术推迟到患儿出生后6个月大时,可以降低麻醉风险,避免在医院过夜留观。年龄较大儿童的包皮环切术通常需要在全身麻醉下进行,需要建立一条外周静脉通路,放置喉罩或气管插管。实施阴茎神经阻滞可有效缓解术中疼痛和术后疼痛。局部麻醉药的全身吸收或血管内注射引起的毒性作用可能导致心血管和中枢神经系统的不稳定。

3. 苏醒期管理和术后镇痛 虽然骶管阻滞或低位硬膜外阻滞可用于镇痛,但阴茎阻滞通常是首选,因为需要的局部麻醉药较少,阻滞时间也短。可使用不含肾上腺素的布比卡因进行阴茎阻滞;不能使用罗哌卡因,因为其有收缩血管的作用;EMLA 乳膏(恩纳霜)可用于伤口处,以增加镇痛效果。

包皮环切术常见的手术并发症包括出血、感染、残留多余皮肤和尿道口狭窄。麻醉并发症包括术后恶心和呕吐。骶管阻滞后,可致长时间的运动阻滞和排尿延迟,虽然很少见,但也可能发生。阴茎神经阻滞后可出现局部血肿和水肿。

四、尿道下裂修补术

尿道下裂是因前尿道发育不全,致患儿从阴茎腹侧的异常开口处排出尿液,尿道口的位置可以是位于从龟头、冠状沟到会阴的任何地方。尿道下裂常见于正常的儿童,但也可能与腹股沟疝、隐睾和低出生体重伴随出现。尿道下裂的修复通常是在患儿 6 个月之后进行,Ⅰ期完成或分期完成,取决于解剖异常的程度。对于那些有过多次手术失败且完全没有基底前皮肤的儿童,可能需要进行替代手术。

1. 术前评估和准备 详见本章第一节。

2. 麻醉诱导和术中管理 大多数尿道下裂手术,只要有良好的局部阻滞,全身麻醉放置喉罩保留自主呼吸通畅可以满足手术要求。远端和冠状沟、尿道下裂可实施阴茎区域阻滞。较近端的尿道下裂则需要行骶管阻滞,采用 0.2% 罗哌卡因 0.5~0.75ml/kg 和可乐定 1~2μg/kg。可乐定有镇静作用,可以延长骶管阻滞的持续时间,并使患儿在术后保持安静。会阴尿道下裂的修复通常需要更长的时间,为 2~3 小时。如果手术时间自第一次骶管阻滞已超过 2 小时,可以在手术结束时重复 1 次骶管阻滞,用作术后镇痛。这类手术术中出血一般不会太多,很少需要输血。

3. 苏醒期管理和术后镇痛 对于解剖明显异常的病例和会阴尿道下裂,麻醉医师通常在术中和术后置入腰段硬膜外导管以减轻疼痛。骶管阻滞经常用于尿道下裂修补术的术中和术后镇痛,但最近的一些研究表明,它可能与瘘管形成增加有关。尿道下裂手术后,儿童需要多次换药或重复手术。导尿管突然移位或导尿管堵塞合并尿潴留是一种紧急情况,需要在全身麻醉下紧急行耻骨上膀胱造瘘术。

五、输尿管再植入术和膀胱颈手术

膀胱输尿管反流是指因某种原因使输尿管膀胱连接部位活瓣样功能受损,尿液倒流入输尿管和肾。常见病因:先天,可见于先天性活瓣功能发育不全;后天,常继发于尿道反复感染、后尿道瓣膜和神经源性膀胱等造成的下尿路梗阻。单侧或双侧的输尿管再植入术常用于治疗小儿这一类泌尿外科的疾病。

1. 术前评估和准备 详见本章第一节。

2. 麻醉诱导和术中管理 手术时间持续 2~5 小时,常选择气管插管的全身麻醉,也可联合骶管阻滞或腰部硬膜外阻滞,以减少全身麻醉药剂量,提供术中和术后的镇痛,并有助于防止术中膀胱痉挛。术中常难以监测患儿的尿量,必要时可置入中心静脉导管,监测中心静脉压。术中如失血较多,可行有创血压监测和血细胞比容检测,以指导输血、输液。

3. 苏醒期管理和术后镇痛 详见本章第一节。

六、肾盂输尿管整形术

先天性肾盂输尿管连接部梗阻是小儿肾积水常见的原因。梗阻严重时,除了会引起重度肾积水,还会导致患儿的肾功能损害。传统的手术方法为开放性手术,手术部位比较深,对患儿的体位要求很高,不仅要侧卧,还要求手术床腰桥撑起腰部下方以充分暴露手术视野。近年来,随着腔镜技术的发展,腹腔镜下行肾盂成形术已日益普及。

1. **术前评估和准备** 先天性肾盂输尿管连接部梗阻的患儿常合并其他泌尿系统的畸形,术前访视时应注意患儿是否合并其他畸形及对侧肾脏的功能。

2. **麻醉诱导和术中管理** 通常采用静吸复合全身麻醉,气管插管行控制呼吸。较少单独应用硬膜外阻滞,因为很难满足术中长时间的特殊体位要求。全身麻醉联合应用硬膜外阻滞($T_9 \sim T_{10}$),有助于术中或术后的镇痛。术中的麻醉用药需考虑药物对肾功能的影响。

3. **苏醒期管理和术后镇痛** 输尿管扩张的儿童可发生术后高血压,常需要监测和治疗。

七、膀胱外翻与尿道上裂修复术

膀胱外翻仍然是小儿泌尿科医师最具挑战性的手术之一,这种疾病的发生率非常低(在美国,每10万婴儿中有2.5例),多见于男孩。膀胱外翻可以被认为是一系列解剖变异,被称为膀胱外翻复合体,这些变异包括膀胱外翻伴肛门闭锁和泄殖腔外翻。手术方式和时机的选择不断发生变化,虽然在婴儿出生后几天进行手术是标准的做法,但临床上也有将手术推迟到孩子出生后4~6周时进行,手术成功率没有变化。外科重建有两种选择:一期膀胱闭合术或计划分期修复术。膀胱外翻重建术的目标是实现膀胱闭合,获得尿流控制,保留肾功能,并使外生殖器获得满意的外观和功能。单纯的尿道上裂罕见,多与膀胱外翻并存。

1. **术前评估和准备** 典型的膀胱外翻患儿,其他系统的异常发育不常见。但几乎所有泄殖腔外翻的患者都有脊髓栓系、脊髓脊膜膨出或脂肪脊髓脊膜膨出等脊髓闭合障碍(发生率为64%~100%)。此类手术创伤大、时间长、涉及面广,因此,麻醉医师需要在术前和泌尿科医师进行有效的沟通,了解手术步骤,制订详尽的麻醉计划。

2. **麻醉诱导和术中管理** 在新生儿期,失血、体液转移和丢失可能较多,需在术前建立两条静脉通路或中心静脉置管以便于补液或监测血容量,同时进行有创血压监测,以及血糖、血细胞比容和血气分析监测。长时间的手术,术中容易发生热量的丢失,需要密切监测患儿的体温,同时给予积极的保暖,如利用保温毯、输液加温器等。全身麻醉联合硬膜外阻滞技术不仅能为手术提供良好的术中条件,还能提供良好的术后镇痛。布比卡因或罗哌卡因最常用,在新生儿的局部麻醉药中不加阿片类药物,因为有呼吸抑制的风险,除非预期术后要行机械通气者。

3. **苏醒期管理和术后镇痛** 术后监测的重点在于维持体液和电解质的平衡,以及防止贫血、低血压和低氧血症。

八、腹肌发育缺陷综合征手术

腹肌发育缺陷综合征(prune-belly syndrome)是一种由于尿道远端阻塞所引起的疾病,表现为腹前肌缺乏、腹部皮肤皱褶、输尿管及膀胱扩张和隐睾的先天性异常,发病率为1:40 000,男性多见。这种罕见的综合征常伴有肾功能损害,疾病的预后取决于肾功能不全和肺发育不良的严重程度。其他的体征和症状还包括:发生率为30%的胃肠道异常(旋转不良和扭转);发生率为10%的先天性心脏病(法洛四联症和室间隔缺损);发生率为50%的骨科畸形(先天性髋关节脱位、棒状足和脊柱侧弯)。此外,13号染色体三体、18号染色体三体和21号染色体三体也很常见。儿童常需进行泌尿外科手术以纠正膀胱输尿管反流、隐睾或行腹壁重建术。

1. **术前评估和准备** 控制食物种类、预防胃食管反流和使用抗生素治疗肺炎有利于孩子生长发育。便秘往往是由于排便时腹内压不能增加而引起的,因此儿童需经常使用大便软化剂。如考虑手术治疗,术前必须积极治疗肺炎。此外,如果喂养困难,最好避免放置经皮内镜胃镜检查管,因为之后的腹壁手术将更困难。

麻醉管理重点围绕患儿的呼吸功能和肾功能来考虑。肺发育不全、腹部肌肉组织缺失和咳嗽能力极低,可导致分泌物滞留和呼吸道感染,患者在围手术期容易出现肺不张。优化术前呼吸状态是很有必要的,包括抗生素的应用、体位引流的胸部理疗、间歇正压通气和促进咳嗽的用力呼气。胸部 X 线检查应排除气胸、纵隔气肿和肺炎。对于有尿毒症的患者,应采取预防误吸的措施。患儿因咳嗽功能受损,术前应避免使用镇静药。

2. 麻醉诱导和术中管理　全身麻醉可以用静脉麻醉或吸入麻醉诱导技术。虽然气管插管后行控制呼吸可防止通气不足,但术中的呼吸道管理困难仍偶有发生。气管导管固定后,可对肺部进行吸痰,以评估肺部感染的程度。由于缺乏腹部肌肉组织,一般不需要应用肌松药。应推广全身麻醉联合区域阻滞技术,不仅有利于减少阿片类镇痛药的使用,还有利于术后镇痛。气管导管的拔管应仅在患儿清醒且达到标准的情况下进行。

3. 苏醒期管理和术后镇痛　接受广泛腹部手术或存在严重肺部疾病的儿童,术后可能需要持续的机械通气。这些儿童在拔管后仍有呕吐和误吸的高风险,术后呼吸道感染很常见,建议监测患儿的呼吸状态和进行积极的胸部理疗。术后镇痛药应谨慎使用。

九、肾母细胞瘤手术

病例

患儿,男,2 岁 6 个月,体重 12kg。患儿在受凉后出现高热(39.1℃),随后出现腹痛、血尿,伴恶心、呕吐。腹痛为阵发性,持续 1~2 次 /min。同时,家长发现患儿的腹部逐渐膨隆,小便中出现少量凝血块。行腹部超声检查示腹部实性块影,大小为 110mm×112mm,怀疑为肾母细胞瘤。腹部 CT 示左腹膜后巨大占位性病变,大小为 102mm×112mm×126mm。给予 2 周的抗感染治疗和化疗后,瘤体缩小明显。患儿现偶有干咳,无头痛、头晕、呕血、便血等症状,遂收入院行手术治疗。入院时体格检查:神清,反应可,口唇、面色无苍白,皮肤弹性可,皮下脂肪薄;腹部膨隆,左上腹可扪及一直径约为 8cm 的圆形包块,质硬,表面光滑,轻微压痛,不能推动,肝脾肋下未扪及。

【思考】

1. 疾病诊断及病理生理

(1)该患儿的可能诊断是什么? 该疾病的临床特点有哪些?

(2)该疾病的外科手术要点有哪些? 临床上该疾病如何分期?

2. 术前评估及准备

(1)术前患儿需要做哪些方面的检查?

(2)术前评估有哪些注意事项?

3. 术中管理

(1)选择哪种麻醉方法和哪些监测项目?

(2)该手术过程中可能出现哪些问题,如何处理?

4. 术后管理

(1)术后的治疗及并发症有哪些?

(2)术后如何进行疼痛管理?

解析

1. 疾病诊断及病理生理

（1）该患儿的可能诊断是什么？该疾病的临床特点有哪些？

根据临床表现和检查结果，该患儿可诊断为肾母细胞瘤（nephroblastoma）。肾母细胞瘤又称为 Wilms 瘤或肾胚胎瘤，是儿童最常见的肾脏肿瘤，也是儿童最常见的恶性肿瘤之一，约占所有儿童恶性肿瘤的 5%。大多数（75%）新确诊的患儿年龄在 5 岁以下，通常在 2~3 岁，以腹部无痛性肿块或腹大就诊，有些患儿还可能会出现不适、发热、体重减轻、血尿和高血压等症状和体征。肾母细胞瘤通常累及一个肾，但在大约 5% 的病例中可能累及两个肾脏。肿瘤生长迅速，它可能通过局部浸润扩散至周围的组织器官，也可能通过血行扩散到其他脏器，最常见的是肺部。患有单侧、单器官、低风险基因型肿瘤的儿童预后良好。双侧肿块和高风险基因型肿瘤与显著增高的发病率和死亡率相关。基因检测和分子生物学在肾母细胞瘤的研究中变得越来越重要，相关的检测有助于确定化疗方案。

（2）该疾病的外科手术要点有哪些？临床上该疾病如何分期？

患有肾母细胞瘤的儿童可能在行原发性肿瘤切除、放射影像学检查、诊断性骨髓活检和腰椎穿刺、放置中心静脉导管或放疗等情况下，需要麻醉医师参与。患儿通常会在手术室进行手术切除肿瘤和明确分期。外科医师的主要职责是彻底切除原发肿瘤，避免肿瘤组织局部播散，准确评估肿瘤扩散的程度，尤其要注意充分评估淋巴结受累情况。肾母细胞瘤的分期见表 24-2-1。

目前，在初次手术时机的选择上仍存在争议。有专家认为在化疗前进行 I 期切除和分期。另外也有专家建议术前化疗，因为化疗后肿瘤更容易切除，并且还可能降低术中肿瘤播散的发生率、术后的复发率和死亡率。

表 24-2-1　肾母细胞瘤（Wilms 瘤）的分期

I 期　肿瘤局限于肾脏，能完全切除。囊壁表面完整。肿瘤在切除前或术中均未破裂。在切除边缘外没有明显的残留肿瘤
II 期　肿瘤延伸至肾脏以外，但能完全切除。肿瘤有局部扩散，即通过肾包膜外表面进入肾周软组织。肾外血管浸润或有瘤栓。已行肿瘤活检术或有肿瘤组织局部播散。在切除的边缘或边缘外无明显残留的肿瘤
III 期　残留非血源性转移的肿瘤仅局限于腹部，并出现以下一种或多种情况： A. 活检发现累及淋巴结、肾区、主动脉周围或更远处 B. 肿瘤造成弥漫性的腹膜污染，如手术前或手术中肿瘤播散到侧腹外，或肿瘤生长穿透腹膜表面 C. 腹膜表面有植入物 D. 肿瘤在大体上或显微镜下超出手术边缘 E. 由于局部浸润到重要结构，肿瘤不能完全切除
IV 期　血源性转移。转移超过 III 期以外的组织器官，如肺、肝、骨、脑
V 期　诊断时双侧肾受累。活检前应根据病变程度及上述标准对双侧肾分别进行分期

2. 术前评估及准备

（1）术前患儿需要做哪些方面的检查？

监测血压、关注生化及影像学检查。术前对血压过高的患儿应适当降压，血管紧张素转换酶抑制药（如卡托普利）可以在术前应用；有电解质紊乱的患儿给予适当的纠正；通过术前的腹部超声和 CT 等相关检查结果，麻醉医师应该了解肿瘤的范围及它是否附着在周围器官上，并评估手术的难易程度和时间。肿瘤可能累及肾脏的大部分，以及下腔静脉、肠系膜动脉和肝脏或右心房的一部分。有心房受累或心房血栓的患者在手术过程中可能需要体外循环支持。双侧肿瘤或穿过腹部中线的肿瘤可能会影响大血管，增加严重失血的潜在风险。

（2）术前评估有哪些注意事项？

一般来说，原发性肿瘤切除术的麻醉与其他开放性肾切除术或根治性肾切除术的麻醉相似，正确的术前评估至关重要。术前访视时应关注患儿的一般情况，是否存在发热、贫血貌。晚期患儿常表现出消瘦、贫血和恶病质。麻醉前还需要通过病史、辅助检查来评估心血管系统、呼吸系统和血液系统。腹腔内巨大的肿瘤可能引起胃排空减慢，麻醉诱导时容易出现反流、误吸，术前可留置胃管，使用抗酸药。

肾母细胞瘤需要综合治疗，包括手术、化疗和放疗，所有麻醉医师应该意识到任何与术前化疗或放疗相关的异常。放线菌素、多柔比星、长春新碱等化疗药物可用于术前和术后的治疗，这些药物可能与儿童的骨髓抑制、心脏毒性、肺功能影响（胸腔积液、肺炎和间质性肺炎）、肝毒性和神经毒性有关，然而这些不良反应的发生率不同，可能取决于化疗药物的剂量和患者对药物反应的个体差异。

3. 术中管理

（1）选择哪种麻醉方法和哪些监测项目？

麻醉计划取决于患者的术前情况和手术方案，这类患者选择气管插管全身麻醉。对于手术入路是腹部横切口的患儿，联合硬膜外阻滞对于术中和术后的疼痛管理是非常有利的。硬膜外导管的位置取决于手术切口的位置，硬膜外导管的尖端最好位于胸部的中下段，以便提供足够的镇痛。

建立两条静脉通路，一条用于维持性静脉输液，另一条用于快速输液或血液制品。如果心房受累、需要开胸手术或需要体外循环，应密切监测患儿的有创血压和中心静脉压。术中可能发生严重的高血压，可以增加吸入麻醉药的浓度或采用硝普钠或尼卡地平降压。如外科手术压迫下腔静脉造成血压突然下降，应暂停手术操作。

一部分肿瘤手术持续时间长，出血量大，大量输血时需考虑输注凝血因子和血小板，同时应避免低钙血症和低纤维蛋白原血症。腹部切口暴露所致的液体蒸发和肿瘤切除破坏淋巴管导致的大量淋巴液丢失等细胞外液的丢失，也需要纳入考虑。大量的输血、输液还可导致低体温，术中需密切监测体温，并积极采取保温措施。血容量减少并不是尿量减少的唯一原因，肾脏血管的结扎会增加输尿管的压力，甚至应该考虑肾栓塞。尿量并不总是一个可靠的评估血容量的指标。

（2）该手术过程中可能出现哪些问题，如何处理？

右侧肾母细胞瘤的患儿需考虑下腔静脉受压或手术操作影响回心血量，应开放上腔静脉和颈内静脉。高达 12% 的病例可能发生围手术期并发症，常见的术中并发症包括：大出血、血管损伤、脾损伤、低血压、膈肌撕裂、肝损伤、肺血栓和气胸等，故术中需密切监测患儿的生命体征。对于肾静脉或腔静脉已有瘤栓的患儿，一旦瘤栓脱落，易发生肺栓塞，导致心搏骤停，必须在体外循环下行肺动脉取栓。此外，麻醉医师还应注意与患者体位有关的可能损伤，并采取适当的预防措施将风险降到最低。

4. 术后管理

（1）术后的治疗及并发症有哪些？

术后常需进入重症监护室（ICU），以加强监测。术后治疗由肿瘤分期和危险分层决定。术后常见的并发症包括肠梗阻、切口疝、乳糜性腹腔积液、呼吸衰竭和术后感染等。在没有手术并发症的情况下，患者通常在 3~5 天恢复。

（2）术后如何进行疼痛管理？

根据切口的位置和外科解剖的范围，患者可能会有明显的术后疼痛和不适。术后患者或护士控制的硬膜外阻滞镇痛可以避免静脉注射阿片类镇痛药的常见副作用，从而使患者更加舒适，迅速恢复活动。也可实施静脉镇痛,但非甾体类药物一般都应避免使用,因为它们具有抗血小板效应和潜在的肾毒性。

十、神经母细胞瘤手术

神经母细胞瘤是婴儿期最常见的肿瘤,也是儿童期最常见的颅外实体瘤。大约 40% 的病例在 1 岁时确诊,75% 在 7 岁时确诊,98% 在 10 岁时确诊。神经母细胞瘤在男孩中的发病率略高于女孩(比率为 1.2∶1)。约 75% 的腹部神经母细胞瘤在诊断时就有转移,最常见的部位是淋巴结、骨髓、肝脏和皮肤。神经母细胞瘤起源于神经嵴组织,可发生于交感神经系统的任何部位。在腹部,它们来自肾上腺和椎旁交感神经节。

神经母细胞瘤通过血清学、尿液检查、影像学结合放射性核素检查来诊断。一旦确诊,可根据国际神经母细胞瘤分期系统对疾病进行分期。组织病理学、基因组学和生物学特征可用于评估风险及确定治疗方案。手术、化疗、放疗和免疫治疗是神经母细胞瘤的主要治疗方法。手术对局限性肿瘤的患者是有益的。然而,超过 50% 的患儿存在转移或不可切除的肿瘤,这类患儿应首先接受化疗,然后进行肿瘤切除。患有高危神经母细胞瘤的儿童应接受多种疗法,包括术前化疗、手术切除原发肿瘤、放疗和巩固化疗。

1. 术前评估和准备　神经母细胞瘤的临床表现各不相同,取决于原发疾病的部位、转移的程度、肿瘤的大小及任何相关的副瘤综合征。疾病早期患者可能有非特异性的症状,如疼痛和全身不适。50%~75% 的患者出现腹部肿块,伴或不伴有腹痛、腹胀、体重减轻、发育不良、发热和贫血等;产生儿茶酚胺的肿瘤导致 25% 的患者出现高血压;肿瘤产生的血管活性肠多肽可引起患儿出现低钾血症和顽固性腹泻,并伴有水样大便。需了解患儿术前化疗药物和糖皮质激素的应用情况,并针对患儿的症状和体征,做好相应的术前准备。

2. 麻醉诱导和术中管理　麻醉采用气管插管全身麻醉,标准监测加上有创血压和中心静脉压监测。因为腹部的神经母细胞瘤常围绕着大血管,术中需要做好大出血的准备。在术中监测患儿的血细胞比容可以指导输血。大量输血、输液时,还需注意患儿的凝血功能和电解质的变化。应密切监测分泌型肿瘤可能带来的血液循环、电解质等异常变化,如神经母细胞瘤切除术伴有明显的血压波动,术中的管理同嗜铬细胞瘤(详见本节十一、嗜铬细胞瘤手术)。

3. 苏醒期管理和术后镇痛　苏醒期管理和术后镇痛同肾母细胞瘤手术。

十一、嗜铬细胞瘤手术

病例

患儿,女,10 岁,体重 28kg。间断呕吐 3 个月,视物模糊 1 个月,伴多汗、易紧张和焦虑。体格检查:血压 150/115mmHg,脉搏 138 次/min,呼吸 17 次/min,体温 36.5℃。超声检查发现右肾上腺占位,性质不明。增强 CT 提示右肾上腺嗜铬细胞瘤。

【思考】

1. 疾病诊断及病理生理

(1) 该患儿的可能诊断是什么?该疾病的临床特点有哪些?

(2) 该疾病的病理生理是什么?临床上该疾病如何分类?

(3) 对于诊断该疾病的患儿,术前还需要进行哪些方面的筛查?

2. 术前评估及准备

(1) 该患儿术前需要进行哪些检查?

（2）术前该患儿应该做怎样的治疗？

3. 术中管理

（1）麻醉药物和麻醉方法应该如何选择？

（2）该手术中需要监测哪些指标？

（3）术中如何维持循环的稳定？

4. 术后管理

解析

1. 疾病诊断及病理生理

（1）该患儿的可能诊断是什么？该疾病的临床特点有哪些？

根据临床表现及检查结果，该患儿可诊断为嗜铬细胞瘤。嗜铬细胞瘤在儿童中的发病率是成人的1/10，常见于年龄较大的男性儿童。虽然罕见，但嗜铬细胞瘤也可能出现在新生儿期。在儿童中，90%的肿瘤发生于肾上腺髓质，大多数是良性的。

嗜铬细胞瘤的患儿身材瘦小、食欲缺乏、代谢亢进。中枢神经系统的症状包括头痛、震颤、紧张、焦虑、视觉障碍和精神疾病；心血管系统症状包括心悸、高血压、室性心律失常、心肌病和心力衰竭；有些患儿还有脸红、出汗和胃肠道紊乱等症状。

（2）该疾病的病理生理是什么？临床上该疾病如何分类？

嗜铬细胞瘤起源于产儿茶酚胺的嗜铬细胞，起源于神经外胚层，这些细胞存在于交感神经肾上腺系统的任何地方，但最常见于肾上腺髓质。发生于肾上腺髓质的称为嗜铬细胞瘤。发生于肾上腺外的嗜铬组织称为副神经节瘤。肿瘤组织可持续性或阵发性分泌大量去甲肾上腺素、多巴胺和肾上腺素，以及各种肽和异位激素，后者包括脑啡肽、生长抑素、降钙素、缩宫素、血管升压素、胰岛素和促肾上腺皮质激素。

（3）对于诊断该疾病的患儿，术前还需要进行哪些方面的筛查？

嗜铬细胞瘤主要是通过生化检测和影像学检查来协助诊断。尿液检查中发现儿茶酚胺及其代谢产物升高有助于确诊；高血压发作期间血浆儿茶酚胺浓度超过 2 000pg/ml 可诊断嗜铬细胞瘤。CT、MRI、放射性核素或正电子发射断层扫描也有助于诊断。

2. 术前评估及准备

（1）该患儿术前需要进行哪些检查？

除完善术前常规检查（血常规、尿常规、肝肾功能、凝血全套、X线胸片和心电图）外，需检查双手血流图或肢端温度以评估患儿的微循环情况。需定期监测患儿电解质和血糖的变化情况。术前应每天监测卧、立位血压（包括体位血压的变化）及心率和体重。儿茶酚胺性心肌病在儿童并不常见，但术前仍需仔细评估心功能，若已合并心脏病变，宜行内科控制后再手术治疗。因患儿可伴发多发性的神经纤维瘤、甲状腺肿瘤和多发性内分泌腺瘤病等，术前还需完善相关检查予以排除。

（2）术前该患儿应该做怎样的治疗？

手术切除肿瘤是最终的治疗方法，但这需要在手术前改善患者的病情。管理的目标包括使动脉血压和心率正常化、恢复血容量、预防高血压危象及其并发症。

术前准备应至少在手术前 10~14 天开始。初始治疗包括阻断 α-肾上腺素受体，以减少儿茶酚胺引起的血管收缩及其并发症。酚苄明是一种非选择性 α_1 和 α_2 肾上腺素受体非竞争性拮抗药，口服剂量为 0.5~1mg/kg，每日 2 次，用药剂量需根据患者对药物的反应来调整。酚妥拉明是一种竞争性非选择性肾上腺素受体拮抗药，也可用作辅助药物。应用足够的 α-肾上腺素受体拮抗药时，临床表现可为血压正常或伴随出现一些药物的副作用（如体位性低血压、心动过速、鼻塞和头晕）。

α- 肾上腺素受体被阻断后，β- 肾上腺素受体占优势可引起心动过速和心律失常，可由 β 肾上腺素受体拮抗药（如普萘洛尔或拉贝洛尔）所控制。β- 肾上腺素受体拮抗药并非常规使用，且在 α- 肾上腺素受体被完全阻断之前不应该使用，因为无对抗性刺激可导致严重的高血压危象，甚至发生肺水肿。必要时还可以辅助使用竞争性抑制酪氨酸羟化酶（儿茶酚胺生物合成中的限速步骤）的 α- 甲基 - 对位酪氨酸，以减少儿茶酚胺在肿瘤中的储存量。

嗜铬细胞瘤患者因为长期的高血压可导致外周血管收缩，血容量减少，循环血容量通常比正常值低 15%，临床表现为血液浓缩、血细胞比容和血红蛋白增加。因此在外周血管张力缓解的情况下可补充血容量，使因血管痉挛引起的液体相对不足得以纠正和改善，并对术中肿瘤切除后儿茶酚胺分泌骤降引起的低血压有一定的预防作用。应用晶体溶液与胶体溶液交替输注，有利于改善微循环和组织灌注。同时还需要纠正水、电解质紊乱，调整血糖至正常水平。

评估术前准备充分的标准包括以下几点：术前 48 小时血压 ≤160/90mmHg；心率 ≤90 次 /min；鼻塞；轻微的直立性低血压，但血压 ≥80/45mmHg；ECG 没有 ST-T 改变；体重增加；准备时间通常 ≥2 周（现建议时间可根据临床表现而定，多则可长达月余）。

3. 术中管理

（1）麻醉药物和麻醉方法应该如何选择？

嗜铬细胞瘤患者的麻醉管理包括提供平稳的麻醉和避免儿茶酚胺的激增，然而尽管有足够的麻醉深度，也不能阻止直接手术操作肿瘤组织产生的儿茶酚胺释放。在麻醉诱导、气管插管、肿瘤手术操作及肿瘤静脉引流结扎后，患者可能常会突然出现血压波动。

术前口服咪达唑仑常用于减轻患者的焦虑。药物的使用应尽量避免导致儿茶酚胺或组胺的释放，如吗啡、阿曲库铵、氯胺酮（拟交感神经）、泮库溴铵（抗迷走神经）或阿托品（抗迷走神经）等。常用七氟烷面罩吸入、丙泊酚或依托咪酯静脉注射进行麻醉诱导，诱导过程应尽量迅速和平稳。地氟烷应避免使用，因为它容易引起心动过速和高血压。

气管插管全身麻醉或全身麻醉与硬膜外联合麻醉已成功应用于这类患者。联合应用硬膜外阻滞是一种很好的减少应激反应和儿茶酚胺释放的方法。在充分的镇静、镇痛和表面麻醉下完成气管插管，可减轻气管插管时的应激反应。术中应给予足量的镇痛和镇静药，可采用芬太尼、舒芬太尼或瑞芬太尼持续输注。大剂量芬太尼（5~10μg/kg）或瑞芬太尼 [0.3~1μg/（kg·min）] 可使应激反应最小化，并提供稳定的血流动力学。如果选择瑞芬太尼，在手术结束前应给予长效阿片类药物，以避免因苏醒时疼痛而导致高血压。

（2）该手术中需要监测哪些指标？

患儿在入室后应积极进行血流动力学监测，麻醉诱导后，尽早行动脉和 / 或中心静脉测压。监测患儿的麻醉深度，避免较浅的麻醉引起应激反应增强，从而导致儿茶酚胺分泌进一步增加。注意密切监测患儿的心率、体温、尿量、血气分析、血糖和电解质。高儿茶酚胺水平可引起高血糖，当肿瘤切除后，儿茶酚胺水平下降，则可能发生低血糖；高儿茶酚胺水平还可能增加术中心律失常发生的可能性，须提高警惕。应避免严重的缺氧和二氧化碳蓄积，严重的二氧化碳蓄积也可以导致术中儿茶酚胺分泌增多。

（3）术中如何维持循环的稳定？

患儿在麻醉诱导前就应该准备好血管扩张药，在需要时尽快给予。术中的高血压通常应用硝普钠或酚妥拉明来控制，硝普钠是一种强效的动静脉扩张药，开始时以 0.5μg/（kg·min）静脉泵注，逐渐增加剂量以达到降压作用。酚妥拉明是一种 α- 肾上腺素受体拮抗药，通常从小剂量开始，0.01~0.02mg/kg 静脉注射，10~15 分钟后可按需要重复给药，或按 10~50μg/（kg·min）给予静脉泵注。

近年来，越来越多的手术是在腹腔镜技术下进行的，尼卡地平或硫酸镁输注可在这类手术中用于维持血管扩张和血压正常。钙通道阻滞剂尼卡地平的推荐剂量为 0.5~2.5μg/（kg·min）。硫酸镁可抑制嗜铬细胞释放儿茶酚胺并改变肾上腺素受体的反应,推荐剂量为 0.25~0.5mg/(kg·min),负荷剂量为 50mg/kg,硫酸镁也可与右美托咪定联合应用。艾司洛尔常用于控制心动过速和高血压。

术中应提醒术者注意减少机械性操作刺激,如分离、牵拉、挤压肿瘤,尽量减少恶性高血压的发生。在应用血管扩张药的同时,应积极进行血容量复苏,使得中心静脉压保持在9~11cmH$_2$O。术前必须常规备血,包括浓缩红细胞、血浆等。一旦肾上腺静脉结扎和肿瘤切除,患者可能发生低血压,加快输液和停止血管扩张药能有效改善,必要时可使用血管升压药,如去氧肾上腺素或去甲肾上腺素。切除肿瘤后,如果血压仍很高,需要怀疑是否存在多发的肿瘤。

4. 术后管理　手术结束后,患者被送入 ICU,以便监测和控制高血压、低血压和低血糖。一旦肿瘤被切除,胰腺 B 细胞的抑制被消除,胰岛素水平升高,可能导致低血糖。脂肪分解和糖原分解在肿瘤切除和 α-肾上腺素受体阻断后即停止,残留的肾上腺素受体拮抗药可以掩盖低血糖的症状和体征,因此,应密切监测血糖浓度。术后可实施硬膜外阻滞镇痛或静脉麻醉镇痛。术后还需要检测患者的儿茶酚胺水平是否恢复正常,且应长期随访肿瘤是否复发或存在于其他部位。

十二、肾移植术

在小儿中,梗阻性肾病、肾脏发育不良及后天性肾病(如狼疮性肾炎等)是肾移植的常见病因,而因肾小球肾炎或糖尿病所致的肾衰竭较少见。与慢性血液透析或腹膜透析相比,肾移植更有利于患者获得长期的生存率、良好的生长发育和正常的生活方式。婴儿和幼儿通常可接受成人或较大儿童肾脏的移植。体重>30kg 的小儿,手术过程同成人;体重 <10kg 的小儿,行腹部正中切口,移植肾置于腹腔内,移植肾的动静脉分别与受体的主动脉和下腔静脉吻合;体重为 10~30kg 的小儿,切口的位置、移植肾的位置及血管吻合口的选择则是基于患儿的解剖学特点。

与较大的儿童或成人不同,婴幼儿的排斥反应不是肾移植失败的主要原因,儿童受体肾移植失败的主要原因之一是血管血栓形成。婴幼儿移植肾功能延迟的发生率也较高,功能延迟的肾脏很可能受到永久性损伤,在有排斥反应或其他损伤后易发生衰竭。近年来,随着肾移植前准备工作的完善、手术技术水平的提高、供体选择的优化及新型免疫抑制剂的应用,小儿肾移植的预后得到了显著改善。为接受肾移植的婴幼儿或年龄较小的儿童提供充分的肾脏灌注,以防止血管血栓形成和移植肾功能延迟,是小儿麻醉医师面临的主要挑战之一。

1. 术前评估和准备　了解患儿最近一次透析的时间及方式,确定患儿当前的状态是否为最佳状态(水、电解质、酸碱平衡、肾功能、心肺功能及凝血功能),详见本章第一节。

2. 麻醉诱导和术中管理

(1)麻醉用药:七氟烷通常只用于麻醉诱导,因为其氟化产物和复合物 A 有肾毒性;为了避免肠胀气引起的腹腔容量减小,应避免使用氧化亚氮;氯琥珀胆碱可以升高血钾 0.5~0.7mmol/L,可改用不通过肾脏排泄的顺阿曲库铵。

(2)麻醉方法:通常为气管插管全身麻醉。如凝血功能没有异常,可联合行硬膜外阻滞,并留置硬膜外导管,不仅有利于维持血流动力学的稳定,还能确保良好的术后镇痛。

(3)术中监测:除常规监测项目外,所有患儿均需监测中心静脉压、有创血压、动脉血气分析和体温等。桡动脉穿刺置管,应使用较小的套管针并且尽早拔管,以减轻对动脉的损伤。

(4)血容量管理:生理盐水优于乳酸林格液(含钾液),输入量为正常需要量的 4~5 倍,以补充已丢失和即将丢失的液体。术中常需要输注浓缩红细胞,在手术结束时,维持血细胞比容在 35%~40%。较高的血细胞比容和胶体溶液管理有利于提高移植肾的灌注。

(5)血压的维持:婴幼儿肾移植时,通常需要阻断腹主动脉和下腔静脉。开放后,由于缺血性代谢产物入血可引起血管扩张和供肾的血液吸收,患儿可能出现严重的低血压。开放前必须提高中心静脉压,输注红细胞,必要时还可减浅麻醉,使用血管活性药,如多巴胺 5μg/(kg·min)。

（6）肾功能的保护:升高收缩压（术前值的 100%~120%）和中心静脉压（>14cmH$_2$O）有利于维持肾灌注和肾功能。维持中心静脉压在一个较高水平（8~12mmHg）将有利于尿液的形成。如果此时尿量仍然很少,则应将中心静脉压维持在更高的水平（15~18mmHg）,同时还可静脉注射呋塞米 0.5~1mg/kg 或 20% 甘露醇 0.5~1g/kg。

（7）高钾血症和酸碱失衡:开放时,有时会发生高钾血症（肾脏保存液中的钾离子吸收入血）和酸中毒（动静脉阻断后代谢产物吸收入血）,从而导致心律失常,必要时可补充氯化钙和碳酸氢钠。

（8）免疫抑制剂的应用:在术前就应确认免疫抑制的治疗方案（包括用药种类、剂量及给药时机）,术中可通过中心静脉给药。

3. 苏醒期管理和术后镇痛

（1）腹部手术、移植肾占据腹腔容积,以及术中和术后积极的液体治疗,都可能引起肺部并发症。所有患儿应通过血氧饱和度、血气分析和定期的胸部 X 线检查来监测肺功能。如发生肺水肿和肺不张等,术后应继续控制通气。

（2）手术结束时,如尿量足够,血清钾通常在正常范围内。如果尿量少,血清钾 >6mmol/L 时,则应继续过度通气,并准备透析或葡萄糖和胰岛素治疗。术后应密切监测电解质水平,以指导临床输液和治疗。

（3）肾功能在术后 48 小时以内减退,通常与肾脏肿胀有关,需增加静脉输液保持尿量;而尿液在 48 小时之后下降,则往往提示有血管的机械问题或排斥反应。

（4）确保术后良好的镇痛。

（屈双权 杜 真）

推荐阅读

[1] ANDROPOULOS D B,GREGORY G A.Gregory's pediatric anesthesia.6th ed.Hoboken:Wiley-Blackwell,2020.

[2] DAVIS P J,CLADIS F P.Smith's anesthesia for infants and children.9th ed.Philadelphia:Elsevier,2017.

[3] DICKSON A P.The management of bladder exstrophy:the Manchester experience.J Pediatr Surg,2014,49（2）:244-250.

[4] GANDHI M,VASHISHT R.Anaesthesia for paediatric urology.Contin Educ Anaesth Crit Care Pain,2010,10（5）:152-157.

[5] IRTAN S,EHRLICH P F,PRITCHARD-JONES K.Wilms tumor:"state-of-the-art" update.Semin Pediatr Surg,2016,25（5）:250-256.

[6] KUNDRA P,YUVARAJ K,AGRAWAL K,et al.Surgical outcome in children undergoing hypospadias repair under caudal epidural vs penile block.Paediatr Anaesth,2012,22（7）:707-712.

[7] LALANDE L,CHARPIAT B,LEBOUCHER G,et al.Consequences of renal failure on non-renal clearance of drugs.Clin Pharmacokinet,2014,53（6）:521-532.

[8] LAU K K,GIGLIA L,CHAN H,et al.Management of children after renal transplantation:highlights for general pediatricians.Transl Pediatr,2012,1（1）:35-46.

[9] LERMAN J,COTE C J,STEWARD D J.Manual of pediatric anesthesia.7th ed.Switzerland:Springer International Publishing Switzerland,2016.

[10] LONNQVIST P A.Adjuncts should always be used in pediatric regional anesthesia.Paediatr Anaesth,2015,25（1）:100-106.

[11] PERE P J,EKSTRAND A,SALONEN M,et al.Pharmacokinetics of ropivacaine in patients with chronic renal failure.Br J Anaesth,2011,106（4）:512-521.

[12] TOZZI A E,MAZZOTTI E,CIOMMO V M,et al.Quality of life in a cohort of patients diagnosed with renal failure in childhood and who received renal transplant.Pediatr Transplant,2012,16（8）:840-845.

第二十五章

小儿整形外科手术的麻醉

▰▰▰ 本章要求

掌握：小儿整形外科手术麻醉的术前评估、麻醉前准备、术中和术后的麻醉管理。

熟悉：小儿整形外科手术的麻醉特点。

了解：小儿整形外科手术特点及常见手术方式。

小儿整形外科（pediatric plastic surgery）是以小儿各类先天畸形或后天获得性畸形所致的组织或器官外形异常或功能缺陷为研究和治疗对象，以组织移植、修补、重建等外科手段来修复或改进其正常外形和功能的外科分支领域。手术范围涉及全身的各个部位，具有头颈颌面手术多、手术时间长、困难插管发生率高及呼吸道管理困难等特点。实施小儿整形外科手术的麻醉不仅要熟悉小儿麻醉的特点和麻醉技术，还需要对整形外科手术特点有全面的了解，并有丰富的困难气道处理经验。

第一节　小儿整形外科手术及麻醉特点

一、小儿整形外科手术特征

1. **功能和形态统一**　器官或组织的缺损与畸形，不仅会造成功能的影响或限制，还常伴随形态的异常。整形外科手术治疗应以功能恢复为重点，兼顾形态的改善。功能恢复和形态重建为辩证统一，功能恢复离不开形态重建。小儿患者进行组织结构重建时，应满足特定的功能及美观要求，如小儿面部烧伤造成眼睑外翻畸形时，不仅影响闭眼功能，还可造成面部丑陋，而眼睑植皮手术，既能恢复患儿的闭眼功能，又可使外貌接近正常。

2. **原则性和灵活性兼具**　整形外科医师对特定器官、组织进行修复或再造设计时，有相应的原则和方法，一些术式和原则相对成熟和固定。由于器官或组织的缺损与畸形在大小、形态、部位、程度等方面各不相同，因此小儿整形手术的方法不能固定不变。手术设计还要考虑患儿生长发育的需要，从婴儿至成人期，随着生长发育，人体的结构和形态会经历巨大改变，如小儿颅面部的生长发育过程复杂，受细胞间信号转导及环境因素的相互作用，随着生长发育不断成熟，颅部与面部的容量比例可从出生时的 8∶1 逐渐降为成年时的 1∶2。小儿患者的整形修复，亦要考虑生长发育的需要，先天畸形患儿的治疗时间应在合适的年龄进行，如小儿先天性唇裂的修补手术宜在出生后 3~6 个月时进行，而腭裂手术可在出生后 6~12 个月进行，全耳再造手术多选择在小儿肋软骨发育可以满足耳廓支架需要的 6 岁后进行，而手部、面颈部烧伤后的瘢痕挛缩，则应在创面愈合后尽早进行修复和功能锻炼。整形外科手术治疗方案的制订，应在解剖修复、功能重建带来的益处与干扰患儿生长的风险之间进行权衡，灵活设计具体的实施方案。

3. **综合学科基础知识支撑**　小儿整形外科手术范围涉及全身各部位的体表器官，许多治疗与其他专业相互交叉重叠,必须要具备扎实的一般外科及相关学科基础知识的支撑,如颌面外科、眼、耳鼻喉科、骨科、泌尿、肿瘤、儿科等的有关理论与知识。小儿整形手术在制订治疗方案时要充分考虑小儿的生理特点,尽可能减少手术的时间和范围。处理复杂损伤或修复时,应采用侵袭性最小的治疗方案。

4. **操作细致精巧** 小儿整形外科手术不仅要在设计上科学合理,还要精巧细致地操作,包括手术切口尽量沿着皮纹生长方向、止血细致彻底、缝合无效腔、组织对合好、皮肤缝合细致减张等,以期获得伤口最佳愈合。

5. **分次完成、长期随访** 复杂的小儿整形外科手术难以一次完成,需谨慎考虑小儿的生理状况及自身生长发育条件,多次手术才可达到较好的修复效果。小儿整形外科手术治疗,需要长期随访,以确保获得充分和合适的治疗、及时调整和告知家长下一步的治疗方案。

二、小儿整形外科多学科交叉与协作

伴随经济的增长和学术研究的快速发展,整形外科形成了完整的理论体系。信息化的出现,促进了多学科交叉与技术融合。在临床治疗中,小儿整形外科专业医师与相关学科专业医师协作,共同开展复杂、微创或大型手术,已取得良好的疗效。

一个多学科的小儿整形外科协作团队,其成员应包括医学影像科、儿科、麻醉科、耳鼻喉科、泌尿外科、口腔正畸和修复科、神经外科等,甚至还包括遗传学家、儿童心理学家、语言学家等的参与。多学科协作团队可建立医疗小组,制订更加规范的治疗方案、手术方式。多学科协作医疗小组的主要作用是进行整体的病例处置,以保证治疗的质量和连续性,并进行长期随访观察。医疗小组可为患儿定制涉及各有关学科的综合治疗方案,以便于在有效利用时间、材料及技术资源的基础上达到良好的治疗效果。同时,医疗小组的成员还能从治疗病例中获得更丰富的经验,有利于患儿长期随访观察和序列治疗。

三维 CT 重建技术来源于计算机领域,在医学影像学领域不断进展。将 CT 原始数据转化为三维模型,可为整形外科提供更直观、精确的解剖形态、空间结构、容积等信息,为手术方案的制订、个体化重建治疗及术后效果的评估提供巨大帮助。CT 扫描和三维 CT 成像可以显示组织结构的立体形象,并通过定量分析决定供区或修复的部位和范围,如肋软骨的大小形态、半侧颜面短小患儿下颌骨的发育程度、克鲁宗综合征(Crouzon 综合征)眶腔的容积、眼球的位置等。

组织工程学是应用细胞生物学与工程学原理,研究和开发生物代替物用于修复与改善损伤及功能障碍组织或器官的一门学科。目前,小儿整形外科手术中仍采用自体组织移植,但自体组织提供有限,供区采取还会产生后遗畸形。因此,小儿整形外科对组织工程领域的研究寄予厚望。足量种子细胞的获取、支架材料的选择、参与细胞增殖分化的诱导和调控细胞因子的应用,成为组织工程的主要环节。组织工程在整形外科领域研究的重点包括种子细胞的体外分离、培养、扩增、功能保持;细胞外基质构架的人工合成、同步降解、人工培养组织的移植。目前,皮肤种子细胞复合脱细胞真皮基质可构建组织工程皮肤用于临床。利用自体软骨细胞体外培养成耳朵耳廓软骨支架再植入到耳缺损患者,具有很好的外观和弹性。

麻醉科专家参与小儿整形外科医疗协作小组是团队协作必不可少的一个重要环节,安全有效的麻醉选择、关注小儿麻醉特点、及时处理围手术期麻醉相关并发症等都是保证手术成功的重要基础。术前,麻醉医师可根据患儿的生理状况进行评估及干预调整,保证患儿处于最佳的手术治疗状态;麻醉中监测循环功能、估算出血量和血容量补充治疗、维持呼吸功能、观察颅内压、保护眼心反射、维持体温等,都需要麻醉科医师的严密观察;与外科团队沟通协作,随时将麻醉中出现的突发情况告知手术医师,并采取及时有效措施,保证手术安全进行。

三、小儿整形外科手术的麻醉特点

1. **小儿解剖及生理变化对麻醉的影响** 整形外科治疗的患儿均存在不同程度的解剖改变和生理变

化,如唇腭裂患儿,由于长期喂养困难,都存在不同程度的营养不良,口腔解剖结构的改变还可能会导致口腔分泌物增多,伴随慢性呼吸道感染,部分患儿还合并其他系统畸形或发育不全。因此,术前需要积极纠正患者的电解质紊乱,改善营养状况,治疗合并症。而口腔、颌面部的先天畸形及面颈部瘢痕的患儿,口腔颌面结构的改变,可导致口腔容积减少、鼻腔通气受阻和声门位置上移,容易发生面罩通气困难或气管插管困难,因此要格外重视患儿的气道评估、困难气道处理工具的准备。皮-罗综合征、特雷彻·柯林斯综合征、戈尔登哈尔综合征及阿佩尔综合征等疾病的患儿往往存在严重的下颌发育不良,前三者还多发先天性心脏病,此外,这些患儿还可能存在不同程度的智力低下、机体抵抗力下降,对麻醉的耐受较差。

2. **外科手术对麻醉管理的影响** 小儿头面、颈部的手术,如颅颌面手术、面颈部瘢痕修复、腭裂修复手术、耳廓再造手术等,手术操作区域和麻醉呼吸道管理区域均集中于头面部,手术和麻醉互相干扰,对麻醉和气道的管理造成一定的难度。口内手术常有血液和分泌物流入咽腔,可能会造成患儿发生误吸及呼吸道梗阻。颅面手术时,开颅后的分离和暴露需要牵拉和推移脑组织,围手术期需要有效控制颅内压增高和防治脑水肿。颌面和颈部神经、血管丰富,手术操作过程中容易诱发不良神经反射。神经纤维瘤、面部肿瘤、大范围瘢痕和颌面手术的组织分离切除,容易出现大量渗血和急性快速出血,需要做好快速输血的准备工作。

口腔、颅颌面及颈部手术后,可因肌肉松弛、舌后坠、口内软组织肿胀、手术创面渗血等原因造成上呼吸道急性梗阻。术后面颈部敷料包扎、呼吸道分泌物过多及上颌、下颌延长器置入固定或颞下颌关节制动等,既影响呼吸道通畅,又可导致面罩通气困难或面罩通气失败,一旦患儿发生呼吸道梗阻,后续处理也极为困难,特别是术后的口内和颈部急性出血,可以压迫呼吸道,迅速威胁患儿的生命安全。因此,小儿气道的安全建立、可靠维持,以及术后呼吸道的通畅,往往是小儿整形外科麻醉管理的难点和重点。

3. 整形外科手术主要为体表手术,对肌肉松弛要求不高;同时头面部整形外科手术的比例较高,术后容易出现上呼吸道梗阻。因此,手术结束时要求肌肉松弛恢复彻底完全,术中应尽量减少肌松药的使用,特别是手术后期应避免使用肌松药。必要时术后使用肌松拮抗药,可以最大限度地减少肌松药对术后咽喉部肌肉的影响。

4. 整形外科的体表手术切口常规注射局部麻醉药,可以减少术中全身麻醉药和阿片类药物的用量,减轻术后的疼痛程度。局部麻醉药中常规加用肾上腺素可以减少术中出血,保持术野干净,便于外科手术操作,但特殊部位应避免使用肾上腺素。

第二节 小儿整形外科患者的麻醉管理

一、麻醉前评估

1. **病史和病情的评估** 麻醉医师术前应与外科医师沟通,了解详细的手术方式,重大手术可与外科医师一同进行术前讨论。主动让患儿和患儿的父母了解手术室情况,并告知手术治疗的完整过程。麻醉前应仔细了解患儿的现病史、既往麻醉史、药物过敏史、家族史,神经肌肉疾病。有神经肌肉发育不良家族史的患儿,应避免使用氯琥珀胆碱、七氟烷等可能引发恶性高热的药物。对患儿进行全面的体格检查,着重明确患儿呼吸系统和心血管系统的情况。

(1)了解感冒、发热病史:围手术期的呼吸道感染,可以增加患儿的气道反应性。对合并呼吸道急、慢性感染的患儿,术前应积极抗感染治疗。近期(3~4周内)有呼吸道感染的患儿理论上应延迟手术。

(2)评估精神状态:患儿术前与家长强行分离不仅可以导致小儿恐惧、焦虑、哭闹、延长麻醉诱导时间和增加麻醉药用量,还可以对患儿术后的行为造成明显影响,甚至影响小儿的心理发育。强制麻醉诱导可引起17%~57%的患儿发生性格及行为改变。因此,术前访视应观察患儿对医务人员的反应及离开父母的反应,了解患儿的精神状态,以便选择合适的分离方式。

(3)身体状态评估:接受整形手术的患儿,术前应做好口腔、鼻腔和全身的体格检查,明确有无合并其他脏器的畸形,术前应尽量纠正小儿的低蛋白血症和贫血。应根据患儿的年龄合理禁食禁饮,避免长时间禁食水。面颈部瘢痕挛缩、颞下颌关节强直及上颌、下颌发育不良的患儿,当存在张口困难和/或鼻道通气受阻时,有可能发生阻塞性睡眠呼吸暂停综合征及由此引发的心、肺功能异常和全身发育不良,术前应做好相关检查,明确患儿身体功能,及时调整术前准备方案。

2. 气道评估 气道评估是小儿整形手术术前评估的重要组成部分,目的是识别小儿困难气道。即使是经验丰富的小儿麻醉医师,在气道发育正常的婴幼儿也有可能遇到困难气道的挑战。因此,任何小儿整形外科手术,麻醉诱导前都必须进行认真的气道评估。然而,由于缺乏有效的数据和证据,目前对小儿困难气道的评估及管理,很多情况下仍在参照成人困难气道管理指南。相对于成人困难气道评估的具体及细化标准,小儿困难气道对各评估指标缺少量化分级。关于小儿困难气道的指征较多,但在不同的临床研究中,由于灵敏度和特异度差异较大,因此对气道评估工作造成困难。需要强调的是整形外科手术往往需要多次手术,术前查阅和了解既往手术和麻醉病史,对小儿困难气道的评估和麻醉方法的选择十分重要。小儿困难气道可以通过系统的术前评估来确定,见表25-2-1。

表25-2-1 小儿困难气道的解剖危险因素

解剖特征	困难气道的临床预测
上切牙长度	上切牙过长则喉镜片或气管导管的置入空间过小
上切牙排列	上切牙深覆或下牙后缩
下颌前伸能力	下颌前伸下切牙不能超过上切牙
开口度	最大张口时,上、下切牙距离小于两横指[1] Mallampati分级为Ⅲ级或Ⅳ级
上腭	上腭高尖,呈弓形
下颌下间隙	下颌下间隙狭窄或组织僵硬
甲颏间距	缩短或小于三横指[1]
颈部长度	较短
颈部形态	粗(周长增加)
头颈部活动度	活动受限(屈曲、伸展和侧旋)

注:[1]对患儿进行评估时,使用患儿本人的手指。

小儿气道较好的评价指标包括:下颌前伸能力、Mallampati分级、头颈部活动度、甲颏间距、身高与甲颏间距比(ratio of height to TMD,RHTMD)。Mallampati分级为Ⅲ级及Ⅳ级与喉镜暴露困难(Cormack-Lehane分级为Ⅲ级及Ⅳ级)相关,但也有研究认为Mallampati分级并不可靠,年龄较小的患儿还可能因缺乏配合能力而无法完成此项评估。甲颏间距的测量有助于辨别患儿小颌畸形,甲颏间距应该是患儿自身的三指宽。甲颏间距预测学龄期(6~14岁)小耳畸形患儿困难喉镜的临界点为4cm,甲颏间距小于4cm时,提示患儿喉镜暴露困难。身高与甲颏间距比在半侧颜面短小畸形患儿的困难喉镜暴露预测中也有较高的敏感性和特异性。

皮 - 罗综合征、戈尔登哈尔综合征、特雷彻·柯林斯综合征、阿佩尔综合征、贝 - 维综合征及 Hunter-

Hurler 综合征、Freeman-Sheldon 综合征等,以及进行性肌肉骨化征等先天性颅颌面畸形综合征患儿容易出现喉镜暴露困难。单侧耳畸形患儿喉镜暴露困难的发生率为 2%,而双侧耳畸形患儿可高达 42%。

任何单一评估指标均无 100% 的敏感性和特异性,各指标联合评估可提高喉镜暴露困难的预测价值。3-3-2 法则:张口时上下牙间距大于三横指、颏舌距离(舌骨至颏点的距离)大于三横指、舌甲距离(舌骨至甲状软骨切迹的距离)大于两横指,若有一项及以上没有达到标准则提示可能存在气管插管困难。甲颏间距、开口度、下颌前伸能力三项指标联合评估,可能是预测学龄期小耳畸形患者喉镜暴露困难的最佳联合指标。

影像学评估也逐渐应用到了术前气道评估中。头颈部、胸部 X 线、MRI、CT 等对术前气道安全的评估有重要意义,但影像学检查只能估计患儿在清醒状态时气管和周围结构压迫的程度,不能准确量化麻醉诱导后气道受压的程度。

二、麻醉前准备

1. **设备及监护**　准备小儿专用的麻醉和监护设备,备有适用于小儿的气道设备、困难气道推车和插管软镜手推车。

整形外科手术的困难气道发生率较高,必须做好呼吸道管理工具的准备:根据患儿年龄和发育情况选择合适型号的气管导管、面罩、喉罩、口咽通气道、导管芯、吸痰管、牙垫、小儿喉镜;有条件的科室可常规准备小儿可视喉镜、可视插管软镜备用;备好插管用奥布卡因凝胶、气管导管固定线(气管导管固定于患儿牙齿)、水杯。根据需要还可以准备一些专用的气道设备和工具,如插管喉罩、内镜插管专用通气道、内镜面罩、光棒、可视插管管芯等。

2. **药品准备**　止涎药、镇静药、阿片类药物、麻醉药、肌松药等可根据需要稀释配药。

经鼻给药无创、安全、操作简单、刺激性小且起效较快,可作为缓解患儿与父母分离焦虑的给药方式,也更易被年龄较小的患儿接受。右美托咪定经鼻给药时黏膜吸收良好,生物利用度可达 65%。麻醉诱导前 30 分钟经患儿鼻孔给予右美托咪定 2μg/kg,可获得满意的镇静效果,更容易与父母分离。

三、麻醉方法

1. **局部麻醉**　局部麻醉可单独用于心理发育较成熟、合作程度较好、年龄较大患儿的浅表短小手术。在手术切口常规注射含有肾上腺素的低浓度局部麻醉药,可以减少出血,方便外科操作,并有良好的镇痛作用,可减少术中、术后的阿片类药物用量。由于整形外科手术多为头面部手术,且手术区域分散,神经阻滞的使用范围有限,但在一些手术区域固定的手术,如肢体、会阴区、上唇等,使用区域阻滞或神经阻滞麻醉也有较好的效果。

2. **镇静镇痛麻醉**　镇静镇痛麻醉适用于年龄大于 15 岁的患儿,可以扩大整形外科局部麻醉手术的使用范围,提高患儿的舒适度,减少伤害性刺激的记忆。作为局部麻醉的辅助麻醉,镇静镇痛麻醉不能作为单独的麻醉方法来完成手术操作。镇静镇痛的麻醉方法可减轻术中局部麻醉药注射和手术操作的疼痛刺激,但患儿有可能知晓手术过程,因此,在年龄较小患儿中使用时,可能出现术中躁动或哭闹。采用镇静镇痛的麻醉方法,患儿的意识状态应至少达到中等刺激唤醒程度(Ramsay 评分 3 分或 4 分),麻醉中需持续呼吸监测,保证呼吸道通畅,避免镇静过深。

3. **全身麻醉**　全身麻醉是小儿麻醉的最主要麻醉方式,凡手术创伤大、出血多、时间较长、难以合作、不易维持呼吸道通畅的患儿,均需采用全身麻醉。

(1)吸入麻醉:七氟烷气味芳香,血/气分配系数低,临床应用时起效迅速、恢复快、刺激性小,是目前小儿吸入麻醉诱导和麻醉维持最常用的麻醉药。七氟烷吸入麻醉是小儿入室最常用的方法,也是整形外科手术患儿拆线的常用麻醉方式。此外,七氟烷吸入麻醉用于小儿困难气道的处理时,可以在保留自主呼吸的情况下较快达到合适的麻醉深度,完成困难气道的气管插管操作。术前经鼻使用一定剂量的镇静镇痛药物,可以减少小儿的紧张和焦虑,避免患儿躲闪面罩及呛咳、喉痉挛等各种呼吸道并发症,使吸入诱导更加平稳、顺畅。

(2)静脉麻醉:静脉麻醉药对呼吸无刺激,麻醉诱导迅速,苏醒较快。丙泊酚是目前小儿常用的静脉麻醉药,实施全身麻醉时需配伍镇痛药和肌肉松弛药。

(3)复合全身麻醉:复合麻醉是指同时或先后应用两种以上的全身麻醉药物或麻醉技术,达到镇痛、遗忘、肌肉松弛、自主反射抑制并维持生理功能稳定的麻醉方法。小儿整形外科手术中常用的复合麻醉方法包括静吸复合麻醉和全凭静脉麻醉。

四、麻醉监测

麻醉常规监测包括心电图、血压、SpO$_2$、呼气末二氧化碳浓度、体温、尿量等,条件许可时可常规监测麻醉深度。整形外科手术的呼吸系统并发症较多,需要加强呼吸功能监测。通常情况下,可以采用无创方式监测循环功能,但出血多、时间长、操作复杂的小儿手术,应建立有创监测。此外,还可以根据临床需要,在常用监测的基础上增加其他监测项目,为麻醉及手术的顺利实施提供充分安全保障。

五、麻醉管理

1. **肌肉松弛管理** 不能进行面罩通气或怀疑有困难气道的患儿,禁止使用肌松药麻醉诱导,如小口畸形、面颈部瘢痕粘连、颅颌面发育畸形,容易出现面罩通气困难和气管插管困难,应采用保留自主呼吸的方法进行麻醉诱导。

麻醉全程建议使用同一种肌松药,给予能满足手术要求的最低剂量,手术后期尽可能避免使用肌松药,有条件时建议进行肌肉松弛监测。拔管后应在手术室内或麻醉复苏室严密观察肌力恢复情况、避免出现剩余肌肉松弛作用。

2. **循环管理** 小儿头面部整形外科手术时间长、创伤大、术区渗血和出血多,术中必须加强循环功能监测和个体化的液体治疗。

(1)心率及心律:婴幼儿围手术期血液循环的维持主要依靠心率,应连续监测心电图、心率和心律。心率可较为灵敏地反映患儿心血管功能状态,心动过速不仅增加氧耗量,还往往提示患儿可能存在缺氧、心功能不全或有效循环血容量不足;心动过缓则提示麻醉过深或心力衰竭。

(2)血压:大于1岁的患儿术中采用无创血压监测,间隔时间为3~5分钟。对于渗血较多、创伤较大、时间较长的整形外科手术,可进行连续有创血压监测,在足背动脉穿刺置管,以便于头面部整形手术的操作及管理。

(3)尿量:对于手术时间较长、失血量较大的手术应留置导尿管,并记录患儿每小时尿量。

(4)加强围手术期的血容量管理,进行个体化的液体治疗。小儿围手术期液体治疗及管理见本书第九章的相关内容。

3. **呼吸管理** 小儿整形外科手术呼吸相关并发症的发生率较高,围手术期的呼吸管理是麻醉管理的重点。

(1)低氧血症的常见原因

1)困难气道:近年来,借助一些新型呼吸道管理工具,如小儿软镜、可视喉镜、喉罩等,小儿呼吸道管理的水平得以提高,但麻醉医师仍然面临着可预料或未预料的小儿困难气道的挑战。

小儿面颈胸部及鼻瘢痕手术,或鼻再造术可引起头颈部活动受限、张口困难、面罩漏气;半侧颜面短小畸形、鸟嘴畸形、颞下颌关节强直等患儿在麻醉后极易发生面罩通气困难和气管插管困难;此外,面部皮管、面部扩张器置入术后及面部大范围的加压包扎,以及面部支架的安放均可以导致面罩通气困难;小儿整形外科手术在麻醉诱导期、手术中及气管拔管和恢复期均有可能出现通气困难、缺氧和窒息。对于困难气道处理流程见 2017 版中华医学会麻醉学分会(CSA)困难气道管理流程图。

2)导管及麻醉回路:头面部整形手术,尤其是口周手术,因气管导管在术野,被治疗巾或整形单包裹,故麻醉医师不能直接观察和管理气道,不容易及时发现气管导管扭曲、脱出、气管导管与呼吸回路松开、回路与麻醉机脱落等情况。

3)上呼吸道感染:上呼吸道感染的患儿,在麻醉诱导期、维持期及恢复阶段气道反应性增高,气道分泌物增多,麻醉较浅时易发生呛咳、支气管痉挛和喉痉挛,从而引发低氧血症。

4)疼痛:小儿胸腹部整形手术,特别是取肋软骨后容易引发疼痛,影响呼吸幅度及频率。

5)通气功能不良:导管回路无效腔大、导管过细或肥胖患儿的气道压力可增高,以及俯卧位手术时胸廓顺应性下降及上呼吸道梗阻等均可影响通气功能。

6)肺不张:饱胃或口腔、鼻部手术渗血可引起误吸;分泌物增多时可引发终末小气道堵塞;术中长时间吸入纯氧等原因易发生肺不张。

(2)高碳酸血症的常见原因

1)缺氧:任何缺氧的原因都可导致高碳酸血症。

2)肺泡通气不足:肺泡通气不足是围手术期高碳酸血症和低氧血症的主要原因。

3)氧耗量增加:患儿发热、寒战、抽搐等情况可诱发高碳酸血症;发生恶性高热时,骨骼肌持续的强直性收缩状态,大量耗氧,体温持续快速增高,可出现高碳酸血症。

(3)对呼吸系统设置多重监测及报警

1)呼吸机设置:麻醉期间应连续监测气道压、潮气量、呼吸频率,并确定报警功能(气道压力范围、每分通气量)正常。

2)连续监测吸入的气体及浓度、脉搏血氧饱和度、呼气末二氧化碳分压,必要时行动脉血气分析。

4. **抗炎管理** 小儿整形外科手术必须强调严格的无菌操作,合理使用抗生素。在窦腔开放颅颌面手术,术后必须加强抗生素的使用,防止出现颅内感染。

5. **体温管理** 小儿体温调节中枢尚不完善、体表面积/体重较成人大、皮下组织少、脂肪薄,因此对长时间手术的小儿必须进行体温监测,并采取保暖措施。

6. **恢复期管理** 口腔、头面部手术后,患儿因口内软组织肿胀、创面渗血、头面部敷料包扎等原因可能发生上呼吸道急性梗阻,因此必须在患儿完全清醒后才能拔除气管导管,并做好再次气管插管的准备。如患儿口腔或颌面软组织水肿、手术创伤较大或全身情况不稳定,应考虑延迟拔管,待组织水肿减轻、舌体活动改善后再拔管。所有小儿术后均应送至麻醉复苏室进行常规监护观察,重点加强术后呼吸道的管理。

第三节 小儿常见整形外科手术的麻醉及管理

一、颅内外联合路径颅颌面整形手术

病例

患者,女,3 岁。出生后即出现右侧额颞部塌陷、头颅不对称畸形伴眶距过宽,并随着年龄增长逐渐加重,未行相关治疗。现为改善眶距过宽,解除高颅压,来医院就诊。

入院 CT 提示：右侧冠状缝、额蝶缝早闭，斜头畸形，眶距过宽，右侧眼眶向上向外侧移位。入院后头颅正侧位 CT 提示：额颞骨内板指压征，提示高颅压。眼科检查提示：眼压增高、斜视。患儿气道评估：开口度 2.5cm，腭垂可见，Mallampati 分级为Ⅰ级，头颈部活动度正常。

麻醉诱导采用七氟烷复合氧化亚氮吸入。静脉置管成功后，给予肌松药、芬太尼行气管插管。术中采用静吸复合麻醉维持。考虑患儿需术中输血，建立了两条外周静脉通路。足背动脉穿刺置管行有创血压监测，监测直肠温度。留置导尿，进行保温护理，术中间断进行动脉血气分析检查。术中失血总量为 350ml，血红蛋白 80g/L 时给予输注浓缩红细胞。术中去骨瓣后，患儿颅内压增高，硬脑膜破裂，行硬脑膜修补术。修补过程中，颅内压继续升高，硬脑膜触之坚硬，矢状窦术区广泛渗血，硬膜下血肿，血压不能维持。紧急维持血液循环，同时降低颅内压。外科医师考虑颅内压增高原因为静脉窦受压，血液回流不畅。待颅内压控制稳定后，继续拼颅骨骨瓣，固定，充分止血缝合。手术结束后，患儿保留气管导管，转运至麻醉复苏室。

【思考】

1. 眶骨前移的手术治疗特点及术前准备有哪些？
2. 围手术期高颅压如何治疗？
3. 小儿围手术期输血的管理是什么？
4. 颅内外联合路径眶距过宽征修复手术后的呼吸道管理方案是什么？

解析

1. 眶骨前移的手术治疗特点及术前准备有哪些？

眶距过宽征（orbital hypertelorism）是一种两侧骨性眼眶间距较正常宽大的先天性颅面裂，是累及颅、额、鼻及颌骨的骨发育异常，存在于多个类型的颅面畸形中，因而并不是一种独立的颅面畸形。对轻度眶距过宽征的患儿一般不需要进行截骨术，仅需矫正内眦畸形或垫高鼻梁；对中度眶距过宽征的患儿，因无眼球真性移位和偏斜，截骨不涉及眶上缘，只需采用颅外径入路手术，即可得到矫正或改善。而重症眶距过宽征的患儿，因两侧眼眶存在移位和偏斜，患儿可出现不能集中视物及斜视等视力障碍，必须采用颅内外联合路径行眶距过宽征修复手术。此外，由于此类患儿有颅骨缝早闭，颅内压增高无法缓解，可导致颅骨内板出现指压征，过高的颅内压还会影响小儿的智力发育，因此，及时开颅进行颅骨缝松解和额眶前移手术，可以有效解除颅内压的增高，促进大脑的发育。

颅内外联合路径颅颌面整形手术是小儿整形外科中的大型手术，围手术期患儿的管理、并发症的处理，对手术成功至关重要。术前需要进行充分的准备，包括提前申请红细胞、新鲜冰冻血浆、白蛋白等血制品；备好困难气道处理工具、小儿保温设施、液体加温设备及监测空气栓塞的多普勒超声等各种设备；除常规监测外还要完成导尿、有创血压监测及中心静脉压的监测；必要时监测颅内压和腰椎穿刺，静脉滴注足量的抗生素。

2. 围手术期高颅压如何治疗？

高颅压是指脑容积和重量增加所致的一系列临床表现。脑组织肿胀、颅内占位性病变，以及脑脊液分泌过多、吸收障碍、循环受阻及脑血流灌注过多，均可导致高颅压。高颅压是儿科常见的危重症，也是颅内外联合路径整形手术中及术后需要特别关注的问题，持续高颅压可引起脑组织灌注不足、缺血、缺氧、脑水肿，情况严重时可导致脑疝和脑死亡。手术中要防止脑水肿和颅内压增高，术中尽量减少和避免对脑组织的牵拉、压迫。术中一旦出现小儿高颅压，情况往往十分紧急。及时降低颅内压，阻止病变进展，同时密切监测患儿生命体征变化，是治疗小儿高颅压的根本措施。

降低小儿颅内压的治疗措施包括：药物治疗，如甘露醇、高渗溶液、肾上腺皮质激素、巴比妥类药物、利尿药；外科治疗，如控制性脑脊液引流术、去骨瓣减压术；其他，如过度换气、低温疗法。其中渗透性治疗药物是降低颅内压治疗中最有效的方法。颅内高压的具体治疗如下。

（1）第一级治疗方案：纠正可能增加颅内压的因素。

抬高头部（最大30°）。

维持脑灌注压在50~70mmHg。

维持 PaO_2>60mmHg（8kPa），最好>75mmHg（10kPa），甚至达90mmHg（12kPa）。

保持 $PaCO_2$ 正常（34~38mmHg）。

镇静（丙泊酚、芬太尼，必要情况下可使用神经肌肉阻滞药）。

温度：正常体温（36~37.5℃）。

如果颅内压>20mmHg，则进行CT检查，确定手术治疗方案（新发或逐渐增加的占位性病变需要手术治疗或脑脊液引流）。

如果无手术适应证，选择进入第二级治疗方案。

（2）第二级治疗方案：增加治疗强度。

20%甘露醇（2ml/kg静脉输注，最多3次；警惕渗透压≥320mmol/L）。

高渗盐水（3%~5% NaCl，2ml/kg，如 Na^+>155mmol/L，则停止输注）。

维持 PaO_2>60mmHg（8kPa），最好>75mmHg（10kPa），甚至达90mmHg（12kPa）。

降低 $PaCO_2$（30~34mmHg），建立缺血监测（$PbtiO_2$ 或者 SjO_2）。

镇静（丙泊酚、芬太尼，必要情况下可使用神经肌肉阻滞药）。

温度：正常体温（36~37.5℃）。

进行上述处理措施后，如果颅内压>20~25mmHg，则转入第三级治疗方案。

（3）第三级治疗方案：存在争议的治疗。

考虑深低温（目标温度为33~34℃）。

考虑巴比妥昏迷疗法（维持脑灌注压）。

考虑开颅手术。

3. 小儿围手术期输血的管理是什么？

由于颅内外联合路径颅颌面整形手术的手术范围大，且患儿年龄小，因此，术前应备好血，术中进行良好、有效的止血。冠状切开头皮时，可使用一次性头皮止血夹止血。颅骨开窗时，要避免出现矢状静脉窦破裂导致的大出血。在此类手术中掌握小儿血流动力学和围手术期补液及小儿输血治疗等技术十分关键。

（1）术前估计及准备：择期手术患儿要求术前血红蛋白>100g/L（新生儿>140g/L），低于此标准将增加小儿麻醉的危险性。贫血患儿需行急症手术时，术前可输浓缩红细胞，在纠正贫血后行择期手术，输注4ml/kg的浓缩红细胞大约可增高血红蛋白10g/L。

（2）出血量估计：了解血容量及出血量对颅内外联合路径颅颌面整形手术十分重要，术中应精确估计失血量。

预估最大允许失血量（MABL），术前需测定患儿HCT和估计血容量（EBV），MABL=EBV×（术前HCT–可接受HCT）/术前HCT。如失血量<1/3MABL，用平衡液补充；如1/3MABL<失血量<1MABL，用胶体溶液补充；如失血量>1MABL，需要输血液制品。通常将25%作为HCT可接受的下限，新生儿、早产儿及伴有明显心肺疾病的患儿（如发绀型先天性心脏病患儿），HCT应维持在30%以上。

颅内外联合路径颅颌面整形手术患儿，头皮、颅骨板和硬脑膜可构成一个持续不断较大面积的失血范围，存在术中大出血风险。术中大出血与颅腔重塑手术患儿的死亡直接相关。因此，在手术开始前，必须行有创血压监测,失血操作一旦开始就必须积极、快速、等量地输血或适量补充胶体溶液(如 5% 白蛋白或羟乙基淀粉)。在整个手术过程中进行低速度的输血,麻醉医师应全程观察血流动力学参数,监测动脉血气分析,测量血红蛋白水平,评估出血量。

小儿大量输血时应考虑同时输新鲜冰冻血浆,以避免出现稀释性凝血障碍。在血容量补足的基础上仍存在低血压时应给予钙剂(10% 葡萄糖酸钙 0.2~0.3ml/kg 或 10% 氯化钙 0.1~0.2ml/kg)。维持正常的钙离子水平(≥0.9mmol/L)有助于术中止血。

4. 颅内外联合路径眶距过宽征修复手术后的呼吸道管理方案是什么?

颅内外联合路径的颅颌面整形手术患儿通常需要带气管导管回 PACU,术后在镇静镇痛下行机械通气。随着患儿自主呼吸恢复,情况好转,可以转成压力支持的自主呼吸。带管期间,需要吸引分泌物和口内渗血,同时应间断进行雾化吸入,防止因痰液或分泌物黏稠而堵塞气管导管。带管状态下,必须根据情况通过静脉持续输注镇静镇痛药物维持镇静状态。

拔管标准包括:气道水肿症状减轻改善;气管导管外周可听到漏气声;患儿可自主呼吸,吸入空气时 SpO$_2$ 大于 90%,并能维持 10 分钟以上;血液循环稳定,与基础血压相比,收缩压变化在 ±20%,皮肤、黏膜颜色正常。

拔管前应准备好重新插管的气道工具,并准备好困难气道的处理。拔管后继续严密观察患儿的病情变化,面罩吸氧,出现舌后坠、喉水肿、喉痉挛、低氧血症等情况时应及时处理。

二、上颌骨截骨前移手术

病例

患者,男,5 岁。颅面部畸形 4 年余,夜间睡眠憋醒及憋气 1 年余。1 年前患儿家长发现患儿睡眠时打鼾,憋醒及憋气症状明显。3 个月前因憋醒症状,于当地医院就诊,行"腺样体肥大切除术",术后患儿憋醒症状未明显改善。为求进一步治疗,门诊以克鲁宗综合征收入院,拟在全身麻醉下行颅外法 Le Fort III 型截骨前移术。

体格检查:患儿尖斜头畸形,双侧眼球明显突出,面中部凹陷,上颌骨发育不良、后缩,鼻根低平,左侧鼻孔通气困难,右侧通气正常,睡眠时打鼾严重。口内观:牙弓缩窄,前牙反颌,安氏 III 类错颌畸形,颌弓高拱,开口度 3 指,双侧颞下颌关节无弹响及压痛。多导睡眠监测提示:中度低氧血症,阻塞性睡眠呼吸暂停综合征,最低血氧饱和度为 77%,AHI 为 64.6,最长呼吸暂停时间 35 秒。CT 提示:左侧冠状缝、人字缝、颞顶缝多发颅缝早闭。

麻醉诱导采用七氟烷复合氧化亚氮吸入,静脉泵注瑞芬太尼,保留自主呼吸。麻醉深度合适后,在直接喉镜下置入 ID 4.5mm 气管导管,插管成功后,给予丙泊酚、罗库溴铵、舒芬太尼。术中吸入七氟烷/氧气/氧化亚氮,经静脉间断给予舒芬太尼,持续泵注瑞芬太尼及右美托咪定维持麻醉。

监测心电图、血压、SpO$_2$、呼气末二氧化碳分压、直肠温度,进行有创血压监测,术中间断监测血气分析。给予患儿导尿,体温保护。手术结束后,患儿保留气管导管,自主呼吸恢复后,泵注镇静镇痛药物带气管导管转运至麻醉复苏室,进行术后恢复管理。麻醉复苏室观察期间,持续泵注丙泊酚和瑞芬太尼,间断给予舒芬太尼进行镇静镇痛管理,防止患儿躁动。术后在渗血减少、气道水肿减轻后,外科团队、麻醉科团队、恢复室护理团队共同评估患儿情况后拔除气管导管。

【思考】

1. 克鲁宗综合征的疾病特点及手术治疗特点是什么?

2. Le Fort Ⅲ型截骨前移术的麻醉前准备有哪些?

3. 患儿的气管导管如何选择及固定?

4. 术中眼心反射如何处理?

5. 阻塞性睡眠呼吸暂停综合征患儿呼吸道管理方案有哪些?

解析

1. 克鲁宗综合征的疾病特点及手术治疗特点是什么?

克鲁宗综合征(Crouzon syndrome)为只累及面部及头部而无躯干四肢畸形的一类综合征。发病原因主要为多颅缝早闭、颅面骨发育不全。颅缝早闭将导致颅骨空间过小,大脑生长受限及颅内压增高。克鲁宗综合征的主要临床表现为面中部发育不全、眼球突出、眼窝变浅、不同程度的突眼、反颌、三角头或短头畸形。患儿有严重的上颌后缩可能会导致气道堵塞,从而引发强制张口呼吸,患儿往往存在睡眠呼吸暂停综合征、呼吸道梗阻和困难气管插管。此类患儿的治疗方案要根据临床症状和临床表现来制订,如患儿颅内压增高较重,影响大脑的生长和发育时,则优先选择开颅纠正高颅压和矫正颅骨畸形;如临床以上呼吸道梗阻为主,导致患儿长期慢性缺氧,影响患儿的生长发育和智力时,则首选 Le Fort Ⅲ型截骨前移术,以此改善患儿的通气状态;此外,还可以选择实施 Monoblok 手术,同时完成额眶和颅面骨的整体前移。

克鲁宗综合征伴发上颌面中部严重后缩形成鼻咽部气道阻塞时,是手术治疗的适应证。整形外科通常采用 Le Fort Ⅲ截骨,截断上颌骨并进行前移固定,以纠正突眼和反颌畸形。

Le Fort Ⅲ型截骨前移术:在骨膜下完全剥离眼眶的外侧壁、内侧壁,从眼眶的内、外两侧向眶底和眶下缘剥离,额部骨膜下剥离直至鼻根部或鼻侧软骨处,使整个眼眶、颧弓和上颌骨的骨膜完全剥离开。截骨线由鼻额缝、眶内侧壁,横向颧额缝、颧弓,经过蝶骨翼突(翼下颌连接),形成面中部 1/3 向前移动并形成与颅骨部分或完全分离。在中面部骨块截骨前移后的骨间隙内可置入自体髂骨或肋骨,并进行固定。Le Fort Ⅲ型截骨配合外固定支架牵引治疗,可以明显前移上颌骨,并允许术后在前移过程中调整牵引的方向。

2. Le Fort Ⅲ型截骨前移术的麻醉前准备有哪些?

术前如果患儿打鼾严重,怀疑存在阻塞性睡眠呼吸暂停时,术前要行多导睡眠监测以完善术前检查;行耳鼻咽喉镜检查,明确患儿是否存在腺样体和扁桃体肥大;询问患儿家属,了解近期是否出现上呼吸道感染症状,围手术期上呼吸道感染会引发气道高反应,出现支气管痉挛、气道分泌物增多、气道压力增高等呼吸道并发症。

关注患儿生长发育情况,评估心、肺功能,完善术前血常规、凝血功能、超声心动图等检查,综合评估患儿对手术的耐受性。麻醉团队应与外科团队沟通手术方式,了解外科入路,明确术前备血情况。头皮冠状切口容易出血,有瘢痕粘连的二次手术出血更多,术前必须备血。

3. 患儿的气管导管如何选择及固定?

使用大小合适的钢丝加强管,可以防止压伤患儿嘴唇,亦便于术后保留气管导管的气道护理。如选用普通 PVC 气管导管,可以使用向下弯曲的异形管和直管,其中直管更便于气道内分泌物的吸引。因手术范围涉及上颌且术后使用外置牵引器,气管导管应使用牙线固定于下切牙。

术中应密切关注气道情况,患者调整头部位置时,应防止气管导管打折、弯曲;防止手术医师切断、损伤气管导管;咽部可填塞纱条,防止血液流到气道内;时刻注意导管固定牙线的位置,如有脱落,及时发现,可在牙龈处缝合固定。

4. 术中眼心反射如何处理?

Le Fort Ⅲ型截骨前移术中,因手术操作按压眼球、牵拉眼球肌肉会发生"眼心反射",造成心率减慢、血压下降。应立即要求外科医师暂停压迫眼球操作,加深麻醉,并静脉给予阿托品。

5. 阻塞性睡眠呼吸暂停综合征患儿呼吸道管理方案有哪些?

阻塞性睡眠呼吸暂停(obstructive sleep apnea,OSA)系指患者睡眠时周期性地出现部分或完全的上呼吸道梗阻。部分上呼吸道梗阻可导致低通气,所以也称为阻塞性睡眠呼吸暂停低通气综合征(obstructive sleep apnea hypopnea syndrome,OSAHS)。分类:中枢性睡眠呼吸暂停低通气综合征(CSAHS),即口和鼻气流、胸腹式呼吸运动同时消失;阻塞性睡眠呼吸暂停低通气综合征(OSAHS),口和鼻无气流,但胸腹呼吸仍然存在;混合性睡眠呼吸暂停低通气综合征(MSAHS),即一次呼吸暂停过程中,先出现中枢性呼吸暂停,继之出现阻塞性呼吸暂停。相关症状包括患儿习惯性打鼾、嗜睡、睡眠扰乱、白天嗜睡、精神行为异常,可导致显著的高碳酸血症和低氧血症,出现认知受损、呼吸困难、高血压、肺动脉高压、心律失常、冠心病等。

所有阻塞性睡眠呼吸暂停患儿均应视为困难气道,气管插管时,要精心设计气道处理方案,充分评估患儿的全身情况和气道情况,了解双侧鼻腔的通畅情况,做好保留呼吸的气管插管准备,准备好相应的呼吸道管理工具,切忌盲目实施快诱导。

术后建议保留气管导管,待患儿口咽部水肿减轻、口内手术创面无显著渗血、血液循环平稳后,再选择合适的拔管时机。拔除气管导管前,停用镇静药,将镇痛药减少到术后镇痛需要的最低有效剂量,保持患儿完全清醒。保证呼吸道通畅,防止出现呼吸道梗阻和反流误吸。患儿术后睡眠应保持侧卧位或半卧位。接受术后自控镇痛的阻塞性睡眠呼吸暂停患儿,要严密监测镇静深度、呼吸频率和 SpO_2 等。如果拔管后出现呼吸道梗阻、低氧血症或二氧化碳蓄积,应迅速托起下颌,置入口咽通气道。由于患儿装有上颌骨牵引外支架,面罩无法密闭,必要时可置入喉罩,仍不能改善则需要重新插入气管导管。

三、颞下颌关节成形术

> **病例**
>
> 患者,女,11 岁,体重 28kg。因双侧颞下颌关节强直至中度小颌畸形收入院,拟行双侧颞下颌关节成形术。患儿出生后开口度小,开口度最初是在一指左右,直到 11 岁时仍保持一指。患儿有睡眠时打鼾、白天嗜睡和夜间睡眠不安的病史。术前专科检查:鸟脸面容,下颌小,双侧上颌明显突出于颌骨,张口严重受限。颅脑 CT 显示:双侧颞下颌关节强直。颈部活动和耳鼻咽喉检查在正常范围内,右鼻孔比左鼻孔更通畅。多导睡眠检查:最低血氧饱和度为 80%,AHI 为 20.4。所有血液学和生化检查均在正常范围。
>
> 患儿进入手术室,开放静脉通路,给予阿托品,用面罩持续吸入纯氧。经静脉微量泵注右美托咪定和瑞芬太尼,保留患儿自主呼吸。在患儿两个鼻孔内用鼻黏膜收缩剂(2% 利多卡因 2ml+ 麻黄碱 30mg 混合液)浸润棉签,处理双侧鼻腔。通过软镜工作通道分别于舌根部、咽喉部和声门下气管黏膜表面喷洒 2% 利多卡因,共计 100mg。气道表面麻醉实施 5 分钟后,使用软镜经鼻引导插入气管导管。监测患儿呼气末二氧化碳,确认气管导管置入成功,停止右美托咪定,给予丙泊酚、舒芬太尼和罗库溴铵,行机械通气。术中采用七氟烷复合氧化亚氮维持麻醉,静脉泵注瑞芬太尼。术毕手术敷料包扎,结束后停止麻醉,患儿完全清醒后拔除气管导管。

【思考】

1. 颞下颌关节强直的病理特点及麻醉前准备是什么?

2. 颞下颌关节强直患儿麻醉管理方案是什么?

解析

1. 颞下颌关节强直的病理特点及麻醉前准备是什么?

颞下颌关节强直(ankylosis of temporomandibular joint)是指关节内和关节外组织结构发生器质性病变引起的持续性张口困难或完全不能开口。颞下颌关节强直可分为单侧性,亦可双侧受累。临床症状和体征因其发病时的年龄、单侧和双侧、纤维性或骨性强直及其严重程度而有所差异,可见患者张口困难、颌骨发育畸形、咬合关系紊乱、呼吸功能障碍等。小儿用力张口时,由于颌骨弹性,可见轻度张口;若患者存在双侧骨性强直,则完全不能张口。此类患者,只能在保留呼吸的情况下使用软镜插管技术或盲探技术经鼻气管插管,特殊患者也可以实施气管切开。由于盲探技术的深部表面麻醉不易完善,盲探插管的成功率无法保证,因此只在一些缺少可视插管软镜的情况下使用。使用可视插管软镜经鼻插管既可以通过软镜的工作通道在直视下完成深部的表面麻醉,确保理想的麻醉效果,同时又能在直视下引导完成气管插管,创伤小,成功率高,是目前解决此类患者气管插管的最主要方法。

术前访视患者,完成气道评估:该患儿开口度小,有一指间隙,上切牙明显突出于下切牙,下颌不能前移,颈部活动度正常,无法行 Mallampati 评分。该患儿 11 岁,有一定的配合清醒气管插管的能力,可选用保留自主镇静镇痛麻醉下软镜经鼻插管,并做好呼吸道管理工具及设备、患儿心理、药物、监护、熟练操作软镜的人员及助手准备工作。

(1)设备、监护及药物:准备呼吸道管理手推车、呼吸机、吸引器(两套:一个用于插管软镜,另一个用于吸痰管)、监护仪(血压、心电图、脉搏血氧饱和度、呼气末二氧化碳分压等参数工作正常,调整报警参数和报警音量)、药物(局部麻醉药、止涎药、血管收缩药、镇静药、阿片类药物、拮抗药、吸入麻醉药)及微量泵。

(2)患儿心理准备:术前与患儿交谈,判断患儿心理成熟情况,是否可接受镇静下经鼻软镜插管。术前详细讲解软镜引导经鼻气管插管的过程,告知患儿在操作过程中应如何配合,如漱口、吞咽、深呼吸,在插管期间不说话,无法忍受可举手示意。告知经鼻部表面麻醉后,会置入气管插管工具。向患儿讲明充分表面麻醉后可以耐受清醒经口软镜插管,怎样配合才能快速顺利完成气管插管。

(3)插管方式选择:患儿开口度小限制了喉镜、视频喉镜及喉罩的使用。上、下切牙的间隙仅允许气管导管进入,下颌小、咽腔间隙小时,经口气管插管较为困难。该患儿颈部活动正常,右侧鼻腔通畅,可选经鼻可视软镜引导插管,既不干扰手术操作,也能降低气管插管的难度。其他经鼻气管插管技术,如逆行插管技术及外科气道可作备选方案。

2. 颞下颌关节强直患儿麻醉管理方案是什么?

患儿在麻醉诱导前 30 分钟经静脉给予阿托品 0.3mg。给患儿泵注少量镇静镇痛药物,可采用右美托咪定联合瑞芬太尼缓慢泵注,根据脑电双频指数(BIS)及患儿呼吸调节药物浓度,维持 BIS 在 60~85,呼吸频率 8~16 次/min,呼气末二氧化碳分压在 35~40mmHg。在两个鼻孔内用 2% 利多卡因 2ml/麻黄碱 30mg 混合液浸泡的 4 根棉签,每侧 2 根沿鼻孔轻轻垂直向内插入,直至感觉到轻微阻力,放置 10 分钟。棉签放入后,在鼻黏膜血管收缩后,将棉签缓慢插入更深,既可以进一步扩张鼻道,还能帮助判断选用 ETT 内径和鼻导管推送时的方向。10 分钟后取出棉签,可采用 2% 利多卡因 100mg 雾化吸入 15 分钟(氧流量为 6L/min)行气道表面麻醉。也可以采用软镜进行"Spray-as-you-go"技术行气道表面麻醉:将注射器通过三通连接硬膜外导管通过工作通道伸出至 FIS 尖端 1~2cm,使用注射器快速向软镜工作通道推注 2% 利多卡因 1ml/次,喷洒至需要局部麻醉的气道区域,5 分钟后再进入下一个需要表面麻醉的区域(注意给药总量不要超过 7mg/kg)。有配合能力的患儿,也可以考虑使用环甲膜穿刺法气道表面麻醉。

在鼻孔内挤入利多卡因凝胶或奥布卡因凝胶帮助润滑,可以选择软镜直接进入鼻孔,寻找和进入声门后推送气管导管进入声门完成气管插管。也可以先将气管导管置入到口咽腔后,再将软镜从气管导管内进入咽腔,寻找和进入声门后引导气管导管完成插管。颞下颌关节强直患儿由于长期张口困难,鼻咽黏膜组织慢性炎症,充血水肿,插管时应选择合适的软镜和材质柔软的气管导管,操作轻柔,防止造成插管时鼻黏膜出血。避免气管导管反复进入、退出鼻腔。在气管导管接近声门入口时,可逆时针旋转气管导管90°,避免损伤声门。

经鼻软镜插管成功后,连接麻醉机、通过双侧肺部听诊和呼气末二氧化碳波形证实气管导管在气管内。静脉注射丙泊酚、舒芬太尼和罗库溴铵。术中吸入 2%~2.5% 七氟烷和 60% 氧化亚氮维持麻醉,保持 BIS 水平在 40~60。

手术治疗虽能解除颞下颌关节强直和张口受限,但多数患儿仍存在口咽腔狭窄,拔管后容易发生舌后坠。必须要在患儿完全清醒且听从指令,潮气量恢复至 6ml/kg,吸尽口内和导管内的分泌物后再拔除气管导管。拔管后如果存在上呼吸道阻塞,可留置鼻咽通气道,送到麻醉复苏室留观。

四、下颌骨牵引成骨手术

病例

患者,男,8 岁,体重 30kg。因先天性半侧颜面短小畸形收入院。入院体格检查:一般情况良好,左侧睑裂以下面部明显较对侧短小,右侧面部五官形态无显著畸形。左耳廓大部分缺如,外耳道闭锁,右侧耳廓形态正常。左侧下颌骨发育不全,短于右侧,颏部向右侧面部偏斜。辅助检查:颅脑 CT 三维重建示左侧下颌骨发育不良,无冠状突,髁突发育不良;左侧颞骨、颧骨狭小。诊断:左侧颜面短小畸形;左侧小耳畸形。拟全身麻醉下行"左侧下颌延长器置入术"。

患儿进入手术室后,开放静脉通路,给予阿托品。麻醉诱导采用七氟烷吸入,保留自主呼吸。患儿麻醉诱导过程中出现呼吸道梗阻,给予口咽通气道后,可以继续行面罩通气。脉搏血氧饱和度维持在 98%~100%,未出现血氧饱和度下降。患儿在未使用肌松药的情况下采用视频喉镜置入 ID 5.5# 普通气管导管。观察呼气末二氧化碳波形,听诊呼吸音,确认气管导管位置正确后,固定气管导管。静脉给予罗库溴铵、芬太尼,行机械通气维持呼吸。吸入七氟烷 / 氧化亚氮 / 氧气,静脉泵注瑞芬太尼维持麻醉,根据呼气末二氧化碳分压调节潮气量及呼吸频率,维持呼气末二氧化碳分压在 35~45mmHg。手术结束患儿自主呼吸恢复,保护性反射正常,完全清醒后拔出气管导管,送麻醉复苏室观察。

【思考】

1. 半侧颜面畸形的疾病特点及治疗方法是什么?
2. 如何进行半侧颜面短小畸形综合征患儿的气道评估?
3. 麻醉诱导和气管插管需注意的问题有哪些?
4. 如何进行半侧颜面短小畸形患儿术中管理和麻醉苏醒期管理?

解析

1. 半侧颜面畸形的疾病特点及治疗方法是什么?

半侧颜面短小畸形综合征(hemifacial microsomia syndrome,HFM)又称第一、二鳃弓综合征,特点是面部骨骼和软组织发育不良及不对称,发病率约为 1∶5 600。HFM 临床表现复杂,受累部位包括上颌骨、下颌骨、外耳、中耳听骨、面神经和三叉神经、颞骨和面部肌肉及软组织,以下颌升支发育不良和小耳畸形为主要表现。由于 HFM 存在下颌发育不良和颞下颌关节异常,麻醉诱导时有可能发生面罩通气困难、喉镜暴露困难和气管插管困难。

下颌延长器牵张成骨治疗是目前临床治疗半侧颜面短小畸形的首选治疗方法。牵张成骨治疗是将下颌骨缓慢延长,并扩张下颌骨周围的肌肉和软组织。下颌延长器置入固定4~7天后,以1mm/d的速度开始对下颌骨进行牵张。根据患者下颌矫治需要,可牵张距离为20~40mm,然后放置4~10个月进行巩固。

2. 如何进行半侧颜面短小畸形综合征患儿的气道评估?

半侧颜面短小畸形综合征患儿的一侧下颌短小,口腔容积也明显减少,困难气道发生率较高,有些患儿的气管插管难度极大,手术前必须对患儿的气道进行全面仔细地评估。尽管此类小儿完成下颌骨牵张成骨术后,可以改善患者开口度和声门暴露情况,降低喉镜暴露困难的发生情况,但仍不能完全消除困难气道的发生。部分患儿在延长器牵张过程中还有可能出现关节僵硬和张口受限。因此,在实施延长器取出二期手术时,依然要严格进行术前气道评估。

详细了解患儿有无打鼾、呼吸道梗阻病史,询问患儿父母既往是否存在困难气道的麻醉病史。术前对小儿进行开口度、甲颏间距测量,嘱患儿行下颌前伸,判断下切牙是否可以前伸超过上切牙。学龄期儿童,若同时存在下切牙不能超上切牙、甲颏间距小于4cm、开口度小于3.3cm三种情况,则发生困难气管插管的可能性极大。半侧颜面短小畸形合并颈部严重后缩的患儿,要高度警惕出现困难面罩通气。

3. 麻醉诱导和气管插管需注意的问题有哪些?

下颌延长器置入术可分为口内延长器置入法和口外延长器置入法。如手术设计采用口内法延长器置入术,一般选用经鼻气管插管,口外法入路可选用经口或经鼻气管插管。如果患儿半侧颜面短小畸形的症状较轻,无明显下颌后缩情况,预估面罩通气容易且可控,可采用快速麻醉诱导气管插管,使用肌松药完成气管插管;对于合作困难的小儿,预测存在困难气道风险时,可采用保留自主呼吸的吸入全身麻醉。无论采用哪种麻醉诱导方法,均应准备好小儿困难气道工具。

采用保留呼吸的插管技术,实施气道表面麻醉可防止气管插管诱发的气道高反应性及血流动力学波动,提高气管插管的成功率。如果患儿能够配合,可以雾化吸入局部麻醉药,将获得良好的表面麻醉效果。视频喉镜技术和可视软镜插管技术可以解决半侧颜面短小畸形患儿的气管插管。

操作者左手持视频喉镜,取正中入路进入患儿口腔,沿舌面向下缓慢滑动,依次观察到患儿舌根、腭垂及会厌。将镜片置于会厌谷并上提喉镜,使喉部结构充分暴露。如此时观察到患儿声门活跃,可采用喉麻管于喉部喷洒2%利多卡因1~2ml,喉部表面麻醉起效后,将准备好的带插管芯的气管导管从喉镜片右侧置入患者口腔,沿着镜片推进。屏幕上显示气管导管尖端后,在直视下将气管导管送入声门下,助手拔出管芯,操作者将气管导管送入合适深度,退出视频喉镜,固定气管导管。

4. 如何进行半侧颜面短小畸形患儿术中管理和麻醉苏醒期管理?

术中麻醉维持可采用全凭静脉麻醉、吸入麻醉或静吸复合麻醉。注意监测患儿的血压、心率、心电图、呼气末二氧化碳分压、气道压力,在整个手术过程中,注意观察气管导管,防止出现导管受压或打折。对于口内法延长器置入术,在手术中凿动下颌骨和分离软组织时出血较多,应注意检查气管套囊压力,防止因气囊漏气导致血液流入气道。

延长器置入术由于口内渗血、分泌物及颌面部包扎压迫止血可导致患儿术后呼吸道梗阻。因此应待患儿完全清醒,气道反射恢复,吸引口内和导管内分泌物后方可拔除气管导管。

五、面颈部瘢痕手术

病例

患者,男,2岁,体重14kg。因"开水烫伤后9个月余"入院治疗,创面愈合后瘢痕形成。现因颏部、颈部、胸部瘢痕增生,局部功能及外观受损,逐步出现颈部瘢痕挛缩畸形,为求进一步治疗,门诊以颏颈胸部瘢痕挛缩入院。

专科体格检查：整个颏部、颈部、背部、上胸部可见多处连续片状瘢痕，呈红褐色，有色素沉着，隆起于皮肤表面，瘢痕表面凹凸不平，无破溃及脱屑，质韧，无压痛。颏、颈、胸部瘢痕挛缩，颏颈角消失，下唇向右下方牵拉，口角变形，颈部后仰功能严重受限。患儿不能完全闭口，开口度为两指，发音欠清，偶有流涎，饮食及呼吸无明显困难，鼻孔通畅。

患儿进入手术室后常规监测血压、心率、血氧饱和度，于足背静脉穿刺置管，经静脉给予阿托品0.15mg。用面罩持续吸氧，氧流量6L/min，至少10分钟。使用七氟烷行麻醉诱导，在患儿意识丧失后使用鼻腔黏膜收缩剂1ml（鼻腔黏膜收缩剂配法：1%麻黄碱1ml+2%利多卡因2ml，共计3ml）浸润棉签处理左侧鼻腔，通过软镜工作通道分别于舌根部、咽喉部和声门下气管黏膜表面喷洒2%利多卡因各2ml，共计6ml。5分钟后，使用软镜经鼻插入气管导管。监测呼气末二氧化碳分压，确认气管导管置入位置正确后给予肌松药，行机械通气。术中吸入七氟烷、氧化亚氮维持麻醉。术毕停止吸入麻醉，患儿清醒后拔除气管导管。

【思考】

1. ASA困难气道管理流程是否适用于所有小儿患者？
2. 小儿气道表面麻醉的方法有哪些？
3. 面颈部瘢痕患儿气管插管时体位如何选择？
4. 小儿软镜插管的实施方法是什么？

解析

1. ASA困难气道管理流程是否适用于所有小儿患者？

ASA困难气道管理流程及其原则可应用于小儿患者，但年龄较小的患儿常难以合作，因此很多高级呼吸道管理技术并不适用于小儿患者。除年龄较大、可沟通配合的青少年，其他小儿几乎均需全身麻醉，很难完成清醒气管插管。存在气管插管困难的患儿，应按照困难气道处理流程，直接采用"保留自主呼吸"的呼吸道管理方法。

2. 小儿气道表面麻醉的方法有哪些？

小儿气道表面麻醉的实施有利于小儿患者实施气管插管，将局部麻醉药直接喷到喉部是最有效的方法，但需要深麻醉和喉部的充分暴露。小儿经软镜工作通道，采用"Spray-as-you-go"的方法喷洒局部麻醉药效果较好。利多卡因雾化吸入法可在小儿患者获得满意的表面麻醉效果，推荐用于能合作的小儿患者。小儿常用的雾化吸入装置分为两种，优缺点见表25-3-1。如果患儿可以配合，雾化吸入时应采用"一吸一屏一呼"的呼吸方式。设定吸入氧气流量为6~8L/min，吸入时间为10~15分钟；患儿雾化吸入时保持半卧位或端坐位，有利于局部麻醉药向喉部和声门下沉积。因患儿环甲膜较成人面积小，在颈部瘢痕患儿中定位较困难，且靠近解剖危险区，因而不推荐使用环甲膜穿刺局部麻醉方法及其他有创的气道神经阻滞方法。

西他卡因气雾剂和软膏中含有苯佐卡因成分，可引起婴幼儿高铁血红蛋白血症，应避免使用。小儿体重较轻，要严格限制局部麻醉药的剂量和容积，避免产生局部麻醉药的毒性反应。较低浓度的利多卡因与较高浓度的利多卡因同样有效，但较高浓度的利多卡因可能表面麻醉起效更快。

3. 面颈部瘢痕患儿气管插管时体位如何选择？

对面颈部瘢痕患儿进行呼吸道管理时，应尽量保持患者舒适的习惯性体位。去枕平卧有可能出现患儿舌根后移，咽腔变小，从而造成面罩通气困难和喉罩置入困难。如患儿伴有躯干瘢痕，去枕平卧可能会造成原本存在的限制性通气功能障碍症状加重。对需要保持习惯性体位的患儿应准备多个叠放的毯子供体位摆放时使用,必要时可保持患儿侧卧位。体位摆放后,注意固定和保护患儿,防止发生坠落。

表 25-3-1　小儿面罩雾化给药装置

	面罩式	咬嘴式
优点	患儿依从性较高	无药物面部沉积 无药物鼻腔沉积 一般无药液泄漏或泄漏较少
缺点	会有药物沉积在面部 经鼻呼吸时药物易沉积在鼻腔 面罩密封性不佳,药液易泄漏	患儿依从性较差

4. 小儿软镜插管的实施方法是什么?

操作时应尽量保持软镜于中线位缓慢推进,逐步寻找解剖标志。由于小儿的声门上呼吸道较短,如盲目快速推进软镜,容易进入食管,解剖结构不清楚时,可稍后退软镜,使咽腔开放扩大视野,便于寻找到声门结构。婴儿和新生儿的喉入口位置较高,声门向前可成直角,会厌角度大且较长,如不保持缓慢经中线进入,软镜尖端很难接近声门。小儿软镜插管途径的选择也十分重要,经口插管容易受舌体和开口度的影响,特别是颈部瘢痕患儿出现颏颈或者颏胸粘连时,口轴线与咽轴线夹角为锐角,软镜的置入和方向控制难度较大,插管成功率大幅下降。而经鼻途径插管时,不仅鼻轴线与咽轴线的夹角变大,还有鼻道的支撑作用,降低了软镜进入咽腔和寻找声门的难度,也减少了软镜进入声门和气管导管推送进气管内的难度。因此,只要患儿的鼻部正常,有经鼻插管的可能性时,小儿软镜插管应首选经鼻插管。

软镜既可单独引导气管插管,又可联合其他气道工具解决小儿困难气管插管。

(1)内镜面罩联合插管型通气道行软镜插管:使用内镜面罩,可实现软镜引导气管插管过程中持续供氧;插管型通气道可直接引导软镜至声门,可降低软镜操作的难度。Berman 插管型通气道,有新生儿、婴儿和儿童的型号。患儿意识消失后,经口置入合适型号的插管型通气道,置入时手法应轻柔,避免置入过深引发喉痉挛。将套有气管导管的软镜经内镜面罩上端口进入面罩内,沿着插管型通气道寻找声门。如声门活跃,则表面麻醉效果不佳,可经软镜工作通道置入硬膜外导管,经硬膜外导管于声门上或声门下喷洒局部麻醉药。软镜经声门向下停于气管隆嵴上 3~4 个气管环,推送气管导管。退出软镜时,观察导管的位置。退出内镜面罩,连接呼吸回路,退出插管型通气道,再次确定导管位于气管内,深度合适后,固定气管导管。

(2)喉罩引导软镜插管:喉罩联合软镜插管技术包括插管型喉罩或普通喉罩联合软镜行气管插管的操作。插管型喉罩是一类为气管插管设计的专用喉罩,管腔大、导气管短,便于引导气管插管。但插管型喉罩的普及度相对偏低,特别是儿童型号的及时获取有一定的难度。而小儿型号的普通喉罩(≤2.5#)通气管腔较大,对气管导管的选择限制较小,用于小儿困难气管插管时,喉罩来源方便,操作简单快捷,能较好地替代插管型喉罩。因此,如患儿的开口度允许置入喉罩,则这种联合操作方法在困难气道患儿中有很大优势,可以同时解决小儿的困难通气和困难气管插管。喉罩作为口咽内的通气通路,通气管的开口与声门的对位较好,便于可视插管软镜寻找声门,可大幅降低可视插管软镜用于困难插管患者的操作难度。近年来,随着可视喉罩的临床应用,通过 SaCoVLM 小儿可视喉罩,也可以在直视下方便、快捷地完成气管插管。

(3)两步法软镜插管技术:在软镜直径较粗无法通过所需型号的气管导管或者缺少合适型号的小儿软镜时,可采用两步法进行气管插管,应用此法需要有带工作通道的软镜。两步法软镜插管技术(two stage flexible scope intubation technique),第一步,将软性导丝经软镜工作通道穿出软镜尖端至多 1cm,将软镜置入患儿口内,在看到声门后,推送导丝进入气管内,接近气管隆嵴后退出软镜。第二步,沿导丝推送 ETT 完成气管插管。由于导丝较细,容易出现导管推送困难,可以先沿导丝推送吸痰管等其他中空管进入气管内增粗导丝,然后再沿增粗导管推送气管导管进入气管内。气管导管置入成功后,退出增粗导管和导丝,确认气管导管位置正确、深度合适后再固定气管导管。

(徐　瑾　邓晓明)

推荐阅读

[1] 邓晓明,米卫东.经喉罩和插管型喉罩完成困难气管插管.北京医学,2016,38(6):501-503.

[2] 穆雄铮,王炜.儿童整形外科学.杭州:浙江科学技术出版社,2015.

[3] 徐瑾,邓晓明,陈柯宇,等.不同气道评估指标预测小耳畸形患儿喉镜显露困难的有效性.临床麻醉学杂志,2020,36(4):341-344.

[4] 徐瑾,邓晓明,魏灵欣,等.不同剂量的右美托咪定术前经鼻雾化给药对小儿喉罩置入时七氟醚 EC_{50} 的影响.中国医学科学院学报,2016,38(6):627-631.

[5] 徐瑾,邓晓明,杨冬,等.不同剂量右美托咪定经鼻雾化用药在小儿术前镇静效果的比较.中国医学科学院学报,2016,38(5):563-567.

[6] 中华医学会麻醉学分会.小儿围手术期液体和输血管理指南(2014).实用器官移植电子杂志,2015,3(6):328-332.

[7] AHMAD I,EL-BOGHDADLY K,BHAGRATH R,et al.Difficult Airway Society guidelines for awake tracheal intubation(ATI)in adults.Anaesthesia,2020,75(4):509-528.

[8] CZONSNYKA M,PICKARD J D,STEINER L A.Principles of intracranial pressure monitoring and treatment.Handb Clin Neurol,2017,140:67-89.

[9] HARTSFIELD J K.Review of the etiologic heterogeneity of the oculo-auriculo-vertebral spectrum(Hemifacial Microsomia).Orthod Craniofac Res,2007,10(3):121-128.

[10] KRISHNA S G,TOBIAS J D.An update on airway management in infants and children.Anaesthesia Pain & Intensive Care,2014,18(1):87.

[11] MCCARTHY J G,SCHREIBER J,KARP N,et al.Lengthening the human mandible by gradual distraction.Plast Reconstr Surg,1992,89(1):1-8.

[12] MOON I Y,OH K S,LIM S Y,et al.Estimation of eighth costal cartilage in surgical timing of microtia reconstruction.J Craniofac Surg,2015,26(1):48-51.

[13] PATEL H C,MENON D K,TEBBS S,et al.Specialist neurocritical care and outcome from head injury.Intensive Care Med,2002,28(5):547-553.

[14] REED M J,DUNN M J G,MCKEOWN D W.Can an airway assessment score predict difficulty at intubation in the emergency department? Emerg Med J,2005,22(2):99-102.

[15] ROBACK M G,CARLSON D W,BABL F E,et al.Update on pharmacological management of procedural sedation for children.Curr Opin Anaesthesiol,2016,29(Suppl 1):S21-35.

[16] SANTOS A P,MATHIAS L A,GOZZANI J L,et al.Difficult intubation in children:applicability of the Mallampati index.Rev Bras Anesthesiol,2011,61(2):156-158.

[17] STILES C M.A flexible fiberoptic bronchoscope for endotracheal intubation of infants.Anesth Analg,1974,53(6):1017-1019.

[18] UEZONO S,HOLZMAN R S,GOTO T,et al.Prediction of difficult airway in school-aged patients with microtia.Paediatric Anaesthesia,2001,11(4):409.

[19] XU J,CHEN K,DENG X,et al.Prediction of difficult laryngoscopy in school-aged patients with microtia.Minerva Anestesiol,2020,86(4):387-393.

第二十六章

小儿烧伤手术的麻醉

▅ 本章要求

掌握：小儿烧伤手术的麻醉前评估和准备、麻醉方法选择、麻醉管理和苏醒期管理。

熟悉：小儿烧伤患者麻醉的常见并发症及防治、小儿烧伤手术术后管理。

了解：小儿烧伤的病理生理改变。

烧伤手术麻醉是临床常见的麻醉之一。烧伤手术与普通手术既有相同点又有所不同，尤其是大面积烧伤患儿的麻醉对麻醉医师的要求很高，这类手术患者往往内环境紊乱，心肺功能不稳定，常伴有困难气道。小儿烧伤手术麻醉在成人烧伤手术麻醉的基础上更具特殊性。由于小儿生理功能的不完善，大面积烧伤患儿的死亡率很高。临床上大面积烧伤小儿的麻醉并不多见，但轻、中度小儿急性烧伤（烫伤）及烧伤恢复期成形手术并不少见。麻醉医师需对小儿烧伤的相关病理生理变化，以及围麻醉期的评估、准备、管理有所了解和掌握。

第一节　小儿烧伤病理生理改变

小儿烧伤和成人烧伤不同，小儿器官功能发育尚不完善，对脱水、感染、气道烧伤的代偿能力较差。临床上小儿烧伤多见轻、中度烧伤，重度大面积烧伤的死亡率很高。对小儿烧伤病理生理的了解有助于麻醉医师更好地做好术前评估和准备，以及术中的麻醉管理。

一、分期及特征

轻度烧伤一般对患儿机体的正常生理功能影响较小，中、重度烧伤对患儿机体的影响较大，可以分为休克期、感染期、修复期。休克期是烧伤后最严重的早期病理生理改变期，中、重度烧伤尤为严重，特征为大量体液自创面渗出，机体失血、失液，所以休克期又被称为急性体液丧失期，可伴有血容量急剧减少，有效循环血容量下降，导致休克。全身多脏器缺乏有效灌注，功能受损、水及电解质紊乱、全身抗感染力及免疫力下降。感染期主要是皮肤黏膜因热损伤后受损，其屏障作用被破坏，大量细菌在烧伤创面繁殖，并释放内毒素等炎症物质入血，引起局部或全身感染性疾病，并发脓毒血症。休克期和感染期是烧伤患儿最为严重的病理生理改变期。修复期为烧伤后创面愈合及再生期，持续时间较长，但患儿病理生理改变趋于稳定。

烧伤后的皮肤损伤程度一般以Ⅰ~Ⅲ度表示。Ⅰ度烧伤：皮肤可见红斑，无水疱，轻度肿痛；浅Ⅱ度烧伤：局部红肿明显，有水疱，创面潮湿；深Ⅱ度烧伤：创面可见红白交错，也可以呈现棕黄色，创面微潮，皮温低，感觉迟钝；Ⅲ度烧伤：创面苍白、焦黄色，呈皮革状，表面干燥，无水疱，无痛觉。

烧伤面积估算常用"九分法"，成人的体表面积，包括头、面、颈各3%，总共为9%；双上肢为18%，即上臂7%、前臂6%、手5%；躯干为27%，即前躯为13%、后躯为13%、会阴为1%；双下肢，包括臀部、大腿、小腿、足部,总共面积为46%,其中臀部占5%、大腿占21%、小腿占13%、足占7%,总共面积为100%。但由于小儿头部在体表面积中比例较成人大,而双下肢占比小,所以调整后为:小儿头部表面积(%)是9+(12-年龄),双下肢表面积(%)是46-(12-年龄),见图26-1-1。

休克期的病理生理改变与患儿烧伤体表面积及深度有关,轻度烧伤(Ⅱ度烧伤皮肤面积<9%)一般对患儿机体的病理生理影响较小,体表面积较大的中、重度烧伤(Ⅱ度或Ⅲ度烧伤皮肤面积>10%)则会引起较严重的机体病理生理改变。

休克期特征是烧伤后创面有大量体液渗出,原因为热源直接损毁皮肤,大面积皮肤及皮下组织坏死,毛细血管内皮细胞的紧密连接被破坏,毛细血管通透性增加,血浆成分大量渗出,外观可见淡黄色创面,一般受伤后2小时即开始,8小时后达到高峰,可持续48小时。由于大量血浆渗出,毛细血管内外渗透压平衡失调,血容量急剧减少,坏死组织周围水肿,代谢障碍,乳酸大量蓄积,引发代谢性酸中毒,血流速度减慢又会继发红细胞瘀滞,红细胞脆性增高并破损,红细胞数量锐减,造成患儿贫血,同时淋巴管通透性也增高,

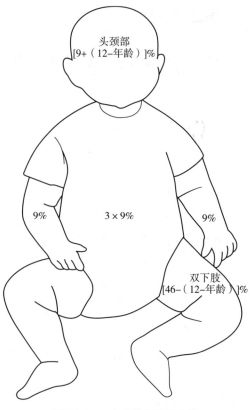

图 26-1-1　小儿烧伤面积估算

引起淋巴液外渗,回流障碍,进一步加重休克。烧伤越严重,创伤级别就越严重。严重的烧伤会刺激机体免疫细胞释放多种炎性细胞因子、氧自由基、组胺等多种炎症介质,引发全身炎症反应综合征,甚至引起弥散性血管内凝血。

婴幼儿及低龄患儿由于体重低,烧伤后食欲缺乏,对体液丢失耐受力极差,故烧伤后极易引起休克,直接威胁患儿生命体征的稳定。

二、重要器官病理生理改变

1. **气道及肺**　烧伤患儿很多伴有呼吸道损伤,呼吸道损伤病因多样,机制也比较复杂。烧伤现场的热气体、热蒸汽、火焰高温热力辐射等都会对机体呼吸道造成不同程度的伤害,燃烧现场的有毒气体也是呼吸道损伤的另一大病因,燃烧后的大量二氧化碳(CO_2)、一氧化碳(CO)、二氧化硫(SO_2)等气体可以被哭闹的患儿直接吸入呼吸道,从而对气道黏膜造成损伤。幼儿呼吸道黏膜较成人薄弱,对外界伤害性刺激反应较严重,具体病理改变有:热力及烟尘损伤可以直接破坏鼻腔、气管、肺泡黏膜,造成黏膜变性、坏死、脱落,使局部呼吸道水肿,反射性呛咳反应又可以增加呼吸道分泌物渗出,与吸入的粉尘灰屑颗粒形成混合物,引发气道痉挛、梗阻。呼吸道烧伤多伴有不同程度的低氧血症,这与燃烧现场大量氧气被消耗,二氧化碳浓度增高被吸入肺有关。另外,现场可燃物未被充分燃烧时释放的一氧化碳也与之有关联,一氧化碳进入血液系统后与血红蛋白相结合,也可以造成低氧血症。肺泡功能单位是气体交换的场所,烧伤后肺泡肿胀,肺泡壁增厚,肺毛细血管阻塞,肺微循环受阻,使气体交换功能受损,严重者可发生肺泡结构塌陷,肺毛细血管网渗出红细胞,使有效肺泡功能单位减少,肺功能下降,严重时可发生呼吸衰竭(以顽固性低氧血症为显著特征的临床综合征)。

2. **心脏**　烧伤导致疼痛、低氧血症、大量红细胞渗出、低血容量性休克,均可导致患儿机体内大量分泌肾上腺素,使心率加快,血压升高;又由于烧伤可以引发肾素-血管紧张素-醛固酮系统激活,导致心肌灌注

减少,心肌缺血,射血分数下降,从而进一步加重休克,形成恶性循环,使休克难以纠正。

3. **肾** 小儿体液容量与体重比值较成人高,对液体容量丧失比较敏感,烧伤后有效循环血量减少,红细胞减少,肾动脉灌注差,造成肾前性损伤;坏死的红细胞、细菌、毒素又可以直接造成肾小管阻塞及坏死,引发肾性损伤及肾实质损伤、肾脏功能衰竭,可以表现为少尿或无尿。

4. **脑** 严重烧伤可导致低血容量性休克、脓毒血症,烧伤后的窒息、哭闹等也可以造成患儿大脑的氧耗量增加,又由于小儿神经系统发育不完善,对缺血、缺氧比较敏感,所以烧伤后患儿易出现脑水肿,意识障碍,甚至昏迷。

5. **消化道** 烧伤发生后的休克期引发全身炎症反应,胃肠黏膜原有的生理稳定状态也被破坏,胃酸大量分泌,胃黏膜可出现充血、溃烂,严重者可以并发出血,此种病理改变一般出现在胃及十二指肠黏膜,食管也可被累及,患儿可以发生恶心、呕吐,并混有血性渗出物。感染期由于全身并发菌血症及脓毒血症,胃肠功能失调,胃肠道中原有的少量细菌会大量繁殖,并突破胃肠道抗菌屏障,进入血液循环,进一步加重全身炎症反应,局部胃肠道黏膜又由于禁食水等原因,溃疡加重,渗血、出血增多,在消化道中瘀滞,如不能及时引流排出,将会严重破坏胃肠道正常功能。

第二节　小儿烧伤患者的麻醉前评估和准备

小儿烧伤患者的麻醉前评估和准备工作与患儿麻醉方法的选择、术中管理、减少围手术期的不良事件密切相关。评估和准备要关注烧伤性质、烧伤面积、全身及重要脏器的受累情况,要询问致伤原因,尤其要关注呼吸道的评估。准备工作要细致,困难气道设备和急救设备及用药要检查备用。

一、麻醉前评估

1. **烧伤评估** 烧伤患儿在评估时,首先应了解烧伤的累及范围和程度、致伤原因,以及是否存在合并伤。

(1)烧伤情况和致伤原因:首先应了解烧伤面积、部位和深度。对于烧伤面积较大、一般情况较差的患儿,术前应积极复苏、对症支持治疗,尽力改善患儿的一般情况。

如患儿存在口、鼻、颜面部位的烧伤或碳质物残留,或者患儿在密闭环境(如室内、汽车中)受伤,应高度怀疑合并吸入性损伤。对于严重烧伤或可疑合并吸入性损伤的患儿,应积极行预防性气管插管或气管切开。如患儿合并一氧化碳中毒或氰化物中毒,应积极给予相应治疗。

电烧伤患儿可能合并难以识别的潜在损伤,深部组织损伤和坏死程度常较严重,累及范围超过体表烧伤面积。因此,术前应与烧伤团队充分沟通,了解手术难度和范围,选择适当的麻醉方式,并做好相应准备。

环状烧伤(躯干、肢体、手指、足趾、阴茎各部位烧伤时其周边全部受伤,无健康皮肤存留于周边上。伤后血浆样液外渗至组织间,组织间压力增高。环形烧伤焦痂无弹性,当组织间压力超过毛细血管压,甚至达到动脉压力时,不但淋巴回流甚至血液的流通也受阻)可能迅速引起心血管和呼吸反应。胸部的环状烧伤可导致限制性通气功能障碍,导致呼吸衰竭和低氧血症。胸腹部的环状烧伤会导致胸腹腔压力增加,腔静脉受压,进一步导致心排血量下降。对于存在环状烧伤的部位,应早期切开减张(多不需要麻醉),以减小对循环和呼吸的影响。

(2)合并伤:烧伤患儿可能存在不同程度的合并伤,如张力性气胸、肝脾破裂、长骨骨折、颅脑损伤等。对于存在合并伤的患儿,应在术前给予适当的处理,并充分了解合并伤对围手术期管理的影响,并做好相应准备。

电烧伤患儿可合并心肌损伤和心脏电传导异常,应严格询问病史、完成体格检查和辅助检查,明确合并伤的种类和严重程度。另外,由于电烧伤的损害可能在受伤后数月至数年中逐渐显现,包括神经系统功能异常、视力损害、胃肠道功能异常、口周狭窄、心电图改变、大血管的延迟出血等,因此在对康复期患儿进行手术时,也应警惕是否存在慢性损伤。

2. 既往史 应向家属询问患儿的基础疾病和生长发育情况。了解患儿是否存在心血管系统疾病、已知的上呼吸道发育异常、肺发育不全、肝肾功能及凝血功能异常等基础疾病,以指导患儿的液体复苏、呼吸支持和围手术期药物应用。

3. 完善检查 术前应完善电解质、血常规、凝血功能及血气分析等检查。对于需围手术期输血的患儿,应完善血型检查,以备术中输血。对可疑吸入性损伤的患儿,X线胸片可辅助了解吸入性损伤的程度。

4. 气道评估 无论是在烧伤早期,还是在康复期,对于合并口周颜面烧伤,或吸入性损伤的患者,术前应充分评估气道,并按照困难气道处理。

二、麻醉前准备

1. 充分的术前沟通 烧伤患儿的家属大多存在较大的心理负担及不同程度的心理创伤。由于烧伤早期病情发展的特殊性,患儿随时存在呼吸、循环衰竭和感染性休克的风险。伤情的发展,可能超出患儿家属的预期。麻醉医师及烧伤团队应加强与家属的沟通,保证患儿家属对病情发展和麻醉风险的充分认知;同时对可能会使用的围手术期监护措施予以告知,明确麻醉医师在围手术期生命支持中的作用。

2. 液体复苏 患儿应在入院后尽快接受液体复苏。可根据 Parkland[晶体溶液 4ml/(kg·d)×烧伤面积]和 Brooke[晶体溶液 0.45ml/(kg·d)×烧伤面积+胶体溶液 1.5ml/(kg·d)×烧伤面积]公式计算补液量。但对于 10kg 以下的婴儿,晶体溶液量可提高至 6ml/(kg·d)×烧伤面积,并且根据临床表现调整输液量,保证适当的尿量[0.5~1ml/(kg·h)]。同时,应控制输液总量,过量补液会导致组织和肺水肿。选择胶体溶液和高张盐水部分替代晶体溶液,可以降低组织水肿的程度。

如条件允许,应给予连续、无创或微创的血容量监测,进行目标导向液体治疗(参考监测指标如心脏每搏量、每搏输出量变异度等来指导液体治疗)。常用的血容量监测手段包括脉搏波形分析、胸阻抗和生物电阻抗和经食道超声检查等。

3. 改善呼吸系统功能 对于合并伤或可疑吸入性损伤的患儿,应积极建立人工气道。

可疑一氧化碳中毒或氰化物中毒的患儿,可给予高浓度氧吸入,或给予药物治疗,从而促进一氧化碳和氰化物的清除。由于碳氧血红蛋白(COHb)的存在,会导致脉搏血氧饱和度数值高于实际情况,必要时可进行血气分析,以便明确血氧分压情况。

合理补液,避免肺水肿,可改善肺泡的弥散功能。

对于存在胸腹部环状烧伤的患者,应在伤后早期积极切开减张,避免胸壁僵硬导致的限制性通气功能障碍。

4. 改善电解质及代谢紊乱 烧伤患者早期,可出现严重的电解质及代谢紊乱。通常表现为高钾血症、高血糖、代谢性酸中毒等。应根据患者术前的电解质和血气分析结果,调整治疗方案,积极改善电解质和代谢紊乱。

5. 静脉通路和有创监测的建立 由于患儿年龄小,血管条件差,并且存在不同程度的体表烧伤,静脉通路的建立往往存在一定困难。由于液体复苏的需求,患儿通常已建立静脉通路。术前应充分了解静脉通路的位置及通畅情况,并寻找其他可以开放静脉和动脉的位置,为术中再次建立静脉通路,以及进行有创监护做好准备。

6. 气道建立的准备 对于有吸入性损伤或口周、颜面部烧伤的患儿,应按照困难气道流程,做好设施和人员的准备。部分患儿术前已建立了人工气道,但在围手术期,仍需要为调整、更换气道装置做好充分准备。

7. **围手术期营养和禁食水** 烧伤患者为高代谢状态,通常会在伤后早期出现负氮平衡(食物中摄取的蛋白总量不足,低于消耗的蛋白总量)。为了尽量避免分解代谢,促进创面愈合,应尽量保证患儿的营养供应。对于烧伤面积超过 15% 的患儿,应积极给予肠内营养。烧伤患儿不应该按照常规标准进行术前禁食。对于需在入手术室后建立人工气道的患儿,空肠营养可持续至术前 2~4 小时。对于已建立人工气道的患者,甚至可以按需在术中持续给予肠内营养。

8. **转运** 严重烧伤患儿的转运,应视为危重症患者的转运。在转运过程中,应给予充分的呼吸支持。在条件允许的情况下,可使用便携式监护设备,注意监测生命体征。

如患儿不能耐受或配合转运,可根据患儿的意识水平、紧张程度、呼吸功能和血液循环状况等因素,适当选择镇静镇痛药物。通常选择静脉给予阿片类药物及咪达唑仑。患儿通常在受伤后迅速产生对镇静镇痛药物的耐药性,因此药物的剂量可能会大于常规推荐剂量,应根据患儿对药物的反应调整药物剂量。

第三节 小儿烧伤手术麻醉方式的选择

临床常用的麻醉方式均可应用于小儿烧伤手术。由于小儿急性烧伤手术的特点常是急、重、危,因此临床上全身麻醉的使用率更高。烧伤的伤口愈合后,在稳定期常需进行多次畸形整形术,该类手术的麻醉与常规小儿手术麻醉类同。急性期小儿烧伤手术需重点关注循环系统的变化特点。无论是急性期还是稳定期,呼吸道管理都是麻醉方式选择的重要关注点之一。椎管内麻醉和外周神经阻滞要密切关注皮肤情况及感染的风险。

一、小儿急性烧伤手术的麻醉特点

1. **关注烧伤面积** 烧伤会造成复杂的病理生理过程,并具有局部和全身作用。全身表现通常在烧伤患者受伤面积大于或等于 30% 全身表面积的情况下出现,由细胞因子和儿茶酚胺释放介导,对于麻醉方法的实施和麻醉用药的选择必须考虑这些病理生理改变。

2. **关注心肌抑制** 在大面积烧伤的初始阶段,由于摄入不足、血管通透性增加,血管内液体向组织间隙转移引起血容量严重不足,曾被称为"烧伤休克期"。以往认为在整个烧伤的急性期均可监测到心排血量的持续显著升高,但目前在围手术期通过经食管超声心动图检查发现,烧伤患儿在烧伤后急性期存在心脏收缩功能障碍,基础研究也显示烧伤后急性期存在广泛的心肌抑制。因此,此期患儿麻醉时,应注意麻醉药品对心脏可能产生的影响,避免心肌抑制的进一步加重,同时也应注意心肌抑制对药物效应及代谢可能产生的影响,如对丙泊酚可能更加敏感,以及使用局部麻醉药时发生毒性反应的概率会更高。

3. **关注血容量变化** 烧伤后 24 小时,由皮质醇、儿茶酚胺和细胞因子介导,循环系统及内环境的表现特征为高循环动力、氧耗量升高和持续处于分解代谢状态,这种状态在烧伤后可持续数年。由于大的血管内液体转移而引起的循环容量变化,以及组织器官灌注的变化,降低了包括阿片类药物在内的麻醉药物的有效循环浓度,从而引起了麻醉药物的耐药性。此期的烧伤患儿肌膜处突触后胆碱能受体上调,该类患者对非去极化类肌松药存在一定的抗药性,也是这类患者禁忌使用去极化类肌松药氯琥珀胆碱的原因之一。此外,在急性烧伤阶段,肝脏的炎症细胞浸润和导致的肝大可能会影响药物的代谢。

4. **关注手术时机** 小儿急性烧伤患者经常合并严重的血流动力学障碍和呼吸系统疾病。由于在伤后 3~7 天早期切除受伤部位的坏死组织和使用皮肤替代物覆盖伤口,可以改善无吸入损伤的小儿急性烧伤患者的病死率,并减少住院时间,因此即使麻醉风险高、管理难度大,麻醉医师也应与其他科室积极合作、商议,选择恰当的手术时机,并完善相关术前准备,而不应采取延迟手术管理策略。急性烧伤手术的实施风险是失血量更大,在麻醉管理过程中需要注意血液制品的使用。

二、小儿急性烧伤手术的麻醉方式

1. 全身麻醉

（1）药物选择：根据患儿实际的生理状况及仔细的术前评估，可进行吸入或静脉麻醉诱导。麻醉维持可以通过使用强效吸入麻醉药（七氟烷、地氟烷等）或氧化亚氮实现，也可以通过使用全凭静脉麻醉来实现。处于急性休克期的患儿血流动力学不稳定，无法耐受强效的吸入麻醉药，因此，复合或不复合氯胺酮静脉麻醉的氧化亚氮吸入麻醉技术可能是烧伤患儿烧伤后急性期手术的首选麻醉方法。烧伤患儿的药动学和药效学会发生显著改变。受伤48~72小时后，烧伤会引起肌膜处突触后胆碱能受体上调，麻醉时应用氯琥珀胆碱可引起高钾血症，以及对非去极化类肌松药的抵抗。由于药动学变化和耐受性的发展，烧伤患者对阿片类药物的需求也增加。由于烧伤引起的药理变化，所有药物均应调整至达到需要的临床效果。

（2）呼吸道管理：在烧伤后的24小时内，氯琥珀胆碱没有引起致死性高钾血症的风险，因此可以安全使用，以快速建立气道。应使用低压带大容量套囊的气管导管，因为该类患儿的肺顺应性可能降低，并且可能需要较高的通气压力，因此可能导致无套囊的气管导管发生泄漏。在急性期，患儿可能会出现面部和气道水肿，正常的气道解剖结构会发生扭曲，由此限制了颈部的活动性和开口度，因此所有面部、颈部或上胸部烧伤的患儿，均应视作可能的困难气道来处理。

2. 区域阻滞麻醉

区域阻滞麻醉技术，包括蛛网膜下腔阻滞、硬膜外阻滞和周围神经阻滞技术，可提供良好的术中和术后疼痛控制效果。虽然可见到关于烧伤儿童使用硬膜外麻醉的病例报道，但有关该技术在小儿烧伤患者中的临床应用并不普遍。区域阻滞技术的实施对小儿烧伤人群可能是有益的，但是还需要更多循证证据来明确该技术在小儿烧伤患者中应用的最适技术、最佳浓度及有效容量。尽管区域阻滞麻醉技术可为控制疼痛提供许多好处，但在急性严重烧伤的情况下，可能难以找到没有烧伤的部位来实施区域阻滞麻醉，这种情况下实施区域阻滞的感染风险将增加。区域阻滞麻醉的另一种形式是术中使用含有稀释肾上腺素的局部麻醉肿胀液，该方法有助于术后明显减少全身镇痛药的使用。

三、烧伤患儿畸形重建手术的麻醉方式

大部分伤口愈合后，烧伤患儿往往需要多次返回手术室进行重建手术，如瘢痕修复、瘢痕切除和植皮手术，这些患者不再表现出极端的生理学和药理学变化，手术的麻醉管理与其他整形外科手术的麻醉管理类似。麻醉的诱导和维持可根据麻醉医师的喜好使用强效吸入麻醉药或氧化亚氮，或进行全凭静脉麻醉，或者使用静脉 - 吸入复合麻醉。重建手术通常不会出现较大的液体转移或失血，这类手术通常只累及浅表组织，因此不需要术后积极的疼痛控制策略。有以下几点需要注意：一是关于可以使用氯琥珀胆碱的时机，合理的指导原则是，一旦伤口愈合并且可以活动，患者将不再容易出现高钾血症，此时可以考虑使用氯琥珀胆碱；二是由于这类患儿需要接受多次手术，在进入手术室之前往往需要进行抗焦虑治疗，可以通过口服或静脉注射咪达唑仑、口服或肌内注射氯胺酮和 / 或口服可乐定实现；三是如果患者残留有持续慢性疼痛，可以在围手术期继续使用镇痛药。

第四节　小儿烧伤患者的麻醉管理

小儿急性烧伤患者往往病情急、重，麻醉管理涉及术前的转运、术中监测的特殊关注点、术中用药的注意事项、循环和呼吸管理的关注点等，包括血容量、输血、体温的管理等。对于这些方面，既要了解和掌握常规的麻醉管理，更要重点关注急性烧伤患儿与常规患儿不同的地方。

一、准备阶段

1. 如果患儿需要从重症监护室转运到手术室,转运过程中需要关注哪些问题?

需要提前判断患儿是否需要呼吸机维持通气,并准备好必要的设备及药品,特别是转运呼吸机和便携式监护设备。移动患儿前应调整好呼吸机参数,根据需要给予镇静、镇痛及肌松药,关注移动患儿时的循环动力学波动。整个转运过程中需小心避免气管导管、动静脉留置管的移位或脱落,应持续监测通气和血流动力学情况,并给患儿保温。

2. 术中监护有哪些特殊之处?

除了常规的心电监护、脉搏氧饱和度、无创血压和呼气末二氧化碳分压监测外,还需要根据情况进行有创血流动力学监测、体温监测、神经肌肉功能监测等。当烧伤的部位影响监护设备的放置时,可以考虑其他替代方案,如将电极片放置于未烧伤的部位,使用外科钉皮器帮助固定电极片等。手指、足趾烧伤时可能影响脉搏氧饱和度探头的放置和监测精度,可以考虑监测耳垂、鼻、舌等部位,或同时使用两种探头监测不同部位。此外,还需要考虑一氧化碳中毒、低体温、局部低灌注等因素对脉搏氧饱和度监测准确性的影响。应尽量避免将血压计袖带直接放置于植皮区域,如果不得不这样做,需要将袖带消毒并小心保护其下方区域。体温监测对于烧伤患儿来说非常重要,因其很容易发生低体温,且对低体温耐受很差。神经肌肉功能监测对于使用肌松药的患儿非常有用,因为其对肌松药需求可能会发生明显变化。

3. 建立外周静脉通路困难时该如何处理?

烧伤患儿建立静脉通路是一个挑战,特别是严重烧伤时。当常规方法遇到困难时可以考虑借助超声的帮助,选择颈内静脉、锁骨下静脉或股静脉置管,请小儿烧伤专科医师协助行静脉切开置管,必要时还可以通过烧伤伤口置管,使用骨髓内输液或者输液港。

4. 麻醉用药有哪些注意事项?

通常来说,常用麻醉药都可以用于烧伤患儿,但有些问题需要特别注意。

(1)去极化类肌松药:在烧伤后24小时内可以使用氯琥珀胆碱,但在烧伤48小时后应避免使用,因为其可能导致致死性的高钾血症。有研究发现,氯琥珀胆碱引起的钾离子外流最早可出现于烧伤后12小时并且最长可维持到烧伤后2年。因此在有其他药物可选择的情况下,不首先考虑使用氯琥珀胆碱。

(2)非去极化类肌松药:烧伤会导致患儿对非去极化类肌松药的抵抗增强,主要表现为起效时间延长、需要剂量增加,其与烧伤严重程度相关。为了满足气道控制和手术的需要,通常需要加大剂量或者在四个成串刺激(TOF)监测下滴定达到所需效应。尽管使用剂量增加,正常剂量范围的新斯的明和格隆溴铵也可以成功逆转神经肌肉阻滞作用。

(3)阿片类药物:对于烧伤患儿来说,合适的疼痛管理是必要的,但也有一定难度。烧伤引起的药动学改变使得患儿对阿片类药物的需求量增加,因此相比于传统的剂量区间给药方式而言,使用个体化的滴定给药以达到预期效果是更有效的方法。

(4)氯胺酮:氯胺酮产生镇痛作用的同时还可以保留自主呼吸、维持循环系统的稳定性、降低阿片类药物引起的痛觉过敏等,可以用于麻醉的诱导和维持,尤其适用于不希望干预气道的情况下,如更换敷料、插尿管等。氯胺酮还可以与苯二氮䓬类药物联用以减少精神系统的副作用。需要注意的是,在低血容量、内源性儿茶酚胺耗竭的情况下,需要调整氯胺酮的用量或者联用血管活性药,以避免循环系统衰竭。

(5)吸入麻醉药和静脉麻醉药:药物的选择需要根据患儿血流动力学、呼吸系统和气道控制情况等综合考虑。对于严重烧伤患儿而言,急性期使用强力吸入麻醉药可能引发或加重低血压,需要联合应用血管活性药;而高代谢期使用吸入麻醉药则有助于控制高血压。在高代谢期,由于清除率、分布容积增加及催眠作用减弱等原因,应用丙泊酚时需要增加负荷量和维持量以达到所需的血药浓度,同时应注意丙泊酚剂量的增加对循环系统的负面影响。

二、循环管理

严重烧伤患儿如何维持循环系统的稳定？

对于严重烧伤的患儿，根据情况可以考虑在转运床上实施麻醉诱导，以减少搬运引起的疼痛和血液循环波动，绝大多数常用药物都可以应用，具体情况应该根据患儿当前病理生理改变和血流动力学情况而定。烧伤急性期由于心排血量减少、外周阻力增加和肾清除率降低等原因，应使用保守剂量的丙泊酚以达到需要的麻醉深度；而对于血流动力学不稳定的患儿，应用氯胺酮可能更具有一定的优势，但对于交感反应近于极限的情况，需要同时应用血管活性药以防循环系统失代偿。处于高代谢阶段的患儿，需要增加丙泊酚和阿片类药物的剂量，有些患儿可能还需要应用β受体阻滞剂或钙通道阻滞剂来控制高血压。

三、呼吸管理

插管后如何设置呼吸机参数？

对于严重烧伤的患儿，呼吸机参数可参照重症监护室中的情况进行设置，在特定手术操作和改变体位时，可能需要反复调整呼吸机参数。面部烧伤的患儿，应该考虑吸入性损伤和一氧化碳暴露的可能性。通常建议对合并吸入性损伤的患儿实施肺保护性通气策略，以尽可能减少气压伤，然而这些建议是基于成人急性呼吸窘迫综合征（ARDS）研究作出的推测，因为小潮气量通气策略在儿科患者并没有显示出优势。反之，有研究发现烧伤患儿实施大潮气量通气可能降低 ARDS 发生率和缩短呼吸机使用时间。另一种策略是使用高频喷射通气（HFJV，采用明显高于生理呼吸次数的频率，以极低的潮气量进行通气），其可以降低吸入压力，减少呼吸做功并改善氧合，然而并未发现 HFJV 可以改善总体预后。一氧化碳暴露会使氧解离曲线左移，氧的输送能力降低，使用通常的脉搏氧饱和度监测会高估氧合情况，这种情况应早期给予 100% 氧气吸入以缩短碳氧血红蛋白的半衰期。建议定期进行动脉血气分析，并根据其结果调整呼吸机参数设置。

四、血容量治疗

1. 术中如何进行液体治疗？

烧伤面积大于体表面积 30% 的患儿通常需要在前 24 小时进行液体复苏，估计初始复苏量有很多公式，包括应用最广泛的 Parkland 公式和修订版的 Brooke 公式，以及专门为儿科患者设计的 Cincinnati 公式和 Galveston 公式（表 26-4-1）。关于液体的选择，最常用的是晶体溶液（如乳酸林格液），但需要注意的是，过量使用晶体溶液会增加急性呼吸窘迫综合征（ARDS）、腹内高压、腹腔综合征，甚至死亡等不良事件的风险。关于胶体溶液的使用目前还存在一些争议，有证据显示有些胶体溶液在安全性和减少晶体溶液用量方面具有潜在优势。人工合成胶体溶液主要包括羟乙基淀粉和明胶，羟乙基淀粉与危重症患者的急性肾损伤有关，尽管缺乏烧伤患者应用羟乙基淀粉的研究数据，目前仍然很少应用，明胶的情况也类似。天然胶体溶液主要是 5% 白蛋白和新鲜冰冻血浆（FFP），现有的对比研究显示，早期使用天然胶体溶液具有降低风险的趋势。

表 26-4-1 小儿烧伤液体复苏公式

公式	晶体溶液	胶体溶液	糖	输注模式
Parkland	乳酸林格液 4ml/(kg·%TBSA)	无	无	前 8 小时给予 1/2；后 16 小时给予剩下的 1/2
修订 Brooke	乳酸林格液 3ml/(kg·%TBSA)	无	无	前 8 小时给予 1/2；后 16 小时给予剩下的 1/2

公式	晶体溶液	胶体溶液	糖	输注模式
Cincinnati（小儿）	乳酸林格液 4ml/(kg·%TBSA)+1 500ml/m² BSA	25% 白蛋白 12.5g/L	5% 葡萄糖（按需）	前 8 小时给予 1/2（加入 50mmol/L 碳酸氢钠）；中间 8 小时只用乳酸林格液；后 8 小时使用白蛋白
Cincinnati（大儿）	乳酸林格液 4ml/(kg·%TBSA)+1 500ml/m² BSA	无	5% 葡萄糖（按需）	前 8 小时给予 1/2；后 16 小时给予剩下的 1/2
Galveston	5 000ml/m² TBSA+2 000ml/m² BSA	25% 白蛋白 12.5g/L	5% 葡萄糖（按需）	前 8 小时给予 1/2；后 16 小时给予剩下的 1/2

注：TBSA. 总烧伤面积；BSA. 体表面积。

烧伤手术术中液体丢失量包括伤口蒸发和术中失血量，通常可以使用晶体溶液或胶体溶液来补充，目标是维持适当的组织灌注，如维持尿量在 0.5~1ml/(kg·h)［小童可达到 1.5ml/(kg·h)］，以及维持合适的心排血量、动脉血压和脉搏波变异度、酸碱平衡等。对于经过初期大量液体复苏的患儿来说，应避免给予超过需要量的液体，并在需要时给予利尿药以消除组织水肿。胶体溶液的应用可以减少所需液体总量并保证前负荷。此外，手术医师在皮下注射的液体也需要考虑进去，否则有可能在术后出现容量超负荷。如果患儿正在接受肠外营养治疗，术中也应继续输注，以降低低血糖的风险。

2. **术中输血的策略是什么？**

焦痂切除和植皮手术通常会造成明显出血，但术中很难准确估计失血量。头面部手术通常失血量更多，受伤时间、感染等因素会影响失血量，使用电凝、止血带、肿胀液等技术通常可以减少失血。因此，经常检查红细胞比容和血红蛋白水平可以有效估计失血量。对于烧伤患儿来说，目前尚没有明确的输血标准，考虑到高代谢水平引起的氧耗量增加，术中保持红细胞比容在 27%~30% 是比较合理的。

3. **术中应用肿胀液时有哪些注意事项？**

对于无法应用止血带的部位，皮下和真皮下注射肿胀液（含有止血药物、局部麻醉药物的溶液，将其注射到皮下，使皮下组织及其结构产生水肿）可以减少术中失血和术后疼痛。肿胀液中加入利多卡因是安全有效的，其他局部麻醉药的安全性和有效性研究尚比较少。加入去氧肾上腺素和肾上腺素都被证明可以减少出血。使用大剂量肿胀液会因为液体的重新分布而造成或加重容量超负荷，故术中需要严密监控；另一方面是对血流动力学的影响，肿胀液中加入肾上腺素是应用最广的方法，并被证明对血流动力学影响较小。烧伤患儿应用含去氧肾上腺素的肿胀液，出现高血压和反射性心动过缓的比例较高。

五、烧伤患儿如何进行保温

烧伤患儿的体温监测和保温措施非常重要，体温过低会导致寒战、氧耗量增加、失血量增多、代谢性酸中毒及麻醉苏醒延迟等。通常采取监测食管、直肠或体表温度，并通过多种措施来维持患儿术中体温，包括使用体表加温仪、保温毯；减少非手术部位暴露；对库存血、液体及冲洗液加热；对暂未涉及的手术部位进行覆盖等。此外，手术室温度也是一个重要因素，根据患儿年龄和烧伤严重程度，建议通常将室温保持在 27~38℃。

第五节　苏醒期管理

苏醒期是容易出现各种不良反应的时期，小儿烧伤患者尤其如此。有不少患儿术后会带气管插管回

ICU,也有不少患儿需在手术间或恢复室拔除气管插管。小儿烧伤手术的苏醒期管理除遵循一般原则外（见第十章第四节的相关内容），还需注意以下几个方面。

一、呼吸管理

1. **呼吸道管理**　烧伤患儿麻醉苏醒期应严格掌握拔管指征。合并颜面部烧伤或吸入性肺损伤的患儿，伤后急性期易出现头面颈部及气道水肿和气道分泌物增多，拔管后易出现上呼吸道梗阻和低氧血症，常需延迟拔管或行气管切开。

伤后恢复期或恢复晚期行瘢痕修复整形手术的患儿，应根据手术类型及是否存在困难气道酌情对待。原则上患儿自主呼吸恢复、呼吸运动协调、潮气量和呼吸频率满意、脉搏血氧饱和度正常、有吞咽动作和肌力恢复后才能拔管。存在困难气道或行头部、颜面部、颈部手术的患儿应待患儿完全清醒后拔除气管导管。拔管后应严密观察，如出现上呼吸道梗阻或低氧血症，应立即给予相应处理，充分吸引分泌物，视情况给予面罩加压给氧、放置口咽或鼻咽通气道，甚至重新建立人工气道。

2. **喉痉挛**　喉痉挛（喉部肌肉反射性痉挛收缩，使声带内收，声门部分或完全关闭而导致患者出现不同程度的呼吸困难，甚至完全性的呼吸道梗阻）是小儿全身麻醉苏醒期的潜在风险之一。新生儿和婴儿的风险最大，年龄每增加 1 年，其相对危险度就会降低 11%。喉痉挛可能由于唾液或血液对声带的刺激引起，或者与麻醉恢复期的麻醉深度与刺激不匹配有关。喉痉挛时声带完全关闭可导致气道完全阻塞，如果不治疗可能导致患者死亡。一旦出现，应立即提下颌，给予正压面罩通气给氧，并加深麻醉。如效果不佳，患者出现完全气道阻塞或明显低氧血症，可给予小剂量丙泊酚或速效肌松药（烧伤急性期禁用氯琥珀胆碱），放松声带。在自主呼吸恢复良好之前，需面罩通气辅助呼吸，必要时再次气管插管。

3. **肺水肿**　患儿的术后肺水肿常表现为脉搏血氧饱和度降低、心动过速和呼吸急促，胸部听诊可闻及湿啰音，偶尔会出现粉红色泡沫痰。大面积烧伤急性期的患儿均应警惕术后肺水肿的发生，尤其是合并颜面部及吸入性肺损伤时。其原因可能与术中大量液体及血液制品的输注有关。如患儿有对封闭气道的强行通气史，如喉痉挛或支气管痉挛、困难面罩通气、其他原因导致的上呼吸道梗阻等，应警惕阻塞解除后的复张性肺水肿。根据肺水肿和呼吸窘迫的程度，予以吸氧、面罩辅助通气，严重时给予气管插管及呼气末正压（PEEP）通气。液体过负荷导致的肺水肿可同时利尿（如呋塞米 0.1mg/kg，最大 5mg）。

4. **警惕肌肉松弛残余**　尽管有证据表明，儿童对低剂量新斯的明的反应明显好于成人，但肌松药的残余作用对于婴幼儿来说可能是毁灭性的。患儿苏醒期如表现出典型的肌肉松弛残余症状，如虚弱、呼吸运动不协调、呼吸动度不足等时，要警惕残余肌松药的作用，应在呼吸系统失代偿发生之前及时治疗。大剂量新斯的明可能会导致进一步的肌无力和可能的胆碱能危象，总药量不应超过 0.07mg/kg，应注意呼吸支持，必要时可重新插管。

二、循环管理

1. **高血压**　因疼痛和出现躁动引起的高血压很常见。积极纠正缺氧和二氧化碳蓄积，给予镇痛、镇静处理，多可逐渐缓解。必要时可给予短效抗高血压药，观察并记录血压变化及用药后反应。

2. **低血压**　低血压不常见，常因血容量不足和残余麻醉药物作用引起。应及时补充血容量，适当应用血管活性药，注意区别麻醉药的影响与手术后出血情况，以便采取措施。

3. **心律失常**　心律失常需要明确诊断，对症处理，直至各项体征平稳。心动过速通常是非特异性的，由疼痛、应激、高热和药物引起；心动过缓可由药物引起（右美托咪定、新斯的明），或者是低血压或循环抑制的征兆，必须紧急处理。

三、体温管理

婴幼儿尤其是烧伤患儿在麻醉苏醒期中有明显的低体温风险,即使是亚低温(低于36℃)也会产生不良后果,如苏醒延迟、呼吸暂停等。积极的加温措施,如空气加温系统、输注加温液体等,对于明显的PACU低温是必要的。高热通常是由于积极的术中保暖引起的,但须警惕恶性高热的可能。

四、疼痛管理

对幼儿疼痛的评估是具有挑战性的,高血压和心动过速是非特异性症状,但通常是疼痛的征兆。可根据具体情况选择非阿片类药物、静脉注射阿片类药物(包括芬太尼和吗啡)或行区域阻滞镇痛。非药理学手段,如拥抱、摇摆、父母在场、喂清水和限制环境刺激通常也是有效的。

第六节　术后管理

术后管理包括术后一般管理和疼痛管理。烧伤重建术的患儿术后管理与常规患儿术后管理类同。急性烧伤患儿生命体征不稳定,术后管理需重点关注循环、呼吸、体温及器官灌注的变化。

一、术后一般管理

全身麻醉术后患儿在麻醉复苏室,达到离室指征后,可在麻醉医师陪护下,返回普通病房。返回后,应常规吸氧,进行心电图、血压、脉搏血氧饱和度的监测。

由于全身麻醉药、麻醉性镇痛药及肌松药的残余作用,可能会引起呼吸抑制而导致患儿出现通气不足。手术后切口疼痛,以及取皮区、植皮区的疼痛均可引起通气不足,导致患儿出现低氧血症,早期低氧血症的临床症状常不明显,需监测脉搏氧饱和度才能发现。术后应观察患儿是否有不断进展的呼吸困难(这可能发生在24小时内,即使胸廓起伏最初看起来很清晰),呼吸困难经常首先表现为干啰音和动脉氧合水平的降低,可雾化吸入 β_2 受体激动剂、乙酰半胱氨酸对症治疗。在严重的气道烧伤时,要注意由于黏膜脱落而导致气道突然阻塞的可能性,一旦发生,需要行支气管镜检查处理。

应用质子泵抑制剂和抗酸药可防止应激性溃疡的发生,烧伤患儿可能需要更大的剂量来减少胃酸的分泌。在重症监护病房内气管插管一段时间的患儿,其拔管的风险将会增加,这些患儿如拔管后需监测24~48小时呼吸状况,必要时需再次气管插管治疗。

麻醉后循环系统的管理是应尽量维持血容量和心排血量正常,纠正低血压,适当输液,以保持尿量在 $1ml/(kg \cdot h)$ 以上。应根据术后患儿的具体情况,将血细胞比容维持在25%~30%,血清总蛋白维持在30g/L以上,可根据术后实验室检查结果,及时补充电解质。

术后要注意体温的变化,小儿烧伤手术后要保温,应及时观察及护理;幼儿及儿童同时要防止体温过高,注意及时查找原因,给予对症处理。

小儿全身麻醉术后常可发生寒战,可能与血管扩张、散热增加有关。寒战使氧耗量增高,对寒战患儿应面罩给氧。患儿全身麻醉后恶心呕吐仍时有发生,术后应严密观察。

二、术后镇痛管理

患儿术后对疼痛可产生明显的应激反应,表现为血浆中肾上腺皮质激素、儿茶酚胺、生长激素、胰高血糖素增高而胰岛素降低。围手术期的代谢反应包括手术时血糖、乳酸盐、丙酮酸盐增加,以及非酯化脂肪酸、甘油、酮体增加。手术后蛋白分解表现为尿液中3-甲基组氨酸与肌酐的比例及氮丧失均增加,这些反应可被完善的麻醉镇痛减轻。

术后常用的镇痛药有对乙酰氨基酚、阿片类的吗啡和氢吗啡酮,也可采用区域神经阻滞镇痛。

对乙酰氨基酚是最常使用的解热镇痛药,也是治疗小儿轻度疼痛时最常用的药物,既可以辅助其他药物,也可以单独用于镇痛。它主要作用于中枢,所以抗炎作用较弱,很少出现肾、消化道及血小板功能方面的副作用。对乙酰氨基酚的剂型很多,包括片剂、胶囊、糖浆、针剂和栓剂,它还存在于许多合成类镇痛药中。治疗轻度疼痛时的剂量为 10~15mg/kg,每 4 小时 1 次,每天用量不超过 100mg/kg。治疗急性术后疼痛时可以单次口服或直肠给药,剂量为 30~40mg/kg。在小儿,直肠给药是常用的方法,与肌内注射相比,小儿更倾向于采用直肠给药的方法。直肠给药后,由于不经过肝的首过效应,所以吸收迅速,当然偶尔也会出现药物在吸收前就被排出的情况。

麻醉性镇痛药镇痛作用强,但不良反应较多,其呼吸抑制作用曾限制了它在小儿科的应用。6 个月以下的婴儿用阿片类药物的作用时间长,不良反应可能增多,应慎用或不用。6 个月以上的婴儿可以应用阿片类药物作为术后镇痛,单次静脉注射吗啡剂量为 0.05~0.08mg/kg,持续静脉滴注(用微泵调节)剂量为每小时 10~20μg/kg 时,可提供良好的镇痛,而不致引起呼吸抑制。用药期间要严密观察,如发现患儿嗜睡,应减慢静脉滴注速率。对 6 岁以上能合作的小儿,可用患者自控镇痛装置给药,应用前要详细解释,教会患儿根据需要应用此仪器按钮,必要时应教会家长协助小儿使用。自控镇痛泵可调节每小时镇痛药的输入量、患儿按需给药的单次静脉注射量及间隔时间。以吗啡为例,开始时先静脉注射 0.05mg/kg,继而以每小时 10~20μg/kg 持续静脉滴注,如滴注期间患儿仍感疼痛,可应用自控剂量 10~20μg/kg,仪器锁定的间隔时间为 30 分钟。应用阿片类药物自控镇痛时要严密观察,且不能合用其他镇静镇痛药。

区域神经阻滞可以为术后早期提供麻醉和镇痛。小儿常使用的周围神经阻滞包括髂腹股沟神经、股神经、股外侧皮神经、髂筋膜间隙、臂丛及腰丛神经阻滞。烧伤患儿可根据烧伤部位及范围选择适当的神经阻滞。常用局部麻醉药首选镇痛有效、副作用少的长效局部麻醉药,如罗哌卡因。罗哌卡因有如下特性:①分离阻滞的程度(感觉大于运动觉)更大;②心脏毒性更低;③具有内在的缩血管活性。因此在低浓度下可达到有效的镇痛效果。

第七节　小儿烧伤患者麻醉的常见并发症及防治

小儿烧伤患者由于特殊的循环系统和呼吸系统的病理生理变化,在麻醉诱导、维持及苏醒期容易发生一些并发症,如呼吸道梗阻、喉痉挛、肺水肿等,对这些并发症的预防及处理是麻醉医师必须要熟悉的,因其直接关系到患儿的围手术期安危。

一、呼吸系统并发症

1. **上呼吸道梗阻**　小儿烧伤患者的气道较窄,可因损害而迅速发生气道水肿,导致气流阻力增加。婴儿和幼儿也缺乏大龄儿童和成人所具有的肺储备。烧伤患儿有时可合并头面部烧伤和吸入性损伤,造成头面颈部和气道水肿。舌后坠、呼吸道分泌物过多可诱发喉痉挛。即使没有吸入性损伤,在液体复苏期间和之后也可能发生呼吸衰竭。上呼吸道梗阻不仅可发生在麻醉诱导时,也可发生在麻醉后或苏醒后,拔管后也可能出现上呼吸道梗阻和低氧血症,唐氏综合征的患儿更易发生,因此要严格掌握拔管指征。拔管后如出现上呼吸道梗阻和低氧血症应立即托起下颌,头向后过伸,面罩加压给氧,充分吸除呼吸道分泌物,放置口咽通气道。发生喘鸣时应给予激素治疗,如不能缓解应尽快重新建立人工气道。

2. **颈胸部敷料包扎过紧**　小儿由于呼吸力弱,如颈胸部敷料包扎过紧,肺和胸廓的顺应性就会下降,因此对于不大的创面最好采用局部加压包扎。

3. **支气管痉挛** 常见于儿童吸入性损伤,应及早发现和积极治疗。在气道水肿的情况下,可能需要用比正常气管导管至少小 0.5mm 的导管进行插管。

4. **肺水肿** 肺水肿的原因可能与吸入性损伤和输注大量液体或血液制品有关,患儿可表现为脉搏血氧饱和度降低、心动过速和呼吸过速。胸部听诊可闻及啰音,有时患儿可咳粉红色泡沫痰。轻症患儿可以给予吸氧治疗。严重患儿需要尽快行气管插管和呼气末正压通气,利尿药的使用仍存在争议。

5. **肺误吸** 儿童围手术期肺误吸的风险较低,约为 0.1%,但也不容忽视,至少比成人高 2 倍。

二、循环系统并发症

1. **高血压** 高血压常见的原因包括:疼痛、缺氧、高碳酸血症等。高血压也可能是躁动或尿潴留的结果。应以快速、安全的方式进行对症处理。

2. **低血压** 尤其对于合并心动过速、脉压减小的低血压,可能是血容量不足的结果,因此应尽快确定低血容量的原因,以便决定是给药、液体还是血液制品。还应该排除过敏反应。

3. **心动过速** 具有非特异性。当伴有低血压时,提示低血容量。心动过速也可能继发于在手术室使用的药物,如阿托品。心脏传导异常引起的心动过速少见,但是有心脏病史的儿童也应注意。

4. **心动过缓** 通常由缺氧引起,应注意呼吸道管理和确保充足的氧合。

三、其他并发症

1. **低体温** 低体温定义为核心温度低于 36℃。儿童的体表面积和体重比和成人比较更大,更容易散热,也导致基于体重的液体需要量更大,使他们更容易产生体温过低。患儿在手术过程中由于环境温度低、手术时间长、创面使用大量低温液体冲洗和输入大量未加温的血液或液体时可发生低体温。低体温和寒战主要引起机体代谢率增加、心率增快、血管收缩、组织低灌注、缺氧、脉搏血氧饱和度降低和代谢性酸中毒等。

处理:手术室内温度应维持在 22~25℃,未手术的部位尽可能盖上床单,减少暴露面积。在皮肤消毒完毕后尽快铺巾,所有的冲洗溶液加温后再使用,静脉溶液需加热后再输入。必要时使用曲马多或山莨菪碱,以预防和治疗寒战。

2. **脑水肿** 儿童在遭受严重烧伤后,血 - 脑屏障可能更容易被破坏,从而导致更大的神经功能障碍风险,可导致癫痫发作或脑疝。

3. **恶心呕吐** 儿童术后恶心呕吐(PONV)的发生率比成人更高。PONV 罕见于 2 岁以下的儿童,但随着年龄的增长而有所增加,直到青春期后才会减少。可使用 5-HT$_3$ 类镇吐药治疗或者预防。应注意预防反流误吸。

4. **局部麻醉药毒性反应** 可能与烧伤后低血容量未完全纠正及烧伤患者肝损害,使局部麻醉药代谢和消退延迟、半衰期延长等有关。

5. **谵妄** 首先要将其与疼痛区分开来。麻醉药七氟烷始终与更高的躁动发生率相关。减少或避免使用与谵妄(一组综合征,又称为急性脑综合征,表现为意识障碍、行为无章、没有目的、注意力无法集中)有关的药剂,如七氟烷和地氟烷,或者复合丙泊酚、咪达唑仑等镇静药使用,可以降低谵妄的发生率。

第八节 常见烧伤手术的麻醉与管理

由于小儿生理特点及烧伤对身体功能的破坏性较大,大面积烧伤患儿的死亡率很高。临床上烧伤患儿较常见的手术是急性期的肢体减张术、切痂植皮术和烧伤后恢复期瘢痕切除重建术。

一、肢体减张术（合并头面部伤）

病例

患者，女，5岁，体重20kg。主因"头面部、颈部及左上肢烫伤4小时"送至急诊，患儿由于沸水导致头部、颈部、左上肢烫伤，烫伤的体表面积为25%~30%。目前已于急救车上进行输液，输注生理盐水400ml，同时给予2mg吗啡减轻疼痛，面罩吸氧。患儿既往体健，否认手术史、输血史及食物、药物过敏史。拟行左上肢减张术。

【思考】

1. 入院检查关注重点有哪些？
2. 麻醉前评估重点及准备有哪些？
3. 麻醉方案及用药注意事项有哪些？

解析

1. 入院检查关注重点有哪些？

患儿一般情况可，神志清楚，发育正常，急性痛苦面容，无声音嘶哑，哭声正常。呼吸32次/min，SpO$_2$ 100%，心率140次/min，血压110/65mmHg，体温37.5℃，毛细血管再充盈时间3秒。患儿舌、嘴唇、鼻出现水肿，左上肢烫伤创面，少量渗出，创面红肿，压痛明显。患儿呼吸频率较快，呼吸运动对称，听诊双肺呼吸音清，未闻及干、湿啰音。血常规白细胞计数13.3×10^9/L，中性粒细胞百分比80.3%，生化、凝血功能检查未见明异常。胸部X线检查显示双肺纹理清晰。

2. 麻醉前评估重点及准备有哪些？

（1）气道评估：该患儿为头面部、颈部烫伤，主要表现为面部、嘴唇、舌、颈部水肿，开口度两横指，Mallampati分级（据所能看到的咽部结构，给患者进行的分级，通常情况下分为4级）Ⅱ级，目前尚未出现上呼吸道梗阻、呼吸困难。对于沸水烫伤的患者，很少出现咽喉部水肿和解剖结构改变，而吸入性烧伤的患者常需要注意口腔内和口部烧伤、呼吸道梗阻及解剖结构改变。

（2）呼吸评估：该患儿呼吸频率快，双肺听诊未闻及明显干、湿啰音，尚未出现全身炎症反应和液体复苏导致的继发性肺水肿和肺动脉高压。

（3）循环评估：由于患儿疼痛和烦躁，血压和心率明显上升。毛细血管再充盈时间3秒，血红蛋白123g/L，足背动脉搏动明显，表明没有明显的低血容量。毛细血管再充盈时间对于儿童是变异较大的，血容量判断并不准确。如果烧伤患儿出现明显的低血容量表现，需要考虑是否有其他部位的损伤。

患儿在急诊于右上肢静脉留置套管针，持续输注生理盐水，留置尿管，对尿量进行记录（目标尿量每小时0.75ml/kg），以评估患者液体复苏情况。该患儿烧伤体表面积为25%~30%。烧伤科医师考虑到患儿头面部、舌及颈部水肿可能会加重，导致上呼吸道梗阻、呼吸困难，进而出现气管插管困难、面罩通气困难等风险，并且患者左上肢张力较高，触诊桡动脉搏动较弱，所以计划于急诊手术室行气管插管，并且对左上肢进行切开减张术。对于头面部烧伤或者烫伤的患者，延迟气管插管可能导致紧急气道的风险增加，目前建议可能有此风险的烧伤患者应早期实施气管插管，建立有效、安全的气道。

3. 麻醉方案及用药注意事项有哪些？

由于烧伤儿童的皮肤屏障缺失，可能出现低体温，故手术室应提前预热到所需温度，并准备加温毯覆盖和吹暖风，以维持患者体温。患儿入室后即监测心率、脉搏血氧饱和度、血压，进行体温监测，并持续吸氧，准备带有套囊的气管导管、管芯、喉镜、纤维支气管镜等其他困难气道设备,对于可能存在紧急气道的患者,需要请耳鼻喉科医师到场,必要时可以行气管切开,建立紧急气道。烧伤患儿建立安全、有效的气道是非常重要的,目前建议烧伤患儿使用带有套囊的气管导管,因为烧伤会引起严重的全身炎症反应或吸入性肺损伤,这些均可能导致肺顺应性降低,在机械通气时往往气道压力较高,不带套囊的气管导管会出现明显漏气,可造成有效通气量不足,继而出现低氧血症,此时更换气管导管十分危险,所以烧伤患儿使用带套囊的气管导管是十分必要的。在成人烧伤患者清醒气管插管是可行的,但对于儿童清醒状态下建立气道非常困难。所以该患儿采用了吸入麻醉诱导,以减少患儿痛苦和静脉麻醉药物对呼吸的抑制,应用氯琥珀胆碱作为肌松药,待药物起效后行气管插管,并用布条固定。头面部烧伤患者尽量不要使用胶布固定,可能会固定不牢固,并损伤烧伤皮肤。48 小时以内的烧伤患者根据情况可给予氯琥珀胆碱,烧伤超过 48 小时的患者氯琥珀胆碱是禁忌的,可能会出现致命性的高钾血症。患儿在全身麻醉后实施低浓度的臂丛神经阻滞,提供了有效的术中和术后镇痛,术中通过吸入麻醉进行维持,根据血压和心率应用阿片类药物镇痛。手术共进行 90 分钟,术中共输液 600ml,术毕时尿量为 80ml,离室时体温 36.3℃,手术结束后保留气管导管返回外科重症监护病房(SICU),待呼吸完全恢复后,再根据头面部水肿情况和肺功能的情况决定是否拔出气管导管。术后实施多模式镇痛,通过给予少量阿片类药物和氯胺酮提供完善的术后镇痛。

二、切痂植皮术

病例

患者,男,8 岁,体重 24kg。主因"双侧上肢和躯干部烧伤 2 小时"送至急诊。患儿由于清晨家中失火,导致双上肢和前、后躯干烧伤,没有明显的面部和颈部烧伤。在急诊开放静脉通路进行液体复苏,输注生理盐水 20ml/kg,同时给予氯胺酮减轻患儿的疼痛,持续面罩吸氧,并留置尿管观察尿量。患儿既往体健,否认手术史、输血史及食物、药物过敏史。烧伤科医师计划于急诊手术室行切痂、植皮术。

【思考】

1. 体格检查关注重点有哪些?
2. 切痂手术的特点及麻醉前评估重点有哪些?
3. 麻醉方案及管理要点有哪些?

解析

1. 体格检查关注重点有哪些?

该患儿呼吸 25 次/min,SpO_2 100%,心率 110 次/min,血压 120/65mmHg,体温 38.3℃,一般情况尚可,神志清楚,发育正常,急性痛苦面容,创面分布于双侧上肢和前、后躯干,其中双上肢的创面呈焦痂状,该患儿烧伤体表面积约为 50%。胸部 X 线检查显示肺部清晰,血红蛋白 105g/L。

2. 切痂手术的特点及麻醉前评估重点有哪些?

目前认为早期的切痂、植皮覆盖可以降低脓毒症的风险、减少炎症反应、降低住院时间和死亡率,但是广泛的切痂植皮手术失血量多,可引起血容量降低,从而导致长时间的低血压。对于有严重合并症的重症烧伤患者,如呼吸衰竭、严重贫血、脓毒症、凝血功能异常等,应该先稳定生命体征,调节患者内环境,等待患者生命体征平稳后再进行手术。该患儿术前准备浓缩红细胞 3U。

气道评估:患儿没有明显的头面部烧伤,口腔内、痰液中没有碳粒,无声音嘶哑、无呼吸困难,开口度三横指,Mallampati 分级 Ⅱ 级,故暂不考虑吸入性损伤。

呼吸评估:该患儿呼吸频率快,双肺听诊未闻及明显干、湿啰音。

循环评估:由于患儿疼痛和烦躁,血压和心率明显上升。足背动脉搏动明显,表明没有明显的低血容量,但是由于创面较大,失血较多,需要术中密切监测。

3. 麻醉方案及管理要点有哪些?

患儿被转运到已经预热的手术室,转移到手术床上,用塑料中单覆盖创面,应用暖风机和加温毯进行保温。应用 18 号静脉套管针在右足大隐静脉处开放静脉通路,如果一些病例开放静脉通路困难,病情危急时,可以采用胫骨骨髓内输液或者静脉切开建立输液通路。该患儿在右侧足背动脉置管,行连续有创血压监测,并方便采血进行血气分析检测,左侧股中心静脉置管。该患儿没有头面部烧伤、吸入性烧伤,肺部顺应性尚可,所以采用快速静脉麻醉诱导,给予丙泊酚、芬太尼、罗库溴铵。麻醉维持采用吸入麻醉,经静脉给予阿片类药物进行镇痛,间断给予非去极化类肌松药维持肌肉松弛。切痂前用 1∶20 万的肾上腺素溶液浸润烧伤组织以减少出血量。手术时间 2 小时,术中共输注乳酸林格液 1 000ml,红细胞 2U,患儿手术中血流动力学稳定,术中最低体温为 35.2℃。患儿离室时血红蛋白 73g/L,尿量 40ml,体温 36.2℃。保留气管导管转入 SICU。由于烧伤患者往往需要进行多次手术治疗,并且疼痛控制较差的患者,可能会出现生理和病理后遗症,如延长伤口愈合、创伤后压力心理障碍等,从而影响患者的预后,所以术后镇痛对于烧伤患者是十分重要的。该患儿持续输注氯胺酮和吗啡进行术后镇痛,根据情况更换敷料,7 天内将再次进行植皮手术。

三、瘢痕切除术(合并困难气道)

病例

患者,男,3 岁 7 个月。主因"烧伤后瘢痕形成 11 个月"入院。患儿 11 个月前右侧面部、颈部、胸部,右前臂、右手被热油烫伤,经住院治疗后,脱离急性期,烧伤部位遗留瘢痕。现右口角瘢痕形成,张口受限;右下颌与颈部瘢痕致颈部活动受限;右手瘢痕致手活动功能受限。现为行头颈部瘢痕松解就诊。否认既往先天性疾病及系统性疾病史。患儿拟择期行瘢痕切除术。

【思考】

1. 入院检查关注点有哪些?

2. 麻醉前评估及准备有哪些?

3. 麻醉方案重点及困难气道处理方案有哪些?

解析

1. 入院检查关注点有哪些?

该患儿身高 101cm,体重 15.3kg,血压 90/45mmHg,心率 95 次 /min,呼吸 28 次 /min,体温 36.3℃。既往体健,11 个月前因烫伤致瘢痕形成。血常规、凝血、尿常规、生化结果无明显异常;心电图报告示窦性心动过速,心率 105 次 /min。

2. 麻醉前评估及准备有哪些?

患儿近期无呼吸系统疾病及感染、过敏史;无体位性呼吸困难;口鼻通气正常;受右口角瘢痕影响,开口度 2.5cm;颈部瘢痕,颈后仰活动度小于 10°;上呼吸道无烧伤病史;听诊双肺呼吸音清;X 线胸片示双肺无异常。

术前 8 小时禁食脂肪及肉类固体食物,术前 6 小时禁食淀粉类固体食物及牛奶、配方奶,术前 2 小时禁饮清饮料。准备并检查麻醉机、监护仪、呼吸回路、面罩、口咽通气道、鼻咽通气道等。检查困难气道用具，如喉罩、喉镜、光棒、可视喉镜、纤维支气管镜、插管探条等确保功能正常，随手可得。同时准备环甲膜穿刺装置及气管切开装置。

3. 麻醉方案重点及困难气道处理方案有哪些?

此患儿存在可预料的困难气道。应确保有静脉通路后再进行麻醉诱导，诱导前给予阿托品。麻醉诱导前给予面罩吸入高浓度氧气，首选七氟烷吸入诱导，患儿意识丧失后，评估呼吸道通畅程度，如因颈部活动度差，无法通过抬高下颌缓解舌后坠导致的气道不畅时，可使用口咽或鼻咽通气道，必要时置入喉罩以保证呼吸道通畅。保证呼吸道通畅后，可给予瑞芬太尼及丙泊酚，剂量不宜过大，以保留自主呼吸。可选择可视喉镜、插管探条、光棒、纤维气管镜辅助气管插管，使用插管医师最熟悉的插管设备，进行气管插管，插管过程中确保氧合，当 SpO_2 降至 90% 时要及时面罩辅助给氧通气，始终积极寻找机会辅助通气。必要时，可在七氟烷麻醉诱导后，烧伤科医师局部麻醉下行颈部瘢痕松解，改善颈部活动度后再行气管插管。

本例患儿在七氟烷吸入诱导后，通气尚可，给予瑞芬太尼及丙泊酚后，保留自主呼吸，纤维支气管镜辅助下气管插管成功。插管成功后给予非去极化类肌松药，连接麻醉机机械通气。在超声引导下行腋路臂丛神经阻滞后，开始消毒、手术。术中麻醉维持采用了静吸复合全身麻醉，吸入七氟烷，泵注丙泊酚及瑞芬太尼，间断追加非去极化类肌松药。术中注意输注液体的合理剂量及保温措施的使用。

手术结束前给予负荷量的芬太尼提供术后镇痛，术毕患儿呼吸功能恢复，完全清醒后拔除气管导管。

（王　庚　张　伟）

推荐阅读

[1] 邓晓明,姚尚龙,于布为,等.现代麻醉学.4版.北京:人民卫生出版社,2014.

[2] 李宗瑜,吕苗.小儿烧伤救治问题探讨.中华烧伤杂志,2017,33(7):401-403.

[3] DAVIS P J,CLADIS F P.Smith's anesthesia for infants and children.9th ed.Saint Louis:Elsevier,2017.

[4] DHAYAGUDE H S,DAVE N M.Principles and practice of pediatric anesthesia.New Delhi:Jaypee Brothers Medical Publishers,2017.

[5] ANDROPOULOS D B,GREGORY G A.Gregory's pediatric anesthesia.6th ed.Hoboken:Wiley-Blackwell,2020.

[6] LERMAN L,COTE C J,STEWARD D J.Manual of pediatric anesthesia.7th ed.Switzerland:Springer Nature,2016.

[7] DAVIS P J,CLADIS F P.Anesthesia for infants and children.9th Ed.St.Louis,Missouri:Elsevier,2017.

第二十七章

儿童肝移植麻醉与围手术期管理

掌握：儿童肝移植的麻醉前准备、麻醉诱导与维持特点。

熟悉：术前评估与麻醉风险、术中特殊问题的管理、术中监测与术后管理。

了解：儿童肝移植的适应证与禁忌证。

自20世纪60年代成功进行第1例儿童肝移植手术以来，随着外科技术、抗排斥治疗及麻醉围手术期管理水平的进步，肝移植患儿的术后存活率和远期预后均得到了很大改善。目前我国每年实施的儿童肝移植数量已超过千例，患儿术后5年生存率约为80%，已接近国际先进水平；另一方面，由于供体器官的短缺，亲属供体的活体和部分肝（含劈离式）肝移植的比例也正逐年增加。肝移植患儿术前病情复杂，代偿能力较成人相对差，手术操作精细度要求高，对麻醉及围手术期管理也提出了更高的要求。为进一步规范儿童肝移植的麻醉管理，本章从儿童肝移植麻醉适应证、麻醉前风险评估与准备、麻醉方法与用药、围手术期监测和管理等方面，对儿童肝移植的麻醉和围手术期处理要点进行阐述。

第一节 儿童肝移植的适应证与禁忌证

一、儿童肝移植的适应证

胆汁淤积性肝病是儿童肝移植最常见的适应证，原发疾病包括先天性胆管闭锁、先天性肝内胆管发育不良征（Alagille综合征）、原发性硬化性胆管炎等。近年来，因遗传代谢性肝病的患儿行肝移植术比例有所增加，包括合并器质性肝损伤的肝豆状核变性（Wilson病）、糖原贮积症、囊性纤维化、I型酪氨酸血症等；无器质性肝损害的尿素循环障碍、原发性高草酸尿症、家族性高胆固醇血症（纯合子）等。此外，暴发性肝衰竭、肝脏肿瘤及病毒性肝硬化、自身免疫性肝炎等终末期肝病（end-stage liver disease，ESLD）也是儿童肝移植的适应证，但其占比低于胆汁淤积性肝病和代谢性肝病。

二、儿童肝移植的禁忌证

儿童肝移植的禁忌证包括：不可逆的中枢神经系统受损；合并严重影响患儿预后的肝外器官功能衰竭，如严重的门静脉性肺动脉高压等；严重的心肺功能不全；严重的全身感染及难以根治的恶性肿瘤等。

第二节　儿童肝移植的术前评估与麻醉风险

一、术前评估

需了解患儿的营养和生长发育情况。几乎所有慢性肝病患儿均合并营养不良,但可能因合并腹腔积液、四肢水肿等症状,使其营养不良诊断困难。上臂围和肱三头肌皮褶厚度是反映营养不良相对可靠的指标。胆汁淤积性肝病患儿常伴胆汁排泄障碍导致的脂肪和脂溶性维生素吸收障碍,后者通常引起维生素 D 缺乏症、骨折、凝血功能障碍、视觉障碍等并发症。Alagille 综合征患儿由于慢性营养不良及生长激素轴的改变,除慢性胆汁淤积、心肺畸形以及骨骼、面容和眼部异常外,常伴有生长发育迟缓。体重、身长、坐高、头围、胸围等是评价患儿体格发育的常用指标,而身长、体重和体重指数(BMI)的 Z 评分是国际上通用的评价儿童生长发育的方法。

二、围手术期风险

1. **中枢神经系统**　急性肝衰竭和慢性终末期肝病患儿常合并不同程度的肝性脑病,而尿素循环障碍的患儿常在摄入蛋白质后发作肝性脑病。当出现重度肝性脑病时,严重的脑水肿可导致颅内压增高,甚至引起脑疝,导致患儿死亡。因此术前所有合并肝性脑病的患儿都需要进行严密的精神状态监测与评估。

有肝性脑病的患儿因缺乏保护性气道反射,可增加误吸风险,应避免使用镇静药。体内毒素积聚可损伤患儿神经系统功能,影响麻醉与苏醒。伴有低钠血症时会加重脑水肿和颅内压增高,术前可使用甘露醇降低颅内压、气管插管保护气道、头部降温和过度通气治疗。

2. **肝**　准确评估患儿术前的肝功能不仅有利于判断肝移植手术的紧迫性,也有助于确定肝功能不全可能带来的麻醉与围手术期风险,以及制定合理、有效的术前准备策略。Child-Pugh 分级标准是一种临床上常用的用以对肝硬化患者的肝储备功能进行量化评估的分级标准,将患者 5 个指标(包括肝性脑病、腹腔积液、血清胆红素、血清白蛋白浓度及凝血酶原时间)的不同状态分为 3 个层次,分别记以 1 分、2 分和 3 分,并将 5 个指标的计分进行相加,总和最低分为 5 分,最高分为 15 分,从而根据该总和的多少将肝储备功能分为 A、B、C 三级(A 级:5~6 分;B 级:7~9 分;C 级:≥10 分),预示着 3 种不同严重程度的肝损害(分数越高,肝储备功能越差)。该分级标准同样适用于儿童患者。儿童终末期肝病(pediatric end-stage liver disease,PELD)模型评分被用于评价肝移植患儿术前肝病的严重度与供肝分配的优先性。PELD=[0.480×ln(胆红素)+1.857×ln(INR)−0.687×ln(白蛋白)+0.436× 年龄得分 +0.667× 生长停滞]×10,PELD 评分越高,提示预后越差,此评分系统适用于年龄小于 12 岁的患儿。对于年龄≥12 岁的患儿,应使用终末期肝病模型(model for end-stage liver disease,MELD)进行终末期肝病生存率的预测评分。MELD=3.78×ln[总胆红素(mg/dl)]+11.2×ln[INR]+9.57×ln[血清肌酐(mg/dl)]+6.43×(胆汁性或酒精性 0,其他 1),MELD 评分越高提示肝病越严重,患者死亡的风险越大。

肝功能不全可能导致的麻醉风险包括:①代谢功能受损可能导致麻醉药物和其他药物的作用时间延长;②低蛋白血症、血浆白蛋白降低,导致血浆药物浓度增高,可能增强麻醉药物的药效;③白蛋白水平降低使血浆胶体渗透压降低,增加了组织水肿尤其是肺间质水肿的风险;④糖原储存减少和糖异生功能受损可导致低血糖;⑤凝血因子合成减少会引起凝血功能障碍,脾功能亢进所致的血小板减少会进一步加重凝血功能障碍,导致术中出血和血管穿刺血肿形成的风险增加。

3. **心血管系统**　大多数终末期肝病患者的血流动力学特征为心指数(CI)增加和外周血管阻力降低的高动力循环状态。患儿常存在交感神经系统活性的增强和儿茶酚胺水平的升高,可激活肾素 - 血管紧张素系统,往往会掩盖心功能不全的表现。慢性胆汁淤积性疾病可导致肝硬化性心肌病,表现为心血管系统对应激的反应能力降低、心肌变力性和变时性异常、心室收缩和舒张功能不全、QT 间期延长及心肌电 - 机械耦联异常等。此类患儿麻醉中易发生低血压,对儿茶酚胺和血管活性药的敏感性也降低。此外,高草酸尿症、肝豆状核变性、糖原贮积症、甲基丙二酸血症、丙酸血症、戈谢病和家族性淀粉样多发性神经病等遗传代谢性肝病患儿常合并特异性心肌病。

终末期肝病患儿可合并先天性心脏病。文献报道,10%~20% 的胆管闭锁患儿常合并先天性心脏病,多见于 1 岁以内的患儿,常为单发的房间隔缺损、卵圆孔未闭、动脉导管未闭或室间隔缺损,而复杂先天性心脏病相对少见;Alagille 综合征患儿的心血管畸形发病率高达 85%~95%,其中以外周肺动脉狭窄最常见,并常在肺动脉狭窄的基础上合并复杂先天性心脏病,如法洛四联症、室间隔缺损和房间隔缺损等。此外,纯合子家族性高胆固醇血症患儿如果未能在年幼时及时接受肝移植术,可能会在 10 岁以后并发严重的冠状动脉病变。

终末期肝病患儿术前合并心血管疾病时,会增加肝移植围手术期的心脏风险,但临床实践中是先矫正心脏畸形再行肝移植手术,还是先行肝移植手术再行心脏畸形矫正术,仍是一个难题。一般认为,轻、中度心脏畸形且心功能代偿良好时,不是肝移植的绝对禁忌证。复杂先天性心脏病合并心功能不全、肺动脉高压或右向左分流时会显著增加手术风险,应组织多学科团队会诊,以决定是否需先行内科治疗、心脏畸形矫正术或同期行心肝联合移植。

4. **呼吸系统**　肝肺综合征(hepatopulmonary syndrome,HPS)在终末期肝病患儿中较为常见,是一种可严重影响肝移植预后的继发性器官损伤。HPS 患儿因肺内动静脉扩张所致的肺内分流增加和通气 - 血流失衡会进一步加重低氧血症。随着肺内分流的增加,可伴或不伴有肺动脉高压症状,并逐步发展为不可逆的呼吸衰竭。HPS 的严重程度可根据吸空气时的动脉血氧分压水平进行分级:① $PaO_2 \geq 80mmHg$ 为轻度;② PaO_2 在 60~79mmHg 为中度;③ PaO_2 在 50~59mmHg 为重度;④ $PaO_2 < 50mmHg$ 为极重度。尽管合并 HPS 会显著增加肝移植患儿围手术期的风险,但 HPS 症状常能在术后短期得到治愈。数据显示,重度和极重度 HPS 患儿也能通过肝移植获得满意的预后。

门静脉型肺动脉高压(port-pulmonary hypertension,POPH)相对 HPS 在晚期肝病患儿中发生率要低。POPH 是指肺动脉平均压在静息时 >25mmHg 或运动时大于 30mmHg,肺血管阻力升高 $>240dyn \cdot s \cdot cm^{-5}$ 且肺动脉楔压 <15mmHg。与成人相比,患儿的 POPH 较为罕见。对于合并轻度 POPH(25~35mmHg)的患儿,围手术期风险并没有显著增加;而合并中度和重度 POPH(35~45mmHg、>45mmHg)的患儿围手术期死亡率可显著增加,且肺动脉高压症状在肝移植术后很难得到快速缓解。因此,肺动脉平均压(mean pulmonary artery pressure,mPAP)≥45mmHg 或 50mmHg 通常被看作是肝移植手术的绝对禁忌证。

终末期肝病患儿因大量腹腔积液和肝脾大所致的高腹压会限制膈肌的运动和腹式呼吸,在静息时易出现缺氧症状,在麻醉诱导时无通气安全的时间显著缩短。囊性纤维化患儿呼吸系统的主要表现为反复的支气管感染和气道阻塞,常伴有肺炎、肺不张,黏痰不易咳出、呼吸急促。出现缺氧和二氧化碳潴留症状时,表现为气短加剧、发绀,最后导致呼吸衰竭和肺源性心脏病。因此,这类患儿术前需常规行肺功能检查。终末期肝病患儿术前常合并肺部感染及气道高反应性,围手术期易发生气道痉挛,但实际临床工作中常因患儿肝病进展,不得不在感染未控制的情况下行肝移植术。

5. **肾**　终末期肝病患儿合并肾功能异常相对常见,其病因包括肾前性氮质血症、急性肾小管坏死和肝肾综合征。某些代谢性疾病患儿,如肝豆状核变性、甲基丙二酸血症和 Alagille 综合征等,常合并特异性肾功能损害。若在没有肾毒性药物应用的情况下,经白蛋白扩容,停用利尿药 2 天及以上,患儿肾功能仍未见好转时,应警惕肝肾综合征的发生。

单独使用血清肌酐不能全面反映肾功能,可使用胱抑素 C 或经过修订的 Schwartz 公式进一步估算慢性肝病患儿的肾小球滤过率。合并肾衰竭的患儿可能需要在围手术期接受连续性肾脏替代治疗（continuous renal replacement therapy,CRRT），甚至肝肾联合移植。

6. **凝血功能** 终末期肝病患儿常见凝血状态异常，其中急性肝衰竭患者尤为明显，包括血小板数量减少和功能减退、凝血因子减少和纤溶相关物质减少。由于这些因子合成减少，凝血相关检查常有凝血酶原时间（PT）、部分凝血活酶时间（APTT）等指标异常。在门静脉高压导致脾功能亢进的患儿中，血小板减少十分常见，而代谢性肝病患儿的凝血功能通常不受影响。先天性胆管闭锁或原发性硬化性胆管炎致肝硬化的患儿发生血栓的风险更高，凝血状态可表现为低凝与高凝并存。由于患儿存在肝动脉栓塞的风险，因此也不可过度纠正凝血功能异常。

相比于常规的静态凝血功能检测，血栓弹力图（thromboelastography,TEG）能检测凝血块的强度，并提供凝血因子活性、血小板功能和纤维蛋白溶解情况等指标，可以更精准地评估患儿的凝血功能状态。

7. **内环境与电解质** 肝病患儿术前可能出现酸碱失衡、钾离子、钙离子和血糖水平等的急性变化。代谢性肝病较其他终末期肝病患儿术前更易出现包括电解质紊乱在内的代谢功能紊乱。肾功能不全的患儿可继发代谢性酸中毒、灌注不足或乳酸升高，进一步加重酸中毒，必要时需使用碳酸氢钠纠正。治疗腹腔积液时大量应用利尿药可引起有效循环血量不足，从而引起电解质紊乱（低钠、低钾和低钙）和肾前性氮质血症。肾功能不全、代谢性酸中毒和输血容易诱发高钾血症。

甲基丙二酸血症、丙酸血症和糖原贮积症等患儿更常见低血糖，移植前通常需要输注含糖溶液。另外，也需要避免血糖过高，以防止渗透性利尿、损伤肾功能和神经系统功能等发生。因此监测动脉血气分析、了解术前电解质和血糖水平，对维持内环境的稳定尤为重要。

第三节　儿童肝移植的围手术期管理

一、麻醉前准备

1. **患儿准备** 择期手术患儿术前应常规做禁食禁饮准备，禁清饮料 2 小时，禁母乳 4 小时，禁配方奶及淀粉类固体食物 6 小时，禁油炸及脂肪类食物 8 小时。终末期肝病患儿术前常合并营养不良，同时由于并存腹腔积液、肝性脑病、胃排空延迟等因素，其反流误吸的风险大大增加，不建议缩短禁食时间。急诊肝移植患儿常达不到足够的禁食时间，可按饱胃患者处理。

2. **患儿术前用药准备** 终末期肝病患儿需要谨慎用药，合并肝性脑病的患儿禁止术前使用镇静药。常用的术前用药剂量见表 27-3-1。

表 27-3-1　常见术前用药与剂量　　　　　　　　　　　　　　单位:mg/kg

药物	给药途径	给药剂量
咪达唑仑	口服	0.3~0.7（最大 20mg）
	经鼻	0.2
	经直肠	0.5~1
	肌内注射	0.1~0.15
氯胺酮	口服	3~8
	经鼻	3~6

药物	给药途径	给药剂量
氯胺酮	经直肠	5~10
	肌内注射	2~5
右美托咪定	经直肠	0.002~0.005
	口服	0.001~0.004
	经鼻	0.001~0.004

3. **麻醉药品和设备准备** 儿童肝移植术中病情变化较大,因此麻醉诱导前应提前将相关麻醉用品及设备准备好。小儿麻醉机、吸引设备、监护仪、氧源、咽喉镜、插管用品、听诊器、除颤仪等应检查完毕处于备用状态。加温装置需要提前预热,血液回收机、多普勒超声仪、凝血功能监测设备、血气分析仪、漂浮导管及PICCO高级血流动力学监测等术中常用设备均应处于备用状态。治疗液体以5%葡萄糖复方电解质注射液、生理盐水、林格氏液和白蛋白等为主,充足的血液制品(包括浓缩红细胞、冰冻血浆等)及麻醉用药需提前准备好,麻醉药与抢救药品包括肾上腺素、去甲肾上腺素、多巴胺、阿托品、去氧肾上腺素、钙剂、利多卡因等需按照患儿体重稀释到合适的浓度。

结合术前对患儿的评估需制订个体化的麻醉方案,完善麻醉前的准备工作。

二、麻醉诱导

入室后应建立心电图(ECG)、脉搏血氧饱和度(SpO_2)和无创血压(NIBP)的监测。术前无静脉通道且年龄小不能合作的患儿,可行七氟烷吸入镇静后开放静脉。静脉麻醉诱导药中镇静药可选择丙泊酚(2.5~3mg/kg)、依托咪酯(0.2~0.3mg/kg)或氯胺酮(1~2mg/kg);镇痛药可选择舒芬太尼(0.5~1μg/kg)或芬太尼(2~5μg/kg);尽量选择起效快的肌松药,如罗库溴铵(0.3~0.6mg/kg),以便缩短气管插管时间,维护呼吸道通畅、防止反流误吸。

肝移植患儿常伴有大量的腹腔积液,腹内压增高可导致限制性通气障碍和功能残气量降低,同时可能伴有活动性消化道出血、气道高反应性及饱胃等发生反流误吸的危险因素,因此更推荐静脉麻醉诱导,以便快速达到满意的麻醉深度和肌肉松弛效果。患儿耐缺氧能力差,在气管插管前需延长氧储备时间,尽量缩短插管操作导致的缺氧时间。

针对患儿的原发病及是否存在心脏病、血流动力学不稳定、电解质紊乱等情况,应制订个体化的用药方案,并进行药物剂量的优化。

三、麻醉维持

麻醉维持建议采用静吸复合麻醉的方式,根据术中血流动力学及脑电双频指数(BIS)值的情况调整麻醉深度和血管活性药的用量。术中尽量选择不完全依赖肝肾代谢、长时间应用无显著蓄积作用的麻醉药物。常用的麻醉维持吸入药包括七氟烷和地氟烷,其在体内的代谢率均较低,可安全应用于肝移植手术。阿曲库铵和顺阿曲库铵由于较少依赖肝代谢,可优先用于术中肌肉松弛的维持。阿片类药物瑞芬太尼起效快、作用时间短、不依赖肝代谢,可用于术中维持;舒芬太尼和芬太尼均经过肝代谢,但镇痛效果确切且对血流动力学影响小,可根据手术情况在术中追加。

呼吸机潮气量设置推荐8~10ml/kg,每分通气量为100~200ml/kg,小潮气量(6~8ml/kg)的优势尚未证实。容量控制模式一般适用于体重在15kg以上的患儿,术中应特别注意气道的压力变化,避免造成压力伤。体重在15kg以下的患儿常采用压力控制呼吸模式,肝移植手术患儿若并存大量腹腔积液或肝肺综合征导致气道阻力较高时则更适合此模式,以避免气压伤,但通气量易受到气道顺应性及腹腔、胸腔内压力改变的影响。因此术中应注意保持患儿呼吸道的通畅性,并密切观察患儿的动脉血气分析及呼吸机参数的变化,及时调整通气参数,同时避免因分泌物堵塞、导管打折、手术等因素而导致的通气不足。

四、术中监测

儿童肝移植麻醉期间情况变化快,应严密监测病情。针对患儿的病情及手术需求可以选择个体化的监测方案。常规监测包括心电图、无创血压、SpO₂、中心静脉压、有创动脉压、尿量、$P_{ET}CO_2$、体温、气道压、吸入氧浓度、吸入及呼出麻醉药浓度等。并定期进行血气分析、凝血功能监测。有条件者还可监测肌肉松弛程度、经食管超声心动图检查(TEE)、术中多普勒肝血流等。

儿童肝移植术中应进行动脉穿刺行连续有创血压监测。最常用动脉是桡动脉,亦可选用股动脉或足背动脉,避免选择缺乏侧支循环的肱动脉。选用短套管针(1岁以内患儿可选24G)置管,由于肝移植手术患儿凝血功能较差,推荐使用超声引导,提高穿刺成功率。中心静脉穿刺首选右颈内静脉,并尽量选择双腔或多腔导管,以方便补液及监测中心静脉压。

对于体重低于15kg的患儿,推荐采用脉搏轮廓温度稀释连续心排血量(PICCO)监测。该技术可以更有效地进行血流动力学监测和进行血容量治疗,测量全心指标,反映全心功能,使大多数患儿不必使用肺动脉导管,且所用导管不经过心脏,创伤更小,技术容易掌握,并发症少,更适用于儿童肝移植患者。股动脉置管推荐选择超声引导下穿刺,患儿股动脉较细,困难穿刺时应及时换对侧或放弃,避免反复穿刺造成下肢循环供血不足。肺动脉导管在患儿合并严重先天性心脏病或肺动脉高压时可考虑放置,由于患儿心腔小、壁薄、复合畸形多,血流动力学多不稳定,应谨慎操作,加强监测,避免严重并发症的发生。

五、麻醉管理

儿童肝移植手术一般分为3个阶段。①无肝前期:病肝游离阶段;②无肝期:病肝切除和新肝血管吻合阶段;③新肝期:下腔静脉和肝门静脉开放,肝动脉和胆管吻合阶段。

1. 无肝前期 指从切皮开始至肝门静脉阻断。终末期肝病患儿术前常存在肝功能异常、低蛋白血症、凝血功能异常、酸中毒、电解质紊乱、贫血和循环容量不足等情况。此阶段麻醉医师除需处理上述异常外,还要防范病肝游离过程中的出血,特别是胆管闭锁行葛西术后的患儿,因腹腔粘连严重,游离创面时往往渗血较多,存在意外大出血的可能。应对措施包括:①根据监测结果积极进行血容量补充,维持有效循环血量;②及时纠正贫血,将血红蛋白水平维持在80~100g/L;③根据患儿年龄特点,维持适当的平均动脉压,保证重要器官的有效灌注,维持尿量在0.5ml/(kg·h)以上;④根据患儿术前特点和手术情况,定期监测动脉血气,纠正酸中毒和电解质紊乱。对于无肝期拟完全阻断下腔静脉的患儿,可请术者在病肝分离结束后行下腔静脉预阻断,根据血压变化情况,判断患儿当前血容量状态及无肝期血液循环耐受情况,如收缩压下降幅度超过阻断前水平的30%,可加快补液速度并酌情持续泵注或增加血管收缩药的剂量。

2. 无肝期 指从肝门静脉阻断到肝门静脉开放,为供肝血管吻合阶段。手术中需阻断肝门静脉,完全或部分阻断下腔静脉。患儿表现为回心血量减少、心排血量下降,进而血压下降,并可出现肾低灌注性少尿或无尿。若无肝前期扩容充足而无肝期血流动力学不稳定,可应用血管活性药维持生命体征稳定;若血流动力学不稳定主要由前期扩容不足导致,则应用血管收缩药的同时可给予白蛋白扩容。在血压维持稳定后,可适当减慢补液速度,防止开放前中心静脉压过高,建议无肝期中心静脉压维持在5mmHg左右,避免新肝恢复灌注后,回心血量骤增而加重心脏负荷及开放后的新肝肿胀。无肝期应积极纠正内环境紊乱及代谢异常,为新肝再灌注做好充分准备。①代谢性酸中毒:低血压及肠道内酸性代谢产物淤积,应加强血气分析监测并及时纠正。②高乳酸血症:无肝前期开始游离病肝过程中,乳酸水平即可开始增高。进入无肝期后机体失去肝脏代谢功能,加之患儿腹腔脏器血液回流受阻,有效循环血量减少而致组织灌注不足,同时下腔静脉完全阻断致下肢血流淤滞等原因,乳酸水平常进一步升高。此期应避免长时间低血压引起的无氧代谢增加,继而加重乳酸酸中毒的发生。③低钙血症:可见于输注大量血液及液体后,应及时补充钙剂,维持离子钙不低于 1mmol/L。④低血糖:无肝期失去了糖原储备,糖异生减少,患儿无肝期低血糖发生率高于成人,应加强监测和补充。⑤低温:由于缺少肝产热,加之腹腔长时间暴露、移植肝低温灌注及周围布满冰屑,患儿中心体温可能出现显著下降,应积极采取综合性保温措施。⑥无肝期应加强血钾监测,避免高钾血症。吻合肝静脉期间,应经肝门静脉灌注低温的蛋白盐水,充分清洗肝保存液中的高钾成分。⑦肝门静脉开放前给予甲泼尼龙 10mg/kg 静脉滴注,若条件允许,肝 - 腔静脉吻合后可将阻断钳移至肝静脉,开放腔静脉,以利于下腔静脉回流。

3. 新肝期 指从门静脉开放到术毕。此阶段外科操作主要是相继开放下腔静脉和门静脉,恢复新肝的灌注,再序贯完成肝动脉及胆管的吻合。麻醉医师在此阶段的主要任务是积极处理新肝门静脉开放即刻患儿病理生理的变化,维持生命体征平稳和内环境的稳定,促进新肝功能的恢复。婴幼儿活体肝移植多采用供肝的左外叶,新肝血流开放后,应在维持血压稳定的基础上,维持中心静脉压不超过 10mmHg,同时观察供肝的充血情况,避免新肝肿胀。新肝期患儿的血液循环状态常表现为“高排低阻”。可根据 PICCO 监测的循环数据来指导补液和血管活性药的应用。此时肾功能逐渐恢复,如发生无尿或少尿,应分析原因并进行对症治疗。在保证适当的血容量状态下,可使用血管活性药提高平均动脉压和增加胶体渗透压以改善肾灌注,增加肾小球滤过率,并及时应用利尿药。儿童肝移植受体血管细,新肝期应谨慎补充凝血物质,包括新鲜冰冻血浆、纤维蛋白原或冷沉淀及凝血酶原复合物等,避免增加肝门静脉和肝动脉血栓形成的风险。推荐有条件的中心采用动态 TEG 监测并指导凝血功能治疗。

第四节 术中特殊问题的管理

一、再灌注后综合征

再灌注后综合征(post reperfusion syndrome,PRS)是新肝门静脉开放时需重点关注的问题,表现为显著的心血管功能障碍,包括心排血量减少、严重的低血压、心动过缓、心律失常、肺动脉压升高和中心静脉压升高,严重时甚至发生心搏骤停。相对于成人心脏死亡器官捐献(donation after cardiac death,DCD)原位肝移植手术,儿童活体肝移植 PRS 的临床表现较轻,多数患儿仅表现为一过性低血压,给予去氧肾上腺素或麻黄碱即可缓解。但对于无肝期体温过低或受体肝过大的患儿,可能发生严重的 PRS,应积极应用肾上腺素、钙剂及纠正酸中毒等处理,并要求术者配合腹腔温水复温和缓慢开放肝门静脉。一旦发生严重的心动过缓,甚至心搏骤停,应立即要求术者配合心脏按压,协助麻醉医师抢救,必要时可行胸外心电除颤。

二、凝血功能监测与管理

大多数患儿术前可存在凝血功能异常,围手术期推荐应用 TEG 或凝血及血小板功能分析仪对患儿的凝血状态进行动态监测。对存在凝血功能异常的患儿,在无肝前期如凝血酶原时间超过 16 秒,可以给予新鲜冰冻血浆补充凝血因子。无肝期应避免应用凝血物质,因血管阻断后,盲端血流缓慢,易形成血栓。受体肝动脉较细,易发生栓塞,肝动脉血栓发生率远高于成人。新肝开放后如创面渗血严重,应根据凝血功能监测结果补充凝血酶原复合物或纤维蛋白原,在肝动脉开放后输注。麻醉医师应参考术野出血情况,同时结合凝血功能的动态监测,维持患儿处于相对低凝状态。另外血液高黏度和高血细胞比容水平也是术后血栓形成的易感因素,围手术期可维持轻度贫血。

三、术中容量管理

儿童肝移植术中容量管理是麻醉管理的难点。目标导向液体治疗可较为精确地指导术中液体管理。患儿 PICCO 监测可提供前负荷指标[舒张末期容积指数(global end-diastolic volume index,GEDI)、每搏变异度(stroke-volume variation,SVV)和脉压变化(pulse-pressure variation,PPV)]和后负荷指标[外围血管阻力指数(systemic vascular resistanu index,SVRI)]等,推荐用于术中容量监测和管理。胶体溶液以人血清白蛋白最佳,使用人工胶体溶液应考虑其对肾功能和凝血功能的不良影响,因此一般不考虑使用羟乙基淀粉类。乙酸林格液因不含乳酸是肝移植术中合适的晶体液。儿童肝移植术中低血糖的发生率相对高,术中应在血糖监测下应用含葡萄糖溶液。理论上围手术期输注生理盐水可能导致高氯性酸中毒,但目前缺乏高质量的循证医学证据确定其他液体疗效优于生理盐水。乳酸林格液虽然临床应用广泛,但仍需注意由此所导致的高乳酸血症。

术中应监测血红蛋白浓度,宜维持血红蛋白浓度在 80~100g/L。血红蛋白低于 70g/L 时,应输注浓缩红细胞。

四、术中内环境管理

儿童肝移植围手术期不同阶段均应测定动脉血气分析,动态监测患儿内环境的变化。代谢性酸中毒是肝移植围手术期最易发生的酸碱失衡类型。患儿一般能够耐受轻、中度代谢性酸中毒,重度代谢性酸中毒(BE>–6mmol/L)时推荐给予 5% 碳酸氢钠溶液纠正酸中毒,但目前关于是否纠正 BE 值到正常范围尚有争议。

儿童肝移植围手术期多见电解质紊乱。无肝期特别是新肝开放时易出现高钾血症,应积极处理,可给予氯化钙、碳酸氢钠和高糖胰岛素治疗。快速输注库存红细胞时,如发现严重心动过缓、心律失常甚至心搏骤停,应警惕库血引起的高钾血症。低钾血症发生时可在血气分析监测下选择中心静脉进行补钾治疗,但新肝开放前补钾应慎重。若存在轻症的低钠血症一般不需特别处理,术中控制血钠升高的速度每小时不超过 1~2mmol/L。低钙血症在儿童肝移植围手术期比较常见,应在血气分析结果指导下补充钙剂,如持续补钙效果欠佳,还应注意补充镁。

五、术中体温监测与管理

儿童肝移植术中应常规监测体温,通过 PICCO 导管监测血温较鼻咽温和食管温能更快速、准确地反映中心温度的变化。术中应加强保温措施,保持手术室温度在 23℃ 以上,并使用主动式升温设备,如充气式热风毯、循环水变温毯、输液加温仪或红外辐射加温仪等。

术中低体温(<36℃)相对常见,特别是在无肝期,体温可能较无肝前期下降 2~3℃ 甚至更低。在门静脉开放前应要求术者用温热生理盐水溶液冲洗腹腔,帮助快速复温。如出现术中体温过高(>38℃),应积极寻找原因,并采取降温措施,如降低手术室环境温度、关闭加温装置或采用循环水变温毯降温。

第五节　术后管理

肝移植术后患儿通常需带管转入 ICU,麻醉医师应向 ICU 医师交代术前、术中情况及后续应继续关注的事项。术后应注意再评估心、肺、肾等重要器官功能,进行液体复苏和必要的血液制品输注,纠正凝血功能异常,稳定血流动力学和内环境。积极评估新肝功能,及时发现并发症并处理。

一、术后镇静镇痛

为了减少患儿ICU期间的不适、便于护理和机械通气、防止患儿挣扎意外拔管等，术后常需要镇静治疗。理想的镇静状态是患儿嗜睡，但对刺激有反应，没有过多的肢体活动。过度镇静可能带来拔管时间延长、呼吸机相关性肺炎发生率增加和再次插管风险等问题。常用药物有咪达唑仑和右美托咪定。咪达唑仑在输注1天后可逐渐在体内蓄积，肾功能不全患儿可出现镇静时间延长，使用总量超过60mg/kg时可引起严重的撤药症状。不推荐丙泊酚用于术后长期镇静治疗。

镇痛治疗是术后管理的重要环节。加强疼痛管理能减轻患儿痛苦、改善呼吸功能，使其尽早脱离呼吸机。用药时应考虑新肝对药物的清除能力，防止药物蓄积，同时注意防止阿片类药物对呼吸中枢的抑制作用。对于较大年龄患儿，可选择经静脉自控镇痛。

二、术后拔管

目前对儿童肝移植术后拔管时机尚有争议。推荐一般情况较好的患儿可选择手术后尽早拔管。血流动力学不稳、术前肝性脑病、气道狭窄和依赖机械通气的患儿需按实际情况延迟拔管。也有中心尝试在手术室内拔管，此类患儿一般手术时间短、术中失血量少、血流动力学稳定，这通常由术者和麻醉医师共同决定，但仍需更多的实践来证明其安全性和获益。

病例

患儿，男，10岁，体重18kg。发现腹部膨隆10年。患儿于出生后无明显诱因出现上腹部膨隆，无呕吐、食欲缺乏，无呼吸急促、发热、腹痛、腹泻、呼吸困难等其他不适，伴身高发育迟缓，智力发育尚正常。2个月前基因检测及酶学检查提示为肝糖原贮积症Ⅰ型。

诊断：肝糖原贮积症Ⅰ型。

拟施手术：活体肝移植术。

麻醉及手术经过：采取全身麻醉，术前禁食6小时，禁饮4小时。进入手术室开放外周静脉通路后立刻静脉滴注5%葡萄糖溶液并行静脉麻醉诱导：咪达唑仑1mg、舒芬太尼15μg、罗库溴铵20mg。气管插管成功后行动脉穿刺及在超声引导下行中心静脉穿刺，连续进行有创血压监测和中心静脉压监测。以1.5%~2.5%七氟烷持续吸入、罗库溴铵10mg/h泵注、舒芬太尼5μg/h泵注维持麻醉镇痛。监测包括：呼气末二氧化碳分压、脉搏血氧饱和度（SpO_2）、连续心电监测、连续体温、尿量、连续有创血压监测和中心静脉压监测。患儿身体下方均铺设保温毯。在麻醉诱导后、无肝期前、无肝期中间、门静脉开放后5分钟、新肝期每30~60分钟、手术结束前，常规抽取动脉血进行血气分析。术中根据出血量、血流动力学、患儿红细胞水平决定是否输血，以纠正贫血。

麻醉诱导后血气分析（8：49）：pH 7.08、Glu 5.3mmol/L、Lac 8.4mmol/L，立刻给予5% $NaHCO_3$ 250ml持续静脉滴注。无肝前期血气分析（10：40）：pH 6.980、Glu 3.7mmol/L、Lac 10.5mmol/L。门静脉阻断前血气分析（11：40）：pH 7.295、Glu 5.4mmol/L、Lac 13.9mmol/L。无肝期血气分析（13：10）：pH 7.301、Glu 5.9mmol/L、Lac 15mmol/L。门静脉开放后5分钟血气分析（13：20）：pH 7.193、Glu 7.8mmol/L、Lac 16mmol/L。术毕血气分析（15：35）：pH 7.428、Glu 9.3mmol/L、Lac 10.5mmol/L（图27-5-1）。提示在整个手术期间，乳酸水平持续升高，直到移植物发挥功能才开始下降。在整个麻醉过程中（7：55~15：28），总计输注5%葡萄糖溶液300ml，5%碳酸氢钠溶液375ml。

【思考】

1. 疾病的病理生理

（1）糖原贮积症的病因和诊断标准是什么？

（2）Ⅰ型糖原贮积症（GSDⅠ）对代谢的影响及治疗有哪些？

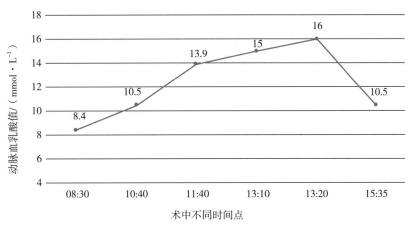

图 27-5-1　术中动脉血乳酸水平变化

2. 术前评估及准备

（1）术前需要哪些方面的评估？

（2）如何做好术前准备？

3. 术中管理

（1）麻醉管理的总体目标是什么？

（2）GSDⅠ患儿肝移植麻醉有什么特点？

（3）麻醉管理策略有哪些？

解析

1. 疾病的病理生理

（1）糖原贮积症的病因和诊断标准是什么？

糖原贮积症（GSD）是一组影响糖原代谢的遗传病，参与糖原合成或降解的酶缺陷均可引起发病。糖原合成和分解代谢中所必需的各种酶至少有 8 种，根据酶缺陷不同及发现的年代顺序分为 12 型，其中以 GSDⅠ和 GSDⅢ最常见。该病还可以根据受累器官和临床表现分为肝糖原贮积症（Ⅰ、Ⅲ、Ⅳ、Ⅵ、Ⅸ型）和肌糖原贮积症（Ⅱ、Ⅴ、Ⅶ型）。

肝糖原贮积症中糖原贮积症Ⅰ型（GSDⅠ）最为常见，GSDⅠ是由于肝、肾和小肠的葡萄糖 -6- 磷酸酶缺陷所致的常染色体隐性遗传病，是肝糖原贮积症最常见的类型。可分为Ⅰa 型和Ⅰb 型，其中Ⅰa 型约占 80%，因葡萄糖 -6- 磷酸酶催化亚单位（G6PC）缺陷所致；Ⅰb 型约占 20%，因葡萄糖 -6- 磷酸酶转运体（G6PT）缺陷所致。

糖原贮积症的诊断标准如下：

1）低血糖发作（症状包括易饥饿、出汗、抽搐等）及空腹低血糖。

2）肝明显增大、巨大肝，伴或不伴脾大。

3）生长发育迟缓、幼稚面容、四肢短小。

4）肾上腺素激发试验阳性（空腹并停止输入一切含糖液体，皮下注射 1∶1 000 肾上腺素 0.02ml/kg，分别于注射 10、30、60、90 及 120 分钟测血糖，血糖上升不足 2.2mmol/L 者为阳性）和疑似阳性。

5）乳酸酸中毒，继发性高脂血症、高尿酸血症、肝功能异常及反映肝合成功能的生化指标异常。

符合前 4 项或前 3 项加第 5 项中至少 2 种症状即可诊断为 GSD Ⅰ，肝穿刺活检病理检查及酶学分型、血 DNA 变异分析可确诊肝糖原贮积症的具体分型。符合前 3 项中任意 2 项者疑似糖原贮积症。

（2）Ⅰ型糖原贮积症（GSD Ⅰ）对代谢的影响及治疗有哪些？

正常情况下，葡萄糖 -6- 磷酸酶分解葡萄糖占肝糖原分解所得葡萄糖的 90%，在维持血糖稳定方面起主导作用。葡萄糖 -6- 磷酸酶缺乏时，糖原的分解过程发生障碍，致使过多的糖原贮积在肝、肾中，不仅导致其体积明显增大，而且其功能也受到损害。

正常人在血糖过低时，胰高血糖素随即分泌增高，以促进肝糖原分解和葡萄糖异生过程，生成葡萄糖使血糖保持稳定。GSD Ⅰ患儿则由于葡萄糖 -6- 磷酸酶的缺陷，6- 磷酸葡萄糖不能进一步水解成葡萄糖，因此由低血糖刺激分泌的胰高血糖素不仅不能提高血糖浓度，反而使大量糖原分解所产生的部分 6- 磷酸葡萄糖进入糖酵解途径；同时，由于 6- 磷酸葡萄糖的累积，大部分 6- 磷酸葡萄糖又重新再合成糖原；而低血糖又不断导致组织蛋白分解，向肝输送葡萄糖异生原料，这些异常代谢都加速了肝糖原的合成。糖代谢异常的同时还造成了脂肪代谢紊乱，亢进的葡萄糖异生和糖酵解过程不仅使血液中丙酮酸和乳酸含量增高导致酸中毒，还生成了大量的乙酰辅酶 A，为脂肪酸和胆固醇的合成提供了原料；同时还产生了合成脂肪和胆固醇所必需的还原型烟酰胺腺嘌呤二核苷酸和还原型烟酰胺腺嘌呤二核苷酸磷酸。此外，低血糖还使胰岛素水平降低，促进外周脂肪组织分解，使游离脂肪酸水平增高。

GSD Ⅰ最重要的临床特点为两餐之间频发低血糖。随着疾病的进展，肝内脂肪和糖原会不断累积从而引起肝脂肪变和肝大，并伴有其他代谢紊乱的表现，包括高胆固醇血症、高甘油三酯血症、高乳酸血症和高脂血症，同时患儿的生长发育和精神发育也会受到严重影响。GSD Ⅰa 患儿中突变的 G6PC 基因也会在肾和小肠中表达，因此也可表现为肾小球滤过率增高和高尿酸，并引发痛风和骨关节炎等。GSD Ⅰ患儿常伴有高尿酸血症，这是由于患儿嘌呤合成代谢亢进所致。6- 磷酸葡萄糖的累积促进了磷酸戊糖旁路代谢，生成了过量的 5- 磷酸核糖，进而合成磷酸核糖焦磷酸，再在谷氨酰胺磷酸核糖焦磷酸 -5- 转移酶作用下转化成为 1- 氨基 -5- 磷酸核糖苷，从而促进嘌呤代谢，并使其终末代谢产物尿酸增加。

饮食治疗仍是有效减轻和缓解临床症状的方法：多餐，婴幼儿每 2~3 小时服用配方奶 1 次；限制乳糖、果糖和蔗糖的摄入；添加维生素和钙。利用生玉米淀粉（UCCS）治疗 GSD Ⅰ，被认为是革命性的治疗方案。UCCS 是一种大分子的葡萄糖多聚体，口服后在肠道停留时间长，消化吸收缓慢，能缓慢释放葡萄糖，可维持血糖在正常水平约 6 小时，而熟米饭仅能维持血糖达正常水平约 4 小时。口服后 UCCS 缓慢消化，逐渐释放葡萄糖，使血糖维持在正常水平，从而减轻肝负担，使肝逐渐缩小。当内科治疗效果不好或者疾病进展迅速或发展为终末期肝硬化、肝癌时，肝移植是目前唯一有效的治疗方法。

2. 术前评估及准备

（1）术前需要哪些方面的评估？

机体内环境评估：糖原贮积症患儿术前多存在严重的酸中毒和严重的低血糖，围手术期应及时纠正补充；与先天性胆管闭锁患儿相比，此类患儿年龄偏大，儿童终末期肝病（PELD）评分接近正常，术前患儿的凝血功能一般正常。

肾功能评估：长期的糖原贮积症可造成患儿出现蛋白尿、高血压、高尿酸血症、肾小球钙化和进行性肾功能不全，其原因尚未明了。有研究显示 10 岁以上的患儿约 70% 出现了不同程度的肾功能不全，常表现为蛋白尿，少部分患儿可能需要肝肾联合移植。

（2）如何做好术前准备？

1）避免低血糖：由于糖原转化为葡萄糖的酶缺陷，此类患儿非常容易出现低血糖，因此术前应避免禁饮食时间过长，可以考虑少食多餐及口服生玉米淀粉，或术前静脉输注葡萄糖。

2）防治酸中毒：禁食时间越长引起的低血糖越严重，同时可加重高乳酸血症和代谢性酸中毒，因此目前提倡此类患儿术前可在夜间持续静脉滴注葡萄糖。

3. 术中管理

（1）麻醉管理的总体目标是什么？

在移植物发挥功能之前维持血糖稳定，保障大脑等重要脏器的能量供应；积极纠正酸中毒；做好器官保护，让移植物尽早发挥功能。

（2）GSD Ⅰ患儿肝移植麻醉有什么特点？

包括：①与胆管闭锁患儿相比 GSD Ⅰ患儿年龄偏大，麻醉穿刺操作相对容易；②无葛西手术史，腹腔脏器无严重粘连，加之凝血功能多处于正常状态，因此术中出血量一般少于胆管闭锁患儿；③围手术期血糖可能大幅度波动，尤其在无肝期；④在移植物发挥功能之前易发生严重的酸中毒，需要积极纠正。

（3）麻醉管理策略有哪些？

1）避免低血糖：此类患儿术中非常容易出现低血糖。葡萄糖是大脑能量的来源，持续的低血糖将对中枢神经系统造成不可逆的损伤，因此在移植物发挥功能之前应在血糖监测下持续静脉滴注葡萄糖。

2）积极纠正酸中毒：当正常机体血糖过低时，机体胰高血糖素分泌增加，从而使血糖升高，但 GSD Ⅰ由于葡萄糖 -6- 磷酸酶缺陷，胰高血糖素不仅不能提高血糖浓度，还使大量糖原分解所产生的部分 6- 磷酸葡萄糖进入糖酵解途径，产生大量的丙酮酸、乳酸，从而造成机体发生严重的乳酸酸中毒。糖代谢异常同时还造成了脂肪代谢紊乱，亢进的葡萄糖异生和糖酵解过程进一步使血中丙酮酸和乳酸含量增高。

3）加强血流动力学监测：有研究显示，和胆管闭锁患儿的肝移植相比，糖原贮积症患儿无肝期的血流动力学波动更加显著，表现为有创血压和中心静脉压下降更加显著、心率上升明显。原因：与胆汁淤积性肝硬化不同，此类患儿未形成门静脉高压，因此侧支循环不发达，故而当阻断下腔静脉和肝门时血流动力学变化较为剧烈，因此应加强监测。如果血压不能维持在正常水平，可以适当扩容及持续泵注血管活性药以维持正常血流动力学指标。

（潘志英　杨立群）

推荐阅读

[1] 中华医学会麻醉学分会 .2017 版中国麻醉学指南与专家共识 . 北京：人民卫生出版社，2017.

[2] 中华医学会器官移植学分会 . 中国儿童肝移植操作规范（2019 版）. 中华移植杂志（电子版），2019，13（3）：181-186.

[3] BENNETT J，BROMLEY P.Perioperative issues in pediatric liver transplantation.Int Anesthesiol Clin，2006，44（3）：125-147.

[4] BONIATTI M M，FILHO E M，CARDOSO P R，et al.Physicochemical evaluation of acid-base disorders after liver transplantation and the contribution from administered fluids.Transplant Proc，2013，45（6）：2283-2287.

[5] CRITELLI K，MCKIERNAN P，VOCKLEY J，et al.Liver transplantation for propionic acidemia and methylmalonic acidemia：perioperative management and clinical outcomes.Liver Transpl，2018，24（9）：1260-1270.

[6] DAVIS P J，CLADIS F P.Smith's anesthesia for infants and children.9th ed.St.Louis：Elsevier，2017.

[7] FELTRACCO P，CAROLLO C，BARBIERI S，et al.Pain control after liver transplantation surgery.Transplant Proc，2014，46（7）：2300-2307.

[8] FUKAZAWA K，YAMADA Y，GOLOGORSKY E，et al.Hemodynamic recovery following postreperfusion syndrome in liver transplantation.J Cardiothorac Vasc Anesth，2014，28（4）：994-1002.

[9] FUMAGALLI R,INGELMO P,SPERTI L R,et al.Postoperative sedation and analgesia after pediatric liver transplantation. Transplant Proc,2006,38（3）:841-843.

[10] HEMPRICH U,PAPADAKOS P J,LACHMANN B.Respiratory failure and hypoxemia in the cirrhotic patient including hepatopulmonary syndrome.Curr Opin Anaesthesiol,2010,23（2）:133-138.

[11] KROWKA M J,FALLON M B,KAWUT S M,et al.International Liver Transplant Society Practice Guidelines:diagnosis and management of hepatopulmonary syndrome and portopulmonary hypertension.Transplantation,2016,100（7）:1440-1452.

[12] MILLER T E,ROCHE A M,MYTHEN M.Fluid management and goal-directed therapy as an adjunct to enhanced recovery after surgery（ERAS）.Can J Anaesth,2015,62（2）:158-168.

[13] MURRAY K F,CARITHERS R L.AASLD practice guidelines:Evaluation of the patient for liver transplantation.Hepatology, 2005,416（6）:1407-1432.

[14] NASR V G,DINARDO J A.The pediatric cardiac anesthesia handbook.Hoboken:John Wiley & Sons Inc.,2017.

[15] REYDELLET L,BLASCO V,MERCIER M F,et al.Impact of a goal-directed therapy protocol on postoperative fluid balance in patients undergoing liver transplantation:a retrospective study.Ann Fr Anesth Reanim,2014 33（4）:47-54.

[16] SHIN W J,KIM Y K,BANG J Y,et al.Lactate and liver function tests after living donor right hepatectomy:a comparison of solutions with and without lactate.Acta Anaesthesiol Scand,2011,55（5）:558-564.

[17] UMBRO I,TINTI F,SCALERA I,et al.Acute kidney injury and post-reperfusion syndrome in liver transplantation.World J Gastroenterol,2016,2242（42）:9314-9323.

[18] WAGENER G.Liver anesthesiology and critical care medicine.New York:Springer,2012.

[19] WASSON N R,DEER J D,SURESH S.Anesthetic management of pediatric liver and kidney transplantation.Anesthesiol Clin, 2017,35（3）:421-438.

[20] YUDKOWITZ F S,CHIETERO M.Anesthetic issues in pediatric liver transplantation.Pediatr Transplant,2005,9（5）:666-672.

第二十八章

小儿创伤的麻醉

■ 本章要求

掌握：小儿常见创伤疾病的病理生理学特点、术前评估与术前准备、常用麻醉方法及围手术期呼吸、循环、体温等监测技术，以及容量管理、术后疼痛管理。

熟悉：小儿创伤后早期基础处理、损伤控制策略及多发伤的麻醉与围手术期管理。

了解：颈椎损伤的麻醉与围手术期管理。

创伤是 1 岁以上儿童死亡的最重要原因。在美国，每年创伤可造成 15 000 例小儿死亡。据报道，每出现 1 000 多例创伤儿童在急诊室接受治疗，将发生 1 例创伤小儿死亡。这些创伤大多起源于平均年龄为 8 岁儿童的机动车和自行车事故。在更小的儿童中，很大比例的婴儿创伤是由虐待造成的，而蹒跚学步的儿童创伤通常是由从高处摔落造成。创伤可造成小儿不同系统或脏器的损伤，其中，多发伤患儿病情复杂多变，患儿病死率更高。

小儿处于迅速生长发育的过程中，机体各器官系统功能尚未发育成熟。因此，不能简单地将小儿看作是成人的缩影，麻醉时需掌握小儿不同发育阶段的特点，不仅要遵循个体化原则，还需根据小儿解剖、生理及创伤的病理生理学特点进行围手术期管理。

第一节　创伤患儿的术前评估及基础处理

一、初步的评估检查

1. **伤情评估**　初步的伤情评估是创伤治疗的第一步。首先应评估是否存在需要紧急处理的致命性损伤，根据儿童高级生命支持方针，最初的快速评估需遵循"ABCDE"原则：气道（airway）评估以确保呼吸道通畅；呼吸（breath）评估并提供充足的通气；循环（circulation）评估液体量及小儿心功能，必要时进行心肺复苏；残疾（disability）评估神经损伤；脱去衣物，进行暴露（exposure）评估。此后再进行全面、系统性的高级评估，包括影像学检查、实验室检查等。

2. **一般评估**　通过"视觉"和"听觉"检查，判断是否有生命危险。评估内容包括以下几方面。

（1）中枢神经系统：意识、声音、反射等。

（2）呼吸系统：三凹征、呼吸幅度、异常的呼吸音及干湿啰音。

（3）循环系统：有无出血。

急诊手术前的一般评估，可以帮助麻醉医师很快判断病情的轻重缓急和麻醉风险。另外，小儿创伤评分（pediatric trauma score，PTS）可以较为科学地对创伤小儿进行评估（表 28-1-1）。

表 28-1-1　小儿创伤评分（PTS）

评分项目	+2分	+1分	-1分
体重 /kg	≥20kg	10~20kg	≤10kg
气道	正常	能维持	不能维持
收缩压 /mmHg	>90	50~90	<50
中枢神经系统	清醒	迟钝或失去知觉	昏迷
开放性伤口	无	小	大或穿透
骨折	无	闭合性骨折	开放或多发骨折

注：评分的诊断意义：PTS含6个变量参数，每一个变量参数均以轻微损伤或无损伤时为+2分，重大或危及生命的损伤时为-1分，两者之间为+1分进行计分，总分范围为-6~+12分。评分越低，损伤越严重。

3. **全面评估**　通常，可以按"ABCDE步骤"判断患儿的心、肺和神经功能。

（1）呼吸道（airway，A）：观察胸、腹呼吸活动度及听诊呼吸音和气流音并感受口、鼻处出入气流。根据这些检查，迅速判断患儿的呼吸道是否通畅。

（2）呼吸（breath，B）：观察患儿的呼吸频率、呼吸幅度、潮气量、呼吸音、血氧饱和度。

（3）循环（circulation，C）：患儿皮肤、黏膜的颜色，以及体温、心率、血压、脉搏、毛细血管充盈时间、神志、尿量等均可反映血液循环状态。

（4）神经功能缺损（disability，D）：大脑皮质和脑干的功能是否有缺损。小儿的意识状态可以用AVPU分为4种状态：警觉（alert）、对声音有反应（voice）、对疼痛刺激有反应（painful）、无反应状态（unresponsive）。可应用小儿改良格拉斯哥昏迷量表（Glasgow coma scale，GCS）对此进行评估（表28-1-2）。

（5）全身暴露检查（exposure，E）：对于严重创伤患儿的麻醉前评估，特别应注意的是发生损伤的区域，还应包括对中心温度的检测。

4. **高级评估**　包括实验室检查，如动脉血气、静脉血气、血红蛋白；非实验室检查，如SpO_2、呼气末二氧化碳分压、X线胸片等。

表 28-1-2　小儿改良格拉斯哥昏迷量表（GCS）

项目	患儿反应	评分
睁眼反应	自己睁眼	4分
	呼叫时睁眼	3分
	疼痛刺激时睁眼	2分
	任何刺激不睁眼	1分
言语反应	微笑，声音定位，注视物体，互动	5分
	哭闹，但可以安慰；不正确的互动	4分
	对安慰异常反应，呻吟	3分
	无法安慰	2分
	无语言反应	1分

项目	患儿反应	评分
非偏瘫侧运动反应	正常（服从命令）	6分
	疼痛时能拨开医师的手	5分
	疼痛时逃避反应	4分
	疼痛时呈屈曲状态	3分
	疼痛时呈伸展状态	2分
	无运动	1分

注：儿童（<4 岁）GCS 评分总计：将三类得分相加，即得到 GCS 评分（最低 3 分，最高 15 分）。注意运动评分左侧、右侧可能不同，用较高的分数进行评分。改良的 GCS 评分应记录最好反应/最差反应和左侧/右侧运动评分。

二、创伤基础处理

创伤致死率占 1~14 岁年龄组儿童死亡总数的 40%，而不恰当的复苏是导致小儿死亡的一个重要原因。常见的错误主要包括两大方面：一方面，未能及时建立气道或维持气道；另一方面，没有及时提供恰当的液体复苏。因此，当小儿发生创伤后，应该主要从这两方面进行处理。

1. **气道的管理**　及时识别和治疗创伤患儿的气道阻塞。任何出现呼吸损害的儿童都应及时开放气道获取 100% 的氧气，并应进行持续的血氧饱和度监测。与成人相比，儿童的氧储备减少，氧耗量增加，二氧化碳生成量增加，气道阻塞会迅速导致严重的低氧血症、呼吸性酸中毒、心动过缓，最终导致儿童心搏骤停。对于创伤患儿，麻醉医师应该及时评估气道，识别有无气道阻塞，一边迅速识别并解除气道阻塞的原因，一边采取措施来保护气道。

小儿创伤患者呼吸道管理的目标是保证适当氧合和通气的同时，防止颈椎损伤的出现。由于气道处理的一些措施可能会造成颈椎的损伤，应尽量避免。对于头颅创伤的患儿，颈椎制动很重要，必须保持头部及颈部在中立位。对于脊椎损伤的患儿，在实施气管插管时，应使患儿仰卧，颈部保持中立位，防止头侧偏和抬颌。在大多数情况下，简单的手推下颌或口腔气道有助于缓解儿童的气道阻塞；没有头部受伤的儿童可以使用鼻气道，如果需要这些操作并且持续进行，应考虑气管插管。创伤患儿紧急气管插管的适应证为：心跳呼吸骤停、严重呼吸道梗阻、呼吸衰竭、气道保护反射消失、儿童创伤评分 <8 分，需要机械通气、严重颌面部创伤、连枷胸及严重的气道烧伤。在外伤情况下，经口气管插管通常优于经鼻插管。经口途径可避免经鼻插管可能出现的并发症，如因鼻腔出血而失去可视性、患儿的腺样体组织受到损伤，或加重基底颅骨骨折和筛状板破裂患儿的损伤。任何耳漏、中枢神经系统鼻漏或耳或眼睛周围有瘀斑的迹象，都应提醒麻醉医师注意可能有颅底骨折，避免使用经鼻道的器械。

2. **液体复苏**　血流动力学参数在小儿可能具有欺骗性，因为尽管血容量大量减少，患儿通常仍能保持正常血压，直到其血容量减少 25%~35% 或更多时，才出现低血压。心率加快是较血压下降更早出现的代偿表现，表明儿童血容量丢失约 10%。外周循环低灌注的表现也早于患儿出现低血压的表现。因此复苏必须迅速、血容量适当，以避免组织器官灌注不足。最初的复苏通常使用等渗晶体溶液来稳定血压和心率。如果有大量出血、任何活动性出血都应给予处理，并应尽快输血。

在复苏早期，须立即建立静脉通道，静脉通道能够提供紧急复苏所需的快速扩容。当外周静脉通道建立不成功时，如果患儿情况稳定，可将中心静脉导管置入股静脉、颈内静脉或颈外静脉。对于处于休克或心肺停止状态的婴儿和 6 岁以下的儿童，骨内输注被认为是困难静脉穿刺的可靠替代方法。如果在 3 次尝试或 90 秒内不能建立可靠的静脉通道,则应建立骨内途径。在 6 岁以下的婴儿和儿童中,通常建立骨内途径的部位为胫骨表面,即在胫骨结节下方 1~3cm 处。骨内输注后的并发症,尽管比周围静脉途径报道得更严重,包括肺和骨髓脂肪栓塞、骨折、骨髓炎和皮肤坏死等,但是,骨内输注可为危重患儿保留,并且仅用作临时复苏操作,直到另一个更可接受的静脉通道建立成功。

此外,低体温也是一个需要考虑的问题。正在进行复苏的儿童可能会因不动、暴露在寒冷的环境中、大面积受伤、失血过多或中枢神经系统损伤而遭受严重的热量损失。由于低体温可导致血流动力学不稳定、凝血功能障碍、酸碱失衡和心律失常等,因此患儿体温过低会使复苏工作更加困难。在复苏工作中,应尽量保持环境温暖,并尽可能让儿童处于覆盖状态;如果进行大容量液体复苏,应加热液体和血液制品,也有助于避免深度低温。

第二节　创伤患儿的围手术期管理

一、术中管理

为促进创伤儿的术后快速康复,术中管理得当尤为重要。对于麻醉医师而言,需从患儿本身出发,建立良好的气道,选择合适的麻醉药物,联合术中监测,个体化管理,从而在维持患儿生命体征稳定的同时,亦不增加额外影响患儿术后康复的风险。

1. **创伤小儿本身情况**　麻醉医师应该与患儿直接监护人建立良好的沟通,充分了解患儿术前的身体状况,包括有无呼吸系统、心血管系统、肝肾系统、神经系统等方面的疾病史,以及过敏史及术前禁食禁饮状况;同时可以联合多学科会诊,判断患儿创伤程度及有无累及其他脏器。应充分对创伤患儿进行评估以便建立术中个体化管理方案。

2. **麻醉药物的使用**　创伤小儿病情复杂,多为医师未能及时识别的多发伤。因此对存在可疑颅脑损伤的患儿,应该尽量选择既不增加颅内压又能稳定血液循环的麻醉药物,避免进一步的脑损伤。对于血流动力学稳定的患儿,可采取常规全身麻醉。若创伤患儿血液循环不稳定,可酌情使用血管活性药以维持血流动力学的稳定。此外,创伤患儿疼痛刺激也是一件值得关注的事件,阿片类药物联合吸入性麻醉药可作为镇痛的辅助手段,但有癫痫的颅脑创伤患儿不建议使用七氟烷。

3. **建立合适的监测方式**　在麻醉手术过程中,除了基本监测,如心电图、无创血压、脉搏血氧饱和度、呼气末二氧化碳分压及尿量以外,麻醉医师还应该选择其他适当的监测方式来判断患儿术中的情况。

(1)对于血液循环功能,动脉穿刺置管可进行连续的有创血压监测,相比无创血压监测更为准确并具时效性,同时还可以检测动脉血气分析、电解质、血红蛋白及血细胞比容。

(2)中心静脉穿刺置管对于有大量液体流失和预期存在活动性失血的患儿尤为重要,同时也方便静脉采血用于混合静脉血气分析的评估。

(3)小儿发生严重创伤之后会产生应激反应,高血糖是其反应结果之一。高血糖可引起炎症反应、感染和多器官功能紊乱,同时还可引起患儿术后愈合不佳,尤其对于急性创伤性脑损伤的患儿。因此,对于创伤患儿来说术中血糖监测是必要的。

(4)体温监测是非常必要的。由于术中低体温会延缓复苏,长时间低体温还可导致器官缺血、心律失常、电解质紊乱。另外,创伤患儿还可能因长时间暴露于创伤地点这一寒冷环境中、大面积受伤、失血量过多、为了快速扩容而输入过多的冷液体或血液制品,以及在术中长时间的体腔暴露而遭受严重的热量损失,因此所有创伤患儿都应该采取体温监测,注意术中体温的波动,并及时采取保温措施。

(5)对于麻醉深度而言,麻醉深度监测可帮助麻醉医师更好地管理患儿,及时提示术中患儿麻醉深度的变化,方便麻醉医师作出决策并维持患儿生命体征的稳定。

4. **维持循环稳定** 小儿与成人相比,心肌顺应性较低,小儿对容量负荷反应较差,无法随前负荷增加而增大每搏输出量,心排血量的大小依赖于心率,一切心动过缓均将导致心排血量降低,因此在术中应该保持患儿较快的心率来达到一定的心排血量。另外,也可利用液体治疗来维持患儿正常的血压、渗透压及血管内压。当术中出现血流动力学波动时,需确保呼吸道的通畅及充分的氧供;维持合适的麻醉深度,避免麻醉过深及过浅;保持合适的容量负荷,并可联合使用血管活性药以维持循环稳定。

二、术中液体管理

在创伤小儿,由于创伤引起的出血、渗出、水肿、肠梗阻等可导致进行性的血容量丢失及第三间隙液体转移。小儿创伤术中液体管理的目标在于维持正常的血压、渗透压及血管内压,保证器官灌注和组织氧合正常。目前,小儿创伤术中的液体管理尚无统一指南,对于一般性的小儿创伤可参考普通小儿围手术期液体管理指南,而对于需要大量输液(输血)的患儿,仍需前瞻性临床研究为此提供合理的循证方案。

1. **小儿创伤术中液体管理**

(1)术前评估:对于术前伴有发热、呕吐及腹泻等的小儿可出现不同程度的脱水。婴幼儿可通过观察黏膜、前囟饱满度及眼球张力粗略评估失水程度。观察小儿体重变化是评估脱水的良好指征。尿量则为评估和治疗脱水的重要指标。

(2)术中输液量的确定:根据4-2-1法则进行维持性补液,目的在于补充小儿生理需要量,即第1个10kg根据4ml/(kg·h)补液,第2个10kg根据2ml/(kg·h)进行补液,大于20kg的每千克根据1ml/(kg·h)进行补液。根据小儿术前的禁饮时间,计算出小儿术前因禁食导致的缺失量,即生理需要量 × 禁饮时间,在术中第1小时内补充50%,剩余输液量在随后2小时补完;其次根据不同手术创伤导致的液体丢失进行补充性输液,一般小手术按2ml/(kg·h)进行补液,中等手术按照4ml/(kg·h)补充,大手术按照6ml/(kg·h)补液,对于某些大面积创伤手术,补充性输液量可达15ml/(kg·h)。

(3)液体选择:小儿创伤术中可选择的液体包括晶体溶液和胶体溶液。一般情况下,推荐使用无糖等张平衡盐溶液,对于较小的婴幼儿可酌情选择含1%~2.5%葡萄糖的平衡盐溶液。可根据小儿创伤情况,参考失血量或失液量进行胶体溶液的补充。

1)等张性液体:小儿由于创伤引起的出血、腹膜炎、消化道液体丢失等属于等渗液的丢失,术中补液应选择等张性溶液,如乳酸林格液、平衡盐溶液。

2)低张性液体:大量输注低张性液体(0.25%~0.5%氯化钠溶液)可致术后低钠血症,严重时可造成大脑损伤,故术中不推荐使用低张性液体。

3)含糖溶液:低血糖与高血糖均可对小儿产生不利影响,尤其是神经系统。由于手术刺激可使大多数小儿血糖升高,因此对于普通小儿创伤,术中可输注无糖溶液,并注意监测血糖;对于年龄较小、体重较轻的幼儿,因5%含糖溶液可能导致术后高血糖(发生率为14%~50%),因此可选择1%~2.5%含糖溶液,并监测血糖;对于早产儿、新生儿,术中可输注2.5%~5%含糖溶液,并严密监测血糖水平。

4)胶体溶液:小儿创伤术中需要输注胶体溶液时,可选择5%白蛋白。羟乙基淀粉由于影响肾功能和凝血功能,创伤小儿使用应谨慎。

2. **小儿创伤术中输血**

(1)失血量估计:对于大量失血的小儿,为满足组织代谢需要需进行输血。由于对小儿精确失血量估计较为困难,可通过测定血细胞比容(HCT)确定丢失红细胞的情况。HCT对小儿输血指导具有重大的临床意义,临床上将25%作为HCT可接受的下限。对于来不及或无测定条件的创伤小儿,则需根据患儿血流动力学状况判断失血量,如心率、血压、尿量、肢体末梢循环等。另外,了解小儿最大允许失血量（maximum allowable blood loss,MABL）也尤为重要,根据测定的 HCT 及估计血容量（estimated blood volume,EBV）,可计算出患儿最大允许失血量,即 MABL=EBV×（术前 HCT- 可接受 HCT）/ 术前 HCT。

（2）术中输血:先计算小儿最大允许失血量,当失血量 <1/3MABL,可补充平衡盐溶液;当 1/3MABL< 失血量 <1MABL,可补充胶体溶液;当失血量 >1MABL,需输血。一般情况下,当失血量达到估计血容量 15% 以上时应给予输血。大量失血的儿童应输注全血,而目前全血获取较为困难,常用浓缩红细胞代替。若术中凝血因子大幅降低、发生活动性微血管出血、凝血酶原及部分凝血活酶时间等于或大于正常值 1.5 倍时,应输注新鲜冰冻血浆。如临床有出血,血小板计数 <50×10⁹/L 或介于（50~100）×10⁹/L 时,可考虑输注血小板。

三、术后管理

1. 呼吸道管理　与成人相比,小儿术后恢复期缺氧发生更快、更明显,持续时间更长,因此术后应始终保证足够的氧气供应,维持呼吸道的通畅。小儿术后出现低氧血症的概率高于成年人,可能与术后肺不张、小气道闭合、各种原因所致的呼吸道梗阻有关。当发生呼吸道梗阻时,可使用单独或联合拉伸颈部、张口、托下颌等方法改善呼吸道梗阻情况。如有需要,可使用鼻咽通气道开放气道。当梗阻持续存在时,需重新评估麻醉性镇痛药及神经肌肉阻滞药的恢复情况,必要时重新气管插管。

2. 循环管理　小儿在术后恢复期心率与血压的波动相对于成年人较少。小儿术后发生心动过速可能与镇痛不全、低血容量或使用抗胆碱药有关。当出现血压过高时,可能与术后疼痛、液体负荷过重有关。当出现低血压时,可能与补液不足或失血导致的低血容量有关,可通过谨慎的液体治疗给予纠正。

3. 疼痛管理　术后疼痛是手术创伤引起的一种不愉快的感觉及情绪体验,相对于成人,由于小儿没有疼痛主诉及部分镇痛药在小儿中的使用受到限制,小儿术后疼痛长期受到忽视,进而影响其康复过程。目前,尚无适合所有年龄段小儿的理想疼痛评估量表,因而对于不同年龄段的小儿需使用不同的评估量表对其进行准确的疼痛评估,现有的小儿疼痛评估量表包含自我评估、行为学 / 观察评估及生理学评估。小儿术后镇痛原则为多模式镇痛,可辅以非药物疗法镇痛。多模式镇痛可联合应用非甾体抗炎药（如对乙酰氨基酚、布洛芬）与阿片类药物（吗啡、芬太尼、舒芬太尼）实施。另一方面,随着区域神经阻滞在小儿围手术期使用的推广,可以协助优化小儿术后疼痛管理。非药物疗法则可通过减少疼痛刺激因素、喂食糖水、母乳喂养、音乐疗法等措施实现。患者自控镇痛（PCA）可通过局部麻醉药联合镇痛药以取得良好的术后镇痛效果,通常包含硬膜外自控镇痛（patient controlled epidural analgesia,PCEA）、静脉自控镇痛（patient controlled intravenous analgesia,PCIA）、区域阻滞自控镇痛（patient controlled regional analgesia,PCRA）。

第三节　创伤患儿的损伤控制策略

一、术前评估麻醉控制损伤策略

1. 麻醉医师应当熟悉其所在单位的外伤评估流程。大多数急救中心,在患儿被送达后立即进行颈、胸、腰、骶椎及胸、腹、盆腔的 X 线检查和腹部超声检查,并且在初步稳定后进一步检查颅脑 CT,必要时行腹部 CT 检查。

2. 血常规、尿常规、电解质、凝血功能等检查也应同时完成。对于严重外伤或伤势较轻但在术中出血量可能较多的患儿必须检测血型并进行交叉配血。

3. 在麻醉前,应询问患儿的既往史,包括过敏史、药物史、最后一次进食时间距离发生创伤的时间及事发当时的情况。即使患儿的禁食时间已达 8 小时,仍有可能在麻醉时发生胃内容物误吸致吸入性肺炎。

二、术中麻醉实施控制损伤策略

1. 根据患儿的临床情况来选择维持麻醉的药物,通常采用平衡麻醉技术。应避免使用氧化亚氮,因其会扩散到密闭空间中,并使颅腔积气、气胸、肠胀气进一步恶化,导致颅内压增高等。与氟烷相比,七氟烷对脑血管更加有利(减少脑血管扩张和保护脑的自我调节能力)。

2. 对于外伤患儿,气道处理应尽可能考虑到困难气道,避免因气管插管的延误对患儿造成生命危险。可常规应用可视代插管设备行气道评估和气管插管,并对困难气道患者行气管插管提供指导。

3. 广泛创伤和脑部创伤的患儿需要进行介入性监护,包括动脉和中心静脉穿刺置管及留置导尿管等。动脉穿刺置管可以进行连续的血压测量和检测动脉血气分析,必要时应每小时监测一次动脉血气分析及凝血功能。中心静脉置管可方便快速地液体复苏;采血,用于混合静脉血气分析的评估;使用逆行颈内静脉饱和度监测,以评估创伤性脑损伤患儿过度通气的程度。尿量是监测液体状态的重要指标。胸腔创伤的患儿,心脏超声检查可以诊断心脏挫伤导致的心室壁异常活动等。

4. 高血糖是机体严重损伤后的正常应激反应,将严重脑损伤患儿的血糖控制在 4.4~6.1mmol/L 较控制在 10~11.1mmol/L 预后更佳。但是最近的研究发现,严重创伤性脑损伤患者血糖控制在 4.4~6.1mmol/L,会增加低血糖的风险。大量创伤性脑损伤患儿的回顾性研究表明高血糖与创伤性脑损伤的严重程度呈正相关,且与预后不佳有关。因此,创伤患儿术中应每小时监测 1 次血糖,合理调节,控制血糖在正常范围。

5. 体温监测对损伤控制也是必要的。所有创伤患儿都必须进行连续的体温监测,并采取合适的保温措施,如输入加温的静脉液体、保持温暖的室内温度、对婴儿使用辐射加温(如加温毯)和强力空气取暖设备等。

三、术毕麻醉恢复损伤控制策略

手术结束后,需确保患儿呼吸道通畅及维持正常的呼吸功能;维持患儿各项生命体征的平稳;采用多模式镇痛技术对患儿进行围手术期镇痛管理,以抑制因疼痛诱发的不良反应;早期发现术后出现的并发症并采取措施积极干预。

第四节　常见严重创伤及麻醉相关问题

一、小儿急性创伤性脑损伤

病例

患儿,男,3 岁。因"高处跌落头部损伤致意识不清 1 小时"急诊入院。体格检查:呼吸 34 次 /min,心率 150 次 /min,血压 96/63mmHg,脉搏血氧饱和度 88%,昏迷状,疼痛刺激无睁眼及言语,四肢躲避疼痛,肌力 3~4 级,左侧额颞部头皮擦伤,伴肿胀,双侧瞳孔等大,直径 3mm,对光反射灵敏,GCS 评分 8 分。颅脑 CT 示:左侧额颞部脑挫伤伴血肿形成。拟在完善检查后行开颅血肿清除术。

【思考】

1. 疾病诊断及病理生理

(1)该患儿可能的诊断是什么? 其流行病学特点是什么?

(2)该疾病的病理生理学特点是什么?

（3）对于诊断该疾病的患儿,术前还需进行哪些方面的筛查?

2. 术前评估及准备

（1）该患儿术前需进行什么评估?

（2）术前患儿应完善什么检查?

3. 术中管理

（1）该手术如何进行麻醉诱导及气管插管?

（2）术中需要进行什么监测?

（3）术中如何选择麻醉药物?

（4）术中针对高颅压如何管理?

（5）术中液体如何管理?

4. 术后管理

（1）术后如何进行疼痛管理?

（2）术后何时拔管?

解析

1. 疾病诊断及病理生理

（1）该患儿可能的诊断是什么?其流行病学特点是什么?

根据患儿的临床表现,结合病史及颅脑 CT,可诊断为急性创伤性脑损伤。小儿创伤性脑损伤是 1 岁以上儿童死亡的主要原因。即使最初的损伤是轻微的,创伤性脑损伤通常会对儿童的长期功能结局产生负面影响。机动车相关碰撞（钝性创伤）是小儿创伤性脑损伤最常见的机制,对于小于 4 岁的小儿,30%~50%的创伤性脑损伤由跌落引起。当发生创伤性脑损伤后,小儿的死亡率低于成人,但是继发性损伤,如低氧血症、高血糖症、低血压及高颅压等均会对小儿造成不利影响。

（2）该疾病的病理生理学特点是什么?

小儿大脑对氧和葡萄糖的代谢率显著高于成人,且脑血流量可随年龄变化而发生改变。与成人相比,儿童更容易受到创伤性脑损伤的影响,因为他们的头部占比较大,较薄的颅骨对颅内内容物提供的保护较少,并且缺少足够的有髓神经组织,以上原因使小儿更容易受到损伤。在发生创伤性脑损伤后,脑血流自动调节机制受损,脑血流量可随外周血压变化而出现脑缺血或脑充血,可致缺血性脑损伤或高颅压。

（3）对于诊断该疾病的患儿,术前还需进行哪些方面的筛查?

对于该类创伤患儿,除了关注创伤性脑损伤外,还应仔细筛查有无伴随其他重要脏器组织的损伤及多发伤,如胸腹部损伤、脊柱损伤等。

2. 术前评估及准备

（1）该患儿术前需进行什么评估?

1）气道评估:由于头面部外伤所致的软组织血肿可造成口腔、颌面部及咽、喉、气管部位解剖关系的改变,可影响呼吸道的通畅,因此术前需注意口腔、咽、喉等部位是否存在异物或阻塞;可通过观察患儿皮肤、黏膜、甲床的颜色初步评估缺氧状况;检查胸廓起伏、呼吸频率及幅度、脉搏血氧饱和度;检查是否合并胸部外伤,观察有无肋骨骨折、反常呼吸、气胸等。

2）循环评估:可根据患儿的心率及血压等血流动力学指标评估血容量状态,心动过速常提示低血容量;全身皮肤苍白、出汗、湿冷及少尿可提示存在低血容量;另外,生化指标如乳酸过高可由组织灌注不良引起,是低血容量的确切指标。

3）神经系统评估:使用格拉斯哥昏迷量表（GCS）对神经功能进行评估,主要从睁眼、语言、运动三方面进行评价,分值越高,提示意识状态越好。

（2）术前患儿应完善什么检查？

1）术前进行胸部、颈椎X线或CT检查,可了解患儿是否并发胸部、颈椎损伤,以及因饱胃昏迷所致的吸入性肺损伤。

2）术前对患儿进行血常规、生化、凝血功能的检查。对于昏迷且呼吸较弱者,需进行动脉血气分析的检测。另外,应提前备血。

3）需对患儿进行其他组织脏器损伤的排除性筛查,如胸腹部损伤,以及脊柱、四肢损伤等。

3. 术中管理

（1）该手术如何进行麻醉诱导及气管插管？

该类患儿应视为饱胃,在对饱胃患儿实施全身麻醉时,需进行快速麻醉诱导气管插管,以此确保呼吸道的通畅及充足的氧供,避免胃内容物吸入呼吸道。在准备物品时,需注意备好适合患儿的气管导管、吸引器及吸痰管。在麻醉诱导过程中,患儿可吸入100%纯氧,诱导过程力求平稳,可选择丙泊酚、芬太尼及快速起效非去极化类肌松药,在气管插管时可压迫环状软骨,以避免患儿呕吐和误吸。若患者合并颈椎损伤,插管过程中务必固定保护头颈部,不可过屈与过伸,避免进一步损伤。诱导前可给予0.01mg/kg的阿托品,以减少气管插管时的迷走神经反射,同时减少气道分泌物。

（2）术中需要进行什么监测？

1）进行常规的心电图、无创血压、脉搏血氧饱和度、呼气末二氧化碳、尿量监测。

2）该类手术需建立连续有创血压监测,以便对术中血气分析和血糖进行监测与调控。

3）此类手术应建立中心静脉通道,以便对中心静脉压进行监测及术中快速输血、补液。

4）体温也是手术过程中必须监测的指标,应避免因体温过高或过低导致的不良事件。

5）如有条件,可进行逆行颈静脉饱和度监测,以指导对术中患儿过度通气的调控。

（3）术中如何选择麻醉药物？

1）大部分用于气管插管的镇静催眠类药物,包括巴比妥酸盐、依托咪酯和丙泊酚,都可降低脑血流量和脑氧代谢率,从而降低颅内压。阿片类药物和苯二氮䓬类药物可以安全地用于该类患者的麻醉,但应小剂量使用。

2）氯胺酮在脑外伤患者中应谨慎使用。

3）右美托咪定由于具有潜在的神经保护作用而被认为是一种理想的镇静药,然而,有研究发现右美托咪定可损害健康个体的动态大脑自动调节。另外,右美托咪定的使用可能会减少对阿片类药物的需求。

4）所有吸入性麻醉药都能使脑血管扩张,但与其他药物相比,低于1MAC的七氟烷不会增加脑血流速度,而且与其他挥发性麻醉药相比,低剂量的七氟烷可更好地保持大脑的自动调节。

5）肌松药对大脑血液循环的影响很小。

（4）术中针对高颅压如何管理？

1）术中出现颅内压增高时,需维持良好的镇静、镇痛与肌肉松弛作用,避免麻醉过浅。

2）可酌情使用甘露醇或利尿药静脉滴注以降低颅内压,但应加强对电解质的监测与调控,避免电解质紊乱、酸碱失衡。高渗性生理盐水可用于降低高颅压,但小儿较少使用。

3）可使用过度通气降低二氧化碳分压,从而减轻高颅压。但因其降低颅内压效果有限,且易造成脑缺血,因此不建议预防性使用过度通气策略。

4）适当降低体温可以减少脑血流量及降低脑氧代谢率,但应注意监测低体温相关的不良事件并及时处理。

（5）术中液体如何管理？

与成人不同的是，小儿会因为头皮损伤和单纯的创伤性脑损伤而出现血容量不足。等渗晶体溶液通常用于麻醉和脑复苏。低渗晶体溶液应避免使用，胶体溶液的作用目前仍具有争议。羟乙基淀粉的使用需谨慎，因为它可能加剧凝血功能障碍。高渗性盐水可用于降低高颅压，改善大脑灌注压，然而，一项随机对照试验发现在院前复苏结局中，与传统的院前复苏液体方案相比，高渗性盐水没有发挥优势。

4. 术后管理

（1）术后如何进行疼痛管理？

该类手术患儿术前多伴有不同程度的高颅压，且术后疼痛可引起机体交感神经活性增加，诱发应激反应而致血流动力学波动、烦躁、恶心、呕吐等；由于手术本身可损害血压自主调节机制，疼痛刺激可引起脑血流量增加，从而导致脑充血、水肿。因此，对该类手术患儿进行围手术期疼痛管理十分重要。理想的镇痛药应不影响患儿的意识状态、脑血流量及颅内压，无明显不良反应，术后可选择阿片类药物联合镇吐药进行镇痛，同时，使用局部麻醉药（如罗哌卡因）进行头皮神经阻滞或局部浸润麻醉也有利于患儿术后的疼痛管理。

（2）术后何时拔管？

该类患儿应术后带管回监护室继续进行机械通气治疗，往往需要在患儿生命体征平稳，术后复查脑部CT 无异常出血，患儿呼吸功能恢复以后再平稳拔管。

二、小儿颈椎损伤

病例

患儿，女，4 岁，体重18.5kg。入院前6 个月出现颈部偏斜、疼痛，未予重视，1 个月前症状逐渐加重，下肢逐渐感觉无力，可站立行走，无大小便失禁，颈椎 CT 检查提示寰枢关节及寰枕关节不稳。为进一步诊治收入院。体格检查：神清合作，心肺腹无明显异常体征。专科检查：头颈部向右侧偏斜，颈后部压痛，颈椎活动受限。双侧上肢肌力 5 级，双侧下肢肌力 3 级，四肢肌张力增高，双侧腹壁反射减弱，肛门反射未引出，双侧膝反射及踝反射亢进。双侧病理征：踝阵挛阳性、巴宾斯基征阳性，四肢关节被动活动良好。血常规：WBC 5.69×10^9/L，RBC 5.12×10^{12}/L，Hb 150g/L。ECG 示窦性心律失常。复查颈椎 CT 示：齿状突及寰椎前移，寰椎后弓缺如；寰枢关节及寰枕关节脱位。诊断为寰枢椎不稳合并不全瘫痪，入院后给予颈托固定、抗炎及支持治疗。

【思考】

1. 疾病的病理生理及术前处理

（1）小儿颈椎的生理特点是什么？

（2）小儿颈椎的损伤机制是什么？

（3）小儿颈椎损伤的处理原则有哪些？

2. 术中管理

（1）麻醉前准备有哪些？

（2）如何应对困难插管？

（3）手术过程中麻醉的注意事项是什么？

3. 术后管理

（1）拔管时机如何掌握？

（2）术后怎样监测管理？

解析

1. 疾病的病理生理及术前处理

（1）小儿颈椎的生理特点是什么？

小儿不同发育时期其颈椎解剖结构有所不同。小儿寰椎前弓在3~6岁开始向后及两侧骨化,7岁左右通过软骨基质与两侧神经弓逐渐发生融合。齿状突与枢椎椎体间的基底部软骨连结在3~6岁时发生融合;尚未完全融合的剩余部分可持续存在并形成齿状突下软骨联合,近12岁时齿状突大部分与椎体发生骨性融合。在椎体骨化部分,因头尾端和前后面骨化速度不同,故婴儿期椎体呈楔形,一般到7岁后椎体才逐渐形成方形。小儿颈椎韧带结构随颈部活动和负重增加而逐步得到锻炼与发展。小儿头颅占比较成人大,且控制头部和保护性屈曲的肌肉力量相对弱,韧带松弛,关节面呈水平,这是小儿颈椎特别是上颈椎更易遭受意外损伤的原因。

（2）小儿颈椎的损伤机制是什么？

原发损伤主要是由颈椎脱位或碎骨片移位造成脊髓受压,由受压脊髓挫伤到脱位引起的持续性脊髓压迫可造成不同程度的损伤。大多数脊髓损伤不会造成脊髓的横向断裂。损伤的形态学特征和临床表现受压迫强度、持续时间、骨性结构的移位和创伤能量等情况影响。残余的脊髓移位是脊髓受损后继发性损伤的一个重要因素。在急性挫伤以后,脊髓出现一系列病理变化,包括出血、水肿、神经细胞的坏死、轴突变性、脱髓鞘和最终空洞形成。急性脊髓损伤的早期表现有神经源性休克、心动过缓、低血压和心排血量降低,这些变化可归因于交感神经紧张减少和心肌效应的共同作用。寰枢椎不稳或脱位可引起不同程度的四肢瘫痪,甚至呼吸功能受累。

（3）小儿颈椎损伤的处理原则有哪些？

治疗原则是牵引复位、减压及重建稳定性。牵引的目的是复位与制动,即使达不到完全复位,也能有效地减缓脊髓受压。牵引治疗使受压神经完全恢复或基本恢复者,给予外固定或行寰枢椎或枕颈融合术。

2. 术中管理

（1）麻醉前准备有哪些？

麻醉前准备时应充分了解患儿的基本情况,包括既往史及目前状态。患儿一般状态较差,存在颈髓压迫受损症状,合并严重的肺部感染和呼吸衰竭、内环境紊乱及营养状态差,麻醉风险极高。须仔细检查并评估患儿有无困难气道。一般情况下寰枢椎不稳或脱位,诊断后即给予颈托固定治疗,颈部活动受限制,可造成不同程度的气管插管困难。当患儿存在上呼吸道感染时,要仔细检查、正确评估。颈髓受损可累及肋间肌和膈肌,脊髓损伤后气道分泌物增加,可致呼吸功能减弱,直至麻痹。

（2）如何应对困难插管？

1）对于颈椎手术患儿,全身麻醉诱导气管插管的管理中全身麻醉诱导是关键,因为困难插管的发生率高、风险大,因此应当在充分麻醉镇静、保留自主呼吸下,复合表面麻醉行气管插管操作。气管插管时有损伤脊髓的危险,插管后神经功能恶化的发生率约为10%,因此气管插管过程中应注意保护脊髓,操作轻柔,避免移动颈椎。如颈椎过度后伸,可使脊髓受到挤压而加重患儿的脊髓损害,甚至导致患儿瘫痪或死亡。

2）颈椎损伤的患儿不宜在清醒状态下使用纤维支气管镜引导经鼻插管,插管操作中患儿头部活动亦会造成危险。搬动患儿时应固定好头颈部,防止麻醉后肌肉松弛,头颈部失去支撑而发生过度偏转加重脊髓的损伤。

3）对行俯卧位手术、分泌物明显增多的患儿,术中气管导管应固定牢靠,以防术中脱落,导管应选用螺纹钢丝气管导管,防止体位造成导管扭折或者塌陷;应选用偏细的气管导管,导管偏小可以减轻术中因牵拉、摩擦所致的术后咽喉疼痛或不适感。

4）对颈前正中入路手术者,术中牵动气管导管,易造成气管的损伤、水肿,在术后 24~72 小时容易发生呼吸困难,故术中可辅用地塞米松,必要时延期拔管。

5）对高位截瘫患儿,全身麻醉诱导禁用去极化类肌松药氯琥珀胆碱,尤其在截瘫后 3~8 周的敏感期,也有学者认为病程在 1 个月以上者更为敏感。血钾升高多在输注氯琥珀胆碱 15 分钟达到高峰,平均 6.6mmol/L,足以使心搏骤停,故应选用非去极化类肌松药,以防意外。

（3）手术过程中麻醉的注意事项是什么?

1）颈椎手术部位常涉及颈髓及延髓等重要区域,故对手术和麻醉技术要求较高,特别是对颈椎稳定性差、头颈部活动受限、脊髓受到不同程度压迫的患儿,麻醉和手术操作的不慎均可引起一些严重的不良反应或并发症,这些并发症可在术中或术后危及患儿生命,合理的围手术期麻醉管理对减少颈椎手术并发症至关重要。

2）术前急性颈髓损伤的患儿,应给予颈托制动、颅骨牵引,并给予甘露醇和地塞米松或甲泼尼龙静脉滴注,以减轻颈髓水肿。

3）急性颈髓损伤后,可因交感与副交感系统平衡失调,出现持续高热,宜用物理降温或中枢性降温药。

4）颈椎病变患儿,因肢体行动不便或者长期卧床,体质较差,对麻醉药耐受性较差,故应酌情减少麻醉药用量,以维持血流动力学的稳定。颈椎病变可影响血管的自身调节功能,因此当术中发生低血压时,在排除麻醉过深和血容量不足后,应给予血管活性药以维持血液循环稳定,特别要防止盲目大量扩容而加重心脏前负荷,致继发性肺水肿。

5）术中如突然发生心动过缓、血压降低,考虑与手术牵拉脊髓、颈动脉窦及迷走神经有关时,要及时告知术者暂停手术操作,并给予相应的对症处理。

3. 术后管理

（1）拔管时机如何掌握?

术毕应掌握好拔管时机,待患儿完全清醒、通气功能及各种反射恢复后方能拔管。尽可能不用拮抗药,避免引起患儿躁动。对于高位脊髓损伤患儿,术前常伴有不同程度的膈肌和肋间肌功能受累,以及手术区域渗血、创伤水肿,可进一步影响咽、喉反射,因此术后气管拔管时应更谨慎。对插管困难、术中出血多、手术时间长和高位截瘫患儿最好延迟拔管。为防止有些患儿拔管后有再次插管的可能,拔管前应准备好各种插管用具,一旦拔管后患儿呼吸不能支持应立即重新插管。

（2）术后怎样监测管理?

颈部损伤患儿的呼吸功能由于其辅助呼吸肌、肋间肌无力,使呼吸减弱,可造成呼吸功能不全,代偿功能降低,所以搬动患儿或护送推车时应严密监测患儿血压、脉搏血氧饱和度并吸氧。拔管患儿,需要在 PACU 恢复直至生命体征平稳,患儿安全苏醒才能送回病房。尚未拔管患儿在转运至 ICU 时需要注意,转运过程中因患儿自主神经反射异常、对于血管调节能力降低、血液循环功能代偿差,在剧烈体位变动过程中可发生严重低血压,严重者可危及生命。

三、胸腹联合伤

病例

患儿,男,11 岁,身高 159cm,体重 38kg。因车祸伤半小时急诊入院,入院时,患儿呈痛苦面容,呼吸急促,呼吸困难,心率 118 次 /min,血压 102/58mmHg。体格检查:头面部及前胸部多处伤口流血,前胸有压痛,胸挤压征阳性,双肺听诊右肺有湿啰音,右侧胸壁可触及骨擦感,无反常呼吸。腹部紧张,腹部压痛,无明显反跳痛,肝浊音界升高。急诊胸腹部 CT 示:右侧肺挫伤,可见液 - 气平面,肋骨骨折,腹腔内有积液,考虑腹腔内出血。行胸腔闭式引流术后,拟行剖腹探查术。

【思考】

1. 疾病诊断及病理生理

(1)该患儿的可能诊断是什么? 该疾病的临床特点有哪些?

(2)小儿胸腹联合伤的治疗方式是什么?

(3)对于诊断该疾病的患儿,术前还需要进行哪些方面的筛查?

2. 术前评估及准备

(1)该患儿术前需要进行哪些方面的检查?

(2)术前如何评估?

(3)术前的准备有哪些?

3. 术中管理

(1)呼吸道管理有哪些?

(2)循环管理有哪些?

4. 术后管理

(1)术后疼痛如何管理?

(2)术后何时拔管?

解析

1. 疾病诊断及病理生理

(1)该患儿的可能诊断是什么? 该疾病的临床特点有哪些?

根据病史、体格检查及影像学检查可知该患儿因车祸发生了急性肺挫伤、闭合性气胸、右侧肋骨骨折、急性腹腔内出血。所谓胸腹联合伤是指同一病因造成胸部、腹部脏器损伤,伴膈肌破裂。对于小儿而言,胸腹部联合创伤的临床特点有以下几方面。

1)呼吸系统:小儿肋间肌薄弱,呼吸主要依靠膈肌,并且以腹式呼吸为主,而在胸腹联合伤中,膈肌破裂受损,以及腹部损伤所伴随的腹肌紧张,均会导致小儿呼吸受限,严重者会促使发生呼吸窘迫综合征。

2)循环系统:小儿全身血容量少,当发生胸部损伤导致大血管破裂出血或腹部损伤导致实质性器官(如肝、脾)破裂出血时,其出血量大、速度快,故容易发生低血容量性休克。

3)病情的严重程度:小儿体积小,故在同等外力下受伤面积较成人大,胸腹联合伤多为多脏器的损伤。此外,小儿骨性胸壁弹性好,不易造成肋骨骨折,但胸腔内脏器易损伤,严重肺挫伤、心血管损伤发生率较成人高且严重,因此病情常呈现"表轻里重"。

4)治疗效果:虽然小儿胸腹部联合伤病情严重、复杂、进展快,死亡率高,但小儿的组织修复能力强于成人,若能尽早识别诊断,对其进行复苏治疗,疗效较成人佳。

(2)小儿胸腹联合伤的治疗方式是什么?

1)术前观察及处理:①应保持呼吸通畅,给氧,并迅速建立有效静脉通道,尽量选择大血管,及时进行抗休克治疗。②对开放性胸外伤的患儿,应迅速闭合伤口,然后行胸腔闭式引流术。凡经 X 线检查或诊断性胸腔穿刺证实有血气胸的患儿,均要行胸腔闭式引流术,既能观察胸腔内病情变化,也可避免在麻醉诱导或腹部手术时发生张力性气胸。

2)剖胸探查指征:①密切观察胸腔闭式引流量。1~6 岁的患儿每小时出血量在 30~50ml,7~12 岁每小时出血量在 50~80ml 时,应迅速经第 5~6 肋间前外侧切口行开胸探查术。②行胸腔闭式引流术后,如呼吸困难无改善,仍肺萎陷者应行开胸探查术。

3)胸腔闭式引流管内血性引流液每小时小于 30ml 时,有下列情况者需急诊行剖腹探查术:①腹腔穿刺为不凝固血液(实质脏器损伤)或含有胃肠内容物(空腔脏器损伤);② X 线检查发现膈下游离气体(上消化道破裂)或有膈疝表现;③腹部隆起,满腹有压痛、反跳痛及肌紧张。

(3)对于诊断该疾病的患儿,术前还需要进行哪些方面的筛查?

胸腹联合伤多为多发伤,病情复杂,尤其是心脏位于胸腔正中偏左位置。首先,最好用超声明确心脏有无损伤、有无心脏破裂、胸部大血管损伤的可能;其次,还要排查有无其他系统的损伤,如颅脑损伤及脊柱四肢损伤。

2. 术前评估及准备

(1)该患儿术前需要进行哪些方面的检查?

对于胸腹联合伤的患儿应该完善实验室检查,如血常规、肝肾功能、血糖及各项酶学检查。X 线检查可发现血气胸、肋骨骨折、膈下游离气体;CT 检查可以准确探测膈肌受损。超声检查,在脏器破裂、血肿、内出血时有特征性改变。怀疑有胸腔积液、腹腔积液或者出血时可以进行胸腹腔穿刺。此外可使用超声心动图检查患儿的心脏功能。

(2)术前如何评估?

1)充分了解患儿的现病史,即胸腹联合伤的严重程度及有无其他系统器官的受累及其治疗进展。充分了解患儿的既往史、麻醉手术史、家族遗传病史。

2)急性创伤患者均视为饱胃患者,应重点对患儿的呼吸系统、心血管系统进行评估。小儿常有腺样体增殖或扁桃体肥大,可导致鼻咽部部分或完全阻塞,麻醉中或麻醉后容易发生严重呼吸道梗阻,值得警惕。胸腹联合损伤患儿应多关注术前的血氧饱和度,注意有无低氧血症的发生,警惕支气管有无断裂。注意胸腹联合伤有无累及脊柱损伤,是否对肺功能造成限制。对于循环系统而言,应及早识别内出血、实质脏器破裂出血,评估患儿当前的血容量状况。

(3)术前的准备有哪些?

1)患儿的准备:术前要建立充分的静脉通道。在不耽误手术治疗的前提下,充分纠正患儿的内环境稳态、促进患儿胃排空、稳定患儿的情绪。胸腹联合伤常伴有急性疼痛,且患儿带着焦虑情绪在陌生环境中不易与医师配合,应充分安抚患儿及家属的情绪,与家属建立良好沟通,根据情况选择家属是否在麻醉诱导期间陪护。

2)麻醉的准备:麻醉医师在充分访视评估患儿后需要作出最适合的麻醉方案、机械通气方式及麻醉药物的选择,准备好有效吸引器、两套插管装置、液体等。麻醉医师还需要和手术医师进行充分沟通与合作,对于胸腹联合伤患儿失血性休克者,在抗休克治疗与手术治疗中找到一个充分的平衡点,并备血。麻醉诱导应当在外科医师到达手术间并做好手术准备后进行。

3. 术中管理

(1)呼吸道管理有哪些?

呼吸道管理包括:①胸腹联合伤患儿在被视作饱胃患者的情况下要避免胃内容物反流误吸,尽可能采取清醒下气管插管;②若不能清醒下气管插管,行麻醉快诱导时在预给氧步骤时应避免正压通气,可采取头高足低位缓解胃张力,并进行环状软骨压迫,直至气管插管顺利完成并迅速给套囊充气;③术中随时关注气道压及血氧饱和度的变化,并作出判断与采取纠正措施。

(2)循环管理有哪些?

循环管理包括:①胸腹联合伤患儿常伴有失血性休克,麻醉医师应该及时识别并采取措施。休克的早期征象有严重的心动过速、外周动脉搏动消失、中央动脉搏动减弱、四肢冰凉、脉压降低、低血压。②休克时,要提高血氧含量,吸入高浓度氧气;提高心排血量和改善血液分布,充分扩容;降低氧耗量;及时进行血气分析,纠正代谢紊乱。③扩容时,在5~20分钟输入等渗晶体溶液20ml/kg。根据组织灌注改善情况,重复输入等渗晶体溶液20ml/kg。当输入晶体溶液已经达到20~60ml/kg,患儿合并血浆胶体渗透压降低时,可考虑输入胶体溶液。在充分扩容后,灌注无改善时可考虑输血,在输血过程中应严密监测血气分析,避免钾、钙离子的紊乱。

4. 术后管理

(1)术后疼痛如何管理?

研究发现,婴幼儿在手术时对疼痛和刺激的内分泌反应要比成人高3~5倍,受到伤害性疼痛刺激后,可诱发心律失常,引起肺动脉高压,增加肺动脉高压患者的病死率;伤害性刺激可降低免疫力,抑制程度与创伤大小呈正相关,而与年龄呈负相关,因此术后镇痛对减轻患儿对伤害性刺激的不良反应十分重要,在无严格禁忌下,多采用联合给药。从全身麻醉中恢复的患儿,应用吗啡(0.025~0.05ml/kg)或芬太尼(0.5~1.0μg/kg),逐步增加剂量,可达到镇痛的状态;对于气道和呼吸功能受损的患儿可辅用非甾体抗炎药(NSAID);对于腹部切口可采用局部麻醉药,如罗哌卡因等进行局部浸润。

(2)术后何时拔管?

胸腹联合伤患儿应根据情况评估是否进入ICU。若情况良好,应在保护性咽喉反射完全恢复下清醒拔管,清醒前,先放入口咽通气道或牙垫,以减少拔管后上呼吸道梗阻而导致再次插管的风险;若患者进入ICU应等到低氧血症得到纠正,充分评估后再平稳拔管。

四、四肢损伤

病例

患儿,女,5岁,体重16kg。以"车撞伤9小时"急诊收入院。患儿心率146次/min,呼吸28次/min,脉搏血氧饱和度97%,血压95/55mmHg。双肺呼吸音清,腹平坦,无明显腹肌紧张。四肢动脉搏动可触及,左上肢红肿、畸形,可触及骨擦感,右下肢肿胀,双手手指活动可。血常规:WBC 21.95×10^9/L,RBC 4.36×10^{12}/L,Hb 119g/L,HCT 33.8%,中性粒细胞 19.11×10^9/L。血生化检查:葡萄糖6.79mmol/L。凝血功能:凝血酶原时间19.1秒。尿常规、乙肝五项等正常。右腿X线检查示:右股骨转子间骨折;上肢X线检查示:左肱骨骨折,断端重叠、成角。拟完善检查后行手术治疗。

【思考】

1. 疾病诊断及病理生理

(1)该患儿的诊断是什么? 入院后需进行哪些常规处理?

(2)小儿四肢骨折的临床特点是什么?

2. 术中管理

(1)麻醉前准备有哪些?

(2)神经阻滞选择的时机有哪些?

(3)神经阻滞的关注点是什么?

(4)术中液体如何管理?

3. 术后管理

术后疼痛管理有哪些?

解析

1. 疾病诊断及病理生理

（1）该患儿的诊断是什么？入院后需进行哪些常规处理？

1）诊断：车祸伤；右股骨转子间骨折；左肱骨骨折。

2）患儿入院后，需完善检查。X线检查可对骨折类型进行诊断；胸部、脑部CT或腹部超声检查可排除机体重要脏器损伤，如大脑、肺、肝、脾等；进行血常规、肝肾功能、血糖及各项酶学检查。患儿入院后，给予常规心电监护、补液、吸氧，观察各项生命体征，并维持呼吸道通畅及循环系统稳定。

（2）小儿四肢骨折的临床特点是什么？

儿童四肢骨折的临床特点为：除了具有骨折的主要症状外，由于儿童软组织疏松，筋膜富有弹性，骨折后肿胀早、范围广、常有瘀斑。尽管大多数骨折可以等待足够的禁食时间，但开放性骨折、肘部骨折及骨折后动脉搏动消失时应立即处理。该病例不是开放性骨折，患儿一般情况尚好，所以应等待足够的禁食时间。

2. 术中管理

（1）麻醉前准备有哪些？

1）关于麻醉前准备，必须详尽了解病史，仔细进行体格检查，还应特别注意对神经阻滞麻醉实施有禁忌的治疗，如抗凝治疗。

2）熟悉患儿的解剖，对于小儿，神经至皮肤的距离较短，故进针要慢而精确。尽量用能让患儿理解的语言和技巧进行术前访视，使患儿及家长对此种麻醉方式有基本了解，争取得到患儿的配合以利于实施。

3）下列情况不应使用臂丛神经阻滞：①穿刺部位有感染；②败血症；③所有凝血功能异常、血小板减少及正进行抗凝治疗者；④患侧出现神经损伤症状的患儿。

4）由于小儿骨骼尚未发育完善、钙化程度低、骨膜血管丰富、与骨附着差、周围组织尚未发育完善，这些特点导致了小儿特有的创伤与骨折。小儿多发性、混合性骨折较少见，而不完全骨折或青枝骨折常见。在多发性创伤中，除非伴有严重出血，肌肉骨骼损伤很少会威胁生命。骨折引起的出血很快会局限，但是头部和胸部的损伤可能危及生命，应优先处理。

5）该病例中患儿有股骨骨折，由于股骨间隙较大，出血在此不易局限因而不易被察觉，此患儿术前要监测血细胞比容，并要在麻醉诱导前补充足够的血容量，以免在麻醉诱导时发生循环衰竭。

（2）神经阻滞选择的时机有哪些？

1）儿童骨折后因恐惧、疼痛，较难与麻醉医师配合完成清醒下神经阻滞，这要求麻醉医师术前访视时对此作出正确的评估。部分患儿同意配合，可在清醒状态下共同完成操作。如患儿骨折后有出现神经损伤的可能，麻醉中应避免神经阻滞操作。

2）首选全身麻醉。即使在患儿清醒状态下完成神经阻滞，术中也应辅用全身麻醉药物，以减少患儿的恐惧，避免手术的恶性刺激。

3）超声引导下的神经阻滞，特别是臂丛神经阻滞，优势明显，是未来发展的方向。单纯的上肢骨折手术，可以采用基础+臂丛神经阻滞的方法。对于四肢合并多发、危重创伤的患儿，术前评估要考虑患儿的全身状况，通常骨折手术时机为患儿一般情况趋于平稳后。

（3）神经阻滞的关注点是什么？

1）准确用药和精确计算药物剂量十分重要。当确定了局部麻醉药物总量后，调整药物浓度是预防局部麻醉药中毒的有效方法。所有患儿在接受神经阻滞麻醉时必须进行监测。

2）局部麻醉药毒性反应多见于使用酰胺类药物之后。小儿因心率快，局部麻醉药中毒更易发生，QRS波增宽、PR间期延长、早期后除极、心肌收缩力下降和尖端扭转型室性期前收缩均可提示酰胺类局部麻醉药中毒。

3）镇静药和全身麻醉药可能掩饰小儿局部麻醉药中毒的早期征象。年长儿当出现烦躁不安、畏光、肌肉抽搐、头痛、易激惹、口周麻痹、发音困难、耳鸣等症状时应引起麻醉医师关注。由于年幼儿不能用语言表达不适，因此较难发现局部麻醉药中毒。烦躁、易激惹、不安等症状常被误认为是疼痛所致，甚至会使用更多药物，此时需注意准确判断。

（4）术中液体如何管理？

儿童补液应从三方面考虑：日需量、失衡量及额外丢失量。补液量以补充失衡量为主，日需量以低标准补偿，额外丢失量以等量补充。所用晶体溶液以复方乳酸林格氏液、生理盐水、钠钾镁钙溶液为主；胶体溶液为羟乙基淀粉 130/0.4 氯化钠注射液及右旋糖酐。在补液扩容的基础上输入全血，以维持 HCT 在 30%~45%。注意观察患儿的全身情况，如四肢末梢皮肤苍白、发凉是否有所改善。尿量是一个重要的观察指标，当尿量大于 1ml/（kg·h）时，提示肾灌注好，血容量基本正常。

3. 术后管理

术后疼痛管理有哪些？

对于骨科手术来说，预计术后会出现中至重度疼痛，应考虑持续输注阿片类药物。与间断给药相比，持续输注阿片类药物可提供更好的镇痛效果，患儿满意度更高。持续输注吗啡能维持有效的血药浓度，可减少患儿表达疼痛的需求。患者自控镇痛（PCA）允许患儿自己追加一个小剂量的局部麻醉药或阿片类药物。关于小儿 PCA 的研究众多，证实其有效且安全。对更小的儿童和婴儿，护士帮助下的 PCA 是很有用的选择。如果术前对患儿合理选择、有效评估、充分宣教，则 PCA 效果更佳。阿片类药物的不良反应包括恶心、呕吐、瘙痒和尿潴留，应密切观察，一旦出现应立即处理。

五、多发创伤

病例

患儿，女，7 岁。从自家三楼楼顶摔下 1 小时，不伴意识障碍，急诊以"高处坠落伤"收治入院。入院时患儿心率 126 次 /min，血压 86/47mmHg，神志清楚，哭吵，合作不佳，四肢凉，右肘部疼痛、肿胀、畸形，右髋关节周围疼痛，拒绝活动髋关节，右下腹压痛。行急诊 X 线检查示：右侧肱骨髁上骨折合并尺骨鹰嘴骨折，明显移位；右侧股骨粗隆间骨折；右侧坐骨、耻骨骨折。胸腹部 CT 示：右下肺挫伤、气胸、肝脾挫伤。完善全面检查后拟行下一步治疗。

【思考】

1. 疾病诊断及病理生理

（1）该患儿的诊断是什么？有什么临床特点？

（2）该创伤的病理生理有什么变化？

（3）该患儿还应该进行哪些方面的筛查？

2. 术前访视与评估

（1）术前如何进行访视与评估？

（2）术前准备有哪些？

3. 术中管理

（1）术中需要进行哪些监测？

（2）术中麻醉药物如何选择？如何进行麻醉诱导？

（3）术中怎样治疗失血性休克？

4. 术后管理

（1）术后怎样进行疼痛管理？

（2）术后拔管指征是什么？

解析

1. 疾病诊断及病理生理

（1）该患儿的诊断是什么？有什么临床特点？

根据患儿的创伤史及结合体格检查、影像学检查可诊断患儿为高处坠落伤，多发伤。多发伤是指在同一机械致伤因素的作用下，机体同时或相继遭受两种以上解剖部位或器官的较严重损伤，至少一处损伤危及生命或肢体。

多发伤的临床特点为：①发生率高，死亡率高；②伤情复杂严重，常累及心、脑、肺、腹腔各脏器的损伤；③低氧血症发生率高；④失血性休克发生率高；⑤感染发生率高；⑥处理顺序与原则常矛盾；⑦诊断困难，容易误诊，漏诊。

（2）该创伤的病理生理有什么变化？

多发伤常引起小儿的全身应激反应，包括以下几方面改变。

1）全身性免疫反应：出现发热、炎性指标升高、凝血因子的变化。

2）血流量再分布：多发伤常伴有未及时识别的内出血，当发生失血性休克时，机体会优先满足最重要的器官，即脑和心脏，其次为肝、肾、肺。如果长时间的缺血、缺氧，可能导致多器官功能障碍综合征，影响小儿的预后。

3）肠道菌群失衡：胃肠道长时间缺血，蠕动能力下降，肠道供血不足会使其对细菌的抵抗能力下降，由此发生菌群失衡，并产生致病毒素，加重脓毒症休克、脱水、恶性高热。

4）多器官功能障碍综合征：创伤后应激的终末期，各个器官供血不足，机体无法代偿，会增加抢救患儿的难度，同时也暗示着患儿预后不佳。

（3）该患儿还应该进行哪些方面的筛查？

该患儿还应该做颅脑CT，虽然目前并没有表现出神经系统的症状，但是不能完全排除没有颅脑损伤，同时还要再次评估颈椎有无损伤；其次，还应该常规进行血常规、肝肾功能、电解质检测，以评估内环境稳态；最后，还应该进行腹部超声检查，以评估腹腔脏器状况，及时识别内出血，必要时进行胸、腹腔穿刺。

2. 术前访视与评估

（1）术前如何进行访视与评估？

1）一定要在最短的时间内明确患儿的头、颈、胸、腹等部位是否存在致命性损伤。患儿可能存在欠合作的状态，应该与家属建立良好的沟通，或找目击事发现场人员描述受伤时的状况。其次，了解患儿的既往史、过敏史、家族遗传史等。

2）麻醉医师还需自己再次按照"CRASHPLAN"顺序检查，即心脏（cardiac）、呼吸（respiratory）、腹部（abdomen）、脊柱（spine）、头颅（head）、骨盆（pelvis）、四肢（limbs）、动脉（arteries）、神经（nerves）的顺序，明确患儿手术麻醉的风险，预测可能出现的危机事件，做好相应的准备。

3）全面检测患儿生命体征，多发伤患儿手术麻醉前应首先评估其呼吸系统，是否有呼吸道梗阻及其原因，警惕颈椎损伤的情况；是否为困难气道。其次，进行循环系统功能评估，有无出血，组织灌注是否良好；有无休克，若有休克，还应该判断为何种类型的休克，警惕脓毒症休克，以便进行精确处理。然后，再用格拉斯哥昏迷量表评估患者的神经系统状况，检查瞳孔的对称性、大小、对光反射，以及检查患儿每个肢体的感觉和运动功能。

（2）术前准备有哪些？

1）患儿方面：①维持呼吸道通畅；②开放静脉通道，放置至少2个大口径的静脉导管，若无法置管可采取骨内通道；③安抚患儿，缓解其焦虑不安感，可选用咪达唑仑或地西泮进行适当镇静，或氯胺酮镇静镇痛，但尽量避免在创伤性脑损伤患儿身上使用。

2）麻醉方面：①尽量选择熟悉小儿麻醉管理的麻醉医师进行操作；②尽量选择对血液循环影响小，可降低脑氧耗量的麻醉药；③准备好各种抢救药品、器具，至少准备2套气管插管套具、可视喉镜、纤维支气管镜等，准备好吸引装置、环甲膜穿刺包、深静脉穿刺置管包、液体加温器等。

3. 术中管理

（1）术中需要进行哪些监测？

多发伤患儿术中需要监测其基础生命体征，即心电图、无创血压、体温、脉搏血氧饱和度、呼气末二氧化碳监测。此外，还需进行尿量监测及有创血压监测，动态监测患儿术中血压的变化，并进行动脉血气分析、电解质及血糖测量。使用中心静脉监测，可评估多发伤患儿的液体复苏状态。

（2）术中麻醉药物如何选择？ 如何进行麻醉诱导？

1）多发伤患儿多采用静吸复合麻醉的方式，以减轻对血液循环的抑制及减少药物的使用剂量。多发伤患儿的血液循环功能多不稳定，丙泊酚对循环功能的抑制作用较强，可减少其用量或可用依托咪酯代替丙泊酚。氯胺酮有镇静镇痛作用，有利于低血容量患儿的麻醉诱导，但不适合创伤性脑损伤患儿。术中维持可使用右美托咪定联合阿片类药物以达到深度镇静效果。阿片类药物（如芬太尼）可用于麻醉诱导，有利于心血管稳定，维持期可采用瑞芬太尼持续泵注。氯琥珀胆碱虽然起效快但是不良反应颇多，可用罗库溴铵来替代。

2）多发伤患儿常因分泌物或应激导致胃排空延迟而伴有饱胃，诱导期间可能发生呕吐、误吸，应注意预防。麻醉诱导前可适量给予非颗粒状抗酸药，预给氧时避免正压通气，同时采取环状软骨压迫法，维持从患儿失去保护性气道反射到确认气管导管位置、套囊充气的整个紧急呼吸道管理过程。同时应该注意颈椎保护，在不确定颈椎有无损伤时，气管插管过程中应该保持颈椎轴向稳定。

（3）术中怎样治疗失血性休克？

1）多发伤患儿常伴有失血性休克，大量出血，机体氧供需失衡，导致血流动力学不稳定，组织低灌注，细胞缺氧，因此要及早识别内出血，找出原因，液体复苏的同时进行外科干预。

2）液体复苏，多发伤患儿不仅有术前出血，还有液体再分布、基础生理需要量、低体温、发热、应激导致的异常代谢等需求。静脉输液时可在5~20分钟输入等渗晶体溶液20ml/kg，再根据组织灌注改善情况，重复输入等渗晶体溶液20ml/kg。当输入晶体溶液已经达到20~60ml/kg，患儿合并血浆胶体渗透压降低时，可考虑输入胶体溶液，若有急性肾损伤，应注意胶体溶液的使用。不推荐使用含糖溶液，以避免加重颅脑损伤。液体复苏时应注意监测尿量。

3）输入血液制品，多发伤患儿早期可能出现凝血功能异常、内源性凝血病，所以早期应该积极使用血液制品，首选红细胞悬液，以避免病情恶化，出现经典死亡三联征，即低体温、酸中毒、凝血障碍。在大量失血的情况下，患儿合并弥散性血管内凝血（DIC）或先天凝血因子缺乏时，可在血液科医师会诊下使用新鲜冰冻血浆。

4）在纠正患儿血液循环、组织灌注时切不可忽视内环境的稳定，应及时纠正电解质紊乱、酸碱失衡。

4. 术后管理

（1）术后怎样进行疼痛管理？

采取多模式联合镇痛的方法，使用局部麻醉药进行区域神经阻滞或局部伤口浸润联合PCA，可适当使用 NSAID 联合阿片类药物镇痛。对于肢体骨折损伤已经有神经症状的患儿不建议采用区域神经阻滞的方法。因多发伤应激所导致的患儿胃肠部溃疡也应慎重选用 NSAID 类药物。

（2）术后拔管指征是什么？

当多发伤患儿在其神经精神系统症状得以控制解除；保护性气道反射恢复，有适当的咳嗽和呕吐反射，能避免气道误吸，无明显的气道水肿或气道不稳定；潮气量和呼吸频率适当，肌力恢复正常，所需 FiO_2 小于50%；全身情况稳定，无再次返回手术室紧急气管插管的可能性，体温正常，无脓毒症体征时可以安全平稳拔管，若有任何疑问则应带管进入 PACU 或 ICU 观察。

（曾　思　王金平　魏新川）

推荐阅读

[1] 陈煜,连庆泉.当代小儿麻醉学.北京:人民卫生出版社,2011.

[2] 费立夫,闻国强,高凤龙.小儿胸腹联合伤的诊治体会.白求恩医科大学学报,1994,20(2):167-168.

[3] 米勒.米勒麻醉学:第8版.邓小明,曾因明,黄宇光,译.北京:北京大学医学出版社,2016.

[4] 明美秀,陆国平.小儿创伤评分.中国小儿急救医学,2019,26(2):86-89.

[5] 南洋,李挺,李军.超声引导在小儿区域麻醉中的应用.国际麻醉学与复苏杂志,2011,32(6):726-729.

[6] 宋建云.创伤急救与创伤麻醉.国外医学:麻醉学与复苏分册,1996(5):287-289.

[7] 田玉科.小儿麻醉.北京:人民卫生出版社,2013.

[8] 韦福康,杨晓进,罗启成,等.小儿胸部损伤33例临床分析.华西医讯,1990(3):327-329.

[9] 张建敏.小儿手术麻醉典型病例精选.北京:人民卫生出版社,2015.

[10] 张金哲.小儿创伤外科学.杭州:浙江科学技术出版社,2006.

[11] DAVIDSON A.Anesthetic management of common pediatric emergencies.Curr Opin Anaesthesiol,2013,26(3):304-309.

[12] AVARELLO J T,CANTOR R M.Pediatric major trauma:an approach to evaluation and anagement.Emerg Med Clin North Am,2007,25(3):803-836.

[13] FORT A C,ZACK-GUASP R A.Anesthesia for patients with extensive trauma.Anesthesiol Clin,2020,38(1):135-148.

[14] GILLEY M,BENO S.Damage control resuscitation in pediatric trauma.Curr Opin Pediatr,2018,30(3):338-343.

[15] HASHIMOTO M,FUJII T,SERADA K.Preoperative fluid management in pediatric patients.Masui,2011,60(7):807-811.

[16] LAPLANT M B,HESS D J.A review of racial-ethnic disparities in pediatric trauma care,treatment,and outcomes.J Trauma Acute Care Surg,2019,86(3):540-550.

[17] SOOKPLUNG P,VAVILALA M S.What is new in pediatric traumatic brain injury？ Curr Opin Anaesthesiol,2009,22(5):572-578.

[18] SUNDER R A,HAILE D T,FARRELL P T,et al.Pediatric airway management:current practices and future directions.Paediatr Anaesth,2012,22(10):1008-1015.

第二十九章

小儿门诊、日间手术麻醉

本章要求

掌握：小儿门诊、日间手术患者的准入指征，掌握日间手术的麻醉处理原则。

熟悉：小儿门诊、日间手术术后转运流程。

了解：小儿门诊、日间手术的术前、术后宣教，以及术后随访。

近年来，8 小时内出入院的门诊、日间手术正逐渐取代需要住院过夜的传统择期手术，成为小儿外科手术未来的发展趋势。门诊、日间手术缩短了住院时间，减少了院内感染的风险，提高了医疗资源的利用效率，减少了社会与家庭的医疗费用，并且家庭康复环境更有利于患儿术后的心理康复和回归社会。在欧美国家，小儿日间手术的开展已有 50 年以上的历史，70% 以上的小儿外科手术都是以日间手术的方式完成的。我国小儿日间手术的开展时间较短，但发展迅速，日间手术比例迅速增大，部分儿科专科医院日间手术的比例已达到 50% 左右。开展日间手术需要具备比传统择期手术更规范的术前评估流程，更安全、高效和恢复更快的麻醉技术，更专业和经验丰富的麻醉医师，更科学的就医流程和更完善的术后随访系统。但我国医疗资源紧张、社区基础医疗薄弱等缺点决定了我们并不能完全照搬欧美发达国家的门诊、日间手术管理模式。因此我们需要在借鉴欧美日间手术麻醉开展经验的基础上，探索更适合我国国情的门诊、日间手术的麻醉管理方式。

第一节　小儿门诊、日间手术的特点

小儿外科手术以局部、短小手术为主，手术创伤小，对患儿生命体征干扰较小，围手术期的医疗、护理较为简单。小儿手术患者大部分身体健康状况良好，除手术部位局部病损外，无系统性基础疾病，无长期慢性疾病，术后恢复快，因此非常适合进行门诊、日间手术。

一、门诊、日间手术环境的特点

门诊、日间手术都是当天入院，完成手术后当天出院，患儿在医院停留时间较短，大量的术前准备和术后护理、康复工作都在家庭环境中由家长或监护人完成。因此门诊、日间手术环境应考虑到院内环境和家庭环境两个方面。

院内环境通常因分散式管理和集中式管理这两种日间手术的管理模式而不同。分散式管理是指在专科病房设立单独的日间病床，由手术专科医师和护士进行围手术期管理。这些医护人员擅长处理各种手术专科并发症，但是不擅长处理各种麻醉相关的并发症和进行术后疼痛的处理，通常需要在麻醉医师指导下或直接由麻醉医师进行疼痛管理和麻醉相关并发症的处理。分散式管理模式下的日间手术在普通择期手术室完成。集中式管理模式是指设立专门的日间手术中心，所有日间手术患者由日间手术中心的医师（内科医师或麻醉科医师)进行围手术期管理,而手术通常在独立的日间手术室完成。日间手术中心的医师为非手术专科医师,擅长处理麻醉相关并发症和疼痛管理,经过培训后能处理常见的外科手术并发症,但不善于处理相对复杂的专科手术并发症。日间手术室一般在设计之初就充分考虑到了麻醉的需求,与普通择期手术室无太大差别。

门诊手术的流程与日间手术相似,都是当天完成手术后 2~4 小时回家,但是不需要办理入院手续。在某些医疗机构,所有需要全身麻醉的小儿手术都是以日间手术的形式完成。但是在部分医疗机构,门诊手术与日间手术仍有所区别,门诊手术在小儿外科门诊手术室完成。门诊手术室通常设立在门诊部,远离手术室,且麻醉医师可能是单独实施麻醉,发生紧急情况或麻醉仪器发生故障时难以及时得到有效的支援和帮助。部分门诊手术室在设计之初是针对局部麻醉手术而设计的,没有考虑到全身麻醉的需要(如麻醉机、监护仪及其他麻醉物品的摆放,以及氧气或空气气源的设计、麻醉废气排放装置等),空间有限,物品仪器的摆放和麻醉操作区域的设置都不便于麻醉科医师的操作。

门诊、日间手术的一大特点是大量的术前准备和术后康复护理工作都在家庭环境中完成。虽然家庭环境更加舒适,熟悉的环境有利于减少患儿对手术的焦虑和恐惧,对患儿术后的心理康复更加有利,但是家庭环境缺少医院的各种医疗急救设施与设备,同时家长或监护人也缺乏医护人员所具备的专业护理技能,在医疗安全上存在一定的隐患。因此在门诊、日间手术的整个流程设计过程中(包括术前术后宣教、麻醉方案的选择、患者及手术的准入、离院标准等方面)都需要充分考虑到家庭康复环境存在的风险与不足。

二、小儿门诊、日间手术的特点与手术种类

虽然大部分小儿外科手术都适合开展日间手术,但是为了保障小儿门诊、日间手术的围手术期安全,在制订围手术期管理方案的过程中应充分考虑患者的一般情况、术后病情的变化、手术麻醉相关并发症、术后疼痛管理、术后护理条件等多方面因素。

1. **小儿门诊、日间手术的特点** 门诊、日间手术一般具备以下特点:临床诊断相对明确而非探查性手术;在本医疗机构开展已非常成熟的手术;手术范围相对局限且难度小,手术时间预计不超过 2 小时;围手术期出血风险小;手术对患者的基础生理活动特别是呼吸、循环功能无明显干扰;预计术后并发症少且能由经过培训的家长进行处理;术后疼痛程度为轻度到中度疼痛,通过单次低浓度区域神经阻滞、口服镇痛药或非药物镇痛方法可明显缓解术后疼痛;术后不需要专业性较强的特殊护理和术后监护;无术后早期离床禁忌证。

2. **小儿门诊手术的种类** 见表 29-1-1。

表 29-1-1 小儿门诊手术种类

亚专科	手术名称
小儿外科	体表小肿物切除术
	手部腱鞘松解术
	马蹄足石膏外固定
	包皮环切术
	拔双 J 管
	组织活检等
口腔科	拔牙术
	舌系带松解术
	唇部小肿物切除术等

亚专科	手术名称
耳鼻喉科	鼻腔异物探查取出术等
眼科	眼底检查术
无创检查	胃肠镜检查术、纤维支气管镜检查术

注：在部分医疗机构，小儿门诊手术归于日间手术，门诊手术与日间手术种类有重复。

3. 小儿日间手术的种类　见表 29-1-2。

表 29-1-2　小儿日间手术种类

亚专科	手术名称
小儿外科手术	腹股沟斜疝疝囊高位结扎术
	腹腔镜下腹股沟斜疝疝囊高位结扎术
	体表小肿物切除术
	组织活检
	鳃裂瘘管切除术
	体表肿物切除术
	肛门狭窄治疗
	肛瘘治疗
	直肠息肉摘除术
	脐息肉摘除术
泌尿外科手术	鞘膜积液鞘状突高位结扎术
	包皮环切 / 环扎术
	隐匿性阴茎矫治术
	单纯性尿道下裂矫治术
	睾丸下降固定术
	膀胱镜检查及膀胱镜下手术
骨科手术	马蹄足矫治术
	内固定取出术
	外固定更换或去除
	胸锁乳突肌松解术
	多指 / 多趾切除术
	扳机指矫治术
	腱鞘囊肿摘除术
	腘窝囊肿切除术

亚专科	手术名称
口腔科手术	龋齿治疗
	舌系带松解术
	唇部肿物或舌部肿物切除术
	唇裂修补术
	牙周炎、牙髓炎治疗
	口腔外伤清创缝合术
	拔牙术
耳鼻喉科手术	腺样体消融术 / 扁桃体消融术
	鼓膜切开置管术
	副耳切除术
	鼻腔异物探查取出术
	中耳置管
眼科手术	斜视矫正术
	眼眶肿物切除术
	睑内翻及倒睫矫治术
	睑板腺囊肿摘除术
	泪道探查冲洗术
	眼底检查术
胸科手术	Nuss 术后钢板取出术
无创检查	胃肠镜检查术
	纤维支气管镜检查术
介入手术	体表血管瘤的介入治疗
	视网膜母细胞瘤的介入治疗
	淋巴管畸形及简单动静脉畸形的介入治疗

三、小儿门诊、日间手术患者的特点和准入指征

1. **小儿门诊、日间手术患者的特点** 由于门诊、日间手术的大部分术前准备和术后观察护理工作都在院外完成,因此在确定门诊、日间手术患儿的准入标准时,除了患儿自身的健康状况以外,还需要考虑患儿术后的康复条件、生活环境等因素。通常门诊、日间手术的患儿具有以下特点。

(1)患儿健康状况良好,无严重的全身基础疾病或疾病处于稳定期。在我国通常小儿日间手术仅纳入 ASA 分级为 Ⅰ~Ⅱ 级的患儿,这一点与欧美国家有所差异。欧美日间手术指南明确指出 ASA 分级不作为日间手术患者的准入标准,这是出于医疗支付成本的考虑和建立在完善的社区医疗体系基础上的。在我国,日间手术尚处于起步探索阶段,且社区基础医疗水平相对薄弱,病情较为复杂的患儿在院外康复存在较大的安全隐患,因此我国的《小儿日间手术麻醉指南》并不推荐将 ASA Ⅲ 级及以上的患儿纳入日间手术。不过目前经济发达地区社区医疗保障日趋完善,日间手术开展经验丰富的医院也可根据自身条件逐步探索

一些特殊患者日间手术的开展。

（2）患儿具备在家庭环境中进行围手术期恢复的护理条件。有明确的监护人进行术后康复的护理,且监护人还需具备以下条件:通过术前的宣教与培训能及时观察患儿术后病情变化;能简单处理预料中的各种术后并发症,如术后发热、轻度疼痛、伤口渗血等;能及时发现可能存在的异常情况并与医护人员保持有效的沟通。

（3）患儿的居住地点卫生条件好,交通方便,当发生意外情况时能在最短时间内到达有救治条件的医疗机构。这里的居住地点可以是患儿的长期固定居住地点,也可以是针对本次就医的临时居住地点。

2. 小儿门诊、日间手术患者的准入指征

（1）实施门诊、日间手术的患儿应具备以下条件。

1）年龄≥2个月（早产儿年龄以矫正胎龄计算）。

2）麻醉ASA分级为Ⅰ~Ⅱ级,未合并可危及生命的严重系统性疾病且生命体征稳定者。

3）围手术期全程有成年监护人陪伴,且监护人理解围手术期的护理内容,愿意并有能力完成出院后的护理工作。

4）监护人有联系电话并保持通畅,建议术后72小时内居住场所距离医院不超过1小时车程,便于随访和术后应急事件的处理。

（2）当患儿存在以下情况时,不建议进行日间手术。

1）近1周内有上呼吸道感染。

2）未经正规治疗或在急性发作期的支气管哮喘患者。

3）疾病本身已经引起肺动脉高压的患者。

4）预计存在困难气道或术后可能出现呼吸道梗阻的患儿。

（3）特殊患儿的准入要求

1）先天性心脏病患儿:行根治手术后经临床评估和心脏彩超检查确定心功能正常者可以行日间手术。

2）癫痫的患儿:在规律服药治疗中且症状控制良好者可接受日间手术。

3）唐氏综合征或其他智力发育异常的患儿:如未合并其他器官系统基础疾病者,可接受日间手术。

第二节　小儿门诊、日间手术的要求

一、场地和设备要求

与传统择期手术相比,门诊、日间手术的手术时间短、操作简单、风险较低,因此在手术室、复苏室的场地安排和设备配置方面可以根据门诊、日间手术的特点,与传统择期手术室有所区别,但仍应具备实施麻醉的最基本条件,配备完善的抢救应急设备和措施,以确保麻醉实施过程中患儿的安全。

1. 场地的要求　实施日间手术的场地应具备实施全身麻醉所必需的基本条件,至少应包括以下几方面。

（1）足够的空间。手术室的设计空间除了要充分容纳手术床、麻醉机、手术相关设备（如CO_2气腹机、电子显微镜等大型设备）外,还应预留充足的空间以应对手术室内突发情况的处理。

（2）手术室内有中心供氧装置和中心负压装置。

（3）独立的麻醉复苏室,并确保每个患儿有单独的复苏床位、吸氧装置、辅助通气装置和监护设备。

（4）手术室、复苏室及术后观察场所均应配备应急呼叫系统,以确保在发生危急情况时能第一时间呼叫支援。

2. 设备配置的要求　门诊、日间手术室的设备配置应不低于常规手术室内的基本要求,至少配置手术麻醉所需的基本设备和小儿心肺复苏所需的全套抢救设备。具体要求如下。

（1）麻醉机或呼吸机，建议配置麻醉废气排放系统。

（2）监护仪（可监测血氧饱和度、心电图、血压、呼气末二氧化碳分压），以及便携式监护仪（可监测血氧饱和度、脉率），有条件时可配置体温检测仪、肌肉松弛监测仪、麻醉深度监测仪。

（3）除中心供氧、中心负压以外的备用供氧、负压吸引设备。

（4）患儿吸氧所需的鼻导管、吸氧面罩、气胀呼吸囊或自胀呼吸囊及紧急气管插管的全套设备。

（5）配备除颤仪、急救药物及其他必要的心肺复苏设备的急救车。

（6）配备具有便携式氧源和吸氧装置、便携式监护仪、抢救箱（箱内配备抢救药物及抢救设备）的转运车。

（7）麻醉复苏室内应配备氧源和吸氧装置、负压吸引装置、监护仪、抢救设备及应急呼叫装置。

（8）能与中心手术室人员相互进行快捷联络的通信设备。

二、人员配置要求

1. **麻醉医师** 主麻医师应为已完成小儿麻醉专科培训、聘任主治医师职称 3 年以上，且具备相应级别手术麻醉资质的麻醉医师。

2. **护理人员** 有丰富的小儿临床护理经验，接受过小儿心肺复苏培训，能配合小儿复苏抢救的护士。

第三节　麻醉前准备

一、麻醉前评估

麻醉前评估的目的是详细了解患儿的病情，判断患儿是否适合接受日间手术，是否需要进一步检查和处理，并根据患儿的情况做好特殊准备。日间手术的术前评估内容及要求与传统择期手术基本相同，除此以外还需对患儿监护人的依从性、沟通理解能力及家庭康复环境进行评估。

由于日间手术的患儿在手术当天才到医院报到，麻醉医师难以像传统择期手术一样在术前一天到病房进行面对面的术前评估与知情同意，而是仅在手术当天才进行麻醉前评估，可能会导致对患儿的术前准备不足，造成手术延误甚至取消，增加了日间手术的不确定性，设置麻醉门诊进行麻醉前访视和术前宣教，可以最大限度地避免这种情况的发生。没有设置麻醉门诊的医院可以通过制作结构化术前评估清单由外科医师进行初步评估，共享外科医师病历资料，或通过移动终端推送由患者自己填写的麻醉前评估问卷等方法来进行初步的术前评估与筛查，对于有异常选项和特殊情况的患儿再安排麻醉医师进行进一步评估。

日间手术麻醉前评估的要求和内容与普通择期手术基本一致，是按照美国麻醉医师协会（American Society of Anesthesiologists ASA）指南从病史采集、体格检查和辅助检查三个方面来进行的，应重点关注以下情况。

1. 病史采集

（1）患儿的年龄，对于早产儿要特别关注患儿出生时的孕周及矫正年龄。

（2）患儿现病史，以及目前存在的疾病对呼吸系统、循环系统、肝肾功能可能造成的影响。

（3）目前的用药情况，包括药物的名称、剂量、用法，评估目前用药是否会与麻醉药有协同或拮抗作用。

（4）既往麻醉和手术史、过敏史、家族史。

（5）近 2 周内是否有上呼吸道感染史，是否仍有发热、咳嗽、咳痰、打喷嚏、流涕等症状。

（6）系统回顾关注：①是否存在先天性疾病，如先天性心脏病、唐氏综合征、皮-罗综合征、糖原贮积症等可能影响气道、循环系统的疾病；②是否存在癫痫、颅内感染等神经系统疾病；③是否存在睡眠呼吸暂停综合征；④是否有血液系统疾病。

2. 体格检查

（1）身高、体重。

（2）基本生命体征：心率、呼吸、脉搏血氧饱和度、血压、体温。

（3）呼吸系统：是否存在困难气道（Mallampati 评分）、呼吸道梗阻症状、呼吸音异常等，学龄期儿童注意检查牙齿松动情况。

（4）循环系统：是否存在心律失常、心脏杂音等。

3. 辅助检查

（1）辅助检查的评估应与手术室内择期手术相同，包括基本的血常规、凝血功能、肝肾功能、心电图、胸片。

（2）有特殊疾病或合并症的患儿，应根据病情需要行其他特殊辅助检查的评估。

4. 患儿家庭康复条件的评估

（1）确认患儿在术后 48 小时内是否有明确的监护人进行术后观察与护理。

（2）该监护人是否能理解和掌握术后护理的基本技能，能否及时与医护人员取得联系并进行有效沟通，如监护人是否只能掌握某一地方方言，不能与医护人员进行有效沟通。

（3）患儿术后居住地点，能否在短时间内到达正规医疗机构。

二、术前宣教

术前宣教需要针对患儿及家属两个群体，可采用直接面对面告知、宣传教育手册、多媒体动画、电话、短信、微信互动交流平台等多种方式宣教，以帮助患儿及监护人更加直观、准确地理解术前宣教的内容。

术前宣教的内容应包括简要介绍手术麻醉的目的、实施过程、可能存在的风险及处理措施、术前准备及禁食禁饮要求、术后并发症与疼痛的观察和处理方法、术后随访的内容与方式、出现意外情况时与医院的联络方式等。宣教完成以后应及时评估监护人是否已正确理解和掌握宣教的相关内容。

由于宣教的内容较多，完成总体内容的宣教以后可以根据手术的进展情况定期分次推送更有针对性的宣教信息，以提高术前宣教的效果，如术前 1 天推送术前准备的内容，手术当天推送术后观察护理的相关内容。

三、麻醉前药物和仪器准备

1. 麻醉前药物准备

（1）实施麻醉所需的药物。

（2）急救药物包括肾上腺素、阿托品等，如实施非气管插管全身麻醉的患儿，还应常规准备一套进行快速气管插管所需的药物。

2. 麻醉前仪器设备的准备

（1）麻醉实施中所需要用到的设备，如全身麻醉所需的面罩、气管导管、喉镜、喉罩，区域麻醉所需的神经刺激仪、穿刺包、B 超仪（无相应设备的单位不推荐使用区域麻醉）等。

（2）急救所需的设备，包括不同型号的面罩及口、鼻咽通气道，以及吸痰管、辅助呼吸装置，行非气管插管的患儿还应常规准备一套气管插管所需的设备或喉罩。

第四节　小儿门诊、日间手术术中麻醉管理

一、麻醉处理原则

日间手术要求患儿苏醒快、术后早期进食、早期活动、早期出院，麻醉方式的选择要遵从以下几个原则：

麻醉药物尽量选择短效麻醉药物,药物代谢快、苏醒质量好;尽量避免使用肌松药或减少肌松药的用量;呼吸道管理尽量选用声门上气道装置以避免气道损伤;镇痛尽量采用区域阻滞、局部浸润、静脉使用非阿片类药物的方法,以减少阿片类药物的使用,避免阿片类药物对胃肠道蠕动的抑制,利于胃肠道功能早期恢复;区域阻滞尤其是四肢的区域阻滞应采用低浓度局部麻醉药物以减少运动阻滞,促进患儿运动功能的早期恢复;根据不同的手术类型、患儿自身情况、患儿家属的需求、不同麻醉方式的特点制订个体化的麻醉方案。

二、麻醉方式的选择

几乎所有小儿日间、门诊手术都需要在全身麻醉下完成。除了区域麻醉不能提供有效麻醉镇痛的手术以外,部分在成人中能在清醒状态下完成的手术在儿童中也需要在麻醉镇静状态下完成。一是由于儿童对手术的恐惧使之难以配合手术的完成,需要儿童在麻醉镇静状态下保持无体动状态;其次由于儿童心理发育不成熟,手术的经历会造成不同程度的恐惧、焦虑,甚至长期的心理创伤,而全身麻醉消除了儿童对手术过程的记忆,有利于患儿围手术期的心理健康。此外,日间、门诊手术当日回家,离院前需要观察患儿神经功能恢复的情况。单纯的区域阻滞麻醉通常需要使用高浓度的局部麻醉药物,术后神经功能特别是运动功能恢复较慢。低浓度的神经阻滞复合全身麻醉更加有利于神经功能的早期恢复。

1. 全身麻醉

(1)麻醉药物的选择:吸入麻醉和静脉麻醉各有利弊,两者均可用于小儿日间手术的麻醉诱导和维持。吸入麻醉是各种指南和专家共识所推荐的首选的小儿全身麻醉方法,也是小儿日间手术首选的麻醉诱导及麻醉维持方法。

使用吸入麻醉诱导,待患儿入睡后再行静脉穿刺,既不会使患儿感受到疼痛,增加穿刺成功率,也减少了患儿对麻醉诱导的恐惧。通常做法是诱导前让患儿提前玩耍面罩和在面罩上涂抹芳香物质以减少患儿对面罩的排斥;在母亲怀抱中诱导或使用音乐或讲故事的方法分散患儿的注意力可以减少患儿麻醉诱导时的恐惧和哭闹。吸入麻醉诱导药物推荐使用七氟烷,其诱导速度快,有芳香气味,且对呼吸、循环系统干扰较小。不合作的患儿可采用潮气量法进行麻醉诱导,合作的患儿可采用肺活量法和浓度递增诱导法。

吸入麻醉不仅起效快,且苏醒迅速,易于调节麻醉深度,具有镇静、镇痛和肌肉松弛的作用,也是小儿手术麻醉维持的最佳方式之一。麻醉药物推荐使用七氟烷或地氟烷。七氟烷的血/气分配系数低,没有刺激气味、麻醉深度和清醒速度更易于调控,肝、肾副作用小,血流动力学稳定,镇痛效果好。但是单纯七氟烷吸入麻醉后,患儿苏醒期容易出现术后躁动。因此建议接受七氟烷麻醉的患儿,在术前或术中复合使用右美托咪定或咪达唑仑等镇静药可以减少术后躁动的发生。地氟烷是新一代的吸入麻醉药,与七氟烷相比,其血/气分配系数更低,起效迅速,患儿苏醒更快,且术后躁动的发生也较七氟烷更低,维持浓度为6%~10%,但该药物具有刺激性气味,容易产生呛咳,不宜用于儿童的麻醉诱导。氧化亚氮吸入麻醉在口腔科门诊治疗中使用较多,其麻醉诱导起效快,苏醒迅速,对循环功能影响小,麻醉作用较弱,镇痛作用较强,因此常需复合其他全身麻醉药。氧化亚氮吸入浓度在30%以上即可达到满意的镇静效果,在使用过程中需注意出现弥散性缺氧的风险。

丙泊酚静脉麻醉是成人日间手术最常用的麻醉方法,也可用于小儿日间手术,其具有起效快、作用时间短、苏醒快、术后烦躁发生率低、不污染环境等优点,但其缺点是静脉麻醉诱导,需提前留置静脉导管,穿刺疼痛会给患儿带来额外的不愉快的体验。因此可采用在穿刺局部提前30分钟涂抹利多卡因乳膏来减轻穿刺疼痛。使用静脉穿刺灯或安排穿刺经验丰富的护士进行穿刺等方法以提高穿刺成功率。静脉麻醉诱导通常采用丙泊酚3~5mg/kg静脉注射,为减轻丙泊酚注射痛,可采用小剂量利多卡因(1~2mg/kg)提前注射或与丙泊酚混合注射。麻醉诱导期间可让家长在一旁陪同患儿或一起参与麻醉诱导,待患儿入睡后家长再离开,可以明显减少患儿的恐惧,也能减轻家长的焦虑。麻醉维持可采用丙泊酚3~5mg/(kg·h)静脉泵注或靶控输注。单纯丙泊酚静脉麻醉镇痛效果较差,适用于对镇痛要求不高的手术操作,如胃肠镜检查、膀胱镜下拔双J管、马蹄足石膏固定矫形术等。对于有疼痛刺激的手术,如体表肿物摘除、包皮环切术、鞘状突结扎、多指切除术等,则需采用丙泊酚静脉麻醉复合区域神经阻滞或阿片类药物的麻醉方法。

部分患儿在术前极度恐惧和焦虑,抗拒麻醉诱导甚至拒绝进入诱导室,孤独症、精神运动发育迟缓等神经系统疾病的患儿更是如此。可使用镇静药使患儿达到中度或深度镇静状态再接受麻醉诱导。无静脉通道的患儿可在术前30~40分钟使用右美托咪定2μg/kg滴鼻或口服咪达唑仑0.5mg/kg等无创的镇静方法。此外,单纯的吸入麻醉或静脉麻醉都可能存在术后躁动的情况,右美托咪定和咪达唑仑的使用也有利于减少术后躁动的发生。

(2)呼吸道管理方式的选择:大部分日间手术可在保留自主呼吸的情况下进行。腹股沟斜疝疝囊高位结扎术、睾丸下降固定术、包皮环切术、内固定取出术等四肢和会阴部的手术可采用丙泊酚静脉麻醉复合区域阻滞的方法完成,术中给予面罩吸氧即可。舌系带延长术、唇部肿物切除术、拔牙等手术时间短、对患儿刺激小,术中使用鼻导管、鼻腔通气管吸入3%~4%七氟烷加2L/min的氧气可维持足够的麻醉深度。面罩或鼻导管行七氟烷吸入麻醉时,麻醉气体泄漏较多,会对手术室环境造成污染,此外,该方法难以控制麻醉深度,麻醉过深容易发生呼吸抑制,麻醉过浅则会出现患儿体动影响手术进程。

使用喉罩的全身麻醉也适用于日间手术的麻醉。该麻醉方法能保持呼吸道通畅,可保留自主呼吸,也可进行辅助呼吸。放置喉罩可不使用肌松药,患儿苏醒较快。通常以6%七氟烷加6L/min氧气吸入或丙泊酚2~3mg/kg静脉注射诱导,待患儿入睡、下颌松弛后置入喉罩。术中以2%~3%七氟烷加2~3L/min氧气吸入维持或丙泊酚3~5mg/(kg·h)静脉泵注维持。喉罩放置不准确或型号不正确时偶有术后咽喉痛和软组织损伤,并且在使用过程中需注意喉罩漏气可能会造成胃胀气而诱发呕吐。

头面部手术由于手术区域覆盖整个头面部,不利于观察患儿情况,容易干扰呼吸道管理,因此应采用气管插管全身麻醉。该方法对于长时间或特殊体位的手术和操作可以确保有效通气,对于头面部及口腔内手术,可以确保无分泌物或血液流到咽腔引起气道痉挛或窒息。但该麻醉方法可能引起气道损伤,出现声音嘶哑、延迟的喉水肿等,术后应常规雾化吸入布地奈德+肾上腺素预防喉水肿。

2. **区域阻滞** 区域阻滞包括局部浸润、骶管阻滞、髂腹股沟神经阻滞、腹横肌平面阻滞、臂丛神经阻滞、腕管阻滞等。随着超声技术的发展,各种高难度的、精细化程度更高的区域阻滞,如竖脊肌阻滞、腰方肌阻滞等也能在儿童甚至是婴幼儿中安全地开展。区域阻滞麻醉复合全身麻醉,既能减少术中全身麻醉药特别是阿片类药物的使用,缩短术后苏醒时间,同时也可以提供良好的术后镇痛。在超声配合神经刺激仪引导下实施的神经阻滞,可减少局部麻醉药的使用剂量,避免局部麻醉药中毒和减少神经损伤。日间手术的区域阻滞应选择作用时间较短的利多卡因或尽量低浓度的罗哌卡因和左布比卡因,避免因长时间的运动阻滞而影响患儿术后的活动(表29-4-1)。

表 29-4-1　局部麻醉药的推荐浓度和用量

| 阻滞方法 | 利多卡因 | | 罗哌卡因 | | 左布比卡因 | | 布比卡因 | |
	浓度 /%	用量 /(ml·kg⁻¹)	浓度 /%	用量 /(ml·kg⁻¹)	浓度 /%	用量 /(ml·kg⁻¹)	浓度 /%	用量 /(ml·kg⁻¹)
骶管阻滞	1	1	0.15~0.2	1	0.125~0.2	1	0.2	1
神经阻滞[1]	0.5~1	0.1~0.4	0.2	0.1~0.4	0.15~0.25	0.1~0.4	0.15~0.25	0.1~0.4
局部浸润	1		0.2~0.5		0.2~0.25		0.2~0.25	

注:[1]在超声引导精确定位下行区域神经阻滞,局部麻醉药的用量可低至0.075ml/kg。

三、门诊、日间手术的监护

小儿门诊、日间手术的监护与传统择期手术的监护要求一致,术中、术后都应持续监测患儿的生命体征。

1. 术中监测项目

(1)心电图、血压、脉搏血氧饱和度。

(2)实施气管插管全身麻醉或使用喉罩的患儿还应常规监测呼气末二氧化碳分压,以判断患儿术中的通气情况。

(3)建议术中持续监测体温,特别是1岁以下的婴幼儿。

(4)条件允许的情况下可行麻醉深度监测(BIS、Nacotrend等)、呼气末麻醉气体浓度监测,以掌握合适的麻醉深度。

(5)使用肌松药的患儿,建议常规使用肌肉松弛监测以判断肌松药的残余情况,避免出现拔管后通气不足造成的低氧或缺氧。

2. 术后监测项目

(1)在院内应持续监测心电图、脉搏血氧饱和度、血压。离院后指导家长通过观察呼吸频率、是否存在呼吸困难及口唇颜色等方法间接判断呼吸和循环情况。

(2)间断监测体温。

第五节 几种常见门诊、日间手术的麻醉管理

一、胃肠镜手术的麻醉管理

小儿门诊、日间胃镜手术常用于胃黏膜检查和活检、胃内异物取出等,检查中患儿一般取左侧卧位。小儿门诊、日间肠镜手术常用于直肠或结肠息肉活检、息肉摘除等,检查中患儿一般取平卧位。麻醉方式通常选择保留自主呼吸下的静脉麻醉。一般的胃镜检查和活检手术时间短、对镇痛要求不高,通常采用单纯丙泊酚静脉麻醉的方法即可满足要求。缓慢注射丙泊酚初始负荷剂量2~3mg/kg,待患儿睫毛反射消失、呼吸平稳即可开始操作,如操作时间过长或刺激较大时可间断追加丙泊酚1~2mg/kg,也可采用持续静脉泵注丙泊酚2~5mg/(kg·h)进行维持。胃镜检查中,胃镜经过口咽部时刺激较大,易引起呛咳和体动,可以采用口咽部的表面麻醉或芬太尼(1~2μg/kg)或舒芬太尼(0.1~0.2μg/kg)静脉注射,以避免呛咳的发生。

肠镜检查操作时间相对较长,且肠管注气和牵拉可引起恶心、疼痛甚至肠痉挛等,其刺激比胃镜大。单纯丙泊酚静脉麻醉通常不能满足镇痛的要求,需要常规复合小剂量镇痛药,如芬太尼(1~2μg/kg)、舒芬太尼(0.1~0.2μg/kg)或纳布啡(2~3mg/kg),也可以复合使用右美托咪定(1~2μg/kg,缓慢静脉注射或鼻内给药)。右美托咪定鼻内给药复合丙泊酚静脉注射用于胃肠镜检查,比单独使用丙泊酚和丙泊酚复合芬太尼苏醒时间更快,丙泊酚使用量更少。

二、普外科和泌尿外科手术的麻醉管理

小儿普外科和泌尿外科门诊、日间手术包括腹股沟疝修补术(传统方法、腹腔镜)、鞘膜积液、隐匿性阴茎矫治术、包皮环切术等。手术以男性患儿为主,手术时间短,术中出血少,手术操作对呼吸、循环系统干扰小。除腹腔镜手术外,其余手术对肌肉松弛要求较低。

麻醉方式可选择保留自主呼吸下的静脉麻醉复合骶管阻滞(腹腔镜手术除外)或喉罩通气下的全身麻醉。如选择静脉麻醉复合骶管阻滞,可缓慢静脉注射2~3mg/kg丙泊酚,待患儿入睡后再取侧卧位行骶管穿

刺,术中静脉泵注丙泊酚 2~5mg/(kg·h)进行维持。由于骶管穿刺时疼痛刺激明显,可采用提前 30 分钟在穿刺部位涂抹利多卡因乳膏、提前 2~3 分钟静脉注射芬太尼 1~2μg/kg(或舒芬太尼 0.1~0.2μg/kg)或复合面罩吸入 3% 七氟烷等方法避免穿刺时疼痛引起的体动。由于患儿术后 2 小时左右即可出院,骶管阻滞的局部麻醉药应选择短效局部麻醉药(如利多卡因)或低浓度长效局部麻醉药(如浓度低于 0.2% 的罗哌卡因),以避免出现长时间的运动阻滞和感觉异常而影响术后早期下床活动。如患儿存在运动阻滞,以及会阴部感觉异常影响排尿、排便功能则需继续留院观察,直到上述功能恢复正常为止。如麻醉方式选择喉罩通气下的全身麻醉,可首先静脉注射 3mg/kg 丙泊酚或吸入 6%~8% 七氟烷,待患儿下颌松弛后再置入喉罩,术中以 3% 七氟烷或 8% 地氟烷维持麻醉。有条件时可复合超声引导下区域神经阻滞,腹股沟疝修补术、鞘状突结扎术、睾丸下降固定术可采用超声引导下髂腹下神经阻滞、腹横肌平面阻滞、腰方肌阻滞,隐匿性阴茎矫治术、尿道下裂修补术、包皮环切术可采用超声引导下阴茎背神经阻滞。

疝修补术、鞘状突结扎术、睾丸下降固定术术后疼痛可采用非药物镇痛复合口服非阿片类镇痛药,如对乙酰氨基酚或非甾体抗炎药即能达到较好的镇痛效果。阴茎部位的手术术后疼痛为中度,除上述镇痛措施以外还可使用利多卡因乳膏局部涂抹或利多卡因喷雾局部喷涂等方法进行术后镇痛。

三、骨科手术的麻醉管理

骨科门诊、日间手术以四肢手术为主,包括四肢骨折的固定手术、各种内固定或外固定取出术、多指 / 趾切除术、肌腱松解术、简单的并指 / 趾畸形矫正术。这类手术的手术时间短,手术区域远离躯干部位,不影响麻醉操作,手术操作对呼吸、循环系统干扰小,对肌肉松弛要求不高。四肢骨折的固定手术和内 / 外固定取出术可能需要使用 X 线透视设备,麻醉医师中途可能需要短暂离开麻醉操作区域。

麻醉方式可选择保留自主呼吸下的静脉麻醉复合区域神经阻滞或喉罩通气下的全身麻醉。选择静脉麻醉复合区域阻滞时,可缓慢静脉注射 2~3mg/kg 丙泊酚,待患儿入睡后再行区域神经阻滞,术中以丙泊酚 2~5mg/(kg·h)静脉泵注进行麻醉维持。上肢手术根据手术部位可选择超声引导下各种入路的臂丛神经阻滞或腕管阻滞,下肢手术可选择骶管阻滞或股神经阻滞。小儿骨科手术的神经阻滞应尽量在神经刺激仪配合超声引导下进行,以避免穿刺造成的神经损伤。神经阻滞的药物应选择短效局部麻醉药或低浓度麻醉药物,以减少四肢运动功能的阻滞,促进术后早期活动。

骨科门诊、日间手术术后疼痛为轻到中度疼痛,镇痛方法以非药物镇痛复合口服非阿片类镇痛药(如对乙酰氨基酚或非甾体抗炎药)为主。

四、五官科手术的麻醉管理

1. 耳鼻喉手术的麻醉管理 耳鼻喉科门诊、日间手术包括腺样体消融术、扁桃体消融术、耳廓及外耳道相关手术等,以腺样体、扁桃体消融术最为常见。腺样体、扁桃体消融术患儿以 3~6 岁学龄前儿童为主,术前可能存在不同程度的呼吸道梗阻症状。手术为口腔内操作手术,手术操作与麻醉管理共用气道,且手术操作(放置开口器、腺体切除和伤口冲洗)对呼吸道管理干扰较大,术后有伤口出血的风险,术后躁动发生比例较高,可达 60% 以上。

对腺样体、扁桃体消融术患儿的术前评估,应特别关注术前是否存在呼吸道梗阻及梗阻的严重程度。部分患儿因长期夜间张口呼吸可能出现下颌退缩甚至困难气道,还可能因长期慢性缺氧导致肺动脉高压,此类患儿不建议接受日间手术。腺样体消融术患儿由于夜间鼻腔分泌物倒流,常存在晨起咳嗽、咳痰的症状,易与上呼吸道感染症状相混淆,术前评估时应仔细鉴别。鉴别方法:①症状发生的时间,腺样体分泌物引起的呼吸道刺激症状仅晨起较严重,其余时间通常无症状;②腺样体分泌物的呼吸道刺激症状通常病史较长,长达几个月甚至 1 年以上,而上呼吸道感染症状多为近 2 周以内出现或加重,且可能伴有喷嚏、流涕、发热、咽痛等症状;③结合血常规、X线胸片等辅助检查综合判断。腺样体、扁桃体消融术手术时间短,但对呼吸道管理要求高,麻醉方式首选气管插管下的全身麻醉。麻醉诱导可以选择全凭吸入麻醉诱导,也可使用肌松药进行常规麻醉诱导插管。如使用肌松药进行气管插管时,应尽量选择短效肌松药,如顺阿曲库铵或罗库溴铵,避免延长术后拔管时间。扁桃体消融术术中的疼痛刺激为中度疼痛,需要使用阿片类药物进行术中镇痛,但由于手术时间短,建议在麻醉诱导期间给予足量的阿片类镇痛药,如芬太尼 3μg/kg 或舒芬太尼 0.3μg/kg,术中不再追加,避免术后阿片类药物残留引起呼吸抑制。耳鼻喉手术术后躁动的发生率较高,达 30%~80%,需常规使用预防术后躁动的药物,如术前 30 分钟使用右美托咪定 2μg/kg 滴鼻或术中使用右美托咪定 0.5~1μg/kg 静脉泵注。术前静脉注射咪达唑仑 0.03~0.05mg/kg 也能有效降低术后躁动的发生率。

腺样体、扁桃体消融术术后疼痛为轻到中度,可使用常规的非药物镇痛复合非阿片类药物的方法进行术后镇痛。此外进食冰冷食物,如饮用冰冻饮料或吃雪糕也能达到很好的镇痛效果,而且此方法深受儿童欢迎。

2. 口腔手术的麻醉管理 口腔门诊、日间手术包括龋齿治疗和舌系带切除术、唇部肿物切除术等小手术。龋齿治疗手术的时间长,手术期间需与麻醉管理共用气道,但手术疼痛刺激较小,对呼吸、循环系统干扰小,此类手术的麻醉方式应选用气管插管全身麻醉。气管插管首选经鼻插加强型气管导管,可最大限度地减少手术操作与呼吸道管理的相互干扰。全身麻醉下行龋齿治疗的患儿存在精神异常的比例较高,如孤独症、智力低下等,最好在术前镇静后再进行麻醉诱导。麻醉诱导无特殊要求,术中可采用 3% 七氟烷或 6%~8% 地氟烷进行麻醉维持。需要注意的是,行全身麻醉下龋齿治疗的患儿通常龋齿数量多、牙齿损坏严重,可能存在牙齿松动和易折断的情况,在麻醉评估时应详细了解患儿牙齿缺损情况并与家属沟通相关的风险。

舌系带切除、唇部肿物切除术等通常手术时间短,疼痛刺激小,麻醉方式可选择非气管插管全身麻醉或气管插管下全身麻醉。不建议选择喉罩通气下的全身麻醉,因为喉罩会占用手术操作空间,严重影响手术的进行。非气管插管全身麻醉可采用开放式吸入麻醉的方法,8% 七氟烷吸入诱导,患儿入睡后手术部位注射利多卡因进行局部浸润麻醉。术中保留自主呼吸,使用鼻导管/鼻腔通气管吸入 3%~4% 七氟烷加 2L/min 氧气进行麻醉维持,逸气阀设为 30cmH$_2$O。该麻醉方法不会造成患儿气道损伤,全身麻醉药物使用少,术后苏醒快,但会造成麻醉气体泄漏较多,可污染手术室环境。

3. 眼科手术的麻醉管理 眼科日间、门诊手术包括眼底检查和治疗、睑板腺囊肿切除术、斜视矫治术、上睑下垂矫治术等。眼科日间门诊手术通常手术时间短,对全身、呼吸、循环系统干扰较小,但手术铺巾覆盖整个头部区域不利于呼吸道管理,术后躁动发生率较高。麻醉方式可选择喉罩通气下的全身麻醉或气管插管全身麻醉。喉罩通气下的全身麻醉可以满足眼科手术的麻醉要求,且更利于患儿术后早期康复和减少术后气道并发症,但是在某些手术中,手术铺巾及外科医师的操作可能容易导致喉罩移位影响呼吸道管理,从而增加术中呼吸道梗阻的风险,相较之下使用气管插管下全身麻醉更加安全。具体麻醉方式的选择需要根据实际情况,如手术铺巾的材质重量、喉罩的塑形情况、手术医师操作习惯等,比较获益与风险之后选择更安全、更合适的麻醉方式。眼科手术术后躁动发生率高,除了手术与麻醉药物的影响外,还与术后敷料覆盖造成短暂的视觉丧失,使患儿感到恐惧、害怕有关,因此应通过术前宣教,在监护人协助下进行术前适应训练和心理辅导,从而使患儿能适应术后眼部敷料造成的不适。

第六节 麻醉后复苏与转运

一、麻醉后复苏

所有日间、门诊手术的患儿都需要在复苏室进行复苏。门诊手术的患儿可以安排在门诊手术复苏室进行复苏,无门诊手术复苏室也可以转运至择期手术室的复苏室进行复苏。所有复苏室的配置、复苏的实施及标准应保持同质化,需要达到复苏室场地、设备、人员配置的最基本要求。如患儿需要转运至较远的复苏室进行复苏,在转运途中应备好氧源、监护仪、面罩、自胀气囊、抢救药物及快速气管插管所需的器械。转运过程中应保持患儿处于麻醉、镇静或安静状态,尽量避免出现烦躁而造成意外受伤。

所有麻醉后的患儿都需要在复苏室观察 30 分钟以上,气管插管(喉罩)全身麻醉的患儿应在拔管(拔除喉罩)后观察 30 分钟以上。复苏期间应有护士按时观察、记录复苏情况,观察和记录的内容应包括患儿的心率、血压、血氧饱和度、呼吸频率、体温、输液量、意识状态,如有需要还应记录尿量及伤口渗血、渗液的情况。所有患儿应由麻醉医师评估后,确认达到离室标准(Aldrete 评分≥9 分)后方可离开。未能达到复苏标准者应留在复苏室继续观察和进一步处理。

二、麻醉后转运

日间手术患儿达到复苏室离室标准后,应由复苏室护士送回日间病房,并与日间病房医师或护士做好交接班。门诊患者达到复苏室离室标准后,应由护士送至术后留观区继续观察,达到离院标准后方可离开。如患儿接受日间、门诊手术后短期内不能达到离院标准或出现意外情况则需要入院进一步治疗,应由麻醉医师和专科医师共同评估后决定是否转入专科病房或监护室进一步治疗。

第七节　术后并发症与术后疼痛管理

一、常见术后并发症及处理

虽然日间手术术后病死率和严重并发症发生率非常低,但我国大部分患儿或家属在选择日间手术的时候都非常关心这一问题。小儿日间手术的术后常见并发症包括以下几项。

1. **恶心呕吐**　恶心呕吐是小儿术后较常见的并发症之一,其发生率为 10%~42%,是成人发生率的 2 倍。其危险因素包括女性患儿、年龄 >3 岁、耳鼻喉科手术、使用阿片类药物、疼痛、禁食时间过长等。因此在制订麻醉方案和围手术期管理流程时应充分考虑到如何预防恶心呕吐。对于发生恶心呕吐的高危患儿可术中常规预防性使用抑制呕吐的药物 5- 羟色胺受体拮抗剂,如格拉司琼、托烷司琼等。如术后出现恶心呕吐应继续留院观察,直到症状缓解为止。

2. **呼吸道不良事件**

(1)舌后坠:肥胖患儿、扁桃体肥大患儿及在麻醉较深的情况下拔管或拔除喉罩时,容易出现舌后坠。当出现舌后坠时可使患儿轻度头后仰并托起下颌,如仍无改善可采用鼻、口咽通气道甚至喉罩辅助通气,直至患儿完全清醒为止。

(2)喉痉挛、支气管痉挛:术后浅麻醉下拔管或吸痰时可能出现气道痉挛。当气道痉挛发生后应立即停止操作,采用面罩加压给氧,加深麻醉,如仍无缓解应及时给予肌松药行气管插管控制呼吸。

3. **苏醒期躁动**　躁动是小儿麻醉后苏醒期常见的并发症,发生率为 20%~80%,尤其常见于单纯吸入麻醉和五官手术的患儿。建议使用右美托咪定 1~2μg/kg 术前滴鼻或 0.5~1μg/kg 术中静脉泵注,以降低术后躁动的发生率。术后复苏观察期间可使用约束带,避免患儿因躁动出现坠床的风险。患儿苏醒后尽早让家属陪伴也是减少苏醒期躁动的方法。耳鼻喉科手术、眼科手术及年龄为 3~5 岁的患儿是发生术后躁动的高危人群,应作出标识,特殊护理,以免发生意外受伤。

4. **术后发热**　发热是小儿日间手术离院后最为常见的术后并发症之一,发生率为 30%~55%,通常持续时间短,体温不超过 38℃,与感染无关,物理降温即可。如体温超过 38℃则应口服退热药。

二、术后疼痛评估与处理

日间手术通常为轻到中度疼痛手术,术中使用低浓度的局部麻醉药物进行区域阻滞或伤口浸润能达到较好的术后镇痛效果。患儿离院后不再留置静脉输液通路,因此回家后的术后疼痛处理以非药物镇痛和口服镇痛药为主。

1. 术后疼痛评估 准确的疼痛评估是进行疼痛处理的基础。针对小儿患者的评估应根据患儿不同年龄采用主观评估与客观评估相结合的方式,选择与之年龄相对应的疼痛评估量表(表29-7-1)。

表29-7-1 不同年龄段儿童适用的疼痛评估量表

年龄段	疼痛评估量表
≥8岁	数字等级评估量表
3~7岁	脸谱疼痛评分法
2个月至7岁(不能沟通的患儿)	FLACC疼痛评分量表[1]
新生儿	CRIES疼痛评分量表[2]

注:[1]FLACC. face,legs,activity,cry,consolability(表情、肢体动作、行为、哭闹、可安慰性)评分量表;[2]CRIES. crying,requires O_2 saturation,increased vital signs,expression,sleeplessness(哭泣,维持 $SpO_2>95\%$ 是否需要吸氧,循环,表情和睡眠障碍)评分量表。

2. 非药物镇痛 非药物镇痛是小儿术后镇痛非常有效且安全的镇痛方法,便于家长学习和掌握。非药物镇痛可以单独用于轻度疼痛的术后镇痛,也可与镇痛药联合用于中度以上疼痛手术的术后镇痛,以减少镇痛药的使用。疼痛本身是一种主观的情绪和感受,除了对疼痛部位、性质、持续时间的感知以外,疼痛所引起的焦虑、厌恶、恐惧等主观感受也是疼痛非常重要的组成部分之一。儿童对于父母的情感依赖非常强烈,因此非药物镇痛对儿童术后镇痛的效果非常好。非药物镇痛的方法以情感转移和分散患儿注意力为主,根据不同年龄和不同手术部位、手术方式有不同的选择(表29-7-2)。

表29-7-2 非药物镇痛方法推荐

人群或手术特征	非药物镇痛方法
以年龄段划分	
0~1岁	母亲怀抱、抚触、哺乳、安抚奶嘴、喂食糖水
6个月至6岁	听音乐、看动画片
3~12岁	电子游戏、VR电影或VR游戏
所有年龄段	尽量缩短围手术期禁饮禁食时间
口腔内手术	进食冷饮或雪糕

3. 药物镇痛 日间、门诊手术患儿的术后镇痛以口服非阿片类药物为主,包括对乙酰氨基酚和非甾体抗炎药(具体剂量见表29-7-3)。口服的阿片类镇痛药有引起呼吸抑制的潜在风险,不推荐患儿回家后作为术后镇痛药使用。此外,对于某些部位(如阴茎部位)的手术,可以在伤口处局部涂抹利多卡因乳膏以减轻疼痛。

表 29-7-3　对乙酰氨基酚和非甾体抗炎药推荐口服剂量

药物	剂量 /(mg·kg^{-1})	间隔时间 /h	日最大剂量 /mg
对乙酰氨基酚(>3 个月)	20(负荷剂量 40)	6	90
非甾体抗炎药			
布洛芬(>3 个月)	5~10	6~8	30
双氯芬酸(>6 个月)	1	8	3
塞来昔布(>1 岁)	1.5	12	6

第八节　术后离院指征

日间、门诊手术的患儿麻醉后 2~3 小时直接离院回家,失去了医护人员的观察、护理和及时救治的条件。因此,充分的麻醉后复苏、严格掌握离院指征及对患儿家长的详尽指导至关重要。所有患儿必须在确认其呼吸、循环稳定,以及无明显疼痛及恶心呕吐、手术区域无明显出血,且有家长陪同的情况下方可离院。使用麻醉后出院评分系统(postanesthesia discharge scoring system,PADS)有助于帮助判断离院标准(表 29-8-1)。

表 29-8-1　麻醉后出院评分系统(PADS)

出院评估	评分
生命体征	
血压和脉搏较术前变化 <20%	2 分
血压和脉搏较术前变化 20%~40%	1 分
血压和脉搏较术前变化 >40%	0 分
活动能力	
步态平稳,无头晕或接近术前的水平	2 分
活动需要帮助	1 分
不能走动	0 分
恶心呕吐	
轻度:口服药物可以控制	2 分
中度:需要使用肌内注射药物	1 分
重度:需要反复用药	0 分
术后疼痛	
无疼痛或轻度疼痛(疼痛评分 <4 分),口服镇痛药可控制	2 分
中度疼痛(疼痛评分 4~7 分)	1 分
重度疼痛(疼痛评分 >7 分)	0 分

续表

出院评估	评分
外科性出血	
轻度：不需要更换敷料	2分
中度：需要换药≤2次	1分
重度：需要换药>2次	0分

注：满分10分，评分≥9分的患者可以出院。

全身麻醉患儿应在确认苏醒后1小时以上，有气管插管（包括喉罩）的患儿需在拔管后1小时以上，经麻醉医师评估PADS评分≥9分且进食后无恶心呕吐方可离院。实施区域阻滞的患儿还应达到以下标准才方可离院：①阻滞区域皮肤感觉正常、肌力及本体感觉恢复、能自由活动（因治疗需要制动的患儿除外）；②自主神经功能恢复：排尿、排便正常，肛周感觉恢复、足底反射正常及踇趾本体感觉恢复。

第九节　离院后宣教与随访

由于麻醉药物的残留作用，部分患者在术后1~2天仍可能存在观察力、判断力、肌张力等方面的问题，因此在离院前宣教时应指导家长如何进行术后观察与护理，以及处理突发情况。宣教内容至少应包括以下几点。

（1）患儿在离院后24小时内必须有专人看护，下地行走需要预防跌倒。

（2）术后伤口疼痛的评估与处理办法：采用非药物镇痛和非阿片类镇痛药，不能缓解的疼痛或重度疼痛需要及时就医。

（3）如出现呼吸困难、严重恶心呕吐、持续高热、伤口活动性出血等严重并发症需要及时回院就诊或于当地医院就诊。

（4）告知出现紧急情况时的联系电话和就医流程。

术后7天内应对所有日间手术患儿进行随访和健康指导，随访形式可以为电话随访、短信随访、移动终端问卷随访、社区签约医疗机构随访等，对于随访过程中发现有特殊情况的患儿，需要麻醉门诊进行重点随访。

> **病例**
>
> 患儿，男，1岁2个月。因"发现左侧腹股沟区肿物1个月"入院。于1个月前发现左侧腹股沟肿物，大小约3cm×2cm，无疼痛、嵌顿，平卧后可自行回纳，现为行手术治疗入院。患儿近期无发热、咳嗽、咳痰、流涕等症状，目前未使用特殊药物。2个月时在全身麻醉下行"室间隔缺损修补术"，术后定期随访，恢复良好。无特殊过敏史。
>
> 体格检查：生命体征平稳。胸骨正中可见一5cm左右的手术瘢痕，余心肺查体无特殊。左侧腹股沟可扪及包块，大小约3cm×2cm，可回纳腹腔。
>
> 辅助检查：血常规、生化检查、凝血功能、心电图、胸部X线检查无异常。心脏彩超示室间隔缺损修补术后，未见房室水平分流。
>
> 诊断：左侧腹股沟斜疝。
>
> 拟行手术：腹腔镜下腹股沟斜疝高位结扎术。

【思考】

1. **术前评估与宣教**

（1）术前评估应包括哪些内容？

（2）如何做术前宣教？

2. **术中管理**

（1）麻醉方式如何选择？

（2）术后常见的并发症有哪些？如何处理？

（3）术后何时进食？

（4）患儿何时离院？

（5）术后疼痛如何管理？

3. **术后健康教育与随访**

（1）术后宣教应包括哪些内容？

（2）术后如何随访？

解析

1. **术前评估与宣教**

（1）术前评估应包括哪些内容？

术前评估应包括病史采集、体格检查和实验室检查。特别关注患儿 2 周内是否存在上呼吸道感染、室间隔缺损修补术后复诊的情况、1 个月内的心脏彩超检查结果，是否还合并其他先天畸形或基础疾病。

此外，还应评估患儿的术后康复条件，包括术后 24 小时内是否有专人进行观察和护理、护理人员能否理解和掌握术后观察护理的内容、能否与医护人员进行及时有效的沟通、术后居住地点能否在 30 分钟内到达正规的医疗机构。如不具备上述家庭康复条件，则建议患儿进行住院手术。

（2）如何做术前宣教？

术前健康教育的内容包括日间手术的流程、麻醉与手术的简单经过、围手术期可能存在的风险及应对措施、术前备皮要求、术前禁食时间、术后疼痛的处理方法等。由于患儿年龄小，缺乏沟通交流能力，因此术前宣教的对象为监护人。宣教方式可采用面对面告知、宣传教育手册、多媒体演示、电话、短信、微信互动交流平台等。

2. **术中管理**

（1）麻醉方式如何选择？

麻醉诱导：选择吸入麻醉诱导。患儿年龄为 1 岁 2 个月，通常有明显的分离焦虑，可术前使用右美托咪定 2μg/kg 滴鼻或口服咪达唑仑 0.5mg/kg 镇静，待患儿入睡后再进入手术室进行麻醉诱导。也可以让患儿在母亲怀抱中进行吸入诱导，患儿入睡后家长再离开。

呼吸道管理：首选喉罩通气。喉罩为声门上呼吸道，对气道损伤小，不会造成术后声门水肿和气管黏膜损伤等呼吸道并发症；腹腔镜下斜疝高位结扎术手术时间短，使用喉罩通气，不需使用肌松药，有利于术后早期恢复自主呼吸和早期拔管。

麻醉维持：选择全凭七氟烷或地氟烷吸入维持。吸入麻醉可满足腹腔镜下斜疝结扎术所需的麻醉深度与肌肉松弛要求；吸入麻醉药代谢快，停药后，患儿能快速苏醒且苏醒质量好，术后 2 小时可达到离院标准。

术中镇痛：选择呼吸抑制作用较弱的阿片类药物，如纳布啡，或者单次低浓度的区域神经阻滞。腹腔镜下斜疝修补术可选择的区域神经阻滞有髂腹股沟神经阻滞 / 腹横肌平面阻滞和腰方肌阻滞。所有区域神经阻滞都应在超声引导下完成。局部麻醉药物选择低浓度长效局部麻醉药,如 0.15%~0.2% 罗哌卡因 0.1~0.2ml/kg。吗啡、芬太尼等传统阿片类药物有较强的呼吸抑制和胃肠蠕动抑制作用,在日间手术中应减少或避免使用。

（2）术后常见的并发症有哪些？如何处理？

术后常见的并发症包括:①术后烦躁,为七氟烷麻醉后最常见的并发症,以预防为主。可使用术前右美托咪定 2μg/kg 滴鼻、术中右美托咪定 1μg/kg 静脉滴注、术中咪达唑仑 0.03~0.05mg/kg 静脉注射的方法进行预防。②术后恶心呕吐,为小儿手术后常见的并发症,可常规使用 5- 羟色胺受体拮抗剂,如格拉司琼、托烷司琼等药物进行预防。此外缩短围手术期禁饮禁食时间也有利于减少术后恶心呕吐的发生。③术后发热,应注意观察伤口有无红、肿、热、痛等感染症状,如有则尽快返回医院就诊;如无则物理降温（体温 <38℃）和口服退热药,如布洛芬 5mg/kg（体温 >38℃时）。

（3）术后何时进食？

术后进食时间尚无统一的国际或国内标准。对于日间疝修补术的患儿,一般采用循序渐进的进食方法,即苏醒 30 分钟后如无明显恶心、呕吐症状可饮用清水 5ml/kg;观察 15 分钟后如无恶心、呕吐症状,可饮用牛奶、豆浆、稀粥等流质食物;再观察 15 分钟后,如无恶心、呕吐症状,即可正常饮食。

（4）患儿何时离院？

患儿达到以下标准后可以离院:①拔除喉罩后 1 小时以上;②经麻醉医师评估 PADS 评分≥9 分;③行神经阻滞的患儿,阻滞区域活动自如,自主神经功能恢复;④确认有术后观察、护理能力的家长陪同出院。

（5）术后疼痛如何管理？

腹腔镜下斜疝结扎术后疼痛为轻到中度疼痛,术后镇痛以非药物镇痛复合非阿片类镇痛药为主。非药物镇痛可采用患儿喜欢的音乐、动画片、玩具分散注意力,以及通过母亲怀抱抚触进行安抚;镇痛药使用口服布洛芬 10mg/kg 或对乙酰氨基酚 20mg/kg。

3. 术后健康教育与随访

（1）术后宣教应包括哪些内容？

术后宣教的内容包括:①术后护理及观察,应观察患儿神志、体温、呼吸、口唇颜色、伤口渗血等情况;②疼痛的评估（FLACC 评分量表）及疼痛的处理方法;③术后伤口的护理方法;④紧急情况下的联系电话和绿色通道急诊入院的方式;⑤术后复诊的时间。

（2）术后如何随访？

术后随访的时间设为术后第 1、3 和 7 天。随访的内容包括术后发热、术后伤口感染、术后恶心呕吐等并发症,以及是否按要求返院进行术后复诊。术后随访的方式可以为电话随访、微信问卷随访或是医疗机构自身的医疗服务终端进行随访。

（宋兴荣　雷东旭）

推荐阅读

[1] 中国心胸血管麻醉学会日间手术麻醉分会,中华医学会麻醉分会小儿麻醉学组.小儿日间手术麻醉指南.中华医学杂志, 2019,99（8）:566-570.

[2] BAILEY C R,AHUJA M,BARTHOLOMEW K,et al.Guidelines for day-case surgery 2019:guidelines from the Association of Anaesthetists and the British Association of Day Surgery.Anaesthesia,2019,74（6）:778-792.

[3] ANDROPOULOS D B,GREGORY G A.Gregory's pediatric anesthesia.6th ed.Hoboken:Wiley-Blackwell,2020.

[4] PETER J,FRANKLYN P.Smith's anesthesia for infants and children.9th ed.Philadelphia:Elsevier,2017.

第三十章

小儿诊疗的镇静与麻醉

本章要求

掌握：镇静的评估、常见镇静药的药理特点和临床用法、常见小儿诊疗项目的镇静麻醉管理、镇静后复苏与离院标准。

熟悉：镇静后宣教与随访、特殊患儿诊疗的镇静麻醉。

了解：镇静的环境特点、场地设备要求和人员配置要求。

随着诊断、治疗技术的进步，各种有创或无创的检查、治疗逐渐增加。儿童由于对各种医疗行为存在天生的排斥与恐惧，即使在进行一些无创、无痛检查（如心脏彩超、CT、MRI、听力检查、眼科检查）时也因害怕、焦虑或有行为问题常不能配合检查；有些检查时间过长，患儿在清醒状态下无法全程保持静止不动，会影响检查诊断的准确性和成功率；此外，某些检查还可能会对患儿造成一定的心理性创伤。因此，大部分的小儿诊疗需要在镇静或全身麻醉下完成。在专科医院中，单日小儿诊疗镇静的数量已经远远超过了小儿外科手术的数量。由于这些诊疗活动通常在远离传统手术室的检查治疗室进行，场地条件受到诸多限制，麻醉医师难以及时、有效地支援，且患儿病情的复杂多样使得镇静充满不确定性，因此风险更高，难度更大。如何既能确保患儿安全，又能舒适、高效地完成各项检查，越来越受到医师和家长的关注。本章将详细介绍小儿各种诊疗活动的镇静与麻醉管理、常见小儿诊疗项目及部分特殊患儿的镇静麻醉管理。

第一节　小儿诊疗镇静的一般问题

一、镇静的目的和适用范围

小儿诊疗镇静的目的是保证患儿在呼吸道通畅、呼吸平稳、循环功能正常的情况下，通过药物作用进入睡眠状态，不会轻易被吵醒，身体保持静止不动，从而完成疾病诊治所需的各项诊疗项目。所有儿童不能配合或在非镇静状态下不能达到满意效果的检查和治疗都需要在镇静或麻醉下来完成。这些检查或治疗通常包括但不限于以下项目：

1. **影像学检查**　心脏彩超、MRI、CT、TCD检查、特殊部位的超声检查（眼部、髋关节、腹部大血管等）等。
2. **功能检查**　听力检查、眼科检查、神经电生理检查（诱发电位、脑电图检查）、肺功能检查等。
3. **内镜诊疗**　胃肠镜检查与治疗、纤维支气管镜检查与治疗、膀胱镜检查与治疗等。
4. **介入检查和治疗**　心导管检查、脑血管造影、其他血管造影与治疗等。

二、镇静的评估

不同诊疗操作对患儿的刺激程度不同，检查精度要求不同，因此所需的镇静深度要求也不同。掌握镇静麻醉程度的分级和评估方法有利于针对不同的诊疗活动需求选择合适的镇静程度和镇静麻醉方法,可确保患儿在生理活动受到最小干扰的情况下完成检查。镇静麻醉程度可分为4个等级(表30-1-1)。

表30-1-1 麻醉镇静程度分级

项目	轻度镇静	中度镇静	深度镇静	全身麻醉
反应	对语言刺激反应正常	对语言或触觉刺激存在有目的的反应	对反复刺激或伤害性刺激有反应	对伤害性刺激无反应
气道情况	无影响	不需要干预	可能需要干预	通常要干预
自主通气	无影响	足够	可能不足	通常不足
心血管功能	无影响	通常能保持	通常能保持	可能受损

三、环境特殊性与要求

小儿诊疗活动通常在单独的检查室或治疗室内完成,这些场所的空间布局和操作环境与常规手术室存在诸多区别,给镇静麻醉的开展带来不便。首先,此类检查场所通常远离手术室,布局较为分散,在发生紧急情况时,尤其当麻醉医师独立操作时,难以得到及时、有效的支援和帮助;其次,许多检查场所空间有限且检查仪器体积较大,麻醉设备、监护仪和急救物品的放置和麻醉操作区域的设置都不便于麻醉科医师的操作和监护;对于放射性检查和操作,麻醉科医师不能一直停留在患儿身边直接观察患儿情况,需要通过观察窗和显示仪来间接观察和监护患儿,对突发事件的反应可能出现滞后;此外有些检查设备(如MRI)会干扰监护仪,使常规的监测项目在检查过程中不能正常进行。这些都给手术室外镇静麻醉的实施增加了难度和风险。

尽管小儿诊疗活动的环境给镇静麻醉的开展带来诸多限制与不便,但也应确保这些场所具备实施镇静与麻醉的最基本条件,配备有相应的抢救应急设备和应急预案,以保证患儿的安全。实施镇静或麻醉的场所至少应包括以下设施。

1. 可靠的供氧装置(中心供氧或移动氧源均可),患儿吸氧及人工通气所需的鼻导管、各型号的吸氧面罩、气胀呼吸囊或自胀呼吸囊等。

2. 监护仪(至少包含心电图、脉搏血氧饱和度、无创血压等监测项目)。

3. 单独的负压吸引装置和各型号吸痰管。

4. 除颤仪,包含了急救药物及心肺复苏抢救设备的急救车。

5. 与手术室人员快捷联络的应急通信设备。

6. 需要进行气管插管(喉罩)全身麻醉的场所还应配备麻醉机或呼吸机。

7. 单独的镇静麻醉复苏场所,且复苏室内应配备氧源和吸氧装置、负压吸引装置、监护仪、抢救设备及应急呼叫装置。

四、人员配置要求

1. 至少1名具有主治医师以上资格且有>1年小儿麻醉经验的麻醉科医师负责。

2. 要求1个镇静麻醉实施单位应配备1名以上经过麻醉/镇静培训、基础生命支持、小儿高级生命支持培训并考核合格的医护人员配合麻醉科医师工作。

3. **参与镇静实施的人员应掌握以下知识与技能** 镇静药的药理学和临床应用、小儿检查前麻醉镇静的评估、镇静程度评估、镇静期间生命体征监测、镇静麻醉后复苏、镇静复苏相关并发症的判断及处理、儿童急救技能等。

五、镇静前准备

1. **镇静前的访视与评估**　在实施镇静与麻醉前,麻醉医师应做好镇静前评估,有助于提高镇静满意度并降低中深度镇静的不良事件发生率,具体包括以下内容。

（1）患儿的年龄（6 个月以下的早产儿应计算矫正年龄）、体重、身高。

（2）患儿现病史、目前用药情况及本次检查的目的。

（3）近 2 周内是否有上呼吸道感染史;是否存在哮喘、打鼾、困难气道、呼吸道梗阻症状、呼吸暂停、呼吸困难等情况。如患儿在平日入睡有明显的打鼾、点头呼吸、三凹征等情况时,镇静后发生呼吸道梗阻的风险较大,需要与临床医师、检查相关科室医师商榷镇静的安全性。

（4）既往镇静麻醉用药史、药物不良反应情况、过敏史。

（5）系统回顾还应重点关注:①是否存在先天性心脏病;②是否存在癫痫、颅脑病变等神经系统疾病;③是否存在肝、肾功能异常;④是否存在内分泌或免疫系统疾病。

（6）辅助检查:行中深度镇静下影像学及功能检查的患儿,若无特殊病史则对辅助检查不做要求;行内镜下检查与治疗和各种介入检查治疗的患儿应按照择期手术的要求完成麻醉前的辅助检查,至少应包括血常规、肝肾功能、心电图、X 线胸片。有特殊疾病或合并症的患儿应根据病情需要增加相应的辅助检查。

（7）镇静麻醉前评估还应注意下列特殊情况。

1）胃肠镜检查的患儿要特别注意是否存在消化道出血及消化道梗阻的情况。

2）行 MRI 检查的患儿需要特别询问是否有佩戴或体内有金属植入物,如口腔正畸矫形器、克氏针、髓内钉、人工耳蜗、起搏器等。

3）行增强造影检查和介入操作的患儿要特别询问是否存在造影剂过敏史或相关药物不良反应史。

4）发热的患儿应特别询问最高体温、发热规律及是否存在热性惊厥史。

5）对于有皮疹的患儿还应关注患儿是否存在手足口、水痘、疱疹性咽峡炎等传染性疾病,做好隔离措施或推迟检查。

2. **镇静前禁食禁饮**　行中深度镇静和全身麻醉下检查或治疗的患儿,禁食禁饮原则上与全身麻醉相同,即按照"2-4-6-8"的原则,见表 30-1-2。需要注意的是对于年龄小于 3 个月的婴幼儿,过长时间的禁食会增加低血糖和血流动力学不稳定的风险,因此 3 个月以下的婴幼儿应避免其镇静麻醉前禁饮禁食时间过长。

表 30-1-2　麻醉前禁食禁饮时间

食物类型	术前禁食禁饮时间 /h
清饮	2
母乳	4
配方奶或牛奶	6
普通固体食物	6
油炸、脂类固体食物	8

3. **患儿及家属的知情同意**　麻醉医师应详细告知患儿父母或监护人有关镇静的相关事项,包括镇静的必要性、镇静方案及相关的风险处理方案,并签署镇静麻醉同意书。

4. 仪器药物的准备

（1）仪器准备

1）镇静麻醉实施中所需要用到的设备，如监护仪、吸氧鼻导管/面罩、全身麻醉所需的气管导管和喉罩等。

2）检查和准备急救所需的设备，包括不同型号的面罩、口/鼻咽通气道、吸痰管、辅助呼吸装置等，确保喉镜和负压吸引装置处于可使用状态。

（2）药物准备

1）实施镇静麻醉所需的药物。

2）急救药物：包括肾上腺素、阿托品等。

六、常用镇静药和镇静治疗

1. 常用的镇静药（表 30-1-3）

（1）水合氯醛：水合氯醛是目前国内小儿中深度镇静最常用的药物。用法为口服或灌肠，使用起始剂量为 10% 水合氯醛 50mg/kg，起效时间为 15~30 分钟，达峰时间约为 30 分钟，维持时间为 60~120 分钟，镇静成功率为 70%~90%。治疗剂量的水合氯醛药效温和，药物不良反应小；大剂量使用时会增加呼吸抑制和心肌抑制的风险，因此最大剂量不能超过 1g/d 或 100mg/(kg·d)。针对小于 1 个月的早产儿、新生儿、重症先天性心脏病患儿，起始剂量需要酌情减至 20~40mg/kg，以免出现呼吸抑制、心血管意外等。该药物常见的不良反应有恶心、呕吐和烦躁。口服水合氯醛苦涩偏辣，可与单糖浆进行 1:1 稀释后使用，以增加患儿口服药物的依从性。

表 30-1-3　常用镇静药与剂量

药物名称	用药途径	剂量	起效时间 /min	持续时间 /min
水合氯醛	口服 灌肠	50~70mg/kg，一天不超过 100mg/kg	20~40	60~120
咪达唑仑	滴鼻 口服 静脉注射	0.2~0.4mg/kg 0.3~1mg/kg 0.05~0.3mg/kg	5~10 15~20 2~5	30~45 60 30~45
右美托咪定	滴鼻 静脉注射 口腔涂抹	2~3μg/kg 1~2μg/kg 3~4μg/kg	25~40 10~15 45~60	60~110 30~45 60~90
苯巴比妥	静脉注射 肌内注射	1~2mg/kg 2~6mg/kg	3~5 10~15	15~45 60~120
丙泊酚	静脉注射	1~2mg/kg	2~3	10~15
氯胺酮	滴鼻 静脉注射	4mg/kg 1mg/kg	35 1~2	55 10~15

（2）苯巴比妥：苯巴比妥是非麻醉医师常用的小儿镇静药，有静脉注射和肌内注射两种给药方式。静脉注射剂量为 1~2mg/kg，给药后 3~5 分钟起效，作用维持时间为 15~45 分钟，但可能引起呼吸抑制和低血压。肌内注射剂量为 2~6mg/kg，给药后 10~15 分钟起效，作用维持时间为 60~120 分钟。

（3）咪达唑仑：咪达唑仑是最常用于镇静麻醉的苯二氮草类药物，有静脉注射、口服、滴鼻、口腔黏膜涂抹等多种给药方式。静脉给药剂量为 0.05~0.3mg/kg,起效时间为 2~3 分钟,维持时间为 45~60 分钟;口服剂量为 0.3~1mg/kg,起效时间为 15~20 分钟,维持时间达 60 分钟;单纯咪达唑仑滴鼻或口腔黏膜涂抹镇静成功率较低(40%~60%),主要表现为检查过程中苏醒,因此一般不作为单独的镇静用药,常与其他镇静方法联合使用,或作为镇静失败的补救措施之一。静脉注射咪达唑仑具有"顺行性遗忘"的优点,但与其他麻醉、镇静类药物合用时可能出现苏醒时间过长、呼吸抑制等药物不良反应。

(4)右美托咪定:右美托咪定是近年来较常用的镇静药,其优点是不会引起呼吸抑制。用于儿童中深度镇静最常用的方式是鼻内给药。单纯鼻内给予右美托咪定(100μg/ml)1.5~3.0μg/kg 能达到 85% 以上的镇静成功率。患儿鼻腔内给予右美托咪定后 25 分钟即开始起效,血药浓度在给药后 40 分钟达最高峰。分别给予右美托咪定 2μg/kg、2.5μg/kg 和 3μg/kg 滴鼻,镇静持续时间分别为 63 分钟、88.7 分钟和 107 分钟。氯胺酮(1~2mg/kg)与右美托咪定(2~3μg/kg)联合鼻内给药,可缩短镇静起效时间(起效时间短,为 11.5 分钟 ± 5.7 分钟),提高镇静成功率(可达 95% 以上),同时右美托咪定也可减少氯胺酮导致的高血压、心动过速、烦躁等并发症。鼻内给药可采用普通的 1ml 注射器滴鼻或特定的鼻腔喷雾器给药,二者起效时间、镇静成功率无明显区别。右美托咪定滴鼻镇静的最低有效剂量随着年龄增大而增加。仅使用鼻内右美托咪定镇静时,儿童出现心动过缓的总发生率为 2.3%,男性儿童出现心动过缓的风险高 1.48 倍。但是,如发生心动过缓的儿童血压在正常范围内,则不需要特殊用药处理。

(5)丙泊酚:丙泊酚是最常用的静脉麻醉镇静药之一,具有起效快、作用时间短、苏醒快、术后烦躁发生率低等特点,非常适用于小儿全身麻醉。对镇痛要求不高的操作可以单纯使用丙泊酚静脉麻醉,对于镇痛要求较高的操作可以采用丙泊酚复合阿片类药物麻醉。在小儿中深度镇静中,丙泊酚通常作为其他镇静方法失败后最后的补救措施,其使用剂量为 1mg/kg,追加剂量为 0.5mg/kg。丙泊酚用于静脉麻醉的剂量为 2~3mg/kg,维持剂量为 2~3mg/(kg·h),在使用过程中需注意可能出现短暂的呼吸抑制。丙泊酚与右美托咪定复合应用可以降低单独使用丙泊酚引起呼吸抑制的发生率。

(6)氯胺酮:氯胺酮是一种兼具镇痛和镇静作用的静脉麻醉药,可用于有明显疼痛刺激操作的镇静和麻醉,有静脉注射、滴鼻和肌内注射几种用药途径。其单独静脉注射用于小儿中深度镇静的剂量为 1mg/kg,追加剂量为 0.5mg/kg;用于全身麻醉的剂量为 1~2mg/kg,没有明显的呼吸抑制作用。静脉注射后起效时间为 1 分钟,完全苏醒时间为 50~110 分钟。主要不良反应为气道分泌物增多,通常需要与阿托品、戊乙奎醚等抗胆碱药合用。近年来,氯胺酮滴鼻这种无创给药方法越来越多地用于小儿中深度镇静,单独使用的剂量较大为 3~4mg/kg,起效时间为 40 分钟,镇静维持时间为 60 分钟。该药物通常与其他药物联合用于镇静,剂量为 1~2mg/kg。

(7)阿片类药物:阿片类药物通常不用于小儿诊疗的中深度镇静,只是在有疼痛刺激情况下作为辅助用药使用。芬太尼、舒芬太尼是长效阿片类镇痛药,作用持续时间为 30~60 分钟。瑞芬太尼是超短效的阿片类镇痛药,起效快,消除半衰期为 10 分钟,停药后能迅速苏醒,可用于短小门诊手术的麻醉。阿片类药物在使用剂量较大、注射速度过快时可能出现呼吸抑制和胸壁僵硬等并发症。

(8)吸入麻醉药:七氟烷是小儿吸入麻醉的首选药物,其血/气分配系数低,故利于麻醉诱导,麻醉深度和清醒速度更易于调控,可作为小儿中深度镇静失败的补救措施。由于七氟烷的肝、肾副作用小,血流动力学稳定,特别适合用于早产儿和新生儿的镇静。七氟烷具有较好的镇痛效果和肌肉松弛作用,因此可单独用于有疼痛刺激的操作,特别是门诊的镇静治疗及麻醉。

2. 镇静方式的选择 在选择手术室外麻醉镇静方式时需要考虑到患儿的一般情况、检查或治疗对患儿的刺激及持续时间、操作者的熟练程度等,针对不同的检查或治疗选择不同的麻醉镇静方式(表 30-1-4),基本原则如下。

表 30-1-4　麻醉镇静方式的选择

检查项目	镇静程度	镇静用药方法	监护过程
功能性检查和影像学检查	中深度镇静	水合氯醛 苯巴比妥 右美托咪定 咪达唑仑	至少每 15 分钟监测 1 次呼吸频率、心率或脉搏、血氧饱和度 ASA Ⅲ级及以上的患儿应连续监测以上指标,并增加血压监测
内镜检查和治疗	全身麻醉	静脉麻醉	持续监测心电图、心率或脉搏、脉搏血氧饱和度、血压,有条件时监测呼气末二氧化碳分压
介入检查和治疗	全身麻醉(喉罩或气管插管)	静脉麻醉或吸入麻醉	持续监测心电图、心率或脉搏、脉搏血氧饱和度、血压、呼气末二氧化碳分压,心导管检查进行有创血压监测

（1）无创无痛性检查:包括影像学检查、功能检查,要求患儿达到中度或深度镇静即可。可采用口服水合氯醛、静脉或肌内注射苯巴比妥、右美托咪定鼻内给药等方法。镇静麻醉过程中持续观察患儿的皮肤颜色、口唇颜色、呼吸情况,至少每 15 分钟监测 1 次患儿的呼吸频率、心率或脉搏、脉搏血氧饱和度等生命体征。

（2）轻度疼痛刺激的操作:包括穿刺性检查、内镜检查和治疗等,需要患儿在深度镇静或在全身麻醉下完成。可采用丙泊酚静脉麻醉、局部麻醉复合静脉麻醉、七氟烷/氧化亚氮吸入麻醉、小剂量氯胺酮等镇静麻醉方法。镇静麻醉过程中应持续监测患儿的心率或脉搏、脉搏血氧饱和度、血压,全身麻醉的患儿应持续监测心电图,行气管插管或喉罩通气的患儿还应持续监测呼气末二氧化碳分压。

（3）有明显疼痛刺激、持续时间长或对患儿呼吸、循环功能干扰较大的操作:包括脑血管造影、心导管检查或治疗、其他介入检查和治疗等,需要患儿在全身麻醉下才能完成。可采用气管插管（或喉罩通气）全身麻醉,术中复合阿片类药物或区域阻滞进行镇痛。麻醉过程中应持续监测脉搏或心率、脉搏血氧饱和度、血压、心电图和呼气末二氧化碳分压。

（4）疑有高颅压的小儿慎用深度镇静,呼吸抑制所导致的 $PaCO_2$ 增高有可能加重高颅压,在麻醉或深度镇静时应加强气道的管理和氧合情况的监测。

七、监护仪器与监测项目

在实施镇静麻醉的过程中,需要对患儿进行持续的观察和监测,监测的内容包括患儿的镇静程度、呼吸和循环情况。针对不同镇静要求和不同 ASA 分级的患儿,具体的监测内容和监测频率有所不同。

1. 中深度镇静下影像学检查或功能检查　ASA 分级 Ⅰ~Ⅱ级患儿可进行间断监测,监测内容包括镇静程度、呼吸频率、心率或脉搏、脉搏血氧饱和度,监测频率为至少每 15 分钟 1 次;ASA 分级Ⅲ级和Ⅲ级以上的患儿在上述监测项目的基础上还应增加血压监测,且所有监测应为连续监测。

2. 内镜下检查和治疗及介入检查和治疗等需要在全身麻醉下进行,其监测要求与全身麻醉一致,至少应包括心电图、心率或脉搏、脉搏血氧饱和度、血压、呼气末二氧化碳分压等。有条件时还可监测体温和麻醉深度。

3. 对于脑血管造影、心导管检查及其他持续时间较长、对血流动力学影响较大的检查或治疗,需要进行有创血压监测和血气分析。

4. 在 MRI 检查室内,由于磁场作用,普通监护仪均不能使用,需使用特殊的与磁场兼容的监护仪。如果没有此类监护仪,可在检查过程中根据实际情况灵活筛选合适的监测指标,如使用金属含量少的便携式无线血氧饱和度监测仪监测指尖脉搏血氧饱和度;采用旁流式采样管行 $P_{ET}CO_2$ 监测通气状况,或使用录像系统观察患儿呼吸频率等。

八、中深度镇静流程

中深度镇静的一般流程见图 30-1-1。

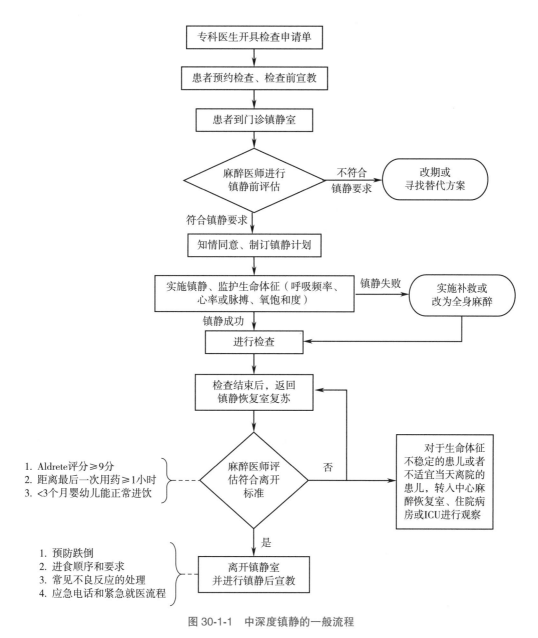

图 30-1-1 中深度镇静的一般流程

第二节 镇静后相关事项

一、镇静后复苏与转运

1. 所有麻醉镇静后的患儿都需要在单独的复苏室观察 30 分钟以上,气管插管(喉罩)全身麻醉的患儿应在拔管(拔除喉罩)后观察 30 分钟以上。复苏后经麻醉医师评估达到离室标准后方可离开(复苏标准见表 30-2-1)。未能达到复苏标准者应留在复苏室继续监护与观察。

表 30-2-1 改良 Aldrete 评分

观察指标/评分	四肢活动度	呼吸状况	血压状况	意识状况	SpO₂ 状况
0分	不可活动	呼吸暂停或微弱呼吸,需呼吸器治疗或辅助呼吸	麻醉前 ±20% 以内	无反应	呼吸氧气 $SpO_2<$ 92%
1分	有限制地运动肢体	呼吸困难或受限,但有浅而慢的自主呼吸,可能用口咽通气道	麻醉前 ±(20%~49%)	可唤醒、嗜睡	呼吸氧气 $SpO_2\geq$ 92%
2分	自主或遵嘱活动四肢和抬头	能深呼吸和有效咳嗽,呼吸频率和幅度正常	麻醉前 ±50% 以上	完全清醒	呼吸空气 $SpO_2\geq$ 92%

注:1. 当 Aldrete 评分≥9 分或 Aldrete 评分不低于镇静前评分时,患儿可离开复苏室。

2. 当患儿未监测血压时,可用心率或脉搏代替血压指标。

2. 复苏期间的监测标准应与检查治疗期间一致,即中深度镇静患儿至少每15分钟监测1次呼吸频率、心率或脉搏和血氧饱和度;全身麻醉患儿持续监测心电图、心率或脉搏、脉搏血氧饱和度和血压,气管插管或使用喉罩通气的患儿拔管(喉罩)前持续监测呼气末二氧化碳分压。

3. 门诊中深度镇静患儿达到复苏室离室标准后可直接离开复苏室到留观区进行观察或达到离院标准后离院;住院的中深度镇静患儿达到复苏室离室标准后,应由复苏室护士送回病房,并与病房医师或护士做好交接班。门诊中深度镇静患儿如发生苏醒延迟、过敏、或者呼吸、循环功能不稳定及严重麻醉并发症者应门诊留观或收入院继续观察、治疗。

4. 接受全身麻醉的患儿达到复苏室离室标准后应由复苏室护士送回病房或术后留观区继续观察。

二、镇静后离院标准

接受麻醉镇静的患儿必须在确认其意识恢复及呼吸、循环功能稳定;无明显疼痛、苏醒躁动及恶心呕吐;操作区域无明显出血,且有家长陪同的情况下方可离院。除此以外,根据不同的麻醉方法还要达到以下标准方可离开医院。

1. 中深度镇静患儿的离院标准 中深度镇静的患儿自最后一次用药时间起,需在医院观察1小时以上方可离院。矫正年龄为3个月以下的患儿(特别是禁食禁饮时间 >4 小时)需确认其能正常饮水或饮奶的情况下方可离开医院,嘱离院后按时进饮,预防离院后发生低血糖。

2. 全身麻醉患儿的离院标准 门诊的全身麻醉患儿应确认苏醒后1小时以上,气管插管(包括喉罩)的患儿需在拔管后1小时以上,经麻醉医师评估 PADS 评分≥9 分且进食后无恶心呕吐方可离院。

住院的全身麻醉患儿返回病房后由病房医师根据诊疗计划决定离院时间。

三、镇静后宣教与随访

由于镇静麻醉药的残留作用可能依然存在,即使患儿已达到离院标准,但在镇静麻醉后的2天内仍然可能存在头晕、恶心呕吐、肌张力下降、定向力差等不良反应。因此必须向家长说明以下注意事项。

1. 患儿在镇静后的2天内必须有专人看护,下地行走需要预防跌倒。

2. 患儿清醒后可进食,进食的顺序遵从清水—流质食物—固体食物的顺序,逐渐加量,如有恶心呕吐等不适暂停进食。

3. 如患儿出现昏迷、口唇发绀、呼吸困难、严重恶心呕吐等不适请及时拨打提供的值班电话、回院就诊或到当地医院就诊。

第三节　诊断性检查的镇静

这类检查包括肺功能检查、心脏彩超检查、听力和眼科检查、经颅多普勒及神经电生理检查等。这一类检查为无创检查，检查过程无疼痛刺激，对患儿的生命体征没有干扰，要求患儿在检查过程中无哭闹、无明显体动，因此仅需要达到中度至深度镇静的程度即可满足检查的需要。

一、肺功能检查

小儿肺功能检查是适用于辅助诊断小儿哮喘、支气管哮喘和评价肺通气功能的一项无创检查。在检查过程中需将面罩紧贴患儿面部进行各种呼吸参数的测试，持续时间在60分钟以上，需要患儿长时间处于深度镇静状态才可完成检查。水合氯醛一直是肺功能检查的首选镇静药。单纯口服水合氯醛达70mg/kg（单次或追加总剂量），镇静成功率可达94%以上。口服水合氯醛用于婴幼儿肺功能检查常见的不良反应为咳嗽或气道分泌物增多（发生率约为1.8%），可能会影响检查进程，但无严重不良反应。单纯使用右美托咪定滴鼻不能达到肺功能检查的镇静要求，通常需要与其他镇静药，如咪达唑仑或氯胺酮联合使用。

二、听力检查

听力检查包括电耳镜检查、耳声发射检查、听性脑干反应、声导抗测听等，一个患儿通常会1次接受其中2~4项检查，持续时间为30~60分钟。听力检查对患儿的生命体征没有干扰，没有疼痛刺激，但存在明显的声音刺激，需达到深度镇静才能完成检查。单次口服水合氯醛50mg/kg的镇静成功率仅为66%~80%，使用25mg/kg水合氯醛补救或单次使用剂量达到75mg/kg时，镇静成功率可达94%左右。鼻内使用咪达唑仑0.5mg/kg的镇静成功率为33%，半量补救后可达51%，镇静成功率较低，不建议单独用于听力检查的镇静。右美托咪定3μg/kg鼻腔给药复合咪达唑仑0.1mg/kg口颊黏膜涂抹，镇静成功率可达90%，也可作为听力检查镇静的方法之一。

三、心脏彩超检查

心脏彩超检查对患儿生命体征没有明显干扰，没有疼痛刺激，患儿达到中度镇静即可完成检查。但先天性心脏病患儿特别是复杂先天性心脏病患儿自身病情复杂、生命体征不稳定且检查时间长，增加了心脏彩超检查镇静的风险和镇静失败率。对于常规体检筛查和简单先天性心脏病患儿的心脏彩超检查，单纯采用口服水合氯醛或者右美托咪定滴鼻的方法可达到中度镇静。单次口服水合氯醛50mg/kg，镇静成功率可达85%~90%；如镇静失败，采用口服水合氯醛25mg/kg或右美托咪定1~2μg/kg滴鼻进行补救，总体镇静成功率可达97%以上。单次口服大剂量水合氯醛70mg/kg，镇静成功率可达95%~98%，但患儿会出现更明显的心率、血压下降及苏醒延迟，因此不建议使用初始大剂量水合氯醛进行镇静。单纯使用右美托咪定2.5~3μg/kg滴鼻，镇静成功率可达到96%~99%，因此该方法越来越广泛地用于心脏彩超检查的镇静。咪达唑仑0.2mg/kg滴鼻或氯胺酮4mg/kg滴鼻用于心脏彩超镇静，成功率可达95%左右。

需要注意的是不同病情、不同状态的先天性心脏病患儿镇静所需的药物剂量有所差别。发绀型先天性心脏病患儿镇静的半数有效剂量大于非发绀型先天性心脏病患儿；先天性心脏病术后患儿镇静所需的有效剂量大于未接受手术的患儿。因此对于发绀型先天性心脏病患儿和先天性心脏病术后的患儿需要更大的镇静药剂量或补救剂量。

四、眼科检查

眼科检查项目包括裂隙灯摄影、眼压测量、前段分析和屈光不正检查等,一个患儿通常会接受其中 3~4 项检查,持续时间为 30~60 分钟。眼科检查对患儿的呼吸、循环没有干扰,没有疼痛刺激,但可能存在明显的光感刺激,需达到深度镇静才能完成检查。单次口服水合氯醛 50mg/kg,镇静成功率为 80%~85%,口服水合氯醛达到 77mg/kg 时镇静成功率为 96%。单次口服水合氯醛失败后,可用水合氯醛 25mg/kg 或右美托咪定滴鼻进行补救。右美托咪定 2μg/kg 和 1μg/kg 滴鼻的补救成功率分别为 93.3% 和 66.7%,因此建议使用右美托咪定 2μg/kg 进行补救。需要注意的是,眼底筛查的患儿以早产儿居多,在麻醉评估时应详细询问患儿的出生孕周,计算矫正胎龄,如患儿矫正胎龄不足 1 个月,镇静后发生呼吸抑制和低血糖的风险较高,需要延长镇静后观察时间,甚至留院观察 24 小时以上。

以上检查镇静失败均可采用 2%~3% 七氟烷吸入或丙泊酚静脉镇静的方法进行补救。考虑到检查治疗室的条件,丙泊酚静脉镇静补救更为常见,具体操作为:在患儿做好禁饮禁食准备以后,将丙泊酚用 5% 葡萄糖溶液稀释至 2.5~5mg/ml,缓慢静脉注射,待患儿睫毛反射消失、呼吸频率平稳后即可达到镇静要求,可开始检查。

第四节　放射学检查及操作的镇静

放射学检查及操作包括 MRI、CT、核医学检查(如 SPECT、PET)等,这一类检查为无创性检查,检查过程对患儿生命体征没有干扰,但在检查过程中,麻醉医师或镇静护士不能全程在患儿身边观察和监护,需要通过监护屏幕监测观察患儿的情况,对患儿病情及危急情况的判断存在滞后性。

一、CT 检查

普通 CT 扫描,持续时间短,为 5~10 分钟,无疼痛和声音刺激,患儿达到正常熟睡状态或中度镇静即可完成检查。采用单次口服水合氯醛 50mg/kg 或右美托咪定 2~3μg/kg 滴鼻可达到较好的镇静效果,镇静成功率可达 96% 以上。增强 CT 扫描在检查过程中要使用高压注射泵推注造影剂,推注速度快、压力高,推注过程有明显的疼痛刺激,因此需达到深度镇静状态才可完成检查。单次口服水合氯醛镇静成功率约为 80%,经水合氯醛 25mg/kg 或右美托咪定 2μg/kg 滴鼻补救,镇静成功率可达到 96% 以上。

二、MRI 检查

MRI 检查持续时间较长,单个部位检查时间至少为 10~15 分钟。MRI 仪器运转时噪声极大,可达 80~100dB,有明显的声音刺激,且检查过程中要求绝对无体动,因此患儿必须达到深度镇静以上才能完成检查。单次口服水合氯醛的镇静成功率为 70%~80%,且年龄越大成功率越低。小于 6 个月的儿童口服水合氯醛镇静失败后,使用口服水合氯醛 25mg/kg、右美托咪定 1μg/kg 和右美托咪定 2μg/kg 补救成功率分别为 80%、94% 和 98%,因此建议使用右美托咪定进行失败后的补救。单纯使用右美托咪定滴鼻或咪达唑仑口服或滴鼻不能达到满意的镇静效果,不建议单独用作 MRI 的镇静方法。

在 MRI 检查室内,由于强磁场的作用,普通的监护仪均不能使用。与磁场兼容的特殊监测仪因价格昂贵,在国内还没有广泛配置。部分便携式无线经皮 SPO_2 监测仪内含金属材质少,在不影响检查图像效果的情况下可用于监测患儿的脉搏及 SPO_2,监测数据可通过摄像监控系统同步传输至 MRI 室外监测屏,或直接由医护人员在床旁观察。此外也可使用延长的旁流式采样管行 $P_{ET}CO_2$ 监测,以判断患儿通气是否恰当。

三、一般影像学检查的镇静

病例

患儿,女,6 岁。因"语言运动发育迟缓",到门诊就诊。就诊后医师建议行磁共振检查以排除是否存在器质性病变。

【思考】

1. 该患儿应如何进行镇静前评估?
2. 该患儿应选择何种镇静方法?
3. 如患儿镇静失败,该如何补救?
4. 患儿镇静过程中如何进行监护?
5. 患儿检查结束后,何时可以离院?
6. 离院后应交代哪些注意事项?

解析

1. 该患儿如何进行镇静前评估?

该患儿术前评估包括以下内容:①患儿的年龄、体重,以及目前诊断、本次检查的目的;②既往史、用药史、镇静麻醉史、过敏史,以及近期是否存在上呼吸道感染;③体格检查重点进行心、肺检查,检查并询问患儿身体内是否有金属置入物;④如无特殊疾病对辅助检查不做要求。

2. 该患儿选择何种镇静方法?

该患儿可选择的镇静方法有:①口服水合氯醛 50mg/kg;②鼻腔用药,右美托咪定 2μg/kg+ 氯胺酮 2mg/kg。

3. 如患儿镇静失败时,该如何补救?

该患儿年龄 >4 岁,单纯口服水合氯醛镇静下行 MRI 检查失败率达 30% 以上,可使用追加口服水合氯醛 25mg/kg 或右美托咪定滴鼻 2μg/kg 的方法进行补救。如补救后镇静仍然不成功,与家属沟通取得同意后可使用丙泊酚 1mg/kg 静脉注射进行镇静。

4. 患儿镇静过程中如何进行监护?

患儿镇静过程中至少需要监测镇静程度、呼吸频率、心率或脉搏、脉搏血氧饱和度,每 15 分钟 1 次。患儿在 MRI 检查期间由于无法使用常规监护仪,可使用录像系统观察其呼吸频率和胸廓起伏情况,或在不影响扫描图像质量的情况下使用便携血氧监护仪监护其脉搏血氧饱和度。

5. 患儿检查结束后,何时可以离院?

患儿检查结束后,改良 Aldrete 评分达到 10 分,且距离最后一次用药时间 >1 小时,方可离开医院。

6. 离院后应交代哪些注意事项?

离院后向家长交代的注意事项包括:①患儿离院后仍然可能出现头晕、嗜睡、无力等情况,离院后 24 小时内须有专人进行看护;②患儿离院后仍可能存在四肢无力的情况,下地行走时容易发生跌倒,因此应做好预防跌倒的工作,包括减少下地活动、行走期间需有人搀扶;③如患儿发生呼吸困难、不能唤醒、严重恶心呕吐、过敏等情况请拨打值班电话,或及时到附近正规医疗机构就诊。

第五节 特殊小儿的镇静

一、线粒体病等代谢性脑病小儿

病例

患儿,女,2岁,体重8.3kg。因"反应差10个月,表情呆滞3个月,不敢走路1个月"就诊。患儿10个月前出现反应差,哭闹减少,3个月前出现表情呆滞,对周围事物不感兴趣,1个月前出现走路姿势异常,近2周出现双眼球不自主震颤,病程中无语言功能倒退,无抽搐,无嘴角歪斜,无意识障碍。2个月前患儿于外院在口服水合氯醛(具体剂量不详)镇静下行MRI检查,正常苏醒。检查结果显示"双侧顶枕叶、延髓、脑桥及中脑多发异常信号,部分软化灶"。体格检查:发育落后,营养差,自主体位,表情呆滞,神志清楚,余未见异常。诊断为:代谢性脑病,待查;运动障碍。拟中深度镇静下行"脑干听觉诱发电位"和"脑干视觉诱发电位"检查。

【思考】

1. 代谢性脑病的特点是什么?
2. 如何进行镇静前评估与准备?
3. 选择何种镇静方式?
4. 镇静过程中需要注意哪些问题?
5. 镇静后可能出现哪些不良反应?

解析

1. 代谢性脑病的特点是什么?

(1)代谢性脑病的病因与临床特点:代谢性脑病是由不同代谢障碍引起的全脑功能紊乱的一种临床综合征。临床表现因病变累及大脑部位而不同,包括:①意识障碍,如嗜睡、木僵、昏迷;②惊厥;③自主神经症状,如呼吸异常(库斯莫尔呼吸)、心律失常、心搏骤停、眩晕、恶心、呕吐;④血管运动和泌汗功能异常;⑤精神症状有激惹、幻觉、妄想、谵妄;⑥脑干症状,出现口、面自动症及掌颏反射、握持反射异常,以及肌张力异常和去皮质、去皮质强直及震颤等。代谢性脑病根据其病因分为氨基酸代谢异常、糖代谢异常和脂肪酸代谢异常等几类。

在小儿患者中有一类特殊的线粒体脑病,是指因线粒体能量产生障碍导致中枢神经系统进行性退行性损害。分为以下几个类型:①新生儿型。主要表现为喂养困难、生长发育停滞、惊厥、肌张力低下、呼吸异常,早期死亡率极高。②经典婴儿型。常于1岁以内起病,发病前精神运动发育多正常,主要表现为进行性精神运动倒退、无力、共济失调、惊厥、喂养困难、呕吐、视力及听力减退、眼球运动障碍及其他脑神经损害,阵发性中枢性呼吸功能障碍为本症的另一特征,多于2岁内死亡。③少年型。较少见,常为隐匿起病,或因发热、疲劳、饥饿等刺激诱发发病,逐渐出现痉挛性截瘫、共济失调、运动不耐受、心肌损害、眼震、斜视、视力下降及帕金森病样表现,常经过一段静止期后突然恶化,晚期以呼吸困难为主。④成人型。罕见,少儿期间无任何临床表现。

(2)代谢性脑病对镇静实施的影响:代谢性脑病引起病变累及的部位和临床表现不同,对镇静实施的影响也不同。如病变累及脑干呼吸中枢造成中枢性呼吸抑制或呼吸不规则,镇静药的呼吸抑制作用可能会加重这一情况,造成呼吸衰竭,甚至呼吸停止,而且这种影响可能是不可逆转的,患儿需要终身使用呼吸机辅助通气;如病变累及咽反射或咳嗽中枢,使用镇静药后,患儿发生恶心呕吐、反流误吸的风险增加;如病变累及心血管中枢,患儿已存在心律失常,镇静药的心血管抑制作用可能造成恶性心律失常,甚至心搏骤停等心血管不良事件;患儿的三大能量物质代谢异常还可能影响镇静药的药动学,造成镇静药作用时间和效力的改变,导致苏醒延迟或镇静过深(过浅)等情况。

2. 如何进行镇静前评估与准备?

镇静前的评估应详细了解患儿的病史,包括发病年龄、病情进展的过程、目前的临床症状、是否已明确病因(具体是哪一类物质代谢异常引起的)、目前的治疗方案及相关代谢指标控制情况、已经完成了哪些辅助检查及其结果,还应了解患儿是否存在高颅压的表现。对于病因不明确和疾病进展较快的患儿应特别评估是否有累及脑干的症状表现,以及目前呼吸的情况,包括呼吸的频率、节律是否规整及呼吸肌做功情况。

在充分评估患儿情况后,需详细向家属说明患儿目前的病情及镇静存在的风险。如怀疑患儿为线粒体脑病或病变可能累及脑干则应交代镇静药可能会造成呼吸功能长期受损,甚至出现不可逆损伤的风险,待家属仔细考虑相关风险后再决定是否接受镇静治疗。

在镇静前需建立静脉通路,准备好心肺复苏及辅助通气的设备及药物。如患儿为氨基酸、糖或脂肪酸代谢异常引起的脑疾病,则应了解患儿最后一次用药情况和最后一次复查相关代谢产物的结果,并准备好相应的治疗药物。如患儿为糖代谢异常,则应准备好血糖仪,根据患儿日常的用药方案准备好葡萄糖或胰岛素,用于镇静过程中血糖的监测与调控。

3. 选择何种镇静方式?

对于有明显的中枢抑制或脑干受累症状的患儿尽量选择作用时间短、剂量容易控制、对呼吸中枢影响较小的药物。建议首选起效快、作用时间短、镇静效果好的静脉镇静药丙泊酚。以 1mg/kg 为初始剂量,缓慢静脉注射,注射过程中密切观察患儿生命体征的变化,如初始剂量不能达到检查所需的镇静深度或检查过程中患儿苏醒,则每次追加 0.5mg/kg,以满足镇静需要。水合氯醛作用时间长,会造成明显的中枢呼吸抑制,且口服剂量误差较大,不适合用于此类患儿的镇静。右美托咪定虽然不会造成明显的呼吸抑制,但作用时间长,单独使用镇静程度较低,也不适合用于此类患儿的镇静。

4. 镇静过程中需要注意哪些问题?

在镇静过程中需要注意以下几点:①镇静全程需持续进行生命体征监护,包括呼吸频率和节律、心率、心电图、血压、脉搏血氧饱和度;②静脉麻醉药的注射速度应缓慢,推注过程中密切观察患儿呼吸频率和节律的变化,如呼吸频率下降到基础值的 30% 以下应暂停推注;③使用镇静药后如患儿出现明显的呼吸频率减慢,应给予吸氧、疼痛刺激,甚至辅助呼吸,直至呼吸频率恢复至基线的 30% 以内方可进行检查;④患儿镇静后观察时间至少为最后一次给药后 2 小时,且镇静评分等于或高于镇静前水平方可离开。

5. 镇静后可能出现哪些不良反应?

镇静后患儿可能出现:①呼吸抑制。如发生呼吸抑制,先给予吸氧和疼痛刺激,如呼吸不能恢复至正常范围,则进行辅助通气或控制呼吸直到患儿呼吸恢复正常为止;如患儿长时间(>30 分钟)呼吸不能恢复正常则放入喉罩进行机械通气,同时请专科医师会诊。②苏醒延迟。患儿苏醒延迟可能与体内镇静药代谢异常有关,应继续观察和监护生命体征,同时积极排查其他可能造成苏醒延迟的原因,如低血糖、酮症酸中毒等。如患者出现呼吸不规则或心脏节律的改变,还应检查双侧瞳孔大小和对光反射,鉴别是否出现了高颅压。

二、重症发绀型心脏病小儿

病例

患儿,男,3个月。因"口唇发绀3个月"到门诊就诊,拟诊断为"法洛四联症"。患儿出生后即出现口唇发绀,哭闹或活动后加重,无晕厥。在当地医院行心脏彩超检查,但因患儿在检查时哭闹,图像显示不清,拟诊断为"法洛四联症? 肺动脉狭窄?"患儿于妊娠39周出生,体重4.5kg,心率154次/min,呼吸35次/min,平静不吸氧情况下SpO_2为45%,哭闹时SpO_2为35%~40%。为明确诊断,拟在中深度镇静下行心脏彩超检查。

【思考】

1. 该患儿的病理生理特点是什么?

2. 如何对这类患儿进行镇静前评估?

3. 如何选择镇静方式?

4. 镇静过程中应注意哪些问题?

解析

1. 该患儿的病理生理特点是什么?

该患儿为发绀型先天性心脏病。发绀型先天性心脏病的病理生理有三类情况:①肺血流量不足,如法洛四联症、肺动脉闭锁等;②肺静脉血与周围静脉血在心内汇合,肺血流量增多,常合并肺动脉高压,如全肺静脉异位引流、完全性房室通道、单心室等;③周围静脉血回心后不通过肺氧合而直接流入主动脉,如大动脉转位。严重低氧血症多有肺血流量不足,常同时存在心室流出道梗阻和心内分流。婴幼儿和新生儿能耐受中等程度的低氧血症,但由此可产生红细胞增多、血容量增加和血管扩张、毛细血管增生和肺泡过度通气等临床问题,而且心脏储备及氧释放功能有限。镇静时应注意改善肺血流量和动脉血氧饱和度。镇静过程中患儿如哭闹、呛咳,可能会引起肺循环压力增高,使肺部血流量进一步减少,破坏原有的体、肺循环平衡,引起缺氧加重。

2. 如何对这类患儿进行镇静前评估?

镇静前评估时应详细了解患儿以下情况:患儿日常的血氧饱和度情况,包括安静时、吸氧下和哭闹时的血氧饱和度;如日常未监测血氧饱和度则应详细了解患儿哭闹时口唇发绀的症状是否加重、是否出现过晕厥;患儿近2周内是否有上呼吸道感染、肺部感染等情况;患儿既往手术麻醉史,包括外科手术和心导管治疗,以及手术方式和手术效果。

体格检查时应了解患儿的年龄(矫正胎龄)、体重,心率、血压、血氧饱和度,观察是否存在呼吸道梗阻的症状,仔细听诊双肺和心脏的情况。此外还需要详细收集和阅读患儿既往的辅助检查结果作为参考。

3. 如何选择镇静方式?

发绀型先天性心脏病患儿检查时间较长,为30~90分钟,且需要患儿保持绝对安静、无体动以保证相关血流动力学指标的准确性。因此需要选择作用时间较长且能达到深度镇静的药物。可以选择的镇静方法有口服水合氯醛50mg/kg(新生儿或体重5kg以下的婴儿可使用30mg/kg作为初始剂量)或右美托咪定2μg/kg复合氯胺酮1mg/kg滴鼻。

发绀型先天性心脏病患儿哭闹会使缺氧加重,甚至造成晕厥、心搏骤停等。口服水合氯醛容易使患儿因抗拒服药而哭闹,因此有晕厥史或哭闹时会出现明显呼吸困难及明显抗拒服药的患儿,不建议使用直接口服水合氯醛的镇静方法。如患儿已有胃管，可使用 50mg/kg 水合氯醛鼻饲给药。单纯右美托咪定滴鼻用于发绀型先天性心脏病患儿行心脏彩超检查时，镇静的半数有效剂量为 3.2μg/kg，镇静成功率较低。右美托咪定 2μg/kg 复合氯胺酮 1mg/kg 滴鼻用于复杂先天性心脏病患儿的镇静成功率为 96%，且无严重不良反应，因此更适合用于复杂先天性心脏病患儿的镇静。

尽管研究表明发绀型先天性心脏病患儿镇静所需的药物剂量高于非发绀型先天性心脏病患儿，但是镇静药物剂量相关性的心肌抑制，可能会造成心率减慢、心脏收缩力减弱，甚至心力衰竭，因此仍建议从常规初始剂量或更低剂量开始，根据患儿镇静程度，小剂量分次追加镇静药物，不建议直接使用较大的初始剂量。

4. 镇静过程中应注意哪些问题？

应注意以下问题：①在患儿实施镇静前应建立静脉通路，并提前准备好肾上腺素等抢救药物。②因先天性心脏病患儿常合并肺部感染，气道分泌物较多，应提前准备好随手可用的吸痰装置和辅助通气装置。③由于门诊初诊的发绀型先天性心脏病患儿可能有诊断不明确或误诊的情况，因此对待是否吸氧应慎重。动脉导管依赖的发绀型先天性心脏病患儿（部分肺动脉闭锁、无室间隔缺损的大动脉转位患儿）主要靠动脉导管进行肺部供血，吸氧后动脉导管关闭会造成患儿肺部供血消失，反而加重发绀。对于确诊或怀疑是这类动脉导管依赖型先天性心脏病的患儿，在镇静和抢救过程中应避免吸氧，有条件时可准备好前列腺素 E，用于紧急情况下维持动脉导管开放状态。

三、新生儿

病例

患儿，男，28 天。妊娠 33 周早产，出生体重 1 800g，现矫正胎龄 37 周，体重为 3 000g。患儿因早产儿双眼视网膜病变，拟在中深度镇静下行双眼眼底检查。2 周前于外院在全身麻醉下行双眼玻璃体注药术，手术顺利，麻醉过程无特殊。心肺腹查体无特殊。

【思考】

1. 新生儿存在哪些生理病理特点？对镇静有何影响？
2. 如何对该患儿进行镇静前评估？
3. 该患儿如何选择镇静方式？
4. 该患儿镇静过程中应注意哪些问题？
5. 患儿术后复苏有哪些特点？

解析

1. 新生儿存在哪些生理病理特点？对镇静有何影响？

在药物代谢方面，新生儿各器官系统发育尚不成熟，功能也相对不完善。新生儿胃酸分泌少，胃排空时间长，肠蠕动不规则，因此对口服药物吸收慢，消除也慢。如使用水合氯醛等口服镇静药，达到相同的血药浓度所需剂量较低，镇静起效时间和苏醒时间都明显延长，观察复苏则需要更长的时间。此外，新生儿的转氨酶系统发育也不成熟，肝的药物消除能力仅为成人的 1/3，肾小球滤过率及肾小管排泄功能也不足成人的 1/3，因此新生儿对药物的代谢和消除更慢，易发生药物蓄积中毒。在呼吸功能方面，新生儿特别是早产儿呼吸中枢功能发育不全，可能出现自发性呼吸暂停或呼吸不规则。镇静药的呼吸抑制作用可能加重这一情况，造成患儿通气不足，出现低氧血症。

2. 如何对该患儿进行镇静前评估?

该患儿为妊娠 33 周的早产儿,目前矫正胎龄已足月。体重 3 000g,已达到同龄新生儿标准,营养状况良好。早产儿易出现支气管肺发育不良,应详细询问患儿目前的呼吸情况,是否存在喉软化或喉软骨发育不良,是否存在上呼吸道感染或肺部感染,评估患儿是否存在呼吸道梗阻症状,仔细听诊双肺呼吸音。患儿是否存在心脏畸形。患儿 1 周前接受过全身麻醉,还应详细询问上次麻醉的情况,包括麻醉方式、围手术期是否出现麻醉药物过敏、麻醉相关不良事件、术后是否出现苏醒延迟等。

3. 该患儿如何选择镇静方式?

双眼眼底检查持续时间为 20~40 分钟,要求患儿达到深度镇静状态。该患儿可采用口服水合氯醛 30mg/kg 进行镇静,如 30 分钟后患儿仍未入睡或检查过程中苏醒,可追加水合氯醛 15mg/kg 口服或右美托咪定 1μg/kg 滴鼻。水合氯醛总量不超过 50mg/kg 对新生儿是安全的。如检查室有条件,也可采用吸入 2%~3% 七氟烷的方法进行镇静。

4. 该患儿镇静过程中应注意哪些问题?

患儿在镇静过程中可能出现一过性血氧饱和度降低,70% 以上为自限性,可自行恢复,不需特殊处理,当患儿血氧饱和度下降到 90% 以下,呼吸频率低于镇静前基础值的 30% 或出现长时间的呼吸暂停则应终止检查,给予辅助呼吸。

5. 患儿术后复苏有哪些特点?

新生儿对药物的代谢和排泄都慢,苏醒时间较长,因此镇静后观察复苏时间也应延长,至少为最后一次给药后 2 小时。新生儿苏醒后也可能因为药物残留作用出现肌力较差、吸奶无力,容易因禁食时间过长而导致低血糖。因此新生儿复苏过程中应密切关注血糖,苏醒后应观察到患儿能正常饮奶后方可离院,并嘱咐家长按时喂养。如患儿在镇静和复苏过程中出现呼吸暂停或苏醒时间超过 3 小时,建议留院观察 24 小时。

第六节　介入性诊断治疗的镇静麻醉

一、一般介入检查与治疗

一般小儿介入检查和治疗包括淋巴管瘤或静脉畸形的局部硬化、血管造影检查和经动脉血管栓塞治疗。

体表血管瘤、淋巴管畸形的局部硬化治疗通常需要反复多次治疗,患儿多为复诊患者,诊断明确,病变范围局限,因此操作时间短、创伤小,对患者呼吸、循环功能干扰较小。麻醉可采用单纯静脉麻醉或单纯吸入麻醉进行维持。由于在穿刺和注药的过程中存在短暂疼痛刺激,可复合静脉麻醉,应用阿片类药物,如舒芬太尼 0.1~0.2μg/kg、纳布啡 0.2mg/kg 或区域阻滞进行术中镇痛。术中呼吸道管理可采用保留自主呼吸或使用喉罩通气模式。如果病灶范围在头面部、口腔内,或颈部病灶有压迫气道的风险,则需要采用气管插管进行术中呼吸道管理。

各种外周血管造影,以及针对视网膜母细胞瘤、动静脉畸形、克利佩尔 - 特脑纳 - 韦伯综合征(Klippel-Trenauney Syndrome,KT 综合征,又名静脉畸形骨肥大综合征)和卡 - 梅综合征(Kasabach-Merritt syndrome,KM 综合征)的经动脉栓塞治疗等手术,因操作时间长,且操作过程中可能对血液循环存在较大干扰,建议采用气管插管全身麻醉。

在介入治疗过程中,注射局部硬化剂,如无水乙醇或聚多卡醇后 1~30 分钟可出现急性肺动脉高压危象,表现为突然 $P_{ET}CO_2$ 下降、SpO_2 下降、血压下降甚至测不出。应立即给予吸纯氧、控制呼吸过度通气,并给予肾上腺素 0.01~0.02mg/kg 静脉注射。

二、心血管系统造影与心导管检查及介入性治疗

心导管检查主要用于术前明确诊断、测量各项血流动力学指标以明确手术适应证和手术方式,以及术后治疗效果的随访。小儿心导管介入治疗包括室间隔/房间隔缺损封堵术、动脉导管封堵术、侧支血管封堵、狭窄血管球囊扩张(如肺动脉狭窄段扩张、主动脉狭窄段扩张)等。所有心导管检查或治疗的患儿在术前应详细评估心脏功能、肺部情况,仔细阅读已有的心脏彩超、心脏 CT 等辅助检查结果,了解患儿目前心脏及大血管的解剖畸形与血流动力学的改变。对于术后的患儿还应详细了解之前的手术方式、手术效果。在麻醉前应与手术医师详细沟通本次检查或治疗的方案、预计达到的目标、可能出现的意外情况及处理预案。所有心导管操作麻醉前准备应按照常规心脏手术的要求准备好肾上腺素、去氧肾上腺素和异丙肾上腺素等各种常规抢救药物,并在手术室内备除颤仪。

单纯的简单先天性心脏病或接受根治手术的患儿心血管系统造影检查通常创伤较小、持续时间短,如患儿 ASA 分级为 Ⅰ~Ⅱ 级,心功能分级为 Ⅰ~Ⅱ 级,在深度镇静状态下即可完成检查。镇静方法可采用单纯的静脉麻醉或吸入麻醉镇静。由于穿刺过程中存在明显的疼痛刺激,可复合芬太尼 1~2μg/kg 或舒芬太尼 0.1~0.2μg/kg 静脉注射或利多卡因乳膏局部涂抹进行镇痛。

复杂先天性心脏病患儿因心脏解剖变异大,造影过程中病情变化复杂,操作难度大,持续时间较长,且常需要在控制吸氧浓度和呼吸参数的情况下来测量血流动力学指标,麻醉方式应首选全身麻醉。心导管介入治疗操作通常刺激较大,需要保持足够的麻醉深度以避免患儿在检查过程中苏醒或出现体动,且操作过程可能对血流动力学产生较大的影响,因此也建议在全身麻醉下进行操作。麻醉管理可选择吸入麻醉或静脉麻醉药依托咪酯/丙泊酚 + 小剂量阿片类药物进行麻醉诱导和维持。如患儿术前血流动力学不稳定或心肌功能较差,建议选用依托咪酯 0.3mg/kg 进行麻醉诱导。心导管检查过程中导丝或导管操作易刺激肺部血管诱发呛咳,因此术中有必要使用肌松药,以利于维持足够的麻醉深度,避免呛咳发生。术中呼吸道管理可根据患儿肺部情况选择喉罩或气管插管。如患儿肺部发育较好,选择喉罩通气即可维持较好的通气;如患儿术前肺部发育不良或存在肺部感染则应选择气管插管,以确保术中、术后良好的通气,避免因通气不足造成低氧血症和二氧化碳蓄积。

在造影检查或介入治疗过程中,至少应持续监测心电图、心率、脉搏血氧饱和度和血压(建议进行有创血压监测),并间断进行血气分析。在造影过程中造影剂和导管的刺激可能造成肺动脉痉挛,使缺氧发作,需要立刻提高吸氧浓度、调整呼吸参数过度通气,如果是发绀型先天性心脏病的患儿,可静脉注射去氧肾上腺素 0.5~1μg/kg 提高外周血压,减少右向左分流。此外,操作过程中导管的刺激极可能诱发心律失常,如出现心律失常应首先提醒术者暂停操作,调整导管位置,一般心律失常可消失;如调整导管位置或退出导管后心律失常仍存在,则应进行积极处理。对心率慢者可给予阿托品或异丙肾上腺素,对严重的室上性或室性心动过速患儿给予短效的 β 受体阻滞剂艾司洛尔 1mg/kg,可逐渐恢复。

三、气管、支气管镜检查与治疗

纤维支气管镜检查在小儿主要用于气道检查、气道黏膜活检、气道内肿物切除或剥脱、气管内异物取出等。接受纤维支气管镜检查的患儿可能普遍存在上呼吸道感染、肺部炎症、气道高反应性或气道狭窄等情况,麻醉医师在检查前需要详细评估患儿是否存在呼吸道炎症、呼吸道梗阻及了解梗阻的部位和程度,并与操作医师充分沟通和商议手术的过程、预计的手术时间、可能存在的困难及出现危急情况时的应对处理措施。支气管哮喘患儿要了解可能诱发哮喘发作的原因、发作的表现、近期发作的频率和持续时间、缓解的方法及目前的用药情况,并且可考虑术前预防性使用支气管扩张药,避免检查过程中出现气道痉挛。行支气

管异物取出术的患儿要详细询问病史，了解嵌顿异物的时间、异物的性质、大小、可能的位置，以及嵌顿异物后是否出现缺氧、昏迷、喘息、咳嗽、咳痰等症状。如果是坚果类异物嵌顿时间较久，油脂刺激气道可能产生大量分泌物；比较光滑的异物在通过声门时可能出现异物脱落，造成主呼吸道梗阻；有棱角的异物在取出过程中可能划伤气道黏膜，造成气道出血。

纤维支气管镜的检查对气道黏膜刺激较大，检查过程中手术医师和麻醉科医师需共用气道，又使呼吸道管理的难度大大增加。麻醉深度过浅可能会造成患儿呛咳引起气道痉挛或喉痉挛，而麻醉过深可能造成患儿呼吸抑制导致缺氧。最理想的镇静状态是在检查过程中既要保持足够的麻醉深度又不出现呼吸抑制，尽量维持患儿的自主呼吸，保持检查操作的连续性，因此表面麻醉复合全身麻醉是纤维支气管镜检查最佳的麻醉方式。缓慢静脉注射丙泊酚 2~3mg/kg，待患儿入睡、睫毛反射消失后，使用利多卡因进行表面麻醉。充分表面麻醉后，置入纤维支气管镜进行检查。在检查过程中可根据麻醉深度间断给予丙泊酚 1~2mg/kg 或持续静脉泵注丙泊酚 2~5mg/(kg·h) 进行维持。丙泊酚静脉麻醉起效快、患儿苏醒快，但使用剂量较大时可能出现呼吸抑制，在检查过程中应仔细观察患儿的呼吸，如出现呼吸抑制、血氧饱和度下降应及时暂停手术，进行辅助通气。右美托咪定用于纤维支气管镜检查也可以提供较好的镇静效果。静脉注射丙泊酚 2~3mg/kg，待患儿入睡后，以利多卡因表面麻醉，以右美托咪定 2~4μg/(kg·h) 静脉泵注维持麻醉，术中不易出现呼吸抑制，但可能出现术后苏醒时间延长。如检查时间较长、刺激较大，可以复合小剂量芬太尼（1~2μg/kg）或舒芬太尼（0.1~0.2μg/kg）抑制气道操作的刺激。检查过程中可以通过鼻导管吸氧或用支气管镜进行高频通气。如检查时间较长，操作复杂，难以维持持续的自主呼吸，可采用喉罩通气。需要注意使用电刀或激光烧灼行气管内肿物切除或剥除术，或在气道内需要使用电凝止血的手术，在操作过程中应全程将氧浓度控制在 40% 以下，避免气道内起火。

四、电子胃镜、电子结肠镜检查及治疗

小儿胃镜检查常用于上消化道出血探查、胃黏膜检查和活检、食管/胃内异物取出、食管狭窄扩张等。检查中患儿一般取左侧卧位，检查操作需占用口咽气道，对镇痛要求不高，通常采用单纯丙泊酚静脉麻醉的方法即可满足要求。缓慢注射丙泊酚初始负荷剂量 2~3mg/kg，待患儿睫毛反射消失、全身肌肉松弛、呼吸平稳即可开始操作。如操作时间过长或刺激较大时可间断追加丙泊酚 1~2mg/kg，也可采用持续静脉泵注丙泊酚 2~5mg/(kg·h) 进行维持。胃镜经过口咽部时刺激较大，易引起呛咳和体动，可以采用口咽部的表面麻醉或芬太尼（1~2μg/kg）或舒芬太尼（0.1~0.2μg/kg）减少呛咳的发生。存在活动性消化道出血及消化道梗阻的患儿在检查中容易出现反流误吸，应采用气管插管全身麻醉保护气道。此外行食管扩张术的患儿，在手术过程中容易因食管球囊扩张使气管受压，致通气困难，因此也需要采用气管插管全身麻醉，并且选用加强型气管导管。

小儿肠镜检查常用于直肠或结肠息肉活检、息肉摘除术等。检查中患儿一般取平卧位，操作时间较长，肠管注气和牵拉可引起恶心、疼痛，甚至肠痉挛等，其刺激较胃镜大。单纯丙泊酚静脉麻醉通常不能满足镇痛的要求，需要负荷小剂量芬太尼（1~2μg/kg）或舒芬太尼（0.1~0.2μg/kg）进行镇痛，也可以负荷右美托咪定 1~2μg/kg 缓慢静脉注射或鼻内给药。右美托咪定鼻内给药复合丙泊酚静脉注射用于胃肠镜检查，比单独使用丙泊酚和丙泊酚复合芬太尼苏醒时间更快，丙泊酚使用量更少。

（李　超　雷东旭）

推荐阅读

[1] 连庆泉,张马忠.小儿麻醉手册.2版.上海:世界图书出版社,2017.

[2] 中华医学会麻醉学分会 .2017 版中国麻醉学指南与专家共识 . 北京：人民卫生出版社，2017.

[3] COTE C J,WILSON S,American Academy of Pediatrics.Guidelines for monitoring and management of pediatric patients before,during,and after sedation for diagnostic and therapeutic procedures.Pediatrics,2019,143(6):e20191000.

[4] ANDROPOULOS D B,GREGORY G A.Gregory's pediatric anesthesia.6th ed.Hoboken：Wiley-Blackwell,2020.

[5] FINNEMORE A,TOULMIN H,MERCHANT N.Chloral hydrate sedation for magnetic resonance imaging in newborn infants. Paediatr Anaesth,2014,24(2):190-195.

[6] BERKENBOSCH J W.Options and considerations for procedural sedation in pediatric imaging.Paediatric Drugs,2015,17(5): 385-399.

[7] LAM E,LIN P,ALEXY R,et al.Anesthesia and the pediatric cardiac catheterization suite：a review.Pediatr Anesth,2015,25 (2):127-134.

[8] LIU J,DU M,LIU L,et al.Sedation effects of intranasal dexmedetomidine combined with ketamine and risk factors for sedation failure in young children during transthoracic echocardiography.Paediatr Anaesth,2019,29(1):77-84.

[9] YANG F,LI S,SHI Y,et al.Fifty percent effective dose of intranasal dexmedetomidine sedation for transthoracic echocardiography in children with cyanotic and acyanotic congenital heart disease.J Cardiothorac Vasc Anesth,2020,34(4): 966-971.

[10] ZHANG W,FAN Y,ZHAO T,et al.Median effective dose of intranasal dexmedetomidine for rescue sedation in pediatric patients undergoing magnetic resonance imaging.Anesthesiology,2016,125(6):1130-1135.

[11] ZHANG W,WANG Z,SONG X,et al.Comparison of rescue techniques for failed chloral hydrate sedation for magnetic resonance imaging scans-additional chloral hydrate vs intranasal dexmedetomidine.Paediatr Anaesth,2016,26(3):273-279.

第三十一章

新生儿麻醉

本章要求

掌握：新生儿呼吸、循环、神经系统解剖生理特点；新生儿全身麻醉；常见并发症。

熟悉：新生儿肝、肾的解剖生理特点；新生儿的药动学、药效学特点；椎管内麻醉；术前评估内容；术中监测。

了解：知情同意书签署要点、喉罩通气、早产儿麻醉。

新生儿是指出生到 28 天内的婴儿。早产儿指的是胎龄大于等于 28 周，且小于 37 周；足月儿是指胎龄大于等于 37 周，且小于 42 周。新生儿的触觉、形象和声音记忆随着年龄的增长逐渐发育成熟，如嗅觉感知、对声音与音乐的听觉认知，可能起源于他们出生前的经历。围手术期适当的镇痛药不仅能减少暂时的不舒适感，加速康复与出院，还能防止远期的行为与情绪异常。了解掌握新生儿解剖及生理特点是成功实施新生儿围手术期镇痛/镇静的基础。

目前每年有数百万的新生儿接受外科手术和影像学检查，并接受全身麻醉。新生儿麻醉难度和风险极大，这给麻醉医师带来了一定挑战。本章对新生儿麻醉相关基础理论、药理学特点、麻醉技术及并发症防治，以及一些常见新生儿外科疾病麻醉及危重症/早产儿麻醉相关内容作一全面、细致的阐述。

第一节　新生儿解剖生理与药理特点

一、解剖生理特点

1. 呼吸系统　新生儿气道解剖对于麻醉医师来说具有重要意义。新生儿头相对较大、枕骨突出。新生儿的喉前部比后部更尖，形成一个椭圆形，前后径比横径更窄。当用力将紧密契合气管的圆形气管导管通过声门时，会在前后轴产生额外的压力，导致黏膜缺血、声门下水肿、短期或长期的喘鸣，以及气道瘢痕或狭窄。

新生儿气道特点包括以下几点。

（1）头部相对较大，颈部较短，这可能会造成喉镜暴露困难。

（2）舌相对较大，在麻醉期间和麻醉之后容易阻塞咽部。因此，经常需要口咽通气道或下颌推力。舌大还会妨碍在喉镜检查时暴露声门。

（3）鼻腔狭窄，容易被分泌物或水肿阻塞，这可能会导致严重的问题。鼻腔阻塞时，某些新生儿可能不会立即转换为口腔呼吸。颈部弯曲时，更可能发生上呼吸道阻塞。

（4）新生儿咽部位于 $C_2 \sim C_3$ 水平，到 3 岁时下降至 $C_4 \sim C_5$ 水平，喉高位在婴儿中意味着将头部抬高到"嗅物位"，在喉镜检查时不会如成人一样有助于暴露声门。在新生儿中，如果头部抬高，喉头也会向前移动。

（5）会厌相对长且僵硬，它是"U"形的，后部在声门上方向上约倾斜 45°。通常，在看到声门之前，必须用喉镜片的尖端将其提起,或者直接用直喉镜片进行声门暴露。

(6)气管很短(新生儿约 5cm),因此气管导管的精确放置和固定至关重要。气管软骨柔软,容易被麻醉医师的手指压住,或者由于婴儿强烈尝试呼吸时阻塞气道而塌陷(动态压迫)。右主支气管与气管角度大于左主支气管,并且在其原点不成锐角,因此,如果气管导管过深时,几乎总是进入右侧。

(7)由于肋骨几乎是水平的,可潜在地限制吸气时胸腔的向外、向上运动,因此新生儿呼吸主要为腹式呼吸。腹腔内脏器肿大或腹压增高时,会阻碍膈肌活动。

(8)除以上解剖特点外,在新生儿期,未成熟的中枢化学感受器介导的高碳酸通气反应斜率相对平坦。健康的新生儿每分钟呼吸 30~60 次,以维持正常的氧合作用,并消除因消耗高氧[6~10ml/(kg·min)]而增加的二氧化碳,该呼吸频率还通过减少可用于呼气的时间量来帮助维持功能残气量(functional residual capacity,FRC)。在正常的呼吸频率下,肺的时间常数为肺顺应性 × 气道阻力,即 C×Raw,约为 0.25 秒。

(9)在新生儿中,呼吸肌易疲劳,这种趋势是由肌纤维类型决定的。在膈肌中,早产儿的肌纤维 10% 是 I 型(慢周期性、有氧代谢、耐疲劳),在足月新生儿中增加到 25%,产后 8 个月最高达到 55%(成人水平)。

2. **循环系统**　胎儿出生后由胎儿循环转变为过渡型循环,在低氧、高二氧化碳、麻醉药诱发的周围血管张力改变等多种因素的影响下,新生儿循环系统在胎儿型与成人型间保持动态平衡。

新生儿心血管系统:在健康的新生儿中,右心室室壁厚度超过左心室室壁厚度,这种优势在心电图上很明显。在生命的第 1 周内,心电轴偏右,在出生后左心室不成比例地扩大,到 3~6 个月,达到成人水平。

足月新生儿心率为 100~170 次/min,节律是规则的。血压约为 60/35mmHg,血压变化很大,如果在分娩时延迟脐带的夹闭,会导致循环血量增加,血压增高 10~15mmHg。无论哪种情况,血压均在 4 小时内降至正常值。750g 早产儿的血压可低至 45/25mmHg。

新生儿心脏的自主神经支配不完整,交感神经成分相对缺乏。血容量在出生后变化很大,延迟夹闭或延迟胎盘剥离脐带可能使血容量增加 20% 以上,导致短暂的呼吸窘迫。新生儿使血管内容积适应血容量的能力非常有限,这可能与新生儿对容量血管的控制能力较低有关。总之,婴儿的收缩期动脉血压与循环血量密切相关。低血容量的新生儿无法维持足够的心排血量,所以预先早期的容量治疗至关重要。

在生命的第 1 周,血细胞比容和血红蛋白水平稳定下降,部分原因是血容量逐渐增加,也由于氧合改善而抑制了血红蛋白水平。这种生理性贫血在 2~3 个月时达到最低点。此时,血液中胎儿血红蛋白(fetal hemoglobin,HbF)的大部分已被血红蛋白(HbA)取代。

新生儿循环系统功能特点总结如下。

(1)副交感神经占主导地位,交感神经成分相对缺乏,进一步降低了新生儿心肌对应激的收缩性反应能力。

(2)心血管系统自主反射机制不完善,心排血量主要靠心率维持,心动过缓容易导致心排血量降低。

(3)压力感受器反射不健全或无,低血压的代偿机制是心率的改变[心率:(140±20)次/min]。

(4)血压、心率不能反映循环血容量,心功能曲线左移,心脏顺应性下降,具有收缩功能的心肌显著少于成人。因此,对容量负荷敏感,易发生双侧心力衰竭,而且对后负荷增加的耐受力差。

(5)心肌肌质网不成熟,心脏钙储备降低,因此更多地依赖外源性钙,并可能对有钙通道阻滞作用的吸入麻醉药更加敏感。

3. **神经系统**　新生儿特别是早产儿,易患缺血性中枢神经系统损伤。新生儿脑血流自动调节范围(40~120mmHg)比成熟的大脑(60~150mmHg)要窄,早产儿的范围更小。新生儿血压迅速升高可能会破坏未成熟大脑脆弱的血管,过低的压力和低的灌注压力又可能会导致脑缺血。重症新生儿的脑血管自动调节功能应该被认为是"不完善的",而不是简单地存在或不存在。新生儿胎龄越小,越易患脑室内出血(IVH),出生后第 1 天和第 4 天是高发期。任何对神经元和神经胶质前体细胞迁移和增殖的损伤都可能增加对皮质造成有害影响的风险。伤害程度个体差异很大,取决于相关的炎症程度、低血压、酸中毒或并存脑血流自动调节功能受损、兴奋性毒性和其他因素。

如果可能的话,择期手术应该推迟到早产儿超过44周纠正胎龄。小于44周的婴儿需要手术必须单独评估,包括手术类型、孕龄和孕后年龄、血细胞比容和当前的呼吸状态。在为新生儿制订围手术期计划时,必须考虑神经系统状态及提高围手术期密切监护的必要性。到目前为止,由于没有可靠的、公认的脑灌注监测方法,要求新生儿麻醉医师在手术前应重点确定每个婴儿的"正常"状态,并力图维持这种状态。

4. 肝功能特点 早产儿、新生儿肝发育不成熟,易发生低血糖、高胆红素血症及药物代谢障碍,了解新生儿肝的生理特点对麻醉医师至关重要。

新生儿肝有不成熟的肝细胞,缺乏许多酶系统,缺乏糖原。新生儿肝与药物代谢有关的酶系统虽已存在,但药物的酶诱导作用不足。新生儿血浆白蛋白水平低,结合的药物较少,使游离药物增多,可导致消除半衰期延长。出生时,肝合成的凝血级联蛋白迅速增加,而维生素 K 羧基化依赖性的凝血因子(Ⅱ、Ⅶ、Ⅸ和 Ⅹ)需要成熟的消化系统才能实现正常功能。首次肠道喂养伴随的正常菌群肠道内定植,是维生素 K 的重要来源,在肠道微生物菌群成熟和脂溶性维生素吸收能力增强之前,体内维生素 K 的量可能不足以防止病理性出血(如颅内出血)。

新生儿生理性黄疸[血清胆红素通常低于 205μmol/L(12mg/dl)]与从胎儿到出生后的过渡期生理性的肝功能不成熟有关,主要原因是胎儿有相对大量的红细胞,而且由于胎儿血红蛋白原因红细胞寿命相对较短,造成新生儿面临继发于胎儿红细胞破裂产生的巨大胆红素负荷。

新生儿出生后使用多种机制来维持葡萄糖稳态,包括从外源性来源摄取,通过糖原分解酶将糖原(在妊娠晚期储存在肝和心脏中)转化为葡萄糖和/或使用多种底物(如氨基酸、乳酸、葡萄糖酸盐)启动糖异生。足月新生儿使用葡萄糖的速率为 4~6mg/(kg·min),而早产儿达到 8~9mg/(kg·min)。新生儿大脑能够使用替代底物,如酮体和乳酸代替葡萄糖来维持氧化代谢。因为足月儿的肝比成人肝有更多的糖原储存,糖原分解是足月儿在 10~12 小时禁食期间维持足够血糖浓度的主要机制。早产儿则因糖原储存减少和/或糖代谢不可靠易患继发性低血糖症。

凝血功能:正常的止血是促凝和抗凝之间的平衡,而不是特定水平的因子或蛋白质,新生儿的低水平促凝血物质水平与其低水平的抗凝血物质相匹配,因此,低水平的凝血因子并不意味着出血风险增加。

实验室结果必须结合临床来解释。正常新生儿不易发生凝血异常或血栓形成,但新生儿(尤其是早产儿)可能发生败血症/新生儿肠坏死(neonatal intestinal necrosis)或缺氧,这两种疾病都与弥散性血管内凝血(DIC)和血小板减少症的高风险有关。

5. 体液的组成和调节温度稳态的生理学

(1)体液分布:新生儿体内的总水量比成人多,而且新生儿细胞外液(extracellular fluid,ECF)比例更高。在早产儿中,ECF 超过细胞内液(intracellular fluid,ICF),而在较大的儿童和成人中,ECF 仅为 ICF 的 50%(表 31-1-1)。

表 31-1-1 细胞内液与细胞外液所占体重比

液体	早产儿 /%	足月儿 /%	婴儿(<12 个月)/%	小儿(>12 个月)/%	成人 /%
总体液	80	75	70	65	60
细胞外液	45	40	30	25	20
细胞内液	35	35	40	40	40

（2）新生儿肾功能和水平衡：在新生儿中，肾功能受到肾小管功能不成熟和肾血管阻力增加的限制，导致肾血流量和肾小球滤过率（GFR）降低。随着出生后血流量的增加，肾小球滤过率迅速升高。新生儿的GFR在有限的范围内随液体负荷而增加。因此，新生儿不能处理过多的水分，并且可能无法排泄过量的电解质（特别是钠）或其他依赖肾小球滤过的物质来消除。缺氧、体温过低、充血性心力衰竭或机械通气会降低GFR。新生儿肾可以在较低的全身灌注压时自动调节其血流量。肾内血流量分布不同，流向近髓质肾单位血流量比例大于近皮质肾单位，从而导致新生儿肾皮质缺血风险较高。

（3）温度稳态的生理学：新生儿的体表面积相对于体重大，并且缺乏隔热的皮下脂肪。新生儿按照以下重要顺序通过4种途径迅速散失热量：辐射（39%）＞对流（34%）＞蒸发（24%）＞传导（3%）。新生儿主要依靠棕色脂肪组织产热。位于新生儿肩胛骨周围、纵隔及肾、肾上腺周围腺体的棕色脂肪细胞具有许多线粒体和脂肪液泡，并且组织具有丰富的血液和自主神经供应，交感神经末梢释放的去甲肾上腺素可引起棕色脂肪代谢活动的增加。对寒冷的生理反应可导致氧气和葡萄糖消耗增加并导致酸中毒，可能使患病的婴儿病情加重。

二、药理学特点

在新生儿中，日龄、体格大小、合并症、合用药物和遗传多样性是导致广泛的个体药动学（PK）和药效学（PD）差异性的原因。

1. 新生儿药动学特点

（1）吸收：麻醉药主要通过静脉和吸入途径。直肠给药时个体间吸收和相关生物利用度差异可能比口服应用更大，故直肠给药不适于重复给药。新生儿皮肤表面积相对较大、皮肤灌注增加和更薄的角质层等因素使得局部药物（如糖皮质激素、局部麻醉药乳膏、防腐剂）的全身暴露可能性增加。在新生儿皮肤应用碘类消毒剂可能导致一过性甲状腺功能减退。

吸入麻醉药的吸收由肺泡通气量和功能残气量决定。肺泡与吸入分数和血液与吸入麻醉药分压在新生儿中比在儿童和成人能更快地达到平衡。心排血量越大，心排血量分配至血管丰富组织（如清除率因素）的比率越大，组织/血液容积（如容积因素）越小，进一步有利于早期吸入麻醉药的快速吸入。疾病特征也可能会影响吸入麻醉药的吸收，右向左分流比左向右分流可在更大程度上影响吸入麻醉药的吸入。患有发绀型先天性心脏病的新生儿，因血液右向左分流可能导致麻醉诱导减慢。这一现象在低溶解度麻醉药（如氧化亚氮、七氟烷）中比高溶解度药物（如氟烷）更明显。

（2）分布：分布描述了药物随着体循环进入体内各器官、组织和细胞的运动过程。分布受身体组成、蛋白质结合、血流动力学（如局部血流量）和膜渗透性的影响。疾病过程也对药物分布有影响。

1）身体组成：全身含水量和细胞外液量可影响药物的分布容积。极性药物（如去极化和非去极化肌松药）能够快速分布进入ECF，但进入细胞要慢得多，因此在新生儿应用这些药物时的首次剂量比儿童和成人大。脂溶性药物也可能在新生儿中具有更大的分布容积，新生儿的体脂和肌肉含量少，被分配至这些"深"区域的药物则更少。药物的脑内浓度比年长儿童高，导致再分布更为缓慢，这是新生儿应用静脉药物后发生苏醒延迟的原因。

2）血浆蛋白：新生儿血浆 α_1 酸性糖蛋白（α_1-acid glycoprotein）和白蛋白浓度低于成人，但在出生后6个月时可达到成人水平。血浆白蛋白浓度在早产新生儿中最低。游离脂肪酸和间接胆红素可与酸性药物（如布洛芬、头孢曲松）竞争白蛋白结合位点。

3）局部血流量：药物的首相分布与局部血流量大小有关。因此，最先暴露的是脑、心脏和肝，随后是其他相对灌注良好的组织，如骨骼肌。

4）血-脑屏障：小分子物质被认为进入胎儿和新生儿大脑比成人更容易。出生后血-脑屏障功能逐步提高,可能在足月时发育成熟。与血浆蛋白结合的药物相比,未结合亲脂性药物可通过血 - 脑屏障被动扩散并且能迅速达到平衡,这可能是布比卡因诱发新生儿出现癫痫倾向的原因。新生儿中蛋白质结合率的下降会导致更大比例的游离型药物可以进行被动扩散。除被动扩散之外,还存在介导活性转运的特殊转运系统,病理性中枢神经系统状况能够导致血 - 脑屏障破坏并改变这些转运系统。

（3）消除:药物与其代谢物在体内主要通过肝胆系统、肾和肺消除。肝某些Ⅱ相同工酶在足月新生儿出生时已经成熟(硫酸盐耦合),而其他则尚未成熟(乙酰化、甘氨酸化、葡糖醛酸化)。葡糖醛酸化在麻醉常用药物(对乙酰氨基酚、吗啡、丙泊酚)的代谢清除过程中发挥着重要作用。很多药物在肝外进行代谢消除。瑞芬太尼和顺阿曲库铵由组织和红细胞中的非特异性酯酶分解,这些过程在新生儿甚至早产儿中就已发育成熟。酯类局部麻醉药由血浆丁酰胆碱酯酶代谢,这种酶被认为在新生儿体内含量较少。

肺对麻醉药吸收的决定因素也归因于消除动力学。由于新生儿肺泡通气量与功能余气量比例较大、心排血量流入血管丰富的组织、血液和组织中溶解度较低及脂肪与肌肉分布较小等原因,使麻醉药洗出速度更快。

药物及其代谢物的肾消除主要通过两个过程:肾小球滤过和肾小管分泌。肾小球滤过率(GFR)在妊娠 25 周时仅为成熟值的 10%,足月时为 35%,1 岁时达到成人 GFR 的 90%。肾同时具有代谢药物的能力,代谢醚类麻醉药的 CYP2E1 可在肾中激活并大量存在。CYP2E1 与醚类麻醉药分解和肾毒性氟化物的释放有关。

2. 新生儿药效学特点　由于新生儿药效学研究较少,加上体格大小和日龄相关的作用及不同疾病的影响,普遍认为药物在新生儿中会产生不同的作用。常用药物药效学特点见本章第三节。

（1）最低肺泡有效浓度(MAC):新生儿 MAC 值比婴儿低。足月儿的氟烷 MAC(0.87%)小于婴儿(1.2%)。

（2）新生儿对肌松药作用表现出高敏感性。

（3）与幼儿相比,新生儿酰胺类局部麻醉药局部阻滞作用时间缩短。

（4）新生儿心肌内质网未发育成熟,因而其中钙储备是降低的。相对于年长儿童或成人来说,外源性钙对这一年龄组心肌收缩力影响更大;相反,钙通道阻滞剂(如维拉帕米)能诱发致命的心动过缓和低血压。新生儿交感神经支配发育不完全,且去甲肾上腺素储备含量减少。引起心血管 α 受体刺激征的剂量要低于 β 受体。尽管多巴胺在成人中应用有下降的趋势,但药动学和药效学成熟度变化可能是多巴胺在新生儿治疗中持续流行的原因。

第二节　新生儿术前准备与术前评估

一、术前禁饮禁食

新生儿不应长期进行术前禁食。过度的液体限制会迅速导致脱水和低血容量,因为麻醉诱导期间的低血压已被证明与禁食时间直接相关。事实上,麻醉前 2 小时的清液通过刺激胃排空会减少麻醉诱导时的胃内容物。任何时期的液体缺乏都可能对新生儿造成危险(如发绀型心脏病患儿),应进行静脉输液。

二、术前评估

在为新生儿实施麻醉前,全面的术前评估是麻醉成功的关键。对病史的了解可能需要咨询儿科医师、外科医师或放射科医师和其他内科医师。对病史的了解包括以下内容。

1. 病史　通过 Apgar 评分和分娩史回顾,了解围生期史,包括母体问题(母亲滥用药物、母体感染、子痫、糖尿病）或分娩中和分娩后的问题（是否为早产儿、排除围生期窒息史和存在的后遗症、新生儿气管插管），了解出生体重、每天生长情况、黄疸指数、家族史、妊娠期妇女用药史、有无上呼吸道感染，并排除有无并存其他系统合并畸形。消化道畸形者往往合并心血管系统先天性疾病，并且因长时间禁食和呕吐等，患儿可能存在严重脱水，水、电解质紊乱等术前复杂的内环境紊乱，麻醉医师应当提高警惕。了解新生儿术前用药情况（抗癫痫药、镇静药等），评估术前药物与围手术期麻醉期间可能的影响及不良预后。

2. **体格检查** 检查血压、脉搏和体温、皮肤与黏膜颜色，以及体重、营养、发育状况。通过"视"和"听"，可以迅速判断新生儿呼吸、循环一般情况及病情严重程度。通过皮肤状态可评估新生儿术前入液量的平衡状态，初步判断是否存在贫血。通过对声音、光亮、抚摸等刺激的反应可评估新生儿的一般状态。听诊可排除心脏、大血管的畸形，了解心率、心律、心音和双肺呼吸音。评估动静脉穿刺位置。合并先天畸形的患儿应该进行气道评估，排除困难气道。神经系统的术前评估必须包括心、肺状态的评估，通过呼吸和心率的趋势进行；从意识状态、对轻抚或对疼痛刺激反应评估大脑的功能状态；从上、下肢的活动度及肌紧张、对称与否评估围生期可能的神经损伤。检查囟门可提供有关血管内状态和颅内压的重要数据。

3. **实验室检查** 常规进行血常规、生化、血糖、心电图检查。特殊情况下可包括血气分析、心脏超声、X线胸片、CT 或 MRI 检查，以及凝血功能异常的可能、明确血小板减少症存在与否等。

三、知情同意书的签署

在进行任何麻醉手术之前，必须签署知情同意书，以获得法律上认可的文书，父母也将受益于麻醉风险的交代，以满足他们对自己的责任和对病情理解的需要。除了让父母了解围手术期新生儿会得到生命体征各方面的密切监测及精心照顾以外，必须强调新生儿在生命的早期各器官功能尚未成熟，体重轻，氧储备低下，加之外科疾病及手术的影响，新生儿有生命随时受到威胁及需要抢救的可能。另外，手术创伤及麻醉药物的不良反应可能会加重围手术期新生儿的风险。

四、术前药

抗胆碱药现在很少术前给予，但在麻醉实施前必须备好静脉用阿托品。阿托品是新生儿首选的抗胆碱药，它在治疗中能更有效地阻断心脏迷走神经反射，使分泌物减少，程度低于莨菪碱，常规静脉用量为 0.01~0.02mg/kg。在发热、心率 >180 次 /min 者可不用阿托品，改用东莨菪碱 0.01mg/kg。合并高颅压者禁用东莨菪碱。在紧急情况下，常规剂量的阿托品可稀释在 2ml 生理盐水中，通过气管内途径给药更加迅速、有效。如果心动过缓归因于迷走神经反应，阿托品应该尽早给药。心动过缓的另一个原因是缺氧，因此任何意外情况下的第一个治疗方法是用 100% 氧气通气（尤其是脉搏血氧仪读数有问题时）。症状性心动过缓对阿托品没有反应的患儿必须接受胸外按压和肾上腺素治疗（10μg/kg）。另外，低体重新生儿凝血因子不足时，可以肌内注射叶绿基甲萘醌 10mg。

第三节　新生儿常用麻醉方法

对于新生儿来说，麻醉的目标与成人是一致的，包括消除意识、防止不良记忆的存储、避免对刺激的过度反应，以及保持患儿静止不动，使整个手术过程在最适当的条件下得以进行。同时应该把新生儿整个围手术期安全性问题考虑到麻醉的整个过程中，包括术前准备、进入手术间、围手术期管理及苏醒等各个环节。

一、全身麻醉

新生儿全身麻醉能给患儿提供有效的镇静 / 镇痛，同时保障足够的通气，保证氧供，防止二氧化碳蓄积。

1. 新生儿常规麻醉诱导

（1）吸入麻醉诱导：吸入麻醉诱导对于进行择期手术的新生儿是一项合适的麻醉技术，在这个年龄段，吸入麻醉诱导快速、平稳、易于实施，并且成功率较高，它最重要的优势是不需要在患儿清醒时建立静脉通路。七氟烷是新生儿吸入麻醉诱导的首选药物，因它具有良好的心血管特性，高浓度的七氟烷不会引起严重的循环抑制。大多数新生儿单纯七氟烷麻醉诱导即可提供良好的气管插管条件。插管成功最关键的因素是充足的吸入麻醉诱导时间，直至达到足够的麻醉深度，通常以失去自主呼吸为标志。诱导期间正压通气（10cmH$_2$O）与辅助呼吸都可以加速达到麻醉深度。如果在吸入麻醉诱导的同时辅以静脉麻醉药物，如丙泊酚、阿片类药物和肌松药，可以缩短气管插管的时间。虽然到目前为止，还缺乏有效的数据支持，但对于新生儿来说，以3.2%的七氟烷吸入麻醉诱导，在1~2分钟七氟烷呼气末浓度最多只能达到1.2MAC值，因此，为了迅速进行麻醉诱导，加深麻醉深度，可以给予2~3mg/kg的丙泊酚静脉注射，加快气管插管的时间。

（2）静脉麻醉诱导：丙泊酚能更有效地抑制新生儿在喉镜暴露时的气道高反应性，并且减少膈肌的张力。丙泊酚降低体循环血管阻力的效果比肺循环更明显，从而加重新生儿期的右向左分流（通过未闭的卵圆孔或动脉导管），这也许可以解释麻醉诱导时为什么有的新生儿出现严重低血压和长期低氧血症。当对早产儿（出生周龄 <30 周，出生后 <8 小时）进行 1mg/kg 丙泊酚泵注时，平均动脉压可下降33%，从38（29~42）mmHg 下降至24（22~40）mmHg，这个循环血压的下降与1MAC吸入麻醉药对新生儿造成的血压下降相似，在应用丙泊酚及吸入麻醉药之前快速输注 10~20ml/kg 的平衡盐溶液能够避免这种血流动力学的变化。随着丙泊酚在新生儿快速顺序诱导（rapid sequence induction，RSI）中应用的增多，抗胆碱药起到了至关重要的作用。丙泊酚会增强副交感神经的活性，因此在用丙泊酚麻醉诱导时常会出现心动过缓。对于新生儿的 RSI，不推荐应用氯胺酮进行麻醉诱导，因为它可能会引起早产儿循环血压和脑血流量的增加。对于血流动力学不稳定的新生儿，芬太尼静脉注射是不错的选择。

阿片类药物的镇痛效果与不良反应是剂量依赖性的。每一种阿片类药物的药效，起效时间和作用时长都是不同的。

1）芬太尼（1~5μg/kg）是气管插管最常用的镇痛药之一。芬太尼在肝的高清除率，使得它作用的终止依赖于肝血流量和 CYP450 3A4/7 的活性。然而，如果肝血流量减少，如在伴随腹压增高的严重新生儿腹部病变时，它的清除率会大幅度降低（甚至达到 0），并且伴随着半衰期的延长。芬太尼必须缓慢静脉注射，因为快速注射时可能会引起胸壁僵硬。当它与阿托品与肌松药复合使用时，能够为快速气管插管提供非常好的条件，并且几乎不干扰血流动力学。

2）瑞芬太尼与其他阿片类药物不同，其通过非特异性血浆和组织酯酶代谢，这些酯酶的活性在刚出生时就与成人相似，因此，瑞芬太尼的消除十分迅速。与注射剂量相关的阿片类药物的不良反应同样存在于瑞芬太尼：心动过缓、胸壁僵硬、呼吸抑制、恶心呕吐，以及痛觉过敏。静脉用药的剂量依赖于复合应用的药物，一般注射量为 1~5μg/kg，持续泵注时为 0.1~1μg/(kg·min)。瑞芬太尼单次快速静脉注射剂量超过3μg/kg，诱发的肌强直仍是主要不良反应。虽然气管插管前应用阿片类药物镇痛原则上十分合理，但对于新生儿来说，能使风险效益比最优化的药物种类、用药的剂量与时机都是不明确的。

3）阿芬太尼在新生儿中清除率较低，从而限制了在新生儿中的应用。阿芬太尼气管插管时的镇痛剂量为 10~20μg/kg，靶向麻醉的血浆浓度为 400ng/ml。阿芬太尼在新生儿中发生肌强直的频率高，因此不能在没有神经肌肉阻滞药的情况下单独使用。

2. 快速顺序诱导

在临床上，尤其是在饱胃的情况下，应优先考虑快速顺序诱导（RSI）。

（1）所有高反流误吸风险的新生儿目前都采用 RSI。禁食水时间不足是 RSI 最常见的适应证之一。

（2）一些存在功能性或机械性肠梗阻的新生儿，无论禁食水时间是否充足，都具有高反流误吸的风险，都必须采用 RSI。最常见的消化道病理变化包括闭锁、梗阻、扭转或穿孔、坏死性小肠结肠炎、脐膨出、腹裂和先天性膈疝。幽门狭窄是最经典的可认为饱胃的情况。出生后 1 个月内婴儿的食管裂孔疝、未经治疗或持续存在胃食管反流的新生儿,也存在反流的风险。

（3）为了最小化这种风险,非急症手术在诱导前需要有充足的禁食水时间。预吸氧是 RSI 必不可少的组成部分,目的是最大限度地提供氧储备来耐受最长时间的呼吸暂停而不发生血氧降低,从而防止在气管插管过程中发生低氧血症。除此之外,进行环状软骨压迫可防止胃内容物反流与误吸,或者预先放置经口或经鼻胃管可以降低风险。有人推荐在新生儿 RSI 的过程中,面罩供氧并将气道压限制在 $10cmH_2O$ 以下,既可以防止低氧血症,提供一个更安全的插管条件,又能避免胃的膨胀。这对于新生儿来说意义重大,健康新生儿在没有预吸氧的情况下,呼吸暂停 10 秒之内就会出现严重的低氧血症,而 10 秒之内通常很难完成麻醉诱导、肌肉松弛起效和气管插管。

经典的 RSI 通常需要镇静药和肌松药,按照预定的剂量,依次快速静脉注射并且迅速起效,其目的是最大限度地缩短上呼吸道失去保护性反射到气管插管之间的时间间隔,减少发生误吸的风险。丙泊酚 2~3mg/kg（对于新生儿 ED_{50} 尚不明确）可以降低气道反应性,减少口腔咽喉部的肌张力。联合氯琥珀胆碱（1~2mg/kg）是 RSI 首选的肌松药。提前静脉给予阿托品 0.02mg/kg 可有效预防心动过缓的发生。对于血流动力学不稳定的新生儿,芬太尼静脉注射是不错的选择。罗库溴铵用于新生儿麻醉诱导的剂量尚未明确,有研究认为,罗库溴铵静脉注射 0.45mg/kg 或 0.6mg/kg,能迅速起效,但苏醒时间分别为 62 分钟和 95 分钟,因此在短时间的手术中应用,必须考虑其作用时间延长的可能。RSI 之前对患儿进行适当的静脉补液和阿托品静脉注射是保证麻醉诱导安全的措施之一。

3. **经口气管插管**　在新生儿麻醉中,使用面罩很难达到令人满意的效果,因为这样会导致无效腔通气量比较高,进而出现肺不张。嗅物位（sniffing position）被视为放置直喉镜和气管插管时最经典的体位。在新生儿中,与"嗅物位"相比,简单的头后仰便可更好地使咽喉结构处于一条线。直喉镜法是新生儿气管插管最常用的方法。一般来说,Miller 镜片更适合新生儿,因为新生儿特殊的解剖特点,其咽喉部更趋向头部,而且这种镜片更利于使口腔和咽喉部位于一条轴线上（图 31-3-1）。小号的 Miller 镜片可以很好地暴露咽喉部解剖。

新生儿气管导管的选择以新生儿体重估算,应该预先评估其疾病状态（声门下狭窄、唐氏综合征）,选择合适型号的气管导管并判断是否需要套囊（表 31-3-1）。

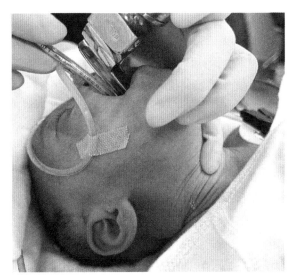

图 31-3-1　新生儿经口气管插管
左手小指压住喉部,易于暴露声门。

目前具有高容低压特点的套囊并不会造成声门下呼吸道损伤,并且不会提高全身麻醉插管后喘鸣的发生率,同时与无套囊气管导管相比,可以避免多次更换合适气管导管的操作,也可以减少手术时空气污染及麻醉药的浪费。

理想状态下的气管导管尖端应位于气管中段水平。预测气管导管最适合深度的公式有很多,常用的方法是"123-789"法则:患儿的体重为 1、2、3kg 时,气管插管的深度分别为 7、8、9cm。足月新生儿声门到气管隆嵴的距离为 4~5cm。临床上为了让气管插管有足够的深度,可以先插入一侧支气管,然后边听双肺呼吸音边慢慢后退气管导管,后退到双侧呼吸音对称时再退 1cm,固定气管导管（表 31-3-2）。

表 31-3-1　气管导管内径选择（不带套囊）

内径 /mm	体重 /kg	孕周 / 周
2.5	<1	<28
3.0	1~2	28~34
3.5	2~3	34~38
3.5~4.0	>3	>38

表 31-3-2　新生儿气管导管插入深度

体重 /kg	插入深度 /cm
<0.75	6
1	7
2	8
3	9
4	10

注：经口插入深度即气管导管尖端 - 门齿距离。

4. 麻醉维持

（1）镇静：短效吸入性麻醉药是新生儿麻醉维持的理想用药。七氟烷的血 / 气分配系数为 0.68，麻醉诱导和苏醒均迅速，与静脉麻醉药相比，对存在呼吸、循环系统疾病的婴儿也很安全。相反，地氟烷不适用于吸入麻醉诱导并且会增加气道阻力，但它具有更优越的药动学特性，在组织与血液的溶解度非常有限，因此与一些溶解度较大的老药相比，可以迅速苏醒，恢复自主呼吸，而且它的代谢率比七氟烷更低，对靶器官没有毒性。

新生儿的静脉麻醉维持存在几点担忧：新生儿围手术期静脉通路安全性的问题、新生儿使用静脉药物维持麻醉深度监测方面的欠缺等均使得吸入麻醉维持优于静脉麻醉维持。

（2）镇痛：事实上，研究证明新生儿比年长儿对疼痛刺激更为敏感。镇痛药的剂量由镇痛效果与不良反应共同决定，其中新生儿最显著的不良反应为呼吸抑制。与年长儿相比，新生儿体内阿片类药物的蛋白结合率下降，游离的药物比例上升，血 - 脑屏障的通透性增大，分布容积增大，清除率下降，消除半衰期延长。在新生儿全身麻醉过程中如何选择合适的镇痛方式取决于手术的类型与时长，以及术后期望的管理模式，如立即拔管或持续机械通气。

1）静脉镇痛药：由于阿芬太尼起效迅速，作用时间短，因而单独应用非常适用于短小手术。对于新生儿，幽门狭窄是阿芬太尼的适应证。瑞芬太尼是超短效的阿片类药物，能迅速被组织酯酶代谢，加之其恒定的时量相关半衰期，在新生儿围手术期的应用越来越广泛。据报道，持续静脉输注瑞芬太尼 $0.25\mu g/(kg \cdot min)$ 为安全有效剂量，但新生儿群体中药动学 - 药效学（PK-PD）数据仍十分有限。单剂量芬太尼（3μg/kg）既没有抑制呼吸，也不引起低氧血症，可以有效减轻围手术期的疼痛和应激刺激。

2）骶管阻滞：骶管阻滞一直是新生儿围手术期镇痛的重要方法之一，尤其适用于腹部、会阴部、下肢手术围手术期及术后镇痛。新生儿骶管阻滞操作简便，效果确切，并发症少，可以有效降低术中其他镇痛药的需要量。

3）外周神经阻滞：随着技术的进步及围手术期超声的辅助应用，大大提高了新生儿外周神经阻滞的应用范围。外周神经阻滞可以进行选择性单侧神经阻滞或上、下肢神经阻滞，在降低全身麻醉药应用的同时，可以为新生儿提供满意的围手术期镇痛及术后镇痛。

（3）肌肉松弛：新生儿的神经肌肉接头尚未发育完全，且结构不同，肌肉占体重比例减小，因此肌松药在新生儿中的预期反应和不良反应表现差异极大。由肾和肝途径消除的非去极化类肌松药的总血浆清除率在新生儿体内均减少；相反，阿曲库铵和顺阿曲库铵的代谢不依赖肝、肾，在新生儿体内的清除率是增加的。

出于对肌松药的残余作用和对胆碱酯酶不完全拮抗的担忧，在气管插管时不使用肌松药现象较普遍。如果麻醉诱导中已经应用了肌松药，新生儿手术很少在麻醉维持中追加肌松药。如果手术的某关键步骤需要肌松药，单次注射比持续输注更被推荐。据文献报道，新生儿氯琥珀胆碱 ED_{95} 为 517μg/kg，婴儿阿曲库铵 ED_{50} 推荐 85~100μg/kg，ED_{95} 100~170μg/kg 时，新生儿使用量至少减少 25%。维库溴铵推荐 ED_{95} 剂量为 47μg/kg。当手术过程中腹肌紧张，或肠道无法还纳时，单次注射丙泊酚被证实具有良好的松弛效果。

舒更葡糖的上市可能会改变目前麻醉医师不愿对新生儿或婴儿使用罗库溴铵或维库溴铵的现状。

二、椎管内麻醉

区域阻滞在新生儿中的应用虽然具有很大的技术挑战性，但益处颇多，可有效缓解术后疼痛，对手术预后起着重要作用。大多数区域阻滞是在全身麻醉下进行的，因其可保证患者制动。在区域阻滞时，便携式超声可提高实施硬膜外穿刺和外周神经阻滞的安全性。新生儿是在超声引导下进行神经阻滞的理想对象。

椎管内麻醉风险：椎管内麻醉疗效是肯定的，争议在于是否能够安全实施穿刺的能力。报道称新生儿硬膜外穿刺风险是 1∶250，抽搐是 1∶1 250，脑膜炎风险是 1∶2 594。脊髓损伤报道虽然很罕见，但仍可能发生。

1. **解剖**　新生儿脊髓圆锥在 L_1~L_2。硬膜囊通常终止于 S_2~S_4，但可能在骶管裂孔数毫米之内。骶骨较窄，扁平，骨化不全，椎体间相对独立，便于行骶椎间硬膜外穿刺。后正中入路穿刺被认为是新生儿硬膜外穿刺最安全的方法。低于 1.5kg 的新生儿脑脊液容量为 4ml/kg，脑脊液量和产生速率按千克体重计算相对大于成年人，这也是新生儿阻滞技术麻醉药量相对大的原因，但麻醉作用时间较短。

2. **药理、药效学特点**　很少有关于对新生儿应用长效局部麻醉药的药动学研究。理论上罗哌卡因相对更安全。新生儿椎管内麻醉即使阻滞达胸部水平也很少出现心率和血压大幅度的改变。新生儿的酸性糖蛋白（AAG）浓度降低，这使得未结合局部麻醉药浓度高于成人，所以仅需很小浓度的局部麻醉药即可达到与成人相当的阻滞水平。

3. **骶管阻滞**　骶管阻滞可为下腹部手术提供镇痛，其普及与其安全性、简单性、有效性有关。通常与全身麻醉联合应用。可采用侧卧或膝胸位。建议使用 22G 静脉针，回抽要轻柔。给药过程中，应注意观察心电图变化（ST 段抬高、T 波高尖）、心律失常、抽搐等。提高局部麻醉药的浓度并不会有额外的效果，但可能增加副作用。一般采用 0.1%~0.2% 罗哌卡因或 0.125%~0.25% 布比卡因，腰骶段 0.5ml/kg，胸腰段 1.0ml/kg，胸中段 1.25ml/kg（图 31-3-2，图 31-3-3）进行骶管阻滞。

4. **脊髓超声成像**　新生儿脊髓后根管存在不完全骨化，可允许使用高频 7~12MHz 线阵探头进行脊髓结构精准评价。早产儿的超声影像效果更佳。可以测量皮肤到硬膜外的距离及定位椎体的确切位置。采用实时成像，超声可以明确 Tuohy 针头的正确位置、局部麻醉药注射部位和导管在硬膜外的位置。新生儿的硬膜外腔深度在 1~3mm。对于解剖异常，特别是存在脊椎畸形的新生儿，异常凹陷或表面稀疏的毛发暗示着潜在脊柱裂。这种异常可以通过超声来确定。

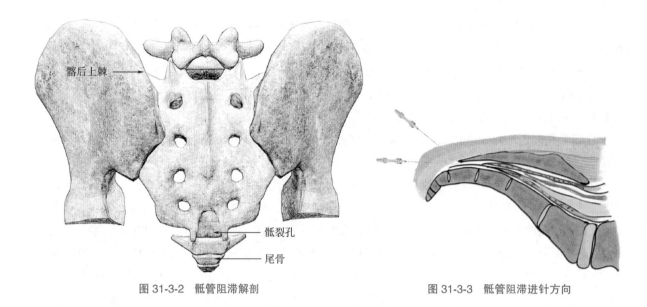

髂后上棘

骶裂孔

尾骨

图 31-3-2　骶管阻滞解剖　　　　　　图 31-3-3　骶管阻滞进针方向

三、喉罩通气

喉罩（laryngeal mask，LMA）是近几年用于通气的声门上工具，起初用于成人面罩麻醉中替代面罩，后来应用于机械通气的成人及儿童。喉罩在新生儿中的应用应严格按照手术种类及安全风险获益权衡利弊才可考虑。正确对位时，喉罩会减少自主呼吸小儿吸入气的压力。在新生儿应用时，自主呼吸很容易被抑制或减弱，不得不辅助机械通气，这时一定要注意呼吸道的管理和监测。

ProSeal 喉罩在声门周围提供了更好的密封性其食管导管，作为胃排气的手段，更安全，适合小日龄新生儿。喉罩可用于困难气道患儿的处理，可作为纤维内镜检查和气管插管的前导。

第四节　新生儿术中监测与管理

新生儿因身体过小、手术时无菌单的覆盖及术者的操作增加了术中监测的难度，同时现有监测方法的局限性，使得新生儿围手术期监测更具有挑战性。新生儿在围手术期的生理指标变化迅速，这需要麻醉医师快速作出反应并进行处理。因此全面、精准、及时、可靠的监测是实现新生儿外科手术安全有效管理的基本目标。

本节主要针对新生儿呼吸系统、循环系统、神经系统及代谢状态的围手术期监测，以及相应的管理措施进行介绍。患儿采用的监测设备需要参考外科疾病的严重程度及即将进行的手术种类来进行个体化选择。

一、呼吸功能的监测和管理

由于新生儿呼吸系统的特殊性，使得呼吸系统的监测与普通小儿有所不同。以下根据新生儿的特殊性来介绍新生儿的呼吸系统监测。

1. 动脉血红蛋白氧饱和度监测　脉搏血氧饱和度监测是新生儿围手术期的重要监测手段。在新生儿，探头放置的常见位置是手掌、足掌或者耳垂、颊部和舌。预计术中循环波动较大的新生儿，建议手掌和足掌分别放一个血氧饱和度探头，避免血压过低时足掌血氧饱和度不能显示。

在低温、血管收缩、低血压、运动的情况下，脉搏血氧饱和度的准确性和可靠性会略微受到影响。严重低氧血症时，脉搏血氧饱和度监测仪的测量值高于实际值；而在急性血氧饱和度降低时，血氧仪测量值通常低于实际值。皮肤色素沉着及高铁血红蛋白血症会影响 SpO_2 的准确性。为避免氧中毒导致的早产儿视网膜病变,应维持 SpO_2 在 90%~94%,以减小这种风险,虽然饱和度小于 90% 可进一步降低这种风险,但可增加死亡率,因此并不推荐。

2. 二氧化碳浓度监测 二氧化碳分析仪在新生儿麻醉期间可提供重要的临床信息。由于存在生理无效腔,正常情况下 $PaCO_2$ 和 $P_{ET}CO_2$ 存在 1~5mmHg 的差距,这种差距在无效腔增加或心排血量减少的情况下将明显增大,新生儿的此类情况包括先天性心脏病相关的右向左分流、胎粪吸入、呼吸窘迫综合征和休克。在肺泡无效腔增加的情况下,呼气相将由平台变为向上的斜线。正常生理状态下,$P_{ET}CO_2$ 几乎接近于动脉血二氧化碳分压($PaCO_2$)水平,但其精准度受很多因素影响,因此通过血气分析直接测量 $PaCO_2$ 就非常重要。监测 $PaCO_2$-$P_{ET}CO_2$ 梯度可用于评估肺功能,如支气管痉挛期间,气道阻塞区域二氧化碳分压升高且呼气时间延长时,使得呼气相斜率增加。

3. 呼吸力学监测 新生儿机械通气中通常采用压力控制模式,其不依赖于呼吸回路顺应性和新鲜气流量。在压力模式下,实际潮气量随总顺应性和气道阻力而变化,因此需要密切关注患儿潮气量的变化,根据需要的潮气量调整压力值。对于存在肺部疾病或肺未发育成熟的新生儿,小潮气量和低吸气压力能够降低呼吸系统的并发症。在一些先进的呼吸机中的容量控制通气更适合新生儿麻醉。无论通气模式是容量还是压力模式,都可能存在回路泄漏,因此在新生儿麻醉中,选择带套囊的气管导管更为合适,以消除回路主要泄漏源。

二、循环功能监测

新生儿对于各种原因引起的循环变化的代偿能力非常有限,并且循环监测结果往往存在较大的误差。因此,如何实施监测获得有效信息,提高监测的准确性非常重要。以下将从心电监护、血压、中心静脉压、心排血量等方面进行阐述。

1. 心电监护 心电监护是围手术期新生儿的基本监测。新生儿及早产儿通常使用小型号的电极片,而小型号的电极片由于附着面积小,容易在术中出现脱落或接触不良,因此在手术开始前应妥善固定,保证监测质量,以便观察心电的变化。

2. 血压监测

(1) 无创血压监测:基础的无创血压监测设备是袖带式血压计。袖带的建议宽度是(0.44~0.55)×袖带围绕肢体周长的 1/2。对于足月新生儿而言,通常袖带的理想宽度最大值为 1 英寸(1 英寸 =2.54cm)。健康新生儿中使用袖带血压计测量上、下肢血压结果通常很接近。在极低出生体重儿(体重小于 1 500g)、危重或需要接受大手术的患儿病例中应用无创监测设备与实际情况误差较大。

(2) 有创血压监测:有创血压监测适用于危重新生儿或者需要接受重大手术的新生儿。动脉穿刺位点有多种选择,每个位点都存在优势和潜在的风险。

桡动脉置管常被麻醉医师应用于术中的直接动脉压监测。有多种方法来提高新生儿经皮穿刺桡动脉置管的成功率:①当见到导管内回血时,旋转针头使针斜面向下;②应用导丝;③当动脉搏动不能被触及时,多普勒超声或者新生儿手腕荧光照射技术有助于动脉定位;④减小动脉穿刺针型号。用于检测侧支循环是否通畅的 Allen 试验难以在小婴儿施行,并且在成年人应用时也不是绝对可靠的。一旦桡动脉通路成功建立,需连接持续可靠的冲洗系统。用于实验室检查的采集血样如需输回体内,应从静脉通路输回而非动脉通路。虽然少见,但新生儿桡动脉穿刺置管存在缺血性损伤,任何循环障碍和导管远端皮肤改变都是立即撤管的指征。

桡动脉穿刺置管不成功时可选择股动脉穿刺置管,在某些情况下更能反映真实动脉血压。在新生儿,股动脉置管不会增加穿刺处感染的风险,但存在灌注相关的并发症,应密切监测远端血液循环。操作过程中应防止针头损伤髋关节造成无菌性关节炎和股骨头损伤。穿刺方向应在腹股沟韧带水平向骶尾部走行,高于腹股沟韧带水平进针容易造成腹膜后出血。

腋动脉具有良好的侧支循环并易于触及,在危重新生儿患者可尝试应用,并且没有产生严重并发症的风险。有报道称,应用肱动脉置管也没有发生严重的并发症,但对于这种没有良好侧支循环的动脉,在应用时应该密切监测。脐动脉置管易并发严重血栓栓塞,且影响手术无菌操作,所以很少应用于术中监测。

麻醉医师需要考虑置管后连续冲洗管路而产生的输液量。过量的冲洗可能导致容量过负荷或继发于肝素过量的凝血障碍。此外,持续使用晶体溶液冲洗动脉管路,由于不含血液的晶体溶液进入颈动脉,有可能诱发脑血管意外,特别是经桡动脉穿刺置管时。推荐使用注射泵,以 1ml/h 的输液量进行持续性动脉管路冲洗。

3. **中心静脉压的监测**　超声引导下颈内静脉置管降低了新生儿中心静脉置管的难度,轻压放置于颈部的超声探头能使颈静脉塌陷使得颈静脉很容易被辨别。轻压患儿肝部能增加静脉回流,使颈静脉直径扩张,便于穿刺。临床上需要将新生儿的肩部垫起,不经常使用头低足高位,因为头低位倾斜几乎不能增加颈内静脉的直径。新生儿的左锁骨下静脉直径很小,若经其置管易发生气胸。对于新生儿,很难选择适宜的置管深度。导管尖端不应低于上腔静脉和右心房连接处,并且其位置应经影像学确认。如果尖端入右心房过深,可能导致心律失常、三尖瓣损伤或者心脏穿孔、心脏压塞等严重并发症。新生儿中心静脉置管操作应保持绝对无菌。通过股静脉监测中心静脉压也较为可靠。

4. **心排血量的监测**　低体重和极低体重早产儿体型过小,使得有创监测很难实现,并且极为复杂,因为可变分流可以随着时间推移而不断变化,导致左心室输出量估算有误。

超声心动图可用于测量心排血量,评估分流。无论是左心室还是右心室,血液流出速率具有时间相关性。通过测量心室流出道横截面积,以及心室流出道频谱多普勒,并描记速度 - 时间积分(VTI)估测每搏输出量,再测量心率可得到心排血量。动脉导管分流的存在降低了左心室输出的有效性。在无心房水平分流或肺静脉异位引流等情况下,右心室输出量等于静脉回心血量,因此右心室输出量是比左心室输出量更好的体循环监测指标。但右心排血量相对较难测得。

其他一些无创、微创及有创的监测方式也可应用于新生儿。

5. **脉搏血氧定量仪**　在新生儿进行动脉置管和采血监测血红蛋白较为困难。先进的脉搏血氧监测技术可无创性地监测到血容量减少、低灌注及贫血等新生儿术中的常见情况。这种方法比传统采血进行实验室检测更快速,减少了采血次数,同时能够指导输血。

三、神经肌肉监测

新生儿发育不完善的神经系统限制了监测所获得的神经功能信息。神经系统监测未来的发展意义在于在重大疾病时保护其功能,监测并及时发现、纠正可能会损害健康的因素。神经系统监测需要一个多渠道的方法,包括脑电活动、氧合作用和血流量。

1. **振幅整合脑电图(amplitude-integrated EEG,aEEG)**　aEEG 设备轻便、易操作,其表现为高、低电压带。正常 aEEG 电压低值大于 5μV,高值大于 10μV。aEEG 描记中,电压带低值 <5μV 且高值 >10μV 属于中度异常;电压带低值 <5μV 且高值 <10μV 被定义为抑制。在出生窒息后几小时内,异常或抑制型 aEEG 对死亡和神经功能失常有非常重要的预测价值(>70%)。新生儿缺血缺氧会导致脑灌注、新陈代谢及电活动之间发生重大变化。aEEG 波形(正常、中度异常、抑制)与脑血流量和新陈代谢的变化相关,如血压下降和血氧饱和度降低时 aEEG 电压也随之下降。aEEG 和血压之间的关系不太明确,在某些新生儿中,只有当平均动脉压低于 23mmHg 时,才会出现异常的 aEEG 形态。在轻度体温降低时,aEEG 不会受到不良影响。一系列数据均表明,aEEG 的结果与手术过程中脑灌注量有关。如果有效排除由于人工电子干扰和心电伪差带来的干扰,aEEG 会成为非常有价值的神经系统监测方式。

2. **近红外光谱技术**（near-infrared spectroscopy，NIRS） NIRS 可用于脑氧饱和度（cerebral saturation，ScO_2）的测定，正常情况下 ScO_2 为 60%~80%。在低灌注期间，当脉冲信号极其微弱时，脉搏血氧仪不能工作，而 NIRS 没有这种限制。在许多医疗中心，NIRS 成为新生儿先天性心脏病手术麻醉中最常用的监测大脑和外周血氧饱和度的标准监护。体外循环前、后，麻醉医师使用 NIRS 可诊断脑和体循环的低灌注、缺血，从而指导治疗，将组织恢复氧化。在危重新生儿手术前、后，NIRS 应用于头部、侧腹部或腹部，可进行 ScO_2、SkO_2（肾）、SiO_2（肝）或 SgO_2（肠道）等组织氧饱和度的监测，用来指导 ICU 治疗或确定手术时机。此外，NIRS 还可应用于新生儿复苏指导。

3. **经颅多普勒超声** 对于存在低血压或大血管分流风险的婴儿，经颅多普勒超声监测大脑中动脉血流可发现严重脑灌注不足，在此类患儿中可看到 Willis 环附近的大动脉出现反流或者舒张期血流减少。在选择性脑灌注、低流量体外循环和深低温停止循环的情况下，应用经颅多普勒可检测脑灌注不足，指导体外循环泵流量及手术和麻醉，以防止脑缺血。

四、其他监测

1. **体温监测** 新生儿体表面积/体重比值较高，皮下脂肪层较薄，同时没有寒战产热的能力，其产热主要依靠非寒战的、去甲肾上腺素依赖性和棕色脂肪产热方式（肩胛间和肾周围棕色脂肪）。所以在新生儿，为保持恒温和避免寒冷应激需要严密监测。如果要保持新生儿热平衡状态，应保持核心温度在 36.7~37.3℃，并且核心温度和体表温度波动要小于 0.2~0.3℃/h。监测新生儿体温的位置有腋下、直肠、皮肤、食管和耳部。

腋下测量体温取决于探头靠近腋动脉的距离和腋下夹紧的程度。强力空气加温系统和主动非寒战产热会影响该部位测量的温度读数。

直肠温度经常被认为是监测核心温度的"金标准"。操作时将温度计轻柔地插入，深度为 5cm。要注意避免肠穿孔的发生。

皮肤温度相对容易测得，并且如果使用零热流方法，要比使用持续直肠测温更合适。

测量食管温度时，在食管低位放置温度探头并保持与左心房之间的距离。这能通过联合应用食管听诊器和温度探头实现，但要考虑温度探头和听诊器之间的距离。测量食管上部温度容易受邻近呼吸道的影响。

对于大多数新生儿来讲，由于外耳道过小，耳部测温不是理想的选择。

2. **血糖监测** 目前我国新生儿低血糖的诊断标准是血糖 <2.2mmol/L，新生儿高血糖诊断标准为全血葡萄糖 >7.0mmol/L（或血清葡萄糖水平 >8.4mmol/L）。

由于新生儿采血并利用血气分析仪监测新生儿血糖较为困难，可以利用手持式血糖仪进行间断血糖水平的监测，且只需要微量的血液。新生儿严重高血糖或低血糖时，血糖水平可能到达手持式血糖仪精准测量阈值范围的边缘而无法测得。除此之外，血糖仪结果可能会被氧合水平、血细胞比容、体温和胆红素水平、甘露醇或多巴胺等药物影响。新生儿高血细胞比容水平会导致血糖读数偏低。高动脉血氧分压也会导致应用葡糖氧化酶检测技术的血糖读数偏低。连续血糖监测技术可应用于新生儿心脏手术及胰岛素瘤手术中。

第五节　新生儿术后管理及常见并发症

新生儿尤其是早产儿由于许多器官系统和代谢过程发育不成熟，发生围手术期并发症的风险大大增加。新生儿科医师、麻醉医师和手术团队之间良好的沟通和协作对于改善预后是至关重要的。尽管有最好的目标、完善的准备及丰富的经验,但围手术期不良事件仍然困扰着临床医师。

本节将从新生儿的呼吸系统并发症、循环系统并发症、代谢并发症,以及围手术期体温异常的发生原因、临床表现及围手术期管理等方面进行阐述。

一、呼吸系统并发症

呼吸系统并发症是新生儿和婴儿麻醉后最常见的不良事件,其中喉痉挛和/或气道阻塞发生率最高。

1. 新生儿肺透明膜病

(1)定义、发生原因及临床表现:新生儿肺透明膜病(hyaline membrane disease of newborn),也称为透明膜病,大多是由于早产时表面活性物质生成不足或合成、释放延迟时产生。临床表现包括呼吸急促或呼吸暂停、吸气费力、缺氧、呼吸和代谢性酸中毒。当合并正压通气、并存病和早产时,患新生儿肺透明膜病的患儿发生严重并发症的风险较高。

(2)治疗:新生儿肺透明膜病相关肺部并发症的严重程度,可通过气管导管给予人工合成或动物来源的外源性表面活性物质治疗而减轻。母体给予糖皮质激素(倍他米松)用于宫内早产儿治疗时,能加速胎儿肺成熟,增加表面活性物质的产生和释放。与单独使用表面活性物质相比,产前联合给予糖皮质激素能够提供累加效应,减少新生儿肺透明膜病相关的肺部后遗症的发生。

2. 呼吸暂停

(1)定义、发生原因及影响因素:新生儿呼吸系统调控和结构功能的不成熟导致了呼吸活动异常。新生儿呼吸中枢的特点是对二氧化碳和缺氧的反应不敏感。缺氧反应是双相的,最初反应是过度通气,随后会出现通气不足、心动过缓和呼吸暂停。新生儿呼吸暂停是指早产儿呼吸停止超过 20 秒,足月儿呼吸停止超过 15 秒,或呼吸停止不超过 15~20 秒,但伴有心率减慢、皮肤发绀或苍白、肌张力减低。根据其功能异常的机制分为阻塞型、中枢型(无呼吸驱动)和最常见的混合型呼吸暂停。

吸入麻醉药气道残留浓度会抑制新生儿对缺氧最初的高通气反应,这些反应在早产儿中均被放大,特别是合并贫血、低体温、代谢紊乱、败血症和肺部疾病时,围手术期呼吸暂停的风险将增加。新生儿和早产儿的术后呼吸暂停也可能表现为呼吸道梗阻,这可能与镇静药或镇痛药残留有关。

(2)防治措施:对于危重患儿,尤其是极低出生体重儿,麻醉苏醒期间,应尽可能避免干扰,避免不必要的操作和刺激,吸痰操作应轻柔,必要时辅助通气;保持安静舒适的环境,避免环境温度过高或过低;如头部和颈部位置扭曲不正会加重阻塞性呼吸暂停,应将患儿头部放在中线位置,颈部姿势自然,以减少上呼吸道梗阻;对缺氧的患儿可给予适度的氧气吸入,保持血氧水平在合理的范围;输血可以减少早产儿呼吸暂停的发生率,可能是因为输血增加了携氧能力。

对于呼吸暂停的新生儿,通常使用的治疗药物为甲基黄嘌呤类药物,如咖啡因,可以减少但不能消除早产儿术后呼吸暂停的风险。

3. 呼吸道梗阻

(1)发生原因:新生儿枕骨部分占整个颅骨的比例远比婴幼儿大,这种解剖特点有可能在自主呼吸和面罩通气时造成上呼吸道梗阻。对于新生儿和小婴儿而言,气道保护性反射相对敏感、气道口径小及胸壁多由软骨组成等因素,可导致吸气相气道阻塞风险增加。即使在正常呼吸期间,新生儿和婴儿的胸壁顺应性也可导致跨肺压力和肺容积下降,易并发气道塌陷。

(2)防治措施:在麻醉诱导期间,可能会出现面罩通气困难,这可能是由于患儿本身气道解剖原因,也可能是面罩供氧方式不合适引起的。面罩供氧时应采用正确的提下颌方式(即 jaw-thrust 托下颌法),必要时可放置口咽通气道。

新生儿在拔管后可能发生颈部位置相关的上呼吸道梗阻、喉痉挛和声门下狭窄,拔管后要保持呼吸道通畅的合适位置来防止头颈位置相关的呼吸道梗阻。对于喉痉挛,预防的关键在于拔管时机的选择:①避免在浅麻醉下拔管;②避免对患儿过多的刺激,尤其是存在气道高反应性的患儿;③尽可能保证患儿在安静、自主呼吸平稳、吸入空气后SpO_2适宜的状态下,在呼气同步时将导管拔出。一旦发生严重喉痉挛、面罩加压吸氧无效时,应立即重新插管,根据需要静脉注射氯琥珀胆碱。新生儿长时间气管插管会导致声门下狭窄。插管时间越长,出生体重越小,发生声门下狭窄的风险越大。因此当早产儿进行手术且手术时间过长时,要高度警惕拔管后可能发生声门下狭窄。新生儿经鼻呼吸可以协调吞咽呼吸机制,因此如拔管后发生呼吸道梗阻,还应观察是否因鼻腔阻塞引起。

4. **肺不张**

(1)发生原因:由于新生儿呼吸储备有限,其胸壁(高顺应性)和肺(高肺弹性回缩压)的生理学特点及全身麻醉药使用对其的影响,使得在全身麻醉机械通气时,气道容易闭合,功能残气量(FRC)降低,导致术中肺不张,V/Q失调引起低氧血症。同时,中枢神经系统抑制使上呼吸道肌肉松弛,增加了气道阻力和呼吸运动,导致全身麻醉拔管后的肺不张。当FiO_2很高时,肺泡气更容易被吸收,加重肺不张。因此在全身麻醉期间对新生儿进行肺复张非常重要。

(2)防治措施:在全身麻醉诱导后、断开机械通气吸痰后及麻醉维持过程中,每30分钟以相当于肺活量的气体容积进行肺复张。在不改变血流动力学的前提下,以20~30cmH_2O的气道峰压持续20~30秒来达到肺泡复张。为保持终末气道扩张,PEEP至少设定为5cmH_2O,并应用较小的氧浓度供气达到适当的血氧饱和度。当肺顺应性下降或肺不张时,为保持肺泡的复张,需要更高水平的PEEP。同时,进行"保护性通气"以防止机械通气导致的肺损伤也同样重要。在维持适当的功能残气量前提下,应用小潮气量机械通气。最优的PEEP水平可以增加肺容量,调节吸气时间和呼气时间,尤其是根据时间常数调节吸气时间/呼气时间(T_i/T_e),将保证肺泡充分膨胀和萎陷。

5. **肺水肿**

(1)发生原因及临床表现:血容量增多、左心功能不全、胸膜腔内负压值过大、低蛋白血症、肺毛细血管通透性增加、肺表面活性物质减少、严重感染等均可能诱发肺水肿。新生儿发生肺水肿的典型临床表现:婴儿常见呼吸增快、胸部凹陷、鼻翼扇动、呻吟、心动过速;重者出现发绀、呼气延长、间断性屏气、周围血管收缩、咳泡沫痰。双肺听诊可闻及湿啰音;超声扫描可见双肺B线。

(2)防治措施:新生儿及早产儿的心肌顺应性较差,当容量过负荷时,易发生肺水肿,因此应避免容量过负荷,尤其是高危患儿。如患儿因炎症、手术等原因发生肺不张,注意可能发生复张性肺水肿。

一旦发生肺水肿,治疗原则是改善气体交换、迅速减少液体蓄积,祛除病因。可总结为以下几点:①吸氧,必要时吸纯氧,吸痰保持呼吸道通畅;②严重者可机械通气治疗,如间歇正压通气吸入50%氧而动脉氧分压仍低于60mmHg时,则应用呼气末正压通气;③使用利尿药,如呋塞米静脉注射1mg/kg;④减少回心血量,如采用头高位、应用吗啡扩张血管降低前负荷;⑤针对病因治疗;⑥降低肺毛细血管通透性,如使用糖皮质激素。

6. **反流误吸**

(1)发生原因及预防:新生儿由于贲门括约肌较松弛,更容易发生反流;肠梗阻、腹压增高会增加反流误吸的风险。通常高风险患儿术前会给予胃肠减压,但仍有可能出现反流,因此应做好充分的准备来应对。麻醉医师的操作不当(如诱导时气体进入胃内),以及镇静、镇痛深度不够等均可能导致患儿反流误吸。此外,应用阿托品可能影响胃排空;氯琥珀胆碱增加胃内压,均会增加反流误吸的风险。

(2)处理方法:一旦发生反流最理想的治疗方案是确保新生儿呼吸通畅。医务人员将小儿头部后仰,及时清理患儿分泌物,防止刺激到小儿喉部,处理动作要稳而轻,吸痰过程更要轻而快,减少小儿呕吐的发生。如发生了误吸,应给予充分的吸引,吸氧,加用PEEP,静脉注射糖皮质激素,必要时进行支气管灌洗。

二、循环系统并发症

1. 低血压

（1）围手术期常见低血压的处理：血压在足月儿和早产儿中随胎龄及出生时间延长而逐渐升高。低血压最常用的定义之一是平均动脉压（mean arterial pressure，MAP）< 胎龄（GA）周数，这是英国围生期医学协会定义的。

麻醉药物对循环系统有不同程度的抑制，易出现低血压、心动过缓。新生儿主要靠增加心率来满足心排血量，因此术中维持心率十分重要。吸入麻醉药可削弱新生儿的压力感受器反射机制，并可持续至术后。围手术期最常见的低血压原因是低血容量，维持血容量是术后避免低血压的关键措施，必须确定术后是否有继续丢失，根据需要进行补充。新生儿及早产儿通常需要使用输液泵控制输注液体。输血量应根据出血量给予补充，心血管功能正常者可耐受全血量 10% 的丢失，此时补充晶体溶液即可。术中失血量超过 10%或血细胞比容小于 30% 时，应及时补充全血或红细胞。早产儿及危重患儿应更加及时地补充全血或红细胞。

（2）引起低血压及休克的其他因素及处理：除了失血及麻醉药导致的低血压，还有许多原因可能引起新生儿低血压，应按照实际情况来处理。表 31-5-1 总结了可能影响循环状态的不同因素，这有助于进行治疗干预措施和剂量的选择。

表 31-5-1　导致低血压和循环功能不全的因素

问题	潜在的血流动力学障碍
未成熟心肌	心肌收缩力降低、充盈改变、心排血量减少、内源性和外源性儿茶酚胺的作用降低
不成熟的血管舒缩性	外周血管阻力降低、外周血管阻力升高、儿茶酚胺作用改变
动脉导管未闭	分流方向取决于外周血管阻力和肺血管阻力、心排血量改变
脓毒症（炎症）	影响外周血管阻力和肺血管阻力、收缩力受损、毛细血管渗漏导致血容量减少
缺氧	外周血管阻力、肺血管阻力改变，收缩力受损
低温治疗	外周血管阻力升高、心率和心排血量降低
呼吸系统疾病（如 RDS、PPHN）	高肺血管阻力、右至左分流、缺氧
机械通气 / 气胸	对心脏充盈和心排血量的影响
失血 / 早期夹紧脐带	血容量和氧输送能力降低、心排血量减少

注：PPHN. 新生儿持续性肺动脉高压；RDS. 呼吸窘迫综合征。

在新生儿休克的早期阶段，许多微妙的代偿机制可能会掩盖循环障碍的程度，因此可能很难鉴别这些细微的变化，当休克在临床上变得明显时，婴儿往往已处于失代偿状态。单纯依赖血压低以确定婴儿是否存在休克是不可靠的，这使得管理变得复杂，图 31-5-1 展示了这个决策过程的复杂性。

这些临床决策过程虽然复杂，但可促使对新生儿的循环管理更加个体化。当发生休克时，医师可能需要使用多巴胺、阿托品、去甲肾上腺素及肾上腺素等进行治疗。但需要注意的是，寻找低血压的原因才是治疗的根本，否则可能会加重组织缺血、缺氧，造成严重后果。

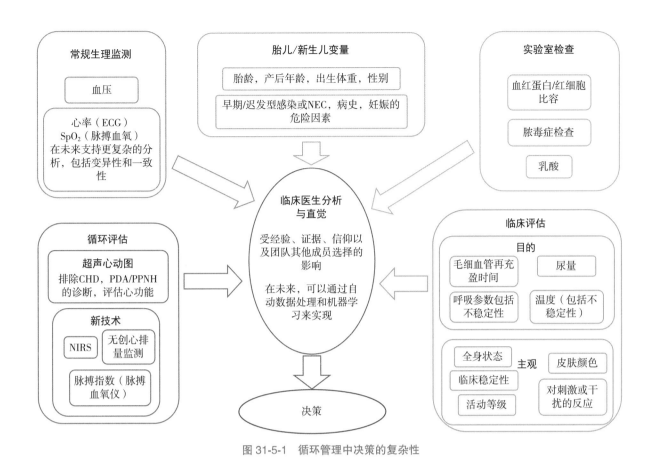

图 31-5-1　循环管理中决策的复杂性

2. **心搏骤停**　引起新生儿围手术期心搏骤停的原因很多,包括呼吸衰竭、失血性休克、严重感染、电解质紊乱、酸碱失衡、心力衰竭、呼吸道梗阻、用药不当等。围手术期一旦发生心搏骤停,应立即抢救。抢救措施主要包括以下几个方面。

(1) 提供持续有效的胸外按压:100~120 次 /min,按压深度大于胸部前后径的 1/3。

(2) 呼吸道管理:如尚未建立高级气道,应彻底清理呼吸道分泌物等,开放气道。清理气道时,不应影响胸外按压,按压中断时间要小于 10 秒。

(3) 供氧

1) 如已建立高级气道,应检查气管导管是否通畅,每 2 秒至少通气 1 次(至少 30 次 /min)。建议正压通气的峰压为 20~25cmH_2O,必要时给予更高的峰压,但应避免峰压过高所致的潜在风险。辅助通气时应提供呼气末正压通气。对于早产儿,持续气道内正压通气可能是更好的选择。

2) 如尚未建立高级气道,可给予面罩加压给氧(按压通气比为 15∶2)。如考虑建立高级气道,建议选择有套囊的气管导管,气管插管时不建议行环状软骨加压。

(4) 保温:复苏时应进行保温并定时监测,体温维持在 36.5~37.5℃。

(5) 肾上腺素:尽早应用肾上腺素可增加患儿的生存率,建议在 CPR 开始 5 分钟内给予。静脉 / 骨内通路注射剂量:0.01mg/kg(0.1mg/ml 浓度下,0.1ml/kg);气管内给药:0.1mg/kg(1mg/ml 浓度下,0.1ml/kg)。

(6) 病因治疗:根据病因进行处理是关键,可提高复苏的成功率。

三、代谢并发症

新生儿糖原储备少,禁食水可能引起低血糖,而手术应激及术中补液不当有可能引起高血糖。围手术期发生低血糖或高血糖应及时进行处理。此外高钾血症也是需要关注的问题。

1. **低血糖** 如术前已经存在低血糖症,可考虑先输注葡萄糖200mg/kg后再调整输液速度6~8ml/(kg·h)和含糖浓度(2.5%~5%)。术中输液可加入2.5%葡萄糖溶液,按4~15ml/(kg·h)的速度静脉滴注,可采用输液泵调节滴速。术中通过所需的补液速度及患儿血糖对输注的液体含糖量进行合理配制。

2. **高血糖** 即血糖高于7.0mmol/L(135mg/dl)。血糖增高可诱发脑室出血或因渗透性利尿而导致脱水和低钠血症。当发生高血糖时,扩容或补充丢失的液体时不应给予不含葡萄糖的溶液。非扩容时,根据患儿需要,通过监测血糖水平给予葡萄糖。当血糖>8.3mmol/L(150mg/dl)时,应立即减慢葡萄糖输注速度至4~8mg/(kg·min),避免静脉注射任何含葡萄糖的溶液。当减慢速度仍不能使血糖维持在较低的安全水平时[如血糖13.9~16.7mmol/L(250~300mg/dl)],可以静脉给予胰岛素0.05~2U/(kg·h),使血糖降至正常水平,并密切监测血糖水平。

3. **高钾血症** 输血可能导致高钾血症。新生儿高钾血症的风险与输注红细胞速度直接相关,尤其是当输注速度超过1ml/(kg·min)时。新生儿右心房容积仅有5~10ml,通过中心静脉直接向右心房输注低温高钾的红细胞悬液可能导致心房应激增强,诱发心房甚至心室的心律失常或心搏骤停,因此应选择从外周血管进行输血。低温保存及保存时间过长的库血会使游离钾离子增多,因此应尽量避免使用陈旧的全血,可加温输注血液制品,以降低高钾血症发生的风险。同时注意离子的监测,必要时应用钙剂来纠正低钙、高钾血症。

四、围手术期体温异常

新生儿本身产热不足、体温调节机制不成熟、麻醉药抑制体温调节中枢、环境及手术原因、液体输入、低温气体进入肺部、保温措施不充分等是导致新生儿围手术期低体温的原因。低体温可导致新生儿低氧血症、酸中毒、凝血功能障碍和呼吸暂停等,增加术后发病率及病死率。低体温时肌松药、麻醉药的作用时间明显延长,导致苏醒延迟,因此围手术期保温非常重要。

麻醉医师可针对低体温发生的原因进行预防,对新生儿保温的主要措施包括:①提高室温,将室温维持在26~28℃;②密切监测体温;③术前预保温,加温毯温度最初设置在38~40℃,并根据需要进行调整;④对接触物品、药品及液体的加温,温盐水冲洗术野;⑤减少皮肤暴露,无菌单未覆盖处的非手术部位皮肤应用柔软的布或棉垫覆盖。

需要注意的是,在对新生儿进行保温措施时应避免烫伤患儿及体温过高。体温过高会增加患儿的氧耗量、增加心肌做功、加速液体丢失,甚至引起脱水,且可能引起中枢神经系统的损伤。

第六节　新生儿常见手术麻醉

一、新生儿食管闭锁伴气管食管瘘

病例

患儿,女,5天,胎龄37^{+3}周,体重1.9kg。以"出生后气促、呕吐白沫"收治入院。患儿在喂养时出现咳嗽并伴发呼吸困难。病房试图安置鼻胃管进行喂养,但是尝试几次后,鼻胃管仅能置入数厘米。X线胸部正位片发现安置的胃管盘曲在近段食管,同时可见胃部及肠道内大量的积气。

【思考】

1. 疾病诊断及病理生理

(1)该患儿的可能诊断是什么?该疾病的临床特点是什么?

（2）该疾病的病理生理是什么？

（3）临床上该疾病如何分型？

（4）对于诊断该疾病的患儿,术前还需要进行哪些方面的筛查？

（5）该患儿的预后如何？

2. 术前评估及准备

（1）该患儿术前需要进行哪些方面的检查？

（2）术前该患儿应该做怎样的治疗？

3. 术中管理

（1）开胸进行该类手术的步骤有哪些？

（2）如果进行胸腔镜下手术,麻醉如何配合？

（3）该手术中需要如何进行监测？

（4）该手术如何进行麻醉诱导和气管插管？

（5）该手术过程中可能出现哪些问题？应该如何进行处理？

（6）术中的液体如何管理？

4. 术后管理

（1）术后如何进行疼痛管理？

（2）患儿术后何时拔管？

解析

1. 疾病诊断及病理生理

（1）该患儿的可能诊断是什么？该疾病的临床特点是什么？

根据临床表现,该患儿可以诊断为新生儿食管闭锁合并气管食管瘘(esophageal atresia/tracheoesophageal fistula,EA/TEF)。新生儿食管闭锁的发病率在 1/4 000。绝大多数的新生儿食管闭锁(EA)均合并有气管食管瘘(TEF)。该类患儿的母亲在产前检查时往往可以发现羊水增多。患儿出生后喂养时往往会发生呛咳、发绀,并伴有呼吸窘迫。放置胃管往往只能盘曲在近端食管而不能顺利放置到胃部。

（2）该疾病的病理生理是什么？

1）由于气管食管瘘的存在,造成气道与末端食管相通。吸入的气体可以通过气管食管瘘进入胃肠道造成肺泡通气不足,同时造成胃肠道胀气。特别是在对患儿进行正压通气的时候,气体更容易大量进入胃部,造成胃部极度扩张,甚至发生破裂。胃肠道胀气可造成膈肌上抬,加重呼吸功能障碍。

2）由于气管食管瘘的存在,胃内的酸性消化液可以通过气管食管瘘反流到气道,造成吸入性肺炎。

3）由于食管闭锁的存在,口咽部的分泌物不能进入消化道而聚积在近端食管的盲端,可造成患儿呛咳或者误吸入气道。

（3）临床上该疾病如何分型？

国际上通常采用 Gross 分型的方法对 EA/TEF 进行分型。按照该方法总共分为了 5 型,其中最常见的是 C 型,其表现为气管食管瘘将远端食管与气管相连,占所有食管闭锁的 85% 以上。

本例患儿食管造影可见胃管盘曲在食管近端的盲端。胸腹部 X 线检查可见胃内积气,提示气管食管瘘的存在。在随后术中纤维支气管镜检查中,发现气管食管瘘位于气管隆嵴上方 2cm。因此本例患儿分型为 C 型。

（4）对于诊断该疾病的患儿,术前还需要进行哪些方面的筛查？

30%~40% 的食管闭锁患儿为早产儿,其中 20%~35% 伴有心脏畸形(室间隔缺损、房间隔缺损、法洛四联症、主动脉缩窄),以及脊柱、肛门、肾或者肢体畸形(VATER、VATCERL)。

本例患儿体格检查未见肢体和肛门先天畸形。术前拟进行经胸超声心动图(TTE)检查排除先天性心脏畸形。

(5)该患儿的预后如何?

初期该类手术患儿术后死亡率较高,曾经的报道为 20% 左右。随着新生儿重症监护水平、麻醉及外科手术水平的提高,近年来食管闭锁合并食管气管瘘的患儿预后得到了大大的提高。整体而言,该类患儿术后的预后跟患儿手术时的体重及是否合并严重的心脏畸形呈负相关,有文献报道其术后生存率在 38%~96%。

2. 术前评估及准备

(1)该患儿术前需要进行哪些方面的检查?

1)术前需进行胸部 X 线检查或者薄层 CT 检查,以了解患儿肺部的情况,有无吸入性肺炎及肺炎的严重程度。通过薄层 CT 有时可以了解气管食管瘘的位置及其与气管隆嵴的关系,可以帮助麻醉诱导过程中预估气管导管的位置。通过胸部 X 线检查中胃管盘曲的位置,可了解近端食管的情况,便于预估手术的难度。本例患儿术前检查提示,双侧肺野可见散在斑片样阴影,提示肺炎。经胃管吞钡造影,可见胃管盘曲在食管近端。

2)术前需要进行 TTE 检查,了解患儿是否同时合并严重的先天性心脏病,如法洛四联症。同时通过 TTE 检查,可了解有无右侧主动脉弓畸形,对于手术选择开胸的部位有所帮助。如果存在右侧主动脉弓畸形,则需要经左胸入路进行手术。

3)术前需对患儿进行血常规、生化、肝肾功能、凝血功能的检查。对于肺部症状较重的患儿需要进行动脉血气的检测,可了解患儿呼吸功能的情况,以便术前给予相应的治疗、对麻醉风险进行评估,以及术中的处理。

最后,还需要对 EA/TEF 的患儿进行其他系统畸形的筛查,如四肢、脊柱、肾等。

本例患儿术前生化、血常规检查未见明显异常,凝血功能检查提示 PT、APTT 稍延长。术前体格检查未见肢体、脊柱畸形。腹部超声检查未见双肾异常。

(2)术前该患儿应该做怎样的治疗?

首先对于 EA/TEF 的患儿需要严格禁食,通过静脉给予足够的液体和能量补充,维持内环境的稳定。这类患儿往往是早产儿,因此应该特别注意对血糖的管理,避免发生低血糖或者高血糖。

由于食管闭锁的存在,患儿口腔中的分泌物不能进入胃肠道而积蓄在近端的食管盲端。因此术前需要在近端食管盲端安置吸引管,间断对积存在盲端的分泌物进行吸引,防止误吸。

术前往往需要将患儿上半身抬高 30°,可选择仰卧位或者俯卧位,目的是防止胃内消化液通过气管食管瘘不断反流进入气道,造成吸入性肺炎。

该类患儿术前往往合并吸入性肺炎,因此需要在术前对该类患儿使用抗生素进行抗感染治疗。

对于术前肺部感染严重,通过吸氧不能改善的患儿,只能采取气管插管机械通气,但是正压通气往往会加重气体直接进入胃肠道,造成胃肠道严重胀气,甚至穿孔。有文献报道可以采用 HFO 来维持患儿的氧供和排出二氧化碳,与此同时由于采用的吸气压较低,避免了胃肠道的胀气。

3. 术中管理

(1)开胸进行该类手术的步骤有哪些?

通常采用左侧卧位,右侧开胸。外科医师通常采用胸膜后入路。首先结扎奇静脉,以后暴露并结扎瘘管。分别游离近端和远端的食管后进行端 - 端吻合。在吻合结束前将营养管经口送过吻合口到达胃部。吻合结束以后,行肺复张,然后关胸。

(2)如果进行胸腔镜下手术,麻醉如何配合?

随着外科腔镜技术及器材的进步,近年来越来越多的医学中心开展了胸腔镜下的 EA/TEF 修补术。腔镜手术的优点在于能更好地暴露并尽快结扎瘘管;避免传统开胸远期造成的胸廓畸形或者脊柱侧弯;最后腔镜手术的术后疼痛也明显低于开胸手术。

对于胸腔镜 EA/TEF 手术并不需要刻意将气管导管插到左侧主支气管,而是可以通过在右侧胸腔使用 $4\sim6cmH_2O$ 的二氧化碳气胸,达到塌陷右肺暴露瘘管的目的,需注意随之可能会出现高碳酸血症和酸中毒。因此有必要在手术过程中进行动脉置管,随时了解血气的情况及血流动力学的波动。对于该类患儿也应关注高碳酸血症及酸中毒对脑氧的影响,有条件时可进行脑氧的监测。

（3）该手术中需要如何进行监测?

除了常规的心电图、脉搏血氧饱和度、呼气末二氧化碳监测外,该类手术往往需要在手术开始前建立有创动脉置管,方便术中进行血流动力学、血气分析及血糖的监测与调控。如果外周动脉无法建立,可以通过脐动脉建立动脉通道。对于危重患儿有条件的可以进行脑氧监测。体温也是手术过程中必须监测的指标,避免低体温或者高热的发生。

患儿入室前提高手术室的温度到 28~30℃,同时手术床铺加温毯以便术中给患儿保温。患儿入室后常规给予心电图、无创血压、脉搏血氧饱和度监测。在麻醉诱导插管以后给予了桡动脉穿刺置管。因为术前患儿已经有一个外周静脉通道和一个外周中心静脉导管（peripherally inserted central venous catheter,PICC）通道,本例患儿未再行颈内静脉置管。

（4）该手术如何进行麻醉诱导和气管插管?

食管闭锁患儿的麻醉管理中,气道的管理非常重要。呼吸道管理的目标是减少气体进入胃肠道,避免胃内容物误吸入肺,同时确保足够的通气。一旦大量气体进入消化道造成胃扩张,会限制膈肌运动,影响通气,同时由于腹压增加可降低静脉回流,从而降低心排血量。胃内容物的误吸会显著增加患儿围手术期的死亡率。气管食管瘘的位置通常位于气管中下段后壁,也可位于气管隆嵴甚至支气管的任何位置。因此气管导管末端的理想位置是在气管隆嵴之上,瘘管开口以下。通常选择吸入麻醉诱导保留患儿自主呼吸的方式进行气管插管,不使用肌松药。通常选择从低浓度的七氟烷吸入麻醉诱导,逐渐滴定加深吸入浓度。诱导期间可以滴定给予小剂量的阿片类药物或者丙泊酚,注意保持患儿的自主呼吸。在麻醉深度足够的情况下,可以选择没有侧孔的气管导管,插入右侧主支气管内,然后逐渐退出导管直至两侧肺呼吸音能闻及,而在腹部胃的体表定位的地方,不能闻及气过水声,保证气体没有通过食管气管瘘进入消化道。必要时可以旋转气管导管使其的切面正对气管前壁。如果上述方法仍然不能避免气体通过瘘管进入消化道,则必须隔离气道和胃肠道。可以选择在纤维支气管镜的辅助下用 Fogarty 导管或者支气管阻塞器封闭瘘管,或者通过胃造口术逆行放置阻塞导管到食管下段（较少见）。麻醉诱导时需给予 0.02mg/kg 的阿托品,最小 0.1mg,减少在气管插管时的迷走神经反射,同时减少气道的分泌物。

本例患儿采用七氟烷吸入麻醉诱导,保留自主呼吸下采用纤维支气管镜进行了气道检查。目的在于明确气管食管瘘的数量及位置,气管食管瘘与气管隆嵴的关系。本例患儿纤维支气管镜检查提示气管食管瘘位于气管隆嵴上 2cm。之后插入 ID3.0mm 带套囊的气管导管,先插入右侧主支气管,然后通过听诊,逐步后退气管导管约 1cm 后,双肺通气满意,给予气管套囊充气,听诊腹部胃区,未闻及胃部气过水声,提示气管食管瘘很好地封闭。在患儿左侧卧位以后,再次听诊胃区和双肺呼吸音,确认气管导管的位置。

（5）该手术过程中可能出现哪些问题? 应该如何进行处理?

该手术中患儿最容易出现的问题是可能发生反复的低氧血症,其原因在于:术前存在肺炎,肺顺应性下降;术中对右侧肺的牵拉和压迫;手术操作可能使气管导管移位导致支气管插管或者气管导管的尖端抵到气管隆嵴而无法通气;也有文献报道由于体位的改变及外科医师的操作,气管导管进入瘘口,造成胃肠道极度胀气而无法进行肺泡通气;外科医师在操作过程中可能压迫主气道造成通气障碍;手术过程中产生的凝血块堵塞气管导管可导致通气困难。

针对上述问题,通常选择吸入麻醉诱导或者静吸复合麻醉进行维持。在手术结扎气管食管瘘之前,尽量不给予肌松药,保证患儿的自主呼吸。通过手控辅助通气,维持尽量低的气道峰压(PIP),在改善患儿通气的同时了解肺顺应性的情况,以便及时作出调整。麻醉过程中往往需要进行频繁的气管导管吸引。术中通常将患儿血氧饱和度维持在85%~90%,当出现血氧饱和度不能维持时,可以让外科医师短暂地停止操作,保证肺的通气和氧合,等患儿血氧饱和度改善以后,再继续进行外科操作。

本例患儿在外科医师开胸及结扎气管食管瘘之前,保留自主呼吸,麻醉医师手控辅助通气,了解患儿呼吸的顺应性。在外科医师顺利结扎气管食管瘘以后给予了肌松药,改用麻醉机机械通气。术中根据患儿的血氧饱和度调整吸入氧的浓度,维持患儿的血氧饱和度在85%~90%以上。

(6)术中的液体如何管理?

新生儿术中需要进行含糖液体的补充,避免术中发生低血糖。传统上会常规补充10%葡萄糖,但是含糖液体在体内代谢以后会产生无张力的液体。研究表明,由于手术刺激,可造成体内抗利尿激素(antidiuretic hormone,ADH)分泌增加,如果术中只补充含糖液体,患儿围手术期发生低钠血症的风险将明显增加。目前推荐术中给予等渗的含糖液体4ml/(kg·h)作为生理需要量。对于术中液体的挥发量,选择不含糖的等渗液体3~4ml/(kg·h)进行补充。失血可以选择5%白蛋白1:1补充以维持足够的胶体渗透压。

本例患儿术中给予10%葡萄糖4ml/h补充糖分,同时给予钠钾镁钙葡萄糖注射液6ml/(kg·h)进行液体补充。因为手术出血量小,未给予输血治疗。

4. 术后管理

(1)术后如何进行疼痛管理?

该类患儿术后往往需要带管继续回ICU进行机械通气治疗。术中往往会选择较大剂量的阿片类药物(芬太尼10~20μg/kg),不仅可以降低术中手术操作导致的应激反应,也可以减少术后疼痛。也可选择吗啡0.05~0.1mg/kg(每1~2小时1次)进行镇痛。

有条件的可以选择在超声引导下或者外科医师直视下进行椎旁神经节阻滞。也有文献报道可经骶管裂孔穿刺置管到胸段进行硬膜外阻滞镇痛。

本例患儿术中采用了较大剂量的阿片类药物,术中芬太尼总量约20μg/kg。术毕外科医师关胸前,使用0.1%的罗哌卡因3ml进行了椎旁神经节阻滞。

(2)患儿术后何时拔管?

患儿术前往往合并肺部感染或者由于早产儿肺部发育不良,以及术中使用大剂量的阿片类药物,因此患儿术后往往需要回NICU继续机械通气治疗。

若术后患儿生命体征平稳,复查胸部X线检查了解肺部感染改善,肺复张完全,确认没有吻合口瘘,患儿呼吸功能恢复以后再考虑尽可能早期拔管。需要注意的是,食管闭锁患儿可能伴有气管软骨的发育不良,在拔除气管导管以后可能发生气管塌陷,拔管前需要做好立即再次气管插管的准备。

本例患儿术后带管回NICU继续治疗。术后第2天患儿生命体征平稳,术后胸部X线检查示双肺情况良好,撤机试验后给予拔除气管导管,继续吸氧治疗。术后1周经胃管食管造影,吻合口良好,未见狭窄、渗漏。返回普通病房继续治疗。

二、先天性膈疝

病例

患者,男,7天,足月儿,体重3.1kg。产前检查诊断为"左侧膈疝",拟行手术治疗。术前胸部X线检查提示左侧胸腔内可见含气肠道影。左侧肺受压出现肺不张,且纵隔向右推挤。目前患儿呼吸较急促,呼吸频率为 40~50 次 /min,吸空气血氧饱和度为 92%。体格检查:未见患儿口唇发绀;双肺听诊左侧呼吸音明显减低,右侧呼吸音较粗;心脏各瓣膜区未闻及病理性杂音。患儿拟行"胸腔镜下左侧膈疝修补术"。

【思考】

1. 疾病诊断及病理生理

（1）先天性膈疝的临床特点是什么?

（2）该疾病的病理生理是什么?

（3）对于诊断该疾病的患儿,术前还需要进行哪些方面的筛查?

（4）临床上该疾病如何分类?

（5）该患儿的预后如何?

2. 术前评估及准备

（1）该患儿术前需要进行哪些方面的检查?

（2）术前该患儿应该做怎样的治疗?

3. 术中管理

（1）外科手术的过程是什么?

（2）术中需要如何监测?

（3）该手术如何进行麻醉诱导和气管插管?

（4）该手术过程中可能出现哪些问题? 应该如何进行处理?

4. 术后管理

如何进行麻醉苏醒和镇痛?

解析

1. 疾病诊断及病理生理

（1）先天性膈疝的临床特点是什么?

先天性膈疝（congenital diaphragmatic hernia,CDH）是指腹腔脏器通过膈肌上的缺损进入胸腔。发病率在 1∶4 000,病因不明。先天性膈疝通常会在产前超声检查中发现,表现为羊水增多,胸腔内可见胃泡影,同时伴有纵隔的偏移。左半膈肌发生先天性膈疝[胸腹膜裂孔疝（Bochdalek 疝）]的比例明显高于右半膈肌。疝入物会对胸腔的脏器及大血管造成压迫,临床上表现为新生儿肺透明膜病、低氧血症和发绀。体格检查发现一侧呼吸音减弱或者消失,偶可闻及肠鸣音;患儿腹部呈舟状。既往先天性膈疝曾属于新生儿期急诊手术之一。临床证据表明,对于不稳定先天性膈疝的患儿进行急诊手术,反而会加重患儿的肺动脉高压,从而导致"持续性胎儿循环",加重低氧血症、高碳酸血症和酸中毒,这些刺激会进一步加重肺动脉高压,形成恶性循环。因此对于这一类病情非常危重的先天性膈疝患儿,需要在手术前进行一定时间的心肺稳定治疗（通常数小时至数天）。此期间需要对患儿进行镇静、低压高频机械通气,甚至采用一氧化氮（NO）、高频振荡通气（HFO）或者体外膜氧合器（ECMO）等措施。同时应该尽早给患儿进行胃肠减压,减轻胸腔内胃肠道胀气的情况。先天性膈疝患儿往往还合并肠旋转不良、先天性心脏病、肾畸形或者其他中枢发育异常。先天性膈疝的围手术期死亡率在 7%~65%。

（2）该疾病的病理生理是什么?

先天性膈疝往往合并肺动脉高压、肺发育不全及伴发的心功能不全。先天性膈疝的死亡率与下列因素密切相关:肺发育不全的程度、是否存在持续肺动脉高压、是否合并先天性心脏病。

由于胸腔内疝的压迫,受累侧往往存在肺发育不全,严重的先天性膈疝甚至会造成纵隔偏移,从而造成对侧肺组织受压,也发生发育不全。胚胎早期膈疝会造成严重的肺发育不全。疾病的预后与肺发育不全的严重程度密切相关。肺发育不全可导致肺循环横断面积减少,同时伴有肺血管壁过度机化,导致肺循环横断面积进一步减少。肺血管阻力的增加可导致致命的肺动脉高压,若再发生缺氧、高碳酸血症、酸中毒,就会使肺动脉压力进一步升高。持续的肺动脉高压可导致经动脉导管未闭(PDA)或者卵圆孔的右向左分流,最终出现更加严重的缺氧。

(3)对于诊断该疾病的患儿,术前还需要进行哪些方面的筛查?

先天性膈疝患儿容易合并心血管及神经系统的先天畸形。先天性胸骨后膈疝(Morgagni 疝)容易合并染色体畸形,如 13- 三体综合征、18- 三体综合征,术前均需要进行进一步的筛查。

(4)临床上该疾病如何分类?

先天性膈疝可根据缺损的部位和大小进行分类。左侧膈疝占所有膈疝的 80%。最常见的为左侧后外侧缺损(Bochdalek 缺损),占 95%。前内侧缺损及食管旁疝占 5%。右侧膈疝如果伴有肝的疝入则死亡率增高。

(5)该患儿的预后如何?

在产前可以通过肺 - 头比例指标进行预测。在妊娠 24~26 周时,对健侧肺的横断面与头围进行测量,计算出肺-头比例(LHR)。如果 LHR 小于 0.8 则死亡率为 100%,如果 LHR>1.4 则判断围手术期死亡率为 0。

如果患儿术合合并严重的肺动脉高压及发育不全,则围手术期死亡率明显增高。

2. 术前评估及准备

(1)该患儿术前需要进行哪些方面的检查?

除了常规的术前检查外,患儿术前需进行胸部 X 线检查或者胸部 CT 检查,以了解疝入物的情况,以及对胸腔内重要脏器及大血管的压迫情况。通过经胸心脏超声检查评估患儿有无合并先天性心脏畸形,同时评估肺动脉高压的程度。动脉血气分析检查可以对患儿低氧血症的程度进行评估,决定是否需要机械通气治疗,以及判断机械通气的效果。

(2)术前该患儿应该做怎样的治疗?

对先天性膈疝患儿术前需要常规放置胃管并持续减压,扩张的胃肠道可以加重通气功能障碍,过度扩张的胃肠道还可能发生穿孔;同时应注意对应激性溃疡的预防。对于术前氧合状态不稳定的患儿,避免使用过度通气来改善氧合,这样反而会加重对发育不良的肺的损伤。目前提倡术前采用保护性通气策略:压力限制通气(PIP<25cmH$_2$O),维持导管前 PaO$_2$>60mmHg,PaCO$_2$<60mmHg 或 pH>7.20。绝大多数患儿可以通过上述治疗使病情得以稳定。如果通过传统的机械通气仍然不能达到上述目标,则可采用 HFO。在严重低氧血症或者明显呼吸、循环不稳定的极端情况下,可以考虑 ECMO,但是研究表明使用 ECMO 并不能改善严重先天性膈疝的预后。

3. 术中管理

(1)外科手术的过程是什么?

左侧先天性膈疝的发生率是右侧的 7 倍。传统治疗先天性膈疝的手术切口为肋缘下切口,不过现在已经逐渐被腹腔镜手术或者胸腔镜手术替代。小的缺损一般不会对通气造成明显的影响,而大的缺损会对通气带来巨大的挑战,同时缺损的修补需要采用补片技术。对于复发性的膈疝缺损还需要使用肌肉皮瓣。疾病的预后与肺的发育情况、是否合并严重心脏病有关。临床资料表明,疝内容物是否有肝等实质性脏器,也是预测疾病严重程度和预后的指标。也有人应用宫内胎儿气道堵闭术、出生前应用糖皮质激素、补充肺表面活性物质等治疗方法,但是结果各异。

(2)术中需要如何监测?

先天性膈疝手术出血量通常很少。液体通道避免建立在下半身。对于严重的先天性膈疝患儿,考虑术中有可能需要进行中心静脉压的监测及血管活性药的使用时,可建立中心静脉通道。对于严重的先天性膈疝患儿,术中需要对患儿的循环进行实时监测评估,同时需要反复进行动脉血气的检查,因此需要对患儿进行有创动脉的监测。术中可选择生理盐水、乳酸林格液 4ml/(kg·h)输注以维持体液平衡。对于术中出现贫血的患儿可考虑输血治疗,维持血红蛋白浓度在 120g/L 左右。术中应有完善的保温系统(体外加温和液体加温),避免因低体温加重肺动脉高压。

(3)该手术如何进行麻醉诱导和气管插管?

患儿从 NICU 到手术室的转运需要有经验的麻醉医师和 ICU 医师共同完成。如果在 NICU 已经进行了气管插管,在转运前一定要保证给予患儿肌松药,避免在转运过程中发生体动,甚至意外拔管的发生。转运过程中需要有完善的监测(包括 ECG、SpO₂、血压),同时还应该随身携带气管插管的工具和相应型号的气管导管和通气面罩,以及抢救药品(肾上腺素)。

对于未行气管插管的患儿要根据病情选择适当的麻醉诱导方式。对于疝内容物较少,压迫症状轻,术前无明显通气功能障碍的患儿可以选择快速顺序诱导。对于疝内容物较多,术前有一定呼吸功能障碍的患儿可以选择先七氟烷吸入麻醉诱导并保留自主呼吸,通过手控通气了解是否能有效控制气道(控制气道峰压),同时血液循环稳定时可以给予氯琥珀胆碱后再气管插管。但如果不能有效控制通气,或者需要较高的压力或者正压通气时出现循环不稳定的现象,则不能使用肌松药,需要在保留自主呼吸的情况下进行气管插管。等外科医师开胸后再加用肌松药,使用正压机械通气。在麻醉诱导期间避免使用 N₂O,同时尽量控制手控通气压力,避免加重胃肠道胀气。

(4)该手术过程中可能出现哪些问题?应该如何进行处理?

先天性膈疝手术的麻醉类似于心脏手术的麻醉,可采用大剂量阿片类药物维持麻醉(芬太尼总量 10~25µg/kg),避免交感神经兴奋而加重肺动脉高压。术中根据患儿的情况可选择适当的空气氧气混合气体,维持导管前血氧饱和度在 95%~100%。术中通气需控制气道峰压,采用低通气压力,允许性高二氧化碳血症,避免术中发生缺氧、酸中毒、低体温。术中需要充分的肌肉松弛。如果因为外科操作造成血氧饱和度不能维持,需让外科医师暂停手术,先恢复患儿的通气和氧合。术中突然出现不明原因的通气阻力增高,伴随循环不稳定的情况时,要考虑到患儿发生了健侧气胸。对于严重的早期先天性膈疝,在还纳腹腔脏器后,应对患儿的循环状态(血压、中心静脉压、血氧饱和度)进行密切监测和评估,还纳后一旦发生严重低血压、低氧饱和度,应考虑因为腹腔发育不全,脏器快速还纳后造成对下腔静脉的压迫,导致血液回流受阻所致。对此种情况需要考虑部分还纳或者分期还纳。因此对于严重的先天性膈疝患儿,术中需要进行有创血压监测、导管前氧饱和度监测,必要时还需进行中心静脉压的监测。

4. 术后管理

如何进行麻醉苏醒和镇痛?

术后患儿需要带管回 NICU 继续支持治疗,仍然需要避免高通气压力。对于术中出现氧合进行性恶化的患儿,需要与 NICU 的医师沟通,尽早使用 HFO 或者 ECMO 维持氧合。对于危重的先天性膈疝患儿,术后可能有一段"蜜月(honeymoon)"时期,通常在 24 小时左右,之后患儿可能再次出现肺动脉压力增高,临床症状恶化,需要进一步处理。

术后可以选择硬膜外阻滞镇痛或者选择芬太尼 0.5~2.0µg/(kg·h)泵注。

三、新生儿先天性无肛和肠梗阻

病例

患儿,女,3 天,体重 3kg,足月生产。出生时未见正常肛门开口。体格检查:可见患儿前庭有粪便排出。诊断：先天性无肛，直肠前庭瘘。拟行手术治疗。

【思考】

1. 疾病诊断及病理生理

（1）先天性无肛的临床特点是什么？

（2）该疾病的病理生理是什么？

（3）对于诊断该疾病的患儿，术前还需要进行哪些方面的筛查？

（4）临床上该疾病如何分类？

（5）该患儿的预后如何？

2. 术前评估及准备

（1）该患儿术前需要进行哪些方面的检查？

（2）术前该患儿应该做怎样的治疗？

3. 术中管理

（1）外科手术的过程是什么？

（2）术中需要如何监测？

（3）该手术如何进行麻醉诱导和气管插管？

（4）该手术过程中可能出现哪些问题？应该如何进行处理？

4. 术后管理

如何进行麻醉苏醒和镇痛？

解析

1. 疾病诊断及病理生理

（1）先天性无肛的临床特点是什么？

临床表现为新生儿的直肠末端（肛门）开口缺如或者开口异常。新生儿先天性无肛的发病率为
$1:5\,000$，男性为女性患儿的 1.5 倍。通常情况下会在会阴、尿道和大阴唇形成瘘口，临床上分别称为直肠
会阴瘘、直肠尿道瘘、直肠前庭瘘，但是往往存在瘘口狭窄。有部分患儿直肠末端完全闭塞，没有瘘口形成；
少数的女性患儿其直肠末端、阴道与尿道共用通道，最后在会阴部形成共同的开口，临床上称作泄殖腔畸
形。先天性无肛的患儿临床上会表现为程度不同的肠梗阻。部分先天性无肛患儿同时合并其他多个脏器
的先天畸形，如食管闭锁及肾脏、肢体等畸形；也可以是临床先天畸形综合征其中之一的表现，如 VACTRL。

（2）该疾病的病理生理是什么？

由于患儿存在肠道梗阻，造成肠道排空障碍，肠道扩张后造成肠壁缺血和微循环障碍，可能导致肠壁穿
孔，形成腹膜炎；同时可以形成肠道菌群异位种植，引发全身一系列的炎症和免疫反应，可能导致脓毒血症。

（3）对于诊断该疾病的患儿，术前还需要进行哪些方面的筛查？

可以通过出生后体检或者新生儿出生后 48 小时无胎粪排出进行诊断。直肠肛门闭锁的胎儿可在产前
超声检查时发现远端结肠扩张。MRI 可以评估直肠子宫陷凹帮助鉴别高位肛门直肠畸形与泄殖腔畸形。
肛门闭锁时，MRI 可显示充满胎粪的扩张直肠。直肠内异常液体提示直肠膀胱瘘的存在。

该类患儿常合并其他系统的畸形，如先天性心脏病、食管或肠道的闭锁、肾或肢体的畸形。因此临床上
需要做相关检查以排除。

（4）临床上该疾病如何分类？

肛门直肠畸形是由尿直肠隔向尾端下降至泄殖腔膜过程中发生停滞所致，由此造成的畸形可为单纯肛

门闭锁,也可为泄殖腔存留。这些畸形可分为"高"肛提肌上病变和"低"肛提肌下病变,前者止于肛提肌环上方,通常伴有瘘;后者止于肛提肌环下方,不伴有瘘。

(5)该患儿的预后如何?

新生儿无肛手术围手术期的死亡率主要与患儿合并症的严重程度相关。术后的并发症包括肛门狭窄、肠梗阻、神经性膀胱及尿道狭窄等。

2. 术前评估及准备

(1)该患儿术前需要进行哪些方面的检查?

该类患儿可能合并 VATER 畸形并伴有颈部脊柱的畸形,如寰枢椎脱位,因此麻醉操作过程中,如插管或者中心静脉穿刺的过程中,应避免颈部过度后仰。对于术前合并肠梗阻且腹胀明显的患儿,应注意腹胀对患儿呼吸功能的影响,必要时术前需放置胃管进行胃肠减压。术前通常需要进行胸腹部 X 线检查、颈椎 X 线检查。

文献报道,20% 先天性无肛患儿合并先天性心脏畸形,因此术前需要常规进行经胸心脏超声的检查,确定畸形的类型。必要时需要请心脏外科医师会诊协助诊治。

关注患儿术前腹胀的情况。对于之前曾进行过结肠造口术的患儿需要复习之前的麻醉记录。对于腹胀明显的患儿应进行胃肠减压、禁食禁饮,同时进行补液和维持内环境稳定的治疗。

(2)术前该患儿应该做怎样的治疗?

对于腹胀明显的患儿应禁食禁饮,同时持续胃肠减压、补液和维持内环境稳定。通常需要建立 PICC 静脉通道进行完全肠外营养(total parenteral nutrition,TPN)。对于无瘘且腹胀明显的患儿应及早进行结肠造口术以缓解肠梗阻的症状。

3. 术中管理

(1)外科手术的过程是什么?

根据新生儿先天性无肛位置的高低,手术方式也有所不同。对于低位无肛的手术,术中患儿通常选择仰卧截石位,直接进行扩张或者修补术,手术时间 0.5~1.5 小时,出血量通常 <5ml/kg。对于高位的无肛患儿则需要进行矢状面会阴肛门成形术(perineal anoplasty)或者骶后纵切肛门成形术(Pena 术),对于该式,患儿通常采用倒置位(俯卧折刀位),有时还可能需要之后改为仰卧位或截石位进行手术,手术时间 3~6 小时,术中出血量在 5~10ml/kg。对于新生儿高位先天性无肛,国际上越来越多地采用腹腔镜手术来替代传统的经骶会阴肛门成形术。

(2)术中需要如何监测?

采用 ASA 标准监测(ECG、NIBP、SpO_2、$P_{ET}CO_2$)。根据患儿病情的严重程度、有无严重肠梗阻情况、有无合并先天性心脏病等,必要时可行有创血压监测,监测患儿血液循环的变化,同时可行血气分析,了解内环境的情况。对于新生儿需要对血糖进行监测,避免围手术期发生低血糖或者高血糖。对于新生儿体温的监测也非常重要。

(3)该手术如何进行麻醉诱导和气管插管?

患儿入室前先将手术室温度调到 25℃,同时准备好加热气垫以备术中患儿保温。手术出血量不大,因此通常选择 24G 的外周通道,但由于手术过程中可能存在体位的变动,需要妥善固定好液体通道。对于完全性无肛伴有消化道梗阻的患儿,根据患儿腹胀的严重程度及对呼吸功能影响的严重程度选择改良快速顺序诱导或者七氟烷吸入保留自主呼吸气管插管,避免麻醉诱导过程中过高的通气压力加重胃肠胀气,造成反流误吸。对于需要进行 Pena 手术的患儿,通常需要选择加强管进行气管插管,根据外科医师的要求决定是否使用肌松药,如外科操作中需要使用神经刺激器,则术中不使用肌松药。

通常选择吸入麻醉(七氟烷)维持麻醉,镇痛可以选择芬太尼 2~5μg/kg 或者选择硬膜外阻滞镇痛(0.2%

罗哌卡因 2ml)。根据外科手术的要求选择肌松药。

常规监测:ECG、SpO$_2$、NIBP 和体温。对于合并有严重心脏畸形的患儿,可考虑进行动脉穿刺置管后持续有创血压监测及血气分析的检查,同时可以利用有创动脉波形的脉压变化(pulse-pressure variation,PPV)进行患儿血容量的评估。术中可以选择钠钾镁钙葡萄糖注射液 4~6ml/kg 进行液体补充,避免低血糖的发生。

(4)该手术过程中可能出现哪些问题?应该如何进行处理?

根据新生儿无肛的类别可以选择经骶尾部或者经会阴进行手术。对于需要俯卧位进行手术的患儿,往往需要使用加强管气管插管,防止在体位改变的时候发生导管打折,造成通气障碍。对于无肛的患儿,麻醉前应注意对其他系统的畸形进行排查(如 VATER 联合征):了解有无合并脊柱畸形、先天性心脏畸形,以及有无合并食管闭锁、肾或者四肢骨畸形。对于没有瘘管同时合并肠梗阻的无肛患儿,往往需要首先进行结肠造口术减压,麻醉诱导期间注意反流误吸的预防。

4. 术后管理

如何进行麻醉苏醒和镇痛?

通常可以选择术毕在手术间进行拔管。如果术中使用了肌松药,则需在拔管前常规给予肌松拮抗药(新斯的明 0.02~0.04mg/kg,阿托品 0.02mg/kg)。

术后镇痛可以选择硬膜外阻滞镇痛或者吗啡 0.05~0.1mg/kg,静脉注射,每 1~4 小时 1 次。

四、新生儿腹裂和脐膨出

病例

患儿,妊娠 32 周早产儿,体重 2.1kg。出生时发现患儿腹壁缺损,伴有腹腔内容物疝出,疝出物表面有囊袋包裹,诊断为"脐膨出",收入 NICU。

【思考】

1. 疾病诊断及病理生理

(1)先天性腹壁缺损的临床特点是什么?

(2)两种疾病的病理生理是什么?

(3)两种疾病的差别是什么?

(4)该类患儿的预后如何?

2. 术前评估及准备

(1)该患儿术前需要进行哪些方面的检查?

(2)术前该患儿应该做怎样的治疗?

3. 术中管理

(1)外科手术的过程是什么?

(2)术中需要如何监测?

(3)该手术如何进行麻醉诱导和气管插管?

(4)该手术过程中可能出现哪些问题?应该如何进行处理?

4. 术后管理

如何进行麻醉苏醒和镇痛?

解析

1. 疾病诊断及病理生理

（1）先天性腹壁缺损的临床特点是什么？

先天性腹裂和脐膨出是新生儿腹壁缺损最常见的疾病。表现为腹壁发育缺损，导致腹腔内容物疝出到腹壁外。脐膨出是脐环的覆盖缺损导致腹腔内容物由缺损处脱出。脐膨出表面覆盖了一层由外层羊膜和内层腹膜构成的囊膜。腹裂是前腹壁的缺损造成的腹腔内容物脱出，常位于完整脐带的右侧，疝出物表面没有囊膜。

（2）两种疾病的病理生理是什么？

两种疾病的共同病理生理是：①内脏暴露于体外导致体热丧失，发生体温过低；②体液大量外渗导致严重的水、电解质紊乱和低血容量性休克；③如果发生破裂可能伴发腹膜炎、低血糖症和低蛋白血症；④疝出的腹腔内容物可能发生嵌顿、绞窄、缺血、坏死。

（3）两种疾病的差别是什么？

两种疾病虽然均为新生儿先天性腹壁缺损，但是从胚胎学基础研究表明其实是两种不同的疾病。脐膨出发病率为 1/5 000，男性多于女性，约 75% 的患儿伴有其他先天畸形，包括染色体异常、先天性心脏病。30% 左右的脐膨出患儿为早产儿。缺损的部位为脐环，疝出的腹腔内容物表面有囊膜包裹。腹裂发病率大约为 1/10 000，60% 的患儿为早产儿，伴发宫内发育迟缓，往往不伴发其他先天畸形。腹裂缺损的部位为前腹壁，常位于完整脐带的右侧，疝出的腹腔内容物表面没有囊膜包裹。

（4）该类患儿的预后如何？

患儿的预后与其合并症的严重程度、妊娠期及出生体重相关。因为患儿往往为早产儿，因此合并症对患儿的近、远期预后起着重要的作用。回顾性研究发现，脐膨出的围手术期死亡率逐渐下降，但是腹裂的死亡率却持续升高，统计数据表明，低风险的腹裂患儿死亡率为 2.9%，而高危患儿的死亡率可达 24.4%，高危患儿主要包括坏死性小肠结肠炎（necrotizing enterocolitis）、复杂先天性心脏病、肺发育不全等。

2. 术前评估及准备

（1）该患儿术前需要进行哪些方面的检查？

该类疾病的患儿多为早产儿，同时可能合并其他脏器的畸形，如先天性心脏病、染色体畸形等，因此术前需要完善相关的筛查。

（2）术前该患儿应该做怎样的治疗？

术前治疗的关键在于维持疝出的腹腔内容物的血流灌注，减少腹腔内容物因挥发而导致的大量液体丢失；同时避免疝囊破裂或者疝出的内容物发生扭转、梗阻，从而发生缺血、坏死，甚至脓毒血症。在术前往往需要将患儿处于仰卧位，同时用塑料薄膜将疝出的腹腔内容物包裹，减少液体挥发的同时避免肠道发生扭转，并时刻评估疝出物的灌注情况，避免发生缺血、坏死。该类患儿术前液体丢失量大，因此术前此类患儿的液体需要量是正常新生儿的 2~3 倍，平均为 140~200ml/（kg·d）。由于患儿术前禁食禁饮，因此需要在术前及早开始肠外营养治疗（parenteral nutrition treatment），进行营养支持。为了避免术后患儿发生水肿，可以在给患儿补充晶体溶液的同时补充白蛋白维持胶体渗透压。患儿通常在术前需要安置经口胃管持续胃肠减压。患儿容易在术后发生伤口感染和脓毒血症，因此在术前往往需要抗生素治疗。

本例患儿出生后即收入 NICU，疝出物用塑料薄膜包裹，同时给予了经口胃管置管，持续胃肠减压。经外周建立了 PICC 给予静脉营养，维持内环境稳定。每日给予 10% 葡萄糖注射液 160ml/（kg·d）进行补液。随时观察评估疝出物的灌注情况。

3. 术中管理

（1）外科手术的过程是什么？

该类疾病外科手术的目的是将内脏回纳至腹腔，尽可能施行一期缝合，以减少感染和其他并发症的发生。这类患儿有可能存在腹腔发育不良，如果疝出物较多，还纳可能会使腹压增高，膈肌上抬，造成膈肌活动受限，从而导致通气功能障碍。腹压高于15mmHg时可造成静脉回流受阻，同时肾灌注减少，导致水、电解质紊乱。当腹压高于20mmHg时可发生腹腔间室综合征（ACS），引起肠灌注障碍，从而导致肠道、肝脏缺血，发生肠麻痹、代谢性酸中毒，甚至脓毒血症。

（2）术中需要如何监测？

除了常规生命体征监测以外，应注意内环境的监测，避免低血糖或者电解质紊乱。该类手术对腹压的监测至关重要，可以通过胃管或者尿管进行腹压的监测。为了监测腹腔还纳后腹腔脏器及下肢的灌注情况，需要同时给患儿进行双氧饱和度的监测（上肢和下肢）。

本例患儿给予了标准ASA监护，同时提高手术间温度到28℃，手术床使用充气保温毯进行保温。在右手和下肢分别使用两个血氧饱和度探头监测上、下肢的血氧饱和度，术中评估还纳后腹腔脏器及下肢的血液灌注。给予患儿桡动脉穿刺，以便术中进行持续有创血压监测，同时进行血气分析，了解血糖及内环境的变化。因该例患儿疝出物较少，并未进行中心静脉穿刺，但外周建立了两个24G的静脉通道，同时使用了术前在NICU建立的PICC作为术中补液和药物输注的通道。

（3）该手术如何进行麻醉诱导和气管插管？

该类患儿均为高反流误吸风险的患儿，因此应该选择快速顺序诱导。新生儿由于氧储备较差，可采取改良的快速顺序诱导进行气管插管。通常选择带套囊的气管插管，可最大限度地减少反流误吸的风险，同时可以在还纳腹腔内容物，腹压增高后，通过提高通气压力满足患儿的通气要求而不发生明显的漏气。

该例患儿术中采用了改良顺序诱导，在麻醉诱导前充分吸引了胃管。插管前使用小于10cmH$_2$O的压力进行辅助通气。顺利插入3.0#带套囊的气管导管，检查漏气压为25cmH$_2$O。

（4）该手术过程中可能出现哪些问题？应该如何进行处理？

该类患儿术前由于液体丢失过多，可能存在低血容量，在麻醉诱导后容易出现低血压，因此需要积极地进行液体复苏。但患儿多为早产儿，心肺功能发育不全，短时间输注大量的液体可能导致心功能不全，因此该类患儿在适量液体复苏的同时需要加用小剂量的血管活性药维持心排血量和组织的灌注。

该类患儿如果腹壁裂口较大，腹腔疝出物较多，腹腔发育不良，在还纳后可能出现腹腔间室综合征。如果术中出现P$_{ET}$CO$_2$下降，潮气量明显降低，吸气相平台压超过25cmH$_2$O，下肢的血氧饱和度与上肢的血氧饱和度明显降低均提示腹腔间室综合征的可能，此时应该放弃一期还纳和封闭腹壁，而选择分期还纳手术。

同时，该类患儿术中应该注意保暖和防止低血糖的发生。术中避免使用N$_2$O，以免加重胃肠道胀气。

该类患儿多为早产儿，避免术中使用过高浓度的氧气，以免发生视网膜病变。

该例患儿术中给予8~12ml/（kg·h）的液体补充，同时小剂量泵注肾上腺素0.01~0.03μg/（kg·min），维持血压在50~60/30~35mmHg。使用30%~40%的氧浓度，采用压力控制的机控通气。还纳后，机械通气的压力并未明显增高，下肢血氧饱和度较前未见明显下降，血液循环稳定，因此采用了一期手术封闭缺损。

4. 术后管理

如何进行麻醉苏醒和镇痛？

由于该类患儿术后腹压升高会直接影响通气，腹腔内容物还纳以后膈肌和腹肌的张力恢复延迟，可造成呼吸长时间不恢复。同时由于围手术期大量的液体补充，患儿容易出现低蛋白血症、低钠血症，容易发生组织水肿和肺水肿，因此该类患儿术后往往需要继续呼吸机辅助通气支持24~48小时。

第七节　早产儿常见手术麻醉

早产儿由于器官发育不成熟,生理储备功能低下,对麻醉药物和手术创伤耐受差,容易发生威胁生命的呼吸和循环系统事件。病情发展常迅速,如果合并先天疾病等,更增加了早产儿围手术期的风险,属于手术麻醉高危人群。同时,早产儿体型小,建立血管通路、有创监测、呼吸道管理等均较困难,因此,早产儿特别是极低体重早产儿的麻醉,即使对经验丰富的小儿麻醉医师都具有挑战性。对矫正月龄低于 60 周的早产儿,术前评估时尤需重视在不影响患儿生长发育和生命安全的前提下,适当推迟手术,降低患儿手术风险,增加患儿手术获益。

一、早产儿的特点

1. **早产儿的分层和年龄计算**　早产儿是指妊娠 37 周前出生的婴儿,低出生体重儿是指出生体重小于 2 500g 的婴儿。早产儿和低出生体重儿在中国发生率分别为 5%~10% 和 5% 左右,有逐年上升的趋势。西方文献中,早产儿占总出生人数的 10%~13%。临床上将早产儿根据胎龄、胎数、出生体重进行分层。根据胎龄分为早期早产儿、晚期早产儿,早期早产儿被定义为孕周低于 28 周的早产儿。根据胎数分为多胎早产儿、单胎早产儿。根据出生体重分为低出生体重儿(low birth weight,LBW),体重低于 2 500g;极低出生体重儿(very low birth weight,VLBW),体重低于 1 500g;超低出生体重儿(extremely low birth weight,ELBW),体重低于 1 000g。

早产儿年龄计算有两种方法:①实际年龄(chronological age),从出生日至当前日的年龄;②矫正年龄,是出生胎龄(gestational age,GA)+ 实际年龄。矫正年龄为末次月经第 1 天至当前日的年龄。国外文献关于矫正年龄有不同描述,如月经后年龄(postmenstrual age,PMA)、受孕后年龄(post-conceptional age)。如患儿在母亲妊娠 29^{+4} 周出生,迄今 12 天,那么患儿实际年龄应为 12 天,矫正年龄为 31^{+2} 周。

2. **早产儿血压变化特点**　早产儿较足月儿血压低,并随出生胎龄和出生体重而变化。出生胎龄和体重越小,早产儿血压越低。除会受到自身先天性疾病影响外,手术麻醉中控制通气和持续气道正压均可影响早产儿血压。早产儿从出生后第 2 天至 6 个月,血压逐渐上升。目前对早产儿血压尚缺乏统一标准,这里引用 Bijana Pejovic 的一项关于非危重早产儿的研究数据,和 Janis M Dionne 总结的临床数据来提供早产儿血压数据和变化趋势(表 31-7-1,表 31-7-2)。

表 31-7-1　非危重早产儿出生后 1 周内和 30 天的收缩压、舒张压和平均动脉压　　　　单位:mmHg

出生天数	血压	EGA≤28 周	EGA 29~32 周	EGA 33~36 周	EGA≥37 周
1 天	SBP	42 ± 4	48 ± 6	56 ± 5	63 ± 6
	DBP	26 ± 3	32 ± 6	36 ± 4	40 ± 5
	MAP	32 ± 3	38 ± 5	43 ± 4	48 ± 4
2 天	SBP	42 ± 4	51 ± 5	58 ± 4	64 ± 6
	DBP	28 ± 4	34 ± 5	38 ± 4	41 ± 5
	MAP	33 ± 4	40 ± 5	45 ± 3	49 ± 5
3 天	SBP	44 ± 4	53 ± 6	59 ± 5	65 ± 6
	DBP	29 ± 4	35 ± 5	39 ± 4	42 ± 5
	MAP	34 ± 4	42 ± 5	46 ± 4	50 ± 4

出生天数	血压	EGA≤28 周	EGA 29~32 周	EGA 33~36 周	EGA≥37 周
4 天	SBP	45 ± 4	56 ± 6	61 ± 5	67 ± 6
	DBP	31 ± 5	37 ± 5	40 ± 4	43 ± 5
	MAP	36 ± 5	44 ± 5	47 ± 3	51 ± 5
5 天	SBP	46 ± 4	58 ± 7	62 ± 5	68 ± 6
	DBP	32 ± 5	38 ± 5	41 ± 4	44 ± 5
	MAP	37 ± 5	45 ± 5	48 ± 4	52 ± 5
6 天	SBP	48 ± 4	59 ± 7	64 ± 5	70 ± 6
	DBP	34 ± 4	40 ± 5	41 ± 4	45 ± 5
	MAP	39 ± 4	46 ± 5	49 ± 4	53 ± 5
7 天	SBP	50 ± 3	60 ± 7	65 ± 5	71 ± 5
	DBP	35 ± 4	40 ± 4	41 ± 4	46 ± 5
	MAP	41 ± 4	47 ± 4	49 ± 4	54 ± 4
30 天	SBP	62 ± 3	71 ± 4	72 ± 4	77 ± 5
	DBP	42 ± 7	48 ± 5	50 ± 5	50 ± 4
	MAP	49 ± 7	56 ± 4	57 ± 4	59 ± 4

注：EGA. 估计胎龄（estimation of gestational age）；SBP. 收缩压；DBP. 舒张压；MAP. 平均动脉压。

表 31-7-2　出生 2 周后早产儿或新生儿的血压值

受孕后年龄	血压	第 50 百分位数 /mmHg
26 周	SBP	55
	DBP	30
	MAP	38
28 周	SBP	60
	DBP	38
	MAP	45
30 周	SBP	65
	DBP	40
	MAP	48
32 周	SBP	68
	DBP	40
	MAP	48
34 周	SBP	70
	DBP	40
	MAP	50
36 周	SBP	72
	DBP	50
	MAP	57

受孕后年龄	血压	第 50 百分位数 /mmHg
38 周	SBP	77
	DBP	50
	MAP	59
40 周	SBP	80
	DBP	50
	MAP	60
42 周	SBP	85
	DBP	50
	MAP	62
44 周	SBP	88
	DBP	50
	MAP	63

注：SBP. 收缩压；DBP. 舒张压；MAP. 平均动脉压。

3. 早产儿 / 新生儿呼吸暂停 早产儿周期性呼吸暂停（呼吸停止时间大于 20 秒）发生率与出生胎龄密切相关；出生胎龄小于 30 周的早产儿呼吸暂停发生率高达 80%，而出生胎龄 34~35 周的早产儿发生率仅 7%。且早产儿呼吸暂停有其常见的自然病史；出生胎龄小于 28 周的早产儿呼吸暂停可在 PMA 37 周时自然缓解，而极低出生体重儿（体重低于 1 500g）呼吸暂停在 PMA 37 周仍会存在。胃食管反流、颅内血肿、感染、低体温、先天性心脏病、坏死性小肠结肠炎、支气管肺发育不良、贫血等均可使呼吸暂停症状加重、时间延长。临床实践中，早产儿呼吸暂停时间虽短于 20 秒但伴心动过缓、发绀、面色灰白、肌张力下降、低氧血症时，也应考虑出现了呼吸暂停。呼吸暂停如果导致 $SpO_2 < 90\%$ 或下降超过基础值 20%，此时低氧血症可进一步导致心率 <100 次 /min 或下降大于 30 次 /min（或静息心率 20%），出现心动过缓。值得警惕的是，二者往往联动出现甚至快速出现心搏骤停，必须尽早认知、尽早预防、尽早处理。

4. 早产儿喘鸣 喉部喘鸣声为主要症状，可持续存在也可间歇发作。可伴吸气期三凹症，肺部听诊可无显著异常；伴有气管、支气管发育不良，早产儿可有肺部听诊异常；有的患儿伴有特殊面容。喉喘鸣严重者可有呼吸困难，甚至呼吸衰竭。

先天性喉喘鸣病因多样，常见疾病有以下几种。①先天性喉软骨发育不全：是由于胎儿缺钙致喉软骨软弱，吸气时会厌软骨两侧边缘向内卷曲接触；或会厌软骨过大而柔软，吸气时两侧杓状会厌襞互相接近，喉腔变窄而致先天性喘鸣。轻症患儿在清醒时可无症状，麻醉后尤其是给予肌松药后出现喉喘鸣、面罩通气困难。②先天性气管软化：典型表现可有呼气性喘鸣、咳嗽和反复肺部感染。③甲状舌管囊肿：是甲状软骨在退化过程中，从舌盲孔至甲状腺、舌根、口底、舌骨任一部分残余上皮分泌物聚集而成。表现为颈前区囊形肿块，随吞咽或伸舌上下移动，可伴喘鸣。④皮埃尔·罗班综合征（Pierre Robin 综合征）：患儿呈现下颌短小、鸟状面容（可伴有腭裂或其他畸形，如先天性心脏病、肢体异常、脑发育异常），因舌后坠临床有吸气性呼吸困难，睡眠时有鼾声，将舌体拉出口外或采用俯卧位可缓解。⑤声门下狭窄：环状软骨瘤或声门下血管瘤、左或右主支气管狭窄、气管食管瘘、喉 - 气管裂、扁桃体周围淋巴结肿大、咽下部纤维瘤、第 9~12 对脑神经功能障碍等，均可致先天性喘鸣。

后天性喉喘鸣，主要指损伤后喉喘鸣。大多因为气管插管过粗、插管不顺利、操作不够轻柔导致声门前连合撕裂、一侧声带或声门下损伤致组织肉芽肿形成，尤其是早产儿因长期带管，可致声带瘢痕桥形成、声门下囊肿、双侧声带麻痹。喉和气管炎症、胃食管反流引起的喉部炎症也可引起后天性喉喘鸣。

气管插管前，要格外重视喉喘鸣症状，否则可出现致命的呼吸道梗阻或喉气管损伤。平静呼吸无症状的患儿，在哭闹和深呼吸时可出现上呼吸道梗阻；给予肌松药后可出现严重的上呼吸道梗阻。而 Pierre Robin 综合征患儿，使用直接喉镜插管几乎不能成功，纤维光镜引导气管插管是首选方法。

5. 早产儿低体温及低血糖 早产儿在转运途中和手术室内更容易出现低体温。早产儿棕色脂肪少于足月儿，因此产热较少；加之早产儿体表面积太小，而多数手术中相对而言有大比例皮肤暴露在手术区；另外早产儿皮肤薄，导致热量和水分易丢失等。故在转运到手术室途中建议使用保温箱，在患儿入室前将手术间加热至 27℃，所有暴露部分均应覆盖保温，并提供加温床垫、加温灯或加温仪。静脉输液使用加热输液装置。头部如果不是患儿手术区域，可戴小帽来防止热量损失。监测体温，避免过低，同时也防止体温过高。

足月儿有糖原储备，主要储存在肝脏和心肌。低胎龄早产儿和低体重早产儿糖原储存量不足，可能难以建立充足的糖异生；另外早产儿出生后代谢所需能量又相对高，尤其在缺氧、低体温或新生儿肺透明膜病时，糖代谢增快。足月新生儿需 3~5mg/（kg·min）葡萄糖维持所需，早产儿需 5~6mg/（kg·min）葡萄糖来维持正常血糖，28 周左右早产儿对葡萄糖需求更高，可达 6~8mg/（kg·min），即使是术前短时间禁食禁饮也容易发生低血糖。故血糖监测和必要时静脉输注含葡萄糖的溶液是为早产儿提供安全麻醉的必要组成部分。早产儿血糖范围可维持在 2.5~6.6mmol/L（45~120mg/dl）。

二、常见早产儿手术麻醉

（一）早产儿坏死性小肠结肠炎

病例

患儿，男，出生后第 12 天，因坏死性小肠结肠炎，拟行剖腹探查手术。患儿出生胎龄为 29^{+4} 周、出生体重 1 360g，出生时 1 分钟 Apgar 评分为 7 分、5 分钟评分为 8 分，出生后转入 NICU，因先天性喘鸣和呼吸暂停行无创呼吸机治疗，其间行胃肠内营养治疗。出生后第 12 天，矫正年龄为 31^{+2} 周。患儿在 NICU 内出现发热、腹部渐突、肠鸣音消失、血便、心动过缓、低血压、低血氧饱和度的临床表现，血气分析示代谢性酸中毒，考虑坏死性小肠结肠炎、脓毒症；使用抗生素、多巴胺 4μg/（kg·min）、气管插管控制呼吸等治疗。目前患儿呼吸机频率 35 次/min，心率 170 次/min，血压 70/40mmHg，FiO_2=30%，$SpO_2$96%。

【思考】

1. 疾病的病理生理

（1）疾病的流行病学特点及病理生理学机制是什么？

（2）疾病的临床分期及患儿的临床分期是什么？

2. 麻醉前评估重点

（1）早产儿脓毒血症和器官功能衰竭如何诊断？

（2）术前还需关注的问题（NICU 处理方案）有哪些？

3. 麻醉管理要点

（1）早产儿麻醉诱导的管理有哪些？

（2）早产儿输血指征有哪些？

（3）此例患儿的术中管理有哪些？

4. 早产儿术后管理

解析

1. 疾病的病理生理

（1）疾病的流行病学特点及病理生理学机制是什么？

坏死性小肠结肠炎（necrotizing enterocolitis，NEC）是早产儿和低出生体重儿最常见（通常妊娠≤34周），也是影响其生命安全最具破坏性的胃肠道急症。表现为肠黏膜损伤继而引起肠缺血性坏死，可能引起肠穿孔和腹膜炎，甚至导致严重的水、电解质紊乱，以及感染性休克、凝血功能障碍等。坏死性小肠结肠炎持续恶化时，可出现多器官功能障碍综合征。其病理生理学发病机制仍不十分清楚，研究显示，大于90%的坏死性小肠结肠炎婴儿接受了肠内喂养；较之配方奶喂养，母乳喂养婴儿患坏死性小肠结肠炎风险降低3~10倍。脏器功能发育尤其是胃肠动力、消化吸收营养能力、肠道屏障功能、循环调节、免疫防御等方面发育不成熟，也是早产儿处于此疾病高危状态的重要原因。未完全消化的分子营养素吸收不良、胃肠道排空时间延迟，均可致早产儿不成熟的肠道受损，细菌进入更深层组织定植并引起炎症；潜在因素还有缺氧缺血状态等。系列事件可诱发肠道炎症反应，最终致肠黏膜水肿、凝固性坏死和出血，同时伴腹部渐突、肠鸣音消失、血便等胃肠道和发热、嗜睡等全身症状。

（2）疾病的临床分期及患儿的临床分期是什么？

1978年Bell和同事提出了坏死性小肠结肠炎临床分期：Ⅰ期（可疑）、Ⅱ期（明确）、Ⅲ期（晚期），见表31-7-3。坏死性小肠结肠炎治疗指南也基于此诊断标准。最常见的临床表现为：喂养不耐受、胃排空延迟、腹胀和/或压痛、粪便隐血或肉眼血便、嗜睡、呼吸暂停、呼吸窘迫、血液循环灌注不良。

表 31-7-3　坏死性小肠结肠炎的 Bell 分期

分期	诊断标准
疑似疾病	轻度全身症状（呼吸暂停、心动过缓、体温不稳） 轻度肠道症状（腹胀、胃潴留、血便） 非特异性或正常放射学征象
确诊疾病	轻至中度全身症状 其他肠道症状（肠鸣音消失、腹部压痛） 特殊放射学征象（肠内积气或门静脉气体） 实验室变化（代谢性酸中毒、血小板减少症）
晚期疾病	严重全身症状（低血压） 其他肠道症状（腹胀、腹膜炎） 严重影像学征象（气腹） 其他实验室变化（代谢性和呼吸性酸中毒、弥散性血管内凝血）

本例患儿属急诊手术，坏死性小肠结肠炎确诊临床分期为Ⅱ期，即明确诊断。全身表现为低血压，NICU使用多巴胺 $4\mu g/(kg\cdot min)$ 可控制；病变已影响患儿呼吸功能，NICU行气管插管，呼吸机频率35次/min，$FiO_2=35\%$，SpO_2 96%。和NICU管床医师沟通了解既往治疗方案，做好麻醉前衔接准备。

2. 麻醉前评估重点

（1）早产儿脓毒血症和器官功能衰竭如何诊断？

早产儿由于器官系统发育不成熟和发育过渡期的生理学原因，对早产儿脓毒血症和器官功能衰竭的诊断比较困难。如早产儿，尤其是矫正月龄小的极低出生体重儿（VLBW<1 500g），正常血压值尚未确定情况下单凭血压难以识别异常的心排血量、器官灌注和氧输送状态；某些监测，如肺动脉漂浮导管插管，可用

于儿童或成人监测感染性休克或多器官功能障碍综合征病程,但在早产儿中实施较困难。因此,早产儿感染性休克的血流动力学反应和最佳的临床干预措施,更依赖于麻醉医师对患儿全方位观察的临床经验,并在不断探索中。2005 年版儿科全身炎症反应综合征(systemic inflammatory response syndrome,SIRS)、脓毒血症和器官功能障碍的定义和专家共识,适用于足月新生儿(出生后 0~7 天)、新生儿(出生后 1 周至 1 个月)和婴儿(出生后 1 个月至 1 岁)、幼儿和学龄前儿童(2~5 岁)、学龄儿童(6~12 岁)、青少年(13~18 岁),见表 31-7-4。James L.Wynn 等在专家共识的基础上,提出了针对早产儿的诊断标准。表 31-7-4 中,使用上角标 a、b、c 等字母标注早产儿的差异。根据儿科全身炎症反应综合征专家共识,在这里列出了不同年龄人群的生命体征和实验室数据(表 31-7-5)。

表 31-7-4 全身炎症反应综合征、脓毒血症和器官功能障碍的诊断标准

疾病或器官功能障碍	诊断标准
全身炎症反应综合征	以下 4 个标准中至少存在 2 个,其中之一必须包括体温异常或白细胞计数异常: 中心温度 >38.5℃或 <36℃ [a](通过直肠、膀胱、口腔、中心静脉导管探头测得。通过鼓室、足趾或腋窝路径可测得非中心温度) 心动过速:在无外部刺激、慢性药物或疼痛刺激情况下,平均心率 > 本年龄正常值 2 倍标准差;或在 0.5~4 小时出现无法解释的心率增快。1 岁以下儿童心动过缓:在没有外部迷走神经刺激、β 受体阻滞剂或先天性心脏病时,平均心率 < 本年龄正常值的 10% 或原因不明的心率下降 > 半小时 [b] 平均呼吸频率 > 本年龄正常值 2 倍标准差或因急性病程需要机械通气(不包括神经肌肉疾病或接受全身麻醉) 白细胞计数 > 或 < 本年龄正常值 [c](非继发于化疗引起的白细胞减少症),或出现 >10% 的未成熟中性粒细胞
感染	由任何病原体引起的可疑或已证实的感染(通过阳性培养、组织染色或聚合酶链反应试验)或与高概率感染相关的临床综合征。感染证据包括临床检查、影像学或实验室检查的阳性结果(如无菌体液中出现白细胞、内脏穿孔、胸部 X 线检查符合肺炎表现、瘀点或紫癜样皮疹,或暴发性紫癜)
脓毒血症	全身炎症反应综合征并存可疑或已证实感染,或由于可疑或已证实感染引发全身炎症反应综合征
重症脓毒血症	脓毒血症加上下列一种:心血管器官功能障碍或急性呼吸窘迫综合征,或两个及以上其他器官功能障碍
感染性休克	脓毒血症和心血管器官功能障碍
心血管功能障碍	尽管在 1 小时内单次静脉给予等张液 ≥40ml/kg [d] 血压下降(低血压)< 本年龄第 5 个百分位数或收缩压 < 本年龄正常值 2 倍标准差 [e] 或 需血管活性药将血压维持在正常范围[多巴胺 >5μg/(kg·min)或任何剂量的多巴酚丁胺、肾上腺素或去甲肾上腺素 [f]] 或 以下两项 原因不明的代谢性酸中毒:碱剩余 >5.0mmol/L 动脉乳酸值升高 >2 倍正常值上限 少尿:尿量 <0.5ml/(kg·h) 毛细血管再充盈时间延长 >5 秒 [g] 中心与外周温度差 >3℃

疾病或器官功能障碍	诊断标准
呼吸系统功能障碍	无发绀型心脏病或先前存在的肺部疾病出现 PaO_2/FiO_2<300mmHg[h] 或 $PaCO_2$>65mmHg 或 $PaCO_2$> 基线值 20mmHg 或 经证实需吸入 >50% 的 FiO_2 来维持血氧饱和度 >92%（可通过降低氧流量并随后增加流量来测试需氧量）[i] 或 需非选择性有创或无创机械通气
神经病学	格拉斯哥昏迷量表评分≤11 分[j] 或 精神状态急性变化,格拉斯哥昏迷量表评分较异常基线下降≥3 分
血液学	血小板计数 <80×10^9/L 或血小板计数从过去 3 天记录的最高值下降 50%（适用于慢性血液病 / 肿瘤患者[k]） 或 国际标准化比率 >2
肾	血清肌酐≥本年龄正常值上限的 2 倍或肌酐增加基线值的 2 倍
肝	总胆红素≥68.4μmol/L（不适用于新生儿）[l] 或 ALT>2 倍本年龄正常值上限

注：a. 早产儿体温升高标准是中心温度 >38.0℃,而非 >38.5℃。

　　b. 早产儿无脓毒血症时"自我缓解性心动过缓发作"较常见。

　　c. 早产儿更普遍接受未成熟中性粒细胞比率 >20%,化疗引起的白细胞减少在早产儿中并不常见。

　　d. 快速大容量输液可与脑室内出血相关。对矫正月龄 <32 周的早产儿,其输液速度是 1 小时内单次静脉给予等张液 10ml/kg 左右。

　　e. 早产儿低血压诊断标准之一包括:MAP<30mmHg（推荐的最低 MAP）,毛细血管再充盈时间 >4 秒。

　　f. 去甲肾上腺素通常不用于早产儿。

　　g. 早产儿毛细血管再充盈时间 >4 秒,可能反映全身血流量低。

　　h. 急性呼吸窘迫综合征诊断标准包括:PaO_2/FiO_2≤200mmHg、双肺浸润、急性发作、无左心衰竭的证据。急性肺损伤定义相同,PaO_2/FiO_2≤300mmHg。在早产儿应限定吸入氧的浓度,以避免早产儿视网膜病变并发症的发生。

　　i. 经证实,需吸入 >50% 的 FiO_2 来保持血氧饱和度 >92%,对矫正月龄小于 32 周的早产儿,血氧饱和度可维持在 88%。

　　j. 格拉斯哥昏迷量表评分不适用于足月儿或早产儿;精神状态的急性变化为诊断标准。

　　k. 早产儿中少见慢性血液病和肿瘤患者。

　　l. 新生儿中常见间接高胆红素血症。ALT>2 倍本年龄正常上限或增加值大于患儿基础值 50% 为诊断标准。长期静脉高营养状态下早产儿转氨酶通常升高。

表 31-7-5　不同年龄人群的生命体征和实验室数据

年龄	心动过速	心动过缓	呼吸频率 /(次·min^{-1})	白细胞计数 /(×10^9·L^{-1})	收缩压 /mmHg
0~1 周	>180	<100	>50	>34	<65
1 周至 1 个月	>180	<100	>40	>19.5 或 <5	<75
1 个月至 1 岁	>180	<90	>34	>17.5 或 <5	<100
2~5 岁	>140	不适用	>22	>15.5 或 <6	<94

续表

年龄	心动过速	心动过缓	呼吸频率 /(次·min⁻¹)	白细胞计数 /(×10⁹·L⁻¹)	收缩压 /mmHg
6~12 岁	>130	不适用	>18	>13.5 或 <4.5	<105
12~<18 岁	>110	不适用	>14	>11 或 <4.5	<117

较之儿童和成人，早产婴儿对脓毒血症所致的血流动力学反应不太明显，且因"正常"血压和充足全身血流量间不明确的关系而变得复杂。伴或不伴有心功能障碍的外周血管调节异常，是新生儿感染性休克低血压的特点。新生儿脓毒血症可表现为心动过速、灌注不良、"正常"血压（高全身血管阻力）或低血压、因热休克和血管扩张而出现的灌注不足或因冷休克和血管收缩而出现的灌注不足。

（2）术前还需关注的问题（NICU 处理方案）有哪些？

本病例早产患儿因呼吸暂停和肺发育不全在 NICU 接受无创呼吸支持。因出现坏死性小肠结肠炎，根据病情需要在 NICU 行气管插管。离开 NICU 去手术室前，与儿科医师确认禁食禁饮情况（透明液 2 小时，母乳 4 小时，配方奶 6 小时前有否鼻饲），同时 2.5% 葡萄糖注射液 2~4ml/(kg·h) 维持正常所需，避免低血糖、脱水，并降低静脉穿刺难度。和儿科医师确定气管导管位置、通畅性和稳定性。患儿使用 ID 3.0mm 无套囊气管导管，深度为上牙龈处 7.5cm。注意 NICU 呼吸机设置参数，并附带上最新的动脉血气分析和胸部 X 线片。

3. 麻醉管理要点

（1）早产儿麻醉诱导的管理有哪些？

麻醉完善监测后第一时间建立静脉通路，兼顾安全与舒适，但安全仍是首位。在国内七氟烷是早产儿首选的吸入麻醉药，它有无气道刺激和相对气道可控、循环稳定性较好、集麻醉诱导维持于一体的优势。需注意早产儿最低肺泡有效浓度（MAC）低，达成相同麻醉深度时，矫正月龄 ≤44 周的早产儿对吸入麻醉药更不耐受、吸入诱导所需时间更短、浓度更低。未成熟心肌对吸入麻醉药的抑制作用非常敏感，阿托品（20μg/kg）预防性静脉使用对抑制分泌、减少气道痉挛及诱导期心动过缓有一定的对抗作用；也可静脉使用氯胺酮 1~2mg/kg，丙泊酚偶尔可用于足月婴儿。有研究认为，体重 ≥500g 的早产儿可使用 ID 3.0mm 无套囊气管导管。注意听诊和对比麻醉机控制呼吸后与麻醉前小儿胸廓起伏度相同，以最大限度地减小机械通气对患儿造成的气压伤。

（2）早产儿输血指征有哪些？

NICU 中的早产儿和危重症新生儿常因各种原因需接受输血，关于早产儿接受输血治疗的指南各国并不相同，且随新的临床数据调整而改变；所有指南的目标都相同，即改善早产儿的心肺状态。中度心肺疾病伴慢性氧依赖的患儿，输入红细胞标准是血细胞比容 <35% 或血红蛋白 <110g/L。低体重早产儿未成熟心肌对麻醉药的心血管抑制作用更加敏感，循环血量少又进一步增加了麻醉管理难度，术中输血目标为血红蛋白 120~140g/L，应避免过高的血细胞比容（>65%）、避免增加血液黏度，进而降低对组织供氧。低龄低体重患儿所能接受的液体误差有限，建议使用微调输液泵通过低无效腔管道给药并精算总体液量。因至少需50ml 血液才能通过吸引管达吸滤罐，在新生儿手术中评估出血量需特别注意。

（3）此例患儿的术中管理有哪些？

此例手术开始 30 分钟后，平均动脉压降至 30mmHg 左右，调整多巴胺输注量至 6μg/(kg·min)，同时调整静脉泵输液速度为 4~10ml/h，血压、心率逐渐恢复后将多巴胺输注降至初始 4μg/(kg·min)，手术持续 1.5 小时。密切观察手术区域出血和患儿生命体征变化，调整血管活性药物及液体治疗方案，力求处理更加精准。术中静脉给药时均使用 1ml 注射器并记录给药所用液量，共计 2ml。对手术纱布称重，评估术中出血量约30ml,已超过循环血量的20%,术中补充压积红细胞10ml/h,共15ml。鉴于早产儿糖原储备少,有糖原分解障碍和发生糖异生风险,此患儿术中使用1.5%葡萄糖注射液维持正常血糖。采用5%七氟烷吸入麻醉诱导、术中采用2.5%七氟烷吸入维持麻醉,间断舒芬太尼2μg、顺阿曲库铵0.2mg静脉注射。机械通气维持呼气末二氧化碳分压在30~50mmHg,吸入氧浓度30%~50%,维持SpO_2在95%~99%。生命体征控制较平稳。

4. 早产儿术后管理 早产儿呼吸暂停可出现严重心动过缓,甚至心搏骤停。麻醉前访视需特别注意详细询问家人、管床医师及护士关于患儿的情况。矫正月龄≤60周的早产儿全身麻醉后呼吸暂停发生率≥30%,并且通常在术后12小时内发生,吸入麻醉药如七氟烷和/或地氟烷是否增加麻醉后呼吸暂停发生尚有争论,但阿片类药物增加麻醉后呼吸暂停发生率是共识,脱机后应严格监测血氧饱和度。此患儿手术结束后带气管插管转回NICU,麻醉医师当面与NICU医师交代患儿术中情况,手术后监测和恢复期处理由NICU医师完成,气管导管于术后第3天顺利拔除。

（二）早产儿视网膜病变

> **病例**
>
> 早产儿,男性,出生胎龄29^{+6}周,体重1 650g,目前出生10^{+3}周,矫正年龄40^{+2}周,身高46cm,体重2 000g。因眼底检查后发现早产儿视网膜病变收入院。拟在全身麻醉下行"玻璃体切割术"。患儿既往有呼吸暂停病史,目前无呼吸暂停症状。无先天性心脏病。近2周内有呼吸道感染病史,轻度流涕,无卡他症状,双肺听诊呼吸音清。

【思考】

1. 早产儿视网膜病变特点

（1）疾病的流行病学特点是什么?

（2）早产儿视网膜病变和氧治疗的关系有哪些?

2. 早产儿术前门诊评估要点

（1）早产儿术前麻醉评估有哪些?

（2）术前还需关注的问题有哪些?

3. 麻醉管理要点

（1）早产儿术中喉罩的应用优势有哪些?

（2）球后神经阻滞的优势有哪些?

（3）此例患儿的术中管理有哪些?

解析

1. 早产儿视网膜病变特点

（1）疾病的流行病学特点是什么?

早产儿视网膜病变（retinopathy of prematurity,ROP）是早产儿未成熟视网膜易发生神经血管生长异常所致,超低出生体重早产儿发病率最高。早产儿视网膜的不成熟程度主要取决于出生时早产及低体重程度。对出生胎龄低于30周、29周、28周和27周早产儿的研究表明,视网膜病变发生率和疾病严重程度与出生胎龄低及低体重密切相关。足月新生儿的视网膜和视网膜血管已经发育完全,基本不会出现视网膜病变。

（2）早产儿视网膜病变和氧治疗的关系有哪些?

低氧浓度治疗与早产儿死亡率增加有关,但氧治疗的最佳时机和目标浓度目前仍缺乏共识。研究认为,高浓度氧吸入可致视网膜血管生长受抑制(1期病变);其后随代谢活性增加,血管生成不足致视网膜缺氧又刺激血管增生(2期病变)。对早期早产儿,控制性低吸氧浓度可减少但不能消除早产儿视网膜病变。而使用100%氧气的无监测氧治疗,可导致较成熟婴儿出现严重视网膜病变。高浓度吸氧对早产儿视网膜病变第2阶段(血管增生)的影响有别于第1阶段,不同胎龄和疾病各阶段最佳SpO_2构成尚不清楚,但对矫正月龄小于44周的早产儿建议吸入氧浓度限制在50%左右已是共识,维持SpO_2在90%~95%、氧分压60~80mmHg、呼气末二氧化碳分压在30~50mmHg,减少高危患儿视网膜病变加重的风险。在任何年龄的婴儿,几乎没有证据表明短暂100%氧气吸入是视网膜病变发生的风险因素。

2. 早产儿术前门诊评估要点

（1）早产儿术前麻醉评估有哪些?

对于伴有视网膜病变发病风险的早产儿,要求在适当时间和间隔内接受眼底检查,以便需要时及时进行干预和治疗,降低儿童致盲率。即使由熟练的眼科医师操作视网膜病变的眼科检查,对于早产儿来说配合与舒适度都难以保障。所以在高质量的医疗中心,早产儿眼底检查选择在全身麻醉配合下进行。麻醉评估门诊接受这类儿童的评估数量较大(部分患儿反复就诊),建立患儿就诊电子病历系统可避免反复追问既往史,尤其是孕产出生史。术前麻醉评估需注意的问题包括:早产儿出生胎龄、出生体重、矫正年龄、目前体重;患儿近期内血常规、3个月内的X线胸片、近2周内有否呼吸道感染及肺部听诊有否异常;是否存在早产儿呼吸睡眠暂停,是否有其他先天性疾病,是否在接受氧疗等;对于在门诊接受七氟烷吸入麻醉下眼底检查的患儿,还应该评估患儿是否需要在接受检查后入住新生儿病房或NICU监测。

（2）术前还需关注的问题有哪些?

由于早产儿容易发生低血糖,严重低血糖和多次发生低血糖事件与出生后90天死亡率增加相关,故术前访视时一定要精细确认患儿具体手术安排时间,以便精密计算禁食禁饮时间(透明液体2小时,母乳4小时,配方奶6小时)。关于手术时机、持续时间、失血量和术后支持等应和外科医师提前沟通。如果等待手术时间延长,术前开放静脉通路并给予合理含糖液体泵注预防低血糖风险十分必要。

此例患儿于门诊手术室在七氟烷吸入麻醉下实施眼底检查后,眼科医师拟次日行手术治疗。嘱办理入院手续。麻醉医师嘱患儿家长在眼底检查、麻醉完毕,苏醒、保护性反射恢复后30分钟进行母乳喂养,无呛咳,随后喂养正常进行。手术当日此例早产儿手术时间拟定为下午1点。叮嘱患儿家长最后一次母乳喂养时间为上午9点,最后一次进饮清水时间为中午11点。患儿按时接入手术间。术前转运注意保暖,手术间内电温毯已经处于运行中并监测体温。

3. 麻醉管理要点

（1）早产儿术中喉罩的应用优势有哪些?

喉罩置入是儿童眼科手术的主要呼吸道管理方式之一。相较气管插管,喉罩建立通气道操作简便,不需喉镜辅助且对气道刺激小,既可保留患儿自主呼吸也可打断自主呼吸实施正压通气,且对有轻度上呼吸道炎症但无发热、无卡他症状的患儿,眼科手术无绝对禁忌证。尤其对体重大于1 500g或矫正月龄大于34周的早产儿,应用喉罩通气的安全性已得到验证;但就更早月龄的早产儿喉罩应用的安全性尚无足够大数据支持,如果使用需更加注意术中观察。

（2）球后神经阻滞的优势有哪些?

围手术期呼吸抑制仍然是小儿全身麻醉的并发症之一。全身麻醉联合区域神经阻滞可减少阿片类药物的使用、降低阿片类药物相关不良反应且可提供优良的手术后镇痛、减少患儿因眼部不适的揉搓致损伤及眼部感染。患儿全身麻醉后手术操作前,由眼科医师实施球后神经阻滞是提供安全有效的镇痛方法,同时可减轻围手术期血流动力学波动和应激反应。

（3）此例患儿的术中管理有哪些？

患儿入室后放置在已经运行中的电热毯上，整个手术操作过程中注意保温。监测心电图、无创血压、血氧饱和度及腋窝部体温。麻醉诱导使用全凭吸入麻醉诱导：吸入 5% 七氟烷，氧气流量 3L/min，面罩辅助下患儿保留自主呼吸。其间开放静脉通路，给予阿托品 0.1mg 静脉注射［低体重是早产儿术后血氧饱和低下及术中心动过缓事件的危险因素，术前给予阿托品 20μg/kg（最低剂量不低于 0.1mg）静脉注射，可降低术中心动过缓发作的风险］。观察患儿眼球居中，推动其下颌无反应后，快速带氧置入 1 号喉罩。喉罩置入顺利，压力支持通气（pressure support ventilation，PSV）并妥善固定螺纹管。压力支持通气是在保留患儿自主呼吸的前提下，当患儿吸气时气体流速的变化或气道内压力变化低于设定立即触发呼吸机送气。在吸气期呼吸机提供一个恒定的气道正压，以帮助克服吸气阻力并扩张肺，减少患儿呼吸做功。设定压力支持通气参数如下：吸入气氧浓度（FiO_2）40%（视患儿血氧饱和度调整），新鲜气体流量（Flow）3L/min，呼气末正压（PEEP）$4cmH_2O$；触发条件（Trigger）0.3L/min；最低呼吸频率（RR）15 次 /min（设置最低呼吸频率以确保保护性通气），如 2 次自主呼吸间隔超过 4 秒呼吸机会自动施以 1 次控制通气。调整吸气压力维持呼气末二氧化碳分压在 35~50mmHg。

全身麻醉诱导完成后手术开始前，由经验丰富的眼科医师使用 0.3%~0.5% 罗哌卡因单侧剂量 0.5ml 进行球后神经阻滞。

手术中全凭吸入 2.2%~3.0% 七氟烷维持麻醉。术中调整七氟烷吸入浓度，保持患儿对外科刺激无反应，眼球固定居中，且自主呼吸节律规整，不发生呼吸抑制（以连续出现保护性通气为呼吸抑制标准）。如患儿平均动脉压或心率较手术前升高超过 20% 则通过增加七氟烷吸入浓度加深麻醉；如平均动脉压或心率降低超过 20% 则减浅麻醉，精细调整麻醉深度保持患儿完美配合手术、生命体征稳定。手术全程患儿均保持自主呼吸，2.5% 葡萄糖 5ml/（kg·h）静脉泵注。

手术结束眼部包扎完毕，停止吸入七氟烷。观察患儿体动且吞咽活动恢复，听诊双肺呼吸音清，节律整齐。脱开呼吸回路吸空气，脉搏血氧饱和度稳定在 94% 以上，松开喉罩固定胶带，患儿自主吐出喉罩，表明患儿意识及保护性反射恢复良好。返回麻醉复苏室观察 30 分钟后安返病房并开始哺乳，患儿麻醉恢复良好。

（尹红 杜彬 姚兰 于玲）

推荐阅读

[1] ANDROPOULOS D B，GREGORY G A.Gregory's pediatric anesthesia.6th ed.Hoboken：Wiley-Blackwell，2020.

[2] DIONNE J M，ABIBOL C L，FLYNN J T.Hypertension in infancy：diagnosis，management and outcome.Pediatr Nephrol，2012，27（1）：17-32.

[3] GOLDSTEIN B，GIROIR B，RANDOLPH A.International Consensus Conference on Pediatric Sepsis.International pediatric sepsis consensus conference：definitions for sepsis and organ dysfunction in pediatrics.Pediatr Crit Care Med，2005，6（1）：2-8.

[4] HOLZKI J，LASCHAT M，STRATMANN C.Stridor in the neonate and infant.Implications for the paediatric anaesthetist.prospective description of 155 patients with congenital and acquired stridor in early infancy.Paediatr Anaesth，1998，8（3）：221-227.

[5] HOWARTH C，BANERJEE J，ALADANGADY N.Red blood cell transfusion in preterm infants：current evidence and controversies.Neonatology，2018，114（1）：7-16.

[6] HEMMINGS H C Jr，EGAN T D.Pharmacology and Physiology for anesthesia：foundations and clinical application.2nd ed.Philadelphia：Elsevier，Inc，2019.

[7] JERROLD L，CHARLES J C，DAVID J，et al.Manual of pediatric anesthesia.7th ed.Switzerland：Springer International

Publishing, 2016.

[8] JIANG B, YAO L, ZHAO H, et al.Low body weight predicted bradycardia and desaturation in retinopathy of prematurity surgeries: a retrospective cohort study.Front Pediatr, 2020, 8: 226.

[9] KENNETH R G, ANDREW J D, ERIC P W, et al.Clinical pediatric anesthesia.New York, Oxford University Press, 2012.

[10] LIN P W, STOLL B J.Necrotising enterocolitis.Lancet, 2006, 368 (9543): 1271-1283.

[11] O'BRIEN F, WALKER I A.Fluid homeostasis in the neonate.Paediatr Anaesth, 2014, 24 (1): 49-59.

[12] PEJOVIC B, PECO-ABTIC A, MARINKOVIC-ERIC J.Blood pressure in non-critically ill preterm and full-term neonates. Pediatr Nephrol, 2007, 22 (2): 249-257.

[13] PETER J D, FRANKLYN P C.Smith's anesthesia for infants and children.9th ed.Philadelphia: Elsevier, 2017.

[14] SNEHALATA H D, NANDINI M D.Principles and practice of pediatric anesthesia.New Delhi India: The Health Sciences Publisher, 2017.

[15] WALTHER-LARSEN S, RASMUSSEN L S.The former preterm infant and risk of post-operative apnoea: recommendations for management.Acta Anaesthesiol Scand, 2006, 50 (7): 888-893.

[16] WYNN J L, WONG H R.Pathophysiology and treatment of septic shock in neonates.Clin Perinatol, 2010, 37 (2): 439-479.

[17] YAO L, ZHAO H, JIANG B, et al.Retrobulbar block in pediatric vitreoretinal surgery eliminates the need for intraoperative fentanyl and postoperative analgesia: a randomized controlled study.Reg Anesth Pain Med, 2017, 42 (4): 521-526.

[18] YU L, SUN H W, YAO L, et al.Comparison of effective inspired concentration of sevoflurane in preterm infants with different postconceptual ages.Paediatr Anaesth, 2011, 21 (2): 148-152.

胎儿手术的麻醉

本章要求

掌握：胎儿手术的麻醉方式、围手术期管理、术中监测方法、胎儿复苏术、维持子宫松弛和逆转子宫松弛的方法。

熟悉：胎儿手术麻醉对孕妇和胎儿的影响、胎儿手术的适应证和手术类型（微创胎儿手术、开放的妊娠中期手术和产时宫内治疗）。

了解：胎儿外科发展史、胎儿手术并发症。

胎儿外科是 20 世纪的一门新兴学科。1963 年 Liley 首次成功为一例溶血症胎儿进行子宫内输血治疗，开创了胎儿治疗的先河。1965 年，Adamson 等报道了人类胎儿手术，但由于感染和早产等原因，成功率较低。20 世纪 70 年代产前诊断技术迅猛发展，为胎儿医学的发展创造了有利条件。1982 年美国加州大学的 Harrison 教授组织团队，首次采用显微外科技术完成了胎儿膀胱造口术、双肾造口术。1990 年，该团队又成功进行了胎儿膈疝修复术。1989 年 Norris 等首次报道了对颈前肿物胎儿的胎盘支持手术。之后，在先天性高位气道阻塞综合征、颅面发育不良综合征、胸部肿瘤和纵隔肿瘤等疾病中也得到应用。上述探索为胎儿手术理念的推进和临床研究奠定了坚实的基础。

历经半个多世纪的进程，胎儿外科在微创胎儿手术、开放的妊娠中期手术和产时宫外治疗方面均取得了长足发展，手术适应证覆盖了神经、泌尿、心脏等多器官系统的先天性解剖异常。随着治疗技术的改进与发展，母体和胎儿风险的降低，胎儿手术的治疗范围会越来越广泛。展望未来，对于完全性房室传导阻滞胎儿在药物治疗无效时起搏器的安装、颅面部畸形的修复、通过异体骨移植矫正骨骼畸形等手术均有望开展。这需要多学科间加强合作，不断深入地探索与进步。

第一节　胎儿手术的类型、适应证和并发症

一、胎儿手术的类型

胎儿手术主要分三类：①胎儿微创手术，是目前最常实施的胎儿手术方式。包括超声引导下的经皮干预或胎儿内镜手术。手术时机通常选择在妊娠早期或中期，用于宫内输血、选择性减胎、激光凝结术治疗双胎输血综合征、心脏畸形的治疗等。②妊娠中期开放式手术，多在妊娠中期实施，此类手术创伤大，并发症较多，目前仅用于持续恶化需及时治疗而难以实施微创手术的疾病，如脊髓脊膜膨出、骶尾部畸胎瘤、胸腔肿瘤等。③产时宫外治疗（exutero intrapartum treatment，EXIT），也称胎盘支持下的胎儿手术（operation on placental support，OOPS），即在分娩过程中胎儿部分娩出时，在子宫胎盘循环支持下对胎儿实施的治疗。主要适用于胎儿娩出后会发生严重呼吸困难的疾病，如颈部肿物、先天性高位呼吸道梗阻综合征等，同时也适

用于胸腔内或纵隔肿物的切除、联体儿的分离，以及严重心肺疾病的胎儿进行 ECMO 的过渡性治疗。

二、胎儿手术的适应证

与传统的新生儿手术相比，胎儿手术是针对某些严重畸形的胎儿进行产前的宫内干预，具有预防不可逆器官损害和胎死宫内的优势，是矫治具有严重先天缺陷胎儿的治疗方法。相比新生儿，胎儿期机体免疫系统发育不完善，手术不会发生强烈的免疫反应。此外，宫内环境可为胎儿提供充足的营养与呼吸支持，伤口愈合更有利。然而鉴于胎儿手术本身的风险，术前需多学科充分讨论病情，明确疾病诊断和分期，排除影响手术的其他畸形。适应证：确定手术可显著逆转胎儿病理状态且没有有效的出生后治疗方法，不实行胎儿干预可导致严重器官功能受损或胎儿死亡。常见胎儿手术有双胎输血综合征、胎儿颈部包块、先天性膈疝、先天性肺囊性腺瘤样畸形、脊髓脊膜膨出、骶尾部畸胎瘤等。

三、胎儿手术的并发症

胎儿外科的成功实施扭转了既往先天缺陷的胎儿器官不可逆的损害，不仅提高了新生儿的存活率，同时大大提高了新生儿的生存质量。但与此同时，接受胎儿手术的孕妇和胎儿都面临较高风险的并发症。孕妇术后存在出血、感染、胎盘早剥、大量宫腔灌注液和宫缩抑制药使用所致肺水肿的风险。胎儿风险包括中枢神经系统受损、绒毛膜羊膜炎、术后羊水渗漏、早产和胎儿死亡。

第二节　胎儿手术麻醉特点

一、孕妇的病理生理特点

相对于普通产科手术，胎儿手术时孕妇的麻醉风险大大增加。除了高反流误吸和全身麻醉插管困难的风险外，孕妇在胎儿手术中持续仰卧位，相比剖宫产手术，孕妇下腔静脉受压迫的时间更久，更易导致孕妇低血压、胎儿缺氧。因此术中使孕妇右侧垫高保持子宫左倾很重要，以此可最大限度地增加静脉回流，提供足够的心排血量。胎儿手术期间通常采用高浓度吸入麻醉药获得子宫的松弛，可能造成孕妇低血压，需要使用升压药增加外周血管阻力。使用大剂量硝酸甘油或硫酸镁抑制宫缩的孕妇，应考虑到毛细血管张力的降低和通透性的升高，这些都会增加肺水肿的风险。

二、胎儿的病理生理特点

胎儿各器官发育尚不完善，麻醉管理具有一定的挑战。胎儿心肌的非收缩成分比例高，顺应性较成人心肌差，前负荷的变化对心排血量的影响有限，心排血量的提高有赖于心率的提升。术中低氧、伤害性刺激和低体温等因素均可刺激迷走神经造成心动过缓。胎儿的循环血容量较低，妊娠中期胎儿平均血容量为 50~70ml（120ml/kg），少量的外科失血也能发生低血容量。

胎儿痛觉传导通路的建立始于妊娠 7 周，在妊娠 8 周形成完整的脊髓反射弧。约妊娠 17 周开始直至胎儿出生，大脑皮质经历了分化，逐步成熟。在妊娠 23~24 周，丘脑传入纤维穿透大脑皮质构成完整的痛觉传导回路。目前，对胎儿感知疼痛的能力尚有争论，但可以肯定的是胎儿会对疼痛刺激产生反应，表现为皮质醇增加，β 内啡肽、去甲肾上腺素均明显增加，这些伤害性刺激的神经内分泌反应可以被 μ 受体激动剂调节。

三、胎儿手术麻醉对胎盘血流的影响

子宫胎盘血流属低阻高速血流，血流量与子宫灌注压成正比，与胎盘血管阻力成反比。在胎儿手术过程中,孕妇低血压、主动脉或腔静脉受压和子宫收缩都会降低胎盘血流量。疼痛和应激将会降低子宫血流量,通过硬膜外阻滞镇痛可以减轻这种作用。麻醉药物对胎盘血流的影响不同,静脉麻醉药硫喷妥钠、丙泊酚、依托咪酯对子宫血流的影响轻微;挥发性麻醉药可以降低子宫张力,增加出血的危险,但中低剂量的挥发性麻醉药对血压影响轻微,虽降低血压,但扩张子宫血管的同时又可以维持正常血流量。

四、麻醉药物的胎盘转运

麻醉药物经胎盘的运输是一种单纯扩散,其扩散率和峰值取决于药物分子量大小、脂溶性、解离度、母 - 胎浓度梯度和母体蛋白结合率。挥发性麻醉药分子量小且脂溶性低,容易在胎儿和产妇之间迅速转运。静脉麻醉药易通过胎盘,丙泊酚可以用于微创外科的孕妇镇静。地西泮是常用的孕产妇和胎儿镇静的药物。阿片类药物均具有高度亲脂性,易通过胎盘,常用吗啡和瑞芬太尼。肌松药中的所有非去极化类药物,均为水溶性的大分子物质,具有离子化的特性,极少能通过胎盘。氯琥珀胆碱虽然分子量较小但解离度高,临床剂量难以通过胎盘屏障。

第三节　胎儿手术的麻醉选择

胎儿手术的麻醉不同于单纯剖宫产或新生儿手术的麻醉,需要同时兼顾孕妇和胎儿两个个体的安全和镇痛。有效的孕妇麻醉既要满足充分的镇痛,又要保证孕妇和胎盘血流量的稳定,麻醉的选择还应符合手术对子宫松弛的要求。胎儿的麻醉,除部分通过胎盘途径获得外,对于创伤大、容易引起强应激反应的手术,还应选择适宜的方式为胎儿额外补充镇痛药和肌松药,以使手术安全顺利地进行。

一、孕妇的麻醉方法

各种麻醉方法都可用于产前干预和胎儿手术,麻醉医师可根据孕妇、胎儿特有的生理药理特点及手术需求,权衡每种麻醉方法的优缺点,选择对母胎安全度高的、适合不同手术的麻醉方式。

1. **局部麻醉**　主要用于微创手术,采用局部麻醉药局部浸润。此种麻醉方法的优点是母体清醒,安全性高。缺点是没有胎儿麻醉和镇痛,没有子宫松弛,胎儿活动可增加误伤的风险。

2. **基础麻醉**　应用苯二氮䓬类、阿片类药物等对孕妇进行镇静 / 镇痛。优点是减轻了孕妇的焦虑和疼痛,同时可通过胎盘供给胎儿麻醉药和镇痛药。缺点是母体气道缺乏保护,误吸和呼吸抑制风险增加,也不能使子宫松弛。

3. **区域神经阻滞**　包括蛛网膜下腔阻滞、硬膜外阻滞、腰硬联合阻滞麻醉,可用于各种胎儿手术,但以微创胎儿手术为主。麻醉感觉平面一般要求达到 T_6 水平。

4. **气管插管全身麻醉**　主要用于妊娠中期开放式胎儿手术和产时宫外治疗,能提供有效的孕妇和胎儿的麻醉和镇痛、较理想的子宫松弛,以及保障孕妇和胎儿的安全。全身麻醉气管插管困难的发生率较高。麻醉诱导常采用快速诱导插管,麻醉维持基本采用高浓度的吸入麻醉药进行深度麻醉,以防止子宫收缩和胎盘剥离。

5. **区域神经阻滞联合全身麻醉**　通常用于开放式手术。除具有区域神经阻滞和全身麻醉的优点,还能提供硬膜外阻滞用于术后镇痛。

二、胎儿麻醉方法

胎儿具有一定的对伤害性刺激的感受能力,妊娠中期以后的胎儿手术都必须考虑胎儿的麻醉和镇痛。胎儿麻醉的给药途径主要有三种。

1. **直接给药** 直接给药方式可避免母体暴露于药物,但可能会使未经麻醉的胎儿发生较强的应激反应。

（1）血管内注射:血管内注射能确保即刻的血药浓度,给药量更精确。可选择脐静脉、肝静脉或心内注射。脐静脉注射可引起血管痉挛继而发生胎儿缺氧。心内注射常用于心脏治疗时可能出现的心律失常和心脏压塞的治疗。

（2）肌内注射:胎儿肩部和臀部是肌内注射的常用位点。

2. **母体途径** 此途径药物需经胎盘转运。由于存在胎盘屏障,需要母体应用较大剂量的镇静药或全身麻醉药。胎儿对吸入性麻醉药的摄取延迟于母体,但仍可达到临床效果,因为胎儿的 MAC 值低于母体。

3. **羊膜腔途径** 动物实验证明,在妊娠羊的羊膜腔注射舒芬太尼,胎羊体内能达到成人镇痛所需的浓度,提示该途径有一定的可行性。

第四节　胎儿手术麻醉的实施

一、术前评估及准备

术前与产科及新生儿科医师充分讨论胎儿病情,制订围手术期治疗方案。详细了解孕妇的病史、手术麻醉史、有无合并其他疾病。体格检查重点关注孕妇脊柱、心肺功能和有无困难气道。实验室检查除血常规外,还应根据病史及体格检查增加相应的项目。

胎儿评估需借助超声、MRI 及超声心动图明确手术需要修复的异常及相邻器官的受累情况,了解胎心率基线水平和胎儿的心血管功能、胎盘的位置及羊水量,评估胎儿体重以便确定术中胎儿的用药剂量。

术前手术室温度设定为 26~27℃,为孕妇备好同血型红细胞,胎儿备抗原呈阴性的 O 型红细胞,尤其是对于失血量可能较多的开放性胎儿手术。为预防发生吸入性肺炎,术前孕妇可口服组胺受体拮抗药、质子泵抑制剂及胃肠促动药。

二、术中监测

胎儿手术的术中监测需考虑孕妇和胎儿两个方面。

孕妇的监测包括心电图、血压、心率、血氧饱和度、体温等常规监测项目,全身麻醉需监测麻醉深度、直接动脉压,维持血流动力学平稳,防止母体麻醉过深,影响子宫胎盘的血流灌注。

胎儿监测取决于手术类型。胎儿微创手术由于无法直接接触到胎儿,监测手段受到限制,常用多普勒超声测量胎心率和变异度或经胎儿超声(经母体腹壁)获取胎儿心室容量、心肌收缩力、心率、脐血流量等,但易受手术操作的影响,不能连续监测。开放式胎儿手术和产时胎儿手术胎儿监护相对方便,常用方法:①胎儿血氧饱和度和胎心率可应用脉搏血氧饱和度监测仪同时监测,正常胎儿血氧饱和度为 30%~70%,具体血氧饱和度值与监测部位有关,一般 40% 以上能满足胎儿的氧合需求,低于此可能发生心动过缓。②经头皮电极可监测胎心率、心律。③胎儿超声监护可评估胎儿心脏功能,如心排血量、心肌收缩力、血流、心率等。也可用一些特制的超声探头直接监测子宫胎盘的血流量、脐血流量等。④体温监测可使用肛温探头监测。⑤必要时可行胎儿脐动静脉血气分析。

三、麻醉管理

1. **产时宫外治疗的麻醉管理** EXIT 的麻醉方式多选用气管插管全身麻醉。不同于全身麻醉剖宫产,

EXIT 术中要额外关注子宫松弛和胎儿的监护,以及术后宫缩抑制。

麻醉诱导前通常为产妇置入硬膜外导管以备术后镇痛。置管后,孕妇取子宫左倾卧位,预吸氧 3 分钟后行快速麻醉诱导,诱导药物可选择丙泊酚和氯琥珀胆碱,阿片类药物可应用舒芬太尼或瑞芬太尼。麻醉诱导插管时应注意预防反流误吸,另外,麻醉诱导的同时应监测胎心率和脐血流量,以免产妇血流动力学的波动对胎儿造成不利影响。

麻醉诱导后将吸入性麻醉药浓度保持在 1MAC,调节呼吸参数使呼气末二氧化碳分压维持在 28~32mmHg,待术者准备切开子宫时,将吸入麻醉药的浓度提高至 2~3 倍的 MAC。高浓度的吸入麻醉药可以有效松弛子宫平滑肌。七氟烷、异氟烷、地氟烷都已被应用于胎儿手术,三者中,地氟烷的血气/分配系数最低,可迅速滴定浓度,停用后子宫收缩恢复快。需要说明的是,无论哪种吸入麻醉药,吸入高浓度时均存在胎儿心血管抑制的风险。有研究认为高浓度吸入麻醉药可导致胎儿酸中毒。目前多采用低浓度吸入麻醉药(1~1.5MAC)复合丙泊酚加瑞芬太尼持续静脉滴注的方法,以降低胎儿心动过缓和酸碱失衡的发生率,同时辅助使用宫缩抑制药,达到需要的子宫松弛。常用的宫缩抑制药有硝酸甘油、阿托西班。硫酸镁属长效宫缩抑制药,应避免使用,因为在胎儿干预结束娩出后,子宫的松弛状态需要逆转。

子宫切开前,通过视诊和触诊评估子宫张力。进一步的子宫松弛可通过提高吸入麻醉药浓度(不超过 3MAC)或静脉追加硝酸甘油来实现。由于高浓度吸入麻醉药的肌肉松弛作用,产妇往往不需要额外的非去极化类肌松药,但为了方便外科手术操作,可适当使用。术中产妇血压的维持目标是基础值的 10% 以内或平均动脉压不低于 65mmHg。为稳定血压,常用麻黄碱或去氧肾上腺素等血管活性药。研究表明,去氧肾上腺素在稳定血压的同时能更好地维持胎儿的酸碱平衡。

对于颈部或气道疾病的胎儿,需在胎头和肩部娩出后即刻建立人工气道,以便术后呼吸支持及呼吸道手术的实施。其他类型手术虽不是必须,但在手术操作前建立人工气道备用,可方便一旦发生胎盘剥离胎儿缺氧时迅速地实施抢救。气管插管成功后可根据需要经气道给予肺表面活性物质促胎肺成熟,断脐前不接机械通气,过早的肺通气会启动胎儿过渡性循环,甚至造成胎盘剥离。

EXIT 术中应尽量减少胎儿暴露,一方面可减少胎儿热量散失;另一方面通过维持宫腔的容量,可减少脐带受压和胎盘剥离的可能。胎儿麻醉可部分通过母体胎盘途径获得,但为了更充分地抑制胎儿应激反应,通常在胎儿外露后肌内注射芬太尼补充镇痛,维库溴铵或泮库溴铵制动,肌内注射阿托品预防心动过缓。以上药物也可在子宫切开前通过超声引导下给予。

EXIT 的胎儿干预过程可持续几分钟(气管插管)至几小时(如纵隔肿物、严重的先天性心脏病)不等,但多数可在 1 小时内完成。胎儿干预过程中需持续重点监测胎心率及血氧饱和度,上半部躯干暴露的胎儿可利用胎儿超声监测心室充盈和心肌收缩情况。

胎儿干预完成断脐后,可降低吸入麻醉药浓度,联合使用阿片类药物、丙泊酚和氧化亚氮维持后续麻醉。停用宫缩抑制药,预防性使用子宫收缩药,如缩宫素、米索前列醇、甲基麦角新碱,逆转子宫松弛状态,减少产妇出血。如留置硬膜外导管,则通过导管给予镇痛药。手术结束,待产妇完全清醒,有指令性动作时可拔出气管导管。

2. 妊娠中期开放式手术的麻醉管理 妊娠中期开放式手术麻醉管理的总体目标与 EXIT 相同,即保持子宫松弛和防止胎盘剥离,因此麻醉处理总体上与 EXIT 相似。两者的区别在于开放式手术术后胎儿要放回子宫继续妊娠,因此子宫松弛要一直维持到术后阶段。此外,开放式手术术中胎儿和孕妇的出血较多,麻醉医师需做好应急准备。

开放式手术同样采用气管插管全身麻醉,快速诱导前开放周围静脉通路,选择一条粗大的静脉作为输血通道。桡动脉穿刺置管监测直接动脉压。预置硬膜外导管和麻醉诱导的方法同 EXIT,术中将吸入麻醉药浓度增至 2MAC 以上,以获得足够的子宫松弛。或者采用静吸复合麻醉维持,辅助硝酸甘油增加子宫松弛度。使用高浓度吸入麻醉药和硝酸甘油时,需应用血管活性药以稳定母体血压,保证足够的子宫胎盘灌注。除非失血过多,补液总量应当限制在 2L 以内,也可同时输注晶体溶液和胶体溶液,并严格控制晶体溶液量在 500ml 以内,以降低术后肺水肿的发生率。

一旦子宫切开,胎儿半胸和上肢暴露,即利用液体加温仪将预热的等渗晶体溶液不断注入子宫腔或利用羊水循环装置回输外溢的羊水,以防止子宫内容量及温度骤变,导致子宫收缩和胎儿血液循环衰竭。在暴露的胎儿上臂肌内注射芬太尼、肌肉松弛药和阿托品,预防胎儿应激反应和迷走神经反应,并提供胎儿镇痛和消除体动。术中胎儿监测可通过无菌超声心动图探头、脉搏血氧探头获得,胎儿心动过缓伴或不伴血氧饱和度下降均是胎儿窘迫的标志,应及时给予纠正,穿刺脐血管行胎儿动脉血气分析可进一步指导治疗。当失血时可输注新鲜的 O 型滤白红细胞。

胎儿干预完成后,将胎儿送回子宫内并缝合子宫切口,超声评估羊膜腔容量,容量不足时用加温等渗液补充。开始缝合子宫时,可降低吸入麻醉药浓度,以阿片类药物和静脉麻醉药维持麻醉。静脉滴注硫酸镁可抑制子宫收缩,并开始硬膜外阻滞镇痛。硫酸镁能直接舒张血管,增加肺水肿的发生,而且有增强肌肉神经阻滞的作用,拔除气管导管前,需充分拮抗肌肉松弛残余。

术后需要注意以下问题:孕妇和胎儿的疼痛、胎膜早破、感染和各种潜在的胎儿并发症,如心力衰竭、颅内出血等。早期可通过持续硬膜外泵注低浓度局部麻醉药联合阿片类药物来维持镇痛,预防早产。也可使用阿片类药物行静脉镇痛替代硬膜外阻滞镇痛或在硬膜外阻滞镇痛结束后继续给药,但缺点是可能出现胎儿心率变异度下降。宫缩抑制药的使用有助于预防早产,术中输注的硫酸镁应持续至术后 24 小时或更长时间。经常需要联合其他宫缩抑制药,如吲哚美辛或特布他林。使用吲哚美辛的患者需定期检查胎儿超声心动图,因为吲哚美辛可引起胎儿动脉导管提早闭合。术后持续监测胎心率,对于可能出现的胎儿心力衰竭和宫内窘迫等严重并发症应制订好处理预案。

3. 胎儿微创手术的麻醉管理 胎儿微创手术是最常实施的胎儿手术。这类手术根据手术方式和胎儿疾病的不同,选择的麻醉方式也有所不同。鉴于手术创伤较小,大部分手术局部麻醉或区域神经阻滞(蛛网膜下腔阻滞、硬膜外阻滞、腰硬联合阻滞麻醉)即可完成。微小手术,如羊膜腔穿刺、脐带穿刺、子宫内输血等通过腹壁局部浸润就能满足孕妇的麻醉需要。可以使用阿片类药物、苯二氮䓬类药物或小剂量丙泊酚对孕妇进行镇痛和镇静治疗,并对胎儿镇痛和制动。当经皮手术需要多点穿刺或小切口操作时,局部浸润和镇静难以达到满意效果,最好采用区域神经阻滞。对于一些特殊类型的手术,如主动脉扩张术,需要将穿刺针穿入胎儿胸部,伤害性刺激较强,手术要求最大限度地减少胎动,选择全身麻醉会更有优势。

胎儿监测方面,由于胎儿微创手术无法直接接触胎儿,常用多普勒超声间接监测胎心率,经皮心脏治疗时通过胎儿超声(经母体腹壁)可获取胎儿心室容量、心肌收缩力、脐血流量等信息。术中孕妇应用镇静药时,应密切监测胎心率的变化,直至药物完全代谢,避免过度镇静造成胎儿心动过缓、宫内缺氧。术中应备好按体重计算的阿托品和肾上腺素,以便抢救胎儿窘迫。一旦经子宫内复苏后胎儿窘迫仍持续存在,且胎龄达到宫外存活条件,产科医师应准备好行急诊剖宫产术,麻醉医师做好紧急全身麻醉的准备。

胎儿微创手术需控制液体入量。孕妇术后的肺水肿多与术中灌洗液的吸收有关;其次是宫缩抑制药的使用。宫内输血和脐带穿刺后不需要常规使用宫缩抑制药,但胎儿镜等经皮侵入性操作术后往往需使用宫缩抑制药。

4. 胎儿复苏 胎儿手术期间,脐带受压或扭转、胎盘剥离及产妇低血压、缺氧,以及胎儿低血容量、低体温等均可引起胎儿窘迫,表现为胎心率下降、血氧饱和度降低。胎儿宫内窘迫可导致严重后果,应积极采取措施纠正。治疗措施包括提高母体吸入氧浓度;通过液体治疗和血管活性药提升母体血压;同时调整胎儿位置,增加子宫容量以缓解脐带的压迫。如治疗无效或出现胎心率小于 100 次 /min、低氧血症（SpO$_2$<40%）,应立即行胎儿复苏,肌内注射或经静脉给予阿托品 0.02mg/kg,肾上腺素 1μg/kg,必要时胸外按压 100~150 次 /min。胎儿如行开胸手术,可直接心内注射。

病例

孕妇,34 岁,妊娠 38^{+2} 周。妊娠 24 周行产前检查时发现胎儿颈部一肿物,大小 2cm×3cm×3cm,随孕周增加,肿物不断增大,羊水穿刺排除染色体疾病。妊娠 38 周超声提示胎儿颈部 5.5cm×6.8cm×8.0cm 囊性肿物,其内可见分隔,气管及食管受压移位,胎儿生长发育良好,大小符合孕周。

诊断:孕 1 产 0,妊娠 38^{+2} 周,胎儿颈部淋巴管瘤。

拟施手术:EXIT 胎儿颈部淋巴管瘤切除术。

麻醉及手术经过:麻醉方式采取全身麻醉。孕妇平卧位入室,右侧垫高,常规心电、血氧饱和度监护,桡动脉穿刺置管,术中监测直接动脉压。待术者消毒铺单完成后进行麻醉诱导,诱导采用舒芬太尼、丙泊酚、罗库溴铵,气管插管过程顺利。麻醉维持采用七氟烷吸入,静脉泵入瑞芬太尼。在即将切开子宫时,加深七氟烷的麻醉深度,使 MAC 达到 2MAC,泵入硝酸甘油抑制宫缩。触诊子宫松弛度满意,进一步子宫切开、止血,暴露出胎儿头、颈和肩部后,在胎盘循环的支持下对胎儿行气管插管,直接喉镜下插入 ID3.5mm 无套囊气管导管。因胎儿口内羊水过多及颈部肿物压迫气道,气管插管较困难。确认导管位置后妥善固定,产科医师断脐,新生儿被迅速转移至另一手术台,连接备好的麻醉机,监护心电、血氧饱和度,吸入 1.0MAC 的七氟烷维持麻醉,呼吸模式采取压力控制通气,气道峰压控制在 18mmHg,呼吸频率设定为 35 次 /min,P$_{ET}$CO$_2$ 维持在 34~45mmHg,开放静脉通路后开始手术。术中新生儿心率维持在 130 次 /min 左右,心率慢于 110 次 /min 时静脉注射阿托品 0.1mg。根据术中出血量适当补充脐带血,严格控制出入平衡以防止新生儿发生肺水肿。肿物切除手术结束后停止吸入七氟烷,待胎儿自主呼吸和肌张力恢复后拔除气管导管。拔管后 1 分钟 Apgar 评分 9 分,5 分钟 10 分,未出现呼吸道梗阻症状。在胎儿断脐时,孕妇立即停用硝酸甘油,降低七氟烷浓度,减浅麻醉深度。应用缩宫素,同时按摩子宫加强子宫收缩。术毕,待产妇完全清醒后拔出气管导管。

【思考】

1. **疾病的病理生理**

（1）淋巴管瘤的病因和对胎儿的影响有哪些?

（2）产时宫外治疗具体有哪些适应证?

2. **术前评估及准备**

（1）术前需要哪些方面的评估?

（2）如何做好术前准备?

3. **术中管理**

（1）该手术如何选择麻醉方式? 麻醉处理的总体目标是什么?

（2）术中如何保持子宫松弛? 新生儿娩出后如何逆转子宫松弛?

（3）如何处理胎儿气道?

（4）EXIT 术中可能出现哪些问题? 如何防治?

（5）何时开始硬膜外阻滞镇痛?

（6）EXIT 与剖宫产在麻醉管理上有何区别?

解析

1. 疾病的病理生理

（1）淋巴管瘤的病因和对胎儿的影响有哪些？

淋巴管瘤，又称囊性水瘤，常位于胎儿的颈部、腋窝或胸部，产生原因是在胎儿发育的早期，淋巴囊腔未能加入全身淋巴系统，最终产生独立的囊腔，淋巴液不断分泌，使囊腔不断增大，最终压迫周围组织。60%在妊娠早期诊断淋巴管瘤的胎儿可能有相关的染色体异常，合并心脏缺血、唇腭裂、骨骼异常和胎儿水肿。头颈部较大的淋巴管瘤，在患儿出生后压迫气道、无法通气，常需产时手术治疗。

（2）产时宫外治疗具体有哪些适应证？

产时宫外治疗是在胎儿脐带未断，保持胎儿胎盘循环的情况下，对胎儿进行气管插管或胎儿手术，以保证胎儿在离开母体时的呼吸道通畅和氧气供应。胎儿呼吸道梗阻或通气障碍类疾病是产时治疗最好的适应证，包括颈部占位性病变（颈部畸胎瘤、颈部淋巴管瘤、颈部食管重复畸形等）、先天性上呼吸道梗阻综合征。胸腔内病变（先天性膈疝、肺纤维囊性病变、隔离肺等）也是产时治疗的适应证。在胎盘支持下进行此类手术，避免了新生儿手术中由于通气所导致的纵隔移位，或正常肺受压导致的急性呼吸功能失代偿等问题。其他宫外产时治疗的适应证还包括先天性膈疝、患儿气道封堵物的取出、严重心肺疾病患儿的ECMO治疗等。

2. 术前评估及准备

（1）术前需要哪些方面的评估？

孕妇的评估包括详细的病史、体格检查及实验室检查；评估心肺功能、对手术的耐受能力、是否合并妊娠期疾病；评估困难气道的风险。

胎儿方面，通过超声和磁共振检查明确肿物的大小、位置，与周围组织的关系。筛查有无其他器官系统的畸形。

与产科、新生儿科医师会诊，充分讨论患儿病情，确定分娩方式、手术时机、参加人员。制定详细的手术流程，确保手术顺利进行。

（2）如何做好术前准备？

1）物品准备：胎儿监测设备、新生儿保温设备、新生儿复苏设备、气管插管用具。

2）药品准备：按千克体重计算的单次剂量的镇痛药和肌松药、血管活性药（阿托品、麻黄碱、去氧肾上腺素、肾上腺素）、硝酸甘油、促子宫收缩药（缩宫素、卡贝缩宫素），晶体溶液和滤白红细胞（O型阴性、与母体交叉配型）。

3. 术中管理

（1）该手术如何选择麻醉方式？麻醉处理的总体目标是什么？

麻醉方式首选气管插管全身麻醉。相比椎管内麻醉，全身麻醉能更好地维持子宫松弛；另外，可为胎儿提供良好的麻醉效果，为产时处理提供充分的时间。

EXIT的麻醉总体目标是：①有效的母体麻醉、镇痛和安全；②有效的胎儿麻醉、镇痛和安全；③维持适度的子宫松弛；④维持胎盘灌注，延缓胎盘分离。

（2）术中如何保持子宫松弛？新生儿娩出后如何逆转子宫松弛？

全身麻醉下可通过吸入高浓度的氟醚类麻醉药使子宫松弛。吸入浓度通常需达到2~3MAC，辅助一种或多种子宫收缩抑制药可相应减少吸入麻醉药使用的浓度和剂量，减少高浓度吸入麻醉药的不良反应。常用硝酸甘油50~200μg静脉滴注。硝酸甘油起效快，消除快，作用时效短，在完成胎儿气管插管并结扎脐带后，立即停止硝酸甘油的输注，降低吸入麻醉药的浓度，减浅麻醉。此时可预防性使用子宫收缩药，使子宫恢复张力,减少子宫出血。

（3）如何处理胎儿气道？

EXIT 手术需要在胎儿部分娩出后建立临时的胎儿气道。受肿物压迫,胎儿气管可能被完全挤压或扭曲,建立人工气道的技术要求很高,成功开放气道需要精心准备。如普通喉镜不能顺利气管插管时,可行支气管镜插管,或气管切开。对肿物巨大的胎儿行气管切开,往往需要首先切除部分肿物,以暴露气管切开所需的部位。胎儿在气管插管完成后,仔细清理气道内的羊水,无菌听诊器听诊双肺,确认气管导管位置的准确,听诊肺膨胀的情况,新生儿皮肤表面布满胎脂,胶带通常难以固定住导管,将导管缝至牙龈上可避免导管移位或脱管。

（4）EXIT 术中可能出现哪些问题？如何防治？

EXIT 术中可发生孕妇低血压、胎儿低温、胎儿窘迫、胎盘剥离等,危及孕妇和胎儿的安全,需要立即采取措施纠正。

全身麻醉中吸入高浓度的麻醉药可造成孕妇心肌抑制、低血压,影响子宫胎盘的灌注。为保证孕妇血流动力学稳定,应尽力避免深度麻醉,可采用子宫收缩抑制药辅助松弛子宫。在孕妇出现低血压时,及时应用麻黄碱或去氧肾上腺素可提升孕妇的血压,还应注意避免孕妇主动脉和腔静脉受压。术中持续向羊膜腔灌注加温的晶体溶液,可维持胎儿环境温度的恒定,同时有利于减少胎儿脐带受压的风险。将脐带放置在便于观察处,留意脐带的波动,如发生胎儿心率下降,可直接给予胎儿复苏药物或输血,如阿托品和肾上腺素等。用超声监测胎盘状况,如发现胎盘剥离不可避免,则需及时娩出胎儿。

（5）何时开始硬膜外阻滞镇痛？

胎儿手术中吸入高浓度麻醉药、使用硝酸甘油、子宫收缩抑制药等麻醉处理均可影响妊娠妇女血流动力学的稳定,此时经硬膜外给予局部麻醉药会加重产妇的低血压。因此硬膜外阻滞镇痛应在胎儿手术操作完成,子宫张力恢复正常,且孕妇血流动力学稳定的情况下实施。

（6）EXIT 与剖宫产在麻醉管理上有何区别？

EXIT 与剖宫产最终都是将胎儿从母体娩出,但 EXIT 在断脐前会针对胎儿特定的先天异常进行矫治。因此两者在麻醉管理上有诸多不同。

1）剖宫产麻醉首选椎管内麻醉;EXIT 首选全身麻醉。

2）剖宫产不需要子宫松弛;EXIT 在进行胎儿手术操作时要尽量增加子宫松弛度。

3）剖宫产不需要胎儿麻醉;全身麻醉下的 EXIT,胎儿除经胎盘获得部分麻醉外,有时还需为胎儿直接注射麻醉药物。

4）EXIT 在胎儿手术操作时需向子宫腔持续灌注温暖的液体,保持宫腔足够的容积;剖宫产不需要。

（孙 丹 赵 平）

推荐阅读

[1] 刘彩霞. 母胎医学临床诊疗及护理流程. 北京:人民卫生出版社,2018,745-754.

[2] CHENTNUT D H.Chestnut's obstetric anesthesia principles and practice.6th ed.Holland:Elsevier,2019.

[3] SURESH M S. 施耐德产科麻醉学.5 版. 熊利泽、董海龙、路志红,译. 北京:科学出版社,2018.

[4] GROPPER M A.Miller's anesthesia.9th ed.Holland:Elsevier.2019.

第三十三章

小儿重症监测治疗

本章要求

掌握：重症患儿评估、呼吸系统评估、心血管系统评估、无创性呼吸支持、休克的识别和早期干预、急性肾损伤的诊断、重症患儿镇痛镇静的方法和评估、常用镇痛镇静药、儿童脓毒症的诊断和处理、重症患儿的营养支持。

熟悉：神经系统评估、小儿肾脏替代治疗、重症患儿抗感染治疗、感染的实验室检查和微生物检测、重症患儿营养评估和方案。

了解：重症患儿的转运、镇痛镇静药的拮抗、撤药反应的评估和处理、不同类型手术的术后监护要点。

1967年，费城儿童医院的 Jack Downes 医师开创了儿童重症监护治疗病房（pediatric intensive care unit，PICU）。近些年来其发展迅速，为呼吸衰竭、脓毒症、多器官功能障碍综合征及术后危重症患儿的救治带来了新的契机和希望。

PICU 不同于成人 ICU，儿童的特点包括年龄范围跨度大、疾病谱特殊、病情变化快、疾病表现隐匿、器官功能薄弱、解剖和病理生理具有自身的独特性等，因此儿童重症监护治疗具备自身的特色。

PICU 通常为内、外科疾病的重症患儿提供救治，常由 ICU 医师作为主体的多学科团队共同参与救治。除了医护团队以外，还包括呼吸治疗师、社工、临床药师、营养师、康复治疗师、家庭成员等。他们不仅为急性期疾病的儿童提供照护，同时也为慢性病或者长期器官功能障碍的患儿提供救治。本章将对 PICU 内患儿的主要疾病特征和常见疾病术后管理进行介绍。

第一节　重症患儿评估和 ICU 收治指征

PICU 收治重症患儿时，常需要结合病史、体格检查和必要的实验室检查来评估患儿的病情及危重程度。幼儿常很难用语言准确描述病情，因此需要从父母、监护人那里获得信息，并依赖医师必要的体格检查和实验室检查。部分术后或者转诊患儿，需要向麻醉医师、手术医师和转诊医护团队了解患儿的诊疗经过。

一、一般常规评估

早期识别能够增加干预成功的可能，避免错过某些不典型的体征。通常，PICU 内突然发生的病情变化是一连串连续生理情况改变的结果，因此在临床工作中需要严密观察，小心甄别。

重症患儿在疾病初期可能会表现出烦躁不安，随后反应变差，并逐渐出现乏力或嗜睡，这些表现在缺氧、失代偿性休克和低血糖时可能发生。如果患儿表现出精神差、意识状态改变，需要对其呼吸系统和心血管系统进行快速评估。儿童的活动能力和反应能力通常反映了大脑的灌注水平，临床工作中需要格外注意。对于不合并先天性心脏病、创伤等基础疾病的患儿，呼吸衰竭表现时机往往先于循环衰竭。常见的一般体格检查阳性发现见表 33-1-1。

为了帮助临床医师早期预警和发现危重患儿的病情变化,预警评分系统陆续发明。其中,儿科早期预警评分(pediatric early warning score,PEWS)已广泛使用,其敏感性强,可提前 8 小时以上对患儿的病情变化进行预警(表 33-1-2)。不同年龄患儿生命体征基线不同,可参照表 33-1-3 进行评估。

表 33-1-1　儿科体格检查常见阳性发现

项目	症状体征
皮肤	黏膜和甲床失去正常的粉红色 瘀斑、瘀点或皮疹 杵状指 发绀(中央性发绀和周围性发绀需鉴别) 黄疸 苍白 晦暗
呼吸	呼吸急促 / 缓慢 呻吟 喘鸣 鼻翼扇动 / 呼噜声 肋间凹陷 听诊干湿啰音
循环	婴儿前囟凹陷 无泪 双眼凹陷 皮肤弹性差 黏膜干燥 脉搏细弱或宏大 指端冰冷或异常温暖 毛细血管充盈时间延长(肢端必须高于患儿心脏水平时测定) 肝大 心脏听诊区杂音 心率或心律异常
意识	警觉、易激惹 烦躁不安 只对疼痛刺激有反应 无反应 抽搐

表 33-1-2　儿科早期预警评分(PEWS)

项目	0分	1分	2分	3分
行为	活泼 / 恰当	安静 / 睡着	烦躁	嗜睡、意识模糊或对疼痛反应差
心血管	毛细血管充盈时间 <2 秒	肤色晦暗、发绀或毛细血管充盈时间 3 秒	肤色晦暗、发绀或毛细血管充盈时间 4 秒,或心率较基线增快 20 次 /min	肤色晦暗、发绀或毛细血管充盈时间 >5 秒,或心率较基线增快 30 次 /min 或心动过缓

项目	0分	1分	2分	3分
呼吸	正常,无三凹征	呼吸频率较正常值增加10次/min,辅助呼吸肌参与,吸氧浓度>30%,或氧流量>3L/min	呼吸频率较正常值增加20次/min,或有三凹征,或吸氧浓度>40%,或氧流量>6L/min	呼吸频率较正常值减少5次/min,伴有三凹征或呻吟,或吸氧浓度>50%,或氧流量>8L/min

注:评分从最严重的参数开始,需每15分钟做雾化(或持续雾化),或术后持续性呕吐者额外加2分;使用鼻导管时用氧流量来进行评分,使用高流量吸氧时用氧浓度来评分。

表33-1-3　不同年龄儿童生命体征的正常范围　　　　　　　　　　　　单位:次/min

人群类别	年龄	静息时心率	静息时呼吸
新生儿	出生后1个月内	100~180	40~60
婴儿	1~12个月	100~180	35~40
幼儿	1~3岁	70~110	25~30
学龄前儿童	4~6岁	70~110	21~23
学龄儿童	7~12岁	70~110	19~21
青少年	13~18岁	55~90	16~18

二、呼吸系统评估

呼吸衰竭在婴幼儿期十分常见,呼吸停止是小儿呼吸心搏骤停最常见的原因。

1. **解剖和生理因素**　出生后6个月以内的婴幼儿,会厌与鼻咽部的距离很接近,因此常以经鼻呼吸为主。小儿的气道通常细小,使得气道阻力偏高,当伴随炎症、水肿、黏液、分泌物、支气管痉挛、细支气管炎等病理生理基础时气道会进一步狭窄。肺泡的数量和直径较成人明显降低,直到8岁左右肺泡发育才基本完成,肺泡大小从150~180μm增大到250~300μm。代偿通气能力弱,邻近肺泡孔(alveolar pore)和细支气管之间的交通发育尚不完全,导致远端气道陷闭时难以通过周围肺泡进行气体交换,导致儿童期更易发生肺不张。婴幼儿气道软骨柔软,支撑力弱,容易发生喉软化、气管软化等现象,导致呼气流速增高时可能发生动态呼吸道梗阻。

新生儿呼吸中枢发育不完全,容易出现呼吸节律紊乱或呼吸暂停,尤其是早产儿。肋骨呈水平位,胸廓的前后平面吸气时位移下降,降低了吸气时的潮气量;膈肌呈扁平状,导致吸气时纵向位移的距离有限,进一步限制了潮气量。婴幼儿肋间肌较膈肌薄弱,因此呼吸运动更多依赖于膈肌的功能和移动,当出现胃扩张、腹胀、外科手术和其他因素影响时,可能很快进展为呼吸衰竭。同时,由于儿童呼吸肌发育不完全,容易发生呼吸肌疲劳和失代偿。再者,由于婴幼儿胸部软骨较成人多,胸壁顺应性好,呼气时阻力小,导致功能残气量低于成人,呼吸储备较小。

2. **体格检查和辅助检查**

(1)呼吸驱动变化:鼻翼扇动、呼吸急促、呻吟(呼气时部分声门紧闭以防止肺泡塌陷)、吸气性三凹征是呼吸做功增加的征象,是患儿试图维持足够的每分通气量和氧合产生的代偿反应。

(2)呼吸频率变化:原因众多,通常发热、疼痛、焦虑、休克、呼吸衰竭、代谢性酸中毒等原因均可引起呼吸急促;体温过低、中枢神经系统损伤、神经肌肉疾病、严重的休克失代偿、早产儿、代谢紊乱等情况时可能出现呼吸过慢。呼吸过慢是呼吸停止的不良前驱症状,临床上需要警惕和小心甄别。小儿的大脑代谢比成人活跃,因此精神状态是氧合、通气和灌注不足的敏感指标,临床上需要警惕。

（3）呼吸系统体格检查注意事项:体格检查时还需注意胸廓形状和运动,听诊呼吸音时因为小儿胸壁较薄,呼吸音很容易听到,但不容易定位,易受传导干扰,因此需要多部位分别听诊,加以鉴别。肺部超声、床旁 X 线胸片、胸部 CT 等影像学检查可以帮助诊断,提高准确度。

（4）发绀:常提示患儿发生了缺氧,但其出现可能滞后,且依赖于血红蛋白浓度。只有非氧合血红蛋白 >50g/L 时,临床上才能观察到发绀。经皮血氧饱和度可无创监测血氧饱和度,但是它不能准确评估通气情况,在肢端灌注不良、低体温等情况时其监测会受到影响,且患儿血氧饱和度的变化通常晚于通气和气体交换障碍发生,因此必须结合患儿精神状态、呼吸状态、肺部听诊、呼气末二氧化碳监测、血气分析、胸部影像学等指标进行综合评估。

（5）呼吸道通畅程度:当患儿出现呼吸状态改变时,需要评价呼吸道通畅程度,并可能需要紧急干预。2 岁以下婴儿可能需要垫肩来避免颈部向前弯曲导致气道阻塞;小于 2 个月的小婴儿需要检查鼻腔是否通畅,必要时进行吸痰和清理呼吸道;较大的儿童需要检查呼吸道有无梗阻,是否需要摆放体位甚至进行球囊辅助通气和建立人工气道。当出现呼吸代偿的表现时,需要立即评估气道和给氧,并筛查原因,对症处理。

3. 小儿呼吸衰竭及急性呼吸窘迫综合征 当呼吸急促进展至呼吸作功无法进一步增加时,呼吸肌疲劳、失代偿,则可能出现急性呼吸衰竭。这种弥漫性肺泡 - 毛细血管膜损伤导致的以非心源性肺水肿和炎症为病理特征的急性呼吸衰竭称为急性肺损伤（acute lung injury,ALI）/ 急性呼吸窘迫综合征（acute respiratory distress syndrome,ARDS）。2015 年小儿急性肺损伤共识会议（pediatric acute lung injury consensus conference,PALICC）制定了儿童 ARDS 的定义（表 33-1-4）,包括了新生儿期至青春期的所有年龄段,除外围生期相关性肺病:早产儿相关性肺病、围生期肺损伤（如胎粪吸入综合征、产时获得性肺炎和脓毒症）或其他先天畸形（如先天性膈疝、肺泡毛细血管发育不良）。对于氧合指标的判断,全面罩无创通气使用 PaO_2/FiO_2 或 SaO_2/FiO_2,而有创通气时应用氧合指数（oxygenation index,OI）或血氧饱和度指数（oxygen saturation index,OSI）。当 PaO_2 可获得时,使用基于 PaO_2 的度量标准;如不能获得 PaO_2,调节 FiO_2 维持 $SpO_2 \leqslant 97\%$,计算 OSI 或 SF 比值。机械通气的慢性肺病儿童或发绀型先天性心脏病儿童,若急性发作满足 ARDS 标准,即不再依据 OI 或 OSI 进行严重程度分层。

表 33-1-4　儿童急性呼吸窘迫综合征（ARDS）的 PALICC 定义

项目	内容		
年龄	新生儿期至青春期,除外围生期相关性肺病		
发病时间	临床上已知危险因素,7 天以内起病		
肺水肿原因	不能完全用心力衰竭或液体超负荷解释的呼吸衰竭		
胸部影像学	胸部影像学检查发现与急性肺实质性病变一致的新的渗出影		
氧合	无创机械通气	有创机械通气	
	PARDS（无严重程度分层）	轻度	中度	重度
	全面罩双水平正压通气或 $CPAP \geqslant 5cmH_2O$;PF 比值 $\leqslant 300$;SF 比值 $\leqslant 264$	$4 \leqslant OI < 8$;$5 \leqslant OSI < 7.5$	$8 \leqslant OI < 16$;$7.5 \leqslant OSI < 12.3$	$OI \geqslant 16$;$OSI \geqslant 12.3$

项目	内容
	特殊疾病人群
发绀型心脏病	符合上述年龄、发病时间、肺水肿原因及胸部影像学的标准,并且急性氧合功能障碍不能用潜在的心脏疾病来解释
慢性肺疾病	符合上述年龄、发病时间、肺水肿原因及胸部影像学的标准,并且氧合功能自基线水平急性恶化符合上述氧合指标
左心室功能障碍	符合上述年龄、发病时间、肺水肿原因及胸部影像学的标准,并且符合上述标准的急性氧合障碍不能用左心室功能障碍解释

注:CPAP. 持续气道正压通气;PF 比值. 动脉血氧分压 / 吸入氧浓度比值;SF 比值. 经皮脉搏血氧饱和度 / 吸入氧浓度比值;OI. 氧合指数 =(吸入氧浓度 × 平均气道压 ×100)/ 动脉血氧分压;OSI. 血氧饱和度指数 =(吸入氧浓度 × 平均气道压 ×100)/ 血氧饱和度。

不同年龄组的患儿发生呼吸衰竭 / 急性呼吸窘迫综合征的常见原因可能有所不同,早产儿常由于肺发育不成熟、肺表面活性物质分泌不足、呼吸中枢发育不完善,导致呼吸暂停或者新生儿肺透明膜病。足月新生儿常见原因为肺部感染、胎粪吸入、先天性气道畸形、先天性心脏病、休克及新生儿湿肺(新生儿暂时性呼吸困难)。婴幼儿常见原因为肺部感染、毛细支气管炎、哮喘、气道异物。年长儿的呼吸衰竭病因与成人类似。呼吸衰竭的治疗需要早期识别、给予气道保护和充分氧合,救治过程中需要配备所需的设备,并充分预估抢救期间的可能风险,并制订预案。

严重的呼吸衰竭可能需要氧疗及机械通气进一步支持,该内容详见本章第二节。

三、心血管系统评估

1. **解剖和生理因素**　儿童单位重量的循环血容量较成人高,但由于体型小,其绝对血容量较低,因此儿童对失血耐受力差,年龄越小越明显。儿童尤其是 1 岁以内的小婴儿迷走神经张力高,当咽后壁受到刺激,或气管插管内吸引接触小儿气管隆嵴,刺激迷走神经可能导致心动过缓、心排血量的急剧下降,甚至诱发心搏骤停。

小婴儿自身的心肌舒缩能力弱,导致通过增加前负荷提高心排血量的能力有限。其交感神经不成熟,β_1 受体数量不足,导致对外源性儿茶酚胺不敏感,但其数量在出生后会逐渐增加,因此应用时需要仔细滴定和观察个体反应。再者,新生儿因为动脉导管的开放,以及肺阻力在出生后逐渐下降,导致独特的病理生理现象。儿童因为每搏输出量少,因此心排血量大幅度依赖心率,但严重心动过速又可能显著减少舒张期心脏再充盈时间,减少冠状动脉的灌注时间,导致心肌缺血和每搏输出量快速下降。

2. **体格检查和辅助检查**　重点评估组织灌注情况,包括精神状态、皮肤颜色和温度、毛细血管充盈时间、脉搏、心率、心律、心脏杂音、呼吸音、心界、肝的大小、血压和尿量。当出现肝大、双肺湿啰音等,需警惕容量过负荷。此外,还需进行必要的实验室检查,帮助判断患儿有无循环衰竭及其程度和可能的病因。危重患儿可能需要进行血气分析,动态监测乳酸的变化、碳酸氢根的含量、血红蛋白,还需要进行尿量监测、持续动脉血压监测、中心静脉压监测、超声心动图监测、X 线胸片监测。在部分患儿还可以选用漂浮导管、脉搏轮廓温度稀释连续心排血量(PICCO)、左心房测压管、肺动脉测压管等协助监测。

四、神经系统评估

任何意识水平的下降、抽搐发作、昏迷等,都需要警惕神经系统受损的可能。改良格拉斯哥昏迷量表

（Glasgow coma scale,GCS）是评估患儿神经系统状态和意识水平最常用的量表（表33-1-5）。接诊患儿后，需要评估生命体征、有无外伤、神经系统检查、血糖、血气分析、相关实验室检查、毒物筛查、颅脑CT、腰穿、脑电图，有条件时甚至可行磁共振检查。值得注意的是，如果患儿有定位体征、视乳头水肿或者瞳孔散大等怀疑占位效应或脑疝表现时需要行急诊影像学检查，另有罕见情况可能还需要行代谢、凝血、碳氧血红蛋白等检查协助明确病因。

表 33-1-5　婴幼儿改良格拉斯哥昏迷量表

临床参数	婴幼儿(0~12个月)	儿童(1~5岁)	分值
眼球运动	自发	自发	4分
	呼唤睁眼	呼唤睁眼	3分
	疼痛睁眼	疼痛睁眼	2分
	无睁眼	无睁眼	1分
言语反应	有反应	反应良好、微笑、视物追逐	5分
	易哭	哭闹、易激惹	4分
	哭闹不止	持续哭闹、无法安慰	3分
	呻吟	呻吟、咕哝	2分
	无反应	无言语反应	1分
运动反应	正常	自主运动(遵嘱)	6分
	局部收缩反应	对疼痛定位	5分
	疼痛回缩	疼痛回缩	4分
	屈肌反应	屈肌反应	3分
	伸肌反应	伸肌反应	2分
	无反应	无反应	1分

注：评分结果正常为15分，最低分为3分，评分越低，表明意识障碍越重。13~14分为轻度，9~12分为中度，3~8分为重度（多呈昏迷状态）。

五、儿童 ICU 收治指征

理想情况下，所有患有可逆性危重疾病的患儿，都应送入重症监护室救治。然而，强化治疗和监测可能会增加并发症的发生率，并且存活率较低的重症患儿最终可能无法从收治到PICU中获益，加上我国PICU资源稀少，床位紧缺，多数监护室病房患儿家属探视制度严格，因此，需小心权衡风险和获益，并与患儿家属充分协商后作出决定。总的来说，具有疾病快速恶化风险、神经系统失代偿、血流动力学不稳定、器官功能衰竭、大手术、围手术期发生了严重并发症或需要术后加强监测和治疗、疾病具有潜在危害或疾病危重、需要特殊的监测和干预手段动态调整等情况，均需要儿科加强监护团队进行干预。

六、重症患儿的转运

危重患儿可能因为治疗场所的转变，完善检查和进行必要的干预，需要进行院内或者院际的转运。此时需要充分评估转运带来的获益和转运过程中存在的风险,仔细评估利弊和完善准备工作。

1. **院内转运**　转运前需要沟通和协调,须与转运目的地(如放射科、手术室、胃肠镜室等)确认,这些部门已做好接收患儿的准备。主管医师应陪同患儿离开监护室,并携带必要的抢救、复苏物资和设备,必要时配备额外的监护设备、机械通气设备,并在转运途中记录患儿病情变化及干预措施。转运全程由于存在潜在危险,需要保证转运过程的有序和高效,妥当根据风险级别安排参与转运的人员。一般来说,至少需要2名医务人员共同转运,当患儿病情不稳定或者行气管插管时,应该由接受过呼吸道管理、高级生命支持及重症监护培训的医师或呼吸治疗师协同转运。转运途中携带与患儿年龄相匹配的呼吸道管理设备,如合适大小的复苏球囊和面罩,并携带足量的氧气以供转运途中使用。此外还应携带标准复苏药物,如肾上腺素、镇静药等,必要时携带外出物资和药品包。应使用带电池的输液泵持续静脉给药和补液,确保电池充足,并备有预案。转运前需要检查各种管路的位置和固定情况,设定合理的报警线。使用呼吸机转运时,需要携带备用电池和电源线。

2. **院际转运**　若初诊医院缺乏后续进一步处理的资源和能力,患儿可能需要转诊至更高级别的医院继续治疗。首先,需确认患儿是否需要转运、有无条件接受转运;其次,需保证转诊和接收医院间有良好的沟通,保证信息传递的实效性和畅通性,若患儿病情十分危重,需就地抢救,经初步处理保证患儿具备基本的转运条件。转运过程中患儿可能出现病情恶化,转运团队需随时关注患儿的病情变化,并适时给予必要的支持和干预,根据转运距离的长短选择恰当的交通工具,并据此准备转运团队、设备和相关药物。此外,还需获得患儿家属的知情同意,包括转运风险和获益,并签署同意书。其余转运过程中的细则类似院内转运。

第二节　小儿呼吸支持治疗

儿科患者年龄和体重范围大,而且呼吸生理与成人有着巨大的差异,使得患儿在机械通气的临床应用(包括模式和参数的选择、特殊模式的应用等)及并发症的预防和处理方面,与成人存在明显区别。在对机械通气患儿进行管理时,必须基于病理生理制订恰当的通气策略。

一、无创性呼吸支持

常用的无创性呼吸支持方式包括无创持续气道正压通气(non-invasive continuous positive airway pressure,NCPAP)、双水平气道正压通气(bilevel positive airway pressure,BiPAP)、经鼻高流量(high-flow nasal cannula,HFNC)氧疗等。

1. **适应证和禁忌证**　无创性呼吸支持可应用于小儿呼吸衰竭的早期干预或辅助撤机,其适应证和禁忌证目前尚无统一标准。当患儿出现呼吸急促、三凹征、鼻翼扇动、通气或氧合障碍(PF比值 <250mmHg,$PaCO_2 \geqslant 50mmHg$ 且 pH≤7.25),以及胸部影像学检查提示肺不张或浸润、呼吸窘迫、肺水肿、短暂性呼吸暂停、早产儿呼吸暂停、气管软化等情况,或者拔管后预防和治疗呼吸衰竭时可考虑使用。需要注意的是,当患儿存在气管插管的指征时,不应一味使用无创支持从而延误气管插管时间。特别是当患儿出现呼吸心搏骤停、呼吸驱动微弱、严重休克、气道分泌物多、无气道保护能力、大量上消化道出血、频繁呕吐等情况时,应当首选气管插管,建立稳定的人工气道和机械通气。

2. **无创持续气道正压通气(NCPAP)**　NCPAP在吸气和呼气过程中提供同样的正压,不具有通气支持作用,患儿必须完全依靠自主呼吸来保证足够的每分通气量,其连接方式包括鼻塞、鼻导管、鼻咽管、(口)鼻面罩和头罩。初始压力一般设置为 4~6cmH$_2$O,气体流量为婴儿 6~12L/min,儿童 8~20L/min,吸氧浓度根据氧疗目标设定,注意预防氧疗并发症。若初始治疗效果不佳,可逐步增加压力,但一般不超过 10cmH$_2$O。

使用1~2小时后需再次评估,若患儿病情无明显好转,应及时换用其他通气方式。使用过程中的常见不良反应包括皮肤损伤、漏气、腹胀、误吸、二氧化碳潴留等。

3. 双水平气道正压通气(BiPAP) 与 NCPAP 不同,在吸气和呼气过程中提供的正压不一致,它既可以改善氧合,又能增加通气。使用时可增加胸膜腔内压,尤其适用于心功能不全伴呼吸衰竭的患儿。使用需要儿童专用呼吸机,可通过鼻塞、鼻咽管、鼻罩、面罩和头罩连接。初始参数设置一般为吸气相气道正压(IPAP)8~10cmH$_2$O,呼气相气道正压(EPAP)3~5cmH$_2$O,呼吸频率较同年龄生理呼吸频率低2~4次/min,吸气时间 0.6~1.0 秒,吸气上升时间 0.10~0.15 秒,并根据氧疗目标设置吸入氧浓度。使用1~2小时后,若病情无改善或继续加重,应考虑是否需要气管插管机械通气。使用中应特别关注 BiPAP 装置的密闭性,以及患儿呼吸道通畅性和症状的改善情况。临床并发症类似 NCPAP。需要注意的是,BiPAP 的良好工作依赖于患儿依从性和人机协调性,因此应当选用恰当的装置,选择适合的模式和触发方式,必要时进行适当的镇静。

4. 经鼻高流量氧疗(HFNC) 有文献表明,对于新生儿,HFNC 的支持效能类似于 CPAP。加上经鼻高流量氧疗舒适性好,患儿更容易耐受,因此在临床中越来越受欢迎。它能够改善低氧血症,减少患儿对无创或有创通气的需求。但是,HFNC 是否能完全替代 CPAP 治疗,何为其绝对适应证人群,能否改善患儿预后,尚需进一步研究证实。

二、有创机械通气

1. 适应证 呼吸心搏骤停、窒息、呼吸衰竭、肺部疾病、神经系统和神经肌肉疾病、气道畸形及大手术后。

2. 有创机械通气模式 呼吸机可以按照预设容量或者压力进行工作,分为定容型通气和定压型通气;根据通气模式,可分为控制通气和辅助通气。

(1)常见的定容型通气模式:包括容量控制通气(volume controlled ventilation,VCV)、容量辅助控制通气(volume assist-control ventilation,V-ACV)等。该模式能够保证潮气量的恒定,从而保障每分通气量,但其吸气流速波形为恒流波形,不能适应患儿的吸气需要,尤其是对于存在自主呼吸的患儿舒适性差,当肺顺应性较差或气道阻力增加时,可出现气道压过高。

(2)常见的定压型通气模式:包括压力控制通气(pressure controlled ventilation,PCV)、压力辅助控制通气(pressure assist-control ventilation,P-ACV)、压力支持通气(pressure support ventilation,PSV)等。该模式下的呼吸机以预设气道压力来管理通气,即呼吸机送气达预设压力且吸气相维持该压力水平,而潮气量是由驱动压即吸气气道平均压与 PEEP 之差及吸气时间决定,受呼吸系统顺应性和气道阻力的影响,此时潮气量随肺顺应性和气道阻力而改变。气道压力一般不会超过预置水平,利于限制过高的肺泡压来预防气压伤。吸气流速多为减速波,肺泡在吸气早期即充盈,有利于肺内气体交换。

(3)同步间歇指令通气(synchronized intermittent mandatory ventilation,SIMV):是自主呼吸与控制通气相结合的呼吸模式,在触发窗内患儿可触发和自主呼吸同步的指令正压通气,在两次指令通气之间触发窗外允许患儿自主呼吸,指令呼吸可以预设容量(容量控制 SIMV)或预设压力(压力控制 SIMV)的形式送气。SIMV 是目前 ICU 内最为广泛使用的呼吸机模式,通过设定频率和潮气量或者气道峰压,确保最低每分通气量。呼吸机可与患儿的自主呼吸同步,减少呼吸机对抗,减低正压通气产生的血流动力学影响。通过调整预设频率改变呼吸支持的水平,可从完全支持到部分支持,加强呼吸肌做功,从而避免参数设置不合理引起的呼吸做功增加,导致呼吸肌疲劳或过度通气。

(4)其他:此外还有些新型模式,如神经调节辅助通气(neurally adjusted ventilatory assist,NAVA)、气道压力释放通气(airway pressure release ventilation,APRV)等,在儿科患者中尚属研究阶段。

(5)模式选择:需要结合患儿年龄、病理生理特征和治疗需求选择合理的模式。参数设置应避免给患儿带来损伤,如气道峰压（peak inspiratory pressure,PIP）初始设置为20~25cmH$_2$O,不应超过28cmH$_2$O,避免气压伤。对于严重疾病,如ARDS等,可能需要滴定呼气末正压（positive end expiratory pressure,PEEP）,找到肺开放和过度扩张之间的平衡,同时避免影响血流动力学。平台压与PEEP之间的差值通常被称为ΔP或驱动压,通常要求<15cmH$_2$O,过高的驱动压与患儿死亡率相关。潮气量一般设置为5~8ml/kg,不应超过10ml/kg。对于ARDS患儿,肺顺应性极差者,可下调至4~5ml/kg进行小潮气量通气。吸入氧浓度则尽可能保持在低水平,尤其是早产儿应避免发生氧中毒,导致支气管肺发育不良、视网膜病变等,尽可能控制氧分压<80mmHg。

3. 机械通气患儿的监测　机械通气期间需要密切评估,监测疗效,预防并发症。建议常规监测呼气末二氧化碳、血氧饱和度、血气分析、生理无效腔的变化,使用胸部影像学观察气管导管位置及肺部病变,结合心肺超声甚至膈肌超声等辅助进行参数的设置和治疗计划的设定。

4. 机械通气的目标　达到理想氧合,对于特殊情况（如早产儿、单心室）可根据病理生理设定氧合目标;对于肺动脉高压患儿或需要暂时降低颅内压时,可实施过度通气策略;对于动脉导管未闭（PDA）依赖的循环,应避免高浓度氧吸入;对于Glenn手术及Fontan手术,应尽早鼓励自主呼吸参与。

5. 机械通气的撤离　目前尚无证据给出具体的时间点。总的来说,为预防长期机械通气及气管插管对患儿的影响,应当每日评估治疗效果,尽早撤离呼吸机。通常要求原发病已得到控制或基本控制、通气氧合情况好、呼吸机支持力度低、血液循环基本稳定、自主呼吸驱动正常等条件。

三、高频通气

高频通气（high frequency ventilation,HFV）在儿科的使用仍有争议,新生儿科使用更多,因为能够通过高频振荡的方式,复张塌陷的肺泡,使患儿的肺处于高功能残气量的状态,改善氧合。若平均气道压的设置过高,可能出现循环衰竭。

四、体外膜肺氧合技术

对于常规机械通气难以纠正,或存在严重心力衰竭的患儿,体外膜肺氧合（extracorporeal membrane oxygenation,ECMO）是最后可以使用的抢救疗法。它将机体的血液引入管路,通过氧合器后再输回机体,可有效地暂时替代肺和/或心脏的功能。ECMO装置常有不同的组成和插管位置,可能发生出血、血栓、肢体缺血,以及神经系统功能障碍、急性肾功能不全、感染等一系列并发症。ECMO的良好运行依赖多学科团队成员的参与,随着不断摸索和技术的成熟,目前儿童ECMO的存活率可达50%~60%,在有经验的中心该数值还可能进一步增加,使得我们对难治性呼吸衰竭和循环衰竭的治疗充满了新的希望。

五、儿科患者机械通气的并发症

机械通气并发症主要包括呼吸机诱发的肺损伤（ventilator-induced lung injury,VILI）和呼吸机相关性肺损伤（ventilator-associated lung injury,VALI）。VILI是指累及气道和肺实质的急性肺损伤,由机械通气引起或加重。当临床实践很难确定患儿的肺损伤是由通气模式引起,还是其基础肺疾病恶化所致,不能完全证实肺损伤与机械呼吸机有因果关系时,就采用VALI这一术语表达。VILI/VALI的临床表现可能包括:气胸、纵隔气肿、肺间质气肿、肺实质损伤、支气管肺发育不良等呼吸系统相关并发症;回心血量减少、右心后负荷增加、肺血管阻力增加等循环系统相关并发症;氧中毒;气道并发症（如意外拔管、气管导管移位、气管导管阻塞、气管损伤）等。再者,小儿通常气道狭小,气管插管时间延长还可能导致气管狭窄和局部瘢痕形成。

总之,呼吸系统支持是PICU内最常用的器官功能支持手段,需要制订个体化治疗策略,选择恰当的途径和设备,并不断根据治疗效果调整治疗策略。与此同时,必须注意预防并发症的发生。

第三节　小儿心血管支持治疗

循环衰竭是继呼吸衰竭后 PICU 内最常见的问题,而低血压是各种病因所致休克的晚期表现,并可能导致呼吸心搏骤停。儿童休克常十分隐匿,临床表现多种多样,需要临床医师仔细甄别。

一、休克的识别

休克是一种因氧输送减少和 / 或氧消耗增加或氧利用不充分导致的细胞和组织缺氧状态。Han 等学者发现,患儿就诊的第 1 小时,休克的纠正程度与死亡率的下降和各系统功能预后的改善密切相关。

成人和儿童病理生理有所不同,对于成人而言,在急性病理过程下,其心率和心肌收缩力往往会增加,而婴儿由于心室功能相对固定,每搏输出量变化小,所以对循环的代偿能力也更弱。儿童休克早期的临床表现常十分隐匿,心动过速和呼吸窘迫可能是仅有的异常。

1. **低血容量性休克**　是儿童最常见的休克类型,发生在血管内有效循环血量骤减直至组织灌注难以维持时。低血容量导致前负荷降低,心排血量下降,可刺激儿茶酚胺介导的血管收缩和心动过速。当循环血量急性丢失超过 30% 时,会造成更严重的休克状态,甚至多器官功能障碍综合征。最常见的低血容量原因是腹泻,麻醉后可能由于液体补给不足、手术出血、凝血功能紊乱导致的创面失血等原因出现低血容量性休克。这些患儿常表现为心动过速、脉压减小、毛细血管充盈时间显著延长、少尿、低血压、意识改变等。

2. **心源性休克**　指心脏泵功能衰竭导致心排血量显著减少。可因脓毒症、先天性心脏病、心肌炎、心肌病、体外循环术后等所致,心功能不全是常见病因。此外,心律失常、房室传导阻滞、室性或室上性心律失常也是造成心源性休克的原因。对于小婴儿出现的不明原因休克,一定要警惕合并先天性心脏病的可能,部分患儿可能存在动脉导管依赖的循环,出生后随着动脉导管的关闭逐渐出现休克症状,此类患儿必须通过输注前列腺素 E_1 保持动脉导管开放,才能预防和缓解休克。心源性休克的患儿常出现心动过速、肢端灌注差、脉压减小、呼吸困难、湿啰音、奔马律、肝大、心脏杂音等临床表现。X 线胸片可提示心脏扩大,心脏彩超可以帮助寻找结构和功能的异常。治疗要点在于维持适度的前负荷,使用正性肌力药增加心肌收缩力,使用血管扩张药降低后负荷,必要时正压通气协同降低左心室后负荷。对于右心衰竭的患儿,可能需要一氧化氮等策略以降低右心后负荷。

3. **分布性休克**　主要表现为血管张力变化,导致血液重分布,重要脏器灌注减少所致。可在脓毒症休克早期、严重过敏反应、中毒、脊柱损伤等情况下发生,其临床表现常为皮肤充血、四肢温热,脉压增大、心动过速、毛细血管充盈时间显著缩短。治疗在于尽可能祛除病因、液体复苏和使用以 α- 肾上腺素作用为主的血管活性药,如去甲肾上腺素、去氧肾上腺素等。

4. **梗阻性休克**　在儿科相对少见,常见原因包括气胸、心脏压塞等。肺栓塞在儿科极为少见,但处于高凝状态、长骨骨折时可能需要考虑。临床表现包括心动过速、肢端灌注差、皮温低、毛细血管充盈时间延长、脉压减小、心音遥远、呼吸音不对称等。床旁彩超和 X 线胸片等检查能够帮助检查病因。维持灌注压的同时尽早解除病因是最重要的治疗措施。

二、休克的评估

包括气道、呼吸、循环的评估,同时应快速明确休克类型和可能的病因。常需要给予必要的监测和氧疗,甚至辅助通气,以提高氧供。由于休克早期交感神经兴奋,外周血管收缩,故导致血压下降表现尚不明显。因此,单纯依靠血压高低判断患儿是否发生休克是非常致命的,临床上常需要医师在低血压发生前就能识别和诊断休克。对于脓毒症休克的患儿,发热虽然常见,但仍然可能表现为体温正常甚至低体温,因此中心体温的监测十分重要。由于急性危重患儿尤其小婴儿的基础代谢率高、糖原储备能力弱、易发生低血糖且耐受性差,因此所有危重患儿都必须规律监测血糖。

三、休克的治疗

对任何有休克表现的患儿均需快速进行初始评估,尽早开放血管通路、呼吸道管理、液体复苏、给予合理的血管活性药,必要时立即给予抗生素治疗、进行病因分析。

1. **血管通路** 包括静脉通路的建立和有创血压监测。早期新生儿可选择脐静脉置管,有条件时建议行中心静脉置管,部分抢救时可以尝试髓内给药途径。危重症患儿推荐建立有创血压监测,持续监测血压,并可以作为抽血和血气分析监测的途径。

2. **液体复苏** 由于儿童体表面积和血容量的比值较高,因此儿童液体复苏时常需要较大的液体剂量。应使用等张液体,如尽快给予生理盐水 10ml/kg 静脉滴注(<30 分钟)或静脉注射,此后根据反应(如循环灌注指标的变化、床旁超声容量评估等手段)决定是否继续液体复苏。对新生儿或怀疑心源性休克的患儿,需要减少液体复苏剂量(5~10ml/kg)。严重贫血、创伤或外科性失血的患儿,复苏时可能需要输注红细胞悬液,同时需关注患儿的凝血功能,警惕弥散性血管内凝血(disseminated intravascular coagulation,DIC)的发生,必要时给予血小板、新鲜冰冻血浆、冷沉淀等对症支持治疗。液体复苏期间,可能需要连续监测血流动力学、血气分析、乳酸、心肺超声等变化,帮助判断恰当的复苏终点。

3. **血管活性药** 去甲肾上腺素为感染性休克的一线选择;血管升压素可用于儿茶酚胺抵抗的分布性休克患儿;肾上腺素是心搏骤停、心源性休克低血压和过敏性休克时的一线药物选择。

4. **气管插管和机械通气** 除非是心肺复苏,否则应在气管插管前充分预估操作期间的风险,做好准备预案,组建抢救团队和选择相应的抢救药物。因为给予镇痛镇静药后患儿可能因为交感神经抑制及麻醉药的扩血管效应和心肌抑制效应,迅速出现顽固性低血压,甚至心搏骤停,需要十分警惕。

第四节 小儿肾脏功能的支持治疗

一、急性肾损伤

急性肾损伤(acute kidney injury,AKI)在临床上表现为肾小球滤过率的急性降低,导致机体代谢产物、水及电解质清除调节能力下降,是围手术期患儿较常发生的并发症,具有较高的死亡率。一些外科手术会明显增加 AKI 的风险,如心脏手术、主动脉手术、肝移植等。AKI 在先天性心脏病围手术期发生率较高,根据不同的诊断标准其发生率为 20%~86%,在儿童、<90 天的婴儿、新生儿的发生率分别是 9.6%~42%、52%、64%。小儿术后 AKI 不仅会延长机械通气时间、增加重症监护病房住院时间及总住院时间,还会增加患儿的死亡率。

1. **小儿 AKI 的危险因素** 早期识别 AKI 的危险因素对于预防和治疗患儿围手术期 AKI 有重要价值。低龄、低体重、麻醉 ASA 分级风险高、急诊手术、血液制品输入、脓毒症、低血压、心力衰竭、血管活性药的使用、液体过负荷,以及术前低蛋白血症、术前肌酐高等都是围手术期 AKI 的危险因素,其中脓毒症、低血压和影响血流动力学的外科手术是小儿 AKI 最常见的危险因素。心脏外科手术后 AKI 的危险因素,除上述因素外,基础心脏疾病、主动脉阻断、术前肺动脉高压、深低温和体外循环是独立危险因素。药物,如抗生素中的万古霉素、氨基糖苷类、非甾体抗炎药、化疗药、造影剂等均可以增加 AKI 的风险。

2. **小儿 AKI 的诊断** 肾小球滤过率是反映肾脏功能的"金标准",但是在临床可实施性差。目前小儿

AKI 的诊断主要采用的是临床标准,包括有 pRIFLE、AKIN 及 KDIGO 标准。

pRIFLE 分为 5 期:R(Risk)风险,肌酐清除率降低 25%、持续 8 小时尿量 <0.5ml/(kg·h);I(Injury)损伤,肌酐清除率降低 50%、持续 16 小时尿量 <0.5ml/(kg·h);F(Failure)衰竭,肌酐清除率降低 75%、持续 24 小时尿量 <0.5ml/(kg·h)或无尿持续 12 小时;L(Lose)丧失,肾衰竭 >4 周;E(End staqe)终末期,终末期肾病(肾衰竭 >3 个月)。

AKIN 分为 3 期,I 期:持续 8 小时尿量 <0.5ml/(kg·h),48 小时内 sCr 升高≥0.3mg/dl(1mg/dl=88.4μmol/L)或为 sCr 升高超过基线的 1.5~2 倍;II 期:持续 16 小时尿量 <0.5ml/(kg·h),48 小时内 sCr 升高超过基线的 2~3 倍;III 期:持续 24 小时尿量 <0.3ml/(kg·h),或无尿持续 16 小时,48 小时内 sCr 升高超过基线的 3 倍,或 sCr>4.0mg/dl 或急性升高≥0.5mg/dl。

KDIGO 分为 3 级,1 级:48 小时内 sCr 升高≥0.3mg/dl 或 1 周内 sCr 升高超过基线的 1.5~2 倍,持续 8 小时尿量 <0.5ml/(kg·h);2 级:sCr 升高超过基线的 2~3 倍,持续 16 小时尿量 <0.5ml/(kg·h);3 级:sCr 升高超过基线的 3 倍、sCr>4.0mg/dl、需要透析或低于 18 岁者肾小球滤过率 <35ml/(min·1.73m^2),持续 24 小时尿量 <0.5ml/(kg·h)或无尿持续 12 小时,且证实 sCr>0.5mg/dl 也能够诊断 AKI。

目前认为对小儿 AKI 最敏感的诊断标准是 pRIFLE,其能够更早期地发现肾损伤患儿,特别适用于婴儿和低危 AKI 患儿的早期识别。

二、AKI 的预防和治疗

目前对 AKI 的预防和治疗尚缺乏确实有效的干预措施,现有的措施主要是对导致 AKI 的危险因素及基础疾病的管理,以及肾脏功能的支持治疗,包括血流动力学支持改善肾血流灌注、液体管理、电解质管理、营养支持、尽量避免肾毒性药物、利尿药的使用及肾脏替代治疗等。

1. **肾脏血流灌注与液体管理**　保证肾血流灌注对于预防和治疗 AKI 都非常重要。肾血流受到肾灌注压、腹压和中心静脉压(central venous pressure,CVP)的共同影响;心排血量下降、腹压升高和中心静脉压升高都可使肾血流量减少。因此心功能调整、精细化液体管理、预防和治疗腹压增高对于 AKI 的预防和治疗非常重要。早期液体过负荷可增加患儿 AKI 的风险,对有 AKI 风险及已经发生 AKI 的患儿应严密监测出入量、精细化液体管理、适时使用利尿药甚至肾脏替代治疗、限制液体超负荷。

2. **高钾血症**　除水负荷增加外,电解质紊乱是 AKI 最常见的并发症,常见的电解质紊乱包括高钾血症、代谢性酸中毒、高磷血症、低钙血症等。高钾血症是 AKI 时最常见的电解质紊乱,可导致致命的心搏骤停。一旦怀疑或诊断 AKI,应积极预防高钾血症,包括停止口服和静脉的含钾制剂,加强电解质监测,持续心电监护。对于轻度的高钾血症可以通过停止钾的摄入及使用排钾利尿药进行治疗;对于中重度高钾血症除上述措施外,还应考虑其他治疗措施,包括葡萄糖胰岛素联合输注(注意防止低血糖)、碳酸氢钠静脉注射、葡萄糖酸钙静脉输注、消化道给予聚磺苯乙烯及透析治疗。由于患儿对高钾耐受性不同,造成心搏骤停的血钾水平存在个体差异,临床上不能完全根据血钾水平来进行治疗选择,对于伴有心电图变化和心功能受抑的患儿应积极处理。

3. **代谢性酸中毒**　代谢性酸中毒是由于 AKI 时肾小管产氨和泌氢能力降低所导致的,严重的代谢性酸中毒可导致心率增快、血压偏低、腱反射减弱或消失,甚至意识障碍、昏迷。轻症患儿主要是针对病因的治疗;严重代谢性酸中毒(pH<7.2)时,在消除病因的同时可给予碳酸氢钠治疗。

4. **肾脏替代治疗**　AKI 患儿在出现严重的液体过负荷,或者水、电解质紊乱通过上述治疗不能纠正时可考虑肾脏替代治疗。早期进行肾脏替代治疗已被证实对 AKI 患者是安全和有益的,但具体介入时机仍不明确。目前的肾脏替代治疗主要包括:间断性血液透析(intermittent hemodialysis,IHD)、连续性肾脏替代治疗(continuous renal replacement therapies,CRRT)、腹膜透析。

腹膜透析是利用人体腹膜作为半透膜,通过渗透及弥散作用,实现肾脏替代治疗。腹膜透析不需要建立血管通路,设备简单易于实施,不需要抗凝且费用不贵,婴儿优选腹膜透析,特别是伴有血流动力学不稳定或有出血风险不能耐受抗凝的患儿。因透析液含有葡萄糖,也适用于有低血糖风险的患儿。透析液剂量、透析频率及透析液在腹腔停留时间需综合患儿病情进行方案制订,并根据治疗效果和病情进行调整。腹膜透析的主要并发症包括腹压升高、透析液渗漏、水肿、导管相关性感染、腹膜炎、腹腔感染、腹腔粘连、疝、肠穿孔及肠麻痹、透析管阻塞及脱出等,其局限性在于清除溶质效能较低、脱水剂量和速度不能调整,以及透析效果受到透析管安置位置、腹膜条件等多种因素的影响,若患儿需要快速滤除液体、降钾、清除毒素时,腹膜透析不作为首选。

IHD 和 CRRT,是利用体外循环管路中的人工膜移除液体和纠正代谢紊乱的方法。需建立血管通路,血液透析的血管通路优选右侧颈内静脉,因其能够提供较好的血液流速且并发症最少。股静脉易感染及形成血栓、锁骨下静脉术后狭窄及胸部并发症较高,因此使用较少。血管内置管的型号选择需基于患儿的体重及血管情况,对于新生儿脐静脉亦可选择。IHD 主要靠弥散作用通过半透膜清除小分子物质,需更高的流速,达到 300~400ml/min,能快速清除溶质和液体,低血压是常见并发症,治疗过程中需要加强血容量及电解质的管理。循环不稳定的患儿对其耐受性差,故不推荐使用。其他并发症还包括血栓形成及血管狭窄,也可能会导致肌痉挛。

CRRT 的基本原理是对流、弥散、吸附,治疗模式包括连续性静脉 - 静脉血液滤过(continuous veno-venous hemofiltration,CVVH)、连续性静脉 - 静脉血液透析(continuous veno-venous hemodialysis,CVVHD)和连续性静脉 - 静脉血液透析滤过(continuous veno-venous hemodiafiltration,CVVHDF),每种模式都能够清除小分子物质,但 CVVHD 和 CVVHDF 还能够清除中、大分子物质,需综合患儿病情选择合适的模式。因其流速较慢,婴儿和儿童对其耐受性较好,对血流动力学稳定性没有明显影响,且可以根据患儿的血流动力学情况做每小时液体的精细化管理。并发症包括低温、抗凝风险事件及导管相关并发症。

5. **营养支持** AKI 患儿除水、电解质紊乱及酸碱失衡外,常发生蛋白质、脂质和糖代谢紊乱,全身分解代谢增强,存在营养不良的风险,但由于液体限制又很难给予充足的营养。营养不良是导致住院患儿死亡的独立危险因素,对 AKI 患儿的营养状态和营养不良风险应进行评估,制订营养支持方案。给予浓缩的营养制剂、高热量和优质蛋白质进行营养支持,并补充维生素和微量元素。胃肠道可以耐受的患儿,应首选肠内营养。在接受肾脏替代治疗的患者可以适当增加液体摄入量,更易提供充足的营养支持。

第五节 重症患儿的镇痛与镇静

重症患儿由于基础疾病、术后疼痛、机械通气、有创操作等多种因素常导致焦虑、疼痛、谵妄的发生。适当的镇痛镇静可以消除或减轻患儿的疼痛及不适,减少不良刺激及交感神经系统的过度兴奋。改善睡眠、诱导遗忘,可减少或消除在 ICU 期间的病痛记忆。减轻或消除焦虑、躁动,甚至谵妄,可提高治疗依从性,并通过降低患儿的代谢率减少氧耗量,这对重症患儿尤其是存在心肺功能不全导致氧供需失衡者具有重要的治疗作用。此外,镇痛镇静治疗对于神经重症患儿还有降低颅内压和脑保护的作用。

镇痛镇静起源于麻醉,但 ICU 患儿的镇痛镇静与手术麻醉有较大的区别,ICU 镇痛镇静使用时间长,常需维持数天甚至数周,可导致药物代谢蓄积、耐受和成瘾依赖等问题。与择期手术患儿相比,ICU 患儿生命体征更不平稳,镇痛镇静对呼吸、循环的影响风险更大,尤其在诊疗操作过程中,镇痛镇静常导致生命体征的较大波动,需谨慎评估和选择恰当的镇痛镇静药。另外,ICU 镇痛镇静的目标也不一样,ICU 镇痛镇静主要为浅镇静,常需保留患儿的自主呼吸和自主咳痰能力及运动反射功能,并在舒适和安全的前提下,早期进行康复活动,尽可能维持正常的睡眠周期,提高睡眠质量。

一、重症患儿镇痛镇静的一般原则

对患儿实施镇痛镇静,首先要明确镇痛镇静的目标,评估镇痛镇静风险,并给予和目标镇痛镇静水平相匹配的监护治疗。ICU 患儿的镇痛镇静目标目前还缺乏国际指南的共识,但是和成人一样目前也推荐在充分镇痛的前提下尽可能维持浅镇静水平,推荐在没有禁忌证的情况下通过镇痛镇静评估工具将药物滴定到维持镇静目标所需的最小剂量,以避免过度镇静导致的循环、呼吸抑制,以及机械通气时间延长和药物耐受依赖等副作用。尽管如此,浅镇静目标也不是适合所有重症患儿,在重度 ARDS、严重低氧血症、严重心力衰竭、高颅压、低温治疗、反应性肺动脉高压危象、使用神经肌肉阻滞药等情况下,患儿需要与麻醉相当的深度镇静。ICU 重症患儿的镇静目标需根据患儿的基础疾病状态、病理生理变化进行调整。

要达到并滴定维持镇静目标,必须要对镇痛镇静深度进行常规评估,与成人相比,新生儿和儿童对症状的描述能力缺乏或表达不准确,导致评估更为困难,但小儿对疼痛刺激的生理反应较敏感,因而多使用镇痛镇静评分工具来进行评估。

二、镇痛镇静的评估

1. **疼痛评估** 疼痛评估工具可分为自我描述、生理学评估和行为学评估。根据患儿年龄及是否具备理解交流能力选择不同的评估工具,新生儿和婴幼儿及不能表达的患儿可采用生理学和行为学评估。常用的疼痛评估量表如下,可根据患儿年龄和生理状态进行选择。

(1) CRIES(crying,requires O_2 saturation,increased vital signs,expression,sleeplessness)评分法(表 33-5-1):适用于新生儿及婴儿术后疼痛评估。1~3 分为轻度疼痛,4~6 分为中度疼痛,7~10 分为重度疼痛。>3 分应进行镇痛治疗。

表 33-5-1　CRIES 评分

项目	0 分	1 分	2 分
啼哭(crying)	无	哭泣声音响亮、音调高	不可安抚
维持 SpO_2>95% 是否需要吸氧(requires O_2 saturation)	否	氧浓度 <30%	氧浓度 >30%
循环体征(increased vital signs)	心率、血压无变化	心率、血压上升较术前水平升高 <20%	心率、血压上升较术前水平升高 >20%
表情(expression)	无特殊	做鬼脸、面部扭曲	表情非常痛苦 / 呻吟
睡眠障碍(sleeplessness)	无	间歇性苏醒	经常苏醒

(2) FLACC(face,legs,activity,cry,consolability)评分法(表 33-5-2):适用于 2 个月至 7 岁的患儿、无法语言沟通的带机患儿和存在认知功能障碍患儿的疼痛评估。0 分为无疼痛,10 分为最痛。

表 33-5-2　FLACC 评分

项目	0 分	1 分	2 分
表情	平静	偶尔皱眉、面部扭曲	反复出现皱眉、面部扭曲等
肢体动作	放松	肌张力高、不安静	肢体扭动、踢腿

项目	0分	1分	2分
行为	安静休息、自主体位	来回动、身体肌张力高	身体扭曲、僵直或剧烈活动
哭闹	无	呻吟	持续大哭
可安慰性	不需要	轻拍可安抚	难以安抚

（3）视觉模拟疼痛评分（visual analog pain scale，VAPS）（图 33-5-1）：适合于年龄 >8 岁，可以理解数字并能交流的患儿。数字 0 表示无痛，数字 10 表示最痛，患儿自己选择疼痛程度相对应的数字来描述疼痛。

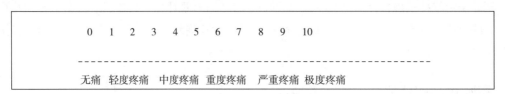

图 33-5-1　视觉模拟疼痛评分

2. **镇静评估**　目前对镇静深度的评估包括基于镇静评分量表的主观评估和基于脑电活动监测的客观评估。最常用的是主观评估方法，如 Ramsay 评分、Richmond 镇静评分（Richmond agitation sedation scale，RASS）、镇静躁动评分（sedation agitation scale，SAS）。目前用于临床的客观监测手段主要是脑电双频指数（bispectral index，BIS）。

（1）Ramsay 评分（表 33-5-3）：由于其简单实用，在临床应用较广，尤其是在北美地区。2~4 分为理想镇静范围。

表 33-5-3　Ramsay 评分

分值	定义
1分	清醒：患者焦虑、激惹，或躁动不安
2分	清醒：患者合作、定向力良好、安静
3分	清醒：患者能遵嘱反应（活动）
4分	睡着：但对轻叩眉间或大声刺激反应迅速
5分	睡着：但对轻叩眉间或大声刺激反应迟缓
6分	熟睡：无任何反应

（2）RASS（表 33-5-4）：对镇静水平的分级更为细化，在 ICU 的谵妄评估量表中使用 RASS 作为意识水平评估基础。0~2 分是属于理想镇静范围。

表 33-5-4　Richmond 镇静评分（RASS）

分值	状态	临床症状
+4分	攻击性	明显攻击性或暴力行为，对人员有直接危险
+3分	非常躁动	拔、拽各种插管，或对人员有过激行为

分值	状态	临床症状
+2分	躁动	频繁的无目的动作或人机对抗
+1分	不安	焦虑或紧张但无攻击性,或表现为精力过盛
0分	警觉、安静	
−1分	嗜睡	不全警觉,但对呼唤持续清醒 >10 秒,能凝视
−2分	轻度镇静	对呼唤有短暂(少于 10 秒)清醒,可眨眼
−3分	中度镇静	对呼唤有一些活动(但无眨眼)
−4分	深度镇静	对呼唤无反应,但对躯体刺激有一些活动
−5分	不易觉醒	对呼唤或躯体刺激无反应

（3）BIS:使用神经肌肉阻滞药的患儿,无法通过表情、行为评分对镇静水平进行评估,这时需要用客观监测手段,BIS 是一种数字脑电图监测,将脑电活动处理后通过数值(0~100)来反映镇静水平而监测麻醉深度,在 ICU 患儿中 BIS 数值 65~85 为理想镇静水平。

三、ICU 镇痛镇静的实施

ICU 患儿镇痛镇静的实施应遵循镇痛优先,个体化镇静的原则。针对疾病和个体病理生理特点,选择适合的药物。了解常用药物的药效学 / 药动学特点合理用药,建立以镇痛镇静评估为基础的镇痛镇静流程,提高疗效,减少副作用。基于评估的流程化镇痛镇静可以使患儿避免镇痛镇静不足和过度。在实施过程中所有患儿镇痛前应先进行疼痛评估,评估内容包括疼痛部位、特点、加重及减轻的因素和强度。明确疼痛原因后用非药物手段去除或减轻一切可能对疼痛的影响因素,如体位、环境、呼吸模式参数不匹配、治疗措施等物理刺激,改善患儿的舒适性。同时给予初始镇痛药治疗,给药后应继续评估直到达到满意的镇痛效果。镇痛充分的情况下,如患儿仍存在镇静不达标,或者患儿的病理生理需要进行深镇静治疗,则开始镇静药的治疗,通过流程化镇痛镇静评估达到预定的镇静目标。在持续镇静的过程中当患者出现危险躁动时,如RASS 评分≥1 分时,首先评估镇痛评分,如 FLACC 评分≥3 分,首先给予负荷剂量的镇痛药,同时去除可能导致疼痛的躯体不适因素(如引流管牵拉、体位不适、气道分泌物导致呼吸机对抗、呛管等)应作为标准治疗。如 FLACC 评分 <3 分,RASS 评分≥1 分时,在标准安抚治疗的基础上,给予负荷剂量的镇静药。

四、常用的镇痛镇静药

1. **镇痛药选择的一般原则**　ICU 患儿镇痛提倡药物与非药物结合、多模式镇痛方式联用,从而减少单一药物使用的副作用,避免阿片类药物耐受和成瘾。非药物镇痛手段包括玩耍、陪伴、喂养、抚摸、听音乐等,应根据患儿年龄进行个体化评估、选择。

2. **ICU 常用的镇痛药**　包括:阿片类药物,如吗啡、芬太尼、舒芬太尼、瑞芬太尼等;非阿片类药物,如氯胺酮、非甾体抗炎药(如对乙酰氨基酚、布洛芬)等。阿片类药物镇痛效能强,与苯二氮䓬类和右美托咪定有协同效应,有拮抗药(纳洛酮),安全性较好,是临床最常使用的镇痛药。阿片类药物无抗焦虑和遗忘的作用,对呼吸中枢有抑制作用;在与苯二氮䓬类和丙泊酚联用时对血液循环的抑制有协同作用,可导致低血压;芬太尼快速输注时可能导致胸壁顺应性降低,影响通气;吗啡对组胺有释放作用,可导致气道痉挛,在哮喘患者中应谨慎使用。长期大量使用阿片类会导致药物耐受和成瘾。

氯胺酮是儿科常用的镇痛药,其药理特点使其非常适合患儿镇痛,尤其是诊疗操作时的镇痛。氯胺酮有较强的镇痛效果,并能产生遗忘,在镇痛同时可保持心肺功能稳定,适用于呼吸、循环不稳定的患儿;氯胺酮还是强效的支气管扩张药,适用于有气道高反应性的患儿,是危重症患儿急诊气管插管的常用药物,对合并哮喘和脓毒症休克的患儿尤其适合。氯胺酮的不良反应包括急性幻觉、躁动、气道分泌物增加和喉痉挛,可使用苯二氮䓬类和阿托品对抗不良反应。氯胺酮还可能导致抽搐和颅压一过性增高,对于颅脑外伤和脑部手术患儿应慎用。

非甾体抗炎药适合轻到中度的镇痛需求,与阿片类药物联合使用可减少阿片类药物的使用剂量,但对于年龄小于 6 个月的重症患儿应慎用。此外,还应关注非甾体抗炎药的副作用,包括肝肾功能损害和消化道出血等。对于 AKI 风险或已发生 AKI 的患儿,宜选择对乙酰氨基酚,但应注意对乙酰氨基酚可能对肝功能造成损害。

3. ICU 常用的镇静药 镇静药包括苯二氮䓬类和非苯二氮䓬类。

(1)苯二氮䓬类:临床应用最多的镇静药,有镇静、抗焦虑和遗忘的作用,但无镇痛效果。对呼吸和循环有抑制作用,休克或心力衰竭的患儿使用时由于循环抑制可发生严重低血压。与阿片类药物有协同效应,两种药物联用时对呼吸、循环的抑制作用也更强。药物过量时可使用氟马西尼进行拮抗。ICU 常用的主要为咪达唑仑和地西泮。其中咪达唑仑循环抑制的副作用最小,适合于重症患儿,且半衰期相对较短,可用于持续泵注。地西泮半衰期长,且输注时局部刺激较大,适合口服给药,主要用于苯二氮䓬类药物撤药时的替代治疗。

(2)非苯二氮䓬类

1)丙泊酚是一种短效的镇静药,起效快,有遗忘作用,无镇痛效果。在重症患儿的操作性镇静和急性躁动的治疗中有非常好的作用,也是常用的气管插管诱导药物,特别适合于有颅压增高的患儿的镇静。由于在小儿尤其是婴幼儿长时间使用导致"丙泊酚输注综合征"的风险高于成人,因而不能用于小儿患者的持续镇静。

2)右美托咪定是近年来在临床使用越来越多的药物,其对呼吸抑制弱,易于唤醒,与阿片类药物有协同镇痛作用,诱导更接近于生理状态的睡眠,并可能降低谵妄的发生率,适合于围手术期和 ICU 机械通气患儿及操作时镇静,并可用于预防和缓解阿片类药物的戒断症状。主要副作用为心率过缓和血压降低,尤其是在使用负荷剂量时。右美托咪定在欧美国家婴幼儿和儿童中的应用在不断增加,在国内应用经验有限,仍属于超说明书使用。

4. 神经肌肉阻滞药 接受机械通气的患儿由于基础疾病导致的呼吸驱动过强,在给予充分镇痛镇静情况下仍可能发生严重的人机对抗,从而导致跨肺压增高,进一步加重肺损伤,这种情况下可能会需要神经肌肉阻滞药的治疗,但 ICU 患儿长时间使用可能导致神经肌肉病变,因此只能短疗程使用,在使用时一定要给予充分的镇痛镇静,并需要进行客观的镇静监测。

五、镇痛镇静药的成瘾和戒断

镇痛镇静药使用剂量过大、时间过长(>7 天)都可导致药物成瘾,在撤离药物时出现戒断症状。苯二氮䓬类的戒断症状主要表现为易激惹、焦虑、震颤、心动过速、高血压、发热、抽搐等,可通过有计划的药物撤离预防和缓解,撤药可使用静脉减量序贯口服地西泮替代。阿片类药物的戒断症状主要表现为易激惹、焦虑、意识模糊、鼻溢液、流泪、大汗、瞳孔散大、立毛、胃痉挛、腹泻、颤抖、恶心、呕吐、寒战、心动过速、高血压、发热等,也可以通过静脉减量和序贯口服吗啡撤药。据报道,右美托咪定也可用于治疗阿片类的撤药反应。

六、镇痛镇静的非药物治疗策略

包括:家属的陪伴、环境的优化(如适合儿童的病房设计、符合昼夜节律的灯光和噪声管理)、音乐和玩要分散患儿的注意力、缓解焦虑、愉悦心情,可减少药物的使用剂量。

第六节　重症患儿抗感染治疗

感染性疾病属于儿科常见病,重症感染更是儿科 ICU 中最常面对的挑战。早期识别并及时干预重症感染,对降低患儿死亡率,改善重症患儿预后,减轻社会和家庭的医疗负担,起着举足轻重的作用。

重症感染是以全身性感染导致的器官功能损害为特征的临床危重症,包括脓毒症。近年来,抗感染治疗方案和器官功能支持技术虽然取得了长足的进步,但重症感染发病率和病死率仍居高不下。儿童处于生长发育阶段,病理生理特点与成人存在较大的差异,在严重感染和感染性休克的治疗上也有其特殊性。

一、儿科常见重症感染相关疾病

儿童感染可能是细菌、病毒、真菌等所致。综合国内外文献,引起儿童重症感染的细菌主要包括肺炎克雷伯菌、大肠埃希菌、不动杆菌、变形杆菌、铜绿假单胞菌、金黄色葡萄球菌、肺炎双球菌、表皮葡萄球菌等。近年来,病毒、真菌性重症感染的发生率有增加趋势。

1. **呼吸系统感染**　包括支气管肺炎、呼吸机相关性肺炎、大叶性肺炎等。
2. **消化系统感染**　包括消化道穿孔、弥漫性腹膜炎、化脓性胆管炎、坏死性胰腺炎等。
3. **中枢神经系统感染**　包括化脓性脑膜炎、脑膜脑炎等。
4. **心血管系统感染**　主要包括感染性心内膜炎。
5. **全身性感染**　常见于脓毒症。
6. **其他**　如泌尿系统感染、皮肤软组织感染等。

二、儿童全身炎症反应综合征

儿童全身炎症反应综合征(SIRS)诊断标准详见本章第七节相关内容。各年龄组儿童 SIRS 生理和实验室变量标准见表 33-6-1。

表 33-6-1　各年龄组儿童全身炎症反应综合征(SIRS)生理和实验室变量标准[*]

年龄组	心率/(次·min^{-1})		呼吸/(次·min^{-1})	白细胞计数/($\times 10^9 \cdot L^{-1}$)	收缩压/mmHg
	心动过速	心动过缓			
≤7 天	>180	<100	>50	>34	<65
>7~30 天	>180	<100	>40	>19.5 或 <5.0	<75
>30 天至 1 岁	>180	<90	>34	>17.5 或 <5.0	<100
>1~6 岁	>140	<60	>22	>15.5 或 <6.0	<94

注:*. 分组标准及各指标范围参考 2005 版国际儿童脓毒症诊断标准及《中国儿童脓毒性休克(感染性休克)诊治专家共识(2015 版)》。

三、实验室检查

1. **常规实验室检查**　如血常规、电解质、血糖等的检测,有助于了解感染及代谢异常的程度。
2. **心肌酶、肝肾功能及凝血功能检查**　有助于判断器官功能状况。
3. **血清降钙素原(procalcitonin,PCT)**　PCT 是早期、严重、侵袭性细菌感染的标志物。血清 PCT<

0.05μg/L 时多不支持细菌感染;血清 PCT>2.00μg/L 时需考虑脓毒症并提示病情严重。PCT 缺乏特异性,在进行结果判读时需注意结合临床表现,排除非感染因素,如肝功能障碍、创伤、抗 T 细胞治疗、烧伤、心源性休克等导致的血清 PCT 升高。动态的血清 PCT 监测对病情的评估及预后的判断具有重要指导意义。

4. **C 反应蛋白**(c-reactive protein,CRP) CRP 是机体受到微生物入侵或组织损伤等炎症性刺激时肝细胞合成的急性相蛋白,在健康儿童血清中浓度很低,而在细菌感染或组织损伤时,其浓度显著升高,可作为儿童感染性疾病的辅助诊断指标。

5. **炎症介质** 感染早期常表现为促炎症反应,即 SIRS,主要的促炎介质包括 TNF-α、IL-2、IL-1β、IL-12、IFN-γ、IL-6 等。度过 SIRS 阶段,促炎症反应逐渐减弱,抗炎介质分泌增加,机体进入免疫抑制状态,主要的抗炎介质包括 IL-4、IL-10、IL-13、可溶性 TNF 受体等。在感染不同阶段,炎症介质的水平变化存在差异,但对区别感染性和非感染疾病的敏感度和特异性均较差。

四、微生物检测

基于病原学证据的抗感染一直都是临床诊疗的关键手段。尽早识别病原微生物,启动针对性的抗感染方案可改善重症感染患儿的预后。不同病原微生物检测技术对感染的判定价值不同。临床医师应根据患儿的病情、可能感染部位、可供采集的标本等选择适宜的检测技术。

1. **涂片(染色)技术** 分泌物直接涂片染色镜检有助于初步了解病原微生物种类,是细菌、真菌检查的最经典方法,其操作简单、快速,有一定的诊断敏感性和特异性,对临床判定感染、快速获得病原学依据有不可替代性。如镜检直接发现细菌或真菌菌丝、孢子,可考虑细菌、真菌感染。涂片结合染色分析更为准确,如革兰氏染色检测普通细菌、抗酸染色检测抗酸杆菌、墨汁染色检查脑脊液中新型隐球菌、六胺银染色检查呼吸道标本中的肺孢子菌等。

2. **病原培养分离** 培养分离虽耗时长、检出阳性率较低,但仍是病原微生物检测的核心方法之一。其优势在于一方面培养分离出的是活微生物,有助于确定致病病原体;另一方面,培养能对阳性病原微生物进行菌种鉴定和药敏试验,提供药物敏感/耐药及最小抑菌浓度等信息,便于指导临床治疗。

3. **组织病理诊断** 包括组织培养在内的组织病理检测在感染判定时具有重要意义。如组织切片中发现真菌菌丝和孢子,需考虑存在深部真菌感染;组织病理中发现抗酸杆菌、肉芽肿及干酪样坏死性病变时需高度警惕结核分枝杆菌感染。

4. **免疫学技术** 免疫学技术包括抗原和抗体检测,如酶联免疫吸附试验、免疫荧光检测、蛋白印迹法、免疫胶体金法等,可用于检测病毒、细菌及真菌。抗原法是目前临床上呼吸道病毒检测的主流方法,但灵敏度较低、特异性抗体与不同抗原间可产生交叉反应出现假阳性等,故在一定程度上限制了其在感染诊断中的应用价值。血清 IgM 抗体通常早于 IgG 出现,提示近期感染,IgM 抗体由阴转阳或双份血清抗体滴度 4 倍及 4 倍以上增高有诊断意义。机体感染后产生 IgG 抗体时间较晚,存在检测窗口期,在体内维持时间较长,故 IgG 阳性常被认为是既往感染。

5. **聚合酶链反应**(polymerase chain reaction,PCR) PCR 是核酸扩增技术,原理为通过设计引物、扩增特定微生物核酸进行检测,比以往检测技术快速、灵敏度高、特异性好,不受抗生素影响,有助于感染早期的诊断。PCR 可用于细菌、真菌、病毒、支原体及结核检测。

6. **基于宏基因组二代测序技术**(metagenomics next-generation sequencing,mNGS) 二代测序也称为高通量测序,可 1 次对成千上万到数十亿 DNA 片段进行序列测定,然后与数据库比对分析,能无偏倚地在同一样本中同时检测细菌、真菌、病毒、寄生虫等。mNGS 因其技术的无偏倚性,几乎可识别临床标本中的所有病原体,但其本身无法解决阳性结果的解读、明确检测出的病原体是否与疾病相关等。故 mNGS 检测出的病原体须结合患儿临床情况并辅以其他实验室检测方法以验证或佐证,如 PCR、特异性血清学检测

五、儿童脓毒症

儿童脓毒症是常见的儿童危急重症,发病率和病死率均高。文献报道,严重脓毒症患儿的病死率超过30%,大多数死亡患儿合并有难治性休克和/或多器官功能障碍综合征。脓毒症患儿常需要进入ICU进行监护和器官功能支持治疗,消耗大量的医疗资源,增加社会和家庭的经济负担。早期识别并进行恰当的复苏和管理对改善脓毒症患儿的结局至关重要。

1. **儿童脓毒症的概念**　2005年发表的儿童脓毒症国际共识中,儿童脓毒症定义为感染+SIRS,严重脓毒症定义为脓毒症+器官功能障碍,脓毒症休克定义为脓毒症+心血管功能障碍。2016年美国医学会发布了最新的脓毒症定义和诊断标准,即脓毒症3.0(Sepsis 3.0)。新的定义中提出脓毒症是由宿主对感染的反应失调导致的危及生命的器官功能障碍,淡化了过去一直应用的脓毒症特征性标识——SIRS,特别强调了脓毒症作为重症感染的概念与一般感染的区别。新标准提出感染或可疑感染患者,当序贯器官功能衰竭评估(sequential organ failure assessment,SOFA)评分≥2时,即可诊断为脓毒症。2020年新发布的儿童脓毒症指南,并没有完全沿用2005年儿童脓毒症的标准,重新定义了其中严重脓毒症(严重感染导致的心血管和/或非心血管器官功能障碍)和脓毒症休克(严重感染导致的心血管功能障碍)的标准,使儿童脓毒症的诊断更贴近于Sepsis 3.0。

2. **儿童脓毒症筛查**　2020版儿童脓毒症指南首次提出常规筛查,包括复苏早期筛查氧输送和氧代谢,以及筛查微生物感染的重要指标,并强调了尽可能在抗微生物治疗前留取血培养的重要性。尽管大量的研究表明高血乳酸水平与患儿的不良预后相关,但2020版指南并不推荐采用血乳酸值来区分儿童脓毒症的高、低危风险。

3. **脓毒症休克**　脓毒症休克患儿除原发病的临床表现和感染引起的中毒症状外,主要表现为组织灌注不良所致的休克征象。

(1) 意识状态改变:患儿可因脑细胞缺血、缺氧出现意识状态改变。早期可表现为神志淡漠、反应迟钝,或烦躁不安;晚期可出现意识障碍、嗜睡、昏迷、谵妄和惊厥等。

(2) 心率加快,脉搏减弱:休克时回心血量减少,心率代偿性加快,但脉搏往往减弱。此改变多出现在血压变化之前。若患儿循环灌注差而无心动过速的代偿反应,往往提示病情更加危重。

(3) 肢端循环不良:休克患儿因血管收缩、血流灌注不良而出现皮肤花斑、四肢厥冷、口唇及指/趾轻度发绀。

(4) 尿量减少或无尿:休克时由于血液重新分布,肾小动脉收缩,肾血流量明显减少,出现少尿或无尿。

(5) 呼吸频率和节律改变:脓毒症休克早期,因代谢率增高、缺氧及代谢性酸中毒,患儿呼吸多深而快,甚至引起呼吸性碱中毒。此外,脓毒症休克易发生肺水肿、急性肺损伤,甚至ARDS。重症休克伴发脑水肿、颅内压增高时,可直接影响呼吸中枢,导致中枢性呼吸衰竭。

(6) 血压改变:休克早期血压常可正常,但脉压减小。如休克失代偿则发生血压显著下降,甚至测不出。

(7) 肛指温差加大:休克时周围血管收缩,心排血量降低,热量不能被带至皮肤散发,可出现四肢凉而中心温度增高,肛指温差加大。

4. **儿童脓毒症的治疗**

(1) 感染控制:应遵循早期、科学、个体化的原则,尽早处理感染源。使用抗生素之前留取血培养标本(在不延缓使用抗生素的情况下),尽早使用抗生素(脓毒症休克患儿1小时内,不伴有休克的脓毒症相关器官障碍患儿3小时内)。初期经验性使用广谱抗生素;明确病原微生物及药敏试验结果后,应立即更换为敏感的窄谱抗生素;若无法明确病原体,应根据患儿的临床表现、感染部位、宿主危险因素等综合传染病和/

或微生物学专家意见,尽早停用或者更换为窄谱抗生素。对于非免疫缺陷和/或多重耐药低风险的患儿,不建议联合用药。对于有明确手术适应证的感染源,应尽快行急诊手术;若感染源为血管通路装置,充分评估手术操作的风险获益比并建立新的血管通路后,及时拔出原血管通路装置。

(2)容量复苏:有重症监护条件的医疗单位,对脓毒症休克或脓毒症相关器官功能障碍的患儿,在第1小时给予40~60ml/kg(或单次10~20ml/kg)的负荷剂量进行液体复苏,通过心输出指标进行滴定。缺少重症监护条件的医疗单位,如果患儿不存在低血压,不建议给予负荷剂量而仅进行维持输注;当存在低血压的情况,即使无重症监护条件,仍然建议第1小时给予40ml/kg(或单次10~20ml/kg)的负荷剂量进行液体复苏,至目标心排血量和出现液体过负荷时停止。建议使用晶体溶液(平衡液)进行复苏治疗,不推荐白蛋白、羟乙基淀粉、明胶等胶体溶液。在有条件的情况下,尽可能监测高级血流动力学指标及血乳酸的动态变化趋势并指导液体复苏。

(3)血管活性药:对扩容治疗反应欠佳的休克患儿,需在充分液体复苏的基础上使用血管活性药。2020版指南未就一线血管活性药、正性肌力药及外周途径给药提出明确建议,仅推荐使用肾上腺素和去甲肾上腺素,不推荐多巴胺。若患儿需要大剂量的儿茶酚胺时,推荐加用血管升压素。

(4)机械通气:初始复苏有效的脓毒症相关ARDS患儿,若没有明确的插管指征,可以先尝试无创机械通气,但需严密监护、反复评估患儿的情况。已发生ARDS的脓毒症患儿,建议使用高呼吸末气道正压支持;严重ARDS患儿可尝试进行俯卧位通气。不建议常规使用一氧化氮,但是对于其他治疗反应不佳的顽固低氧血症患儿,可以使用一氧化氮作为抢救性治疗。

(5)激素、内分泌和代谢:除充分液体复苏和使用血管活性药后仍然血流动力学不稳定的情况外,不建议使用氢化可的松,但在顽固性的脓毒症休克患儿中可尝试使用。2020版指南不推荐使用胰岛素将血糖维持在7.8mmol/L或以下。即使对于甲状腺功能异常的脓毒症休克或者脓毒症相关器官功能障碍的患儿,也不建议常规使用左甲状腺素治疗。

(6)营养:肠内营养仍然是首选的喂养方法,并且在入住ICU的前7天可以不进行肠外营养。对于新生儿及严重营养不良的患儿,应根据具体情况充分评估营养需求,制订个体化干预方案,不要仅依据使用血管活性药而停止肠内喂养。

(7)血液制品:对于血红蛋白浓度≥70g/L且血流动力学稳定的患儿,不建议输注红细胞;对于合并凝血功能障碍的非出血患儿,不建议预防性输入血浆,也不建议单纯根据血小板水平进行预防性血小板输注;不建议常规使用免疫球蛋白。

(8)替代治疗:容量过负荷的患儿若因限制液体及利尿治疗而反应不佳时,推荐使用肾脏替代治疗进行液体管理。伴有顽固性低氧血症的ARDS患儿,建议使用静脉-静脉ECMO;对其他治疗均无效的休克患儿,建议使用静脉-动脉ECMO。

(9)预防治疗:不建议常规进行预防抗应激性溃疡治疗;不建议常规进行深静脉血栓的预防性治疗,包括物理治疗和药物治疗。

第七节　重症患儿的营养支持治疗

与一般患儿相比,重症患儿病情复杂,创伤、感染、摄入不足、消耗增加或器官功能障碍均可造成营养状态的改变。循证医学证据表明,儿科重症监护室患儿营养不良的发生率高达45.5%~53.0%,严重影响患儿的临床结局。合理的营养干预不仅是一种支持手段,也是影响疾病进程和预后的重要治疗措施。

一、营养状态评估和营养不良风险筛查

1. **评估时间** PICU 患儿在入院 48 小时内需进行详细的营养评估;对于具有营养不良高风险的患儿在住院期间应每周进行 1 次再评估。因单次营养评估不足以反映危重患儿在疾病期间营养状态的变化,连续、动态地评估可及时发现营养不良,进而给予合理的营养支持治疗,降低其导致不良预后的风险。

2. **评估内容** 目前尚无单一方法评估儿童营养状态,需结合病史、临床表现及实验室方法综合评价:包括体重、身(长)高、头围(<36 个月的小儿)、肌肉功能、脂肪厚度、血浆蛋白、氮平衡及免疫功能等。

3. **营养不良风险筛查** 目前住院儿童营养风险筛查工具较多,主要包括儿科营养风险评分、主观全面营养风险评价、儿科营养不良评估筛查工具(screening tool for assessment of malnutrition in pediatrics, STAMP)、儿童 Yorkhill 营养不良评分(pediatric Yorkhill malnutrition score,PYMS)及营养状况和生长风险筛查工具(screening tool risk on nutritional status and growth,STRONG kids)等,但在使用过程中存在耗时长、需专业人员参与、部分工具主观性强等缺点,均有一定的局限性,仍需进一步研究及验证现有筛查和评估标准的可行性及有效性。

4. **能量测定的方法** 目前国内外公认间接测热法(indirect calorimetry,IC)是测定静息能量消耗的"金标准",有条件时应首选间接测热法确定危重患儿每日的能量需求。如果不能采用间接测热法进行能量测量,可采用代谢法测定静息能量消耗和公式法计算预计能量消耗。新近针对 PICU 内接受机械通气患儿的研究指出,在不具备间接测热仪并试图尽可能接近目标能量供给时,可选用床旁二氧化碳测量仪进行估算。

二、营养方案和途径

营养支持是重症患儿救治中不可缺少的重要部分。重症患儿营养支持的主要目的在于补充营养物质,纠正蛋白质-能量营养不良,提高患儿抵抗力和修复能力,改善预后。营养支持方法包括肠内营养(enteral nutrition,EN)和肠外营养(parenteral nutrition,PN),营养支持方法的选择主要取决于患儿的胃肠功能状态。营养支持的成分包括蛋白质、糖类、脂肪、电解质、多种微量元素和维生素。

1. 肠内营养依然是危重患儿的首选

(1)危重患儿肠内营养的优势:肠内营养在维持危重患儿肠黏膜屏障、调节免疫功能和保护器官功能方面具有特殊意义,有证据显示早期肠内营养可降低危重症儿童病死率。因此,对胃肠道功能正常的患儿,肠内营养应作为首选。肠内营养能否尽早、有效实施常是 PICU 面临的主要挑战。

(2)危重患儿肠内营养的时机:2017 版美国危重患儿营养支持治疗实施与评价指南建议尽早开展肠内营养,即在入住 PICU 的 24~48 小时进行。无论内科、外科疾病,以及是否应用血管活性药,都不应作为肠内营养的禁忌证。应尽量减少肠内营养的中断次数以达到目标喂养量。

(3)肠内营养的途径:如果不能经口提供所有的营养需求,推荐使用管饲。2017 版指南依然没有足够的证据来推荐最合适的肠内营养输注途径(经胃管或经幽门后)。有报道指出,相对于胃管喂养,幽门后喂养可能会增加能量摄入,降低误吸风险。

1)经鼻或口放置胃管:适用于预计使用管饲时间 <6 周、胃功能良好的患儿。多经鼻放置,鼻后孔闭锁或严重狭窄、可疑或确诊的颅底骨折患儿选择经口放置。

2)经鼻十二指肠或空肠置管:适用于胃功能受损而肠功能基本正常、误吸风险较高和重症胰腺炎的患儿。

3)胃或空肠造口术置管:适用于预计肠内营养时间超过 6 周、有高度误吸风险者、鼻胃管或鼻肠管喂养途径建立困难不能及时给予肠内营养者。使用鼻肠管或空肠造口术置管者最好匀速、持续输入,用营养泵控制输入速度。

（4）肠内营养制剂：肠内营养制剂按蛋白质来源可分为要素型（氨基酸型和短肽型）和非要素型（整蛋白型）两大类。

1）要素型：游离氨基酸或蛋白质水解物短肽，以不需消化或极易消化的糖或脂肪供能，可被肠道完全吸收。

2）非要素型：整蛋白制剂，渗透压低，对肠黏膜屏障功能有较好的保护作用，用于胃肠功能相对较好的患儿。

（5）肠内营养输注方式：取决于患儿的一般情况、置管位置及胃肠功能等。2018版中国危重症儿童营养评估及支持治疗指南推荐：持续喂养比间断喂养更容易实现目标能量，但并不减少误吸或呼吸机相关性肺炎的发生。

1）间断喂养：模拟普通进食，操作方便，但应用血管活性药物或镇痛镇静药物的机械通气患儿常伴胃食管反流或胃排空延迟，耐受性较差。

2）持续喂养：重症患儿持续泵入较分次喂养更易耐受，常用于胃肠功能异常和幽门后置管者。

（6）喂养量的调整：肠内营养的浓度、喂养量和速度须从低值逐渐调节至患儿能耐受的剂量。当胃残留量增加或出现腹胀、腹泻时，应考虑减量和减慢喂养速度。

（7）肠内营养并发症：肠内营养的并发症包括机械性、胃肠道性及代谢性。鼻胃管可能发生移位、压迫鼻黏膜而造成黏膜充血或糜烂。胃造口管需随时评估以保障管道位置和通畅。呕吐、腹泻等喂养不耐受的情况也是肠内营养的常见并发症。此外，也可发生容量和电解质紊乱等。

2. 肠外营养　肠外营养指经静脉途径输注多种营养素混合溶液，为患儿提供必需的营养素和热量。适用于胃肠功能严重受损无法进行肠内营养的患儿。

（1）肠外营养的适应证：由于胃肠道严重损伤或吸收不良必须旷置时有必要应用肠外营养，包括食管闭锁、肠闭锁、坏死性小肠结肠炎、完全性肠梗阻和严重的短肠综合征等。

（2）胃肠外营养的时机：危重症儿童肠外营养的开始时机一直备受争议。2017美版指南认为，肠外营养开始的时间应该个体化，不推荐在入PICU 24小时内启动，对基础营养状况正常同时营养风险较低的患儿，建议肠外营养延迟至入住PICU后7天。2018版中国指南推荐，对营养不良风险不高、肠内营养未达到目标能量的患儿，第8天添加肠外营养不增加病死率，能减少新发感染并缩短住ICU的时间，但易发生低血糖事件；对营养不良高风险的患儿，应根据病情和营养风险决定添加肠外营养的时间。

（3）肠外营养的成分：包括葡萄糖、脂肪乳、氨基酸、微量元素、维生素等，不推荐常规添加谷氨酰胺。

（4）并发症：长期肠外营养的患儿经常并发导管相关性感染、肝功能损害、甘油三酯及胆固醇增高、血糖紊乱及电解质紊乱等并发症。

三、营养过程中的监测

重症患儿营养支持期间，需采取相应的监测手段，及时评估胃肠耐受情况，以及生长发育、营养代谢相关指标及并发症的发生。除了监测各种血生化指标外，还需要关注主观和客观的临床指标：重要的临床指标包括每日体重、每周身长和头围及精确的出入量；肌力变化、伤口愈合、全身感染及呼吸状态等（表33-7-1）。

表33-7-1　重症儿童营养监测

项目		第1周	稳定后
摄入量	能量	每日1次	每日1次
	蛋白质	每日1次	每日1次

项目		第 1 周	稳定后
喂养管	位置	每 8 小时 1 次	每 8 小时 1 次
	通畅	每 8 小时 1 次	每 8 小时 1 次
临床体征	胃潴留	每次喂养前	每次喂养前
	排便	每日 1 次	每日 1 次
	消化道出血	每日 1 次	每日 1 次
	皮肤弹性、囟门	每日 1 次	每日 1 次
	黄疸、水肿	每日 1 次	每日 1 次
生长参数	体重	每日或隔日 1 次	每周 2~3 次
	头围	每周 1 次	每周 1 次
	身长	每周 1 次	每周 1 次
体液平衡	出入量	每日 1 次	每日 1 次
实验室检查	血常规	每周 2~3 次	每周 1~2 次
	电解质	每周 2 次	每周 1 次
	肝功能	每周 1 次	每周 1 次
	蛋白质	每周 1 次	每周 1 次
	肾功能	每周 1 次	每周 1 次
	血脂	每周 1 次	每周 1 次
	血糖	每日 3 次	必要时

第八节　小儿常见手术后 ICU 治疗特点

一、小儿神经外科手术

1. **术后监护**　神经外科手术术后监护内容具有特殊性,除进行常规生命体征监护外,更重要的是观察意识、瞳孔、运动、感觉、反射及颅内压等,这些指标直接反映患儿颅脑功能的变化。

(1)神经功能的监护:包括一般反应(神志、语言、思维)、瞳孔、脑神经反应、运动、感觉、生理反射、病理反射等系统检查,并进行以下评估。

1)意识状态:意识障碍是中枢神经系统损害的客观标志。大脑半球任何局部的严重损害或功能丧失,都可导致不同程度的意识障碍。可采用格拉斯哥昏迷量表(GCS)进行评估,关注神志、语言、思维变化。

2)瞳孔观察:瞳孔改变对判断病情和及时发现高颅内压及脑疝非常重要。应动态监测患儿术后的瞳孔变化情况,并结合其他指标评估病情。

3)头痛、呕吐:剧烈头痛伴频繁呕吐、患儿躁动不安,常为急剧颅内压增高的表现,应警惕术后颅内出血、脑疝形成的可能。

4）神经反射：应对患儿运动、感觉、生理反射、病理反射进行针对性观察，若发现患儿出现较为明确的神经功能障碍，如运动感觉障碍、肢体瘫痪等情况或原有的神经功能障碍加重，都提示病情变化或发生继发损害的可能。

（2）循环系统的监护：神经外科手术术后患儿由于中枢神经系统的损害，可导致复杂的循环系统改变，应密切监护血压、脉搏、心率等。中心静脉压的监测对颅内压增高患儿的血容量评估及液体管理有重要的指导意义。

（3）呼吸系统的监护：呼吸系统的监护包括呼吸频率、节律、呼吸状态及动度、口唇颜色、血氧饱和度等。此外，加强血气分析监测能及早发现机体氧合变化及酸碱平衡状态，有助于提高疾病的治疗效果。

（4）颅内压的监护：颅脑手术患者，术后早期可能存在不同程度的颅内压增高、脑灌注量减少，导致或加剧脑缺血缺氧性损害，严重者会危及患者生命。因此颅内压监护对神经外科手术术后患者具有十分重要的价值。

2. ICU 治疗原则

（1）脱水降颅内压，预防及控制癫痫和颅内感染：颅脑手术的患儿，术后早期可能存在不同程度的颅内压增高。有研究认为，在对高颅压进行治疗的过程中，以颅内压而非神经系统体征为目标的治疗对于降低病死率更为有效。临床上多通过快速脱水降低颅内压，从而改善患儿预后。甘露醇和甘油果糖具有较强的渗透压，可有效减少脑脊液，降低颅内压，消除脑水肿。与甘露醇相比，甘油果糖起效速度慢，但降颅内压效果持续时间较长，且不会出现反跳现象，不增加肾脏负担，不良反应较少。除此之外，甘露醇和利尿药的配伍可增强降颅内压的作用和增加降颅内压效果持续的时间，在常规降颅内压的治疗基础上加用中等或大剂量的白蛋白也可增强降颅内压的作用，从而减少颅内压的波动对脑组织的继发损害。脑损伤较严重者，可能通过行去骨瓣减压术（颞肌下或枕下减压）来减轻颅内压。

（2）呼吸管理：神经重症患儿肺通气和换气功能下降，动脉血氧分压低于正常范围，伴或不伴二氧化碳分压升高，提示存在不同类型的呼吸功能障碍，是神经重症患儿病死率增高及住院时间延长的重要原因之一。存在呼吸功能障碍的患儿须及时给予安全有效的呼吸管理，调整体位让患儿处于特殊训练体位可增高呼吸气流流速、促进痰液清除、改善氧合和血流动力学状态，有利于在短期内有效地清除气道分泌物，改善呼吸功能。儿童颈部较成人短，气道容易被阻塞，在体位训练时需特别关注患儿的生命体征、面色、口唇颜色等。研究表明，呼气正压仪、主动循环呼吸技术（包括呼吸控制、胸廓扩张运动和用力呼吸技术）、体位引流、高频胸壁振荡等气道廓清技术均能获得较好疗效，但对于气管切开、意识障碍、年幼不能配合训练的神经重症患儿上述技术可能无法使用。

（3）适当镇痛镇静：在镇痛的基础上镇静。

（4）控制血压，改善微循环，保障脑灌注。

（5）维持电解质、内环境稳定，给予营养支持：由于神经重症患儿的脑功能受到一定损伤，神经功能比较紊乱，胃肠道功能受到抑制；同时患儿身体功能在不断消耗能量，使蛋白质和脂肪的分解速度加快，身体内多种微量元素发生改变，因此对神经重症患儿仍然需要维持内环境稳定和给予营养支持，通过肠内、外途径补充或提供人体所需的电解质和必需营养素。在胃肠道功能稳定的前提下，尽早通过胃肠道给予营养成分尤为重要。

二、小儿心脏手术

小儿心脏手术后绝大多数患儿需要转入 PICU 进一步稳定治疗，术后需要结合解剖诊断类型、手术方式、病理生理特点，评估可能出现的问题和预案，并针对性地给予干预。其中，低心排血量综合征和急性肺损伤是发生率最高的并发症，此外凝血功能障碍、内环境紊乱、多器官功能不全、肺动脉高压危象、喂养不耐受、感染等因素也值得关注。

1. 循环管理 预防和治疗低心排血量综合征。低心排血量综合征是指心排血量不足导致的全身氧供需失衡,继而发生的一系列临床和生化改变。有报道称,其发生率约为25%,儿童ICU内可能更高。

(1)术后导致低心排血量综合征的常见因素:体外循环炎症反应、残余解剖畸形、心肌保护不当、心肌缺血再灌注损伤、心律失常、心脏压塞、肺动脉高压等。

(2)临床表现:心动过速、末梢循环灌注差、乳酸增高、尿量减少、代谢性酸中毒、混合静脉血氧饱和度减低、多器官功能障碍综合征等。评估需要完善血气分析、混合静脉血氧饱和度测定、X线胸片、心电图、心脏彩超、血常规、有创血压监测和中心静脉压监测等,部分患儿可能需要左心房压监测、漂浮导管置入、心导管检查,甚至直接开胸探查,以此评估低心排血量综合征的程度和原因。

(3)治疗原则

1)患儿在心脏外科术后常需要一些正性肌力药及血管活性药的支持稳定心功能,顽固性低血压患儿可能提示同时合并血管低张力,甚至肾上腺皮质功能不全,可能需要补充糖皮质激素,如氢化可的松。

2)根据循环监测指标,仔细排查术后心脏解剖和功能残余问题,纠正低心排血量综合征,合理使用血管活性药,保证器官灌注。

3)小婴儿因为胸腔容积较小,术后早期因为心肌水肿等原因可能出现潜在的心脏压塞表现,必要时可以考虑延迟关胸或者床旁紧急开胸治疗。

4)尽可能维持窦性心律,小婴儿每搏输出量有限,心排血量依赖心率,必要时可以通过临时起搏器控制心率的方式,尝试增加心排血量。

5)少数患儿可能需要体外膜肺氧合器支持,帮助渡过术后早期严重的循环和呼吸衰竭情况。

6)维持液体平衡和内环境稳定,新生儿心肌收缩更多依赖于细胞外钙。研究表明,离子钙水平高于正常生理范围的20%~30%能够改善早期新生儿心脏术后的血流动力学,应当注意纠正。

7)心脏外科术后患儿因为引流、液体转移及体外循环等因素,需仔细评价容量负荷,必要时给予利尿治疗,甚至腹膜透析,帮助减轻水负荷,促进心肺功能恢复。

8)值得注意的是,临床上当患儿出现十分严重的低心排血量综合征,或者心脏彩超明显提示显著解剖畸形时,均需与手术医师、心内科医师积极沟通残余畸形对循环衰竭的影响占比,必要时行二次手术矫治。因此,术后低心排血量综合征的诊断和处理,需要多学科团队介入。

2. 呼吸管理 先天性心脏病患儿常合并呼吸系统的症状和体征,加上心脏外科手术及体外循环炎症反应对肺部的影响,使得PICU心脏外科术后肺部病变的管理尤为重要。

(1)先天性心脏病术后呼吸衰竭的常见因素:术前先天性心脏病合并气道畸形、心脏扩大对气道的压迫、心脏病理生理基础导致肺水增多、合并肺部基础疾病、左向右分流的先天性心脏病合并下呼吸道感染、外科术中肺损伤、体外循环肺损伤、气胸、肺不张等。

(2)临床表现:患儿可表现为呼吸道梗阻、通气或者换气功能障碍、呼吸频率增快、发绀,以及肺部闻及干湿啰音、三凹征等表现。血气分析可提示二氧化碳潴留、低氧血症。胸部影像学及肺部超声有特征性改变。

(3)治疗原则

1)返回PICU后常规行胸部影像学检查,结合胸部及肺超声检查等,动态观察患儿通气、氧合功能变化。根据患儿疾病的病理生理特点和年龄,选择适合的氧疗目标和机械通气方式。对于单心室Glenn或者Fontan生理的患儿,或者右心室舒张功能不全的患儿,自主呼吸能够降低右心室后负荷,增加循环血量,因此强调早期拔管策略。当患儿接受复杂的心外科手术和体外循环治疗后,可能出现明显的心律失常、肺动脉高压、低心排血量综合征、低体温或凝血功能障碍、肺水肿、呼吸衰竭等,此时需要延迟拔管,并在PICU

进行持续机械通气,直到原发疾病缓解,心肺功能恢复。

2)一些心脏中心尝试对部分心脏病患儿进行快通道管理,在手术室进行拔管,此时患儿返回 ICU 后应注意术后早期呼吸道通畅性、喉痉挛、肺水肿、肺不张等并发症发生的可能。

3)正压通气导致胸内正压增加、减少静脉回流、增加右心室后负荷、减少左心室后负荷,因此,正压通气对心排血量的影响,取决于患儿的血容量状态、心室功能状态和肺扩张程度等因素。手术后初期,常因为体外循环的影响,导致肺顺应性下降,肺水过多,此时可能需要滴定适宜程度的 PEEP,以保持肺泡扩张。

4)对于怀疑合并气道畸形或困难撤机的患儿,必要时行纤维支气管镜、CT 等检查明确气道解剖。对于少部分患儿,可能需要无创呼吸机辅助通气、体位治疗等,促进肺康复。

5)对于未行手术或姑息手术的单心室患儿,机械通气的意义还在于通过调节肺循环阻力,平衡体循环和肺循环血流量(Qp/Qs)。二氧化碳潴留可以使肺动脉收缩,减少肺血流量,而二氧化碳过低则相反,这对于未纠正的左心发育不良综合征等单心室生理的患儿可能会导致肺血流过灌注,体循环灌注不足,需要特别警惕。

6)动脉导管依赖循环的新生儿,在机械通气及氧疗的过程,应避免高浓度氧气吸入,以免动脉导管关闭,引起患儿循环衰竭。

7)小婴儿咳痰能力弱,加上术后疼痛、胸腔积液压迫、膈肌功能障碍、阿片类药物的呼吸抑制等,术后需要加强痰液引流、多模式充分镇痛、动态监测胸腔积液和肺部体征变化,必要时充分引流,加强肺部康复。

3. **其他监护要点** 心脏外科术后的患儿,还常因为手术种类的不同,有特殊的围手术期管理需求。如中心分流手术、瓣膜置换等手术需要常规抗凝;心脏移植手术需要使用免疫抑制剂;感染性心内膜炎手术需要预防再次感染而制订合理的抗感染方案;肺动脉吊带合并气管软化手术可能同时行气管成形手术,术后需要评估呼吸道通畅性;部分患儿合并顽固心律失常需要配合临时起搏器使用等。因此,小儿心脏术后管理需要结合患儿的年龄、术前合并症、手术方式、手术难点、体外循环过程、围手术期过程,并充分掌握病理生理改变,仔细在工作过程中进行器官功能的支持,促进心功能恢复,多学科团队参与,促进患儿恢复。

三、小儿胸科手术

小儿呼吸系统的生理特点是胸廓小,呼吸代偿能力差;婴儿喉部最狭窄处在环状软骨水平,气管插管尤其导管较粗时,可引起声门下黏膜水肿,拔管后易发生喉水肿、声门下水肿,导致喉梗阻;气管短,易使插管进入右侧支气管内造成通气不良;新生儿、婴儿气道内径狭小,易被黏液堵塞,黏膜下杯状细胞及黏液腺的细胞较大,轻度水肿、增厚即可引起严重的气道堵塞;腺体少,分泌黏液少,纤毛运动功能差,故气道清除能力差;婴儿胸壁弹性较好,使肋骨在维持胸内负压方面对肺的支持作用少,因此当膈神经麻痹或因腹胀使横膈运动减少时可造成呼吸障碍;10 岁小儿的闭合容量低于功能残气量,4~5 岁小儿两者几乎相等,新生儿则闭合容量较功能残气量大,故在正常潮气量通气时,肺底部肺泡在呼吸周期中处于关闭状态,易并发感染,引起肺泡萎缩、肺不张。胸外科术后患儿根据手术的类型或术后并发症等临床问题,可能需要进入 ICU 行监护治疗。肺不张和 ARDS 是胸外科术后常见的并发症。

1. **呼吸道管理** 预防和治疗肺不张。

(1)术后导致肺不张的常见因素:手术切口疼痛、胸廓不稳定、膈肌功能障碍、阿片类药物所致的呼吸抑制、肺部感染等。

(2)临床症状:尤其是呼吸机相关性肺炎,通常发生在机械通气 2~3 天后,临床表现为发热、气道分泌物增多、白细胞增加、X 线胸片出现新的渗出阴影。如分泌物引流不畅或心脏扩大压迫可引起肺不张,出现低氧血症、高碳酸血症、纵隔移位等症状。

（3）治疗原则

1）促进肺复张：适当镇痛、咳嗽或深呼吸训练、尽早活动、肺部物理治疗。

2）咳嗽辅助：肺部物理治疗、吸气-呼气训练装置、震动排痰背心。

3）分泌物管理：革兰氏阴性杆菌为常见致病菌，应根据多次气道分泌物培养和药敏试验结果，合理选用抗生素，治疗肺部感染。术后心肺功能趋稳定时，争取早日拔管撤机。气管插管期间应重视无菌操作、分泌物吸引、胸部物理治疗、适宜的气道湿化、加强营养支持，都是防治感染的措施。如出现持续肺不张、呼吸机依赖，应及时进行纤维支气管镜检查，除去分泌物，必要时进行肺泡支气管灌洗液培养；还需确定气道是否被扩大的肺动脉、左心房或心外管道压迫；是否合并气管、支气管软化及气道狭窄。

4）胸腔闭式引流管：在小儿胸科手术中使用较为普遍，该管的安置有利于观察术后胸腔内出血和漏气等并发症的发生，并可以及时引流出胸腔积液、积气，保证术后安全，防止肺不张的发生。

2. 术后急性呼吸窘迫综合征

（1）肺损伤的诱发因素：呼吸机相关性肺损伤、氧中毒、细胞因子释放导致的组织损伤、淋巴回流受阻、肺动脉高压、血流增加引起的内皮损伤。

（2）治疗原则

1）氧疗：根据低氧血症改善的程度和治疗反应调整氧疗方式。

2）机械通气：肺保护性通气策略，改善通气和氧合，维持组织氧供，防治并发症。

3）液体管理：肺水肿是急性呼吸窘迫综合征的病理生理基础，其程度与患儿预后呈负相关。因此，在维持血液循环稳定，保证组织器官灌注前提下，以最低有效血容量来维持循环功能，实施限制性液体管理，实现液体轻度负平衡，有助于改善患儿的氧合，减轻肺损伤。

4）营养支持：ARDS患儿处于应激和高代谢状态，营养不良将导致呼吸肌疲劳和多器官功能障碍综合征，应及时给予营养支持。

5）降低氧耗量：控制体温，充分镇痛镇静。

6）持续性血液净化：清除炎症介质，减少血管外肺水，维持内环境稳定，调节有效循环容量。

3. 胸腔问题

（1）气胸：原因是术中胸膜破损、肺泡破裂、胸腔置管位置不当，以及心肺复苏后呼吸机设置条件不当，如潮气量过大，气道峰压或PEEP过高，引起肺泡破裂。医源性因素还包括置放中心静脉导管、胸腔穿刺术、肺活检等操作。通常需置胸腔闭式引流管3天左右，如治疗持续2~3周，已形成支气管胸膜瘘，则需考虑胸膜固定术。

（2）乳糜胸：是由于术中损伤胸导管及侧支或淋巴管，使乳糜液外漏积聚所致。乳糜液呈乳白色、无菌，主要含淋巴细胞，蛋白质含量与血浆相等或近乎50%。大部分通过引流、进食低脂或脱脂牛奶（引流量大时，需禁食），以及含中链甘油酯配方静脉注射等非手术治疗，一般14天可治愈。非手术治疗4~6周无效时，则考虑胸膜固定术、胸导管结扎术等。

四、小儿腹部手术

1. 小儿腹部手术后常见并发症

（1）腹部手术直接并发症

1）术中并发症：术中出现脏器的损害、术中损伤动静脉后大出血等。

2）术后早期并发症：多见的是术后腹腔内部出血或出血需要二次手术、术后腹部感染、术后切口疝、术后粘连性肠梗阻、腹壁切口感染延迟愈合、切口裂开、术后急慢性器官衰竭、术后肝肾综合征、肝肺综合征、术后应激性溃疡、弥散性血管内凝血、多器官功能障碍综合征导致死亡。另外不同的疾病尚有各自特异的并发症,如阑尾炎术后可有阑尾残株炎;疝修补术可有阴囊充血水肿;门静脉高压术后可有门静脉系统血栓形成、切脾后脾热;切脾后可有免疫低下、脾梗死;早期并发症在术后 2 周内发生,部分并发症发生迅速,若不迅速处理可能有生命危险。熟悉各种腹部手术可能发生的早期并发症可指导术后的进一步治疗。

3)术后晚期并发症:术后晚期并发症多发生在术后数周、数月,甚至数年。如进行肠吻合术后发生吻合口瘘、肠狭窄、慢性肠梗阻等。

(2)腹部手术间接相关并发症:肺不张、肺部感染、ARDS、呼吸衰竭、心律失常、急性失代偿性心力衰竭、急性心肌梗死、休克、AKI、医源性感染等。

2. 术后监护要点

(1)一般生命体征监护:由于小儿的生理特点,其生命体征变化较迅速,因此对术后患儿的观察应比成年人更仔细及密切。除了心率、体温、呼吸、循环、意识、氧合、电解质及出入量等情况需要注意外,婴幼儿、新生儿及早产儿还要加强口腔护理,及时清理口腔内分泌物。

(2)腹部体征:应注意腹胀、腹痛、腹压、肠鸣音评估,对于一些胃肠道梗阻或者是先天性幽门肥厚性狭窄需要安置胃管的患儿,应特别注意腹部体征情况。

(3)手术部位:如急性阑尾炎伴腹膜炎的患儿,应注意手术切口愈合情况、引流管位置、引流量和性状;对于盆腔部脓肿患儿,必要时可穿刺抽脓或者切口引流。

(4)排便及胃肠减压的量及颜色、性状。

3. 治疗原则

(1)呼吸管理:给予适当镇痛镇静,监测腹压,避免腹胀导致膈肌上抬,影响患儿呼吸。

(2)循环管理:充分评估血容量,维持血液循环稳定;若因消化道穿孔导致腹腔感染严重,甚至发生脓毒症、脓毒症休克,应给予血管活性药支持。

(3)控制感染:围手术期给予抗生素,预防及控制感染。

(4)维持电解质、内环境稳定:胃肠道功能受损易导致电解质、内环境紊乱,应监测血气分析、电解质,及时对症处理。

(5)营养支持:胃肠道术后患儿早期通常禁食禁饮,待胃肠道功能恢复后逐步建立肠内营养;若短期内无法建立肠内营养,通常建立中心静脉管路,给予肠外营养支持,维持患儿蛋白质及热量供给,避免长期禁食导致营养不良,影响患儿生长发育。

(邓丽静　基　鹏　陈思源)

推荐阅读

[1] 纪健,钱素云.2017 版美国危重患儿营养支持治疗实施与评价指南解读.中华儿科杂志,2018,56(5):332-335.

[2] 钱素云,张崇凡.危重症儿童营养评估及支持治疗指南(2018,中国)解读(1).中国循证儿科杂志,2018,13(1):32-34.

[3] 危重症儿童营养评估及支持治疗指南(2018,中国)工作组,朱雪梅,陆国平,等.危重症儿童营养评估及支持治疗指南(2018,中国)解读(2).中国循证儿科杂志,2018,13(2):138-140.

[4] 危重症儿童营养评估及支持治疗指南(中国)工作组,钱素云,陆国平,等.危重症儿童营养评估及支持治疗指南(2018,中国,标准版).中国循证儿科杂志,2018,13(1):1-29.

[5] 张学鹏,吉毅,陈思源.拯救脓毒症运动儿童脓毒性休克和脓毒症相关器官功能障碍国际指南解读.中国当代儿科杂志,2020,22(4):305-309.

[6] 中华医学会儿科学分会急救学组,中华医学会急诊医学分会儿科学组,中国医师协会儿童重症医师分会.儿童脓毒性休克(感染性休克)诊治专家共识(2015 版).中华实用儿科临床杂志,2015,30(22):1687-1691.

[7] GOLDSTEIN B,GIROIR B,RANDOLPH A.International pediatric sepsis consensus conference:definitions for sepsis and

organ dysfunction in pediatrics.Pediatr Crit Care Med,2005,6(1):2-8.

[8] MELLOUL E,HüBNER M,SCOTT M,et al.Guidelines for perioperative care for liver surgery:Enhanced Recovery After Surgery(ERAS)Society recommendations.World J Surg,2016,40(10):2425-2440.

[9] KROSS E K,ENGELBERG R A,DOWNEY L.Differences in end-of-life care in the ICU across patients cared for by medicine,surgery,neurology,and neurosurgery physicians.Chest,2014,145(2):313-321.

[10] KALBHENN J.Prevent deterioration and long-term ventilation:intensive care following thoracic surgery.Curr Opin Anaesthesiol,2021,34(1):20-24.

[11] KHEMANI R G,SMITH L S,ZIMMERMAN J J,et al.Pediatric acute respiratory distress syndrome:definition,incidence,and epidemiology:proceedings from the Pediatric Acute Lung Injury Consensus Conference.Pediatr Crit Care Med,2015,16(5_ Suppl 1):S23-S40.

[12] BRINDLE M E,MCDIARMID C,SHORT K,et al.Consensus guidelines for perioperative care in neonatal intestinal surgery: enhanced recovery after surgery(ERAS ®)society recommendations.World J Surg,2020,44(8):2482-2492.

[13] MEHTA N M,SKILLMAN H E,IRVING S Y,et al.Guidelines for the provision and assessment of nutrition support therapy in the pediatric critically ill patient:Society of Critical Care Medicine and American Society for Parenteral and Enteral Nutrition. Pediatr Crit Care Med,2017,18(7):675-715.

[14] WEISS S L,PETERS M J,ALHAZZANI W,et al.Surviving sepsis campaign international guidelines for the management of septic shock and sepsis-associated organ dysfunction in children.Intensive Care Med,2020,46(Suppl 1):S10-S67.

第三十四章

小儿疼痛诊疗

本章要求

掌握：小儿术后疼痛的常见评估方法和小儿多模式镇痛的实施。

熟悉：小儿术后镇痛的常用药物。

了解：小儿慢性疼痛的病理生理机制、诊治。

疼痛是一种与组织损伤或潜在组织损伤相关的不愉快的主观感觉和情感体验。完善的镇痛能够减轻应激反应、缩短住院时间、降低并发症发生率和死亡率。近年来随着术后快速康复（ERAS）理念的普及和推广，小儿术后疼痛的评估和治疗更是得到了长足的发展。然而与成人相比，小儿疼痛治疗更具有挑战性：首先，由于年龄限制，小儿无法主观地描述自身的疼痛感受，客观的评估手段无法真实全面地反映小儿疼痛程度；其次，小儿对疼痛的感受不仅同组织损伤的性质和程度有关，还取决于年龄、发育、以前的疼痛感受及相关的情景、心理的影响；再次，小儿各器官的功能尚不完善成熟，镇痛药可能存在不同程度的代谢延迟，不良反应增多，尤其是危重症、低龄小儿更难实施疼痛治疗。

第一节 小儿术后疼痛评估

疼痛评估是疼痛有效治疗的基础。小儿术后疼痛评估工具主要分为自我评估、面部表情评估、行为学评估和生理学评估四大类。

一、自我评估

自我评估是疼痛程度评价的"金标准"，适用于学龄期儿童（大于 8 岁），该年龄段儿童已经具备一定的逻辑思维能力，能够与医师建立有效的沟通，可以使用视觉模拟评分法（visual analogue scale，VAS）和数字分级评分法（numerical rating scale，NRS）。

1. **视觉模拟评分法** 视觉模拟评分法的基本方法是使用一条移动标尺，正面是无刻度 10cm 长的滑道，0 端和 10 端之间有一个可以滑动的标志，0 分表示无痛，10 分代表难以忍受的最剧烈的疼痛，背面有 0~10 的刻度。将有刻度的一面背向患儿，让患儿根据自我感觉的疼痛强度滑动标志至相应位置，疼痛测量尺的背面是具体刻度，根据标志位置可以直接读出疼痛评分，0 分为无痛，1~3 分为轻度疼痛，4~6 分为中度疼痛，大于 7 分为重度疼痛（图 34-1-1）。

2. **数字分级评分法** 数字分级评分法是含有 11 个点位的尺（0~10），0 表示无痛，10 表示极度疼痛，为了方便儿童理解，常以温度计形式设计或以颜色标注。1~3 分为轻度疼痛，4~6 分为中度疼痛，大于 7 分为重度疼痛（图 34-1-2）。

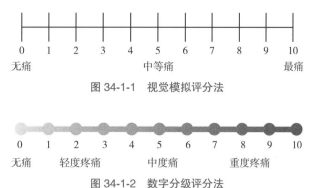

图 34-1-1 视觉模拟评分法

图 34-1-2 数字分级评分法

二、面部表情评估

面部表情评估是通过观察小儿面部表情变化来评估疼痛程度的方法,适用范围较广,包括低龄小儿(小于 3 岁)、因各种原因无法交流的小儿、智力发育迟滞的患儿。面部表情评估工具包括 Wong-Baker 脸谱疼痛评分法、Bieri 改良面部表情评分法、Oucher 疼痛评分法和 Manchester 评分法等,其中 Wong-Baker 脸谱疼痛评分法临床应用广泛。

1. **Wong-Baker 脸谱疼痛评分法** Wong-Baker 脸谱疼痛评分法是目前公认的大于 3 岁儿童的疼痛评估方法,分值为 0~10 分。使用时应注意排除患儿可能因紧张、恐惧等负面情绪而影响的面部表情(图 34-1-3)。

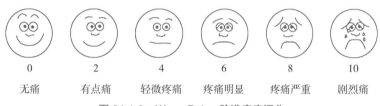

图 34-1-3 Wong-Baker 脸谱疼痛评分

2. **Bieri 改良面部表情评分法** Bieri 改良面部表情评分法适用于 4~12 岁的患儿,分值为 0~10 分(图 34-1-4)。

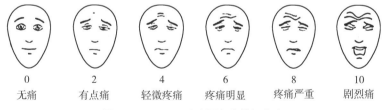

图 34-1-4 Bieri 改良面部表情评分法

3. **Oucher 疼痛评分法** Oucher 疼痛评分法是将垂直的 0~10 的数字量表和面部表情结合的一种评分方法,还有专门用不同亚洲儿童面部表情制作的评分尺。与视觉模拟评分法有很好的相关性,但一般只适用于 6 岁以上的儿童。

三、行为学评估

行为学评估是一种结合小儿表情、动作行为进行疼痛程度评估的方法,对于新生儿、婴儿和低龄幼儿(小于 3 岁),行为学评估的准确性优于其他评估方法。

1. **CRIES 疼痛评分** CRIES 疼痛评分（crying，requires O_2 saturation，increased vital signs，expression and sleeplessness，CRIES）通过哭泣、呼吸、循环、表情和睡眠进行疼痛评估。总分 10 分，分值越高表示疼痛越严重，推荐用于妊娠 32 周以上新生儿术后疼痛评估，见表 33-5-1。

2. **FLACC 疼痛评分量表** FLACC 疼痛评分量表用于 2 个月至 7 岁或无法交流的患儿术后疼痛评估，也可用于 ICU 中气管插管的患者。通过表情（face）、肢体动作（legs）、行为（activity）、哭闹（cry）和可安慰性（consolability）进行评估，是住院手术患儿术后疼痛的首选评估方法。分值 0~10 分，0 分为舒适，1~3 分为轻度疼痛，4~6 分为中度疼痛，7~10 分为重度疼痛（表 34-1-1）。

表 34-1-1 FLACC 疼痛评分量表

项目	0 分	1 分	2 分
face（表情）	微笑或无特殊表情	偶尔出现痛苦表情，皱眉，不愿交流	经常或持续出现下颚颤抖或紧咬下颚
legs（肢体动作）	放松或保持平常的姿势	不安紧张，维持于不舒服的姿势	踢腿或腿部拖动
activity（行为）	安静躺着，正常体位或轻松活动	扭动，翻来覆去，紧张	身体痉挛，呈弓形，僵硬
cry（哭闹）	不哭（睡眠或清醒中）	呻吟、啜泣，偶尔诉痛	一直哭泣、尖叫，经常诉痛
consolability（可安慰性）	满足、放松	偶尔抚摸拥抱和言语可以被安慰	难以被安慰

3. **CHEOPS 疼痛评分** 东安大略儿童医院疼痛评分（Children's Hospital Eastern Ontario pain scale，CHEOPS）量表（表 34-1-2），建议用于 1~7 岁的儿童。包含 6 项疼痛行为：哭闹、面部表情、言语、躯干活动、伤口可触摸程度、腿部活动。每个类别的分值为 0~2 分或者是 1~3 分，分值 4~13 分，总分低于 6 分认为没有疼痛，分值越高疼痛越严重。

4. **COMFORT 疼痛评分量表** COMFORT 疼痛评分量表通过观察患儿警觉程度、平静或激动、呼吸反应、体动、血压、肌肉张力、面部紧张程度等了解患儿镇静舒适程度，往往用于辅助上文介绍的各种疼痛评分。主要用于 ICU 患儿的观察，从新生儿到 17 岁都适用。共包括 8 个项目，每 1 个项目评分为 1~5 分，总分为 40 分。COMFORT 疼痛评分将镇静程度分为 3 级：8~16 分为深度镇静；17~26 分为轻度镇静；27~40 分为镇静不足、躁动。其中，COMFORT 评分 17~26 分（轻度镇静）为镇静满意（表 34-1-3）。

表 34-1-2 CHEOPS 疼痛评分量表

类别	行为	分值	定义
哭闹	不哭	1 分	没有哭闹
	悲啼	2 分	悲啼或是不出声地哭
	哭泣	2 分	哭，但哭声不大，或者是抽噎着哭
	尖叫	3 分	放开大哭、呜咽，或者有 / 无抱怨
面部表情	微笑的	0 分	明确的正面面部表情
	镇定的	1 分	面部表情正常
	鬼脸	2 分	明确的负面面部表情

类别	行为	分值	定义
言语	无	1分	不说话
	抱怨其他	1分	抱怨,和疼痛无关,如"我想见妈妈"或"我口干"
	抱怨疼痛	2分	抱怨疼痛
	抱怨两者	2分	抱怨疼痛,也抱怨其他的,如"好痛""我想我妈妈"
	积极表现	0分	孩子诉说的积极话语或是谈论除疼痛外的其他事情
躯干活动	中立的	1分	身体(非四肢)静止,躯干没有活动
	弯曲的	2分	身体呈移动或弯曲的姿势运动
	紧张的	2分	身体弯曲成弓形的或僵硬的
	战栗的	2分	身体在发抖或不由自主地摇动
	笔直的	2分	孩子处于垂直位或直立位
	强迫体位	2分	身体强迫体位
伤口可触摸程度	无触摸	1分	孩子没有触摸或抓伤口
	伸手	2分	孩子伸手拿东西但不是伤口
	触摸	2分	孩子轻轻地触摸伤口或伤口区域
	抓	2分	孩子剧烈地抓伤口
	受限制的	2分	孩子的手被限制
腿部活动	中立的	1分	腿处于任何放松的姿势,包括轻轻地游泳状或分隔开样的运动
	扭曲/踢	2分	腿和/或除去足或双足确定的不舒服或不自在的运动
	拖动/紧张的	2分	腿紧张地和/或紧紧地拖动身体和保持不动
	直立	2分	直立、蜷缩、跪位
	受限制的	2分	孩子的腿被束缚

表 34-1-3　COMFORT 疼痛评分量表

项目	1分	2分	3分	4分	5分
警觉程度	深睡眠	浅睡眠	昏昏欲睡	完全清醒和警觉	高度警惕
平静或激动	平静	轻度焦虑	焦虑	非常焦虑	惊恐
呼吸反应	无咳嗽或无自主呼吸	轻微地自主呼吸或对机械通气无反应	偶尔咳嗽或呼吸对抗	呼吸对抗活跃,频繁咳嗽	严重呼吸对抗、咳嗽/憋气
体动	无体动	偶尔轻微体动	频繁轻微体动	四肢有力活动	躯干及头部有力活动
血压	低于基础值	始终在基础值	偶尔升高超过15%或更多(观察期间1~3次)	频繁升高超过15%或更多(>3次)	持续升高超过15%
心率	低于基础值	始终在基础值	偶尔升高超过15%或更多(观察期间1~3次)	频繁升高超过15%或更多(>3次)	持续升高超过15%
肌肉张力	肌肉完全放松,没有张力	肌肉张力减低	肌肉张力正常	肌肉张力增加,手指和足趾弯曲	肌肉极度僵硬,手指和足趾弯曲
面部紧张程度	面部肌肉完全放松	面部肌肉张力正常,无面部肌紧张	面部部分肌肉张力增加	面部全部肌肉张力增加	面部扭曲,表情痛苦

四、生理评估

生理学评估的参数包括心率,呼吸,血压,心率变异度,皮质醇变化,皮层诱发活动等,但这些参数受行为学的影响较大。在疼痛评估时,生理学指标必须与其他评估手段联合使用。

五、评估注意事项

1. 不同年龄选择不同的评估方法是准确进行疼痛评估的保证。应根据儿童认知水平、语言能力、种族/文化背景、疼痛评估方法特性(如信度和效度)选择合适的疼痛评估方法。条件允许时,患儿的自我评估应作为首选的疼痛评估方法。对于 3~5 岁的儿童,因为自我评估的信度和效度不高,需结合一种观察性的评估方法进行疼痛程度评估。对于不能交流或者不能准确交流的患儿,应充分考虑使用一些非客观的指标(如动作和表情)、生理参数(如血压、心率、呼吸频率、流泪、出汗等),以及这些参数在镇痛治疗前、后的变化。

2. 任何一种方法都不能准确、有效地评估所有儿童及所有类型的疼痛。联合使用多种评估方法有助于提高疼痛评估的准确性。疼痛评分不能作为给予镇痛药的唯一指导。

3. 按时规律地进行疼痛评估和记录才能保证镇痛的有效性和安全性。给予一项干预措施后,应该在药物达到峰值效果后评估镇痛效果和不良反应,通常在口服镇痛药后 1~2 小时或静脉注射阿片类药物后5~10 分钟。根据手术类型、疼痛评分、初始疼痛缓解的程度、镇痛方式和存在的副作用、合并症和临床病情状态等因素决定疼痛评估频繁程度。

4. 对于惧怕医师与护士的小儿,医师或护士床前评估时患儿当时的面部表情可能不能反映其疼痛程度,这在临床工作中应引起重视。

5. 需要对进行评估的医务人员进行疼痛评估方法的规范化学习,提高熟练程度,确保评估的准确性,提高评估质量。

6. 为了有效地评估疼痛,必须与患儿、家长或监护人及疼痛管理的相关人员进行交流,在健康宣教中指导儿童和家长熟悉疼痛评估方法,以便最大限度地配合疼痛评估和治疗。

第二节　小儿术后镇痛的常用药物

一、局部麻醉药

1. **利多卡因**　利多卡因为氨酰基酰胺类中效局部麻醉药,镇痛时间为 60~90 分钟。具有起效快,弥散广、穿透性强、无明显扩张血管作用的特点。用于小儿骶管阻滞和硬膜外阻滞的浓度为 0.25%~2%。

2. **罗哌卡因**　罗哌卡因是一种新型的长效酰胺类局部麻醉药,低浓度时即产生感觉与运动阻滞分离,起效时间为 10 分钟,持续镇痛时间 4~5 小时,现已广泛应用于硬膜外阻滞和外周神经阻滞。与布比卡因相比,罗哌卡因的心脏毒性与神经毒性相对较低,且小剂量具有直接收缩血管的作用,不需要加用肾上腺素。罗哌卡因应用于小儿骶管阻滞和硬膜外阻滞的浓度为 0.13%~0.5%,容积为 0.7~1.0ml/kg。罗哌卡因的感觉阻滞时间和运动阻滞程度,均随药物浓度的增加而增加。0.1%、0.2% 和 0.3% 的罗哌卡因 1ml/kg 进行骶管阻滞,镇痛时间分别为 3.3 小时、4.2 小时和 4.5 小时。

二、对乙酰氨基酚

对乙酰氨基酚是一种中枢性环氧合酶(COX)抑制药,具有强效的解热和较弱的镇痛作用,是治疗轻度疼痛的常用镇痛药,也是治疗中/重度疼痛的基础用药。口服 10~15mg/kg 后 30~60 分钟药物浓度达到峰值;直肠给药 20~40mg/kg 后 2~3 小时药物浓度达到峰值。本药物在肝脏代谢,新生儿因肝脏某些酶类未发育成熟致药物清除率低,儿童每日最大剂量为 100mg/kg,婴儿为 75mg/kg,足月新生儿为 60mg/kg,对乙酰氨基酚超过最大日用剂量后可能产生肝脏毒性。乙酰半胱氨酸和甲硫氨酸可以补充体内的谷胱甘肽,故可用于对乙酰氨基酚肝脏毒性反应的治疗。

三、非甾体抗炎药

非甾体抗炎药(NSAID)通过抑制环氧合酶(COX),减少前列腺素和血栓素的合成而发挥镇痛作用,是治疗轻到中度疼痛的有效药物。当与阿片类药物合用时可以增强镇痛效果,并减少阿片类药物的使用剂量,降低其相关不良反应,如恶心、呕吐、嗜睡、呼吸抑制、肠蠕动减少及血流动力学紊乱等。NSAID 类药物用于术后镇痛的主要适应证是:①中小手术后镇痛;②大手术后,与阿片类药物或曲马多联合进行多模式镇痛,有显著的阿片类药物节俭作用;③大手术 PCA 停用后,残留痛的镇痛;④术前给药,发挥术前抗炎和抑制超敏作用。在所有现在使用的 NSAID 类药物中,布洛芬不良反应最少,是使用安全证据最多的 NSAID,其次是双氯芬酸和塞来昔布,氟比洛芬酯和帕瑞昔布钠均有用于小儿术后镇痛的临床报道(表 34-2-1)。

表 34-2-1　NSAID 类药物(口服)小儿应用的推荐剂量

NSAID	剂量 /(mg·kg^{-1})	间隔时间 /h	日最大剂量 /(mg·kg^{-1})	应用年龄
布洛芬(ibuprofen)	5~10	6~8	30	>3 个月
双氯芬酸(diclofenac)	1	8	3	>6 个月
塞来昔布(celecoxib)	1.5~3	12	6	>1 岁

使用 NSAID 类药物可能的不良反应和注意事项有以下几点。

1. NSAID 可影响血小板凝集,延长出血时间,故禁用于有出血性疾病和接受抗凝治疗的儿童。

2. NSAID 可抑制前列腺素介导的肾功能,特别是对肾脏疾病和脱水的患者抑制更加明显。因此,NSAID 不能与有肾毒性的药物合用。

3. NSAID 可使胃肠功能紊乱和引起消化道出血,因此消化道出血高风险的患儿,联用质子泵抑制剂如奥美拉唑和 H$_2$ 受体拮抗剂可以降低风险。

4. NSAID 可使白三烯增加,故可能加重哮喘,因此对有哮喘病史的儿童,必须询问以前是否安全地使用过 NSAID 类药物,重症哮喘患儿禁用。

5. 动物实验证实,大剂量 NSAID 类药物可影响骨发育,因此不建议小儿长时间大剂量使用此类药物。

6. 对于新生儿,NSAID 可能影响脑和肺的血流量调节,故不推荐使用。

7. 对 NSAID 过敏的患儿禁用,患有严重湿疹和过敏体质的儿童慎用,肝功能衰竭者禁用。

四、阿片类药物

1. **吗啡**　吗啡是最被广泛使用和研究的阿片类药物,可通过激动 μ 受体发挥作用,用于治疗小儿中至重度疼痛。新生儿的吗啡清除率和消除半衰期延长,有导致呼吸中枢抑制的风险,儿童的药动学与成人相似。因肝和胃肠道的首关效应,吗啡口服的生物利用度较低,可以采取皮下、硬膜外、鞘内、肌内注射、静脉注射、经直肠等方式给药。静脉和皮下单次用药起始剂量:新生儿从 25μg/kg 开始,儿童从 50μg/kg 开始,按照镇痛效果滴定。PCA 参数:冲击剂量 10~20μg/kg,锁定时间 5~10 分钟,背景剂量 0~4μg/(kg·h)。

2. **芬太尼** 芬太尼是一种强效镇痛药,较吗啡脂溶性更强,起效较快,作用时间较短。因为其亲脂性,芬太尼可以经皮肤和经黏膜使用。在手术后可以单次静脉注射0.5~1.0μg/kg镇痛,按镇痛效果滴定;还可以用于PCA,参数为:负荷剂量0.5~1.0μg/kg;背景剂量0.15μg/(kg·h);单次冲击剂量0.25μg/kg,锁定时间20分钟;最大量1~2μg/(kg·h)。新生儿因为药物清除率降低,半衰期延长,应在严密监测下使用才能保证安全。

3. **舒芬太尼** 舒芬太尼是镇痛作用最强的阿片类药物,镇痛强度为吗啡的1 000倍,芬太尼的7~10倍。比芬太尼的脂溶性更高,很容易穿过血-脑屏障,起效迅速。常用于PCA,按舒芬太尼1.5~2μg/kg配制在100ml生理盐水中,使用48小时,背景输注为2ml/h,单次冲击为0.5ml。参数为:负荷剂量0.05~0.1μg/kg,背景剂量0.03~0.04μg/(kg·h);单次冲击剂量0.01μg/kg,锁定时间15分钟;最大量为0.1~0.2μg/(kg·h)。

4. **纳布啡** 纳布啡是混合的μ受体拮抗药和κ受体激动药,通过激动κ受体产生镇痛作用,治疗由胆管疾病和肠运动障碍引起的内脏疼痛时纳布啡比μ受体激动药更有优势。纳布啡主要通过静脉给药,经肝脏代谢,消除半衰期为5小时。纳布啡静脉用量达0.2mg/kg时镇痛效果与吗啡大致相等,超过这个剂量时其镇痛作用不会增强(封顶效应)。多中心的随机双盲对照试验显示,与芬太尼比较,纳布啡术后镇痛效果更好、呼吸抑制更轻。

5. **氢可酮** 氢可酮是一种口服阿片类药物,用于轻度到中度疼痛,通常与对乙酰氨基酚一起配制。代谢主要是分别通过CYP2D6和CYP3A4途径,产生氢吗啡酮和去氢可酮。氢可酮的药效为吗啡的1.5倍,口服生物利用度为60%。镇痛效果出现在20~30分钟,峰效应出现在1~2小时。它们的消除半衰期为2.5~4小时,镇痛持续时间为4~5小时。

6. **氢吗啡酮** 氢吗啡酮是吗啡众多半合成衍生物的一种,其脂溶性是吗啡的10倍,效能是吗啡的5倍。它与吗啡有相似的作用时间(4~5小时)和血浆半衰期(2~3小时)。口服剂量为每4小时40~80μg/kg,静脉负荷量为3~4小时10~20μg/kg,静脉输注负荷量为3~5μg/(kg·h)。与相同镇痛剂量的吗啡相比,氢吗啡酮较少产生恶心、呕吐及瘙痒等反应。

7. **美沙酮** 美沙酮是用于治疗成人阿片戒断综合征的药物。也有人用于小儿术后急性疼痛,原因在于美沙酮可以在相对长的时间里维持稳定的血药浓度,每6~12小时给药1次;同时美沙酮口服给药的生物利用度高达80%左右,它的消除半衰期较长,有很大的个体差异性,从15~40小时不等,镇痛的持续时间较长。由于这些特性,美沙酮可以间歇性地口服或静脉注射,并可以提供长期、稳定的镇痛,类似于其他阿片类药物的连续输液或可控的释放制剂。美沙酮的初始剂量是口服0.1mg/kg、静脉0.05~0.1mg/kg。静脉给药10~20分钟、口服给药30~60分钟起效。因此,通过每15~20分钟增加0.05mg/kg的剂量来滴定美沙酮是可能的。一旦获得满意的镇痛效果,如有必要可每6~12小时追加0.05~0.1mg/kg美沙酮。

8. **芬太尼透皮贴** 芬太尼透皮贴常用于癌性疼痛儿童,也用于极少数需要定期服用阿片类药物的慢性疼痛儿童。初次应用和剂量增加后,由于芬太尼在皮肤中的贮藏积累,需要12~24小时才能达到稳态的血药浓度,起效时间相对较长,因此,芬太尼透皮贴对疼痛剧烈波动的患儿无效。在初始应用和剂量增加时,需要额外的短效阿片类药物。维持作用时间为3天,但是在移去贴剂之后皮肤中仍残留小剂量的芬太尼。药物摄取可能会受到患儿许多因素的影响,包括温度、厚度、肥胖和炎症。芬太尼透皮贴仅适用于阿片类药物耐受且疼痛相当稳定的患儿。

五、右美托咪定

右美托咪定是一种强效、高选择性α₂肾上腺素受体激动药,具有镇静、镇痛等作用。右美托咪定常作为佐剂与其他镇痛药联合使用,可减少其他镇痛药的使用量,并可提供适度的镇静,降低术后躁动等不良反应的发生率。一般的小儿手术PCA中右美托咪定速率为0.04μg/(kg·h);硬膜外及骶管复合剂量为

1~2μg/kg,联合应用时其他镇痛药可相应减量。

第三节　小儿多模式镇痛方案

一、非药物治疗途径

1. **蔗糖溶液**　通过甜味刺激,激活内源性阿片样物质的释放,产生镇痛效果。在致痛性操作前使用奶嘴给予 25% 的葡萄糖 1~2ml,可以降低生理性和行为性疼痛指标,效果持续 4 分钟。适用于健康的足月儿或较大的早产儿的足跟采血、动静脉穿刺、预防接种等轻至中度疼痛性操作的镇痛,不适用于胎龄或体重较小的早产儿、病情危重、有新生儿坏死性小肠结肠炎表现的新生儿。

2. **非营养性吮吸**　在患儿口中放置无孔安慰奶嘴,以增加患儿吸吮动作,通过刺激患儿口腔触觉和机械感受器提高疼痛阈值,并影响 5- 羟色胺的释放,产生镇痛效果,使患儿更好地处于安静状态,有安慰治疗的作用。

3. **心理干预**　手术创伤引起的疼痛程度受到情绪的影响。恐惧、焦虑、失望、不耐烦可使痛阈降低,而愉快、兴奋、有信心可使痛阈提高,因此消除焦虑、恐惧的情绪就能缓解疼痛。针对患儿年龄特点给予精神安慰,提高患儿对疼痛的耐受能力;使用分散注意力、做游戏、心理教育等心理治疗可以缓解患儿疼痛,有助于患儿建立自我控制感,使患儿摆脱疼痛所带来的焦虑和无助感。

二、患者静脉自控镇痛

患者静脉自控镇痛适用于 6 岁以上急性中到重度疼痛的住院患儿。自控镇痛装置通过预设的速度持续输注阿片类药物,患儿感觉疼痛不能忍受时,允许患儿按下一次按钮,单次输注一个预先设定的阿片类药物剂量。患者自控镇痛在一定程度上赋予了患者管理自己疼痛的权利,并且是一种安全、有效的镇痛方式。与静脉间断给予一次阿片类药物相比,自控镇痛可以维持一个更稳定的阿片类药物的血药浓度,产生更低的峰浓度和更高的谷浓度。降低阿片类药物峰浓度可以明显减少药物的不良反应,如呼吸和中枢神经系统的抑制;避免间断给予阿片类药物时出现的血浆药物浓度低谷,可以减少严重的"暴发痛"的发生次数。患者自控镇痛需要设置几个参数,包括单次剂量、锁定时间、持续输注速度或背景输注速度(如果需要的话)及 1 小时最大剂量(表 34-3-1)。

表 34-3-1　静脉自控镇痛的推荐方案

药物	负荷剂量 /(μg·kg⁻¹)	单次冲击剂量 /(μg·kg⁻¹)	锁定时间 /min	持续背景输注 /(μg·kg⁻¹·h⁻¹)
吗啡	50	10~20	5~10	0~4
芬太尼	0.5~1.0	0.25	20	0.15
舒芬太尼	0.05~0.1	0.01	15	0.03~0.04

三、外周神经阻滞

1. **臂丛神经阻滞**　臂丛神经阻滞可以为上肢手术提供术后镇痛,也可以减少肢体运动。阻滞路径由疼痛部位决定,根据手术位于肘关节的近端或远端,臂丛神经阻滞有三种阻滞路径。肌间沟臂丛神经阻滞在环状软骨水平阻滞臂丛神经干,适用于肩部或上臂手术的术后疼痛;锁骨下臂丛神经阻滞适用于手臂或前臂手术的术后疼痛;腋路臂丛神经阻滞适用于腕部或手部手术的术后疼痛,缺点为支配前臂外侧的肌皮神经阻滞不完善,超声引导有助于阻滞肌皮神经(图 34-3-1)。罗哌卡因的浓度为 0.2%~0.5%,总容量小于 0.5ml/kg。

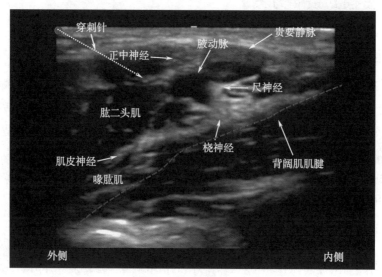

图 34-3-1　超声引导下腋路臂丛神经阻滞超声图像

2. **股神经阻滞**　股神经起源于腰丛的 L_1~L_3,并随腰丛于腰大肌与髂肌之间下行,在腹股沟韧带下方位于股动脉外侧。适用于膝以上的手术,特别是股骨骨折引起的疼痛。

穿刺点为腹股沟韧带下方 1cm,股动脉搏动外侧 0.5~1cm,当针尖突破阔筋膜时有落空感。穿刺部位靠近股动静脉(图 34-3-2),回抽确认没有血液后注入 1~3ml 局部麻醉药。

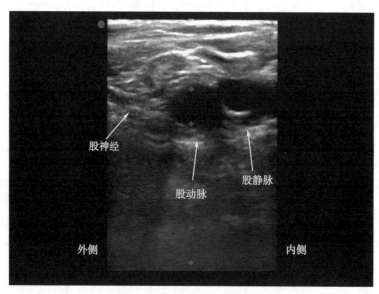

图 34-3-2　超声引导下股神经阻滞超声图像

3. **椎旁神经节阻滞**　椎旁神经节阻滞适用于胸科手术、漏斗胸矫形术、电视胸腔镜手术的术后镇痛。超声探头与脊柱垂直,获得椎旁间隙图像后(图 34-3-3),在超声实时引导下进针至椎旁间隙,将局部麻醉药注射到椎旁间隙即脊神经从椎间孔穿出处,阻滞相应的运动、感觉、交感神经。超声引导可以减少气胸、误穿血管、局部血肿等椎旁神经节阻滞的并发症。

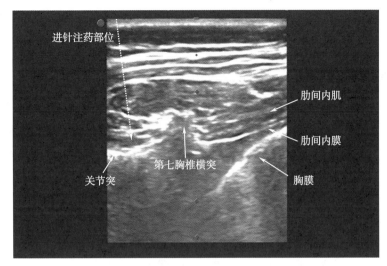

图 34-3-3　超声引导下椎旁神经节阻滞超声图像

4. **腹横肌平面(TAP)神经阻滞**　腹部前外侧的肌肉由外及里依次为腹外斜肌、腹内斜肌、腹横肌,肌肉之间为筋膜层。腹内斜肌与腹横肌之间平面区域的麻醉方式称为 TAP 阻滞。TAP 阻滞广泛应用于下腹壁至中腹壁的手术切口镇痛,包括阑尾切除术、疝修补术、脐部手术和泌尿外科手术。超声引导有助于正确识别腹内斜肌和腹横肌之间的平面。探头横向放置在肋缘和髂嵴之间腋前线处的腹壁,轻轻向近端或远端来回滑动探头有助于辨认三层肌肉,采用平面内技术由内向外进针,穿过皮下组织、腹外斜肌和腹内斜肌,到达腹横肌平面后缓慢注入局部麻醉药(图 34-3-4)。荟萃分析显示,在泌尿外科手术中,与骶管阻滞比较,二者的术后疼痛评分相似,但 TAP 阻滞减少了术后运动阻滞的发生率和缩短了排尿时间。

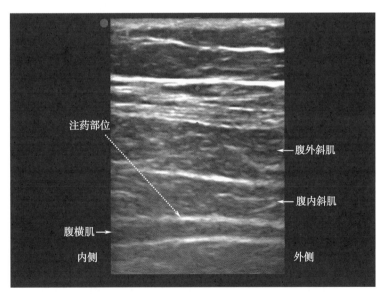

图 34-3-4　超声引导下腹横肌平面神经阻滞超声图像

四、骶管阻滞

小儿骶管阻滞主要用于小儿下腹部、会阴区和下肢手术的麻醉和镇痛,是目前临床最为常用的小儿临床麻醉和术后镇痛方法之一。单次骶管阻滞时间短暂,也可连续给药,选用低浓度的长效局部麻醉药 0.1%或 0.125% 布比卡因或 0.2% 罗哌卡因。多种辅助药,如右美托咪定、新斯的明、可乐定、芬太尼、氯胺酮可延长镇痛时间。荟萃分析显示地塞米松作为小儿骶管阻滞添加剂可显著延长术后镇痛时间约 4 小时,并能降低术后恶心、呕吐的发生率。

五、持续硬膜外输注镇痛

硬膜外阻滞镇痛是用于术后镇痛最常见的区域麻醉技术,它可以用于儿童泌尿外科、整形外科及常见的手术平面低于 T_4 水平以下的疼痛管理。硬膜外自控镇痛(PCEA)通过骶管裂孔或棘突间隙并在硬膜外腔留置导管持续给药,其优点是可保持清醒、血流动力学相对稳定,还可减少静脉使用阿片类镇痛药的需求和相关的不良反应。适用于会使用 PCEA 按钮的 7 岁以上儿童的胸部、腹部及下肢手术后疼痛的控制。常采用低浓度罗哌卡因或布比卡因等局部麻醉药复合芬太尼、舒芬太尼、吗啡、布托啡诺等药物。局部麻醉药中加入阿片类药物不仅可达到镇痛的协同作用,还可降低这两类药物的副作用,减轻运动阻滞的发生,局部麻醉药和阿片类药物配方见表 34-3-2。使用 PCEA 时,必须每天对患者进行评价,观察镇痛效果,是否有恶心、呕吐、瘙痒、运动阻滞及穿刺部位感染,甚至呼吸和中枢神经抑制等不良反应并及时处理。

表 34-3-2　硬膜外自控镇痛(PCEA)的局部麻醉药和阿片类药物配方

局部麻醉药	阿片类药物	PCEA 方案
罗哌卡因 0.1%~0.2%	舒芬太尼 0.5μg/ml	首次剂量 0.1~0.3ml/kg
布比卡因 0.1%~0.125%	芬太尼 2μg/ml	维持剂量 0.1~0.3ml/(kg·h)
左布比卡因 0.1%~0.2%	吗啡 10μg/ml	冲击剂量 0.1~0.3ml/kg
		锁定时间 20~30 分钟

第四节　小儿慢性疼痛治疗

一、小儿慢性疼痛概述

1. **定义与分类**　小儿慢性疼痛定义为 18 岁以下的患者中,至少有 3 个月的持续性或复发性疼痛。儿科人群中慢性疼痛很常见,主要为术后慢性疼痛、慢性肌肉骨骼疼痛、功能性腹痛、慢性盆腔痛、头面痛、镰状细胞贫血性疼痛、神经病理性疼痛、癌性疼痛、局部复杂疼痛综合征等。

2. **流行病学**　慢性疼痛的患病率随着年龄的增长及青春期的提前而增加,女性多于男性。特发性疼痛的发生率较高(如头面痛、功能性腹痛、背痛和肌肉骨骼疼痛),其中,头面痛和腹痛是最常见的疼痛类型。荷兰的一项横断面调查随机抽取了鹿特丹地区的 5 424 名儿童,慢性疼痛患病率为 25%。德国的一项横断面研究中,10~14 岁年龄组的慢性疼痛患病率为 46%;在 749 名儿童的扩大年龄组中,31% 的受访者疼痛持续时间超过 6 个月。西班牙的一项横断面研究中,561 名 8~16 岁年龄组的儿童慢性疼痛患病率为 37%;其中 5.1% 的受访者经历过中度或重度慢性疼痛。最常见的疼痛部位包括下肢(47%)、头部(43%)和腹部(34%),其他常见的疼痛部位包括背部(11%)、颈部(5%)、骨盆(3%)和胸部(2%)。女孩容易出现头痛和腹痛,而男孩容易出现下肢疼痛。

3. **病理生理机制**　成人慢性疼痛的病理生理机制已经有较多研究,但儿童慢性疼痛的机制却很少受到关注。小儿慢性疼痛是多种因素相互作用的结果,包括伤害感受、情感及认知等方面。

目前认为,慢性疼痛与外周、脊髓及大脑神经的长期变化有关,主要包括外周敏化和中枢敏化机制。儿童的外周神经系统和中枢神经系统在成熟过程中经历了结构和功能的变化。在婴儿期和儿童期,脊髓和大脑逐渐成熟并接受伤害性信息,而大脑至脊髓的下行抑制系统及涉及疼痛感知的重要大脑区域发展相对较慢,导致机体抑制疼痛信号传入的能力降低。

疼痛不止激活大脑中的单个区域,还导致多个皮质和皮质下区域的广泛激活,包括初级和次级躯体感觉皮质、岛叶、前扣带、前额皮质和丘脑。此外,其他与疼痛知觉形成相关的区域如基底神经核、小脑、杏仁核、海马,以及顶叶和颞叶皮质内的区域也被激活。慢性疼痛与内侧前额叶皮质区域及皮质下边缘区域,特别是背侧和腹侧基底神经核、杏仁核和海马的部分联系更为紧密。目前,虽然成人疼痛相关的大脑区域已经得到很好的研究,但是涉及婴儿和儿童伤害感受处理的皮质和皮质下大脑结构还不太为人所知。

随着年龄的增长,大脑处理区域由"自下而上"模式向"自上而下"(即额叶 - 皮质和额叶 - 皮质下的连接)转变,这表明大脑结构和功能的发展导致了越来越复杂的认知能力。在儿童期和成年期之间,大脑发育通常首先在感觉运动区进行,随后逐渐扩散到背侧和顶侧、颞叶和背外侧前额叶。在大脑发育过程中,边缘、皮质下和额叶功能之间的平衡不断变化,一直延续到成年期,这种发育成熟的轨迹可以解释青少年相对于儿童疼痛应对能力增强的原因。

4. **评估方法** 见本章第一节。

二、慢性疼痛诊断

1. **病史采集** 小儿由于缺乏认知能力,其疼痛通常难以评估。目前推荐从生物、心理和社会方面多维度评价小儿疼痛,以了解疼痛的原因、促成因素和影响。临床上疾病史的采集除了直接提问患儿本人、家庭成员、老师或护理人员之外,还可以填写各种规范的量表及问卷。疾病史采集主要包括以下几方面。

(1)生物方面:包括疼痛强度、性质、部位、发作时间、加重及缓解因素、伴随症状(疲乏、功能下降、生活质量下降及睡眠问题)。

(2)心理方面:包括情绪(抑郁、焦虑、愤怒)和认知(童年创伤史、应对策略、灾难化思维与自我管理)。

(3)社会方面:家庭、学校及同龄人的影响。

2. **体格检查** 体格检查同成人慢性疼痛,包括视、触、扣、听、特殊检查。

(1)按部位:全身、一般情况、头面、颈肩、上肢、胸腹、腰背、下肢、神经系统检查。

(2)按体位:先直立位,后俯卧位,再仰卧位。

3. **影像学诊断技术** 影像学诊断技术在儿童和成人的各种疾病的检查和管理中起着重要作用。主要适应证如下。

(1)X线检查:辅助复杂性局部痛综合征、椎间盘疾病的诊断。

(2)CT:辅助复杂性局部痛综合征、头痛、小关节疾病、椎间盘疾病的诊断。

(3)MRI:辅助复杂性局部痛综合征、头痛、小关节疾病、椎间盘疾病的诊断。

(4)骨扫描:辅助复杂性局部痛综合征、癌痛等的诊断。

4. **实验室诊断** 实验室检查可用于排除原发疾病,应从临床实际需要出发,有目的、有系统地选择。如怀疑风湿病的患儿应查抗链球菌溶血素 O 试验、类风湿因子、C 反应蛋白、红细胞沉降率、抗核抗体等;怀疑细菌感染时应查血常规等。

三、小儿慢性疼痛药物治疗

1. **非甾体抗炎药** 非甾体抗炎药(NSAID)通常为炎症相关的慢性疼痛的一线药物,具有镇痛和抗炎的作用。这类药物对轻度疼痛最有效,通常与阿片类药物联合用于中度疼痛。作用机制为抑制环氧合酶(COX),导致前列腺素的产生减少。环氧合酶有两种亚型:环氧合酶 -1,存在于血小板、肾、胃肠道和其他组织中；环氧合酶 -2 存在于肾和中枢神经系统中，其形成是由引起炎症和疼痛的有害刺激在外周组织中诱导的。大多数非甾体抗炎药是环氧合酶同工酶的非选择性抑制药，其环氧合酶 -1 和环氧合酶 -2 的相对选择性可能有所不同。虽然这些药物主要是外周作用的镇痛药，但有证据表明其中枢作用机制也涉及前列腺素合成的抑制、内源性阿片肽的激活和 5- 羟色胺介导的信息传递。非甾体抗炎药具有封顶效应，药物剂量达到一定量后，即使增加药物剂量，疗效也不再增加而毒性增加。这些药物在使用时不会产生依赖性，是治疗儿童风湿性疾病（如幼年特发性关节炎）相关疼痛的主要药物。美国食品药品监督管理局（FDA）批准用于儿科慢性疼痛患者的非甾体抗炎药包括布洛芬、萘普生、奥沙普秦、美洛昔康等。

2. 曲马多 曲马多为弱阿片类药物，通过抑制神经元突触对去甲肾上腺素的再摄取，并增加神经元外 5- 羟色胺浓度，影响痛觉传递而产生镇痛作用。作用强度为吗啡的 1/10。无抑制呼吸作用，依赖性小，镇痛作用显著；有镇咳作用，强度为可待因的 50%；不影响组胺释放，无致平滑肌痉挛的作用。口服、注射吸收均好，镇痛功效相同。口服后 10~20 分钟起效，作用维持时间 4~8 小时。在肝内代谢，24 小时内 80% 以原型和代谢物从尿中排泄。曲马多主要用于门诊手术患儿的术后疼痛治疗，适用于轻到中度疼痛。

3. 阿片类药物 阿片类药物可用于从新生儿到青少年的所有年龄儿童的镇痛管理，常与非阿片类镇痛药联用，可以治疗癌症相关疼痛和潜在的非癌症慢性疼痛。阿片类药物主要通过 μ 受体、κ 受体和 δ 受体起到镇痛作用，这些受体主要位于大脑和脊髓，以及外周神经细胞和免疫细胞。阿片类药物作用于受体后，引起膜电位超极化，使乙酰胆碱、去甲肾上腺素、多巴胺及 P 物质等神经递质释放减少，从而阻断神经冲动的传递而产生镇痛等各种效应。大多数阿片类药物在被肾排泄之前由肝进行生物转化，因此有严重肝脏或肾脏疾病的患者因为代谢和排泄发生改变，可能导致阿片类药物累积，应谨慎使用。在肝脏中，阿片类药物的大部分代谢通过葡糖醛酸化或细胞色素 P450 系统的微粒体混合功能氧化酶进行，而细胞色素 P450 在出生时没有完全发育，直到大约出生后 3 个月时才成熟，因此新生儿和婴儿使用阿片类药物作用时间会延长。阿片类药物的选择是根据患者的临床状态、以前对药物的反应和潜在的副作用而个体化的。在所有年龄组中，提供足够镇痛所需的阿片类药物剂量存在显著差异，其个体间差异可能部分归因于遗传多态性。最常用于治疗儿童慢性疼痛的阿片类药物包括羟考酮、氢吗啡酮和吗啡，以及美沙酮的缓释制剂。阿片类药物属于国家特殊管理的精神药品，给患儿开具处方前，需评估疼痛严重程度、阿片类药物滥用或成瘾风险，患者本人或其家族有药物滥用史（包括药物或乙醇滥用或成瘾）或患者精神疾病（如重度抑郁症）的阿片类药物滥用风险会增加。在治疗期间，医务人员需要定期检查所有接受阿片类药物治疗患儿的误用、滥用和成瘾的体征。同时阿片类药物的副作用通常是剂量依赖性的，主要包括镇静和呼吸抑制。因此，需要定期监测其疗效和副作用。

4. 抗惊厥药 抗惊厥药通常是治疗神经病理性疼痛的一线药物，主要作用机制是减少钠离子和钙离子内流，抑制神经元的异位自发放电，从而抑制或减弱神经元的兴奋性。如果根据患者的体重调整剂量，此类药物大部分可以安全地用于儿童，但其中大多数并没有获得美国食品药品监督管理局批准。其中，普瑞巴林和加巴喷丁主要阻断钙离子通道，导致谷氨酰胺、去甲肾上腺素和 P 物质的释放减少。目前，普瑞巴林是成人神经病理性疼痛常见的一线药物，但其用于儿童神经病理性疼痛的研究较少。加巴喷丁已成为治疗带状疱疹后神经痛、疼痛性糖尿病周围神经病变、幻肢痛、吉兰 - 巴雷综合征、癌性神经痛和慢性脊髓损伤的一线药物，同时也常用于儿科疼痛管理。卡马西平是研究最广的用于治疗神经病理性疼痛的抗惊厥药，作用机制是阻断电压依赖性钠通道，减少异位神经放电，用于治疗神经根损伤引起的神经病理性疼痛非常有效，如三叉神经痛。但卡马西平使用需要检测基因以避免严重的过敏反应，故不推荐作为一线用药。奥卡西平是卡马西平类似物，在一个病例报道中，患有复杂区域疼痛综合征（CRPS）且对其他治疗无效的儿童在使用奥卡西平后疼痛缓解，但此药物还缺乏疗效和安全性证据。其他新的抗惊厥药（拉莫三嗪、托吡酯、唑尼沙胺和左乙拉西坦）已被广泛用于治疗神经病理性疼痛，但尚未在儿科人群中进行试验。因此，目前没有足够的证据推荐使用这些药物治疗儿童神经病理性疼痛。

5. **抗抑郁药** 抗抑郁药有多重、复杂的药理作用,包括作用于 N- 甲基 -D- 天冬氨酸谷氨酸(NMDA)受体,γ- 氨基丁酸(GABA)受体和多种 G 蛋白耦联受体(如 5- 羟色胺、内源性阿片类,乙酰胆碱等),抑制不同离子通道(如钠离子、钾离子、钙离子等)。

这些药物可阻断中枢神经系统中 5- 羟色胺和 / 或去甲肾上腺素的突触前再摄取,阻断钠通道,拮抗 NMDA 受体,从而抑制神经元过度兴奋。它们还可以改善慢性疼痛的伴随症状(如抑郁和失眠)。三环类抗抑郁药中,去甲替林的抗胆碱能作用小于阿米替林,是治疗神经病理性疼痛的常用一线药物,可以液体形式用于幼儿,但对于已有心律失常或心肌病的患者,应极其谨慎地使用。5- 羟色胺和去甲肾上腺素再摄取抑制药(SNRI),如度洛西汀和文拉法辛无抗胆碱能和抗组胺作用。度洛西汀被美国食品药品监督管理局批准用于治疗与糖尿病神经病变相关的疼痛。在一项研究中,2 名青少年服用度洛西汀后慢性疼痛和抑郁的症状改善。5- 羟色胺选择性重摄取抑制剂(SSRI),如帕罗西汀和氟西汀镇痛作用欠佳,但可改善疼痛相关的抑郁、睡眠障碍和焦虑状态。

6. **辅助治疗药物**

(1)糖皮质激素:可有效治疗与周围神经损伤相关的炎性神经性疼痛、骨转移相关的疼痛、肠梗阻相关的疼痛,以及与颅内压增高相关的头痛。

(2)利多卡因:是一种非选择性钠通道阻滞剂,可用于治疗神经病理性疼痛。利多卡因在治疗带状疱疹后神经痛和糖尿病周围神经病变方面是有效的,但其治疗癌症相关疼痛的有效性有待商榷。在部分病例报道中,利多卡因输注用于儿童神经病理性疼痛,疼痛缓解良好,且无副作用。5% 利多卡因透皮贴剂已获美国食品药品监督管理局批准用于治疗带状疱疹后神经痛,还可安全地用于其他神经性疼痛,但其用于儿童慢性疼痛的治疗还需进一步研究。

四、有创介入治疗

1. **神经阻滞** 随着超声引导的引入,越来越多的神经阻滞被用于治疗儿童和青少年的慢性疼痛,包括头颈部、上肢、下肢、躯干阻滞,以及交感神经阻滞。

(1)头颈部:三叉神经阻滞治疗额部头痛,枕部神经阻滞治疗枕部神经痛。对于年龄较小的儿童,尤其是 8 岁以下的儿童,可以在轻度镇静状态下进行操作。

(2)上肢:臂丛神经阻滞可经肌间或者腋路进行,适用于手、前臂、上臂及肩部的疼痛。

(3)下肢:包括坐骨神经、股外侧皮神经和闭孔神经阻滞。坐骨神经阻滞适用于下肢神经病理性疼痛;股外侧皮神经用于治疗大腿外侧的疼痛;闭孔神经阻滞适用于髋部、大腿内侧痛及膝部内侧痛。

(4)躯干:儿童和青少年常见的躯干阻滞包括肋间神经阻滞、髂腹股沟神经阻滞和腹横肌平面阻滞。

(5)交感神经:星状神经节阻滞用于上肢 CRPS,腰交感神经阻滞用于下肢 CRPS。

2. **神经调控** 经皮神经电刺激疗法是采用电脉冲刺激仪,通过放置于身体相应部位皮肤上的双电极,使低压电流通过皮肤对机体粗神经末梢进行温和刺激以达到提高痛阈、缓解疼痛的一种方法,可用于儿童慢性疼痛。目前,射频调节术、射频消融术等用于治疗儿童慢性疼痛的研究较少。

3. **植入式介入治疗** 脊髓电刺激作为一种植入式介入治疗,是在影像学引导下,通过经皮穿刺或小切口手术,将微电极植入到患者的颈、胸、腰椎等脊椎椎管内的硬膜外腔中并与刺激器连接,而刺激器可包埋在患者的腹部、臀部等部位的皮下组织中。医师根据患者的实际情况设定恰当的刺激参数,刺激器可以自动发放的电脉冲信号,就可以通过电极传到脊髓,干扰疼痛的传递过程。只有其他治疗无效时才会考虑脊髓电刺激治疗,目前对于儿童的治疗还存在争议。

五、非药物治疗

1. 物理治疗　部分疾病可导致慢性疼痛并伴有活动受限和继发性肌肉、骨骼及神经的并发症,如癌症、复杂性局部疼痛综合征、纤维肌痛、截肢后神经性疼痛、镰状细胞贫血性疼痛、慢性关节炎,在治疗早期接受物理治疗有益于镇痛和功能康复。主要物理治疗方式包括神经电刺激、微波、超声、激光、冲击波等。

2. 认知行为疗法　生物心理社会模型强调了青少年疼痛的多种决定因素,即生物、心理和社会因素,对儿童慢性疼痛的治疗具有重要意义。大多数对青少年疼痛的心理治疗研究都使用了认知和行为结合的治疗方法,通常被称为认知行为疗法(cognitive behavior therapy,CBT)。认知行为疗法通常涉及行为干预(如生物反馈、放松)和认知策略的结合,治疗效果因疼痛情况而异。

3. 支持疗法　支持疗法是一种以"支持"为主的特殊性心理治疗方法,不用去分析求治者的潜意识,而主要是支持、帮助求治者去适应目前所面对的现实。医院、家庭、学校可合理采用劝导、启发、鼓励、同情、支持、评理、说服、消除疑虑和提供保证等交谈方法,帮助患儿改善心境、提高信心,从而减轻疼痛。

4. 自我疼痛管理　对于年龄稍大的儿童和青少年,医院、家庭、学校应帮助其正确认识疼痛,并结合自我冷静与放松(如深呼吸、冥想等),减少负面思维,缓解疼痛。

六、中医中药

中医辨证治疗,局部按摩、针刺、中药熏洗、中药外敷等可用于缓解疼痛。

七、小儿疼痛管理中的护理

建立跨学科、多学科合作的疼痛管理团队,护理应成为小儿疼痛管理中的重要角色,即疼痛程度的评估者、镇痛措施的实施者、多学科人员间的协调者、患儿及家属的教育者和指导者。

八、常见的慢性小儿疼痛类型及管理

1. 术后慢性疼痛　术后慢性疼痛是指手术后持续 3 个月以上的疼痛,与先前存在的疾病或术后并发症无关,影响健康,且与术后功能性残疾有关。心理社会风险因素(儿童和父母术前焦虑、抑郁和疼痛灾难化情绪)与术后慢性疼痛患病率或严重程度相关,而生物因素(年龄较大、女性、基线疼痛强度较大)与术后慢性疼痛的关系仍存在争议。干预措施主要是药物治疗,包括抗癫痫药、辣椒碱、硬膜外糖皮质激素注射、局部麻醉药、神经毒素、NMDA 受体拮抗药和阿片类药物,其他干预措施包括物理治疗和心理治疗。

2. 慢性肌肉骨骼疼痛　7%~15% 的学龄儿童受肌肉骨骼疼痛的困扰。儿童慢性肌肉骨骼疼痛多是良性的,如纤维肌痛、肌筋膜疼痛综合征、运动损伤和生长痛。全身性疾病,如关节感染、恶性肿瘤或风湿病等,最初症状可能表现为肌肉骨骼疼痛,因此全面评估至关重要。

(1)纤维肌痛

1)锻炼:可缓解痉挛和改善肌肉的血流。常见的有氧运动包括散步、骑自行车、游泳和慢跑。

2)物理治疗:包括超声波治疗、经皮电刺激、拉伸、纠正不良姿势等。

3)痛点注射:痛点注射局部麻醉药、糖皮质激素或肉毒杆菌毒素。可结合拉伸和锻炼,每周、每月或根据需要重复进行。

4)针灸:针灸可以用于所有年龄的患者,但是需要配合,不能配合的患儿可适度镇静。

5)药物:如三环类抗抑郁药(TCA)、5-羟色胺选择性重摄取抑制剂(SSRI)、肌松药、抗惊厥药(如普瑞巴林)、非甾体抗炎药(如塞来昔布)。

6)认知行为疗法:如冥想、运动疗法和应对策略的指导。

（2）肌筋膜疼痛综合征：肌筋膜疼痛综合征通常只涉及单个肌肉的创伤和局部疼痛，其压痛点少于诊断纤维肌痛所需的数量。肌筋膜疼痛综合征需早期治疗，常用治疗为局部麻醉药注射，糖皮质激素慎用。

（3）创伤和运动相关损伤：创伤和运动相关损伤是儿童慢性肌肉骨骼疼痛的常见原因，如胫痛综合征、髌骨软化症、挫伤和骨折。通常需要服用非甾体抗炎药治疗和休息。

（4）生长痛：4~6 岁儿童经常出现生长痛，疼痛大多发生在晚上，持续至少 3 个月，可使儿童从睡眠中痛醒或干扰日常活动。生长痛通常是双侧的，对称出现在大腿、膝盖、小腿。通常通过按摩、休息、肌肉拉伸、加热、对乙酰氨基酚或非甾体抗炎药来管理。

3. **功能性腹痛**　儿童功能性腹痛是以腹痛为主要表现的功能性胃肠病，其诊断标准包括：①发作性或持续性腹痛；②未达到其他功能性胃肠病（FGID）的标准；③无可以解释患者症状的炎症、解剖、代谢异常或肿瘤方面的证据。至少 1 次 / 周，且至少持续 2 个月才能诊断。

目前主要治疗包括：①研究患儿的心理状况，必要时给予心理治疗；②认知行为疗法；③药物治疗，有研究发现许多胃肠道 5-HT 受体激动药和 / 或拮抗药可用于调节胃肠道功能，改善患儿症状。

4. **头面痛**　原发性慢性头痛可分为慢性偏头痛、慢性紧张性头痛、慢性丛集性头痛等。继发性慢性头痛的原因包括肿瘤、脑脓肿、脑积水、血肿、小脑扁桃体下疝畸形（Arnold-Chiari 畸形）、假性脑瘤、高血压等，应注意鉴别。

（1）药物治疗：对乙酰氨基酚和布洛芬被认为是儿童头痛的一线治疗药物。镇吐药，如甲氧氯普胺、异丙嗪和氯丙嗪不仅可以治疗偏头痛的恶心和呕吐，还可以治疗疼痛。曲坦类药物能够选择性地激动 $5HT_{1B/1D}$ 受体，可用于偏头痛急性发作。在部分研究中，非选择性 5- 羟色胺激动药麦角胺对偏头痛具有一定的疗效，但安全性有待进一步研究。

（2）非药物治疗：调整生活方式，如良好的睡眠卫生、均衡的饮食、定期锻炼，以及避免偏头痛的诱因。

（3）行为治疗：放松技术、生物反馈训练和认知行为疗法（如压力管理）可用于慢性头痛的治疗。

5. **镰状细胞贫血性疼痛**　镰状细胞贫血是一种常染色体显性遗传血红蛋白病，因 β- 肽链第 6 位氨基酸谷氨酸被缬氨酸所替代，构成镰状血红蛋白，取代了正常血红蛋白。疼痛是镰状细胞病最常见的临床症状，多由感染、压力、低氧血症、脱水、酸中毒、疲劳、剧烈运动、寒冷、月经和妊娠等诱发。婴儿时期，骨缺血性引起的手足炎或手足综合征可导致疼痛和局部水肿，骨梗死、镰状关节炎和股骨或肱骨无菌性坏死也会导致慢性疼痛。WHO 推荐的癌痛阶梯治疗方案也同样适用于镰状细胞贫血性疼痛。

（1）药物治疗：日常可服用非甾体抗炎药或对乙酰氨基酚来控制基线疼痛，但需定期监测肾功能。阿片类药物是这类疼痛综合征的首选镇痛药，并可在成年后继续使用。阿片类药物中可待因和羟考酮可作为一线治疗药物，其次选用吗啡或氢吗啡酮。口服美沙酮也是适用于部分患者。曲马多的使用可减少阿片类药物的用量。哌替啶被广泛用于治疗镰状细胞性疼痛，但有潜在肾脏疾病的患者不建议使用。辅助药物，如三环抗抑郁药和苯二氮䓬类对少数患者有一定益处。

（2）非药物治疗：物理治疗、经皮神经电刺激、按摩、热疗、催眠可能有助于减轻疼痛。

（3）患者教育：加强自我疼痛管理。

6. **神经病理性疼痛**　神经病理性疼痛是造成儿童慢性疼痛的重要原因之一。儿童神经病理性疼痛病因多与手术、外伤、复杂性局部痛综合征、癌症（包括肿瘤本身、手术、放化疗）等相关。目前大部分儿童神经病理性疼痛的治疗包括药物、神经阻滞、物理治疗、心理治疗等。

（1）药物治疗：三环类抗抑郁药、加巴喷丁等。

（2）神经阻滞：如外周神经或交感神经阻滞。

（3）按摩和物理治疗：如锻炼运动范围、患肢功能、肌肉力量、平衡能力、本体感觉和脱敏治疗。

（4）心理治疗：特别是松弛疗法和认知行为疗法，对发生于儿童及青少年的慢性疼痛有着突出的疗效。

7. 癌性疼痛 与癌症本身引起的疼痛相比,由癌症相关的诊断和治疗措施引起的疼痛对儿童的影响更大。研究表明,50%~78% 的儿童在肿瘤诊断时会出现疼痛症状。随着疾病的进展,超过 89% 的儿童在癌症晚期经历疼痛。

(1)诊断和治疗措施引起的疼痛:首选药物、心理干预和患者教育结合的多模式治疗方式。在操作前使用认知行为疗法有助于缓解患者心理压力,催眠或转移注意力也是可行的。药物方面应根据峰值时间给予局部麻醉药或口服镇痛药,达到足够的镇静镇痛深度。

(2)癌症引起的疼痛

1)轻度疼痛:建议从非阿片类药物开始,如对乙酰氨基酚或非甾体抗炎药(NSAID)治疗轻度疼痛。一般来说,非甾体抗炎药在儿童中耐受性良好;然而,非甾体抗炎药不适用于肾功能不全、充血性心力衰竭或消化性溃疡疾病的患者。

2)中度疼痛:加用弱阿片类药物,常用药物为可待因和曲马多。

3)重度疼痛:加用强阿片类药物,吗啡为首选药物。其他强阿片类药物包括羟考酮、氢可酮、美沙酮、氢吗啡酮和芬太尼。

(3)补充和替代:精神治疗、针灸、芳香疗法、顺势疗法、催眠疗法、按摩和反射疗法,以及补充营养和维生素。

8. 复杂性局部疼痛综合征(CRPS) CRPS 指继发于意外损伤、医源性损伤或全身性疾病之后出现的以严重顽固性、多变性疼痛及营养不良和功能障碍为特征的临床综合征。小儿 CRPS 平均年龄为 13 岁,女孩居多,与成年人相比,儿童的下肢更易患此病。临床表现:①疼痛。大多数患者因机械性、温热性、精神性、情感性刺激而诱发,出现自发痛、痛觉过敏等。②自主神经异常和营养障碍。在损伤部位及其周围组织往往出现水肿,早期皮肤开始发汗,多表现为湿润、潮红。皮肤温度可高可低,后期皮温呈下降趋势,表现为缺血性变化。随着疾病的进行性发展,毛发、指甲的生长速度减慢,并逐渐出现皮肤菲薄、指甲卷曲、失去光泽。③运动功能改变。早期即可出现握力下降和精巧运动功能降低。肌肉失用性萎缩导致关节僵硬。若肌筋膜肥厚,还可导致关节挛缩、骨质疏松。

CRPS 的治疗包括以下几方面。

(1)药物治疗:镇痛药和辅助药物的组合,包括三环类抗抑郁药、抗惊厥药及膜稳定药。其中三环类抗抑郁药是儿童和青少年最常用的药物;α_2 肾上腺素受体激动药:可乐定;抗惊厥药:加巴喷丁和普瑞巴林;5-羟色胺再摄取抑制药:度洛西汀能够控制疼痛,同时能够降低体重增加的发生率;NMDA 受体拮抗药:低剂量氯胺酮可减少伤害感受性神经元的兴奋性传递以缓解疼痛。

(2)介入治疗:目前介入治疗通常不用于 CRPS 儿科的治疗,其使用还存在争议。

1)静脉区域麻醉:局部麻醉药与非甾体抗炎药的组合。

2)中枢神经轴阻滞:留置硬膜外导管持续镇痛。

3)周围神经阻滞:主要的一线干预措施。添加 α_2 肾上腺素受体激动药的局部麻醉药液可更有效地治疗 CRPS。

4)交感神经阻滞:临床上所行的交感神经阻滞主要是通过阻断其介导的疼痛,扩张其支配区域的血管等来发挥作用。上肢型采用星状神经节阻滞,下肢型采用腰交感神经阻滞。

5)脊髓电刺激:在所有其他方式都失败之前,不推荐使用。

(3)非药物治疗:心理干预、生物反馈、催眠、按摩和针灸、理疗、主动和被动运动、热疗、超声、经皮电神经刺激等。

(朱智瑞 胡智勇)

推荐阅读

[1]   陈思,黄宇光.儿童及青少年神经病理性疼痛.协和医学杂志,2013,4(3):321-324.

[2]   胡艳君,陈理红,魏安宁.慢性疼痛在儿童和青少年中的研究进展.重庆医学,2015,44(22):3149-3151.

[3]   廖敏.儿童慢性疼痛治疗进展.儿科药学杂志,2012,18(7):59-61.

[4]   TWYCROSSA,MORIATY A,BETTS T.Paediatric pain management:a multi-disciplinary approach.Boca Raton:CRC Press, 2018.

[5]   BATOZ H,SEMJEN F,BORDES-DEMOLIS M,et al.Chronic postsurgical pain in children:prevalence and risk factors.A prospective observational study.Br J Anaesth,2016,117(4):489-496.

[6]   CHEN F,WANG C Y,ZHANG J,et al.Comparison of postoperative analgesic effects between nalbuphine and fentanyl in children undergoing adenotonsillectomy:a prospective,randomized,double-blind,multicenter study.Front Pharmacol,2020, 11:597550.

[7]   COUSINS LA,KALAPURAKKEL S,COHEN LL,et al.Topical review:resilience resources and mechanisms in pediatric chronic pain.J Pediatr Psychol,2015,40(9):840-845.

[8]   ANDROPOULOS D B,GREGORY G A.Gregory's pediatric anesthesia.6th ed.Hoboken:Wiley-Blackwell,2020.

[9]   DESAI N,CHAN E,EL-BOGHDADLY K,et al.Caudal analgesia versus abdominal wall blocks for pediatric genitourinary surgery:systematic review and meta-analysis.Reg Anesth Pain Med,2020,45(11):924-933.

[10] LANDRY BW,FISCHER PR,DRISCOLL SW,et al.Managing chronic pain in children and adolescents:a clinical review.PM R,2015,7(11 Suppl):S295-S315.

[11] LIM L,JANG Y E,KIM E H,et al.Comparison of the effects of sufentanil and fentanyl in intravenous patient-controlled analgesia after pediatric moyamoya surgery:a retrospective study.PediatrNeurosurg,2020,55:36-41.

[12] LIOSSI C,HOWARD RF.Pediatric chronic pain:biopsychosocial assessment and formulation.Pediatrics,2016,138(5): e20160331.

[13] MCCLAIN BC,SURESH S.Handbook of pediatric chronic pain.New Haven:Springer,2011.

[14] RABIN J,BROWN M,ALEXANDER S.Update in the treatment of chronic pain within pediatric patients. CurrProblPediatrAdolesc Health Care,2017,47(7):167-172.

[15] RANDALL ET,GRAY LS,FLETCHER AA.Topical review:perfectionism and pediatric chronic pain:theoretical underpinnings,assessment,and treatment.J Pediatr Psychol,2018,43(3):326-330.

[16] DHAYAGUDES H,DAVEN M.Principles and practice of pediatric anesthesia.New Delhi:Jaypee Brothers Med Publ,2017: 154.

第三十五章

小儿麻醉教育与培训

本章要求

掌握：教育策略与技术，包括刻意练习、小组学习、成人学习理论、基于问题的学习、基于模拟的学习、医学教育中的复盘以及跨专业教育；麻醉危机资源管理的教学与培训。

熟悉：课程开发的过程；毕业后教育和持续职业发展；小儿麻醉教育评价与研究。

了解：医学教育新视野和发展趋势。

第一节 医学教育新视野

当前我国正处于全球科技革命、健康中国战略、医教协同发展三大窗口期，中国医学教育面临多层次、全方位改革的历史使命。2020年席卷全球的新型冠状病毒感染（COVID-19）疫情又对医学教育提出了更高的要求和更严峻的挑战，同时也提供了新的机遇。为应对医学强国、健康中国战略、健康医学建设和创新的医学教育，我们要以更宽阔的视野和更宏观的思维着眼未来、抓住机遇，从麻醉医学教育尤其是小儿麻醉教育的组织、管理、考核、督导入手，重视本科教育，以人为本；着力研究生教育，培养创新能力；规范毕业后教育，力争以质图强。伴随着压力与挑战，医学教育不断应变，呈现以下几个趋势。

一、器官系统整合式课程体系

我国医学教育界逐渐深刻地认识到将所学的知识和技能与知识和技能的应用情境相结合的重要性。换言之，记忆医学知识的目的是解决和处理问题。目前的整合概念已经超越了早期接触临床、强调医学基础学科之间的关联。许多学校在最近十年已逐步完成了基础学科之间的横向整合；与此同时，基础与临床之间的纵向整合正在通过课程设计不同程度地实施，旨在帮助学生最大限度地将他们所记忆的基础、临床、麻醉、儿科等各项知识和技能应用于临床情境。

二、明确以学生为中心的教与学

"以学生为中心的教学"这一口号我们已经提倡多年，然而教师作为教学主宰者的惯性思维仍然存在。事实上，学生对自己的教育承担了更多的责任和主动性；学生学到知识、应用知识的重要性远远高于教师的灌输。在教学过程中，学生是主体，教师的职责是引导者、是教练。随着学习技术的进步，课程的内容、教与学的方法、成长途径都将趋向于学习者个人。对于毕业后教育阶段的学习者而言，他们更是学习的主动承担者，为个人职业需求而学习。

绝大部分小儿麻醉专业导师是"专家"，却不擅长培养学生发展。专家越精通临床业务，对自己教学能力关注越少，因为很多临床思维、策略、流程趋向于自动化、半自动化，专家会跳跃性地合并一些步骤，对临床工作而言这是自然过程，但是对教学、教育过程而言这就成为一个问题。专家型导师必须特别努力地克服习惯性的思维整合,有意识地为学生构建良好的学习环境,了解学生处于不同阶段的特点,因人而异、因材施教来设计课程和制订教学计划。当然,无论是导师还是年轻的小儿麻醉医师们都应认识到这个问题。

反之,学生应把教育作为自己的事情,而非仅因为需要完成课业或培训计划而去做的一件事,主动进入学习者的角色,这样才能提高小儿麻醉医学教学质量,并由此带来医疗质量的提升。

三、更重视人才培养的结果

基于结果的教育(outcome based education,OBE)理论于 20 世纪 70 年代提出,而过去的 20 年是发生重大转变的关键时期。教学的过程相当重要,而教育的结果,即我们的医学教育为谁培养人才、培养怎样的成品人才、他们将具备怎样的能力和态度才是医学教育的重中之重。

美国医学院校协会(Association of American Medical Colleges,AAMC)以 2014 年实行的住院医师核心置信职业行为(core entrustable professional activities,EPAs)倡议进一步推进基于结果的医学教育。加拿大皇家内外科医师协会(Royal College of Physicians and Surgeons of Canada)发布的加拿大医学专家教育定位(CanMEDS)及美国毕业后医学教育认证委员会(Accreditation Council for Graduate Medical Education,ACGME)确定的 6 大胜任力都给出了毕业后医学教育的预期学习结果。我国也同样对人才培养提出了胜任力培养的要求。2018 年 9 月,在国家卫生健康委员会专门立项支持下,由中国住院医师培训精英教学医院联盟通力协作、精心讨论编撰形成"住院医师核心胜任力框架共识"纲领性框架,并提出构建卓越医学的大教育格局,把"立德树人"根本任务有效细化到医师教育培养全过程。

医学教育一定是基于所服务人群的健康需求、基于胜任力的教育,为年轻医师将来的医疗实践做更好的准备,其医疗实践是围绕社会和患者需求展开的。对教育项目预期结果的考量,会促进对教学内容的反思,因而可以发现可能被遗漏或忽视的一些问题,如临床沟通能力、临床思维能力、决策能力、跨学科团队协作能力、自我评价、质量持续提高、患者安全及社会职责等,这些都是临床医师的重要能力。为了达到这个目标,教育项目应该明确学员在完成培训时应掌握的能力,并以此设计和组织课程及培养体系。

在厘清学习结果的同时,教育的效率也因此提高,有助于根据每位学习者的需求制订个性化教育,甚至可以缩短培训时长。当然我国目前的住院医师培训和专科医师培训是基于时间可行的培训。对于学习者来说,明确学习结果有利于他们设置学习目标、计划学习过程、自我激励和自我管理,有助于促进学习者的参与,更能体现以学生为中心的教育。目前我国也逐步提出"里程碑项目(milestone project)"和"置信职业行为"理念,使基于结果的教育从原则和理念发展为普遍执行。

第二节 小儿麻醉课程开发

病例

小王医师已接受小儿麻醉专科医师培训 2 年,并且已完成住院医师总培训。她完成了一例 8 岁、体重 18kg 脑瘫男孩的骨科手术麻醉、镇痛,并将患儿送回病房。家长找到手术室称孩子的门牙少了一颗。胸腹 X 线检查提示:胃内见牙齿。口腔科医师会诊,认为掉落的是乳牙。小王医师需要向患儿家长解释,但是她没有学习过如何沟通。该培训基地也缺乏诸如沟通或传达坏消息的相关培训课程。

【思考】

1. 为什么应该构建关于沟通的课程?
2. 课程应包括一些什么内容?

3. 课程应该如何教？如何学？

4. 课程的评价如何建立？

5. 课程如何管理？

一、确认教学需求

小儿麻醉医师的临床培训可能仅局限于跟随导师期间遇到的病例,其结果不利于胜任力架构的完成。我们已经认识到,器官的病理改变和疾病的救治固然重要,但应该强调健康促进和医学人文,使经过专科医师培训的小儿麻醉医师有能力满足所服务人群的需求。

课程需求一般来自相关职能部门发布的专业标准,即医师从事工作所具备的品质和能力。如上述案例中提出的课程需求,更可以来自临床实践中出现的问题、医疗事件中的薄弱环节,以及利益相关者甚至公众、患儿及其家长的建议。

二、描绘学习结果

前文提到了基于结果的教育理念,将学习结果作为课程设计的动力同样重要。在基于结果的教育方法中需要定义学习结果,具体的、可测量的、可评价的结果可以指导课程计划的制订和课程开发的过程,即课程的设计从过程模式转变为成果导向模式,重要的是学习结果和人才培养成果,这样可使学习的重点清晰化。

三、构建教学内容

课程的内容在教学大纲里呈现,传统课程计划强调知识的积累和技能的培养,当然也反映在学习评价中;此外,近年来对胜任力和态度重要性的要求也越来越高。

从成人学习的原则来看,专科培训的医师更加重视应用型的课程计划,教学内容与实际的小儿麻醉密切相关,如将困难沟通或者坏消息告知的内容置于小儿麻醉案例中,即基本的教学内容置于临床医学背景下学习。

课程内容可以从多方面考虑:①传统课程,如小儿亚专科麻醉授课;②人体系统相关的整合课程,如小儿先天性心脏病解剖知识;③基于问题的课程计划;④基于临床任务的课程,如小儿麻醉临床思维、情境模拟等。这些方式并非相互排斥,而是可以相互融合地来设计教学内容。

在教学内容构建的过程中,除了显性公布的课程,还有"隐性课程",也就是学习者在老师教授的专业课程之余同时学到的不在课程计划中记录的内容。区别于正式的、意向性的教学,隐性课程是在培训中非正式、潜移默化地学到的,通过其他课程同时获得的;隐性课程是一种重要的社会力量,在职业认同、立德树人中起重要作用。作为新时代、新视野下的医学教育应重视隐性课程对小儿麻醉专业人才培养的作用。

四、选择教学/学习方法

临床教师可以灵活、恰当地选用多种不同的教育方法,如注重知识传授的授课和大班教学仍然是最重要的方法,后疫情时代也不可忽视线上教学。小组学习有助于学习者之间的互动、合作学习,这也会有助于临床环境下的协同工作。独立学习对于毕业后教育阶段相当重要,学习者可以根据自己的需求及时间安排自己的学习节奏,真正掌握所学领域的相关知识,同时培养他们的自学能力和对自己的学习负责的能力。模拟教学是近年来备受关注的教学方法,特别适合用来进行操作或团队协作、沟通等的教学。当然,对于不同的教学目标可以选择不同的模拟器,如单项技能训练器、心肺复苏模拟人或综合模拟人等。

然而,没有可以解决所有问题的万能学习方法。教师的教学就像从工具箱内取用合适的工具进行目标工作,如钉钉子,与老虎钳比较,锤子一定是更合适的工具。临床教师应该掌握的是某种教学目标,其最佳方案是什么? 例如,在教授本节案例中提到的沟通技巧时,利用标准化演员设计合适教案并由导师带领复盘的模拟教学(simulated instruction)是最佳方案。

五、建立教学评价

评价是教学的重要组成部分,对于"学"与"教"都是反馈,有助于这两个过程的提高。详见本章第六节。

六、持续课程管理

在医学院校教育阶段,教学的职责和资源很大部分在医院,本科医学教育委员会负责规划和实施课程;至住院医师培训、专科医师培训阶段,课程管理不仅在于医院,还涉及医师协会、卫生健康委员会等证书颁发部门。课程是成体系的,是循序渐进的,随着我国信息技术、软件技术的发展和课程管理理念的更新,形成一体化课程管理体系的能力将会大大提升,并终将转化为动态的个人学习体验。

在线学习系统、学习管理系统、学习平台、学习软件、教务管理系统等能够捕捉到学习者、教育者持续性的细小行为,挖掘多样化的课程数据,而课程所构成的整体大于部分之和,利用这些工具和技术对所捕捉的数据进行处理,可为各种利益相关者提供反馈,使之建立绩效目标、获取达到目标的方式,从而更好地规划课程学习、创建个性化方案、反思过程,并因此改进未来的教学过程、学习体验和教育决策。

第三节　小儿麻醉毕业后教育与继续教育

住院医师培训期是医师开始职业生涯、获取专业知识和技能、形成职业认同、培养贯穿整个职业生涯的习惯、行为、态度和价值观的时期。

一、小儿麻醉毕业后教育

毕业后医学教育(postgraduate medical education,PGME)是指医学生从医学院毕业后到被认为能够独立胜任医疗工作前的这段培训时期。这一时期,年轻医师不断增长知识、锻炼技能、培养职业态度和行为,从而为他们的独立从业生涯做准备。规范化培训是国际医学界公认的培养合格临床医师的必由之路,是提高一个国家和地区医疗水平的治本之策。如果说,医学院校医学毕业生作为医师还只是"半成品",那么只有经过住院医师规范化培训才能成为"成品",部分"成品"医师再经过专科医师规范化培训成为"精品"医师。

毕业后医学教育的学员不仅是学习者,他们还是实际医疗卫生系统中的关键工作者。在住院医师规范化培训期间,学员主要在工作场所学习。针对这样的环境,导师必须有与之相适应的恰当的教学和评价手段,才有利于学员获取知识、获取经验,同时无损患者利益。

理论上,从低年资麻醉住院医师到高年资的小儿麻醉专科医师是一个连续的过程,但事实上这些连贯性并不完善。小儿麻醉专科医师除了承担临床工作压力,还要承担科研和教学压力。导师除了应对这些年轻医师进行学业引导外,在生活、心理等方面更需关心其是否完成转变、融入角色。从麻醉住院医师培训阶段进入小儿麻醉专科医师培训阶段,培训的主要目标由麻醉转而进阶至专科小儿麻醉;他们具备的能力和承担的职责更加多样,在住院总期间,他们的管理、领导能力会得到大幅提升。作为高年资的医师,他们将越来越独立地进行临床科研;在教学方面他们会越来越多地带教更年轻的医师,这对于他们自身的终身学习和能力提高有着决定性的作用。

基于结果的住院医师教育模式通过用胜任力框架来构建课程;采用新的教学方法和形式(如模拟),以及新的考核手段(如 OSCE)来体现胜任力的培养和评价。在小儿麻醉专科培训期间,学员在工作场合即临床环境下完成主要的学习过程并接受评价。基于患者安全和医疗质量的考虑,专科培训医师什么时候能达到小儿麻醉学习目标,在培训期间可以放心地让学员自主操作? 从什么时候起,可以在非直接指导下工作? 他们参与医疗工作与将医疗质量维持在最高水平是否矛盾? 这些疑问为政策制定者提出了一个课题:目前我们基于时间的轮转式培训是否足够? 是否应该进一步加强形成性评价,制订里程碑计划,对置信专业行为进行评估?

麻醉专家/导师都曾接受过临床麻醉的培训,但是他们并不一定接受过教学、评价或指导技能的相关培训。目前不少教师发展项目正是针对这些问题展开的,但是导师们未必能够或者愿意参加此类培训,他们可能认为临床业务或科研的培训对今后工作和晋升帮助更大。近年来,我国麻醉专科医师培训教师发展项目对导师进行了强制性规定,并进行资格认证,最终目标是希望麻醉专家能运用这些教育学技能提升指导者胜任力。

二、持续职业发展

继续医学教育(continuing medical education,CME)是临床医师为了与时俱进而参加的教育学习。持续职业发展(continuing professional development,CPD)是临床医师维持与其职业生涯相关的知识和技能的手段。两个概念经常互通,持续职业发展涵盖了继续医学教育的正式教育,还包括非正式偶发学习。

病例

小王医师接受小儿麻醉专科医师培训 2 年,已经完成了住院医师总培训。最近在小儿骨科手术室轮训。她安全地完成了一例 8 岁、体重 18kg 脑瘫男孩的骨科手术麻醉、镇痛,并送回病房。不久她接到病房护士电话,称患儿有自控镇痛,但疼痛评分仍高达 8 分,请小王医师处理。小王医师感到她所做的工作与应该达到的目标之间有差距,希望把术后疼痛的管理做得更好。

【思考】

临床医师如何学习才能提高胜任力,将刻意练习的理念融入小儿麻醉医师胜任力进阶?

1. **识别改进的机会** 在临床实践过程中发现工作与应该具备的胜任力之间的差距,这会使人感到不安,这种感觉称之为认知失调。当我们的认知(想法、态度、信念、意见)与事实不一致时,就会导致失调。认知失调会让我们内心感到不舒服、不愉快,我们会想办法减少这种不适感,这是一种心理上的需要。认知失调理论可以解释临床医师自发学习的动机。

因此,小王医师希望能够做些什么来消除这种不愉快的感受。她通过与周边其他专科培训医师、同事及她的导师交流,决定花一些时间研究这种"比较痛的手术"如何做好术后镇痛。

临床医师带着已经在专业实践、正式课程和非正式学习中获得的知识、技能、态度进入新的学习。为了使学习更有效,课程应该建立在已有的知识和经验的基础上,解决学习者既有认知与实践之间的差距。例如,了解临床医师对于小儿疼痛管理的已有知识和经验,以及他们应该知道什么和能够做什么之间的差距,将有助于课程规划者理解学员应该掌握什么、应该做什么。对专业差距有清晰的认识是学习的开端,而教师应帮助学员充分认识差距,发现基于实践的学习需求。

2. **参与学习** 为了探究更有效且安全的小儿镇痛方法,小王医师检索了文献和网络信息,在认真阅读和整理后,结合自己医院的特点,与导师沟通,导师给予她一些建议,并推荐了小儿疼痛管理指南,建议参加相关学习班、会议或知识更新类的讲座。于是小王医师在导师的推荐下,协调了值班时间,参加了同城另一所大学附属儿童医院举办的"小儿疼痛学习班"。

这个学习班属于继续医学教育项目,整体介绍了小儿疼痛的基础知识、镇痛药和各种不同途径的镇痛方法,特别是近年来发展迅速的超声引导的神经阻滞技术带来的好处、小儿多模式镇痛及儿科 ERAS 理念。小王医师通过 2 天的学习,认为自己在儿童疼痛管理方面大有收获,可以将学到的内容用于临床工作。

这个继续医学教育项目的负责人和课程教师之所以建立这个项目,是因为他们发现在儿科疼痛管理方面目前各地区发展水平不同,仍有很大的改善空间。因此,课程负责人的目标是提供信息帮助临床医师与时俱进,更新理念,包括别人的经验、研究的总结、新的药物、新的技术等,这与临床医师的实践需求紧密相关。小王医师能利用这些信息在临床实践中为患儿提供更确切与更安全的镇痛。

近年来,继续医学教育项目越来越强调临床学习者如何在实践中应用他们新学到的知识。继续医学教育非常关注学习者在学习后胜任力的发展,以及这些发展能否帮助临床医师在临床实践中改善患者健康。同时,对于教育方法学而言,无论是正式的继续医学教育或非正式的学习活动,当其具有某些特征时,将更有利于临床医师技能的提高和患者安全的改善。

3. **尝试所学到的知识** 尝试所学到的知识可以分为两个阶段。

(1)模拟情境尝试:课程中的模拟情境练习,使小王医师熟悉了超声引导下神经阻滞的操作流程和相关技能,并且能在模拟器上反复操作。在操作的过程中,她可以得到老师的反馈,帮助她发现问题,协助她改进技能。

(2)实践尝试:小王医师将所学到的知识整合到日常工作中,多次尝试小儿多模式镇痛并应用于这类手术,同时她也不断进行自我反思,不断地在真实环境下磨炼新知识和技能,逐渐达到完善而又安全的小儿疼痛管理境界。

在这个阶段中,小王医师还应解决如下问题。

1)在将所学内容应用到实践时,哪些与以前不同?

2)怎样才能把所学的内容与实际工作相融合,变成实际工作的一部分?

3)哪些惯例必须摒弃,哪些新的流程需要引进?

4)关于新事物,对周边的医护人员是否需要做解释、宣教,最终达成一致目标?

在模拟情境练习中所学到的知识、发展的技能如果没有进一步地融入实践并经常复习,可能随着时间的推移而慢慢淡化。因此,必要的技能强化、复训、反思、评估、反馈都是有必要的。

第四节　教育策略与技术

一、刻意练习与进阶

用多种方式组织学习,可以为临床医师提供更丰富的机会,在学习活动中相互合作、相互影响,促使他们与同伴和教师共同参与课程内容,并在实践中应用所学习的知识和技能。导师演示、实践、反思、反馈等在学习过程中的相互组合,而练习则可以将这些内容有机整合在一起。

所谓练习,是为了提高或保持一个人的熟练程度而反复进行的一项活动或技能实践。活动或技能可以设计在情境中,基于情境展开一系列的学习活动及练习。导师对于每一次练习给予评价,即反馈,可帮助学员认识他们的工作,发现哪些是做得好的,在今后的工作中应该进一步固化;哪些是有欠缺的,或者错误的,并提示学员应该如何纠正,以期在下次工作时弥补缺失,表现更佳。

结合上述概念,有人提出"脚手架"理论,导师构建"脚手架",作为学员通向凭借他们自己努力无法达成的目标的依托。"脚手架"向学员提供基于需求的帮助,随着学员胜任力的提高,逐渐减少帮助,最终移除,就如随着建筑物逐渐建成脚手架逐步拆除的过程。

刻意练习有几个基本组成:①练习有目标,且目标难度的设计应考虑学员已有的知识水平,目标是通过导师指导和反馈及个人努力可以达成的;②训练是专注的;③学员在学习的过程中得到导师的及时反馈,根据反馈不断改进;④学员锲而不舍、反复训练、螺旋上升,最终达成目标,将目标训练成为肌肉记忆,换言之,刻意练习训练的是心理表征。

快循环刻意练习(rapid-cycle deliberate practice,RCDP)常用于模拟教学实时纠正错误。使用 RCDP时,任何时候学员发生错误导师即中断学员的动作,采用"暂停,回放 10 秒,再试"的方法。导师给予纠正性的反馈之后,让学员重做。RCDP 的基本原则包括:①学员在模拟中用于刻意练习的时间最大化;②让导师能采用高效的方法教授特殊的循证医疗方法;③营造心理安全的模拟环境。在模拟儿童心搏骤停的情境中,与采用传统方法模拟后复盘相比,RCDP 提高了儿科住院医师的行为表现。

二、小组学习

小组学习是一种更好地优化师生互动、促进协作学习的教学组织形式,有利于激发讨论,使小组内成员在相互交流过程中学习提高。小组学习可以通过讨论、深度分析、反思大班教学或自学中出现的某个具体问题,把知识进一步内化。小组学习有助于整合纵向课程资源,在临床问题中引入对解剖、生理、病理、药理等概念的思考。有研究显示,小组的规模 5~8 人最佳,但是人数并无硬性规定。小组学习主要适合以下 3 个特征:①面对面互相交流讨论;②学员积极参与;③始终能针对当前目标进行。提升教学效果是小组学习的关注重点和最终目的。

是否采取小组学习的方式取决于学习目标和学习难度。如果学习目标为记忆型,则自学或讲授即可;如果教学内容简单,讨论将难以实现。在小组学习中,学员对自己的学习负责,如课前适当的准备、课上积极发言、参与讨论、课后及时复习等。小组学习从始至终鼓励学员使用解决问题和反思问题的相关技能;同时,参加小组学习的学员也有机会磨炼交流和沟通的技巧。

小组学习为导师创造了提高职业素养、强化时间管理能力和尊重不同观点的机会。小组学习能够促进师生交流,促使教师对基本原理和概念进行深度剖析,而非简单重复和转述。相比于教授大课,在小组教学时,导师要求学生以更有效的方式应用所学内容,无论是学员还是导师,在小组学习时遇到的挑战都更大,他们必须将书本中和课堂上学到的知识运用到解决实际问题的实践当中。

基于问题的学习(problem based learning,PBL)、基于病例的学习(case based learning,CBL)、基于模拟的学习(simulation based learning,SBL)、基于团队的学习(team based learning,TBL)等都是小组学习的具体体现。导师必须意识到,他们的角色不再是讲授课程的教师,而应转变为知识应用的促进者和教练。

三、成人学习理论

学习的本质意义是建构,是以学员本身已有的经验为基础,通过与外界环境或人物的互相作用获取、建构新知识的过程。不仅学习是被建构的,学习过程也是个人以自己特有的方式建构的,是一个积极的过程,其本质是合作性的和情境性的。

1. 学习自主性 成人的自我概念特征是从依赖个性转变为独立个性,因此学习是一种独立的知识建构过程,趋向寻求更多的自主性。例如,成人抗拒别人指挥他应该学什么,而更趋向于自己决定自己的学习。学习过程是自主地建构自己的知识的过程,与传统教育相对立,并非被动接受教师所灌输的内容。小王医师对小儿疼痛管理进展的学习是极其主动的,她甚至调整了值班时间参加"小儿疼痛学习班"。

2. 已有经验与学习建构 对于成人而言,经验是非常重要的资源,成人已有的经验既包括其生活、工作的直接经验,也包括学到的间接经验,还包括两者交汇形成的固有观念。

学习是一种持续的构建经验的动态过程,已有的经验在很大程度上促进了成人对新知识的学习;但是在某种条件下,如果用固化的思维观察新事物,会阻碍学习过程。当已有的经验与新的知识有一致性,基于成人的知识储备和能力,他们比较容易将这类知识与已有经验联系起来,建构新的知识,已有的知识和经验能够促进新知识学习的正迁移。另一种情况,学员已有的经验与新知识不一致、但尚不冲突,成人学员可能感到困惑,导师的策略是缩小差异、放大相似,适当引导进行知识正迁移。而当已有经验与新知识冲突时,学员需要清晰地对已有概念结构重组以构建新的体系,这是一种负迁移。负迁移对导师的要求更高,需要为学员创造安全的学习环境,鼓励学员积极思考和探索。小王医师基于已有的小儿疼痛管理经验接受了小儿多模式镇痛的理念,这是一种正迁移。

3. **学习任务与社会责任** 成人学习意愿与预期社会角色、责任有很大的关联,即成人学习是受现实需求驱使的。例如,小王医师之所以利用她的休息时间去参加一个为期2天的小儿疼痛管理学习班,是因为对她来说参加学习班的收益比休息更具有吸引力。成人学习是一个以"学以致用"为明确目的的过程,他们能够针对社会生活中的具体问题进行学习,并具有通过学习解决实际问题的强烈愿望。

4. **以问题或任务为中心的学习** 学习一般是以问题为导向的,小王医师在实践过程中遭遇了镇痛失败,期待自己有更佳的表现。在学习过程中,成人既强化了自我反思与分析能力,也大大强化了总结理论与解决问题的能力。成人往往能够结合自身的社会地位、学习能力有针对性地开展学习,其学习是有一定现实性的。

成人大多是在工作环境下学习的,在参与工作实践活动的过程中,借助导师直接或间接的指导获得知识和技能。工作场所下的技能学习是个体在工作中发展自身能力的方式。这种学习主要是非正式学习,是将工作与学习联系在一起,寓工作于学习,寓学习于工作;学习在工作场所中是一个持续进行并不可避免的过程,个体学习的程度由他们参与活动的类型及受到的指导而定。

四、基于问题的学习

PBL是一种以学生为中心的学习方法,通过典型病例精心构建问题,引导学习小组进行自主探究。PBL要求学员和团队一起在整合知识、理论和实践的过程中解决问题。PBL时,问题解决的过程被有序安排,需要学习小组所有成员作出贡献。PBL并不对学员的年龄或层级有所限制,从小学到成人都可以使用这种学习方式;同样,PBL形式可以是灵活的,可以只在某些课程中应用,也可以作为医学院所有核心课程的教育模式;还可以结合案例形成CBL,或者结合模拟培训形成SBL。

在传授大量信息时PBL效率较低,但这是鼓励学生学习解决问题和团队合作的最佳方式之一。近十年来,PBL在我国逐渐进入大众视野,成为一种常规的教学模式,但是由于占用课时数、教师、教室资源较多,师生对PBL的认识尚处在初级阶段,PBL使用仍然是有限的。

PBL课堂里的主要任务是组织学员进行解决问题的讨论,是学员主导的讨论,因此翻转课堂的形式显得尤为重要,学员必须提前自主学习才能融入PBL。课程的设计和实施会占用教师资源,一位大课讲得好的教师未必胜任PBL导师,师资培训的重点是使导师理解协助学习小组的方式,营造和促进安全的学习环境,在必要时进行干预,根据课程内容提出好的引导性问题,以及在PBL过程中评价学员的表现。

如本章第二节课程开发的环节一样,实施PBL之前必须根据教和学的需求先确定预期学习的结果,撰写PBL案例。PBL案例的目标是让一个自我管理的学习团队有组织地解决问题,这个问题应当符合学员的发展阶段,内容不能简单而致无聊,也不能太难导致过度挫败。案例可以来自临床,经过设计和撰写,再经同行评价及学生反馈,从而提高教学的准确性和有效性。

PBL小组一般由8~12名学员组成,成员可以同为小儿麻醉专业也可以跨专业,包括外科、护理、社工等。当PBL小组确定了学习问题后,小组对问题解决进行"头脑风暴",在此过程中,小组领导/主持人组织、规划目标;成员积极参与、协作、讨论,提出问题、假设并寻求解决;记录员梳理记录;学习总结。

PBL 导师是小组讨论的协调者,需要确保小组保持在一个方向并在积极的环境下学习,仅在小组无法独立处理时才出面干预。导师可以采取诱导激发式的句型进行引导,例如:"小儿疼痛的常规处理是什么?""对于不同部位手术常规方案的效果为什么不一致?""结合 ERAS 考虑,还有哪些方面可以不同?"。

PBL 在全球已被广泛使用,年轻的医学生更倾向于 PBL 主动学习的方式,PBL 可促进学员团队合作,提高检索信息能力,使学习成为一个有效沟通的过程。在导师的正确引导下,PBL 可以使学员成为主动的、充满好奇心的终身学习者。

五、基于模拟的学习

1. **概述** 麻醉学是最早应用模拟教学的领域,目前模拟作为一种学习、评价、提高医疗质量、促进患者安全的手段已经广泛地在临床医学各领域开展。随着近年来"临床技能中心""模拟中心"的建立,我国的模拟硬件水平已经大大提高,但与之相匹配的模拟导师培训、模拟教育植入临床教育和医疗质量持续改善的过程则相对落后。培训模拟导师、创建小儿麻醉模拟课程和带领好模拟教学是目前比较重要的环节。模拟可以应用于教育、研究、团队训练、专业评估、继续医学教育和系统评估。

模拟旨在为住院医师、护士、工作人员及医学生提供完善的特殊患儿或临床危机的训练机会,学员和导师不必担心训练的时候会对患儿产生不利影响。例如全身麻醉下骨科患儿恶性高热的抢救,包括了小儿麻醉医师的即刻处理,以及护理、外科等多科室的团队合作、良好沟通、信息共享,甚至整个医院、区域联动、可及资源利用等。对于这种在真实临床环境中无法训练却有可能发生的危机事件的处置培训,SBL 是一个好的手段。

模拟可以作为一种评价手段,如客观结构化临床考试(the objective standardized clinical exam,OSCE)。美国麻醉学委员会(American Board of Anesthesiology,ABA)已将模拟作为麻醉医师资质持续认证(maintenance of certification in anesthesiology,MOCA)的一部分,目前只需要参与不需测评即可获得认证。基于模拟的评价并不是强制性的。加拿大模拟教学被授予三倍的继续医学教育学分,体现了模拟教学对于维持技能水平的价值。

模拟可以与开发流程相融合,在临床使用前实测,并给予修正的机会,最终使方案更加实用且可靠;模拟也可用于新的环境测试环节,以增强新建环境的安全性,如在新的手术室投入临床应用前,原位模拟(in-situ)可以测试新环境是否存在潜在威胁。基于模拟过程的发现,能够提出政策建议,优化临床诊疗路径,因地制宜地改善诊疗环境、保证患者安全。

不能忽视的是,模拟成本高,而且模拟只是学习、训练的辅助手段,不能替代在手术室内面对真实患儿的学习。模拟教学像授课、研讨会、床旁教学或其他方法一样,是一种方法而不是目的。随着学员临床实践的发展,模拟可作为学习资源促进学员临床经验的增长。

2. **模拟的形式** SBL 通常需要昂贵的设备和复杂的操作,是专业性很强的领域,因此 SBL 往往被认为是贵族般的存在。事实上,昂贵设备与高科技掩盖了简单器械在 SBL 中的作用。

综合模拟人能够实现各种各样的人体功能,包括心音、呼吸音、呼吸频率和心电图等生理参数的变化,因此也称为高仿真模拟人。模拟人能够向导师和学员实时显示监测的生理参数;操作人员可以预先编辑模拟病例,并可以根据学员的处理和患者状况的变化,更改一系列参数。通过有效地编辑和调整数据输入,操作者可以使综合模拟人实现最大限度的真实性互动,为学员提供积极的体验,同时也可以作为研究和评估的工具。根据年龄不同,综合模拟人有成人、儿童、婴儿和新生儿等类型。

教授操作技能只需要局部结构模拟器。局部结构模拟器仅是整个过程或系统中的一部分,可提供学习过程的核心元素,使学员练习在真实患者身上做相同操作所需要的基本技能。

标准化患者(standardized patients,SP),也称之为模拟患者(simulated patients)或模拟参与者(simulated participants），指那些经过标准化、系统化培训后，能准确表现患者的实际临床问题的正常人或者模拟参与者，例如模拟的护士、家属等，目前已经越来越多地植入了医疗卫生教育和考核之中。在医学教育中，SP 是训练沟通技巧、人际交往能力及促进困难谈话的最佳工具。混合模拟是将局部结构模拟器与 SP 结合起来，提高仿真度和学习体验，如将深静脉穿刺的模拟器安置在 SP 的身上并铺巾，重现真实情境，训练学员深静脉置管的技能操作，同时训练医患沟通的能力。

屏幕模拟是一种将有一个或多个患者的临床情境通过数字屏幕来呈现的模拟形式，可为学员提供逼真的感知和实践情境。虚拟患者（virtual patients，VPs）是最常见的类型之一，可再现医师和患者的会面交流，常用于教授和评估诊断技巧。虚拟患儿尤其适用于展现罕见症状和病理变化，这些变化无法用模拟人呈现，并且真实患儿也很难呈现或有悖伦理。小儿麻醉的很多决策制定可以用屏幕模拟。虚拟患者出现在屏幕上，随着模拟故事展开，学员可选择预定义选项来管理患者，如麻醉前访视时的问诊、麻醉方案的制订、进入手术室后的诱导、药物的选择、麻醉的维持、术中的危急事件处理等，可以进行临床思维的训练。

另一种常用的基于屏幕的模拟是虚拟任务训练器（virtual task trainers，VTs），如虚拟纤维支气管镜，重点训练手 - 眼协调和心理运动技能。

3. **儿科模拟** 模拟已经成为本科课程及毕业后培训的常规项目，部分解决了医学生或新手医师在真实患者身上学习技术的伦理困境。从胸穿、腹穿、腰穿、静脉置管，到小儿气管插管、超声引导下的深静脉穿刺、基础生命支持（BLS）、儿童高级生命支持（PALS）等的训练，再到应用 SP 教学员如何接近患儿，与患儿或其父母交流沟通，模拟已经成为医学教育的一个重要组成部分。住院医师培训时间的持续减少是全球趋势，在实习期间学员并不能接触到所有具有教学意义的特殊病例，以及部分教学活动存在伦理的限制等因素都促进了模拟的推广。总之，模拟在医学院校的普及有以下 5 个基本原因：①解决临床教学的问题；②训练诊断和患者管理的新技术；③专业能力评估；④减少医疗差错，提高患者安全和团队培训；⑤刻意练习。

随着医学中对模拟需求的增长，模拟已经从专门的模拟中心转移到实际的患者管理领域，如医院和诊所。模拟从侧重单一医学专业发展已转变为涉及经常一起工作的各级医学专业人员和学科。模拟在教育、研究、团队训练、专业评估、继续医学教育和系统评估中都占据着重要地位。

六、跨专业教育

跨专业教育（interprofessional education，IPE）是指团队中的成员来自两个或两个以上的不同专业，共同完成学习任务并相互之间彼此学习，目的是促进医疗合作和 / 或交流能力。小儿麻醉医师常与其他学科和专业共同合作，并非单独发挥作用。IPE 有利于团队形成、共享心智模型和决策制定，并理解同事的工作和动机。模拟的临床环境是研究 IPE 的理想场所，能对其他团队成员的思维过程有深入了解。

模拟教育与复盘相结合可以为跨专业团队提供学习经验，使所有学员切实做到相互之间共同学习。但是，从组织的角度来看，协调多名医护人员同时从繁忙的临床工作中脱身出来培训几乎没有可能。解决方法之一，如学习的目标仅针对麻醉医师，团队其他角色可由他人扮演，但教师需求会增加。此外，教师或演员（有时称为植入式模拟人员，embedded simulation personnel，ESP）的选择、简介和教案的编写很重要。总之，模拟演员按照教案剧本执行，他们可以提供帮助但不表现出主动性，他们的回答不应扩大化，这样才能引导初学者。有时候模拟演员可能会倾向于提供过多的信息和帮助，可能是由于他们本身的麻醉医师背景，不经意地展现出自己的能力，但这种做法会使初学者的学习效果降低；相反，如果演员确定学员应该靠自己解决问题，就会采取一种不切实际的、不提供帮助，甚至是阻碍的做法，这也是不可取的，可能会导致学习效果不佳。基于上述原因，使用真正的医护人员会比 ESP 更好，特别是在评估跨专业团队技能的时候。

运用模拟教学进行有效的 IPE 需要很好的准备和规划，在实施教学、复盘和评估时可应用一些技巧克服挑战。在 IPE 中，相对于模拟的过程，复盘是最能学到技能的阶段。

七、医学教育中的复盘

1. 概述 单独应用模拟技术并不能保证学员能够获得高质量的培训,尤其是当能力要求超越了单纯的技术性胜任力,涉及"人"的因素时。为了最大化地从真实或模拟环境中学习临床突发事件的处置,每一次实践都应被积极考量,复盘是模拟教学和医学教育中不可或缺的部分。甚至有人说模拟只是进行复盘的借口,可见复盘的重要性。复盘并不仅存在于模拟教学以后,在任何一项事件发生以后都可以按照复盘的原则对事件的经历过程进行回顾、反思、讨论和总结。

2. 复盘的理论基础 20世纪80年代,成人学习专家大卫·科博(David Kolb)提出"经验学习循环",通过对学习过程周期进行分析,认为学习过程由4个相互关联的环节组成,即具体经验(concrete experience)、反思观察(reflective observation)、抽象概念化(abstract conceptualization)、主动实践(active experimentation)(图35-4-1)。在学习周期中,学员根据自己或别人的实践获取具体的经历或经验;根据具体经验进行反思,可以是自我反思、小组反思或在导师的引导下反思;然后分析对于具体经验的看法,提取、汇总、抽象成理论性的总结;最后将此理论性的总结用于下次类似的情境中。循环周而复始,学习循序渐进。

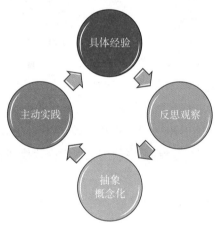

图 35-4-1 经验学习循环

3. 复盘的常用方法 最为大家所熟知的复盘三期模式,包含反应(reaction),分析(analysis)与总结(summary)三期。复盘的第一期(反应),对话的常用开场白是"你感觉怎么样?"并且回顾案例的相关事实。第二期(分析),集中在发生了什么及为什么学员会那样做。这一期可以进一步分为4个步骤,包括:①明确行为差距(performance gap);②针对差距给予反馈;③探讨导致差距的根本原因;④通过进一步讨论与教学弥补差距。讨论的学员行为表现也可以是需要学员强化的,或是在情境中学员并没有意识到的正确的决定或行为。第三期(总结)用于提炼学到的经验,并整理从分析期中获得的相关深刻理解。

美国心脏协会(American Heart Association,AHA)应用GAS模式进行模拟后复盘,并将其整合在儿童高级生命支持(pediatric advanced life support,PALS)课程中,是三期法的具体体现。所谓GAS,即收集(gather)、分析(analyze)与总结(summarize)。GAS模式是一种"结构化的"与"有支持的"复盘形式。这个"结构"通过复盘特定分期所对应目的、行为与预计时间得以体现;"支持"体现在贯穿于复盘中的人际的支持,以及诊疗规范、流程及最佳证据的应用。

另外几种引导方式包括指导下的自我更正(guided team self-correction)、主张-探询(advocacy-inquiry)、系统构建(systemic-constructivist,GAINS),以及伦敦帝国大学复盘手册提出的SHARP原则(set learning objectives,设定学习目标;How did it go,做得怎样;address concerns,评说关注点;review learning points,回

顾学习要点;plan ahead,为将来计划)。

4. 复盘的评估方法　包括伦敦帝国大学复盘手册提出的 OSAD(objective structured assessment of debriefing)、由 ASA 支持的医学模拟中心(center for medical simulation)提出的 DASH(debriefing assessment for simulation in healthcare)工具,用于在临床或模拟后,评估并促进复盘。不同评估工具的具体项目是基本一致的:安全的学习氛围营造、学员的参与度、导师启发深入反思进行行为分析和差距诊断,并帮助学员认识到提高或维持良好表现的重要性,其宗旨是提高复盘的效能。

5. 总结　结构化复盘作为培训教育策略,在临床实践或模拟之后,无论在手术室或是在病房,都是学习进程的一个重要组成部分,同任何人,甚至仅自己都可以进行。有时候复盘是简要的,如一例新生儿深静脉置管完成后,在手术床前即刻复盘;也可以随时随地,如专科培训医师与导师完成患儿严重过敏处理后在休息室进行复盘。基于复盘指导框架,探索复盘中儿科专业特别需要注意的问题,强调营造心理安全是深刻反思的先决条件;同时,评估复盘质量,有助于提高学习效能。

第五节　小儿麻醉危机资源管理

资源管理的概念来自航空领域。麻醉危机指可能使患者遭受严重伤害,如致残、死亡,或面临严重生命威胁的突发事件,这种突发事件可能在短时间内迅速进展,对患者造成严重后果。生长发育过程中的儿童,其解剖、生理、病理不断地产生相应的变化,危机发展更快、耐受更差。危机带来的不确定性后果造成小儿麻醉医师高度紧张和处于巨大压力之下,为使患儿能够在危机中生存,并能将危机所造成的损害降到最低,麻醉医师必须在有限的时间内利用一切可及资源作出决策应对危机。其本质是小儿麻醉医师在围手术期抵抗各种现实环境中的不利因素,将已有的小儿麻醉知识和技能转化为有效的团队行动能力,成功的关键在于及时、正确的决策和良好的团队合作。

一、小儿麻醉技术性技能与非技术性技能

小儿麻醉有许多专门的技能,如静脉穿刺、婴幼儿气管插管、超声引导的深静脉穿刺、高质量心肺复苏中的心脏按压和控制呼吸等,称之为技术性技能。把这些技术从临床环境中脱离出来,利用模拟器进行训练,使用计算机控制的综合模拟人来模拟是很有必要的。新手麻醉医师可以在部分任务训练器上进行刻意练习和掌握性训练,而后再接触真正的患儿。

非技术性技能的概念源于航空领域,近年被引入医疗行业。如航空领域一样,麻醉事故和不良事件的发生通常是由组织和操作因素导致。超过 80% 的事件是因为"人"的因素造成的,如沟通不畅、监测不充分、没有反复核对药物或设备,而不是因为缺乏技术、知识或直接机器故障而造成的。对手术室医护的调研也显示不少事件是察觉不足、形势判断失误或团队不协调等原因造成的。

减少这类事件的发生需要麻醉医师掌握额外技能,作为一种能力,其与医学知识和麻醉技术一样是必不可少的。与医学专业知识、药物或设备不直接相关的行为,定义为非技术性技能,包括:团队、沟通、领导、状况察觉、决策能力等。细观周围,优秀的麻醉医师都具备这样的能力,但是这些能力很少以正规的教育形式进行培训。

随着近年来医疗行业及社会对不良事件的关注度增加,医学模拟的发展,以及管理学理念的引入,临床教学已经开始培训和模拟演练非技术性技能,使年轻医师及早意识到这些技能。导师通过讲解、引导,辅以模拟训练并通过复盘发现不足、相互学习、巩固提高和知识内化,可培养年轻小儿麻醉医师尽早地认识和成功地运用这种能力。非技术性技能并非独立于麻醉其他能力而存在,在教育实践中,技术性和非技术性的截然划分是没有意义的,非技术性技能一定是整合、植入到医学教育中。

二、小儿麻醉危机资源管理的模拟训练

麻醉是一个特殊的专业,平稳、安全是主旋律,但是总有风云突变的瞬间,这是由麻醉工作的动态性、紧迫性、高强度、复杂性、不确定性和高风险特点决定的。要成为一名合格的小儿麻醉医师,仅完成基本小儿麻醉理论、各类儿科手术轮训、各种麻醉方法、麻醉操作、特殊操作是不够的,一名合格的小儿麻醉医师应该是危机处理者。危机是可以被识别的,危机处理能力是可以学习的,在航空、航天、核能等与麻醉有极其相似之处的行业已经取得了巨大进展。一些策略已经用于麻醉安全领域。包括:①使用核查表预防危机的发生;②使用确定的标准流程应对危机;③对麻醉、外科、护理等相关人员进行围手术期危机管理的模拟训练。

无论危机是否发生,做好准备、随时识别和处理是基本原则。随着经验的积累、集体智慧的凝聚、上级医疗机构的质量管理和监督的完善,通过经验总结,已逐步形成了麻醉危机管理的相关理论与课程。如果仅局限于阅读、背诵和考试,是不足以提升危机管理能力的。这类课程最适合的教、学、考核、提升的方式是模拟,以及模拟完成后的复盘。复盘将大大有助于学员发现问题、寻找差距,通过讨论、反思,提升能力,提高学习效率,并有助于今后遇到真实病例的处置。

麻醉危机资源管理的处理包括两大部分:①动态决策的认知,如了解环境、预估和计划、利用所有可用信息,并交叉核查、分配注意力、调动资源和使用认知辅助工具;②团队处理,如尽早求助、确定团队领导、建立团队、分配工作和有效沟通等。这些方面的训练若采用传统的教学方式很难达到效果,模拟是最合适的方案。危机资源管理模拟课程原则上可以通过不同类型模拟方式进行教学,但更适合用计算机控制的综合模拟人进行。麻醉医师作为学员和教师,可以在情境中扮演其他医护人员的角色或与其他专业人员共同进行模拟训练。这些情境为麻醉医师提供了各种发生率低、安全标准高的麻醉危机管理的训练机会,这些事件可能是儿童麻醉危机处理的基础。当学习目标的重点是医疗管理时,教师可以标准化其他专业学员的反应,从而控制人为因素(如冲突解决、优先次序、资源利用等),尤其是一些为了实现医疗管理和非技术性目标结合的情境。越来越多的证据证实了非技术性技能在危机管理中的重要性。

小儿麻醉的涉及范围比成人更广,也更多样化。作为一名小儿麻醉医师,可能会在医院内的多种场合为患儿进行麻醉,因此模拟应反映出这种多样性。在麻醉医师可能为患儿提供麻醉或镇静的任何区域都可以开展原位模拟,或者在模拟中心进行情境再现。大部分的麻醉模拟可在模拟手术室内进行。如果麻醉工作站的厂家和型号与学员工作中使用的相同,则环境更仿真。如无法做到环境仿真,在模拟课程的开场过程中需要对麻醉机进行详细介绍。同样地,其他设备和一次性物品也应向学员介绍,并告知哪些设备可以打开、操作、注射等。手术室内的设备、装置、托盘和一次性物品都将增加模拟环境的真实性。麻醉车内可提供各年龄段患儿所需的物品。标准化演员可扮演手术室团队其他成员的角色,如麻醉护士或外科医师。在手术室跨专业情境模拟中,整个模拟队伍可以都由学员组成。对于危机情境、人为因素情境、跨专业团队训练,以及测试流程、核查表的可行性和实用性来说,手术室是一个很好的环境。原位手术室情境模拟有助于测试新的手术室操作流程或设备(如引进新的麻醉工作站)的可行性,或有助于暴露潜在的安全威胁。

危机资源培训的开始,一般由导师向学员介绍培训的目的、参与的重要性及模拟的过程,内容还包括模拟训练的基本原则、模拟环境介绍,以及关注学员模拟和讨论时的心理安全。模拟教案的编写可聚焦本次学习的目标,并依此学习目标展开关键事件,促发学员学习活动。因此,每个关键事件的展开应使学员感到真实,并能够在此情境中作为团队的一个成员进行工作(模拟)。模拟结束后,参与危机资源管理学习和训练的所有导师和学员应对刚刚的模拟情境进行回顾、反思、讨论、总结,并认真计划,制订出当临床发生类似危机的时候可以如何做的预案,从而使团队配合、危机管理更趋完美。

第六节　小儿麻醉教育评价和研究

一、小儿麻醉教育评价

评价作为一种测量的形式,是针对某种特定教育理念下的知识、技能或表现水平的测量。认知诊断理论以"知识结构 + 认知结构 + 思维模型"为基础,对认知的形成过程作出诊断和判断;多维项目反应理论则是对多重显性能力测量并对学生的未来发展作出诊断与预测。如进行腰穿技能、流程知识及能够在团队结构下进行沟通的能力的测量,目的是让教师对学员的知识、技能或态度作出判断并得出结论。

1. 评价的分类　评价根据所需评估的不同胜任力(知识层面、技术层面)、不同等级(①知道概念;②知道原理;③展示为何;④实际作为)、被评估者所处的发展阶段,以及评价的不同类别(形成性评价 / 终结性评价;非重大考试 / 高标准考试),分为以下几类。

(1)书面或口头评价:书面评价是用于评价认知最常见的手段。包括:①封闭式试题,如多选题、配伍题等;②开放式试题,如填空题和问答题。口头评价处理评估记忆也注重解决问题能力的评估,且口试也面临额外的心理挑战。

(2)基于学员表现的评价:如 OSCE、基于模拟的评价(simulation based assessment,SBA)等。OSCE 包含多个考试站点轮转考试,考生在每个考站中展示某项特定技能,但将真实情况下复杂的临床情境分解为多个组成部分,分别考核,削弱了评价高阶表现能力的信效度。模拟评价可以对临床情境进行包括团队能力在内的综合考核。

(3)临床观察和工作评价:如迷你临床活动评价(mini-clinical evaluation exercise,mini-CEX)、操作技能直接观察评价(direct observation of procedural skills,DOPS)、360° 评估等。评价的开展是在临床工作中展开,要求在评估过程中不引起被评价人的注意,即在麻醉过程中、病房或 PACU 等环境中不影响学员操作地进行评估考核。

(4)其他:诸如同行评议、患者调查、自我评估、学习档案[1]集(portfolio)等。

2. 评价的目的　评价在确定学生成绩的同时,对学习成绩好的或进步大的学生是激励、对落后的同学也有鞭策作用。评价为学习过程提供支持,趋向于实现从"评价学习"到"为学习而评价"和"以评价作为学习手段"的转变。根据评价的目的进行分类,可以分为形成性评价、终结性评价和诊断性评价。尽管评价有时候是服务于多个目的,但一般总以一个目的为主。

(1)形成性评价:指教育过程中对学员的评价。目的在于向学生和教师提供反馈;通过评价行为本身创建、促进、指导学习。

(2)终结性评价:在学习结束时对学员进行的测试,借此学员可以获取证书。

(3)诊断性评价:指的是进入某一特定教育过程前对学员进行的测试,目的是确定学员的教育需求,优化学习。诊断性评价在目前的培训体系中没有得到充分利用,随着教育理念向基于结果的胜任力教育转变,这类评价将会变得越来越重要。

3. 评价的时机　评价在课程的开始阶段,可以反映学生已经知道什么或能做什么,为课程的有效进行作指导;在课程过程中,即形成性评价,可反馈学生知识获得的情况,并指出师生在后期课程中调整的方向;

---

[1] 学习档案(portfolio),以岗位胜任力为核心,围绕医学生需要具有的核心能力,通过线上、线下相结合的模式,建立"学生记录 - 导师指导 - 交流分享 - 形成性评估"的教学模式,为医学生提供自我剖析与交流的平台。每一位学生都在自己的学习档案中记录属于自己的点滴,在自我成长过程中历练自主学习能力并充分认识自己各方面的表现。

在课程结束的时候,可评价学生是否已经达成预期的学习结果。

4. 评价者 根据评价背景的不同,评价者可以是国内甚至国外机构、医学院或者师生自己。对于教学评价,应加强对学生自我评价的重视,鼓励学生对自身能力持续评价,这是终身学习中不可欠缺的能力。

二、小儿麻醉教育研究

医学教育是提高医疗卫生水平的基础,也是实现健康中国战略的重要保障。以医学教育研究为支撑,驱动和引领医学教育事业,推动医学教育的改革与发展,已经成为医学教育领域的共识。我国的医学教育研究相比于发达国家有不小的差距,麻醉临床教师可能更重视临床科研,尽管如此,对教育研究的了解仍有助于我们小儿麻醉临床教师拓宽视野。通过对医学教育相关理论的理解,结合医学教育现象进行分析,从而实现基于理论的医学教育研究,对于小儿麻醉临床师资提升医学教育研究水平和研究成果的质量大有裨益。

大多数人更乐于去了解更多感兴趣的事情和重要的事情,经常以动机和调查为基础的方法进行教育研究。但容易陷入"一点研究",常陷于临床和教学任务,而不是以创造长期可持续研究方案、对一个主题进行深入探究。如果花太多的时间和精力重复别人已经完成的教学研究,这样实际意义并不大。

发展一个研究项目很重要的起始点是确定主题,弥补研究空白。如进入模拟训练,希望翻转传统课堂无法涉及的非技术性技能,但学员常不做准备直接进入模拟。研究问题可以集中在探索学员对预习的态度、确定预习中存在哪些障碍,或考虑是否有其他更有效的方法来解决相关问题。

同临床科研相似,通过查阅文献,有的问题可能已经被回答过,有的证据可能部分回答了需要研究的问题,这样可以进一步确定研究的必要性。一个有意义的研究计划会花费时间和精力,考验研究者的毅力和韧性。如果假设没有得到解决,可能还有其他相关问题,而且是有必要寻求解决方案的,教学研究也即开始:围绕目标、想发现什么、如何发现,从而制订研究结构。这个阶段需要向同行咨询,假设是否为有关联、合乎逻辑、适当和可行的。正如重复一项公开的研究没有意义一样,启动一项已经完成但在公共领域还没公开的研究也没有意义。更积极的是,与研究团队接触会增进协作,与同一领域工作的团队协同工作,形成"双赢"的局面。从一个单一的研究问题转向一个成功和可持续的研究方案,有 4 个相互重叠的要素可作为支撑,包括主题焦点、来自他人的支持、资源,以及团队成员的教育和培训。

1. 聚焦主题 当研究计划基于多个个体、一个社区或地区的需要时,主题会更有目的、有意义,其结果更有效。将个人的研究问题纳入对某一特定主题的共同研究框架,往往会增加该领域的成功机会,增加出版的可能性,提高研究资助的可及性,从而提高长期可持续性。

2. 获得支持 支持机制通常分为两类:正式结构和个人支持。正式结构方面,在许多机构中,研究人员申请伦理审查和拨款之前,必须与其他人讨论他们的项目,这些内部同行评审制度对双方都有利。个体研究者需要清楚地表达他想做什么和为什么;导师能够对研究人员给予指导和建议,有效的导师关系可以维持一个稳固的学习团体,是强有力的支持。不可忽视资助、鼓励与资格认可对参与教育研究临床教师的积极作用。

3. 争取资源 根本上讲,争取资源包括构建研究能力和维持可持续性需要资源。资源包括 IT 系统、图书馆和在线获取期刊及其他信息来源、设备、工作人员时间,甚至无形资源(如组织精神)。在医学教育研究中,工作人员的时间是最重要、最昂贵的资源。把自己的研究计划与机构的总体任务协调起来至关重要,由此可以获得内部资金来源(资源)、培训和专业发展机会,以及组织内部的其他支持。

4. 加大培训力度 基于研究的重要性,临床教师一直在接触科学研究,构建研究能力的最后一个主要因素是教育和培训。应该利用培训发展教师进一步研究的能力,改变他们对事物的思考方式,而不仅是简单地提供一套技能。

(陈怡绮)

推荐阅读

[1] DENT J A,HARDEN R M,HUNT D.A practical guide for medical teachers.5th ed.Singapore:Elsevier,2019.

[2] GABA D M,FISH K J,HOWARD S K,et al.Crisis management in anesthesiology.2nd ed.Singapore:Elsevier,2015.

[3] LEVINE A I,DEMARIA J S,SCHWARTZ A D,et al.The comprehensive textbook of healthcare simulation.New York:Springer,2013.

第三十六章

小儿麻醉临床质量改进与患者安全

本章要求

掌握：医疗质量目标、持续质量改进、麻醉专业医疗质量控制指标、不良事件上报、儿童用药安全、手术安全核对表。

熟悉：麻醉的质量改进工具。

了解：儿童手术安全的非技术技能。

小儿麻醉技术难度大、风险高，围手术期管理需要专用的仪器设备，患儿随年龄发育，解剖、生理、代谢和病理状况存在很大差异，这使得小儿麻醉成为麻醉和危重症医学中高度专业化的领域，也使得小儿麻醉学专科医师培训在发达国家得到极大重视，并在我国成为麻醉学领域最早的试点专科。

虽然各行各业都面临安全问题，但医疗卫生安全最具有挑战性。麻醉医师是最早认识到安全文化、质量管理和团队培训重要性的人群之一。作为医院的高风险平台，麻醉科的质量安全与患者安全是和整个医院的医疗质量和水平息息相关的。当前全球卫生机构都将患者安全放在首位，2007 年世界卫生组织（World Health Organization，WHO）更是提出了"安全手术，拯救生命"的全球战略，指出临床安全质控是确保手术室安全高效运转的有力武器。研究表明，1 岁以下的早产儿、新生儿、婴幼儿围手术期心搏骤停的发生率在所有年龄段是最高的，而经验丰富的外科医师和麻醉医师可大大降低儿童围手术期并发症的发生率和死亡率。在欧美国家，以往以核心胜任力为导向的住院医师和专科医师培训强调，麻醉医师除掌握专业知识技能、患者照护能力之外，还要具备良好的职业素养、擅长沟通合作、具备较强的教学能力和终身学习能力，近年来，更是将质量与安全教育纳入胜任力培养的重要内容。本章将对临床质量评估与改进方法和涉及儿童围手术期安全的基本知识作一简介，旨在提升专科医师规范化培训人员的患者安全意识，建立安全文化，改进小儿麻醉学管理质量，最大限度地保障儿童患者安全。

第一节　质量改进基本知识

麻醉本身就是高风险平台，小儿麻醉领域具有专有的复杂性，患儿年龄小、可能合并特殊的并存疾病、外科操作复杂、手术难度不断提高，而且除了在手术室，麻醉医师往往需要到手术室外偏远地方提供麻醉诊疗服务。因此，对于小儿麻醉医师来讲，提高质量是极为复杂的，所有这些因素使高质量麻醉管理的定义更具有挑战性。质量评估与改进的方法是融会贯通的。

一、质量的定义与质量目标

美国医学研究院（Institute of Medicine，IOM）将医疗质量定义为医疗服务在增加人群与个人所期望的健康结果方面所达到的程度，以及医疗服务与现有专业知识的一致程度。该定义目前在医疗卫生行业最为广泛接受。1999 年,IOM 里程碑式的报告——《人皆犯错:建立一个更安全的医疗系统》(To Err is Human: building a safer health system)估计,每年有 4.4 万 ~9.8 万美国人死于可预防的医疗差错。"安全"与"质量"这两个词是相通的。当麻醉质量提高时,安全就得到了相对保障;而当安全被认为是首要目标时,就必须保证麻醉质量。IOM 列出了 6 个改善医疗保健质量的目标,包括安全性、有效性、以患者为中心、及时性、高效性和公平性。①安全性:任何时候,患者或医务人员都不应当受到医疗卫生系统的伤害;②有效性:以循证医学为基础,以科学知识为指导为患者提供服务;③以患者为中心:尊重患者的个体需求及价值观,并且使用这些因素来确定和调整临床决策,以患者为中心的医疗包括患者及家属参与病案讨论并共享决策制定、患者及家属参与讨论、患者对医疗记录的所有权、优化时间安排等,以最大限度地降低患者不适;④及时性:必须避免可能影响诊断、治疗和满意度的有害延误;⑤高效性:必须避免浪费劳动力、资金、设备、物资、理念和时间;⑥公平性:医疗质量不应因性别、年龄、种族、地域和社会经济地位而有所不同。

二、全面质量管理与持续质量改进

在医疗活动过程中,医务人员的个人行为具有较大的独立性,其个人素质、医疗技术水平对医疗质量影响较大,是质量不稳定的主要因素,是质量控制的基本点。因此医疗质量管理取决于制度、流程、能力、目标。基本要求是确立质量方针,制定质量目标,建立教育体系,建立考核体系,建立质控队伍,管理质控信息。三级综合医院评审标准实施细则要求医院职能部门、各临床与医技科室的质量管理人员能够应用全面质量管理的原理,通过适宜质量改进的方法及质量管理工具开展持续质量改进活动,并做好质量改进效果评价。

1. **质量保证(quality assurance,QA)** 传统的 QA 应用"标准"来定义质量。标准被定义为"可接受的"操作水平。例如,心脏术后总死亡率的标准为低于 3%,但是,心脏术后死亡率为 3%(与 4% 或 2% 相比)是否可以接受? 同样,脑外伤评估标准是入院后 4 小时内行脑部 CT 检查,但是在某些情况下,脑外伤患者可能需要保证更早接受 CT 扫描。大多数标准在本质上主观随意,且常缺乏医疗专家的共识。另外,QA 系统通常只有在标准未达到时才会反应,例如同行评议、回顾发病率和死亡率等,这些通常是以对个案或医务人员进行深入调查的形式进行。医务人员可能认为这种深入调查是一种惩罚,因此,QA 系统本质上具有评判性的意义,如果不谨慎应用,可能会因一些不能掌控的随机因素来裁定医疗从业者承担责任。

2. **全面质量管理(total quality management,TQM)** TQM 是改善企业运营效率的一种重要方法,在医院,则是建立以医疗质量为核心,以患者为中心,全面(全过程、全科室、全员)管理,以预防为主,用数据说话,科学、严密、高效的质量体系,以满足手术患者需要的全部活动。科室应该在注重质量文化建设的同时,充分发挥个体在临床安全管理中的智慧和潜质,培养个人责任感,重视风险系统原因的改进,个体不足时依靠团队优势加以弥补(瑞士奶酪安全模型),确保医疗质量与安全控制的正确实施,做到有制度、能知晓并执行、责任落实到人、与绩效工资挂钩。

3. **持续质量改进(continuous quality improvement,CQI)** CQI 是现代质量管理的精髓和核心。它要求在全面质量管理的基础上,以患者的需求为动力,采用持续的资料收集、质量评估方法进行质量改进,从而提高管理质量。随着社会发展和医学模式的转变,患者对医疗服务质量提出了更高的要求,高新技术的应用使临床工作难度和风险进一步增加。持续质量改进正是为了适应时代需求、患者要求、质量提高而开展的一种切实有效的管理方法。主要原则:一是过程改进,通过过程改进达到提高质量的目的;二是持续改进,是以现有质量过程为基础,对患者不满意的问题进行分析,寻找原因,解决问题,提高质量;三是预防性改进,质量改进的重点在于预防问题的发生,只有事先进行质量控制,才能达到永久性、根本性的质量改进。依据 CQI 的方针,通过适宜的质量管理技术工具开展持续质量改进活动,并做好效果评价、分析原因、采取措施、参与改进、报道成果,形成总结错误的习惯,并通过持续性绩效考核监督以确保安全。

尽管 CQI 与 QA 二词常可以互换使用,但二者之间存在实质性的差异。医疗卫生系统是一系列相互关联的过程,每个过程都会导致不同的结果。虽然大多数医学 CQI 系统建立于传统的 QA 基础之上,但与 QA 系统不同,CQI 系统包括一个清楚的处理途径及改进过程(或结果)的规范。规范是一个明确的、可衡量的关于过程(或结果)重要属性的描述。规范确定了需要测定的变量,但通常不设定可接受的限值或标准。一旦 CQI 系统的规范被定义,所有的结果或病例(而非仅是失败案例)都通过这些规范进行评估。系统随后尝试通过修正过程而非人员来纠正错误。因此,CQI 的目标在于过程改进,并将改进整合于过程之中,将预防放在故障发生之前。换言之,"造就质量的系统是预防,而非评估"。

第二节 质量改进指标与工具

一、质量改进指标

在 CQI 中,质量改进指标可以用来识别问题并确立基本业绩、指导 CQI 项目、检测改进的变化,以及用机构目标来评估与调整进度。如果可行,国家层面的指标也应当使用,但是它们不可能完全与当地目标群体相适应。在机构内,目标群体不仅包括临床工作人员,还应当包括部门领导,这样,指标方可与机构的重点工作及战略目标相匹配。为了从整体来评估医疗质量,需要对结构(医疗服务的架构)、过程(提供医疗服务的内容与方法)及结果(提供医疗服务的目标与结果)3 个方面指标进行平衡设置。结构指标是指提供医疗服务的架构,包括用于提供麻醉服务的人员和设施,组织结构包括合格的人力资质和技术设施;过程指标是指所提供麻醉服务的具体内容,即围手术期评估、诊断和麻醉管理;结局指标是从患者角度出发对医疗服务质量的评价。简而言之,"高质量的结构指标促进了高质量的麻醉过程,从而产生高质量的结局,改善患者预后,提高满意度"。

2020 年国家麻醉质控中心、中华医学会麻醉学分会常委会和中华医学会麻醉学分会麻醉质量管理学组共同完成了《麻醉科质量控制专家共识》的修订工作。共识对麻醉科临床业务范围、质量控制管理的组织机构、信息化系统建设、环境风险评估与控制、应急突发事件管理、人员设施耗材药品管理、麻醉科制度与规范建设和麻醉医疗交接管理等问题进行了不同级别的专家意见推荐,并指出麻醉科应妥善处理与麻醉相关的医疗安全(不良)事件,加强医院感染防控管理。

中华医学会麻醉学分会还修订了《麻醉专业医疗质量控制指标》,其中包括以下内容。

1. **生命体征类指标** 术中呼吸心搏骤停率、计划外建立人工气道发生率、非计划二次气管插管率、术中体温监测率、手术麻醉期间低体温发生率、PACU 入室低体温发生率、术中主动保温率、麻醉科术后镇痛率、术后镇痛随访患者中重度疼痛发生率、椎管内麻醉分娩镇痛应用率等。

2. **麻醉科结构管理指标** 麻醉科与手术科室医师数量比、麻醉科与手术科室主治及以上医师数量比、麻醉科医护比、麻醉科人均年麻醉例次、手术室外麻醉占比、日间手术麻醉占比、麻醉科门诊工作开展情况、PACU 工作开展情况、麻醉重症监护室工作开展情况、各 ASA 分级麻醉患者比例、急诊手术麻醉占比、各类麻醉方式占比、麻醉科电子病历信息化系统建设情况、麻醉科药品管理智能化系统建设情况、麻醉科院内感染控制体系建设情况等。

3. **过程管理指标** 术中自体血输注率、择期手术麻醉前访视率、入室后手术麻醉取消率、麻醉开始后手术取消率、非计划转入 ICU 率、PACU 转出延迟率。

4. **麻醉科并发症相关指标** 麻醉后 24 小时内患者死亡率、麻醉后 24 小时内患者麻醉直接相关死亡率、麻醉期间严重过敏反应发生率、区域麻醉后严重神经并发症发生率、全身麻醉气管插管拔管后声音嘶哑发生率、中心静脉穿刺严重并发症发生率、麻醉后新发昏迷发生率、全身麻醉术中知晓发生率、术中牙齿损伤发生率等。

二、质量改进工具

改进的过程可以通过系统性方法提高效率并改善效果。质量改进模型最初是一种应用科学方法来测试和实现改变的结构化动态模型，后来被发展为计划、实施、研究、行动（plan、do、study、act，PDSA）循环（表36-2-1）。PDSA强调从改进的3个基本问题开始，为项目设定清晰的方向，定义什么是成功，并假设成功的干预措施。以下是关于这3个基本问题的阐述。

表 36-2-1   PDSA 循环步骤

步骤	描述
计划	为测试改变作出计划。 包括结果的预测及如何收集数据
实施	在小范围内测试改变。 记录数据、观测值及发现的问题
研究	应用由上述步骤得到的数据，建立新的知识并作出预测。 知识通过成功和失败的测试均可获取
行动	采用改变，或将获取的知识用于计划，或改良行动的下一个测试计划

1. 我们试图完成的是什么？

改进的目标应当是具体的（specific）、可衡量的（measurable）、可操作的（actionable）、有关联性的（relevant），以及有明确的时间限定（time-specific），又被称为 SMART 目标。

2. 我们如何知道改变是否为一种改进？

理想情况下，指标应当直接与目标相关联，并应当保证过程的利益相关者（患者或医务人员）获益。

3. 我们能作出的何种改变将导致改进？

最终导致改进的改变常开始于观察、模仿他人的成功及头脑风暴。对过程及其关键驱动因素的理解越深入，产生成功改变的可能性越高。

PDSA 循环是麻醉学领域较为常用的质量评估方法，全面质量管理的过程是按照 PDSA 循环不停运转的。P（plan）是计划，根据临床问题确定方针目标和活动计划；D（do）是实施，实现计划内容，如科室的培训实施和培训记录；S（study）是研究，总结执行结果，注重效果，找出问题，如科室的自查记录；A（act）是行动，对总结结果进行处理，未解决的进入下一个循环，如医疗安全的月、季、年总结及反馈意见和科室整改措施，包括纳入绩效考核，并与奖金体系挂钩及再培训等。

在大多数情况下，质量改进模型和 PDSA 循环足以帮助指导改进的开发、测试、实现和推广。但是，为了更好地理解系统或过程中的问题，CQI 专家开发了多种方法或工具，帮助查看系统和过程，组织和沟通信息。例如，精益法与六西格玛框架、医疗失效模式和效应分析、根源因素分析等，采用流程图、鱼骨图、排列图、散点图、控制图等工具分析数据，深入理解当前存在问题与改进目标的差距，找出关键质量特性，建立监控指标并收集数据。此外，CQI 专家们还开发出许多干预工具用于改进沟通和团队工作。这些工具包括每日目标表、简报/汇报，以及核查清单，使交流和技术工作标准化。研究表明，WHO 的手术安全核查清单降低了死亡率，并减少了住院患者的并发症发生率。

经过几十年的不断实践改进，通过加强监护、引入新技术、广泛推广临床指南、增加安全意识和其他系统性减少并发症的方法，麻醉学领域成为唯一将严重并发症发生率降低到接近 1/3 400 000 的专业。

第三节 质量改进的信息来源

一、安全文化建设

质量改进必须被纳入医疗系统文化中,建立临床安全管理的文化,使质量文化建设深入人心。一个不把质量和安全作为核心价值观的机构,无论个别工作人员的奉献精神如何,都不可能形成积极改进的环境。医疗机构对持续质量改进和患者安全的关注及投入创造了有意义的改进文化。目前国内医疗现状是医疗负担沉重,医疗资源分布差异大,大型医院超负荷,医患关系紧张,给临床安全及质量控制提出了新的挑战,只有在严密的质量控制体系中保证数量和效率的提升,才能更好地保障患者安全。

美国医疗保健研究与质量局(Agency for Health Research and Quality,AHRQ)将稳固的患者安全文化定义为机构兑现其对所有级别人员的安全承诺,这个承诺对应的安全文化包含以下几点:①机构认识到其从事活动的高风险特性,并保证始终如一地安全运营;②营造一个免责的氛围,这样机构内的个人乐于上报发生的错误或先兆错误,且不需要担心受到谴责或惩罚;③鼓励不同级别、不同部门的员工合作,共同寻求患者安全问题的解决方案;④机构承诺给予资源上的支持以解决安全问题。有人认为,安全文化的改进能直接降低差错,提高服务质量。在安全文化建设中应当培养高效的领导力、鼓励团队合作、制订安全的结构化方法、确保团队和患者有效沟通、从抱怨和错误中吸取教训、改进系统、确保员工接受培训。

二、不良事件上报

医疗差错的原因通常可以归为"人员因素"和"系统因素"。人员因素把责任归为当事人,关注一线工作人员是否有行为缺陷,相应的管理目标是约束人员行为的多样性。系统因素则认为人总是有可能犯错误的,对此应该有预料,有防范系统,管理目标强调虽然不能改变人的自身特点,但可以改变人的工作条件。不良事件上报机制就是这样一种以减少人为失误为目标,力图积极发现管理制度与流程的缺陷,通过促进医务人员之间的交流,形成安全文化氛围,减少系统潜在性失误,确保患者安全,以达到流程持续改进的管理措施。

WHO将患者安全事件(patient safety incident,PSI)定义为:由一个事件或情况确实导致的或可能导致的对患者不必要的伤害。未遂事件是指理论上确实会对患者产生伤害,但实际上这种伤害因为某种原因并没有发生。自愿不良事件报告已经成功用于改进患者医疗服务。因为不良事件报告在医疗卫生行业的潜力已被认可,已经变得不具有惩罚性,而是更关注系统而非个人。当不良事件报告被合理应用时,有助于识别患者的潜在危险,之后成为CQI努力改进的焦点。与其他评估患者已经受到伤害的方法不同,自愿不良事件报告提供了从未遂事件中学习的潜力,强调事件的可避免性与可预防性。频繁发生的低伤害事件与偶发的高伤害事件同样重要。在地方医院,关注发生较为频繁的低伤害不良事件是更为有效的方法。对于极少发生的高伤害事件,应该建立更为广泛的、多中心参与的国家不良事件数据库。

北京协和医院麻醉科自2009年提出不良事件学习型上报制度,开展并鼓励不良事件无责上报,早期发现各种临床安全隐患,并及时加以整改,预防事故和灾难的发生。此项制度一经提出立刻受到医务处和院领导高度重视,并在全院范围内大力开展。与强制型上报以上级监管为目标、侧重警示发布不同,学习型上报的特点是以自我改进为目标,上报标准淡化,需要有鼓励上报的措施,侧重流程改进。对不良事件进行准确、高效的监控评估和预防,其最终目的是确保医疗安全,并实现医疗质量的持续改进。成功的不良事件报告系统应该具有7个特点:非处罚性、保密性、独立性、专业性、及时性、反馈性、针对系统而非个人。依据上述特点,北京协和医院麻醉科制定了《不良事件和患者安全隐患报告管理规定》,制定了可执行的工作流程,建立了网络直报系统和数据库,对于可能因诊疗行为造成患者损伤后果的不良事件或未遂事件采取强制报告制度,对于未造成明显损伤后果的安全隐患则鼓励自愿上报。麻醉科工作人员对不良事件报告制度知晓率应达到100%,对于严重不良事件进行溯源分析并制定相应的防范措施。逐渐形成了"非惩罚、教育性、开诚布公"的不良事件报告机制。此外,针对在对待不良事件上报的态度和分析改进方面的国内外差距,倡导不同学科之间要友好提醒、相互提携,要求及时发现、客观记录、细节调研、分类管理、团队分析、对策优化、广而告之、持续落实,以沉着应对各种危机,确保患者安全。这一制度的贯彻实施,极大地提高了手术团队的安全意识和风险防范意识,促进了相关科室手术团队的有效沟通。

三、质量指标学习与机构审查

CQI项目的设想通常始于当地医务人员的调查和投入,以及对报告发病率的回顾。额外的信息可来自文献、国家指南的回顾、质量指标,以及外部或内部评审的信息。数据来源横跨临床和管理领域,包括循证医学和循证临床实践指南、来自认证机构及非营利安全组织的警告、医学专业协会提出的标准与指南、终审诉讼数据库及政府机构管理的数据库。

如前所述,全国麻醉专业质控中心成立以来,颁布了麻醉记录单标准,形成了《麻醉科质量控制专家共识》,公布了《麻醉专业医疗质量控制指标》,并于2020年对共识和指标分别进行了修订。新版《麻醉专业医疗质量控制指标》内容涵盖了生命体征类指标、麻醉科结构管理指标、过程管理指标、麻醉科并发症相关指标等共40项质量指标,对各项指标的定义、计算公式、说明和意义进行了详细解释。此外,中华医学会麻醉学分会还对许多重要指南不断进行更新与发展,可以成为CQI举措的丰富来源。指南覆盖了临床一系列实践活动,改进了特殊医疗过程的管理,提高了医疗服务质量。

全国麻醉专业质控中心近年对全国近4 000家二级、三级公立和非公立综合医院麻醉专业医疗质量控制指标数据进行了调查,填补了既往相关数据的空白,为全面了解全国各级医院麻醉质量安全现状和质量控制情况提供了良好的基线数据。结构质量分析数据结果表明,全国各级医院已认真学习理解并采集麻醉质控指标。接受手术治疗的患者明显向大医院集中,加重了大医院麻醉专业人员的短缺和职业倦怠,增加了麻醉质量安全隐患;大型公立综合医院收治了更多接受手术与麻醉的危重症患者;随着医院等级下降,急诊手术和椎管内麻醉比例逐渐升高。过程质量分析数据表明,综合医院级别越高,麻醉科规模越大、术后监护体系越完整、自体血回输装置等设备的装备率越高,提示在我国现行医疗体制下,优质麻醉资源明显更集中于国家卫生健康委员会委属委管综合医院,而二级公立综合医院和民营综合医院的麻醉专业技术力量却亟待加强。各个结局指标在不同省、自治区、直辖市之间也存在较大的地域差异。麻醉质控工作中应当进一步研究导致特定事件发生的相关因素是否与麻醉管理相关,从而在制度或流程上能够有所预防,通过质控循环,建立规范的围手术期管理制度,从而实现对麻醉质量的持续改进。要求各省级质控中心将质控管理工作向辖区内二级医院推进,联合非公立医疗机构协会麻醉专业委员推进对广大民营医院的麻醉质控工作。

第四节　儿童手术安全

一、小儿麻醉的安全性

儿科患者麻醉相关死亡率和发病率的流行病学数据很少。有文献报道,1岁以下的早产儿、新生儿、婴幼儿围手术期心搏骤停发生率在所有年龄段是最高的。ASA分级、患儿年龄、急诊手术是围手术期心搏骤停导致死亡的独立预测因子。心动过缓和低血压、失血导致的低血容量和输入库存血导致的高钾血症是最常见的心血管意外的原因;呼吸系统病因所致的心搏骤停中,喉痉挛导致的呼吸道梗阻最为常见;中心静脉置管过程中引起的血管损伤是设备相关性心搏骤停的最常见原因。其他常见的儿童围手术期安全事件包括与药物相关的不良事件,如过敏反应、输血反应、用药错误、药物毒性等;与设备相关的不良事件,如呼吸回路断开、阻塞或麻醉设备故障;麻醉技术失误等。通过监测麻醉深度以防止药物过量、仔细的药物标记、严格遵守药物管理和储存方面的指导和建议,都有助于显著降低小儿麻醉相关死亡率。

二、非技术技能

自 20 世纪 80 年代以来,医疗行业越来越注意安全、高质量的医疗实践中非技术技能的重要性。常规训练主要强调必要知识和操作技能的获得,以保证胜任临床实践。但是,只有计划被有效执行,患者才能获得满意转归,这就需要医师具备非技术技能。非技术技能被定义为"能够补充技术技能的认知、社交和个人资源,并有助于安全、高效完成工作任务的技能",这些技能与医学知识、技术专长、药物或设备没有直接关系。非技术技能日益被认为是维持患者安全的关键。非技术技能可分为:①认知和心理技能(如制订决策、计划和情境意识);②社会与人际交往技能(如沟通交流、团队合作和领导力)。传统的医学教育没有正式教授这些技能,有文献报道麻醉医师这方面技能不足,医疗团队训练的重点就是培养非技术技能,对这一问题的认识增加了医疗团队训练的需求。模拟患者可能让我们第一次有机会在真实压力环境下体现和培训这些技能。模拟人的引入和相关的培训理念加速了医务人员对人为因素的理解。

三、医疗团队训练

临床训练通常侧重于执行任务的个体,但是安全有效的患者照护通常需要医师、护士、药剂师和其他医疗专业人员之间的协调活动,所有这些团队成员很少在一起接受培训,没有正规培训,有效的团队合作就无法可靠地达成。另一方面,在麻醉医师的单独或集体训练中,团队合作是重要组成部分。无论是在外科手术团队、在疼痛诊所跨学科诊疗小组,还是与研究团队或教学人员交流,麻醉医师都在与各种医疗专业人员保持合作。团队合作可以被定义为"团队成员共同工作、有效沟通、预测和满足彼此需求,以及激发信心从而形成协调一致的集体行动的能力"。

目前已经有多种医疗团队训练项目被开发应用,可以分为基于高仿真模拟人的项目和基于课堂的项目。高仿真模拟人项目使用模拟患者,课程包括麻醉危机资源管理和团队主导的医学模拟课程等。基于课堂的团队培训计划依赖于讲座、视频、演示和角色扮演,课程包括 TeamSTEPPS®(team strategies and tools to enhance performance and patient safety)、MedTeams®、医疗团队管理、Lifewings ™、老年患者多学科团队培训等。

所有这些培训计划之间有相当大的重叠,没有证据表明哪个培训计划或方法优于其他。高仿真模拟人项目的倡导者列出了模拟人的几个优点:模拟人可提供在现实环境中的手把手训练;要求在一个真正充满挑战和压力的场景下,临床医师将决策能力、操作技能和团队合作能力整合使用。

1. **麻醉危机资源管理** 1989 年,大卫·加巴和他在斯坦福大学和帕洛阿托退伍军人事务医疗中心的同事率先将航空船员资源管理应用于麻醉学实践,形成了麻醉危机资源管理(anesthesia crisis resource management,ACRM)课程。危机资源管理可以定义为一个最大限度利用所有可用的资源(设备、技术和人员)来促进安全的管理系统,并侧重于教授非技术技能。ACRM 课程从麻醉安全、决策、特定麻醉学危机场景和影响患者安全及人员表现的系统相关故障的教学演示开始。ACRM 课程的大部分内容是模拟与详细的复盘。模拟部分在手术室环境中使用模拟人进行,每个参与者都是管理危机事件的麻醉医师,要与护理人员和外科人员(由指导老师扮演)紧密互动。重点是与不同领导者、执行者使用不同方式进行更为有效的沟通(表 36-4-1)。模拟部分会被视频记录下来,复盘阶段在指导老师带领下进行。

表 36-4-1　医学领域危机资源管理要点

了解环境
预测和计划
尽早呼救
自信地练习领导力和执行力
分配急救角色和工作
调动所有可利用的资源
有效沟通——直言不讳
使用所有可用信息
防止和纠正固定错误
交叉检查和重复检查
使用认知辅助工具
反复评估
良好的团队合作——强调团队中彼此之间的协调和互相支持
明智地分配注意力
动态设置优先级

2. TeamSTEPPS®　提高医疗质量和患者安全的团队策略和工具包（team strategies and tools to enhance performance and patient safety，TeamSTEPPS）是另外一种培训医疗专业人员团队合作能力的资源。AHRQ 与美国国防部患者安全计划项目合作了 20 年，一直致力于医疗团队合作领域的探索。TeamSTEPPS 是基于证据的团队合作培训体系，重点针对四个胜任力领域：领导力、情境监控、相互支持和有效沟通。这些都是可教授和可学习的技能，不应被视为一个人"要么有要么没有"的技能。TeamSTEPPS 提供了一个公开的、可以根据任何医疗场景量身定做的免费工具包。TeamSTEPPS 网站上的免费教育材料包括演讲、小组练习和视频。AHRQ 还提供免费的 TeamSTEPPS 讲师培训课程，以便医疗机构能够培养自己内部的团队培训专家。TeamSTEPPS 可供所有医疗机构和所有医疗专业使用。这种开放性可以使整个医学领域使用共同语言和方法开展团队培训。

TeamSTEPPS 教授特定的策略和工具包以克服团队配合的障碍。这些策略和工具包主要与 TeamSTEPPS 框架的四个核心胜任力密切相关，它们分别是：领导力、情境监控、相互支持和有效沟通。具备上述四项核心能力，有助于患者照顾团队在知识、态度和执行力方面的提升；而团队知识、态度和执行力的提升也会进一步促进团队核心能力的发展。两者间的有效互动是团队实现患者安全和高品质医疗的基础。

（1）领导力：领导力是指具有制订工作计划、合理分配任务、激励团队成员积极性、指挥和协调团队成员之间的互动、评估团队效能和成绩、营造积极向上氛围的能力。有效的团队领导组织团队，明确目标，并通过成员的集体投入作出决定。领导者分配任务，授权成员发表意见和提出问题，促进良好的团队合作，并善于解决冲突。领导者用来促进团队信息共享的三条策略是简报（brief）、磋商（huddle）和复盘（debrief）。

简报（也称为团队会议），是为制订计划而举行的，让团队中的每个人都知道发生了什么和为什么。这是一个简短的计划会议，讨论的主题包括患者当前状况、诊断、团队成员的角色分配、团队目标、潜在并发症和其他预案。简报打开了沟通的渠道，使得团队每位成员都能为任务贡献自己的知识。简报会可以由组长或团队任何成员发起。磋商是一种特殊形式的讨论，侧重于解决问题。磋商为团队成员提供机会了解并更新患者病情的变化，重新建立情况意识，评估调整计划的必要性。复盘则是在事件结束之后进行的，重点是过程改进。复盘是一次非正式的信息交流会，旨在提高团队的绩效和有效性。只有真诚讨论错误而不是把重点放在责怪个人身上，复盘才是最为有效的。

（2）情境监控：情境监控是指积极检查和评估工作情境，以便收集多方信息、理解工作处境，并对维持团队功能保持警觉。当每个人对自己的情境都有足够清楚的认识,并分享相关事实,以确保所有团队成员在同一轨道,就会形成一个共享心智模型。情境监控可能会因为团队成员没有分享信息、请求信息或将信息传递给特定团队成员而受到损害。可以通过交叉监控观察其他团队成员的行动,在团队中建立安全网,帮助在有损害患者安全的情况之前及早发现错误。

(3)相互支持:相互支持是指团队成员通过准确了解彼此的职责和工作量,能够提前考虑并给予他人支持的能力。相互支持的形式包括任务协助和反馈。有效的团队在患者安全的背景下提出所有援助提议和请求,团队成员营造一种积极寻求和提供帮助的氛围。有效的反馈是及时的(行为在接受者的头脑中仍然是新鲜的)、尊重的(不应该是针对个人的,而应该针对某种行为)、具体的(与特定情况有关)和定向的(目标是为了改进而设定的)。当团队成员的观点与决策者不一致时,应该使用倡导和断言策略以及相应的工具包,使团队成员具有纠正错误的权利。领导者必须营造一种环境,让所有团队成员具有共识,在发现患者安全问题时有责任开诚布公地说出来,并得到团队的认同和欢迎。在解决冲突时,目标应该是达到团队合作,这意味着共同努力,以实现相互满意的解决方案,产生双赢的局面。

(4)有效沟通:有效沟通是指团队成员间能够清晰、准确地交换信息。沟通是一个高效团队的生命线,是将所有团队技能结合在一起的黏合剂。提高信息交换的质量可以减少与沟通有关的错误。有效沟通必须是完整的、明确的、简洁的、及时的,并且促进团队之间的相互支持。有效沟通的工具和策略是 TeamSTEPPS 中的重要组成部分,使用面也很广,包括 SBAR(situation-background-assessment recommendation:现况 - 背景 - 评估 - 建议)、Call-Out(大声交流)、Check-Back(闭环式沟通)、Handoff(交接沟通)。

在我国,医疗团队合作能力的重要性已越来越受到关注,但传统的医学教育模式中缺乏团队合作方面的教育和培训。结合中国现有的医疗资源、医疗环境,总结出适合我国国情的 TeamSTEPPS 培训模式,将有助于弥补医疗团队合作中的诸多缺陷,提高患者安全和医疗质量。

四、交接

美国医疗联合委员会将前哨事件(sentinel events)定义为"意外发生的可能导致患者死亡或严重身心伤害的事件"。分析表明,在 1995—2006 年,几乎 70% 的前哨事件是由沟通不良引起的,对已结案的索赔事件分析表明,40% 的问题发生在患者交接期间沟通不良。

交接被定义为将患者的医疗责任从一个医疗提供者转移给另外一个医疗提供者的过程。交接的主要目的是提供准确的信息、了解患者的护理、治疗和服务、目前状况,以及任何最近或预期的变化。在交接过程中传达的信息必须准确,以满足患者的安全目标。麻醉医师的日常工作涉及与其他麻醉医师、外科医师、新生儿科医师、危重症医师、急诊医师、呼吸治疗师和围手术期护士的交接。儿科患者特别容易受到无效交接的影响,但是,麻醉医师很少被正式教导如何有效地履行交接职责,交接往往缺乏正式的结构形式,重要信息经常被遗漏和出现偏差。而无效的交接已被证明会导致用药错误、诊断和治疗延迟、误诊及患者被疏忽。

在麻醉医师中,关于是否应该有正式交接手段尚存在争议。有人认为正式交接会增加工作负担,没有必要;也有人认为标准化交接流程是有价值的。无论意见如何,显然书面和口头标准化交接减少了遗漏和失真,提高了接受者对交接质量的满意度。高质量的交接还包括了接收者重复信息的过程,这种双向反馈技术对信息进行了双重检查,可以提高交接的准确性或澄清错误。最后,在交接过程中面对面的交流是比较理想的,因为非语言信息可以通过面部表情、肢体语言、手势和眼神交流来传达。在临床实践中,建议每家医院使用统一的助记符,以便当外科医师、护士、麻醉医师、新生儿科医师、危重症医师和急诊医师沟通时使用相同的交流结构。

五、核对清单

1. 手术安全核对表 WHO 在 2008 年 6 月发起了主题为"安全手术,拯救生命"的第 22 全球患者安全挑战活动。活动提出了外科手术安全的 10 个基本目标:①确保正确的患者、正确的部位、正确的手术;②使用已知的最合适方法,尽可能让患者避免疼痛,又要防止麻醉所引起的伤害;③知晓并有效地准备,应对可能出现的威胁生命的气道问题或呼吸功能障碍;④知晓并有效地准备,应对手术期间可能出现的大量失血;⑤事先了解患者用药史,避免术中诱发药物过敏或药物不良反应;⑥采用已知可行的方法,减少手术部位感染的风险;⑦避免在手术切口内遗留任何器械或纱布;⑧妥善保存并准确识别所有取之于患者的手术标本;⑨有效沟通和交流与手术安全相关的所有重要信息;⑩建立例行制度和程序,监测手术的质量、数量和结果。为此,WHO 将冗长的安全规范文件浓缩为一页清单——"手术安全核对表"。

手术安全核对表旨在通过在麻醉诱导前、外科切皮前和患者离开手术室前针对手术患者的安全问题进行核对,促进手术风险相关问题在手术团队内部的交流,以确保患者安全。Haynes 等研究显示,实施手术安全核对表可以显著降低患者的并发症发生率、手术部位感染发生率、因手术不成功所致的二次手术概率和死亡率。2009 年,北京协和医院在国内最先提出采用手术安全核对表改进手术系统流程,并根据本院手术安全管理要点,对 WHO 手术安全核对表进行了简化,在医院多科室协作下制定了《手术安全核对规定》,进一步明确责任分工,以制度规范核对步骤及内容,采取监督机制,麻醉科质控小组定期检查记录、统计分析,医务处现场抽查,进行公示,并纳入各科室绩效考核,以保证其执行力。该举措增强了手术团队的安全意识和风险防范意识,促进了手术团队的有效沟通,并迅速得到国家卫生健康委员会的认可,作为制度在全国范围推广执行。

2. 美国小儿麻醉协会的危机事件处理清单 美国小儿麻醉协会(Society for Pediatric Anesthesia,SPA)的质量和安全委员会开发了一组危机事件处理清单和认知辅助工具,以促进对常见围手术期紧急情况的优化管理。这些都是 PDF 格式的,并作为移动应用程序提供。一些机构已将这些核对清单纳入麻醉信息管理系统。这些清单汇编了最新的基于证据和专家意见的事件管理策略,可供整个医学团队实时使用,以协助最佳团队合作。建议在所有麻醉地点提供核对清单的纸质版副本。如果发生紧急情况,麻醉医师、护士或在场任何其他人应实时查看清单,并口头说出所列的推荐法或应考虑的诊断。

六、儿童用药安全

我国现有 14 岁以下儿童约占人口总数的 30%,儿科疾病占就诊人数的 20%。中国儿童药物不良反应率是成人的 2 倍,平均 12.9%,新生儿高达 24.4%。

儿童生长发育迅速,生理、解剖异于成人,不同年龄段对药物吸收、分布、代谢、排泄及药物反应性本身就存在差异,而且个体差异也很大。早产儿、新生儿、婴幼儿器官功能不完善,药物代谢慢,易蓄积。另一方面,长期以来,由于临床研究中儿童通常不作为观察对象,药品说明书及相关文献缺少儿童用药的资料,而且厂家在申请上市前的临床试验不易得到伦理支持,上市后销量不易产生利好支持来补充适应证,导致儿科用药品种少、规格少、剂型少,不能满足儿童需求。在美国,大多数儿童处方药都完成了儿科临床研究,进行了标签修改,指导儿科用药的信息越来越充分,儿科用药的安全性、有效性显著提高。2010 年 WHO 发布首个《儿童标准处方集》。在我国,国家食品药品监督管理总局南方医药经济研究所发布《2016 年儿童用药安全调查报告白皮书》,针对儿童安全用药的问题开展调查,揭示了现状。报告指出,我国 2.3 亿儿童面临专属药品短缺;家长对儿童安全用药意识不足;此外,儿童正在面临"缺医少药"的系统性问题,儿科医师少,工作压力大,薪酬待遇不理想。该报告希望能推动国家制定儿童安全用药方面的相关政策法规,推动企业研发、生产满足儿童用药的完备品种及剂型。

麻醉医师围手术期给药是十分特殊的情况,因为麻醉医师承担了开具医嘱、取药、制备、给药、监护和记录的医、药、护三位一体的角色,没有人协助交叉审核。除了安全麻醉所需的多种药物外,如果出现危及生命的情况,还必须立即获得紧急药物。儿科患者特别容易受到药物剂量错误的影响,因为大多数药物都是按体重个体化计算的。不正确的体重测量、体重记录或剂量计算可能导致药物严重过量或不足。用药错误是最常被援引的麻醉不良事件。

用药错误和其后果之间的联系并不十分紧密,仅有约1%的用药错误会导致药物不良事件(adverse drug event, ADE)。药物安全中的六条正确标准包括:①使用正确的药物;②用于正确的患者;③在正确的时机给药;④采用正确的剂量;⑤使用正确的给药途径;⑥正确地记录。用药错误的定义为在开药、分药或给药中出现的错误。药物不良事件是指使用一种药物引起的任何损害。然而,很多用药错误并没有带来药物不良事件,相反有些错误还对患者的治疗产生了积极作用。此外,并非所有的药物不良事件都是由用药错误引起,如药物过敏反应。有些药物不良事件是可以预防的,有些则不是,取决于药物的内在特性。

麻醉医师在手术室实行药物自主管理,也为麻醉药的滥用提供了机会,这也是麻醉用药存在风险的第2个重要因素。麻醉药物滥用不仅对患者而且对麻醉医师都会带来额外的危险,包括故意自杀或意外死亡。

1. **发生率** 用药错误在医疗系统中是常见的,据报道是第7个最常见的死亡原因。据FDA报道,在美国,每年约有130万人受到用药错误伤害,每天有1人死亡。据相关专家认为,这些数字被严重低估,因为大多数数据来源于自愿报告系统。据2001年加拿大麻醉学会的调查报道,85%回复问卷的麻醉医师经历过至少1次用药错误或先兆错误。另一项研究表明,每20次围手术期用药中大约就有1次用药错误或药物不良事件发生,其中超过1/3的错误已经导致患者伤害,剩下2/3有可能导致患者伤害。但是,这项研究不包括儿童。

2. **用药错误的类型** 表36-4-2列出了常见的用药错误类型。最近由SPA资助的安全苏醒(wake up safe)质量改进项目报道显示,用药错误最常发生在麻醉诱导阶段,常见原因是给错剂量和拿错注射器。在已经给错药物的病例中,有50%对患儿造成了伤害,其中大部分情况是可以避免的。

表36-4-2 用药类型错误

用药错误	定义
给药遗漏	没有给药
给药重复	多给一次额外剂量的药物
给药品种错误	给了不正确的药物
给药时间错误	在特定时间或任何时候给予非计划药物
给药剂量错误	错误的给药剂量
给药途径错误	错误的给药途径
其他	不适合上述情况的其他复杂事件

3. **风险因素** 一项来自新西兰的大型研究评估了导致药物错误的因素,发现没有检查(23%)是最常见的原因,其次是分心(16%)、注意力不集中(13%)、时间仓促或工作压力(10%)。急诊手术似乎不是导致用药错误的原因。

4. **预防** 小儿麻醉用药安全倡导提高临床胜任力、专科培训、继续教育、准入制度;构建安全文化、质量改进、鼓励上报;避免易混淆的药物摆放;提高处方的准确性;避免药物配制过程中的错误;避免药物使用中的错误。具体实施办法包括：①技术改进，使用临床决策辅助工具、警示标识、自动输液泵、条形码辅助、彩色标签标记输液路径；②标准化操作，使用药物标签、特殊字母标记、标准化药物标签颜色、条形码辅助注射器标签、药车和药盘标准化摆放、高警示药物统一浓度、标准化药品摆放与储存、高风险药物双人查对制度；③药房改进措施，使用预充注射器、预混药物、避免药物外观相同、避免同一包装重复使用、临床药师提供咨询；④科室层面改进，建立安全、公正的科室文化，鼓励无责上报不良事件，专业化培训，提高胜任力，良好沟通与团队合作。

5. 药品标签系统 严格来讲，每个药物注射器上都应标注药物名称、浓度、配制时间、过期日期和时间，以及配药人的首字母缩写。安全标签系统 SLS 500i ™（Codonics Inc., Middleburg Heights, OH, USA）是一个计算机化药物标签系统，该系统扫描药物安瓿上的条形码，提供语音反馈确认药物名称和浓度，并打印彩色编码的注射器标签。研究表明，这种药物标签系统的实施将标记依从性从 36% 提高到了 88%。

总之，医疗卫生机构需要一个系统化的方法来应对患者安全的三个方面：①将证据转化为实践；②识别并移除风险；③加强文化与交流。本章讨论所有方法的基本原则是，医疗质量的提高要求从业人员必须能够评估其业绩表现。医疗卫生从业人员通常在获取日常工作表现的反馈方面能力有限，部分是由于缺乏信息系统及在如何测定医疗质量这个问题上缺乏共识。因此，许多医疗卫生从业人员都无法获取业绩表现数据，从而并不知道他们的实施结果如何（或是否有结果）。由于政府、医疗机构和患者三方越来越需要关于医疗质量的证据，所以对质量指标的需求也将不断增长。为了满足这些需求，麻醉医师必须应用有效的措施来评估其所提供医疗的质量，并在围手术期医疗实践中应用最佳的循证依据。

医疗质量管理工作任重而道远，麻醉医师在围手术期患者安全和质量改进中占有非常重要的地位，但同时，我们必须清楚麻醉科和手术科室医师、手术室护士、内科医师是一个团队，需要相互合作才能共同提高患者安全。医疗质量与安全是医院发展之本，患者安全是永恒的主题。提高麻醉安全性应该从更新麻醉观念、规范医疗行为和加强系统建设入手。小儿麻醉的安全性和质量可以通过"预见"问题、"精确"的麻醉实施、持续的"警醒"和及时的"行动"来保持，以避免不良事件的发生。这些目标的达成，只有在规范的小儿麻醉培训、持续的质量改进和深入的多学科教学之中才能获得。

（朱　波）

推荐阅读

[1] 基思·J. 罗斯金，马乔里·P. 斯蒂格勒，斯坦利·H. 罗森鲍姆. 围术期麻醉质量与安全. 李天佐，张惠，译. 西安：世界图书出版公司，2019.

[2] 朱波，张秀华，马爽，等. 围术期手术麻醉安全高效质量管理平台的构建与运转. 中国医院管理，2019，40（1）：40-42.

[3] ANDREA W, IDA S, MARINELLA A.Pediatric anesthesia, intensive care and pain.Standardization in clinical practice.Milan：Springer, 2013.

[4] ANDROPOULOS D B, GREGORY G A.Gregory's pediatric anesthesia.6th ed.Hoboken：Wiley-Blackwell, 2020.

[5] DHAYAGUDE S H.Principles and practice of pediatric anesthesia.Mumbai：Jaypee Brothers Med, 2017.

[6] HAYNES A B, WEISER T G, BERRY W R, et al.A surgical safety checklist to reduce morbidity and mortality in a global population.N Engl J Med, 2009, 360（5）：491-499.

[7] KOHN L T, CORRIGAN J M, DONALDSON M S.To Err is Human：building a safer health system.Report of IOM.Washington DC：National Academy Press, 1999.

[8] MILLER R D.Miller's anesthesia.9th ed.Singapore：Elsevier, 2019.

第三十七章

小儿麻醉治疗学

本章要求

熟悉：小儿麻醉治疗学相关疾病的病理生理学；麻醉治疗相关机制、方法及相关并发症。
了解：小儿麻醉治疗学的现状与展望。

第一节　小儿疾病麻醉治疗学总论

麻醉治疗是麻醉技术发展后一个里程碑式的跨越和回归，即回归临床一线治病的功能。近年来在小儿疾病的诊治过程中，麻醉治疗也开始发挥其特有的作用。

一、小儿疾病麻醉治疗学现状

麻醉治疗学是指采用麻醉药物、技术和理念治疗一些难治性疾病。麻醉治疗的主旨是在保证患儿安全的基础上追求疗效，特别是良好的远期效果和达到不需要长期药物治疗的状态。其他方法或者治疗措施无效的疾病，可通过麻醉相关治疗取得较好的疗效是麻醉治疗学的准则。因此，从某种意义上讲，麻醉治疗学的进步是现代麻醉学发展170多年来的一次飞跃。

1989年，在西安召开的全军麻醉与复苏学术会议上，于布为教授首次提出麻醉治疗学的概念和内涵，且多年来一直致力于麻醉治疗学的推动和发展，并于2018年率先在国内成立了麻醉治疗科，使麻醉治疗学进入了新的发展阶段。

中华人民共和国成立以来，老一辈麻醉医师在临床麻醉过程中偶然发现全身麻醉对戒毒、硬膜外阻滞对心绞痛、哮喘的治疗作用，以及星状神经节阻滞（药物注射在星状神经节部位的治疗方法）的治疗作用。从20世纪60年代开始，国内就已有部分医院的麻醉科医师使用麻醉学科的相关技术开始疾病治疗，比较系统的工作包括麻醉科和儿科合作开展冬眠疗法对中毒性痢疾的治疗。中国老一辈麻醉学家，如北京协和医院的赵俊教授、河北医科大学第四医院的张立生教授，也有后来的空军总医院于亚洲教授、解放军第二六六医院魏绪庚教授等人，在将中药麻醉用于银屑病等疾病的治疗方面取得了较好的成绩，且开创了采用冬眠疗法（使用药物使人体处于类似动物的冬眠状态）治疗疾病发生、发展过程中的过度免疫反应和代谢异常。

最近越来越多的临床研究证实了麻醉治疗的确切疗效。如麻醉药物右美托咪定等用于治疗慢性顽固性失眠、星状神经节阻滞治疗青少年痤疮、静脉麻醉药氯胺酮对顽固性抑郁症均取得了较好的疗效，右旋氯胺酮在小儿抑郁治疗中也有相关报道。同时也发现吸入麻醉药氧化亚氮和异氟烷具有抗抑郁作用。2018年，美国犹他州立大学的麻醉科和精神科医师合作，发现静脉麻醉药丙泊酚可有效治疗顽固性抑郁。全身麻醉下超快速脱瘾（ultra-rapid opioid detoxification under general anesthesia，UROD）也在婴幼儿美沙酮依赖治疗中取得了良好疗效。

二、小儿疾病麻醉治疗学的展望

虽然麻醉药物及其治疗方法在小儿抑郁及脱毒等疾病中取得了较好的疗效,但是目前仍只是一些个案报道。如何更好地促进麻醉治疗学在小儿疾病中的应用及发展,值得广大小儿麻醉专业人员探索和实践。借鉴于布为教授提出的麻醉治疗学未来发展的重点和方向,提出以下几条建议。

首先,开创从疗效到机制、再到疗效的研究模式。以氯胺酮治疗小儿抑郁为例,与成人相比,小儿抑郁症是否有其特有的发病机制,氯胺酮及右旋氯胺酮用于小儿抑郁的治疗是否存在不同的作用途径和机制,还需要进行相关研究后进一步明确,从而取得更好的疗效,同时减少相关并发症的发生。

其次,积极开展小儿疾病麻醉治疗的科研工作,包括基础研究及临床研究。研究麻醉药物及方法的治疗作用机制,为临床麻醉治疗工作提供理论依据。同时开展相关的临床研究,为形成规范的治疗措施及方案提供更有效的指导。

再次,建立从事麻醉治疗学的专业人才团队。从我国目前麻醉医师的工作内涵看,仍以繁重的临床麻醉、重症监测与复苏及疼痛诊疗为主,当前缺乏充足的人力开展麻醉治疗工作。因此,大力培养麻醉治疗方面的专业人才,并组建相关的治疗团队是开展工作的必要条件。

第二节 麻醉与相关小儿疾病的治疗

常见的小儿疾病如小儿癫痫、小儿抑郁、小儿药物依赖、小儿肠套叠及小儿遗尿等,麻醉相关治疗方法用于上述疾病均取得了一定的疗效,本节将对以上几种疾病的典型病例及相关麻醉治疗问题进行阐述。

一、小儿癫痫

病例

患儿,男性,9岁,2015年10月2日初诊。患儿3岁时罹患病毒性脑炎后出现癫痫样发作。每次发作表现为意识丧失、双眼上翻、口吐白沫、面色发绀、双手紧握、四肢僵直,抽搐缓解后神经系统检查无异常。曾就诊于山西省某医院,经24小时脑电图监测检查明确诊断为症状性癫痫。先后服用托吡酯、地西泮、丙戊酸钠、奥卡西平、苯巴比妥、拉莫三嗪效果不佳。发病频率每月20~30次,平均发作持续时间约3分钟,最长1次持续约20分钟。发病以来精神差、睡眠多、性格转内向、记忆力减退,语言理解、表达能力较之前差。脑电图检查提示弥漫性异常;脑电监测结果提示儿童脑电图异常(左侧中后颞区棘慢波发放);颅脑CT及MRI检查未见明显异常。

【思考】

1. 疾病诊断及病理生理

(1)该患儿的可能诊断是什么？该疾病的临床特点有哪些？

(2)该疾病的病理生理是什么？

(3)临床上该疾病如何分类？

2. 疾病治疗措施

(1)该疾病有哪些治疗措施？

(2)麻醉治疗的药物或方法有哪些？

3. 麻醉治疗相关机制有哪些？

4. 麻醉治疗相关并发症

（1）麻醉治疗存在哪些相关并发症？

（2）如何防治并发症？

解析

1. 疾病诊断及病理生理

（1）该患儿的可能诊断是什么？该疾病的临床特点有哪些？

根据患儿的主要表现及相关检查，可以诊断为小儿癫痫。小儿癫痫的特点包括发病率高、发作形式多样，诊断有一定困难。在诊断过程中应详细询问临床发作的病史，包括发作时的环境因素和患儿的生长发育情况，努力寻找引起发作的原因；详细的体格检查和脑电图检查对鉴别诊断至关重要，特别是视频脑电图（Video-EEG）检查，癫痫发作时在视频脑电图可见同步发作期的癫痫样放电。

（2）该疾病的病理生理是什么？

小儿癫痫主要是因大脑神经元高度同步化异常放电进而导致阵发性脑电功能障碍引起。由于小儿脑发育呈动态发展过程，脑组织病理结构的改变与成人不同，以及引起小儿难治性癫痫的特殊原因，如围生期脑损伤、先天性脑损害、出生时胎位异常等。脑细胞群超同步化异常放电是癫痫病理生理学的基础，包括神经元细胞外空间改变，细胞水肿和膜通透性改变，胶质细胞的功能异常，神经元离子通道改变及代谢因素异常等。

（3）临床上该疾病如何分类？

通常将癫痫按照病因分类：①原发性，即未能找到任何获得性致病因素，遗传因素可能起主要作用；②继发性或症状性，即具有明确的导致脑功能受累的病因者；③隐源性，即尚未找到确切病因者。

2. 疾病治疗措施

（1）该疾病有哪些治疗措施？

1）抗癫痫药物治疗。

2）手术治疗等。

（2）麻醉治疗的药物或方法有哪些？

1）苯二氮䓬类：地西泮 0.25~0.5mg/kg，最大量婴儿小于 2~5mg、儿童小于 5~10mg，速度以 1mg/min 为宜。待痉挛控制后，将地西泮 60~100mg 加入 5% 葡萄糖 500ml，以每小时 40ml 的速度缓慢静脉滴注，24 小时总量一般不应超过 120mg。控制小儿癫痫持续状态（癫痫单次发作持续 30 分钟或者短时间内频繁发作）时，咪达唑仑 0.2mg/kg，随后给予 1~10μg/（kg·min）持续静脉滴注。

2）利多卡因：将利多卡因 1.5mg/kg 稀释于 10% 葡萄糖 20ml 内缓慢静脉注射，如有效，再发作时可重复同样剂量。

3）多种药物联合使用：先后使用地西泮、苯巴比妥、氯硝西泮、利多卡因等多种药物，抽搐不止者加用丙泊酚静脉滴注。

4）吸入麻醉药联合肌松药：异氟烷或七氟烷配合肌松药，如泮库溴铵、阿曲库铵等。

5）星状神经节阻滞：1% 利多卡因 3~6ml+ 地塞米松 1~2mg 混合液行星状神经节阻滞，每隔 2 天 1 次，15 次为 1 个疗程。

6）顽固性难以控制的持续性癫痫发作：可用咪达唑仑、异氟烷等配合肌松药施行全身麻醉，以实现有效的神经肌肉阻滞，改善肺通气。

7）其他：丙泊酚用于手术治疗前的 Wada 试验（颈动脉内异戊巴比妥钠注射试验）；依托咪酯用于小儿癫痫手术前相关的语言及记忆试验。

上述治疗应在麻醉机、气管插管用具、麻醉监护等条件可用状态下进行,并由有资质和经验的麻醉医师实施;治疗过程应配备护理人员,加强治疗过程中患儿的安全护理。如有可能,最好有儿科医师或神经科医师共同参与。

3. 麻醉治疗相关机制有哪些?

癫痫发作是脑神经元异常过度、同步化放电活动所造成的一过性临床症状和体征,长期、频繁或严重发作会导致进一步的脑损伤,甚至出现持久性神经精神障碍。麻醉治疗的相关机制主要是通过给予短效的静脉麻醉药或肌松药,产生短时间的镇静及肌肉松弛作用,利于改善患儿的呼吸道通畅,且对脑损伤具有一定的保护作用。

4. 麻醉治疗相关并发症

(1)麻醉治疗存在哪些相关并发症?

地西泮、丙泊酚、异氟烷等麻醉药物均对呼吸有抑制作用,并可使分泌物增加,可能堵塞呼吸道。准备麻醉机、气管插管工具及监护设备,并使之处于可用状态,有利于对呼吸、循环系统等并发症的抢救。

(2)如何防治并发症?

1)必须及时、有效地控制癫痫状态,否则会造成不可逆损害,严重者可危及生命。

2)在控制癫痫持续状态时,要对病因及并发症进行密切监测和治疗。

3)根据病因选用麻醉方案中的星状神经节阻滞可提高治疗效果。

4)保持呼吸道通畅,充分供氧。

二、小儿抑郁

病例

患儿,女,11岁,汉族,学生。因性格改变1年,加重伴反复企图自杀2周入院。入院前1年患儿无明显诱因逐渐出现性格改变,表现为烦躁、任性、易激惹、学习成绩逐渐下降、不爱与同学一起玩耍、易疲乏、食欲缺乏。近2周来上述症状加重,对任何事物均不感兴趣,入睡困难明显,时常独自哭泣。1周前及3天前患儿分别自购地西泮(安定)一瓶(10片)服下,幸被家人及时发现,送医院治疗好转。患儿系第一胎、足月、顺产、生长发育正常。病前性格急躁、任性、不合群。家族中否认有精神病患者。入院后体格检查及神经系统检查未发现异常。

【思考】

1. 疾病诊断及病理生理

(1)该患儿的可能诊断是什么?该疾病的临床特点有哪些?

(2)该疾病的病理生理是什么?

(3)临床上该疾病如何分类?

2. 疾病治疗措施

(1)该疾病有哪些治疗措施?

(2)对该疾病进行治疗的麻醉药物或方法有哪些?

3. 麻醉治疗相关机制有哪些?

4. 麻醉治疗的相关并发症

(1)麻醉治疗存在哪些相关并发症?

(2)如何防治并发症?

解析

1. 疾病诊断及病理生理

（1）该患儿的可能诊断是什么？该疾病的临床特点有哪些？

根据患儿的主要表现及入院后相关检查，可以诊断为儿童抑郁症。儿童青少年抑郁症是指发生在未成年时期，以显著而持续的情绪失落、兴趣缺失为主要表现的一类精神疾病，具有识别率低、治愈率低、自杀率高等特点，发病率逐年增高，严重危害着我国未成年人的身心健康和生命安全。

（2）该疾病的病理生理是什么？

儿童抑郁症的病因和发病机制迄今不明。因此，儿童青少年抑郁症的早期筛查、诊断及有效治疗具有重要意义。

（3）临床上该疾病如何分类？

儿童抑郁症通常可分为急性抑郁、慢性抑郁、隐匿性抑郁三种。

2. 疾病治疗措施

（1）该疾病有哪些治疗措施？

1）心理治疗：大量临床研究支持心理治疗作为儿童青少年轻度抑郁症的首选一线治疗方法。目前，常用的心理疗法有认知行为疗法（cognitive-behavioral therapy，CBT）、人际心理疗法（IPT）、家庭疗法（FT）等。

2）抗抑郁药：主要有 5 类。① 5- 羟色胺选择性重摄取抑制剂（SSRI）；②去甲肾上腺素和特异性 5- 羟色胺能抗抑郁药物（NaSSAs）；③ 5- 羟色胺和去甲肾上腺素再摄取抑制药（SNRIs）；④去甲肾上腺素多巴胺回收抑制药；⑤三环类抗抑郁药（TCAs）。

3）物理治疗：包括重复经颅磁刺激术（rTMS）和电休克治疗（ECT，是以一定量的电流通过大脑，引起意识丧失和痉挛发作，从而达到治疗目的的一种方法）。

4）氯胺酮用于儿童难治性抑郁症治疗。

（2）对该疾病进行治疗的麻醉药物或方法有哪些？

氯胺酮可用于儿童难治性抑郁症的治疗。一项临床研究表明，静脉注射低剂量氯胺酮（0.5mg/kg，3 次 /周，持续 2 周）可缓解儿童青少年难治性抑郁的急性期发作，且对自杀倾向有抑制作用。

3. 麻醉治疗相关机制有哪些？

氯胺酮被认为是通过优先阻断 N- 甲基 -D- 天冬氨酸受体抑制性中间神经元，抑制细胞内延伸因子 2激酶，促进脑源性神经营养性因子的释放及原肌球蛋白受体激酶 B 的表达，从而诱导西罗莫司靶蛋白复合体 1 信号通路及细胞外调节蛋白激酶的激活，最终提高神经可塑性和突触的形成。

4. 麻醉治疗的相关并发症

（1）麻醉治疗存在哪些相关并发症？

小剂量氯胺酮用于青少年儿童难治性抑郁症，尚未发现成瘾等严重并发症，但仍需要大样本研究加以证实。

（2）如何防治并发症？

1）小剂量使用。

2）使用过程中进行生命体征监测。

三、小儿药物依赖

病例

患儿，男，12 个月。患有唐氏综合征及房室管畸形，因充血性心力衰竭入院。在 8 月龄时进行了心脏手术,出院后一直口服美沙酮。每次减少美沙酮剂量时,患儿都会感到烦躁不安和睡眠不佳。此次入院需要进行二期二尖瓣和三尖瓣置换术,并修复复发性室间隔缺损。治疗过程包括数周的机械通气和全胃肠外营养,由于长时间使用阿片类镇静药,导致患儿严重的阿片耐受(持续给予阿片类药物出现的一种现象,表现为镇痛效果减低,需要持续增加阿片剂量以维持同等镇痛效果)和依赖。

【思考】

1. 疾病诊断及病理生理

(1)该患儿的可能诊断是什么?该疾病的临床特点有哪些?

(2)该疾病的病理生理是什么?

(3)临床上该疾病如何分类?

2. 疾病治疗措施

(1)该疾病有哪些治疗措施?

(2)治疗该疾病的麻醉药物或方法有哪些?

3. 麻醉治疗相关机制有哪些?

4. 麻醉治疗相关并发症

(1)麻醉治疗存在哪些相关并发症?

(2)如何防治并发症?

解析

1. 疾病诊断及病理生理

(1)该患儿的可能诊断是什么?该疾病的临床特点有哪些?

根据患儿的主要表现及入院后相关检查,可以诊断为婴儿阿片耐受和依赖。临床特点主要是在停用阿片类药物时,患儿出现严重的药物戒断症状(指停止使用药物或减少使用剂量或使用拮抗剂占据受体后所出现的特殊心理生理症状群),如睡眠障碍及精神异常表现。

(2)该疾病的病理生理是什么?

母亲在妊娠期使用阿片类药物或者吸食毒品,经过胎盘吸收入胎儿体内,婴儿在分娩后很快就会出现强烈而持久的戒断症状。部分婴幼儿因为疾病原因长时间使用阿片类药物,导致停药后出现戒断症状。

(3)临床上该疾病如何分类?

世界卫生组织将药物依赖性分为精神依赖性和成瘾性。精神依赖性又称心理依赖性。凡能引起愉快的意识状态的任何药物即可引起精神依赖性,精神依赖者为得到快感而不得不定期或连续使用某些药物。

成瘾性也称生理依赖性。用药者反复地应用某种药物造成一种适应状态,停药后产生戒断症状,使人非常痛苦,甚至危及生命。

2. 疾病治疗措施

(1)该疾病有哪些治疗措施?

1)强制隔离脱毒。

2)阿片依赖性超快速脱毒(URD)。

(2)治疗该疾病的麻醉药物或方法有哪些?

1)URD:拔管前,在重症监护室置入动脉和中心静脉导管后,给予患儿 $150\mu g/(kg \cdot min)$ 的丙泊酚输注

1 小时后,达到足够镇静,静脉注射 10μg/kg 纳洛酮,然后输注 10μg/(kg·h)。夜间对患儿进行密切监测,第 2 天早上停止使用丙泊酚。拔管后患儿仍有一些睡眠障碍,口服水合氯醛可以缓解,未出现其他阿片类药物戒断症状。

2）α₂ 受体激动药:可乐定透皮贴剂 2~20μg/(kg·d),连续使用 7 天;右美托咪定负荷剂量 1μg/kg,随后给予 0.7μg/(kg·h),连续使用 7 天,均可有效防治医源性阿片类戒断综合征。

3. 麻醉治疗相关机制有哪些?

URD:给阿片类药物成瘾的患者服用清醒状态下无法忍受的大剂量阿片受体拮抗剂,强制性将阿片受体结合的吗啡等阿片镇痛药洗脱下来,诱发急性阿片戒断反应,从而显著缩短躯体脱瘾时间,同时利用全身麻醉技术使患者无痛苦地度过急性脱瘾期。

4. 麻醉治疗相关并发症

（1）麻醉治疗存在哪些相关并发症?

1）丙泊酚等麻醉药可导致呼吸、循环抑制。

2）恶心呕吐等。

（2）如何防治并发症?

1）URD 过程中密切进行生命体征监测和安全护理。

2）准备好抢救物品和设备,如麻醉机、气管插管、监护仪;准备好抢救药物,如肾上腺素等。

四、小儿肠套叠

病例

患儿,男,2 岁。以"间断腹痛 3 小时"为主诉入院。患儿约 3 小时前出现间断腹痛,脐周痛,较剧烈,疼痛时有哭闹,无呕吐腹泻,无腹胀,无发热。入院行腹部超声检查,结果可见:结肠右曲（肝曲）肠管可见"同心圆"征,套入段长约 7.0cm,套入段肠管血流尚好,套入段近端肠腔扩张。CDFI:可见较丰富的血流信号。结合病史,考虑结肠肠套叠。

【思考】

1. 疾病诊断及病理生理

（1）该患儿的可能诊断是什么? 该疾病的临床特点有哪些?

（2）该疾病的病理生理是什么?

（3）临床上该疾病如何分类?

2. 疾病治疗措施

（1）该疾病有哪些治疗措施?

（2）治疗该疾病的麻醉药物或方法有哪些?

3. 麻醉治疗相关机制

（1）药物相关机制有哪些?

（2）麻醉方法的治疗机制有哪些?

4. 麻醉治疗相关并发症

（1）麻醉治疗存在哪些相关并发症?

（2）如何防治并发症?

解析

1. 疾病诊断及病理生理

（1）该患儿的可能诊断是什么？该疾病的临床特点有哪些？

根据临床表现及检查，该患儿可以诊断为小儿肠套叠。作为小儿常见急腹症，肠套叠是指部分肠管套入邻近的肠管内，临床表现为腹部包块、腹痛、果酱样血便等，而腹腔内炎症会引起肠壁渗出或外漏的情况，若治疗不及时，会导致肠坏死、腹腔感染等严重并发症的出现，危及患儿的生命安全。

（2）该疾病的病理生理是什么？

肠套叠分原发和继发两种。婴幼儿多为原发性，占95%，婴儿回盲部系膜尚未完全固定、活动度较大，是容易发生肠套叠的结构因素。继发性多为年长儿，发生肠套叠的肠管多有明显的器质性原因，肠息肉、肠肿瘤、肠重复畸形等均可牵引肠壁发生肠套叠。

（3）临床上该疾病如何分类？

根据临床表现，分为急性肠套叠和慢性肠套叠。急性肠套叠多表现为突然发作的腹痛、呕吐、血便等；慢性肠套叠主要表现为阵发性腹痛，腹痛时上腹或脐周可触及横形肿块，病程有时长达十余日。

2. 疾病治疗措施

（1）该疾病有哪些治疗措施？

1）非手术疗法：灌肠疗法，包括超声监视下水压灌肠、空气灌肠及钡剂灌肠复位。

2）手术治疗。

（2）治疗该疾病的麻醉药物或方法有哪些？

静脉麻醉应用于灌肠疗法，可使用的药物包括丙泊酚（1~2mg/kg）、氯胺酮（1~2mg/kg）、七氟烷（1MAC）、右美托咪定（0.5~2μg/kg）等。

3. 麻醉治疗相关机制

（1）药物相关机制有哪些？

使用的药物丙泊酚、氯胺酮、七氟烷、右美托咪定等均可使患儿进入镇静或者麻醉状态，利于空气灌肠等操作的顺利进行。

（2）麻醉方法的治疗机制有哪些？

空气灌肠复位需使用X线辅助，操作时间较长，会对患儿及治疗期间的陪伴家长造成一定的不良影响。静脉麻醉可降低对机体生理反应的干扰，具有苏醒快、不良反应少的特点。研究结果显示，静脉麻醉用于灌肠复位可保证较好的治疗效果。

4. 麻醉治疗相关并发症

（1）麻醉治疗存在哪些相关并发症？

存在麻醉药物本身导致的呼吸和循环抑制等并发症。

（2）如何防治并发症？

给予静脉麻醉行灌肠复位期间，应保持静脉通路通畅，密切监护生命体征，及时进行辅助呼吸和血管活性药物支持，维持呼吸、循环的稳定。

五、小儿遗尿

病例

患儿，男，12岁。以"夜间间断尿床"为主诉就诊。患儿足月顺产，自小遗尿，每周2~3次。心肺听诊无异常,腹部超声结果均正常,辅助检查均在正常范围。

【思考】

1. 疾病诊断及病理生理

（1）该患儿的可能诊断是什么？该疾病的临床特点有哪些？

（2）该疾病的病理生理是什么？

（3）临床上该疾病如何分类？

2. 疾病治疗措施

（1）该疾病有哪些治疗措施？

（2）治疗该疾病的麻醉药物或方法有哪些？

3. 麻醉治疗相关机制

（1）药物相关机制有哪些？

（2）麻醉方法治疗机制有哪些？

4. 麻醉治疗相关并发症

（1）麻醉治疗存在哪些相关并发症？

（2）如何防治并发症？

解析

1. 疾病诊断及病理生理

（1）该患儿的可能诊断是什么？该疾病的临床特点有哪些？

根据患儿的主要表现及相关检查,可以诊断为儿童遗尿症。中国儿童遗尿管理协作组采用《精神疾病诊断和统计手册》(第 5 版)将儿童遗尿症定义为年龄 >5 岁,平均每周≥2 次夜间不自主漏尿,并且持续 >3 个月。系小儿常见病症。

据统计,7 岁儿童患病率为 6%~10%,10 岁儿童患病率约 5%。遗尿症多属功能性,随年龄增长多数可自愈,但也有不少至青春期后仍有遗尿,给患儿带来巨大心理压力,影响其身心健康。

（2）该疾病的病理生理是什么？

排尿受脊髓腰骶段及交感、副交感神经与脊神经的影响,初级中枢为 S_2~S_4 副交感神经核,高级中枢为大脑皮质。由于小儿大脑皮质发育不全或与中枢功能失调、骶椎裂致马尾神经受刺激等原因,导致患儿尿意较弱,大脑对排尿不能有效控制,便发生反射性排尿现象。

功能性遗尿主要与患儿精神过度紧张、体力疲劳、缺乏合理训练、家族遗传等因素有关;器质性遗尿主要病因为隐性脊柱裂、中枢神经系统发育异常或炎症与损伤、包茎、尿路感染、糖尿病、尿崩症、蛲虫病等。

（3）临床上该疾病如何分类？

比较常见的分类是可分为继发性和原发性,继发性常见于先天性脊柱裂、泌尿系畸形和泌尿系感染等,原发性则无明显的诱因。

2. 疾病治疗措施

（1）该疾病有哪些治疗措施？

1）中医治疗:包括中药、针灸、推拿等。

2）药物治疗:去氨加压素、抗胆碱药、丙米嗪、舍曲林等。

3）复合脉冲磁性治疗仪治疗。

4）骶管注射药物:如利多卡因、纳洛酮等。

5）心理行为治疗：主要包括生活饮食指导、膀胱训练、夜间唤醒疗法或尿湿报警器、奖励疗法等。

（2）治疗该疾病的麻醉药物或方法有哪些？

1）利多卡因 3mg/kg+ 氢化可的松 0.8~1mg/kg+ 新斯的明 0.01mg/kg+ 维生素 B_1 100mg+0.9% 氯化钠稀释至 5~15ml 混合液，进行骶管阻滞，每周治疗 1 次，3 次为 1 个疗程，疗程间隔为 2 周。

2）纳洛酮 0.2~0.4mg/kg，胞磷胆碱 0.1g/kg，罂粟碱 1.5mg/kg，加生理盐水 8~15ml，进行骶管注射，每 7 天 1 次，治疗 4 次。

3. 麻醉治疗相关机制

（1）药物相关机制有哪些？

可能是与通过骶管给予麻醉药物及营养神经的药物，调整排尿的初级中枢兴奋性及敏感性，使高级中枢产生合理的尿意反射有关。

（2）麻醉方法治疗机制有哪些？

骶管阻滞属于硬膜外阻滞的一种，给予合适剂量的麻醉药物等，可作用于脐平面以下的腹部及会阴部组织结构，技术操作简单。

4. 麻醉治疗相关并发症

（1）麻醉治疗存在哪些相关并发症？

1）与骶管阻滞相关的并发症：如穿刺导致出血、局部麻醉药误入血管发生局部麻醉药中毒等。

2）药物所致的心率减慢等。

（2）如何防治并发症？

1）治疗前应明确诊断，排除有明确原因所致的遗尿。

2）骶管注药治疗前应妥善解释并取得患儿合作。

3）注药部位须准确无误，注药前须回抽无血及脑脊液。

4）严格掌握药液剂量与容量，由骶椎裂所致遗尿可稍加大药量以补偿药液自骶管漏出量。

5）防治注药所致的并发症，注药后 30 分钟内进行心电监护，必要时注射阿托品纠正心率减慢，并注意无菌操作，避免感染。

（许爱军　罗爱林）

熟悉：临床科研基本原则与基本方法,临床研究伦理申报,临床研究常见类型。
了解：各类临床研究报告规范。

临床科研不仅涉及临床专科知识,更需要研究人员具备一定的临床流行病学、医学统计学、医学伦理学知识。在具体开展临床科研工作时,除了严谨的研究设计方案外,还需要规范地进行伦理申报、研究注册、数据收集、数据管理及文章撰写。特别是针对小儿患者进行的研究,其实施过程更需要规范。本章节主要介绍了临床科研的研究流程、研究设计,并根据不同的研究类型进行了列举,希望通过本章节让大家初步了解临床科研的基本原则和方法,规范地开展临床研究。

第一节 临床科研基本原则与基本方法

一、临床科研选题

科研选题将是每个研究者在进行科研时面临的"难题"。现代医疗虽然已经历百年的发展,但仍然还有很多问题需要去解决。面对比比皆是的问题,选择什么问题去研究,依据什么标准来选择,这是很多开始学习临床研究的医学生十分困惑的问题。

1. 临床科研选题的原则

(1)重要性原则:临床科研选题必须符合国家经济建设及社会的发展需要,选题应根据自身条件选择长远需要解决或是当前迫切需要解决的问题。在临床医疗当中,如何减少疾病的死亡率、如何提高患者的生活质量、解析生理机制,这些都是我们长远需要解决的问题;而突发危及全人类生命安全的卫生事件,如新型冠状病毒疫情,就是当前迫切需要解决的问题。在麻醉领域有很多重要的科学问题,如意识和学习、记忆的生理机制及麻醉药物的作用机制等;小儿麻醉领域,如麻醉深度的监测、麻醉手术对神经发育的影响等。

(2)创新性原则:创新是科研的灵魂。创新性主要包括两个方面:一是理论创新,能够帮助人们去认识疾病发生、发展的客观规律;二是技术创新,能够改变现有的临床实践的新技术、新方法和新方案等。研究其他人没有涉足过的领域,提出全新的理论和理念并进行临床研究验证,这类科研创新性极强。大多数时候,创新是对现有方法的改进以提高医疗效果、提高安全性或者降低医疗费用,这类创新也是非常有价值的。

(3)科学性原则:科学性原则要求选题必须具备一定的科学背景,在选择和设计课题时,都需符合人们的认知规律,应该建立在客观事实的基础之上,同时遵守安全与伦理的要求,应用统计学等评价体系评估试验结果。科学性原则是科研选题的生命,背离了科学性的科研不可能取得有意义的成果。

（4）可行性原则：可行性原则是指具备完成选题的主、客观条件。主观条件包括：整体研究者的素质、能力，以及对选题的理解、对科研的兴趣及研究经历等；客观条件包括：经费、研究对象、样本量、是否掌握相关技术手段、仪器设备等。选题的可行性体现了临床研究的条件性，即研究不能跨越时代的科技水平，也不能跨越研究者的能力范围，更不能跨越客观的物质条件。

（5）实用性原则：实用性是临床科研最终价值的体现，也是科研的目的。科研的目的是服务于人类，为人类解决问题，脱离此目的的选题也将失去意义。实用性主要体现在以下几个方面：①直接降低死亡率，改善疾病预后，提高医疗水平；②新的药物、技术或者设备服务于临床；③研究成果将为以后的研究指出新的方向。

2. 临床科研选题的来源

（1）基于临床：多数创新来源于临床实践，在临床工作中存在大量值得人们研究的现象与问题。临床工作中必须密切观察，同时独立思考，寻找这些现象和问题的产生原因和机制就是临床科研课题。

（2）药物、设备研发：企业在研发药物或者设备时，往往需要临床提出需求，在研发过程中需要开展大量的临床前研究，获得新药或者新设备临床试验证书后需要开展临床Ⅰ、Ⅱ、Ⅲ期研究（GCP研究），上市后还需要继续开展Ⅳ期临床研究。

（3）基于文献：部分创新源自阅读文献时受到的启发，因此，养成长期阅读专业文献的习惯非常重要。专科医师首先应该精读小儿麻醉教科书和相关专著，在具备丰富基础理论知识的前提下，针对临床问题查阅文献，在文献中寻找研究的灵感和方法。

（4）基于基础研究：基础研究往往通过动物实验或者细胞分子水平研究，发现某些关键物质或者信号通路参与疾病发生、发展的过程，这些发现可以为解决临床问题提供新思路，但转化为临床应用常是一个漫长的过程。

（5）基于学术争论：各种学术会议、讨论中往往会提出很多不同的观点和对临床问题的不同认知，而这些分歧点往往是亟待解决的地方，因此很有可能从这些分歧中寻找有价值的选题。但是，如果要对争论问题开展研究，必须要有创新的研究内容或者更科学的临床试验设计与实施，简单重复他人的研究并不能让争论终止。

（6）基于循证或大数据的证据：循证证据分不同等级，指南推荐等级也是基于此而来，较弱的推荐等级也是研究者可以选题的来源，通过改进试验方法可以提高临床证据的等级。

二、临床研究方案撰写

临床研究是一项有计划开展的工作，这就需要在研究开始之前撰写研究方案，让所有研究者达成共识。研究方案的撰写主要包含以下几个部分：研究背景、研究目的、临床研究设计、样本计算和统计分析计划、研究方法、临床数据收集与管理、临床研究质控、研究进度安排等。不同的临床研究类型，临床研究方案会有所区别，建议参考不同类型临床研究的发表指南撰写临床研究方案，一些杂志的稿约或者临床研究相关网站可供参考。

1. 研究背景　研究背景是研究方案的重要组成部分，是整个研究的立题依据，体现研究的必要性和重要性。在这部分内容中，第一，要阐明研究的问题是不是临床上常见的，并且是大家所关注的热点、难点问题；第二，通过回顾文献资料，阐明该疾病或临床问题的国内外研究现状，重点结合个人的研究方向，介绍本研究相关领域的研究进展，如哪些方面已有定论，哪些方面尚有争议，有待进一步研究；第三，阐明该研究的意义，该研究解决的临床问题是什么，研究重点是什么，这个问题的解决对临床医师的认知有何提高，对临床实践有何改善，阐明其理论和临床价值；第四，提出课题的科研假设，临床研究就是通过科学的方法验证此假说的真伪。

2. **研究目的** 研究目的是临床研究通过在何种人群中，针对什么临床关键问题，开展何类研究，达到解决问题的目的。研究的目的必须明确，通常用简洁的文字列出即可，让人一目了然。一般可分为主要研究目的和次要研究目的，主要研究目的不宜设置太多，一般不超过1~2个。

3. **研究方法** 研究方法一般包含研究设计、研究地点和对象、样本量的计算、研究策略或干预方法、研究指标、资料收集和分析及研究流程图七个部分。研究方法也是整个研究方案中最重要的部分，要求内容详细，并具有可行性，研究者能参照这一部分的内容实施完整的研究。

（1）研究设计：研究设计类型大体上可分为两类：原始研究和二次研究。二次研究常见的有系统评价、评论、指南等。原始研究又分为观察性研究和实验性研究。实验性研究常见的有随机对照试验和非随机对照试验。观察性研究还可分为描述性研究和分析性研究。描述性研究常见的有横断面研究、病例报告和病例系列等。分析性研究常见的有队列研究和病例对照研究。以上这些研究设计类型中，描述性研究往往用于产生假设，而分析性研究、实验性研究和二次研究往往用于检验假设。同时，观察性研究根据时间前后还可分为前瞻性研究和回顾性研究。

（2）研究地点和对象：研究方案中需要明确研究地点。研究的地点不同可以影响研究的结果。例如，明确是门诊小儿手术室还是住院小儿手术室。在研究方案撰写时需要提前阐明是单中心还是多中心研究。如果是多中心研究，需要明确哪些医院将参与研究。

任何研究都是针对特定人群开展的，研究方案必须明确研究对象，根据研究目的制定合适的纳入标准，以便于选择临床特征相对单一、具有共性的对象进行研究。但纳入标准的制定应当简明扼要，不宜过于严苛，否则会使研究对象的纳入过于困难，也会影响研究结果的外推性。临床研究往往会受种种因素的影响，为了防止这些因素的干扰，提高研究结果的可靠性，还需要根据研究目的和具体的研究策略（或干预方法）的特点，制定相应的排除标准。这里值得注意的是，排除标准排除的是符合纳入标准的对象，例如一个小儿临床研究的纳入标准纳入了年龄<18岁的患儿，那么排除标准中再列出排除年龄>18岁的患者就是不必要的。研究方案对退出研究的标准也需要描述，通常对于已经纳入的患者，即使由于不同原因退出了，也同样需要完成随访工作。

（3）样本量的计算：临床研究只能抽取一部分患者作为研究对象，抽取的样本要求能充分代表总体，而样本含量的大小是影响其代表性的重要因素之一，因此样本量的计算在研究方案的撰写中尤为重要。样本量应当是最合适的样本大小，样本量过小，会使检验效能偏低，易出现假阴性结果；样本量过大，又会造成资源的浪费，因此需要科学地估算样本量。临床研究中，往往需要统计学专家的参与，与临床研究者一起，根据研究目的、研究设计类型和测量参数的性质选择相应的样本量估算公式进行估算。不同的研究设计，不同的参数性质，需要的样本量估算公式不同，但在这些公式中，α和β这两个参数最为重要。

1）Ⅰ型错误率（α）：是假设检验出现假阳性结果的发生概率。α越小需要的样本量越大，临床研究一般取$\alpha=0.05$，双侧。

2）Ⅱ型错误率（β）：是假设检验出现假阴性结果的发生概率。$1-\beta$是检验效能，是说明研究假设H_1正确的能力。通常β设定为0.1或0.2，β值越小，检验效能越大，所需要的样本量也越大。一般认为，检验效能$1-\beta$至少取0.8。

除了这两个基本参数以外，还需要根据研究目的、研究设计类型和测量参数的性质选择相应的样本量估算公式，如可能需要进行两组独立样本均值的比较，也可能需要进行两组独立样本率的比较，抑或进行横断面研究根据均值（或者率）及其置信区间计算样本量等。这些参数通常可以通过查询相关的文献或预实验的方法获得。

如果研究中有分组，还涉及组间比例的问题。一般来说，组间比例为1最为常见，因为组间例数相等时的检验效能最大。组间比例并不要求必须为1，当组间例数不等时样本量需要校正，样本量就会增大。

根据数据参数、组间比例和相应的公式计算出来的样本量是能检测出差别的最小样本量。但在实际的临床研究中,还需要考虑研究对象失访的情况,因此应根据一定的比率适当扩大样本量。一般情况下,需要在公式计算的最小样本量的基础上增加10%~20%,以此作为临床研究方案最终估算的样本量。

值得注意的是,当研究设计为非劣效研究或者优效性研究时,α往往取单侧,为0.025。同时,如进行新药临床研究时,样本量的估算应遵循相关的规定:Ⅰ期人体药理学研究探索药物的最大耐受剂量和药动学,研究对象为健康志愿者,一般需20~30例;Ⅱ期探索治疗作用,研究对象为患者,一般研究组和对照组均不少于100例;Ⅲ期疗效证实研究,研究对象为患者,一般研究组不少于300例;Ⅳ期新药上市后监测,研究对象也为患者,样本量一般不少于2 000例。但具体临床研究时,仍然需要遵循样本量计算的基本原则。

样本量的估算往往是根据主要研究指标来计算的,若有多个主要研究指标时,取数量最大者。因此,在选择研究指标时,需要考虑样本量的问题,既要选择与研究目的密切相关的指标,又要考虑样本量的可行性。

(4)研究策略或干预方法:研究策略或干预方法这一部分要求详细地描述临床研究的每一个步骤,要写明从筛选患者开始、知情同意、术前访视、随机入组、术中干预、盲法实施、术后随访等每一个试验步骤的具体实施方法和人员分配。如涉及使用药物的研究,不仅要写明药物的化学名、商品名、出产厂家和批号等,还要写明具体的用药途径、剂量等。如有对照要写明对照是安慰剂对照还是有效对照,以及选择对照的理由。同时需阐明减少或者控制偏倚的措施,以及如何实施随机、盲法等。术后随访要规定好具体的随访时间、随访次数、随访人员、随访方式,以及为避免失访采取的有效措施。这样才能使参与研究的研究人员能准确无误地进行研究,也使其他研究人员能清楚地了解该研究的具体实施方法,甚至重复该研究。同时,研究策略或干预方法的设计要求遵循医学伦理原则。

(5)研究指标:研究指标一般包括主要研究指标和次要研究指标,又叫主要终点指标和次要终点指标。主要研究指标通常为1个,一般不超过2个,往往用于估算样本量;次要研究指标可以有多个。每一个研究指标都需要有明确的定义,并且明确测量的次数和测量的时间。主要研究指标是与研究目的有内在联系的,是能反映有效性和安全性的观察指标,建议选择量化、敏感、客观、易重复,且在相关研究领域较为公认的指标;次要研究指标通常是与研究目的相关的辅助性指标。

(6)资料收集和分析:资料和数据的收集方法也需要详细描述。数据可以通过医院已有的病例资料电子系统导出,也可通过制定病例报告表(case report form,CRF)的形式向患者询问调查记录。如采用CRF,应当在研究方案的最后附上该研究采用的CRF。同时要注明进行访视时,进行访视的研究人员是否经过专业的访视培训,是否对他们设盲,以避免偏倚,从而保证数据的质量。

研究方案设计时就需要明确资料和数据的统计分析方法。临床研究方案的设计往往需要统计学专家的参与,和临床研究者一起,根据研究目的和数据类型选择合适的统计学方法。撰写方案时需要详细介绍数据处理和分析采用的统计软件及具体的统计方法,包括具体数据资料的统计描述和统计推断的具体方法,如常见的t检验、单因素方差分析、秩和检验、卡方检验、logistic回归、COX比例风险回归等。

(7)研究流程图:研究流程图主要是用图表的形式,简单明了地反映整个研究的过程,让阅读该临床研究方案的人对整个研究有个总体的认识(表38-1-1)。一般从筛选纳入患者开始,到患者入组进入研究,最后术后随访的整个研究流程,也是对研究方法中上述六个部分的一个简单总结。

4. 预实验 为了保证临床研究的顺利开展,在正式研究开始前,进行预实验是非常有必要的。预实验一般是纳入少量的研究对象,按照设计好的研究方案进行临床研究,以发现目前的研究方案设计是否合理,核实样本量的估算是否恰当,以便及时对不合理的研究方案进行修改和完善。

表 38-1-1　研究流程表

研究阶段项目	筛选纳入	基线	分组入组	干预	干预后
纳入和排除标准	×				
签署知情同意书	×				
人口统计学资料	×				
病史资料采集		×			
干预前研究资料采集		×			
随机分组			×		
干预措施 1				×	
干预措施 2				×	
干预措施 3				×	
干预后相关信息					×
结局指标					×

5. 风险和收益　临床研究中,必须充分保障研究对象的个人权益,并确保研究的科学性和可靠性。研究对象的权益、安全和健康必须高于科学和社会利益,伦理委员会和知情同意书是保障其权益的主要措施。因此,在临床研究方案中,应详细说明该研究可能带来的风险和收益。风险方面,明确研究对象参与该项研究可能发生的不良事件及其危害程度,不良事件发生率及避免和终止的措施等;收益方面,要求实事求是,不能夸大研究可能获得的益处,有的研究对研究对象没有直接收益,但对其他人或者社会有益,也应当如实说明。研究方案需经伦理委员会审议同意并签署批准意见后,方可遵循研究方案开展研究。在研究进行期间,研究方案的任何修改都可能给研究对象带来风险,因此均需经过伦理委员会批准,若发生严重不良事件,应及时向伦理委员会报告。

6. 不良事件的观察、记录和处理　临床研究中,往往会因为研究干预给受试者带来一定的风险,因此临床研究方案中,需要全面考虑该研究可能遇到的不良事件,并明确指出各不良事件相应的处理措施,及时记录。同时还应明确提出在什么情况下需要停止试验,终止研究,以便于在具体的研究过程中对应执行。

7. 医学伦理和知情同意书　在临床研究方案中,往往需要作出以下声明:该研究必须遵循赫尔辛基宣言(2000 年版)按照中国有关医学研究规范、法规进行。在研究开始之前,由医学研究负责单位的伦理委员会批准该试验方案后方可实施临床试验。每一位受试者入选本研究前,研究医师有责任以书面文字形式,向其或其指定委托人完整、全面地介绍本研究的目的、程序和可能的风险,应让受试者知道他们有权随时退出本研究。入选前须给每位受试者一份书面知情同意书(以附录形式包括于方案中),研究医师有责任在每位受试者进入研究之前获得知情同意,知情同意书应作为临床试验文档保留备查。

8. 研究的质量控制　在临床研究方案的最后,需要详细描述采取了哪些措施来确保研究的质量,保障研究结果的真实性、准确性,以获得真实性高的研究成果。

三、小儿麻醉临床研究伦理申报

在进行小儿麻醉的临床研究时,作为伦理审查申请人,在申请初始伦理审查时应当向负责项目研究的医疗卫生机构的伦理委员会提交材料。

(1)初始伦理审查申请表。

（2）临床研究方案：提交给伦理委员会审查的临床研究方案应包括以下 7 个方面。

1）有足够的证据证明该试验只能以儿童人群作为受试者的科学价值。

2）临床试验开展前应有充分的前期研究基础。

3）儿童临床试验实施方案的设计除应当符合一般的研究设计原则及框架外，还应当考虑观察指标的选择、纳入排除标准及适龄范围正当和无替代性、对照设计原则、药物剂量、射线及侵入性检测、样本量、偏倚控制、研究期限、数据记录与保存分析 9 个方面儿童群体的特点。

4）根据儿童身心发育、干预手段及疾病、健康问题的特点，选择合理启动时机。

5）可操作的风险控制与管理方案。

6）对儿童群体的特殊保护。

7）受试者补偿。

具体要求可参考《儿童临床试验伦理审查规范》（重庆标准）。

（3）受试者知情同意书

1）若满足免除知情同意书条件（利用既往的病历和 / 或样本等）的，请填写"免除知情同意申请表"。

2）儿童临床试验知情同意应针对受试者法定监护人和 8 周岁以上的未成年人受试者分别进行，即受试者包含 8 周岁及以上儿童时，必须有监护人和儿童两个版本的知情同意书。为了更好地尊重儿童参与试验的意愿，研究包含 6~8 周岁（不含 8 周岁）学龄儿童时，建议对认知能力和理解能力较好的低龄受试儿童进行知情同意，获取口头或书面的赞同，有条件的可考虑获取书面知情同意书。

根据儿童理解能力及民法总则对民事行为能力的划分，建议儿童临床试验中儿童版知情同意书按年龄分层设计，推荐按年龄段划分：①学龄前（很难理解）；② 6~8 周岁（不含 8 周岁，可能部分理解）；③ 8~16 周岁（不含 16 周岁，能较好理解）；④ 16~18 周岁（能理解）。

3）监护人版知情同意书的语言表述应符合初中及以上文化程度非医学专业成年人的理解水平，试验涉及的相关医学术语应有具体解释。儿童知情同意书语言表述符合儿童理解能力，应当尽量采取简短的语句；避免使用专业术语；最好采取简短的问答的形式；8 周岁及以下儿童配以插图帮助理解。

4）知情同意书内容应符合国家法规要求。鉴于儿童临床试验知情同意过程通常由监护人与儿童共同作出是否参与试验决定的特殊性，监护人及大龄儿童（8 周岁以上）的知情同意书一般还应包含以下内容：①简要介绍研究背景及科学社会价值；②充分说明纳入儿童受试者的原因；③参与研究的儿童受试者数量；④参与研究的随访频率；⑤涉及随机分组设计时，随机分到各组的可能性；⑥研究涉及的所有检查及操作；⑦明确告知所要研究的干预手段（如药物、器械等）的详细信息（如是否已上市、安全性、有效性、前期应用情况等）；⑧试验对儿童生长发育近、远期可能的影响描述；⑨可能增加儿童身体和心理不适的诊疗过程（如多次服药、多次操作）；⑩可能的费用及支付方式、支付方。另外还需要提供研究所在机构伦理委员会联系方式，涉及受试者生物材料（如血液、组织等）可能用于其他研究时，应单独章节列出。

5）知情同意书告知信息须与研究方案一致。

6）涉及国际多中心的儿童临床试验，知情同意书必须包含中文版本，知情同意书中文翻译版必须符合中文语言表述习惯。如提供中外文两个版本的，以中文版内容及表述为准。

（4）项目负责人专业履历等支撑材料。

（5）研究病历和 / 或病例报告表。

（6）在招募儿童受试者时，除了保护患儿及家属隐私、无夸大研究受益或潜在受益、无低估研究预期风险、不含有经济激励、医疗优待等方面的诱导性内容及语言外，还要保护特殊儿童群体。

1）原则上不纳入智力障碍儿童参与研究，除非该人群特有疾病或状态且有明确的受益。

2）原则上不纳入社会福利机构的儿童，除非该人群特有疾病或状态且有明确的受益。

（7）其他研究单位伦理审查意见（提供附件）。

四、临床研究注册

1. **为什么要进行临床研究注册** 临床研究注册是医学研究伦理的需要，是临床试验研究者的责任和义务。国际医学期刊编辑委员会（International Committee of Medical Journal Editors，ICMJE）要求所有临床研究在发表之前必须进行国际注册，否则研究成果将不会在 ICMJE 成员杂志中发表。

2. **什么样的临床研究需要注册** 所有在人体中和采用取自人体的标本进行的研究，包括各种干预措施的疗效和安全性的有对照或无对照试验（如随机对照试验、病例对照研究、队列研究及非对照研究）、预后研究、病因学研究，以及包括各种诊断技术、试剂、设备的诊断性试验，均需注册并公告。

3. **常用的临床研究注册网站**

（1）美国临床研究注册网站：该网站被列为公开化、国际化临床研究注册的典范，而且达到了 ICMJE 的要求。

（2）中国临床研究注册中心：世界卫生组织临床研究注册平台为一级注册机构。按照世界卫生组织国际临床研究注册平台的规定，凡是申请注册的临床试验均需提供伦理审查批件，提交伦理审查批件的时间可在填报注册申请表的同时，也可于注册完成后提交，即先填注册表，获得注册号后研究者再提交伦理委员会审查。凡申请在中国注册临床试验伦理审查委员会审查项目者，需提供申请审查材料包括申请表、研究计划书、知情同意书等。

五、病例报告表制定

1. **定义** 病例报告表（case report form，CRF）是根据试验方案要求设计的，用于记录每例受试者在试验过程中的全部信息，并向申办者报告的纸质或电子文件。

2. **CRF 的制定原则**

（1）完全遵循临床试验方案。

（2）全面完整，简明扼要。

（3）易于理解，方便填写。

（4）便于数据录入和统计分析。

3. **CRF 设计流程**（图 38-1-1）

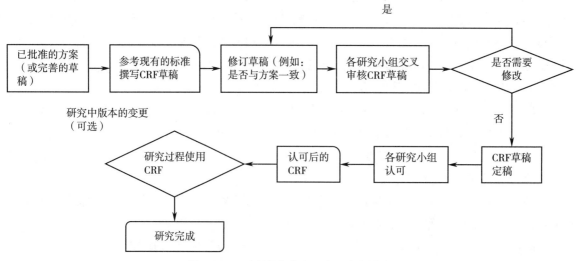

图 38-1-1　病例报告表（CRF）设计流程图

4. CRF 指标分类

（1）数值变量：用于记录连续变化的数据，如身高、体重、血压、心率等。尽量确定该变量所占位数，并在 CRF 上将位数明确标出。如体重 ×××.× kg，身高 ××× cm。

（2）分类变量：两值指标，如"是 / 否""男 / 女"等问题。多值指标是将所有问题的备选答案提供给研究者，各选项间不重叠，另需增加"不清楚""未测量""其他"等选项。对于复合问题的设计，应设计成多个变量。

（3）日期 / 时间变量：如出生日期、发病日期、访视时间等。

（4）文本变量：属于开放型问题，因录入和统计工作较困难，应尽可能减少开放型问题的设计，减少文字描述。

5. CRF 的制定
CRF 应包含的内容：封面、填表说明、一般资料、入选标准、排除标准、治疗期及随访期记录、合并用药表、不良事件记录表、重大事件表（死亡、严重不良反应）、完成及提前终止试验表、审核记录或声明等。

（1）封面：一般包含页眉（项目编号、研究中心号等）、项目名称、随机分组编号或入组顺序号、受试者姓名缩写、入组日期和试验结束日期、临床研究单位、申办单位名称、是否取得知情同意、研究者签名及 CRF 版本号等。

（2）CRF 填表说明：指导研究人员正确填写 CRF 的填写细则，应清晰易懂，尽可能使每位研究人员对 CRF 的理解趋于一致，从而得出可靠、一致的数据。

（3）入选标准、排除标准和人口学信息：入选标准和排除标准要在 CRF 中逐一列出。基本信息包括人口学资料、既往史、现病史等。

（4）试验流程图：明确每个时点需完成的工作，以便于临床试验的实施及核对，避免观察或检测项目的遗漏。

（5）治疗期及随访期记录：明确观测时点、起止时间。每次访视均要逐项记录研究方案中所规定的访视项目，包括疗效评定标准、用药依从性、合并用药及不良反应等。

（6）不良事件记录表及重大事件表：包括不良事件的名称、临床表现、出现的时间、频率、严重程度、与研究用药品的因果关系判断、对研究的影响、处理措施、转归、处理结果、报道方法等。

（7）完成及提前终止试验表：试验结束时，需说明结束日期、受试者是否完成整个研究，如未完成，应说明未完成的原因、日期等。

第二节　常见临床研究设计方案

一、临床研究设计方案的分类

临床科研设计是在人为条件控制下，对于特定患病人群和 / 或健康人群，以发现和证实干预措施对特定疾病的治疗或预防、诊断的有效性和安全性，以及为证实其有效性和安全性相关的药物吸收、分布、代谢和排泄的研究。

1. 临床研究分类原则
临床研究分为两个大的领域：实验性研究（experimental research）和观察性研究（observational research）（图 38-2-1）。实验性研究是由研究者来分配暴露（干预）因素，观察性研究则由研究者对临床实践进行观察，不涉及干预。

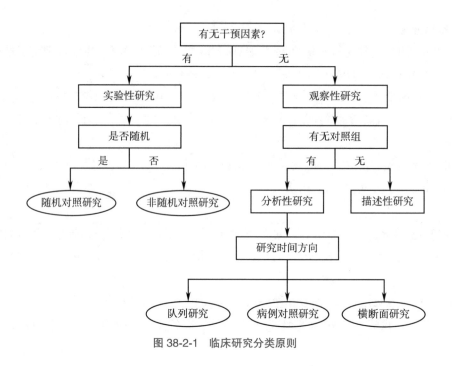

图 38-2-1　临床研究分类原则

2. **横断面研究**　为特定时间的快照。

横断面研究(cross-sectional study)又称为频率调查(frequency survey)或现况研究(status quo study),用来检测特定时间疾病的存在与否和暴露因素存在相关。此时,焦点是疾病,而不是发病。因为结局和暴露在同一时间被确定,两者的时间关系和因果关系可能不清楚,所以它客观地反映了这一时点的疾病分布及人群的某些特征与疾病之间的关联。

(1)用途

1)描述疾病或健康状况的分布。

2)评价一个国家或地方的健康水平。

3)研究影响人群健康和与疾病有关的因素。

4)用于卫生服务需求的研究。

5)用于医疗或预防措施及其效果的评价。

6)用于有关卫生标准的制定和检验。

7)用于检查和衡量既往资料的质量。

8)用于社区卫生规划的制定与评估。

(2)分类

1)普查:指为了了解某病的患病率或某人群的健康状态,在一定时间内对特定范围内的人群中每一成员进行全面调查。

2)抽样调查:从总体中随机抽取一定数量具有代表性的观察单位组成样本,用样本信息推断总体特征。

(3)优缺点

1)优点:①可同时观察多种因素;②由于横向研究可以对较多的受试者进行研究,受试者的代表性往往较强,所得结果具有较好的概括性;③时效性比较强,可较快获得研究结果,避免了受试者流失。

2)缺点:①不能进行疾病因果关系的推断;②现况调查中各因素与结果是同时存在的,调查结果只能用于提供疾病的病因线索和发现影响疾病流行的危险因素;③不适用于研究发展的稳定性问题和早期影响的作用等问题。

3. **队列研究** 从暴露到结局。

队列研究(cohort study)是指将某一特定人群按是否暴露于某可疑因素或暴露程度分为不同的亚组,追踪、观察两组或多组成员结局(如疾病)发生的情况,比较各组之间结局发生率的差异,从而判定这些因素与该结局之间有无因果关联及关联程度的一种观察性研究方法。

(1)研究类型:根据研究对象进入队列时间及终止观察的时间不同,可分为前瞻性队列研究、历史性队列研究和双向队列研究。

1)前瞻性队列研究:是队列研究的基本形式,研究对象的分组是根据研究对象当时的暴露状况而定的,此时研究的结局还没有出现,需前瞻观察一段时间才能得到。

2)历史性队列研究:研究对象的分组是根据研究开始时研究者已掌握的有关研究对象在过去某个时点的暴露状况的历史资料作出的。

3)双向性队列研究:也称混合性队列研究,即在历史性队列研究的基础上,继续前瞻性观察一段时间,将前瞻性与历史性队列研究结合起来的一种模式。

(2)优缺点

1)优点:①资料可靠,一般不存在回忆偏倚;②可直接获得暴露组和对照组人群的发病率或死亡率,可直接计算相对危险度(RR)等反映疾病危险强度的指标;③由于病因在前,疾病在后,因素检验假设的能力较强,一般可证实病因联系;④有助于了解疾病的自然史,有时还可能获得多种预期以外的疾病结局资料,可分析单一病因与多种疾病的关系。

2)缺点:①不适于低发病率疾病的病因研究;②容易产生失访偏倚;③研究耗费人力、财物和时间较多;④随访过程中,未知变量引入人群,或人群中已知变量的变化等,都可使结局受到影响,使分析复杂化。

4. **病例对照研究** 从结局到暴露。

病例对照研究(case-control study)也称回顾性研究,是比较患某病者与未患某病的对照者暴露于某可能危险因素的百分比差异,分析这些因素是否与该病存在联系。是分析流行病学方法中最基本、最重要的研究类型之一。

(1)用途:①探索疾病的可疑危险因素;②验证病因假设;③提供进一步研究的线索。

(2)优缺点

1)优点:①省力、省时、省钱,容易组织实施;②不仅用于病因的探讨,而且广泛用于许多方面;③可以同时研究多个因素与某种疾病的联系,特别适合于探索性病因研究;④对研究对象多无损害。

2)缺点:①不适于研究人群中暴露比例很低的因素;②选择研究对象时,难以避免选择性偏倚;③信息的真实性难以保证,暴露于疾病的先后常难以判断;④获取既往信息时,难以避免回忆性偏倚;⑤不能测定暴露组和非暴露组疾病的率。

5. **随机对照试验** 评价干预措施的"金标准"。

随机对照试验(randomized controlled trial)是临床研究中避免选择偏倚和混杂因素的唯一方法。将研究对象随机分组,对不同组实施不同的干预,以对照效果的不同。可以提高统计学检验的有效性等诸多优点,被公认为是评价干预措施的"金标准"。这种设计与基础科研中的对照试验相近,除了随机分配参加者这一重要区别以外,在有些方面类似于队列研究。

(1)设计形式

1)解释性随机对照试验:竭力探寻一项治疗效应是否存在,干预是如何起到治疗效果的,对明确有效的机制具有较高价值,但很少能告诉我们结论能否推广到更宽的现实环境中及更宽范围的不同人群中。

2)实用性随机对照试验:在临床实际中的不同治疗方案中比较,朝向提供最佳治疗决策,更关心在真实条件下治疗患者的效果怎么样,很少洞察为什么能治疗或怎么样治疗。

（2）优缺点

1）优点：①有严格的诊断标准，对研究对象的纳入和排除都有严格的规定；②采用盲法，可以消除、控制或平衡许多已知或未知的偏倚，结果可靠性强。

2）缺点：①研究对象筛选严格，故代表性相对较差，不能代表疾病的全貌，不能揭示疾病的总体规律；②易产生失访偏倚；③研究成本较大、耗时长、临床不易广泛开展；④安慰剂使用不当会影响患者治疗。

二、各类研究报告规范

1. 随机对照试验　临床试验报告统一标准（consolidated standards of reporting trials，CONSORT）是随机对照试验的报告规范（表 38-2-1）。

表 38-2-1　CONSORT 报告规范

主题	编号	核查条目清单
题目及摘要	1a	题目中说明随机分配方式（试验设计、受试对象、干预措施）
	1b	结构式摘要是对试验设计、方法（受试对象、干预措施、目标/假说、主要结局、随机化、盲法）、注册信息、结果（每组受试者数目、募集状态、进入分析集的每组受试者数目、主要结局、不良事件）和结论的总结
背景及目的	2a	研究的科学背景，解释为什么提出这个研究问题
	2b	特定目标或假说
试验设计	3a	描述试验设计
	3b	描述试验开始后对方法的重要改变（包括入排标准）及理由
受试者	4a	纳入排除标准
	4b	收集数据资料的场所
干预	5	详细描述每组的干预措施，包括如何及何时进行干预
结局	6a	包括主要及次要结局测量指标，如何及何时进行评估
	6b	试验开始后，任何针对试验结局测量进行的改变及理由
样本量	7a	样本大小如何确定的
	7b	可能的话，需要解释中间分析和试验终止原则
随机序列的产生	8a	随机分组序列的产生方法
	8b	随机化的方式，任何限制的详细情况，分层和区组大小
分配隐藏	9	如何来完成随机序列分配，用数字产生器还是中心电话数字，数字安排是否随机隐藏，干预分配方案是否隐藏
实施	10	谁产生的随机分配试验，谁登记参与者，谁分配参与者接受干预
盲法	11a	干预分配后对谁（参加者、护理、结局评估者）设盲，如何评价盲法是否成功
	11b	如果有可能，描述干预措施的相似性
统计方法	12a	比较主要结果和次要结果的统计方法
	12b	附加的统计方法，对亚组的分析及矫正分析

主题	编号	核查条目清单
参与者	13a	对每个组来说,随机分配各组的人数、接受预期处理和主要结局分析的人数
	13b	对每个组来说,随机化分组后参与者的丢失和排除及理由
招募	14a	决定受试者入选标准及随访时间
	14b	为什么试验结束或停止
基线数据	15	各组人口统计学和临床特征的基线资料表格
人员分析	16	每组参加人数包括每次分析时是否按最初分组进行分析
结果及估算	17a	总结每一个主要及次要的结果,每组的结果,估计其效应大小和精确度
	17b	对于二元结果,建议呈现绝对和相对效应大小
辅助分析	18	报告所进行的其他分析的多元性,包括亚组分析、矫正分析
不良反应	19	每一干预组的所有重要的不良反应
局限性	20	指出研究的局限性、潜在偏倚、不精确性及分析的多样性
普遍性	21	研究发现的推广、外部有效性和适应性
阐释	22	对结果的解释,平衡益处和副作用,考虑其他有关证据
注册	23	注册号和试验注册机构
研究方案	24	研究方案获取途径
资金	25	资金来源及其他支持,出资人在试验中的角色

2. 观察性研究　加强观察性流行病学研究报告声明(strengthening the reporting of observational studies in epidemiology,STROBE)是观察性研究的报告规范(表38-2-2)。

表 38-2-2　STROBE 报告规范

主题	编号	清单具体内容
题目和摘要	1a	在题目或摘要中用常用术语表明研究所采用的设计
	1b	在摘要中对所做工作和结果作一个简明的总结
背景及原理	2	研究的科学背景及原理
目的	3	阐明具体的研究目的,包括任何预先设定的假设
研究设计	4	描述研究设计的关键内容
研究设置	5	描述研究机构、研究地点及相关资料,包括招募的时间范围、暴露、随访及数据收集
参与者	6a	队列设计(描述纳入标准、参与者的来源和选择方法、随访方法);病例对照设计(描述纳入标准、病例和对照的来源及确认病例和选择对照的方法、病例和对照选择的原理);横断面设计(描述纳入标准、参与者的来源和选择方法)
	6b	队列设计(对于配对设计,应说明配对标准及暴露和非暴露人数);病例对照设计(对于配对设计,应说明配对标准和每个病例配对的对照数)

主题	编号	清单具体内容
变量	7	明确定义结局、暴露因素、预测因子、可能的混杂因素及效应修饰因素,如果相关,给出诊断标准
数据来源	8	每个有意义的变量,给出数据来源和详细的测量方法,如果有一个以上的组,描述各组之间测量方法的可比性
偏倚	9	描述解决潜在偏倚的方法
样本大小	10	描述样本量的确定方法
定量变量	11	解释定量变量是如何分析的,如果相关,描述分组的方法和原因
统计方法	12a	描述所使用的统计方法,包括减少混杂因素的方法
	12b	描述所有分析亚组和交互作用的方法
	12c	如何解决数据缺失
	12d	队列设计(如果相关,描述解决失访问题的方法);病例对照设计(如果相关,描述如何对病例和对照进行配对);横断面设计(如果相关,描述抽样策略的分析方法)
	12e	描述所用的灵敏度分析方法
参与者	13a	研究各阶段参与者人数,如可能合格的人数、参与合格性检查的人数、证实合格的人数、纳入研究的人数、完成随访的人数及完成分析的人数
	13b	各阶段参与者退出研究的原因
	13c	考虑使用流程图
描述性数据	14a	描述参与者的特征(人口统计学、临床和社会特征)及暴露和潜在混杂因素的相关信息
	14b	描述因每一个待测变量而缺失数据的参与者人数
	14c	队列设计要总结随访时间(如平均随访时间和全部随访时间)
结局数据	15	队列设计(报告随时间变化的结局事件数或综合指标)、病例对照设计(报告各种暴露类别的人数或暴露综合指标)、横断面设计(报告结局事件数或综合指标)
主要结果	16a	报告未校正的估计值,如果相关,给出混杂因素校正后的估计值及其精确度、95% 置信区间;阐明按照哪些混杂因素进行了校正及选择这些因素进行校正的原因
	16b	如对连续变量进行分组,要报告每组观察值的范围
	16c	对有意义的危险因素,最好把相对危险转化成针对有意义的时间范围的绝对危险度
其他分析	17	报告进行过的其他分析,如亚组分析、交互作用分析和敏感性分析
关键结果	18	根据研究目标概括关键结果
局限性	19	讨论研究的局限性,包括潜在偏倚或不准确的来源,讨论任何潜在偏倚的方向和大小
解释	20	结合研究目标、研究局限性、多重分析、相似研究结果和其他相关证据,谨慎给出一个总体的结果解释
可推广性	21	讨论研究结果的普适性和外部有效性
资金来源	22	提供研究资金的来源和资助机构在研究中的作用,如果相关,提供资助机构在本文基于初始研究中的作用

3. **系统评价** 系统评价和荟萃分析的首选报告项目（the preferred reporting items for systematic reviews and meta-analyses，PRISMA）是系统评价的报告规范（表 38-2-3）。

表 38-2-3 PRISMA 报告规范

主题	编号	核查清单内容
题目	1	能鉴定出是否为系统综述或荟萃分析，抑或两者皆是
摘要	2	提供结构化摘要，按照实际情况包含以下部分：背景、目的、资料来源、纳入标准、研究人群、干预措施、质量评价方法和合并方法、结果、限制、结论和对主要结果的分析、系统评价注册号
原理	3	描述综述所使用的已知原理
目的	4	使用 PICOS，即研究对象、干预措施、对照措施、结果、研究设计类型明确问题
方案和注册	5	是否有研究方案，在什么地方能获得研究方案（如网址），如有可能，提供包括注册号在内的注册信息
纳入标准	6	使用纳入研究的方法学特征（如 PICOS、随访时间）和报告特征（如发表年份、语言、发表状态）作为可靠、合理的标准
信息来源	7	在检索策略中列出所有的信息来源（如使用的数据库、与研究作者联系获得详细信息）和最后检索日期
检索	8	至少提供一个数据库的完整检索方式，包括对检索的限制，这个策略是否能被重复使用
研究筛选	9	阐述研究筛选过程（如筛查、可靠性、是否在系统综述中，如有可能，是否在荟萃分析中）
资料提取过程	10	描述从研究中提取资料的过程，调查者获得或确定数据的过程
资料类型	11	定义和列出所有的资料类型（如 PICOS、资金来源）、任何假设和简化
单个研究的偏倚	12	描述用于评价每个研究的偏倚危险的方法（提供是在实施阶段或结局阶段），在数据合成过程中是如何使用这些方法的
合成方法	13	描述主要的合成方法（如危险度、均差）
合成结果	14	描述数据处理方法和合成的结果，在每个荟萃分析中进行异质性检验（I^2）
研究间的偏倚	15	注明任何可能影响合成证据的偏倚（如发表偏倚、研究内选择偏倚）
补充分析	16	描述任何补充分析（敏感性分析、亚组分析、Meta 回归分析），是否为预先计划的
研究筛选	17	提供检索、纳入标准、质量评价后的纳入研究的数目，每个阶段给出排除理由，最好提供流程图
研究特征	18	对于每个研究，列出数据提取的特征（如样本量、PICOS、随访时间），并提供引用来源
研究内偏倚	19	提供每个研究偏倚的数据，如有可能，对结局的评价
每个研究的结果	20	对于所有呈现的结局（危害、有益），每个研究提供：①每个干预组的简单总结表；②估计效应值和置信区间，最好提供森林图
合成结果	21	提供每个荟萃分析的结果，包括置信区间和异质性检验
研究间偏倚	22	提供评价研究间的偏倚信息

主题	编号	核查清单内容
补充分析	23	提供补充分析的结果（敏感性分析、亚组分析、Meta 回归分析）
总结证据	24	总结发现的证据，包括每个主要结局的关联度，要考虑到结果对主要利益相关者的影响
不足	25	讨论在研究和结局上的限制（偏倚）和综述水平的限制（检索不全面、发表偏倚）
结论	26	联合其他证据解释结果，并提出改进意见
资金来源	27	提供为本系统综述和其他数据的资金来源，资金提供者所扮演的角色

三、常见临床研究示例

（一）队列研究

1. **研究名称**　全身麻醉对小儿神经发育影响的研究（the pediatric anesthesia neurodevelopment assessment study,PANDA study）。

2. **研究背景及目的**　常用麻醉药对发育中的大脑具有神经毒性，可导致神经认知功能受损和行为异常。因此，了解麻醉暴露对儿童潜在的神经认知功能和行为的影响非常重要。本次研究的主要目的是为探究健康儿童单次全身麻醉暴露与后期神经认知功能受损和行为异常是否相关。

3. **研究方法**

（1）研究设计：采用同胞配对队列设计，对 8~15 岁儿童的神经认知功能和行为进行评估。

（2）研究对象及暴露因素：对所有儿童进行单独测试；同时对其父母进行标准化的行为问卷调查，并就医疗史、社会史和家族史进行访谈。所有测试人员都接受了儿科神经心理专家的培训，并且其对研究对象的暴露状况是不知情的。

1）暴露组的纳入标准：在 2000—2010 年，于 36 月龄前在全身麻醉下接受过腹股沟疝修补术（单次麻醉暴露）；年龄为 8~15 周岁；出生时胎龄≥36 周；ASA 分级为 ASA Ⅰ级或 ASA Ⅱ级；会说英语；与非暴露组的儿童是存在血缘关系的兄弟姐妹。

2）非暴露组的纳入标准：暴露组儿童的半同胞或全同胞，且年龄相近（差异在 3 岁以内），在 36 月龄前未接受过麻醉；年龄为 8~15 周岁；出生时胎龄≥36 周；ASA 分级为 ASA Ⅰ级或 ASA Ⅱ级；会说英语；与暴露组的儿童是存在血缘关系的兄弟姐妹。

选择 0~36 个月的年龄范围作为暴露年龄范围，是因为这一时期为人脑不同区域突触发生的高峰期。选择兄弟姐妹匹配的对照组是为了将遗传背景、家庭环境、父母教育和其他社会经济地位指标的影响降至最低，因为这些都是影响神经发育的关键因素。

（3）数据来源：队列的临床数据（包括手术过程、使用的麻醉药、围手术期用药及围手术期并发症记录）均来自每个研究中心的麻醉和医疗记录。10% 的神经心理测试数据进行了重新评分和审查，以确保其准确性和完整性。3 位小儿麻醉医师检查了临床记录的一致性和准确性。

（4）结局指标

1）主要结局指标：儿童在 8~15 岁时的整体认知功能（IQ）。

2）次要结局指标：儿童在 8~15 岁时特定方面的认知功能和行为。

结局指标的选择基于以下标准之一：

A. 在动物研究中发现有缺陷的神经认知功能（记忆力、注意力和运动功能）。

B. 在人类研究中证实有障碍的神经认知功能（语言）。

C. 其他被认为在日常生活或在学校、工作表现中非常重要的人类功能（执行力和注意力）。

选择在儿童 8~15 岁时进行评估，是因为所有的神经心理测试在这个年龄段都是可靠和有效的，而且它为损伤的出现提供了足够的后续时间。

（5）样本量计算：根据双侧配对 t 检验，第一类错误为 0.05，检验功效为 80% 时，兄弟姐妹之间的智商差异为 4.5（根据 28 对同胞的预实验结果所得），计算得出的样本量为 90 对同胞。再考虑同胞间的相关性及多变量的调整，再增加 25% 的样本量，故最终计算得出的样本量为 113 对同胞。

（6）统计学分析：应用双侧配对 t 检验，所有人口统计学、神经认知功能和行为得分都以均数和标准差表示。在结果显著（$P<0.05$）的情况下，使用线性混合效应模型进行进一步分析。对于通过配对 t 检验发现的显著结果和已知临床临界值的结果，在二分结果中对匹配对进行 McNemar 检验，再对所有显著的协变量进行混合效应逻辑回归调整。

4. **研究结果** 根据纳入 / 排除标准，共有 216 对兄弟姐妹符合条件；其中，130 对兄弟姐妹被成功招募，116 对兄弟姐妹在 4 个研究地点进行了测试。共有 105 对兄弟姐妹被纳入主要结果分析，97~105 对被纳入次要结果分析。随访率为 90.5%。

在 105 对同胞中，暴露组与非暴露组分别在平均年龄为 10.6 岁和 10.9 岁时进行了智商测试。暴露组的男性患儿比例为 90%，而非暴露组仅有 56% 为男性患儿。暴露组患儿接受手术 / 麻醉时的平均年龄为 17.3 月龄。所有暴露组的患儿都接受了吸入麻醉药，麻醉持续时间为 20~240 分钟，平均持续时间为 84 分钟。

（1）主要结果

1）暴露组的平均智商：整体智商为 111（95%CI 108~113）；表现智商为 108（95%CI 105~111）；语言智商为 111（95%CI 108~114）。

2）非暴露组的平均智商：整体智商为 111（95%CI 108~113）；表现智商为 107（95%CI 105~110）；语言智商为 111（95%CI 109~114）。

就平均智商而言，暴露组与非暴露组的得分在统计学上没有显著差异。

3）与非暴露组的同胞相比，暴露组的平均智商差异为 0.2（95%CI –2.6~2.9）；表现智商差异为 0.5（95%CI –2.7~3.7）；语言智商差异为 –0.5（95%CI –3.2~2.2）。

（2）次要结果：在特定领域的神经认知功能和行为方面，包括记忆和学习、运动和处理速度、视觉空间能力、注意力、执行力、语言或行为方面，暴露组与未暴露组的兄弟姐妹之间的平均得分在统计学上没有显著差异。

5. **结论** 在 36 月龄前接受过单次麻醉暴露的健康儿童，与没有接受过麻醉暴露的健康兄弟姐妹相比，后期的智商得分没有统计学上的显著差异。对于重复暴露、长时间暴露和弱势亚组的影响，需要进一步研究。

（二）随机对照研究

1. **研究名称** 全身麻醉与腰麻比较的临床研究（general anaesthesia compared to spinal anaesthesia trial, GAS trial）。

2. **研究背景及目的** 发现了麻醉对发育中大脑可能具有神经毒性的问题，通过一系列动物研究、队列研究的结果来证明早期麻醉暴露与各种不利的神经发育结果之间存在联系，指出目前研究的不足，并提出本次研究的目的：研究婴儿全身麻醉对神经发育结局的影响。

3. **研究方法**

（1）研究设计：这是一项在澳大利亚、意大利、美国、英国、加拿大、荷兰和新西兰的 28 家医院进行的国际、评估者单盲、等效、随机、对照试验。

（2）研究人群

1）纳入标准：妊娠 26 周以上出生且出生后年龄小于 60 周的计划行腹股沟疝修补术的婴儿。

2）排除标准：①有本研究所包含的麻醉方法禁忌证；②患有先天性心脏病需要手术或药物治疗；③术前进行机械通气；④染色体异常或其他已知的可能影响神经发育的获得性或先天性异常；⑤新生儿期或妊娠晚期曾接触挥发性全身麻醉或苯二氮䓬类药物；⑥任何已知的神经损伤，如囊性脑栓塞或第三、四脑室出血；⑦任何社会或地理因素导致随访困难；⑧因语言不通导致语言测试不可行。

（3）随机化与分配隐藏

1）随机方法：使用计算机生成随机分配序列，将患者随机分为清醒状态下区域麻醉组或基于七氟烷吸入麻醉的全身麻醉组（1∶1）。

2）盲法：麻醉医师知道群体分配，但进行神经发育评估的研究者不知道。若家长询问患儿分组情况，可告知家长并嘱咐家长对评估人员隐瞒这一信息。评估完成后，询问家长和评估员被问及是否知道小组分配。

（4）干预措施实施

1）区域麻醉组：采用脊椎麻醉、骶管阻滞或骶管和脊椎联合麻醉。

2）全身麻醉组：接受七氟烷麻醉诱导和维持。

区域麻醉组患儿如果发生躁动，则口服蔗糖，但不允许使用其他药物镇静。若婴儿出现不能通过口服蔗糖解决的躁动，或区域麻醉效果不佳，则使用七氟烷。区域麻醉组患儿使用了七氟烷、氧化亚氮或任何其他全身麻醉药均被认为违反了研究方案。全身麻醉组七氟烷的浓度、气道装置的选择、通气技术和神经肌肉阻滞药的使用由当事麻醉医师决定。不允许补充阿片类药物和氧化亚氮，但允许使用骶管阻滞、髂腹股沟 - 髂腹下的区域阻滞来提供术后镇痛。两组均可口服、直肠或静脉注射对乙酰氨基酚。

（5）结局指标

1）主要结局指标是患儿 5 岁时韦氏幼儿智力量表（WPPSI-Ⅲ）的全智能智商评分。

2）次要结局指标是 5 岁时 NRPSYI-Ⅲ子测试评估注意力和执行功能。

（6）数据收集：神经心理学评估将在孩子 5 岁前的 4 个月内完成。总的评估时间约为 3 小时，评估由一名儿童心理学家在各个地点进行。质量控制由一名国家协调心理学家负责。参与式测试由心理学家管理，父母或看护人完成报道问卷。记录自随机化以来的人口统计数据、家庭结构和病史，并对每位患儿进行简短的身体和神经检查。所有这些结果测量都在方案中预先制订。

（7）样本量计算：样本量计算基于主要结局指标。预设组间平均值差异 5 分（1/3 SD）作为临床差异的标准，假设预期差异为 1 个标准化分数点，标准差为 15,95% 置信区间排除 5 分以上差异的概率为 90%（显示等效性的最大可接受差异），该试验将需要 598 名患儿，考虑到 10% 的缺失率和 10% 的违反研究协议，最后需招募约 720 名患儿。

（8）统计方法：连续性变量将采用线性回归，分类变量使用广义线性模型，以便能够估计风险比。根据不同国家、手术持续时间、患者手术时的年龄及胎龄进行亚组分析。

4. **结果**　两组在 5 岁时的神经发育结局都没有显著差异。清醒区域麻醉组的认知综合评分为 99.08±18.35,全身麻醉组为 98.97±19.66。组间差值为 0.23（95%CI -2.59~3.06）。

5. **讨论**

（1）陈述本研究主要发现：研究结果显示在婴儿时期接受清醒区域麻醉和全身麻醉进行腹股沟疝修补术的儿童中，5 岁时测量的 WPPSI-Ⅲ全智能智商具有很强的等效性。

（2）本研究的优势和不足

1）优势：先前确定幼儿期麻醉暴露与神经发育结果之间的联系的研究，如 PANDA 研究、MASK 研究均为队列研究,GAS 试验是唯一一项评估麻醉对神经发育影响的随机试验等。

2）不足：失访率比预期的要高、盲法存在偏倚等。

（3）研究的意义：GAS 试验研究结果不能推广到同时使用多种全身麻醉药的患儿。本研究所有患儿的平均麻醉暴露时间为 1~2 小时，尽管暴露时间没有明确的界限来确定是否会产生影响，但动物数据表明，接触时间越长越有可能导致神经毒性。在这项研究中，患儿的麻醉时间比许多动物实验的麻醉时间短，而且动物暴露时间与人类暴露时间的等效性是未知的。

6. **结论**　在男性为主的婴儿人群中，与清醒区域麻醉相比，不超过 1 小时的全身麻醉不会改变神经发育结果。

（三）系统评价示例

1. **研究名称**　利多卡因预防儿童喉痉挛的有效性：系统评价和荟萃分析。

2. **研究背景及目的**　喉痉挛是全身麻醉的一种严重并发症，在麻醉诱导、气管插管和拔管时最常发生。据报道，儿童全身麻醉时喉痉挛的发生率在 1.7%~25%。喉痉挛可引起上呼吸道完全阻塞，并可导致缺氧、负压性肺水肿和死亡。利多卡因可经静脉或局部给药，常用于防止儿童在麻醉期间或气管拔管前即刻出现喉痉挛。然而，已有研究出现了矛盾的结果，由于全身麻醉时喉痉挛的发生率相对低，大多数临床研究的力度不足。此外，给药途径（如静脉注射或局部给药）也各不相同。因此研究者决定分析利多卡因对儿童喉痉挛的疗效，并确定最有效的给药途径。

3. **研究方法**

（1）纳入与排除标准：所有比较利多卡因与对照组并报告喉痉挛发生率的试验，不受语言、手术类型或麻醉技术的限制。排除标准：①成人研究；②没有足够对照的研究；③不能确认喉痉挛发生率的研究；④病例报告、评论或致信、动物研究。

（2）文献检索策略：在 2013 年 2 月 15 日和 2014 年 4 月 4 日分别搜索了 MEDLINE、CENTRAL、Embase 和 Web of Science，也搜索了所有文章的推荐阅读列表。

（3）文献筛选：两位作者独立评估所有被确定为潜在纳入的研究。对至少由一位作者选择的潜在相关研究的全文版本进行检索和评价，并对那些符合纳入标准的研究进行单独评估。任何分歧都通过讨论解决，如果无法一致，由第三作者仲裁。

（4）资料提取：创建了一个数据收集表，当喉痉挛按严重程度（如轻、中、重度）进行分类时，从重度类别中提取数据；如果报告喉痉挛合并喘鸣或支气管痉挛，不能单独提取喉痉挛的数据时，联系第一作者以获得更多的信息，如果无法从作者那里获得更详细的数据，提取混合数据，即喉痉挛、喘鸣和支气管痉挛，进行敏感性分析，以确认排除混合数据后合并的结果是否会发生变化。两位作者分别从纳入的研究中独立提取数据，并对数据进行交叉核对。通过讨论解决分歧，如果无法一致，则由第三位作者进行仲裁。

创建数据收集表，包括以下信息：ASA 分级、年龄、手术类型、麻醉方式、气道类型、利多卡因给药途径、利多卡因剂量、利多卡因给药时机、喉痉挛的评估时机、控制类型（安慰剂或无治疗）、个别研究的主要结果、利多卡因组纳入病例数、对照组纳入病例数、利多卡因组喉痉挛病例报告数、对照组喉痉挛病例报告数、利多卡因的不良反应，如癫痫发作、心律失常或过敏反应。

（5）纳入研究的偏倚风险评价：采用 Cochrane 手册 5.1.0 版提供的随机对照试验（RCT）偏倚风险评价工具评价纳入研究的偏倚风险。评估了序列生成、分配序列隐藏、患者盲法、医师盲法、数据收集者盲法、结果评估者盲法、不完整结果数据、选择性结果报告和其他偏倚的风险。作者也总结了偏倚风险。因为作者确定患者盲法的缺失不太可能影响喉痉挛的发生率，所以作者认为这方面的偏倚风险较低。

（6）统计分析：采用风险比（RR）对二分法数据进行总结，置信区间为 95%；计算需要治疗的数量（NNT）来评估干预的总体临床影响；用 I^2 统计量量化异质性。作者使用随机效应模型（Dersimonian 和 Laird 方法）来结合研究结果。用森林图来表示和评价处理的效果。小的研究效应，包括发表偏倚，使用漏斗图和 Begg 秩相关检验进行评估,在不对称检验中 $P<0.1$ 被认为存在。

(7)敏感性分析:排除具有高偏倚风险的研究;限制同行审稿;排除出现喉痉挛、喘鸣和支气管痉挛的混合数据的研究。

(8)其他分析:按给药途径(静脉或局部)进行亚组分析。此外,作者进行了纳入以下协变量的元回归分析:手术类型;气道装置;"喉痉挛"不同定义;给药途径;利多卡因不同剂量。

4. 结果

(1)研究筛选流程及结果(图 38-2-2):文献筛选流程图包括各种来源的检索结果、去重后剩余文献数、初筛后剩余文献数、获取全文后剩余文献数、排除文献数及排除原因、纳入定性分析文献数及纳入定量分析文献数。

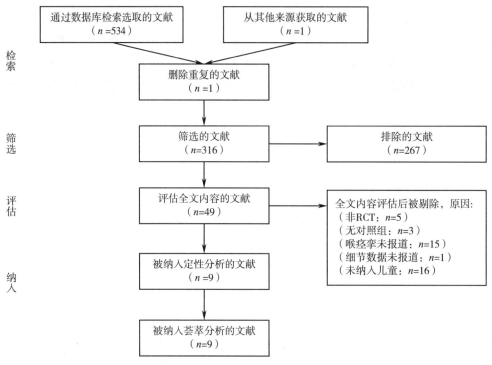

图 38-2-2 文献筛选流程图

(2)纳入研究基本特征(表 38-2-4):基本特征表中包含了研究人群、手术类型、麻醉方式、人工气道装置、给药方式、给药剂量、给药时间及对照措施。

表 38-2-4 纳入研究基本特征表

来源	麻醉分级	年龄	手术	麻醉方式	气道装置类型	给药途径	利多卡因剂量	给药时长	对照
Sanikop & Bhat(2010年)	Ⅰ、Ⅱ	3 个月至 6 岁	腭裂修复术	氯胺酮和氯琥珀胆碱(诱导)N_2O 和维库溴铵(维持)	气管导管	静脉注射	1~1.5mg/kg	拔管前 2 分钟	安慰剂
Koc 等(1998年)	未提及	5~10 岁	扁桃体、腺样体切除术	N_2O 和氟烷	气管导管	静脉注射	1mg/kg	拔管前 5 分钟	安慰剂

来源	麻醉分级	年龄	手术	麻醉方式	气道装置类型	给药途径	利多卡因剂量	给药时长	对照
Leicht 等（1985 年）	I	3~7 岁	扁桃体切除术	N_2O 和氟烷（诱导）N_2O 和氟烷（维持）	气管导管	静脉注射	1~1.5mg/kg	拔管前4~5 分钟	安慰剂
Bidwai 等（1979 年）	I	2~8 岁	扁桃体、腺样体切除术	N_2O 和氟烷	气管导管	静脉注射	1mg/kg	拔管前	安慰剂
Baraka（1978）	未提及	3~6 岁	扁桃体切除术	氟烷（诱导）氟烷（维持）	气管导管	静脉注射	1~2mg/kg	拔管前 1 分钟	无
Schebesta 等（2010 年）	I、II	1~10 岁	简单外科诊治	七氟烷、芬太尼和丙泊酚（诱导）芬太尼和七氟烷（维持）	SAD	局部给药	2% 利多卡因凝胶 0.3~1mg/kg	插入 SAD 期间	安慰剂
Penaloza 等（1999 年）	I、II	1~8 岁	未提及	氟烷	气管导管	局部给药	10mg	诱导前	安慰剂
Koc 等（1998 年）	未提及	5~9 岁	扁桃体、腺样体切除术	N_2O 和氟烷	气管导管	局部给药	1~4mg/kg	气管插管前	安慰剂
O'Neill 等（1994 年）	未提及	4 个月至 14 岁	未提及	N_2O 氟烷（诱导）N_2O 和氟烷或异氟烷（维持）	SAD	局部给药	2% 利多卡因凝胶：约 1/4 茶匙	插入 SAD 期间	安慰剂
Staffel 等（1991 年）	未提及	10 岁	扁桃体、腺样体切除术	未提及	气管导管	局部给药	1~5mg/kg	气管插管时	无

注：SAD. 声门上呼吸道装置；N_2O. 氧化亚氮。

（3）偏倚风险评估结果（表 38-2-5）：偏倚风险评估表主要包括随机序列的产生、分配方法的隐藏、盲法、不完整数据、选择性报告及其他偏倚。

表 38-2-5　偏倚风险评估表

来源	生成序列	分配隐藏	患者盲法	医疗服务者盲法	数据收集者盲法	结局评估者盲法	不完全的结局指标	选择报道偏倚	其他偏倚	总结
Sanikop & Bhat（2010 年）	低	不清楚	低	不清楚	不清楚	不清楚	不清楚	低	低	不清楚
Koc 等（1998 年）	不清楚	不清楚	低	低	不清楚	不清楚	不清楚	低	低	不清楚
Leicht 等（1985 年）	不清楚	不清楚	低	低	低	低	不清楚	低	低	不清楚
Bidwai 等（1979 年）	不清楚	不清楚	低	低	低	低	不清楚	不清楚	不清楚	不清楚
Baraka 等（1978 年）	不清楚	不清楚	低	高	高	高	不清楚	不清楚	不清楚	高
Schebesta 等（2010 年）	低	低	低	低	低	低	低	低	低	低

来源	生成序列	分配隐藏	患者盲法	医疗服务者盲法	数据收集者盲法	结局评估者盲法	不完全的结局指标	选择报道偏倚	其他偏倚	总结
Penaloza 等（1999 年）	不清楚	不清楚	低	高	高	高	不清楚	不清楚	不清楚	高
Koc 等（1998 年）	不清楚	不清楚	低	低	不清楚	不清楚	不清楚	低	低	不清楚
O'Neill 等（1994 年）	不清楚	不清楚	低	高	高	高	低	低	低	高
Staffel 等（1991 年）	高	高	低	高	高	高	不清楚	低	低	高

（4）荟萃分析结果：包括 787 名患儿的 9 项研究的联合结果显示，接受利多卡因的患者喉痉挛的发生率降低有统计学意义。此外，亚组分析显示，静脉注射和局部注射利多卡因对降低喉痉挛发生率均有统计学意义（图 38-2-3）。小儿全身麻醉时喉痉挛发生率报道在 1.7%~25%。考虑到这些基线风险，需要治疗以防止儿童喉痉挛的数量在 7（95%CI 5~12）~96（95%CI 77~173）。

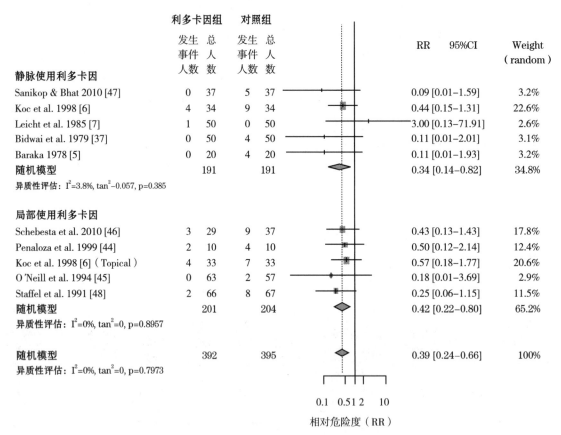

图 38-2-3　荟萃分析结果（不同给药方式的影响）

（5）敏感性分析及其他分析：当排除有高偏倚风险的研究时，或当数据限制在同行评审的文献时，或当报告混合数据的喉痉挛研究被排除时，结果并没有发生改变。Meta 回归分析结果显示，手术类型、气道装置、喉痉挛的定义、给药方式和给药剂量这 5 个协变量均无显著影响（表 38-2-6）。

表 38-2-6　回归分析探究协变量是否存在显著效应

协变量	风险比的相对变化（95%CI）	P 值
手术类型	1.17（0.09~15.0）	不显著
气道装置	1.43（0.16~13.1）	不显著
喉痉挛的定义	0.74（0.12~4.37）	不显著
给药方式	1.55（0.31~7.75）	不显著
利多卡因剂量	1.44（0.31~6.74）	不显著

5. 讨论

（1）证据总结：结果表明，儿童全身麻醉时发生喉痉挛的风险比为 0.39（95%CI 0.24~0.66），利多卡因在全身麻醉期间可有效防止儿童喉痉挛。敏感性分析显示利多卡因在预防儿童喉痉挛方面的效果不受高偏倚风险研究和 / 或非同行评审研究的影响。根据分级方法，证据的质量为中等。此外，亚组分析表明，静脉注射和局部注射利多卡因都能有效预防儿童喉痉挛。

（2）局限性：本研究中一个重要的局限是偏倚风险。有 4 项研究中麻醉医师没有实施盲法，而且大多数研究没有描述随机化过程或隐藏分配。4 项研究存在较高的偏倚风险，而只有 1 项研究存在较低的偏倚风险。因此，作者将证据的质量降为中等。作者需要进一步的研究和更稳健的设计来证实他们的发现。

6. 结论

这篇系统评价的结果表明，利多卡因能够在儿童全身麻醉期间预防喉痉挛（中度），静脉和局部给药都是有效的。

（左云霞　杨　磊　赵雨意）

推荐阅读

[1] 卜擎燕，熊宁宁，邹建东，等 . 从临床研究数据管理角度设计病例报告表 . 中国新药杂志，2007，16（5）：339-343.

[2] 付海军，骆晓霞 . 病例报告表设计的要点 . 药学学报，2015，50（11）：1452-1455.

[3] 李庆娜，陆芳，安丰华，等 . 病例报告表的设计及其常见问题分析 . 中国临床药理学与治疗学，2013，18（8）：901-906.

[4] 李晓彦，温泽淮，唐雪春，等 . 临床试验中病例报告表设计的原则与流程 . 中药新药与临床药理，2013，24（2）：206-209.

[5] 吕晓颖，张卓琳，艾艳珂，等 . 从数据管理角度谈病例报告表的设计 . 世界科学技术 - 中医药现代化，2014，16（3）：614-617.

[6] 国家药品监督管理局，国家卫生健康委员会 . 药物临床试验质量管理规范 .［2022-01-05］.http://www.nhc.gov.cn/yzygj/s7659/202004/1d5d7ea301f04adba4c4e47d2e92eb96.shtml.2020.

[7] 于茜，蒋萌 . 基于临床数据获取协调标准的中医药临床试验病例报告表设计 . 中药新药与临床药理，2020，31（5）：605-609.

[8] MCCANN M E，DE GRAAFF J C，DORRIS L，et al.Neurodevelopmental outcome at 5 years of age after general anaesthesia or awake-regional anaesthesia in infancy（GAS）：an international，multicentre，randomised，controlled equivalence trial.Lancet，2019，393（10172）：664-677.

[9] MIHARA T，UCHIMOTO K，MORITA S，et al.The efficacy of lidocaine to prevent laryngospasm in children：a systematic review and meta-analysis.Anaesthesia，2014，69（12）：1388-1396.

[10] SUN L S，Li G，MILLER T L，et al.Association between a single general anesthesia exposure before age 36 months and neurocognitive outcomes in later childhood.JAMA，2016，315（21）：2312-2320.

索引

G

H